主编简介

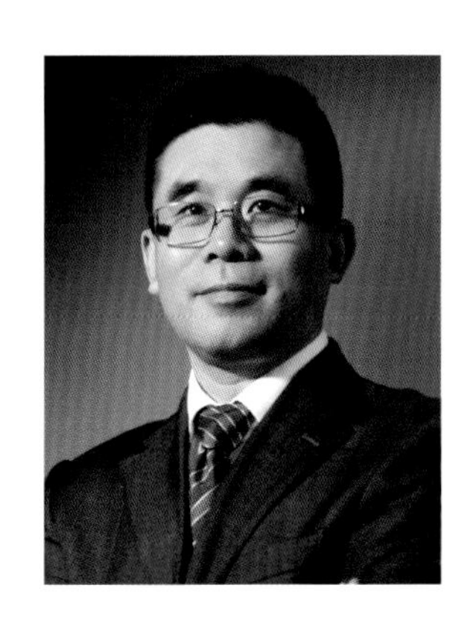

张世民

1965 年生，医学博士、博士后，主任医师、教授、博士研究生导师。同济大学附属杨浦医院骨科主任。现任中华医学会显微外科学分会常务委员、中国康复医学会修复重建外科专业委员会常务委员、中国解剖学会临床解剖学分会副主任委员、上海市医学会显微外科专科分会副主任委员、上海市医学重点专科（骨科）学科带头人。

擅长创伤骨科、显微外科与修复重建外科。在国内首先提出远端蒂皮瓣、皮神经营养血管皮瓣、穿支皮瓣、穿支蒂螺旋桨皮瓣等。以第一作者或通讯作者发表论文 200 余篇，SCI 收录 40 篇，合作主编主译专著 8 部。以第一完成人获省部级科技成果奖二等奖 2 项，以项目负责人获国家自然科学基金 5 项。2006 年获“第九届中国青年科技奖”，2016 年获“中国健康传播大使”。

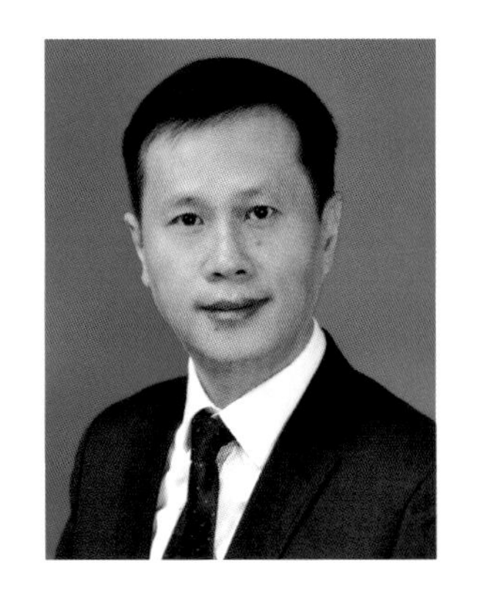

陈雪松

1972 年生，医学博士、博士后，主任医师、硕士研究生导师。解放军联勤保障部队第九二六医院创伤显微外科主任，原成都军区优秀卫生学科带头人。现任中华医学会显微外科学分会委员、全军显微外科学专业委员会常务委员、云南省医学会显微外科学分会副主任委员等。

擅长显微外科、手外科、创伤骨科与修复重建外科，在穿支皮瓣、开放性骨折、肢体矫形等领域有深入研究和丰富经验。以第一作者或通讯作者发表中英文论文 50 余篇。

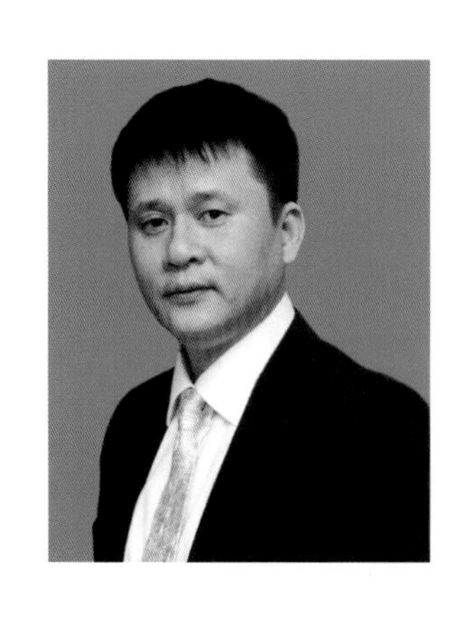

池征璘

1974年生，医学硕士，副主任医师。江苏省宿迁市第三医院副院长、临床医学研究院院长、修复重建显微外科学科带头人。中国手足显微外科论坛创始人，永璘医生集团创始人。

擅长手指再造、四肢创伤及各种复杂创面的修复与功能重建。以第一作者或通讯作者发表论文50余篇，SCI收录10篇。合作主编《显微外科疑难手术病例精编》，参编《皮瓣外科学》(第三版)、《穿支皮瓣乳房重建术》等专著。

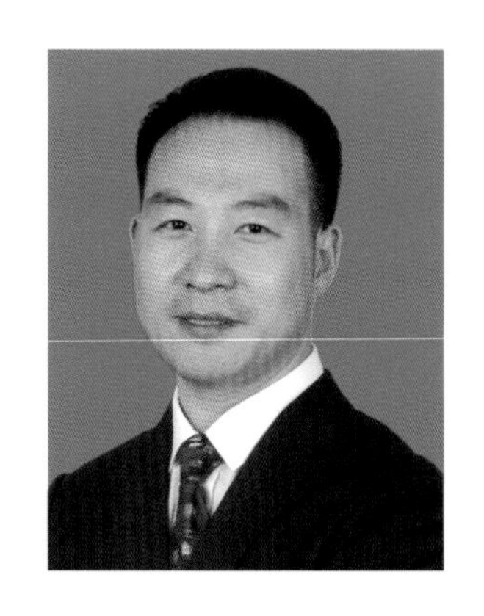

魏建伟

1982年生，医学博士，中南大学湘雅二医院骨科副研究员。现任中华医学会显微外科学分会青年委员、湖南省医学会手外科学专业委员会秘书兼青年委员、湖南省医学会显微外科学青年委员会副主任委员。

擅长显微外科、手外科与修复重建外科。以第一作者或通讯作者发表论文15篇，SCI收录7篇。以项目负责人获国家自然科学基金青年项目和湖南省科技厅基金各1项，以第二完成人获湖南省科学技术奖1项。

远端蒂腓肠皮瓣

DISTALLY BASED SURAL FLAP

主　编

张世民　陈雪松　池征璘　魏建伟

科 学 出 版 社

北 京

内 容 简 介

远端蒂腓肠皮瓣是近40年来皮瓣外科最具代表性的成果之一，体现了皮瓣外科的最新进展，包括筋膜皮瓣、皮神经营养血管皮瓣、穿支皮瓣等，是临床应用最多、最广的下肢带蒂皮瓣。

本书系统阐述了该皮瓣的发现发展历史，血管解剖学研究，对浅静脉干、筋膜蒂组织、穿支血管裸化的争论与实验研究；介绍了该皮瓣的临床应用原则、皮瓣衍化与手术技巧；对临床常用的远端蒂腓肠筋膜皮瓣和穿支蒂螺旋桨皮瓣进行了详细的论述和病例展示；介绍了该皮瓣的文献计量学分析及其与游离皮瓣修复足踝创面的比较；最后对腓动脉穿支皮瓣游离移植也作了论述。本书从基础到临床，再到最新进展，对小腿后侧腓肠皮瓣供区进行了详细、翔实的介绍，并配有大量示意图和病例照片，资料丰富、图文并茂、简明易懂，兼具学术性与实用性，是对这一临床适宜技术近40年发展的系统总结。

本书可供显微外科、整形外科、修复重建外科医生，以及骨科医生、糖尿病足创面或其他创面治疗师等阅读，也可供相关专业研究者参考使用。

图书在版编目（CIP）数据

远端蒂腓肠皮瓣 / 张世民等主编 . —北京：科学出版社，2021.2
ISBN 978-7-03-067974-1

Ⅰ. ①远… Ⅱ. ①张… Ⅲ. ①腿部－皮肤－移植术（医学）Ⅳ. ① R622

中国版本图书馆 CIP 数据核字（2021）第 007497 号

责任编辑：闵　捷 / 责任校对：谭宏宇
责任印制：黄晓鸣 / 封面设计：殷　靓

科学出版社 出版
北京东黄城根北街16号
邮政编码：100717
http: //www. sciencep. com
上海锦佳印刷有限公司印刷
科学出版社发行　各地新华书店经销
*
2021年2月第　一　版　开本：889×1 194　1/16
2021年2月第一次印刷　印张：23 1/4
字数：716 000

定价：220.00元

（如有印装质量问题，我社负责调换）

《远端蒂腓肠皮瓣》编委会

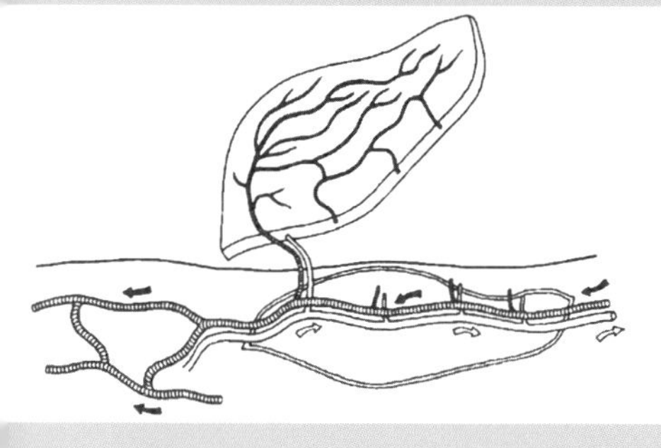

远端蒂腓肠皮瓣

DISTALLY BASED SURAL FLAP

序 一

小腿下段和足踝属于下肢远端的“皮包骨”部位，不仅创伤骨折多见，而且容易伴发皮肤软组织缺损，导致深部结构和金属内植物外露，甚至伴发感染形成慢性骨髓炎。这类复杂创面往往需要外科手术移植带有自身血液供应、能独自成活的皮瓣，才能获得良好的覆盖和治疗。

皮瓣转移是临床处理皮肤缺损的最基本手段，包括带蒂转位和吻合血管的游离移植。小腿后侧腓肠皮瓣的出现，极大地改变了小腿下段和足踝创面仅能依靠游离皮瓣修复的局面。通过简单的带蒂皮瓣逆向转位，无需显微外科吻合血管，也能圆满地覆盖小腿下段和足踝创面，获得良好的临床效果。可以说，远端蒂腓肠皮瓣是简单可靠的临床适宜技术，是开展最为广泛、最为实用的下肢带蒂皮瓣。

远端蒂腓肠皮瓣起于20世纪80年代，是近40年来皮瓣外科最具代表性的成果之一，其发现、发展过程体现了皮瓣外科的发展历程，如筋膜皮瓣、皮神经营养血管皮瓣、穿支皮瓣、远端蒂皮瓣、螺旋桨皮瓣，以及众多的皮瓣衍化形式和技术改良方法。

张世民教授在国内最早介绍了皮神经营养血管皮瓣、穿支皮瓣、穿支蒂螺旋桨皮瓣等概念，提出了筋膜皮肤链式血供、远端蒂皮瓣中浅静脉干血液倒灌等观点，为我国皮瓣外科的发展作出了重要贡献。作为创伤骨科和显微外科的跨界医生，张世民教授牵头，组织带领一批中青年专家学者，针对小腿后侧远端蒂腓肠皮瓣这一专题，从基础理论到临床实践，详细介绍了该皮瓣的发现发展历史、血管解剖和实验研究进展、远端蒂腓肠筋膜皮瓣（宽厚蒂）和穿支蒂螺旋桨皮瓣（细窄蒂）的临床应用，以及多种皮瓣衍化类型和技术改良方法等。

该书作为一部专门介绍一个皮瓣供区的专著，精深细致、图文并茂、理论技术讲解透彻、病例资料丰富广泛。相信该书的出版，必定会受到广大显微外科、整形外科、修复重建外科、创伤骨科和足踝外科等从事创面修复医生的欢迎；对我国皮瓣外科的进一步发展，也必定会起到巨大的促进和推动作用。

侯春林

2020年10月

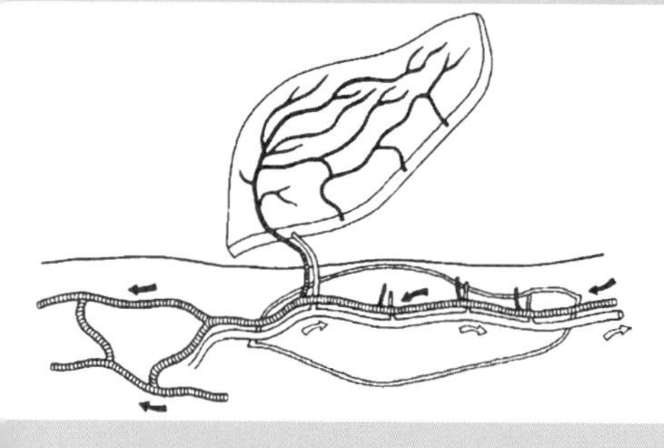

远端蒂腓肠皮瓣
DISTALLY BASED SURAL FLAP

序 二

"问渠那得清如许，为有源头活水来。"自 20 世纪 80 年代以来，皮瓣领域的研究十分活跃，掀起了相关基础理论和临床研究的高潮，各种新类型皮瓣的不断涌现，如筋膜皮瓣、静脉皮瓣、真皮下血管网皮瓣、皮神经营养血管皮瓣、穿支皮瓣、逆行岛状皮瓣、远端蒂皮瓣等。回顾历史，在我国，这些皮瓣的新类型和新概念不少是由张世民教授首先介绍与报道，使我国皮瓣外科的发展潮流与国际接轨。

"忽如一夜春风来，千树万树梨花开。"皮瓣成活的基础是要有可靠的血液循环，包括动脉血供和静脉回流。我国显微外科医生与解剖学工作者密切合作，深耕皮瓣的显微血管解剖学，取得了大量研究成果。例如，在小腿后侧的腓肠供区，相继开发出小腿腓肠筋膜皮瓣、皮神经营养血管皮瓣、穿支皮瓣等一系列新式组织瓣，尤其是以远端为蒂的腓肠筋膜皮瓣、腓肠神经营养血管皮瓣、腓动脉穿支皮瓣及其多种衍生类型。

我与张世民教授最早相识在 1990 年（当时他尚是研究生），他向《中国临床解剖学杂志》投稿，介绍前臂桡侧远端蒂筋膜皮瓣的血管解剖学研究。自那时起，张世民教授与我本人及《中国临床解剖学杂志》，就有了良好的合作关系，他的大部分有关皮瓣外科解剖学研究的论文、皮瓣外科新概念及创新性成果，多首发在《中国临床解剖学杂志》，包括筋膜皮肤链式血供、远端蒂皮瓣的血液循环特征、皮神经营养血管皮瓣、穿支皮瓣、穿支螺旋桨皮瓣、浅静脉干的倒灌、外踝后穿支皮瓣等。

名师出高徒，张世民教授先后师从著名的显微外科大师陈中伟、侯春林、顾玉东。他勤于学习，善于总结，归纳能力强，创新意识浓；英文水平高，国内外医学信息灵通；论文撰写文笔流畅，逻辑性与条理性强，读来赏心悦目，通俗易懂，深受读者的青睐。在中华医学会显微外科学分会和中国解剖学会临床解剖学分会的共同协作下，张世民教授联络专家，起草报告，举办了多次皮瓣外科专题研讨会，达成了专家共识。张世民教授为我国皮瓣外科的发展，作出了重要贡献。

"江山代有人才出，各领风骚几十年。"由张世民、陈雪松、池征璘、魏建伟合作主编的《远端蒂腓肠皮瓣》，系统总结了国内外的研究成果，是第一部详细介绍这一皮瓣供区的专著，内容精深细致、图文并茂、理论技术讲解透彻、病例照片丰富多样。该书的出版，必定会受到从事创面修复的广大外科医生的欢迎；对我国皮瓣外科的进一步发展和深入开发，也必定会起到极大的推动作用。

徐达传

2020 年 12 月 25 日

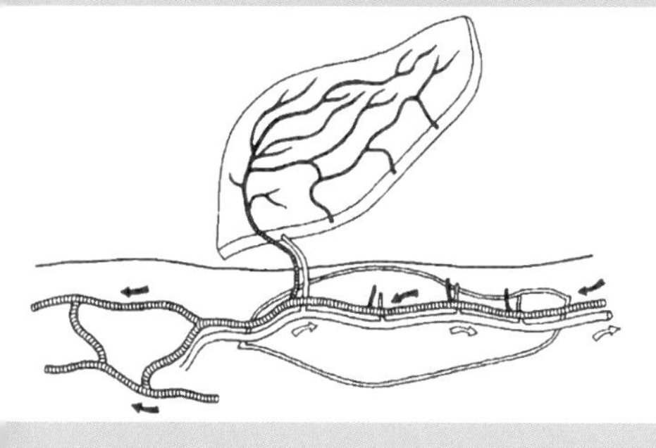

远端蒂腓肠皮瓣

DISTALLY BASED SURAL FLAP

前 言

小腿后侧腓肠供区的体被组织，在下肢的创伤骨折中很少被累及，是为医生保存下来、用于修复邻近创面的天然组织库。纵观历史，小腿腓肠皮瓣供区的开发利用，基本代表了 20 世纪 80 年代以来皮瓣外科的发展历程，包括筋膜皮瓣、筋膜皮下瓣、皮神经营养血管皮瓣、穿支皮瓣、穿支蒂螺旋桨皮瓣等。

在 20 世纪 80 年代以前，小腿下段和足踝部的创伤缺损往往需要采用显微外科吻合血管的游离组织移植才能修复，这种手术技术高、难度大、耗时长，难以推广普及。小腿远端蒂腓肠皮瓣的出现，显著地改善了足踝创面的修复状况，通过简单的带蒂皮瓣逆向转位技术，无需显微外科吻合血管，也能圆满地覆盖小腿下段和足踝创面，获得良好的效果。

远端蒂腓肠皮瓣是非常实用的临床适宜技术。在其发展过程中，出现了众多的皮瓣衍化和技术改良方法。目前临床最常用的，一是远端蒂腓肠神经筋膜皮瓣（宽厚筋膜皮下蒂，链式血供），二是穿支蒂螺旋桨皮瓣（细窄穿支轴心血管）。其他技术改进尚包括在深筋膜上切取皮瓣、仅切取筋膜皮下瓣、保留皮神经和（或）浅静脉干、采用延迟术提高皮瓣在高龄高危患者中的成活率等。

本书第一章介绍了远端蒂腓肠皮瓣的基础，包括发现历史、解剖学基础、浅静脉干对皮瓣的影响、远端筋膜蒂对皮瓣的影响、穿支血管裸化对皮瓣的影响等；第二章介绍了远端蒂腓肠皮瓣的临床应用原则，包括皮瓣选择原则、穿支血管术前探测与导航、手术技术细节、皮瓣感觉功能重建等；第三章介绍了远端蒂腓肠筋膜皮瓣及其各种改良技术的临床应用；第四章介绍了穿支蒂螺旋桨皮瓣的临床应用；第五章介绍了远端蒂腓肠筋膜皮瓣和穿支蒂螺旋桨皮瓣的文献计量学研究及我国学者的贡献，以及这两种皮瓣的临床文献综述和 Meta 分析；第六章介绍了腓动脉穿支皮瓣游离移植的技术与临床应用。

远端蒂腓肠皮瓣是显微外科和创伤骨科中最常用的带蒂皮瓣之一，在糖尿病足等慢性创面的保肢治疗中也有良好的应用。作为本书主编，虽然我们较早接触了这一皮瓣技术，掌握了较多的文献信息，开展过专门的研究并发表了不少论文，但限于能力和水平，对新知识、新理论和新技术的掌握与介绍必定存在着片面性，加之本书是编者们在临床工作的同时利用业余时间整理编写，书中若有缺憾、不足之处，恳请广大读者予以批评指正。

张世民　陈雪松　池征璘　魏建伟

2020 年 6 月 25 日

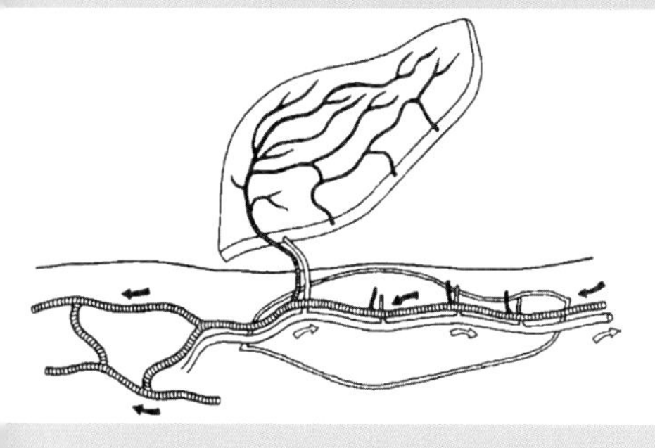

远端蒂腓肠皮瓣

DISTALLY BASED SURAL FLAP

目　录

Contents

第一章
远端蒂腓肠皮瓣的基础

远端蒂腓肠皮瓣（distally based sural flap）是皮瓣外科近40年来最重要的发展成果之一，是皮瓣外科最新进展的体现，包括筋膜皮瓣（fasciocutaneous flap）、皮神经营养血管皮瓣（neurocutaneous flap）、穿支皮瓣（perforator flap）、远端蒂皮瓣（distally based flap）等。

“同观一幅画，各人领其妙；同阅一篇文，各人悟其奥。”皮瓣外科的创新发展，离不开对皮肤血供的精细研究与认识。深刻理解皮瓣外科基础研究的成果，为临床技术的创新发展提供了无限的可能，也时常考验着临床医生的想象力和创造力。

小腿后侧腓肠供区的体被组织（integument），在结构上同时兼具肌间隔、深筋膜、皮下脂肪、皮神经、浅静脉等，在血供上同时兼具肌间隔穿支血管、肌皮穿支血管、直接皮肤动脉，以及错综复杂、四通八达的立体血管网络。小腿腓肠供区皮瓣的基础研究仍大有可为，是促进临床技术创新的理论基础。

第一部分　远端蒂腓肠皮瓣的发现与发展

皮瓣（skin flap）是带有自身血液供应，包含皮肤组织的活的组织块。皮瓣是外科组织瓣（surgical flap）的一种。临床开展皮瓣转移的目的多种多样，但均可归于修复创面、重建功能和改善外形的范畴内。

从结构上看，任何类型的组织瓣都由三部分构成，即血管来源的基底部（base）、输送营养的蒂部（pedicle）和被转移的瓣部本身（flap proper）。基底部是瓣部血供来源的“根据地”；蒂部是瓣部成活的“生命线”，是组织瓣早期营养代谢的通道，包含有动脉、静脉、神经和淋巴管等；瓣部是进行手术的目的所在，是真正用于治疗的部分。

远端蒂腓肠筋膜皮瓣（distally based sural fasciocutaneous flap）是由瑞士伯尔尼大学整形外科医生Perter K. Donski和瑞典哥德堡大学整形外科医生Ingemar Fogdestam，在1983年发表于*Scandinavian Journal of Plastic and Reconstructive Surgery*的论文中首次提出的，开创了筋膜皮瓣以远侧为蒂进行倒转移位修复足踝创面的新方法。

目前，远端蒂腓肠筋膜皮瓣仍是修复小腿远段、足踝跟腱等中小面积创面的主力皮瓣，是临床使用频率最高的远端蒂皮瓣。2015年9月20日，笔者用“distally based sural flap”在Gopubmed网站上进行检索，共获得185篇论文。通过其提供的文献计量学分析，可以看出我国是当时发表这方面论文最多的国家（44篇），论文发表数量占据前10位的城市均位于亚洲，其中我国城市8个，上海市贡献的论文数量最多（11篇），说明远端蒂腓肠筋膜皮瓣在亚洲国家获得了显微整形外科医生的高度认可，其使用程度远高于欧美国家。

一、远端蒂腓肠筋膜皮瓣的发现历史

2015 年 10 月 9 日，瑞典 Fogdestam 教授与上海的显微外科同道们就远端蒂腓肠筋膜皮瓣这一专题进行了学术交流（图 1-1）。同时，Fogdestam 教授进一步描述了他同 Donski 教授在临床上创造性地提出远端蒂腓肠筋膜皮瓣的历史过程和细节。

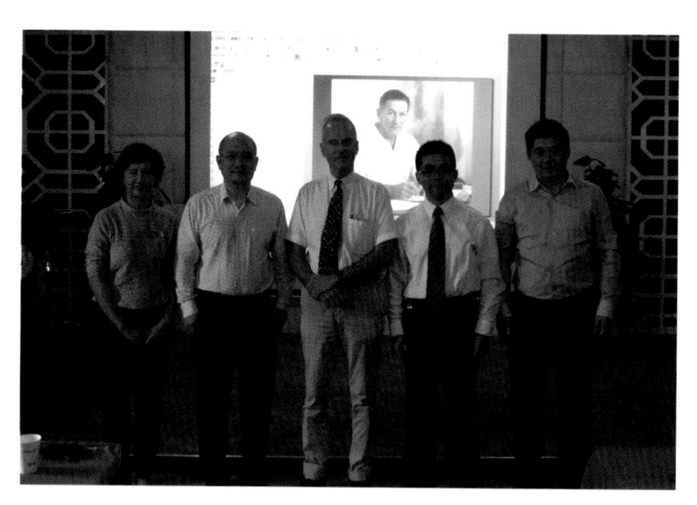

图 1-1 腓肠筋膜皮瓣论坛
（2015 年 10 月于上海，中为 Fogdestam 教授）

据 Fogdestam 教授介绍，他们在当时能创造性地提出远端蒂腓肠筋膜皮瓣，得益于以下几个方面。

第一，20 世纪 70 年代中期，Fogdestam 在世界显微外科的发源地之一、澳大利亚的墨尔本跟随 O' Brien、Taylor、Morrison 等从事显微外科研究。Fogdestam 特别强调与澳大利亚阿德莱德的 Richard Hamilton 有良好的临床合作关系，在 1980 年前后，两人合作发表了多篇显微外科方面的论文（如游离皮瓣、骨皮瓣）。Fogdestam 也是早期随团访问上海市第六人民医院骨科的外国医生之一，与陈中伟院士有过当面的接触交流。Fogdestam 回到瑞典后，在瑞典哥德堡建立了第一个北欧显微外科中心，是北欧显微外科的先驱者之一。这段经历说明他对皮瓣外科的发展历史和当时的最新进展有着清楚的了解，对皮瓣成活与血液供应的关系有着深刻的认识。比如，他特别提到，1974 年 Bowen 等的临床经验表明，以远端为蒂的皮瓣与以近端为蒂的皮瓣一样安全可靠，前提是需要进行足够时间的延迟术（adequate delay）。

第二，筋膜皮瓣的概念由瑞典医生 Ponten 在 1981 年首先提出，当时被誉为“超级皮瓣”。筋膜皮瓣是 20 世纪 80 年代初皮瓣外科发展的里程碑事件之一，引发了研究深筋膜血供的高潮。Donski 和 Fogdestam 紧跟发展潮流，充分阅读了皮瓣血供研究的最新文献（深筋膜纵向血管网和肌间隔穿支血管）。例如，Donski 和 Fogdestam 在论文中引用了下述资料：①小腿深筋膜下间隙是掀起皮瓣的外科平面，小腿远侧段皮肤由胫前、胫后、腓动脉发出的穿支血管构成的血管网供养，并与近侧的腓肠动脉和隐动脉的纵向血管网形成类似轴形的直接吻合（Haertsch，1981）。②腓动脉有多达 5 条细小血管，从小腿的后外侧肌间隔穿过深筋膜形成纵向筋膜血管网（Barclay et al.，1982）。③腓动脉的皮肤分支血管（口径 0.1~0.2 mm）每隔 3~5 cm 呈节段性分布，在游离腓骨皮瓣移植中可以携带 20 cm × 10 cm 的皮肤（Chen et al.，1983）。Donski 和 Fogdestam 通过自身的临床手术观察也发现，腓动脉在外踝上 15~20 cm 和 5~10 cm 处有 2 条肌间隔穿支血管，且均有 2 条伴行静脉。

第三，Donski 和 Fogdestam 的第一个远端蒂腓肠筋膜皮瓣手术完成于 1983 年 3 月 29 日，患者为 29 岁男性，因跟腱开放性断裂、缝合后形成不稳定瘢痕，需要切除瘢痕，采用皮瓣覆盖。在止血带控制下手术，于小腿后外侧肌间隔中发现 2 个穿支血管，分别位于外踝上 15 cm 和 20 cm 处。将近侧的穿支血管切断结扎，以远侧的穿支血管和宽 5 cm 的筋膜皮下组织为蒂（蒂部不带皮肤），将腓肠神经（sural nerve）保留在供区原位，小隐静脉带入皮瓣之中。放松止血带后，远端蒂皮瓣血液灌注迅速、颜色良好。但为了安全起见，Donski 和 Fogdestam 将皮瓣原位缝回，观察 7 天（延迟术）无任何问题后再行二期转移，筋膜皮下蒂需向下旋转 180° 自身重叠，才能将皮瓣转移至远侧的跟腱受区，供区和蒂部以游离植皮覆盖。术后几天皮瓣有一定程度的静脉淤滞肿胀，但顺利完全成活。3 个月后进行了蒂部修整减薄，恢复小腿正常外形。第二个病例为 21 岁男性，摩托车祸入院，胫骨骨折经髓内钉固定后，因跟腱止点处断裂伴内踝皮肤缺损转入显微整形外科，创面呈横形，创面大小为 7 cm × 9 cm。伤后 11 天进行了皮瓣修复，穿支血管束位于外踝上 16 cm 的后外侧肌间隔中。根据受区创面设计的皮瓣长 21 cm，末端宽 11 cm，蒂部包含皮桥，呈细长形，起始处宽度仅为 1.5 cm（皮瓣整体呈“T”形），不带腓肠神经和小隐静脉。皮瓣原位缝回，3 天后再行转移。因为设计的皮瓣末端太宽，内侧的尖角出现边缘坏死。切除该坏死部分后，皮瓣向下旋转 180° 跨过跟腱修复创面。术后皮瓣远端仍有部分坏死，且跟腱缝合处再次断裂。遂于 10 天后再次掀开皮瓣，重新缝合跟腱，将皮瓣整体外移，完全覆盖中央的跟腱区域，两侧小部分植皮覆盖。皮瓣最终完全成活，创面修复成功。第三个病例为 35 岁男性，7 年前胫腓骨骨折，遗留小腿前内侧慢性骨髓炎和不稳定瘢痕。骨髓炎彻底清创、不稳定瘢痕切除后，设计远端蒂腓肠筋膜皮瓣修复，术中在后外侧肌间隔中发现穿支血管束分别位于外踝上 11 cm 和 17 cm，结扎 17 cm 处的穿支血管，保留腓肠神经和小隐静脉于供区原位，皮瓣掀起后原位缝回。3 天后再将水滴样的筋膜皮瓣旋转 90° 从后方跨过中线，修复内踝上创面，同期采用外固定架进行踝关节融合，术后皮瓣完全成活。

从这 3 个病例中可以看出，Donski 和 Fogdestam 最早报道的远端蒂腓肠筋膜皮瓣，有以下特点：①旋转轴点均包含腓动脉中段在后外侧肌间隔的穿支血管且均在外踝近侧 10 cm 以上；②蒂部为穿支血管和一定宽度的筋膜皮肤或筋膜皮下组织，旋转后猫耳畸形明显；③皮瓣掀起后，均经历了不同时间的原位缝回延迟术（第一例为 7 天，第二例、第三例均为 3 天），再行二期转移；④皮瓣均不带腓肠神经，但 Donski 和 Fogdestam 并非特意将其分出，而是皮瓣切取部位较高，腓肠神经尚于深筋膜下走行，切取筋膜皮瓣本身就可以将腓肠神经留在原位；⑤皮瓣均带有小隐静脉，因为小隐静脉全长均走行于小腿的皮下组织中。现在看来，这种类型的远端蒂皮瓣技术看似笨拙、外形难看，但在当时却是皮瓣外科的突破性进展（图 1-2）。

第四，积极参加学术会议，掌握最新进展。Donski 和 Fogdestam 参加 1983 年 6 月 19 日至 23 日在美国纽约召开的第 7 届国际显微重建外科大会（the 7th Symposium of the International Society of Reconstructive Microsurgery），日本 Yoshimura 等介绍了两例采用腓动脉主干携带 1 个或 2 个穿支血管的

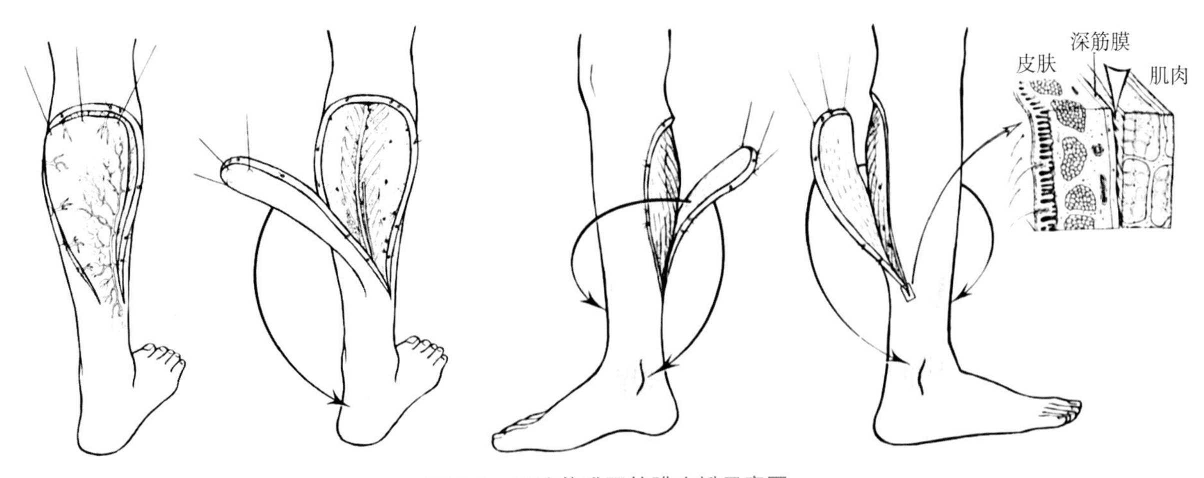

图 1-2　远端蒂腓肠筋膜皮瓣示意图
（引自 Donski 和 Fogdestam，1983）

皮瓣游离移植。在 1983 年 6 月 26 日至 7 月 1 日于加拿大蒙特利尔召开的第 8 届国际整形重建外科大会（Transactions of the 8th International Congress of Plastic Reconstructive Surgery），美国 Redplodge 等也介绍了数个长而窄的筋膜皮瓣移植。Donski 和 Fogdestam 受此促进，感到尽早发表他们的手术方法迫在眉睫，急需争取远端蒂腓肠筋膜皮瓣的发明权。因此，在蒙特利尔会议期间，两位作者即探讨了论文写作事项和重点。两个月后（9 月 14 日），即将论文投寄给 *Scandinavian Journal of Plastic and Reconstructive Surgery and Hand Gurgery*（当时该杂志一年出版三期），随即在当年年底的第三期发表。

二、对临床科研创新的启示

创新是一种用充满想象力的方法来解决实际问题的能力。小腿下 1/3 段的软组织覆盖是临床难题，以前往往采用交腿皮瓣、肌瓣加植皮或吻合血管的游离皮瓣修复。如何寻找简单可靠的修复方法，时常考验着外科医生。一个创新性成果的出现，往往需要“天时、地利、人和”（勤奋、聪明、机遇）。但“机遇只偏爱有准备的头脑”，只有具备了丰富的知识，经历了长久的思索，才能抓住恰好来临的机遇，实现突破，取得成绩。

从科学哲学的角度进行分析，Donski 和 Fogdestam 提出远端蒂腓肠筋膜皮瓣的过程，似乎也可称作为科学机遇。总结该技术方法的发现过程，对提高我们的临床创新能力有所借鉴。①两位教授虽然是显微外科先驱人物，但并不满足于显微外科技术的临床应用，其头脑一直在为寻找下肢足踝创面的简便、可靠的修复方法而思索着，即有个悬而未决的临床问题萦绕于心；②两位教授具有丰富而广泛的知识，站在前人的肩膀上，对皮瓣外科的发展历史有系统的了解，对皮瓣成活与血供的关系有深刻的认识；③两位教授全身心的投入，阅读了大量的皮瓣外科文献，包括当年发表的最新文献，他们站在学术发展的最前沿；④两位教授具有批判的头脑和独立思考的精神，思想不受原有知识框架的束缚，将历史文献资料与最新的穿支血管研究成果相结合，并进行逻辑推理，得出远端蒂筋膜皮瓣（distally based fasciocutaneous flap）也能够成活的结论；⑤在理论可行的前提下，作者有尝试新技术、新方法的勇气，并获得了成功；⑥参加学术会议，吸收最新进展，借鉴他人的成功经验和失败教训，并将自己的研究与国际同行进行比较，促使自己不断进取；⑦在科学领域具有竞争精神，具有勇争第一、获取发明权的意识，及时发表学术论文。

远端蒂腓肠筋膜皮瓣的临床实用性强，从 1983 年首次提出至今，无论是基础研究还是临床应用，远端蒂腓肠筋膜皮瓣都一直备受关注，成为皮瓣外科的热点。30 多年来，在皮瓣旋转轴点、皮瓣结构、蒂部演变、减少供区损害、改善静脉回流等方面，均取得了不少进展，积累了丰富的经验，是带蒂皮瓣发展的标志性成果。我国学者在这方面发表了大量的论文并进行了技术改进，但均是在 Donski 和 Fogdestam 原创的基础上，对这个“大厦”进行添砖加瓦。

三、争取国际发明权和话语权

历史是重要事件的文献记录。在医学上，介绍、传播重要事件的方式很多，如召开病例报告会，通过报纸、电视、微博、微信、互联网等大众媒体传播，在专业学术会议上报告、编入会议论文集，在专业杂志或书籍上发表等。在医学信息浩瀚如海的今天，国内外学者在查找所需资料时，主要通过两种途径，一是跟踪阅读国际、国内的核心专业期刊，二是利用计算机检索数据库（在临床医学领域以 Pubmed 和 Google Scholar 最常用）。国际上在撰写学科发展史时，参考、引用的资料，主要来自“同行评议”的医学专业期刊，尤其是英文期刊，且往往仅列出最早发表这一创新成果的第一作者，而不是在后来的论文中声称最早开展这一方法的作者。

我国的显微外科取得了巨大的成绩，以前受外语水平、科研资金和国际交流机会的限制，许多成果不为国际所知。目前这些阻碍因素均已消除，如何提高我国学者在国际上的学术知名度，笔者提出以下建议：①临床累积的病例数和随访期应适当，对皮瓣外科的创新性研究而言，2~3 个临床病例和术后 3~6 月的随访期，即具有很强的说服力。②在第一时间把国际首创和领先的研究成果投稿到国际专业期刊上，争取发表。这类期刊不仅经常被国内外学者阅读，而且被国际著名的免费医学数据库（如 Pubmed）收录，检索十分方便。③积极参加本专业的国际学术会议，展示我国的最新成果，掌握当前的最新进展。④创立我国在国际上有影响的英文医学期刊，并被国际主流医学文献检索数据库 Pubmed 收录。⑤如果作者英文写作有困难，则应首先在已被 Pubmed 收录的国内中文期刊上发表，其英文摘要可被国际学者在检索时看到。⑥国内医学杂志主编和审稿人应独具慧眼，对有国际独创性的研究成果，只要证据确凿可靠（如病例照片），应开辟快捷通道，尽量缩短审稿周期，以“初步报告”的形式予以优先发表。

四、远端蒂腓肠皮瓣的发展与衍化

1981 年 Ponten 报道了小腿后侧筋膜皮瓣（近端蒂）的成功经验之后，1983 年 Donski 教授和 Fogdestaim 教授发表首篇远端蒂腓肠筋膜皮瓣论文，Amarante 等在 1986 年发表了胫后动脉穿支血管供养的小腿内侧远端蒂筋膜皮瓣共 4 例，皮瓣一期转位，不再进行延迟手术。Le Huec 等在 1988 年发表了对远端蒂腓肠筋膜皮瓣的血管解剖学研究。1992 年 Masquelet 报告了腓肠神经营养血管皮瓣的解剖与临床应用，提出了皮神经营养血管皮瓣的概念。由此，以远端为蒂的、包含腓肠神经（和 / 或小隐静脉）的筋膜皮瓣获得了广泛的临床应用，也引来了解剖学研究和动物实验研究的高潮（表 1-1），进而也提出了不少皮瓣改进和衍化的方法。

30 多年来对小腿腓肠供区的研究，基本代表了皮瓣外科（尤其带蒂皮瓣）的发展历程，也基本体现了 30 多年来皮瓣外科的每一步新进展，如筋膜皮瓣、肌间隔皮瓣、皮神经营养血管皮瓣、浅静脉营养血管皮瓣、静脉皮瓣（小隐静脉动脉化皮瓣）、穿支皮瓣、穿支蒂螺旋桨皮瓣（perforator-pedicled propeller flap）、远端蒂皮瓣、翻转筋膜皮下瓣等。

表 1-1 远端蒂腓肠皮瓣的发展历史与重要事件

发表时间	作者	事 件	期 刊
1981	Ponten	提出筋膜皮瓣的概念，小腿后方近端蒂筋膜皮瓣，临床应用 23 例	*British Journal of Plastic Surgery*
1982	Haertsch	小腿深筋膜下间隙为皮瓣的外科平面	*British Journal of Plastic Surgery*
1983	Chen	腓骨皮瓣游离移植	*Microsurgery*
1983	Donski，Fogdestaim	小腿后外侧远端蒂腓肠筋膜皮瓣，临床应用 3 例	*Scandinavian Journal of Plastic and Reconstructive Surgery*
1986	Amarante	小腿内侧远端蒂筋膜皮瓣，临床应用 4 例	*British Journal of Plastic Surgery*
1988	Le Huec	腓肠皮瓣的血管解剖学研究	*Surgical and Radiologic Anatomy*
1990	Carriquiry	去上皮的翻转筋膜皮瓣修复足跟，临床应用 1 例	*Plastic and Reconstructine Surgery*
1987	Taylor	提出血管体区的概念	*British Journal of Plastic Surgery*
1992	Masquelet	提出神经皮瓣、浅感觉神经血管轴皮瓣、皮神经营养血管皮瓣，新鲜灌注小腿的解剖学研究与临床应用 6 例	*Plastic and Reconstructive Surgery*
1994	Hyakusoku	“T”形岛状腓肠筋膜皮瓣修复足跟，临床应用 2 例	*Plastic and Reconstructive Surgery*
1994	Hasegawa	远端蒂腓肠浅动脉皮瓣 (distally based superficial sural artery flap)，外踝上 5 cm 穿支，临床应用 20 例患者 21 个皮瓣（包括 2 个不带皮肤的筋膜瓣）	*Plastic and Reconstructive Surgery*
1997	Cavadas	隐神经逆转岛状皮瓣（reversed saphenous neurocutaneous island flap）	*Plastic and Reconstructive Surgery*
1998	Taylor	小腿血管体区	*Plastic and Reconstructive Surgery*
1998	Nakajima	四肢皮神经、浅静脉伴行动脉的解剖学研究，在皮神经营养血管皮瓣的基础上，提出浅静脉皮瓣（venocutaneous flap）、皮神经浅静脉皮瓣（neuro-veno-cutaneous flap）、包含皮神经和（或）浅静脉的筋膜皮下蒂皮瓣（adipofascial-pedicled fasciocutaneous flap）	*Plastic and Reconstructive Surgery*

（续表）

发表时间	作者	事 件	期 刊
1999	Nakajima	小隐静脉腓肠神经营养血管的解剖学研究。小隐静脉筋膜蒂皮瓣（lesser saphenous venoadipofascial pedicled fasciocutaneous flap，VAF-flap），小隐静脉腓肠神经筋膜蒂皮瓣（lesser saphenous-sural veno-neuro-adipofascial pedicled fasciocutaneous flap，V-NAF-flap），临床应用 23 例	*Plastic and Reconstructive Surgery*
1999	Imanishi	远端蒂小隐静脉腓肠神经筋膜蒂皮瓣的静脉回流，静脉放射灌注研究	*Plastic and Reconstructive Surgery*
2001	Le Fourn	远端蒂腓肠筋膜肌皮瓣（distally based sural fasciomuscular flap），深层带腓肠肌肉，解剖学研究及临床应用 3 例	*Plastic and Reconstructive Surgery*
2001	Al-Qattan	远端蒂腓肠筋膜皮瓣带近侧 2~3 cm 宽类似系膜的腓肠肌袖，临床应用 9 例	*Annals of Plastic Surgery*
2003	Chang	浅静脉干对远端蒂皮瓣的不良作用	*Microsurgery*
2004	Chang	腓动脉穿支蒂岛状筋膜皮瓣	*Microsurgery*
2005	Zhang	腓肠筋膜皮瓣低旋转轴点的解剖与临床应用	*Microsurgery*
2007	Chang	外踝后穿支皮瓣	*Plastic and Reconstructive Surgery*
2009	Saint-Cyr	穿支血管体区的概念	*Plastic and Reconstructive Surgery*
2010	Tang	小腿后侧穿支血管的数字可视化研究	*Plastic and Reconstructive Surgery*
2010	Chai	腓动脉穿支嵌合皮瓣	*Microsurgery*
2010	Mojallal	远端蒂腓肠皮瓣血供安全区的 3D-CT 造影研究	*Plastic and Reconstructive Surgery*
2016	Sur	小腿穿支间血流类型的 3D-CT 造影研究（腓动脉、胫后动脉）	*Plastic and Reconstructive Surgery*
2017	Taylor	小腿皮肤感觉神经与穿支血管间联系的解剖关系	*Plastic and Reconstructive Surgery*
2017	Taylor	功能性血管体区	*Plastic and Reconstructive Surgery*

五、远端蒂腓肠皮瓣在我国的发展

远端蒂腓肠筋膜皮瓣是受 1981 年 Ponten 提出的“筋膜皮瓣”概念的启发而出现的。同期，1981 年钟世镇院士对肌间隔血管的解剖学研究，1983 年顾玉东院士对小腿外侧皮瓣的临床研究，均取得了成功，但由于特殊的历史原因，论文均以中文发表，并不为当时的国际学术界所知。

国内最早介绍远端蒂皮神经营养血管皮瓣的是张世民（1994 年，下肢）和宋建良（1994 年，上肢）。1996 年张世民、徐达传在国内首先提出了皮神经营养血管皮瓣的概念，并综述了国外的研究进展。1996 年，展望（合肥）、王和驹（海口）、戚美玲（大连）等分别介绍了腓肠神经营养血管皮瓣的临床应用效果。此后，我国学者在国际刊物上发表了大量有关腓肠神经营养血管皮瓣和腓动脉穿支皮瓣的论文（表 1-2）。我国可能是使用远端蒂腓肠皮瓣频率最高、数量最多的国家，也提出了许多创新性的改进方法。

表 1-2 我国学者对远端蒂腓肠皮瓣的贡献

作 者	内 容	发表时间	期 刊
钟世镇	小腿肌间隔血管的解剖学研究，肌间隔皮瓣	1981	《广东解剖学通报》
		1982	《临床解剖学杂志》
陈中伟	腓骨皮瓣	1983	*Microsurgery*
顾玉东	小腿外侧皮瓣	1983	《上医通讯》
		1985	*Annals of Plastic Surgery*
衡代忠	小腿内侧逆行窄筋膜血管蒂皮瓣的临床应用	1991	《中华整形烧伤外科杂志》

（续表）

作 者	内 容	发表时间	期 刊
张世民	带皮神经血管丛的小腿筋膜皮下组织瓣修复足踝创面，临床应用 3 例	1994	《中华显微外科杂志》
张世民	链型血供筋膜皮瓣的解剖学基础	1994	*British Journal of Plastic Surgery*
		1994	《中国临床解剖学杂志》
何明武	小腿后侧逆行窄筋膜蒂皮瓣修复下肢软组织缺损	1995	《中华显微外科杂志》
张世民，徐达传	带皮神经及其营养血管的皮瓣：介绍概念	1996	《中国临床解剖学杂志》
张世民	皮神经岛状皮瓣的蒂部评论	1996	*Plastic and Reconstructive Surgery*
展望	腓肠神经腓肠浅动脉筋膜蒂逆行皮瓣的应用	1996	《解剖与临床》
王和驹	带腓肠神经伴行血管蒂逆行岛状皮瓣的临床应用	1996	《中华显微外科杂志》
戚美玲	带腓肠浅动脉蒂的逆行岛状筋膜皮瓣临床应用	1996	《中华显微外科杂志》
张增方	含深筋膜血管网的三种小腿后侧逆行筋膜皮瓣的临床应用	1997	《中国修复重建外科杂志》
张世民	远端蒂皮瓣的血液循环特征	1998	《中国临床解剖学杂志》
钟世镇，徐永清	皮神经营养血管皮瓣解剖基础及命名	1999	《中华显微外科杂志》
林炎生，廖进民	腓肠神经营养血管筋膜皮瓣的应用解剖	1999	《中华显微外科杂志》
柴益民	吻合小隐静脉的腓肠神经营养血管逆行皮瓣的应用	2000	《中华显微外科杂志》
柴益民	腓动脉终末穿支蒂腓肠神经营养血管皮瓣：以穿支血管为蒂	2001	《中华显微外科杂志》
张世民，侯春林	浅静脉干在远端蒂皮瓣中的作用	2000	*Plastic and Reconstructive Surgery*
		2001	《中国临床解剖学杂志》
张世民，顾玉东，徐达传	踝部血管网对小腿远端蒂皮瓣的供血作用	2002	《中国临床解剖学杂志》
张世民，顾玉东，李继锋	浅静脉干不同处理方法对远端带蒂皮瓣影响的实验研究	2003	《中华手外科杂志》
		2003	*Microsurgery*
		2005	*Plastic and Reconstructive Surgery*
柴益民	胫后动脉穿支蒂隐神经营养血管逆行皮瓣的临床应用	2004	《中华显微外科杂志》
张世民，徐达传，顾玉东	穿支皮瓣：介绍概念	2004	《中国临床解剖学杂志》
张世民，徐达传，顾玉东	链型皮瓣的血管基础及临床意义	2004	《中国临床解剖学杂志》
张世民	远端蒂腓动脉穿支岛状皮瓣	2004	*Microsurgery*
杨大平，唐茂林	皮肤穿支血管研究	2005	《中国临床解剖学杂志》
梅劲	小腿皮肤穿支血管的定位定量研究	2005	《中国临床解剖学杂志》
张世民，张峰，徐达传	外踝后穿支皮瓣	2005	《中国临床解剖学杂志》
		2007	*Plastic and Reconstructive Surgery*
张世民，张凯	远端蒂腓肠神经筋膜肌皮瓣的解剖基础与临床应用	2005	《中国临床解剖学杂志》，2007
		2007	《中华骨科杂志》
		2009	*Microsurgery*
林松庆，张发惠	低旋转点腓肠神经营养血管远端蒂皮瓣修复踝足部软组织缺损	2005	《中华显微外科杂志》
		2005	*Microsurgery*

（续表）

作　者	内　容	发表时间	期　刊
文根，柴益民，汪春阳	穿支血管蒂腓肠神经营养血管皮瓣的实验研究	2010	《中国修复重建外科杂志》
		2015	*International Journal of Clinical and Experimental Medicine*
张世民，王欣，陶友伦	小腿远端蒂穿支皮瓣修复足踝创面的蒂部改进	2012	《中华显微外科杂志》
		2014	*Annals of Plastic Surgery*
柴益民	腓动脉穿支嵌合皮瓣	2010	*Microsurgery*
魏建伟	儿童的远端蒂腓肠筋膜皮瓣	2012	*Journal of Trauma and Acute Care Surgery*
张世民，顾玉东，黎晓华	远端穿支蒂腓肠皮瓣，基础与临床汇总	2015	*World Journal of Orthopedics*
魏建伟	改良皮岛设计（斜形）	2016	*Journal of Foot and Ankle Surgery*
池征璘	改良蒂部设计（腓肠神经筋膜蒂小隐静脉属支）	2018	*Journal of Plastic, Reconstructive and Aesthetic Surgery*

六、小腿穿支蒂螺旋桨皮瓣的发展历史

螺旋桨皮瓣（propeller flap）的概念，最早由日本 Hyakusoku（百束）等于 1991 年提出，其特点是以中央的皮下筋膜组织为蒂的双叶皮瓣，以筋膜蒂为轴旋转 90°，修复肘部或腋窝瘢痕。因双叶皮瓣围绕中心的蒂部旋转，在形状上类似螺旋桨，故称其为螺旋桨皮瓣。Hyakusoku 团队在 2005 年又提出了多叶中心蒂螺旋桨皮瓣（三叶、四叶）（图 1-3）。

2006 年美国 Hallock 将穿支血管和螺旋桨旋转技术结合起来，报道了 2 例（3 块皮瓣）以内收肌穿支为蒂的螺旋桨皮瓣修复骶尾部压疮，皮瓣血供丰富，转移方便，获得了良好效果。2007 年 Hyakusoku 等提出了偏心设计的穿支蒂螺旋桨皮瓣的概念（图 1-4）。我国学者柴益民等（2001 年中文，2007 年英文）、张世民等（2004 年）在更早时间介绍的穿支蒂皮神经营养血管岛状皮瓣，亦采用了螺旋桨样的皮瓣设计和旋转技术。虽然没有采用“螺旋桨皮瓣”的名词，但却是英文文献报道中最早的穿支蒂螺旋桨皮瓣，并得到了国际学者的认可（表 1-3）。

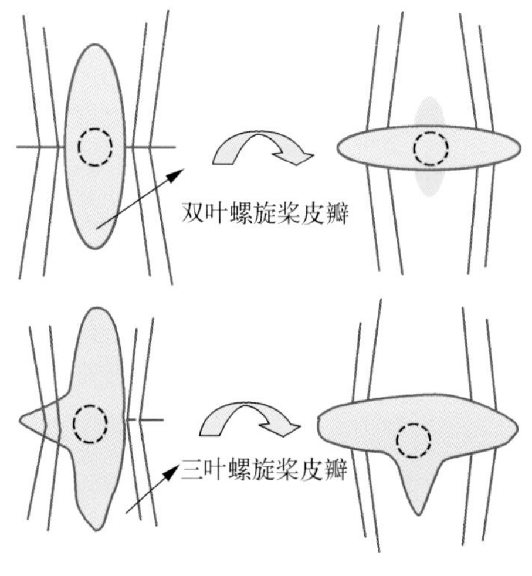

图 1-3　中心蒂螺旋桨皮瓣

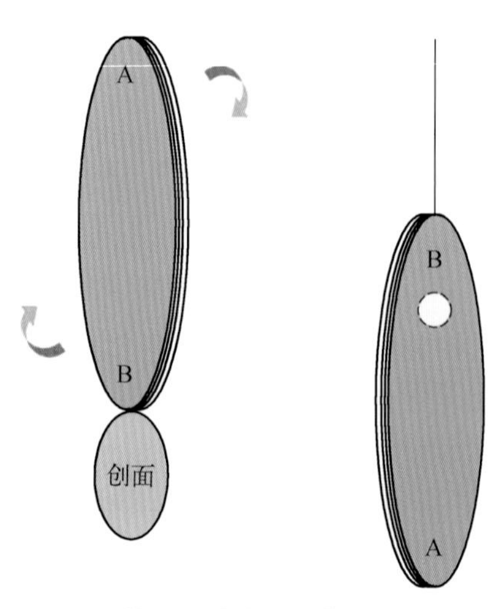

图 1-4　偏心设计的穿支蒂螺旋桨皮瓣

表 1-3 小腿部穿支蒂螺旋桨皮瓣的早期发展（引自 Nelson，2013）

作者	发表时间	期刊	病例（个）	穿支血管蒂来源	旋转角度
Chang（张世民），et al.	2004	*Microsurgery*	7	腓动脉	180°
Jakubietz，et al.	2007	*Annals of Plastic Surgery*	8	腓动脉、胫后动脉	180°
Chai（柴益民），et al.	2007	*Annals of Plastic Surgery*	13	腓动脉	90°~180°
Masia，et al.	2007	*Annals of Plastic Surgery*	35	未介绍	180°
Pignatti，et al.	2008	*Jounal of Plastic, Reconstructive and Aesthetic Surgery*	6	腓动脉、胫后动脉	180°
Rad，et al.	2008	*Microsurgery*	1	腓动脉	180°
Mun，et al.	2008	*Jounal of Plastic, Reconstructive and Aesthetic Surgery*	3	腓动脉、胫后动脉、胫前动脉	90+
Sananpanich，et al.	2008	*Injury*	26	腓动脉、胫后动脉	-
Rubino，et al.	2009	*Jounal of Plastic, Reconstructive and Aesthetic Surgery*	1	腓动脉	180°
Bhat，et al.	2009	*Annals of Plastic Surgery*	5	腓动脉、胫后动脉	70°~110°
Schaverien，et al.	2010	*Plastic and Reconstructive Surgery*	106	胫后动脉	150°
Rad，et al.	2010	*Annals of Plastic Surgery*	4	胫前动脉	180°
Jiga，et al.	2010	*Annals of Plastic Surgery*	6	腓动脉、胫后动脉	180°
Rezende，et al.	2010	*Jounal of Orthopaedic Trauma*	21	腓动脉、胫后动脉、胫前动脉	180°
Lecours，et al.	2010	*Plastic and Reconstructive Surgery*	16	腓动脉、胫后动脉、胫前动脉	70°~180°
Higueras Sune，et al.	2010	*Jounal of Plastic, Reconstructive and Aesthetic Surgery*	8	腓动脉、胫后动脉	-
Robotti，et al.	2010	*Annals of Plastic Surgery*	24	腓动脉	180°
Tos，et al.	2011	*Jounal of Orthopaedic Trauma*	19	腓动脉、胫后动脉	80°~180°
Lu，et al.	2011	*Jounal of Plastic, Reconstructive and Aesthetic Surgery*	11	腓动脉	180°
Ono，et al.	2011	*Plastic and Reconstructive Surgery*	5	腓动脉、胫后动脉	90°~180°
Karki，et al.	2012	*Plastic Surgery International*	20	腓动脉、胫后动脉	180°

七、远端蒂腓肠筋膜皮瓣与穿支蒂螺旋桨皮瓣的对比

远端蒂腓肠筋膜皮瓣（图 1-5）蒂部宽厚，至少有 3 cm 宽的筋膜皮下组织，发展至今已有近 40 年的历史。小腿穿支蒂螺旋桨皮瓣（图 1-6）蒂部细窄，仅穿支血管束，是在远端蒂筋膜皮瓣的基础上发展而来的，也有近 20 年的历史。虽然在小腿后侧的同一供区部位，既能切取远端蒂筋膜皮瓣，也能切取远端穿支蒂螺旋桨皮瓣，但穿支蒂螺旋桨皮瓣并没有完全代替远端蒂筋膜皮瓣。笔者归纳了两者的优缺点，对比详见表 1-4。

八、小腿后侧供区皮瓣的命名

小腿后侧（posterior lower leg）的小腿肚，英文名词为“calf”，希腊文形容词为“sural”。人体解剖学名词多来自希腊语，在此区域走行的腓肠神经称为“sural nerve”。文献中采用“calf”来描述皮瓣的远较“sural”为少。1984 年 Walton 和 Bunkis 报道了由腘动脉分支供养的位于腓肠肌表面的筋膜皮瓣游离移植（posterior calf fasciocutaneous free flap），1985 年又报道了腓肠肌表面筋膜瓣游离移植（posterior calf fascial free flap）。1992 年 Shaw 等报道了采用局部转位的近端腓肠筋膜皮瓣代替腓肠肌瓣，用于覆盖

位于膝关节周围和胫骨的软组织缺损（图 1-7）。近端蒂筋膜皮瓣与腓肠肌瓣、腓肠肌皮瓣一样，对修复膝关节周围创面非常实用，同一供区可同时切取肌瓣和筋膜皮瓣，此两种组织瓣可分别应用（图 1-8）。虽然在词义上“calf”与“sural”相近，但“calf”更多用于描述腓肠肌及其表面的皮肤（即小腿近侧），多用于以近端的腘窝为基底的皮瓣；而“sural”用于描述小腿腓肠肌远侧的皮肤，多用于以远侧为蒂的皮瓣（表 1-5）。

英文“sural”除了用于小腿后侧的体被组织命名，还用于局部的腓肠神经及腓肠肌的供养动脉（sural artery）命名。

自 1983 年提出远端蒂腓肠筋膜皮瓣的概念之后，学者们根据自己的理解和经验，相继提出了许多名称，如小腿后外侧筋膜皮瓣、腓肠神经营养血管皮瓣、小隐静脉营养血管皮瓣、筋膜蒂岛状皮瓣、腓动脉穿支皮瓣等，这些名称均是强调了该皮瓣的某一方面或某几个方面的突出特征（表 1-6）。这些皮瓣

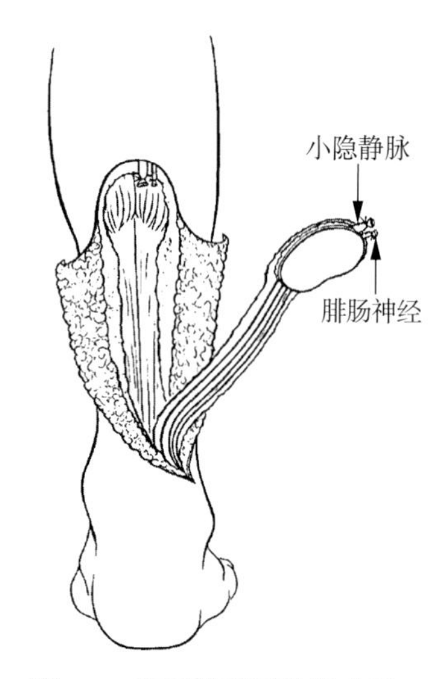

图 1-5 远端蒂腓肠筋膜皮瓣
（引自 Hasegawa，1994）

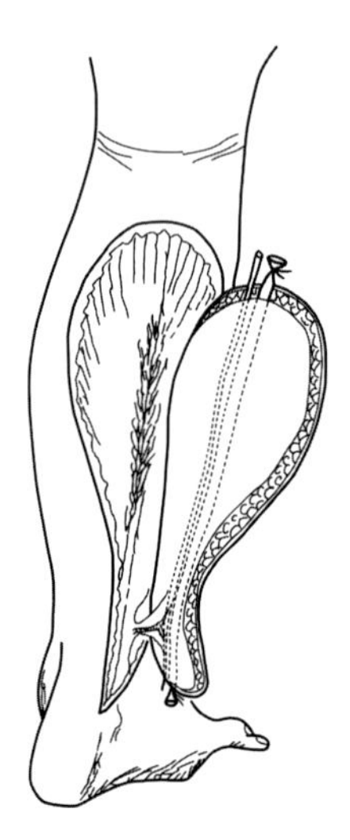

图 1-6 穿支蒂螺旋桨皮瓣
（引自 Chang，2004）

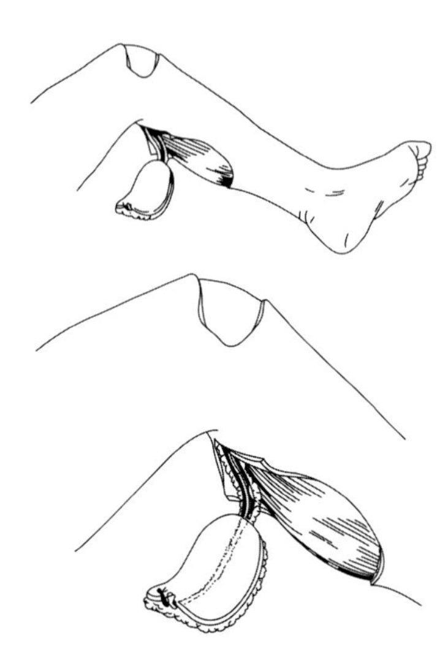

图 1-7 取自腓肠肌表面的小腿后侧近端蒂腓肠筋膜皮瓣（calf flap）

表 1-4 小腿后侧两种远端蒂腓肠皮瓣形式的对比

	远端蒂腓肠筋膜皮瓣	穿支蒂螺旋桨皮瓣
血供基础	①基底部：可能包含穿支血管（但未探查明确）； ②蒂部：体被组织链式血管网，包括深筋膜上血管网、皮下组织血管网、皮神经营养血管轴、浅静脉营养血管轴； ③瓣部：筋膜皮瓣、筋膜皮下瓣	①基底部：明确的穿支血管束； ②蒂部：穿支血管束； ③瓣部：筋膜皮瓣，筋膜皮下瓣，包含体被组织链式血管网，如深筋膜上血管网、皮下组织血管网、皮神经营养血管轴、浅静脉营养血管轴
蒂部常用形式	穿支＋筋膜蒂（perforator-plus，仅看到、确认穿支即可，无须进一步解剖游离）	穿支血管束（需要精细的解剖游离穿支血管，裸化一定的长度）
浅静脉干问题	可能倒灌	无
旋转发生的部位	筋膜皮下蒂	穿支血管束
转移方式	旋转移位，推荐切开皮肤明道转移，打皮下隧道转移容易压迫蒂部	螺旋桨样旋转移位
蒂部畸形	蒂部隆起，有猫耳畸形	蒂部平滑，无猫耳畸形
供区损害	多在深筋膜下间隙解剖，常将皮神经、浅静脉带入皮瓣	可在深筋膜上解剖，容易将皮神经主干、浅静脉主干保留在供区
皮瓣效益	皮瓣效益中等，旋转需浪费一部分蒂部长度（2~4 cm）；修复同样的创面，需要更多的皮瓣切取长度	皮瓣效益高，旋转不浪费蒂部长度；修复同样的创面，可减少皮瓣切取长度
技术难度	难度中等，容易开展；无须显微外科操作	难度高，变化多；需显微外科操作游离穿支血管

的供区均位于小腿中远段的后外侧，也可扩展至小腿后部近侧，实为在腓肠外侧供区（lateral sural donor site）切取的各式各样的皮瓣。同样，文献报道也有小腿后内侧筋膜皮瓣、隐神经营养血管皮瓣、大隐静脉营养血管皮瓣、胫后动脉穿支皮瓣等，这些皮瓣的供区均位于小腿中远段后内侧，实为腓肠内侧供区（medial sural donor site）。

在众多的中英文名称中，如表示包含皮神经和（或）浅静脉的宽厚的筋膜皮下组织蒂皮瓣，英文名称以“distally based sural flap”“reverse sural artery flap”最为常用，中文名称以“远端蒂腓肠筋膜皮

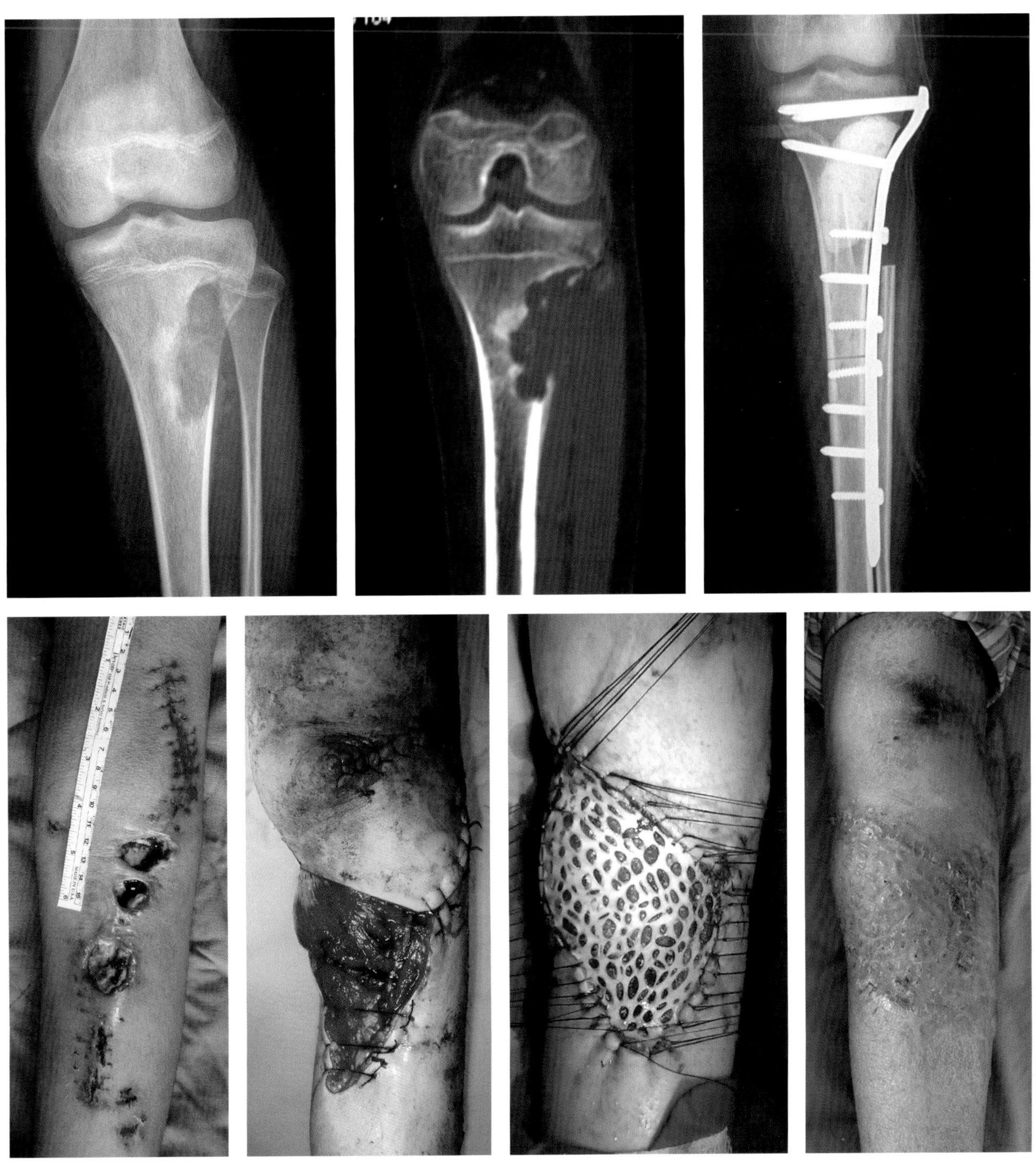

图 1-8 同时切取的近端蒂腓肠筋膜皮瓣和腓肠肌瓣

女性，14 岁，胫骨近端骨肿瘤，灭活后回植。术后切口裂开不愈合。同时切取：①腓肠内侧动脉供养的腓肠肌内侧头肌瓣；②以腘窝内侧皮动脉供养的近端蒂腓肠内侧筋膜皮瓣。肌瓣覆盖创面的远侧部分，筋膜皮瓣覆盖创面的近侧部分。1 周后再在腓肠肌瓣上游离植皮。两处组织瓣完全成活，创面覆盖成功

表 1-5 小腿后侧供区皮瓣的对比

	calf flap	sural flap
解剖部位	小腿后侧近段，包括腓肠肌、腓肠肌表面的皮肤	小腿后侧远段，腓肠肌远侧的皮肤
血管来源	腓肠浅动脉（即腘窝皮动脉，共 3 支）、营养腓肠肌的腓肠动脉肌皮穿支血管	腓动脉、胫后动脉穿支血管，腓肠神经、隐神经营养血管
皮瓣供区	取自腓肠肌表面的皮瓣，以腘窝为基底的近端蒂皮瓣，包括内侧与外侧	取自腓肠肌远侧的皮瓣，以踝部为基底的远端蒂皮瓣，包括内侧与外侧
穿支皮瓣	腓肠动脉穿支皮瓣（腓肠肌营养血管）： ①腓肠内侧动脉穿支皮瓣（腓肠肌内侧头）； ②腓肠外侧动脉穿支皮瓣（腓肠肌外侧头）	腓动脉穿支皮瓣，胫后动脉穿支皮瓣： ①胫后动脉穿支，腓肠内侧皮瓣； ②腓动脉穿支，腓肠外侧皮瓣

表 1-6 小腿后侧腓肠皮瓣的名称

英文文献中的名称	中文文献中的名称
sural flap	腓肠皮瓣
superficial sural artery flap	腓肠浅动脉皮瓣
distally based sural flap	远端蒂腓肠皮瓣
reversed sural flap	逆转腓肠皮瓣
reversed sural artery flap	逆转腓肠浅动脉皮瓣
distally based sural fasciocutaneous island flap	远端蒂腓肠筋膜岛状皮瓣
sural fasciocutaneous flap	腓肠筋膜皮瓣
sural neurocutaneous flap	腓肠神经营养血管皮瓣
sural neurofasciocutaneous flap	腓肠神经营养血管筋膜皮瓣
sural neurovenofasciocutaneous flap	腓肠神经小隐静脉筋膜皮瓣
sural adipofascial flap	腓肠筋膜皮下瓣
sural veno-neuro-adipofascial pedicled flap	腓肠神经小隐静脉筋膜皮下蒂皮瓣
lesser saphenous venofasciocutaneous flap	小隐静脉营养血管筋膜皮瓣

瓣”“腓肠神经营养血管皮瓣”“腓肠神经小隐静脉营养血管皮瓣”最为常用。如表示为穿支血管蒂皮瓣，则按照穿支皮瓣的命名规范，称为腓动脉穿支皮瓣或胫后动脉穿支皮瓣。

九、远端蒂皮瓣与逆行岛状皮瓣

远端蒂皮瓣和逆行岛状皮瓣均能以远侧为蒂，将近侧的供区组织逆向转移至远侧受区，但两者的血液循环完全不同（图 1-9）。远端蒂皮瓣是在筋膜皮瓣的基础上出现的。但远端蒂皮瓣能在不用显微外科吻合血管的情况下，将近侧的供区组织带蒂转移至远侧受区，手术快捷，技术简单，成活可靠，是修复手足肢端创伤缺损的好方法。

逆行岛状皮瓣（reverse-flow island flap）是指动脉血供和静脉回流均逆生理方向流动的皮瓣，又称逆行血流岛状皮瓣（retrograde-flow island flap），属于以远端为蒂的特殊类型皮瓣。这类皮瓣仅能在有平行、两条以上的主干动脉且两条动脉远端有较大弓状吻合的部位切取。动脉无瓣膜，动脉血流可逆向灌注；但静脉系统有静脉瓣膜（venous valve）的阻挡，对其回流机制的认识仍有争议。这类皮瓣的早期血液循环特征是动脉灌注量高而静脉回流量低，具有灌注易而回流难的特点，即高灌注、低回流，术后多发生肿胀，但皮瓣较易成活。逆行岛状皮瓣在微循环的层次上是生理性的，但其静脉血在蒂部需逆静脉瓣膜的方向才能发生回流，因此，这类皮瓣的早期血液循环状态是非生理性的，属非生理性皮瓣的一种。

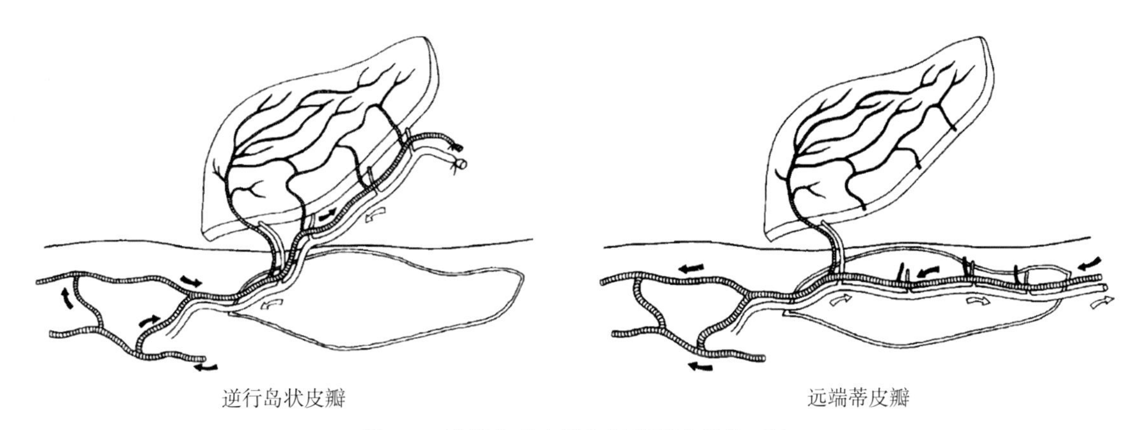

图 1-9 逆行岛状皮瓣与远端蒂皮瓣的对比

远端蒂皮瓣的概念有广义和狭义两种。广义的远端蒂皮瓣，是指一切蒂部位于被转移组织远端（指远离心脏）的皮瓣，包括逆行岛状皮瓣在内。狭义的远端蒂皮瓣，是指供养皮瓣成活的蒂部血管仅从远离心脏的一端，且仅从正常主要血供方向的远侧进入的皮瓣。

虽然远端蒂皮瓣和逆行岛状皮瓣均能将近侧供区组织（瓣）带蒂转移至远侧受区，但两者在血液循环上仍有显著的区别，即前者基本上是生理性的，而后者是非生理性的（表 1-7）。远端蒂皮瓣在微循环的层次上，其血液循环仍是按动脉—毛细血管—静脉的途径正常进行的。在四肢，体被组织（指皮肤、皮下组织及深筋膜）的正常血液循环方向是动脉血供由近及远、静脉回流由远至近，纵向运行的。因此，在肢体部位，蒂部位于被转移组织远侧一方的任何皮瓣，均属于远端蒂皮瓣，又称下方蒂皮瓣（inferior-based flap）。当然，对下腹部及腹股沟皮瓣而言，由于它们出现的时间远在远端蒂皮瓣概念提出之前，且其正常的血管蒂即位于远离心脏的下方，正常的血液循环方式是动脉由下（远端）向上（近端）灌注，静脉由上（近端）向下（远端）回流，一般不将其列入远端蒂皮瓣的范畴。

表 1-7 远端蒂皮瓣与逆行岛状皮瓣的对比

	逆行岛状皮瓣	远端蒂皮瓣
血管解剖学基础	仅能在有平行、两条以上的主干动脉且两条动脉远端有较大弓状吻合的部位切取； ①主要动脉型（桡动脉、胫后动脉）； ②非主要动脉型（骨间后动脉、掌背动脉、桡侧返动脉）	任何蒂部位于远侧的皮瓣； ①血管丛（链式）； ②肌间隔穿动脉类（轴型）； ③直接皮肤血管类（轴型）
血液循环	①动脉逆向灌注，静脉逆向回流（逆瓣膜）； ②具有灌注易而回流难的特点，早期属于非生理性皮瓣； ③术后多发生肿胀，但皮瓣较易成活； ④在微循环的层次上是生理性的	①动脉顺向灌注，静脉逆向回流； ②跨区供血与回流，属于生理性皮瓣； ③受浅静脉干的影响； ④术后肿胀多见； ⑤在微循环的层次上是生理性的
供区损伤	损失主干血管	不损失主干血管

十、远端蒂腓肠皮瓣对下肢修复重建的贡献

在远端蒂腓肠皮瓣出现之前，小腿下 1/3 段及足踝创面，往往仅能通过显微外科游离皮瓣的方法，才能获得满意的修复。而在 20 世纪 80 年代出现了小腿逆行岛状皮瓣（带深部主干动脉）和小腿的远端蒂腓肠皮瓣（不切取深部主干动脉）之后，这一局面获得了极大改善。封闭负压引流（vacuum sealing drainage，VSD）技术和远端蒂皮瓣技术应用，使小腿足踝创面的显微外科游离皮瓣的使用量下降了一半以上，其最大优势是技术门槛不高，在基层医院也容易开展，且效果优良，与游离皮瓣的修复效果相当。

2019 年英国 Mbaidjol 在 Web of Science（WOS）数据库检索与下肢修复重建相关文献，采用文献计量学的方法，统计分析了引用最高的前 50 篇文献，称为“经典 50”。Mbaidjol 将这些论文分为 4 大类，即肌

瓣用于治疗和预防胫骨骨髓炎及其手术时机，占 11 篇（22%）；循证医学对比研究，用于比较几种修复方法的效果，如蒂带皮瓣与游离皮瓣、肌皮瓣与筋膜皮瓣，占 9 篇（18%）；报告修复重建后的生活质量和功能效果，占 3 篇（6%）；血管解剖学研究及新皮瓣开发，占 27 篇（54%），包括肌皮瓣、游离皮瓣、筋膜皮瓣、皮神经营养血管皮瓣、足部皮瓣。其中，与小腿后方腓肠皮瓣有关的研究论文有 15 篇（表 1-8）。

表 1-8 WOS 数据库中与下肢修复重建有关的小腿腓肠皮瓣高被引论文（引自 Mbaidjol，2019）

序号	作者，题目，期刊，发表年份，卷（期），页码	总被引次数	年均被引次数
1	Masquelet A C, Romana M C, Wolf G. Skin island flaps supplied by the vascular axis of the sensitive superficial nerves: anatomic study and clinical experience in the leg. Plastic and Reconstructive Surgery, 1992, 89(6):1115–1121.	530	23.04
2	Pontén B. The fasciocutaneous flap: its use in soft tissue defects of the lower leg. British Journal of Plastic Surgery, 1981, 34(2):215–220.	433	12.73
3	Hasegawa M, Torii S, Katoh H, et al. The distally based superficial sural artery flap. Plastic and Reconstructive Surgery, 1994, 93(5):1012–1020.	196	9.33
4	Taylor G I, Pan W R. Angiosomes of the leg: anatomic study and clinical implications. Plastic & Reconstructive Surgery, 1998, 102(3):599–616.	163	9.59
5	Amarante J, Costa H C, Reis J, et al. A new distally based fasciocutaneous flap of the leg. British Journal of Plastic Surgery, 1986, 39(3):338–340.	151	5.20
6	Carriquiry C, Costa M A, Vasconez L O. An anatomic study of the septocutaneous vessels of the leg. Plastic and Reconstructive Surgery, 1985, 76(3):354–361.	150	5.0
7	Donski P K, Fogdestam I. Distally based fasciocutaneous flap from the sural region: a preliminary report. Scandinavian Journal of Plastic and Reconstructive Surgery, 2009, 17(3):191–196.	148	4.62
8	Yoshimura M, Imura S, Shimamura K, et al. Peroneal flap for reconstruction in the extremity. Plastic and Reconstructive Surgery, 1984, 74(3):402–409.	140	4.52
9	Baumeister S P, Spierer R, Erdmann D, et al. A realistic complication analysis of 70 sural artery flaps in a multimorbid patient group. Plastic and Reconstructive Surgery, 2003, 112(1):129–140.	128	10.67
10	Haertsch P. The blood supply to the skin of the leg: a post-mortem investigation. British Journal of Plastic Surgery, 1981, 34(4):470–477.	125	3.68
11	Nakajima H, Imanishi N, Fukuzumi S, et al. Accompanying arteries of the lesser saphenous vein and sural nerve: anatomic study and its clinical applications. Plastic and Reconstructive Surgery, 1999, 103(1):104–120.	119	7.0
12	Cavadas P C, Sanz-Giménez-Rico J R, la Cámara A G-D, et al, . The medial sural artery perforator free flap. Plastic and Reconstructive Surgery, 2001, 108(6):1609–1615.	108	7.2
13	Jeng S-F, Wei F-C. Distally based sural island flap for foot and ankle reconstruction. Plastic and Reconstructive Surgery, 1997, 99(3):744–750.	107	5.94
14	Almeida M F, Da Costa P R, Okawa R Y. Reverse-flow island sural flap. Plastic and Reconstructive Surgery, 2002, 109(2):583–591.	104	8.0
15	Yilmaz M, Karatas O, Barutcu A. The distally based superficial sural artery island flap: clinical experiences and modifications. Plastic and Reconstructive Surgery, 1998, 102(7):2358–2367.	101	5.94

（张世民）

第二部分 腓肠供区血管解剖

小腿后侧腓肠供区最突出的特点是深筋膜浅面走行有相互吻合的丰富链式血管丛（腓肠浅动脉、腓肠神经及其组成部分营养血管丛、腓动脉穿支间相互吻合所形成的后肌间隔血管链），功能类似直接皮血管皮瓣的轴心血管，起到延伸皮穿支血供、明显扩大皮瓣安全切取面积和长度的作用。除腓肠浅动脉（腘窝皮动脉）外，上述血管丛主要来源于深部动脉主干的神经皮肤穿支（neurocutaneous perforators），包括腓动脉穿支、腓肠动脉肌皮穿支、胫后动脉穿支。

供区皮肤血管丛构成及其来源血管是皮瓣应用解剖的主要研究内容。从皮瓣外科角度来看，腓动脉穿支是腓肠供区最重要的血供来源。若按腓动脉穿支蒂切取，以链式血管丛为轴线设计皮瓣，则可以将穿支皮瓣、筋膜皮瓣、皮神经营养血管皮瓣的优点结合起来，构成独特的优势；若按游离穿支皮瓣切取，则可修复任何部位创面。

以往腓动脉穿支解剖研究的关注点为数量、蒂长、外径及出现节段，对血管形态描述较为笼统。事实上，单一测量点的外径不是反映穿支质量的唯一指标，此外，无论是对血管蒂进行解剖分离，还是嵌合皮瓣等高级穿支皮瓣技术的应用，均需要术者对穿支血管的走行、毗邻、分支等有相当程度的深入认识。

腓肠神经组成方式的解剖差异较大，腓肠内侧皮神经走行深浅不一。临床上对这种差异造成的腓肠供区链式血管丛分布的偏离认识不足。多数医生在腓肠供区切取所谓的腓肠神经营养血管皮瓣时，均以腓肠神经走行为轴线，这导致了在较高平面切取大皮瓣时，其血供具有随意型皮瓣的性质，成活具有偶然性。按穿支蒂切取的皮瓣可能包含了上述血管链中的 1 条或数条，不一定是或仅为腓肠神经营养血管。另外，由于后肌间隔血管链的存在，除非巨长皮瓣，皮神经营养血管的纳入亦非必须。

针对上述不足，陈雪松等（2013 年）曾对 20 侧乳胶、泛影葡胺混合液动脉灌注的新鲜小腿标本，在 CT 扫描后做实体解剖，重点研究：①临床可用的腓动脉穿支分布规律；②以整条穿支为观察对象，根据外径、走行、长度、分支等形态学要素，作出具有临床意义的解剖分型；③腓肠供区链式血管丛构成规律及其与皮神经解剖差异间的关系，据此优化皮瓣设计轴线，并提出个体化皮瓣轴线设计建议。将 CT 扫描数据导入 Mimics 软件，重建腓动脉及其穿支，以及毗邻组织结构的三维图像，目的在于提供可视化解剖图，并为进一步研究和临床教学建立可重复使用的数字化数据库。

本部分相应内容介绍了相关研究结果，同时，对该区其他相关的应用解剖要点做了简单梳理，以供读者参考。按笔者新近经验，皮瓣供血血管的必要条件是彩色多普勒血流成像（color Doppler flow imaging，CDFI）测得其根部口径≥ 1.0 mm，且末端穿深筋膜前口径≥ 0.5 mm（参见本章第五部分）。在上述应用解剖研究中，适用腓动脉穿支的纳入标准为根部外径≥ 1.0 mm，缺陷是忽略了末端单纯皮支的口径，特此说明。

一、小腿后侧的体被组织特点

皮肤和筋膜组织包被机体，称为体被组织。筋膜分为浅筋膜和深筋膜，筋膜结构在人体不同部位表现出多样性。

（一）浅筋膜

浅筋膜（superficial fascia）又称为皮下疏松组织（subcutaneous adipose tissue），紧贴皮肤深面，分为浅层和深层。浅层为脂肪层，富含脂肪组织，该层的厚度因所在人体部位、性别及体质的不同而不同，下肢较上肢厚重，小腿较大腿薄；深层为膜性层，主要由致密结缔组织组成，富含弹性组织，薄而富有弹性。基于组织相似的重建原则，鉴于小腿后部皮肤的色泽、厚度，临床上常用于修复手背、小腿前侧、踝周及足背等皮肤软组织的缺损。

浅筋膜的深、浅两层之间，含有丰富的皮神经、浅层动静脉及淋巴管。在小腿处，浅筋膜脂肪层与膜性层之间包含隐神经、腓浅神经、腓肠神经等皮神经及丰富的皮血管，为皮瓣的切取提供了良好的解剖基础。

（二）深筋膜

深筋膜（deep fascia）又名固有筋膜（proper fascia），由致密结缔组织构成，位于浅筋膜的深面，包被体壁、四肢的肌肉和神经血管等，是人体结构的浅部与深部的分界平面。在四肢，深筋膜深面发出的纤维隔伸入肌肉或肌群之间，通过骨膜附于骨上或与骨膜融合，构成肌间隔；在较大的血管神经周围，深筋膜包绕形成血管神经鞘。在深筋膜覆盖肌肉的部位，两者之间存在一潜在间隙，即深筋膜下间隙（subfascial space），该间隙被疏松结缔组织填充，两者容易分离，是手术解剖的外科平面（surgical plane）。

小腿后侧深筋膜结构发达，是筋膜皮瓣切取较多的部位。小腿深筋膜上与膝部深筋膜相续，附着于腓骨小头、胫骨内侧平台；下与踝部深筋膜相连，内侧与胫骨体内侧面的骨膜相融合，外侧下部与腓骨外侧面的骨膜相融合。小腿深筋膜由两层纤维编织而成，起始后分别斜向后下方，跨过后正中线后，起自腓骨小头的深筋膜直接附着于胫骨前内侧面，而起自胫骨内侧平台的则依次形成腓骨后侧及前侧肌间隔，最后附着于胫骨前外侧面，与起自腓骨小头的深筋膜相互交织。

二、动脉血管解剖

小腿后侧体被组织的动脉血供有下列几个特点。

(1) 来源广泛，血供多源。在近段，主要为从腘窝发出的直接皮肤动脉；在中部，主要为从腓肠肌发出的肌皮穿支动脉；在下段，尚得到胫后动脉补充和加强；全部腓动脉穿支均向内侧发支吻合到小腿后侧血管丛，导致血管丛以小腿后外侧最为丰富。腘窝表面无肌肉覆盖，腘动脉在此肌腔隙内发出数条直接皮肤动脉，与小腿后侧血供有关的主要是腘窝外侧皮动脉、腘窝中间皮动脉和腘窝内侧皮动脉。由于它们的供养范围主要是腓肠肌表面（俗称“小腿肚”）的体被组织，国外学者将其统称为腓肠浅动脉（superficial sural artery）。

(2) 筋膜皮肤纵向血管链明显。小腿有丰富的肌间隔，肌间隔穿支血管在深筋膜表面相互吻合，形成环环相扣的血管吻合链，以纵行方向最为明显。

(3) 小腿后侧的皮下组织中，包含有特殊结构，即皮神经支（腓肠神经及其组成部分、隐神经）和浅静脉干。这些特殊结构周围有丰富的营养血管轴，既供养这些特殊的纵向结构，也能供养其表面的皮肤。

（一）腓肠浅动脉

文献对腓肠浅动脉的描述缺乏一致性，各家报道的血管数量、外径、走行不一。腓肠浅动脉是小腿后侧近端蒂筋膜皮瓣的血供来源，又名腘窝皮动脉;《格氏解剖学》中的“腘动脉皮支”指的也是这个血管:“离开腘动脉后在腓肠肌内、外侧头之间向下行，穿过深筋膜供应小腿后面的皮肤，其中 1 支常与小隐静脉伴行。” Masquelet 等（1992 年）描述腓肠浅动脉源于腘动脉或腓肠动脉。目前看来，腓肠浅动脉来源存在多种变异，腘动脉、腓肠动脉及腓动脉均有报道。腓肠浅动脉由外侧、中间及内侧 3 套血管系统构成。部分学者报道的腓肠浅动脉实际上可能是内侧腓肠浅动脉（medial superficial sural artery），甚至是中间腓肠浅动脉（median superficial sural artery）。

总体来说，外侧腓肠浅动脉（lateral superficial sural artery）及内侧腓肠浅动脉较为恒定，中间腓肠浅动脉可能缺如。笔者认为，中间腓肠浅动脉或与内侧腓肠浅动脉存在互补关系，有时两者不好界定，这也导致与腓肠内侧皮神经伴行的皮动脉究竟是中间腓肠浅动脉还是内侧腓肠浅动脉各家表述不一。伴行腓肠外侧皮神经的皮动脉为腓肠外侧浅动脉则并无争议。Walton（1984年）和李柱田（1990年）均发现，在这3组腘窝皮动脉中，以腘窝外侧皮动脉最为重要（表1-9）。其血管口径较粗，平均为1.5 mm（1.2~1.7 mm），且深筋膜上下的血管蒂行程较长，达8~10 cm，不仅方便做带蒂局部转移，而且可作为吻合血管的筋膜皮瓣或筋膜瓣供区。如果腘窝外侧皮动脉较细小，腘窝内侧或中间皮动脉则代偿性地增大。

表1-9 3组腘窝皮动脉的测量参数

项目	腘窝内侧皮动脉	腘窝中间皮动脉	腘窝外侧皮动脉
起始位置（横轴）	线上3 cm	平线	线上1 cm
起始外径	1.53 mm	1.35 mm	1.54 mm
深筋膜下长度	2.5 cm	2.5 cm	3 cm
浅出点 距横轴 距纵轴	 1 cm 内侧1.6 cm	 1 cm 外侧1.3 cm	 1 cm 外侧1.8 cm
延伸距离	线下6 cm	线下10 cm	线下14 cm

注：横轴指股骨内外侧上髁的连线；纵轴指小腿后正中线。

虽然该皮动脉的组成存在多种变异，但总有相应的腓肠浅动脉分别与腓肠内外侧皮神经相伴行，是近端蒂腓肠皮瓣最为主要的血供来源。因此，在切取近端蒂腓肠皮瓣时，应从腓肠神经远端向近端切取，直至腓肠神经伴行血管从深筋膜深面穿出的部位，以此点为蒂作旋转点，确保腓肠浅动脉作为该皮瓣的确切血供。

（二）腓肠动脉肌皮穿支

腓肠动脉以二支型形式供应腓肠肌，即腓肠内侧动脉和腓肠外侧动脉，均起始于腘动脉后壁，分别有2支伴行静脉。腓肠内外侧动脉之间有丰富的吻合。切断一侧腓肠动脉不会影响腓肠肌及其周围皮肤的血供，因此，在小腿主要血管受损的情况下，临床上可以把腓肠动脉作为接纳游离组织移植的受区血管。

腓肠内侧动脉自腘动脉发出后斜向内下，于腓肠肌内侧头深面的外侧入肌（肌门），沿肌纤维长轴下行，在肌内分为外侧支与内侧支营养肌肉。Cavadas等（2001年）解剖研究发现，腓肠内侧动脉穿支较为恒定，平均2.2支（1~4支），穿出点距腘窝皱褶以远9~18 cm，距小腿后正中线0.5~4.5 cm，营养腓肠肌内侧头表面皮肤。值得注意的是，国内外多名学者均报道过该动脉穿支缺如的情况。

腓肠外侧动脉穿支较内侧动脉少，且相对不恒定。Cavadas等（2001年）通过10侧下肢标本解剖发现，仅在20%的标本中发现有中等大小的肌皮穿支。下肢数字减影血管造影（digital subtraction angiography，DSA）显示，腓肠外侧动脉皮穿支主要集中在小腿后区的上2/3段。

腓肠动脉穿支血管与周围的血管存在交通，参与构成腓肠神经营养血管链和浅、深筋膜血管网。在临床上，可以利用相对恒定的腓肠内侧动脉穿支作为皮瓣的供血血管，即腓肠内侧动脉穿支皮瓣（medial sural artery perforator flap）。但由于该肌皮穿支的变化较大，解剖分离困难，对腓肠肌的损伤大，不如腓动脉穿支实用。

（三）腓动脉穿支

无论从血管质量、数量、解剖分布，还是与邻近链式血管丛的吻合程度等皮瓣外科要素来看，腓动脉穿支均是腓肠供区最重要的血供来源。本书的腓动脉穿支，特指沿小腿后肌间隔穿深筋膜形成皮支者。

腓动脉穿支出现的节段、数量及外径各家报道不一。腓动脉为供应小腿外侧皮肤的主要动脉，起自胫后动脉，沿腓骨的内后方下行，大部分被足的踇长屈肌覆盖，沿途发出 3~8 条穿支血管（平均 4.2~4.8 条），外径 0.50~1.81 mm（部分文献测量点不明确），蒂长 2.0~12.8 cm。穿支血管分布多集中在距外踝 5~10 cm 及 21~27 cm 这两个区段内，分别包含穿支总数的 1/3 左右（图 1-10）。每条穿支动脉均有 2 条穿支静脉相伴随，动脉外径一般在 1 mm 左右，静脉外径略粗于动脉。

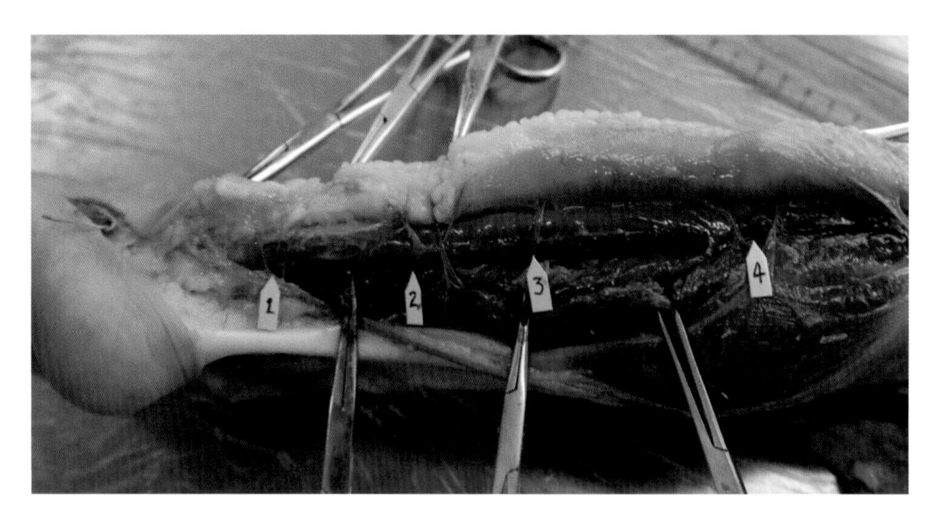

图 1-10　腓动脉发出的穿支血管

此处重点介绍笔者的一组 20 侧新鲜成人小腿标本腓动脉穿支研究结果，特点为：①采用 X 线显影的红色乳胶灌注，常规解剖辅以 CT 扫描数字解剖；②以指导切取腓动脉穿支螺旋桨腓肠皮瓣和游离腓动脉穿支腓肠皮瓣为研究目的，以适用穿支（根部外径≥ 1.0 mm）的分布和解剖形态为研究对象；③解剖操作尽可能与临床手术一致，力求解决实际问题。

1. 腓动脉穿支分布规律

20 侧标本共发现腓动脉穿支 66 支，平均每侧 3.3 支，分布于小腿第 2~9 段（按腓骨头与外踝间连线自上而下等分 9 段计），外径 * 为（1.53 ± 0.40）mm（1.00~3.02 mm），71.2% 分布于第 5~8 段，以第 6 段最多，占 25.8%；最粗一条外径为（1.87 ± 0.48）mm（1.30~3.02 mm），81.0% 分布于第 3~6 段；最低一条外径为（1.37 ± 0.27）mm（1.00~1.92 mm），分布于第 6~9 段（65% 位于第 7~8 段，其中第 8 段占 40%）（图 1-11）。

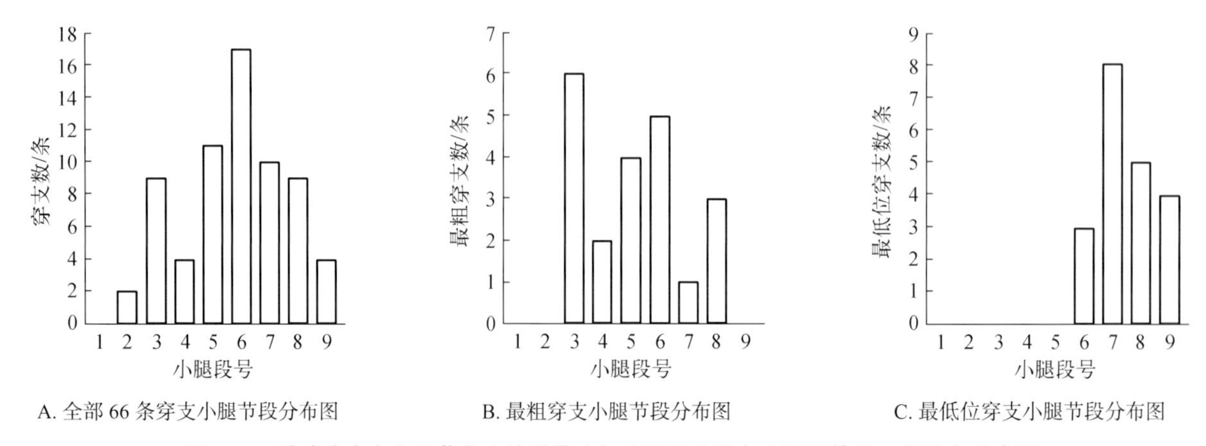

图 1-11　腓动脉穿支小腿节段（按腓骨头与外踝间连线自上而下等分 9 段计）分布图

* 测量点为根部，以下同。

穿支密度以小腿中下段最高，最粗穿支以小腿中 1/3 最多，与其他报道基本一致。结合腓肠皮瓣经链式血管丛长距离供血的特点，选择不同节段穿支蒂螺旋桨皮瓣可满足整个小腿各平面创面修复。在 20 侧标本中，最粗穿支外径中最细者亦有 1.3 mm，用作游离移植血管吻合并不困难。

最低一条腓动脉穿支分布于第 6~9 段（本组位于外踝上 2.5~15 cm），其中 65% 位于第 7~8 段，第 8 段最多，占 40%。85% 的最低位穿支分布在外踝上 12 cm 以内，但有 80% 分布在外踝上 4 cm 以上。总体看来，位置较高者口径较大，相应供血距离亦较远。结合本皮瓣以相对粗大穿支经链式血管丛跨区供血特点，以该节段腓动脉穿支供血设计螺旋桨皮瓣，可满足踝周甚至足跟底负重区重建需要。本组仅有 3 条（15%）属于张发惠等（2005 年）描述的低位穿支（穿支血管分布在外踝上 0~3 cm 区域），因此，绝大部分情况下本皮瓣无法修复前足创面。临床上切取远端蒂腓肠筋膜皮瓣时，为了达到更远的修复距离，一味盲目降低旋转点的方法也不可取。

2. 腓动脉穿支的解剖形态分型及各型解剖学特征

为了便于描述，笔者将穿支血管全长按解剖位置分段命名（图 1-12）。①肌内段：自腓动脉发出走行至肌间隔深面前，穿行于肌肉之中，走行长短不一，在肌间隔表面不可见，该段可发出多条较大的腓骨及肌肉营养支。②肌间隔段（肌间隔筋膜皮支）：走行于小腿后肌间隔深面，在肌间隔表面可见（部分穿肌较深不可见），此段一般仅发出一条较大的腓肠肌支，其余分支细小，主要供养深筋膜及皮肤，因此又叫肌间隔筋膜皮支。③终末段（终末筋膜皮支）：由肌间隔筋膜皮支在临近肌间隔外侧缘分支形成，穿深筋膜构成深筋膜层血管网并发出细小皮支和通过深筋膜层血管网营养皮肤。临床上常见的错误是，仅仅显露和游离了肌间隔段，遗漏了更长肌内段，导致蒂部偏短，也无法获得最大的血流动力学增压效应（参见本章第五部分）。无论是切取穿支蒂皮瓣还是游离穿支皮瓣，笔者均明确建议彻底解剖分离整条穿支。

1）腓动脉穿支按解剖形态分型

按照起始段与腓动脉主干（穿支根部远端）的夹角、血管蒂长、走行方向及分支数量等形态学要素，可将腓动脉穿支大致分为 3 种类型。

（1）Ⅰ型穿支：起始端与腓动脉主干远端平均夹角为 28.5°（15°~47°），穿踇长屈肌或比目鱼肌向远端走行一段后角度发生改变，血管走行迂曲，可呈袢状。根部较为粗大 [本组平均（1.68 ± 0.43）mm]，血管蒂长度（自根部至穿深筋膜处长度）平均 5.8 cm（4.5~8.5 cm）。沿途平均发出 5.2 支（4~7 支）较

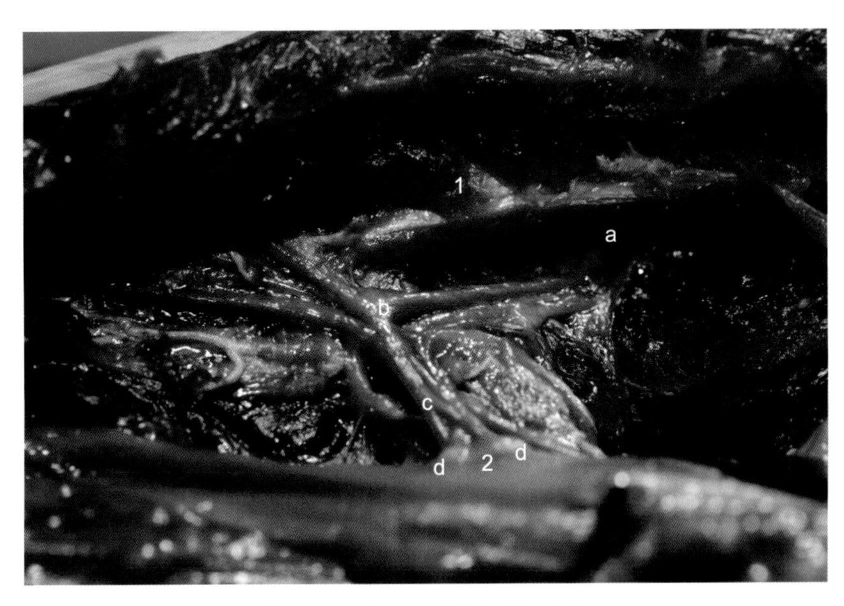

图 1-12　穿支血管的分段与命名

1. 腓骨；2. 小腿后肌间隔外侧缘

a—b，肌内段；b—c，肌间隔段（肌间隔筋膜皮支）；c—d，终末段（终末筋膜皮支）

大分支及多支细小分支营养邻近肌肉、腓骨。末端（形成终末筋膜皮肤支前）血管外径明显小于根部，距离外侧缘稍远处即形成2~4支终末筋膜皮支，以30°~155°的夹角穿深筋膜。Ⅰ型穿支可分为Ⅰa、Ⅰb两个亚型。Ⅰa型仅形成1支大的肌间隔筋膜皮支（图1-13）；Ⅰb型形成2支肌间隔筋膜皮支，可以有两种形式：①穿支主干发出1支，末端形成1支，两者可相距较远（图1-14）；②穿支主干穿行肌间隔前分叉形成（图1-15）。

（2）Ⅱ型穿支：该型起始段与腓动脉的夹角、外径、血管蒂长度及分支数量均介于Ⅰ型和Ⅲ型之间。起始端与腓动脉主干远端平均夹角为60.3°（45°~98°），走行较为平直。根部外径平均(1.45 ± 0.34) mm，血管蒂长平均4.0 cm（3.5~5.0 cm）。沿途平均发出2.7支（2~4支）较大分支及多支细小分支营养邻近肌肉、腓骨。末端血管外径稍小于根部，一般于临近肌间隔外侧缘形成终末筋膜皮支(图1-16)。

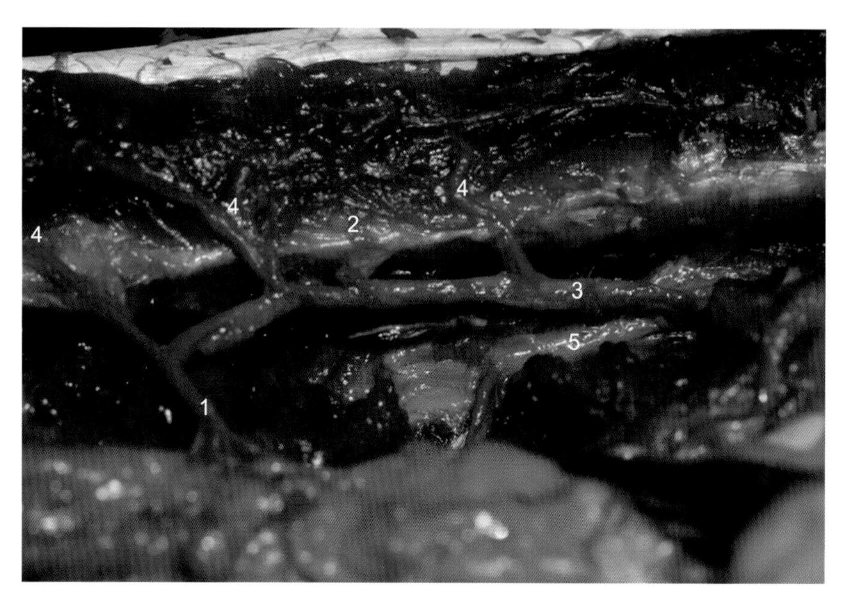

图1-13　Ⅰa型穿支血管形态

1. 肌间隔筋膜皮支；2. 腓骨；3. 穿支起始段；4. 腓骨及腓骨肌营养支；5. 腓动脉

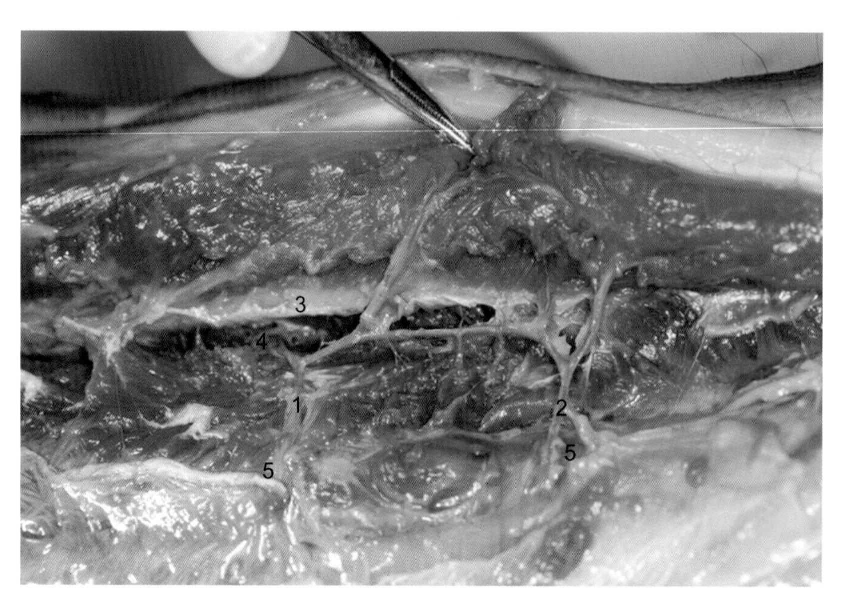

图1-14　Ⅰb型穿支血管形态（类型1）

1、2. 肌间隔筋膜皮肤支；3. 腓骨；4. 腓动脉；5. 肌间隔外侧缘

（3）Ⅲ型穿支：起始段与主干远端平均夹角较大，平均为 79.7°（40°~137°），全程大部分位于肌间隔深面，走行平直。根部外径平均（1.29 ± 0.20）mm，血管蒂较短，平均 2.2 cm，沿途平均发出 1.6 支（0~3 支）较大分支和（或）数支细小分支营养邻近肌肉、腓骨，末端血管外径与根部基本一致，一般紧贴肌间隔外侧缘形成终末筋膜皮支（图 1-17）。

2）各型解剖学特征

Ⅰ型和Ⅱ型穿支间的界限稍显模糊。随着实践和认识的深入，当初的部分Ⅰ型穿支当属Ⅱ型，因此，上述解剖数据仅供参考。在数量上，Ⅱ型 > Ⅰ型 > Ⅲ型。现从临床实践角度，将各型穿支的解剖特征进一步总结如下。

（1）Ⅰ型穿支解剖特征：①该型穿支属典型的肌皮穿支，无论其肌间隔段的走行是否表浅，其肌内段均长而迂曲，分支复杂，解剖分离较为困难；②这种血管的主要供血对象可能是临近的骨骼或肌肉，

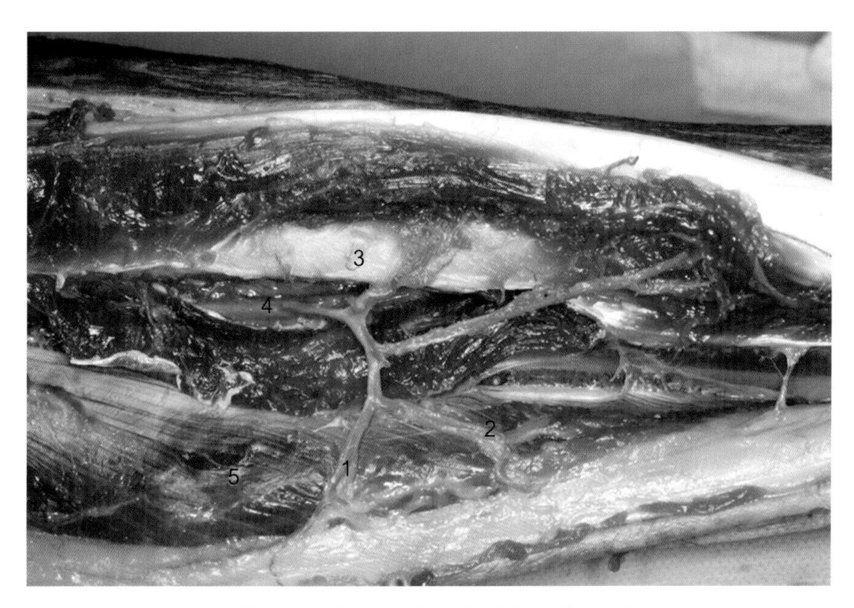

图 1-15 Ⅰb 型穿支血管形态（类型 2）
1. 肌间隔筋膜皮支；2. 肌间隔筋膜皮支；3. 腓骨；4. 腓动脉；5. 小腿后肌间隔

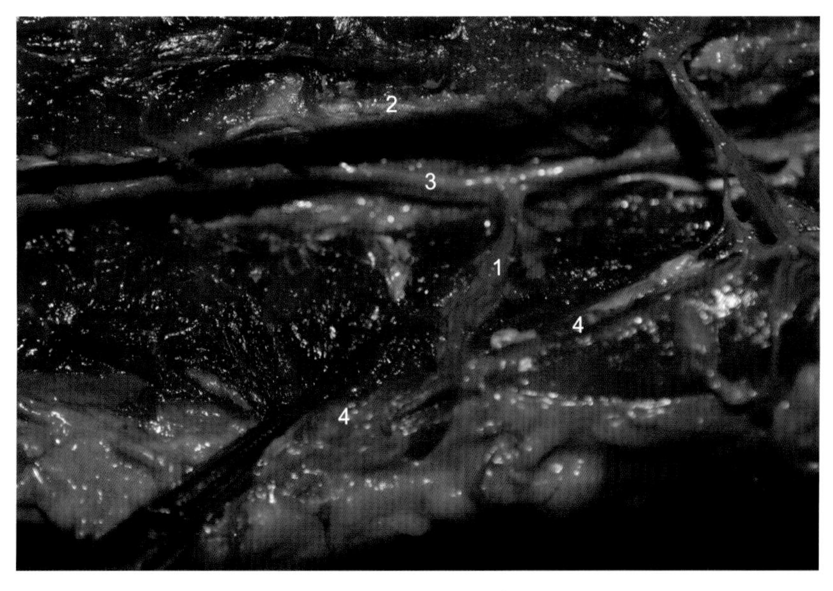

图 1-16 Ⅱ型穿支血管形态
1. 穿支；2. 腓骨；3. 腓动脉；4. 小腿后肌间隔外侧缘

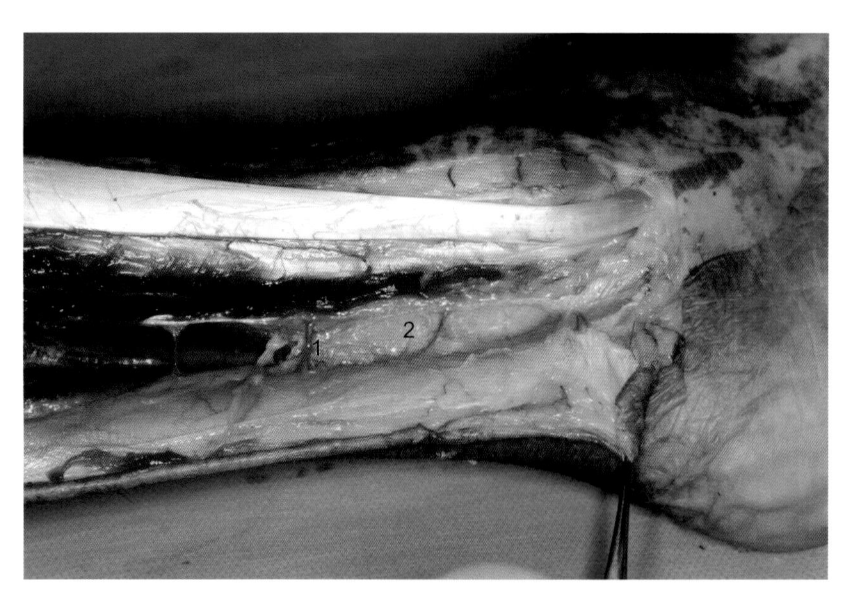

图 1-17 Ⅲ型穿支血管形态
1. 穿支；2. 小腿后肌间隔

肌间隔段皮支仅为其中的 1 条或几条分支，或终末支，因此，皮支外径与根部差距较大；③大部分位于小腿中上段。极端的情况是类似源于腓动脉的腓肠动脉肌皮穿支。Ⅰ型穿支的解剖特点无论对皮瓣设计还是手术操作均有重要的临床意义：①适合切取游离皮瓣，但由于节段位置和解剖分离较为困难，反而不是首选；②术中首先看到的是肌间隔段，血管口径可能较为细小，但由于根部较为粗大，结扎无关分支后，皮穿支血液流速将显著加快，足可供养大皮瓣（详见本章第五部分）；③利用其分支可制成嵌合皮瓣、组合皮瓣，甚至单穿支蒂供血的双叶皮瓣。彩超影像特征：根部以锐角起于腓动脉，肌内段长；无法在一个探测扇面显示血管全貌；末端穿深筋膜前口径与根部差距较大，无论末端皮支是否细小，根部均较为粗大。

（2）Ⅱ型穿支解剖特征：Ⅱ型穿支的解剖形态介于Ⅰ型和Ⅲ型之间，包含特征有 3 个。①仍属肌皮穿支，有较长的肌内段，但穿肌不深，分支、走行不复杂，解剖分离较为容易；②总是末端向深筋膜及皮肤供血，口径细于根部；③大部分位于小腿中下段。Ⅱ型穿支血管口径、蒂长适中，能满足绝大部分修复需要，临床上一般首选位于小腿中下段的Ⅱ型穿支设计切取游离皮瓣。

（3）Ⅲ型穿支解剖特征：Ⅲ型穿支数量较少，包含特征有 3 个。①属较为典型的肌间隔穿支，或肌内段短而浅，容易解剖；②血管外径差异较大，但总体较Ⅰ型和Ⅱ型穿支细，血管蒂较短；③主要供血对象是深筋膜和皮肤（可能在临近肌间隔外侧缘处发出较粗的一条腓肠肌支），末端和根部外径差距较小；④大部分位于小腿下段。Ⅲ型穿支一般用于切取远端蒂螺旋桨皮瓣修复足踝部创面，彩超影像特征：以钝角或接近直角起于腓动脉主干；走行平直，可在一个扇面显示血管全貌；末端穿深筋膜前口径和根部差距较小。

总的来说，穿支血管的蒂长取决于起始段与主干夹角、肌内段走行距离和相应部位小腿后肌间隔宽度；或者说，与穿支解剖类型和所处的节段位置有关。所有穿支肌间隔段均在邻近肌间隔外侧缘处，以不同夹角发出终末筋膜皮支，其中发出点距离肌间隔外侧缘的距离，大致是Ⅰ型血管 > Ⅱ型血管 > Ⅲ型血管。在切取皮瓣时，需纳入邻近的肌间隔。

利用Ⅰ型和Ⅱ型穿支恒定发出的腓骨支，以及沟通相邻穿支的链式血管丛，可设计切取多种形式的腓骨皮瓣（详见第六章）。利用其恒定发出的腓肠肌支，可制成嵌合肌瓣或肌腱瓣。

3. 腓动脉穿支数字解剖

将乳胶混合泛影葡胺灌注的小腿标本 CT 扫描数据导入 Mimics 10.01 软件，对血管、骨骼、肌肉、皮肤等组织结构进行分割、赋色后，可按不同组合显示直观、鲜明的三维解剖图像。

20 侧标本所有腓动脉穿支根部均能清晰显示，其中 12 侧灌注质量较高的标本可看到各条穿支发出的较大的腓骨和肌肉营养支，以及肌间隔筋膜皮支。通过三维重建，能获得立体、直观、可任意角度自由观察的穿支血管形态图像。数字解剖的更大意义在于积累真实的可视三维解剖数据库，用于无限后续研究和共享，也可模拟皮瓣设计切取，便于临床培训（图 1-18）。

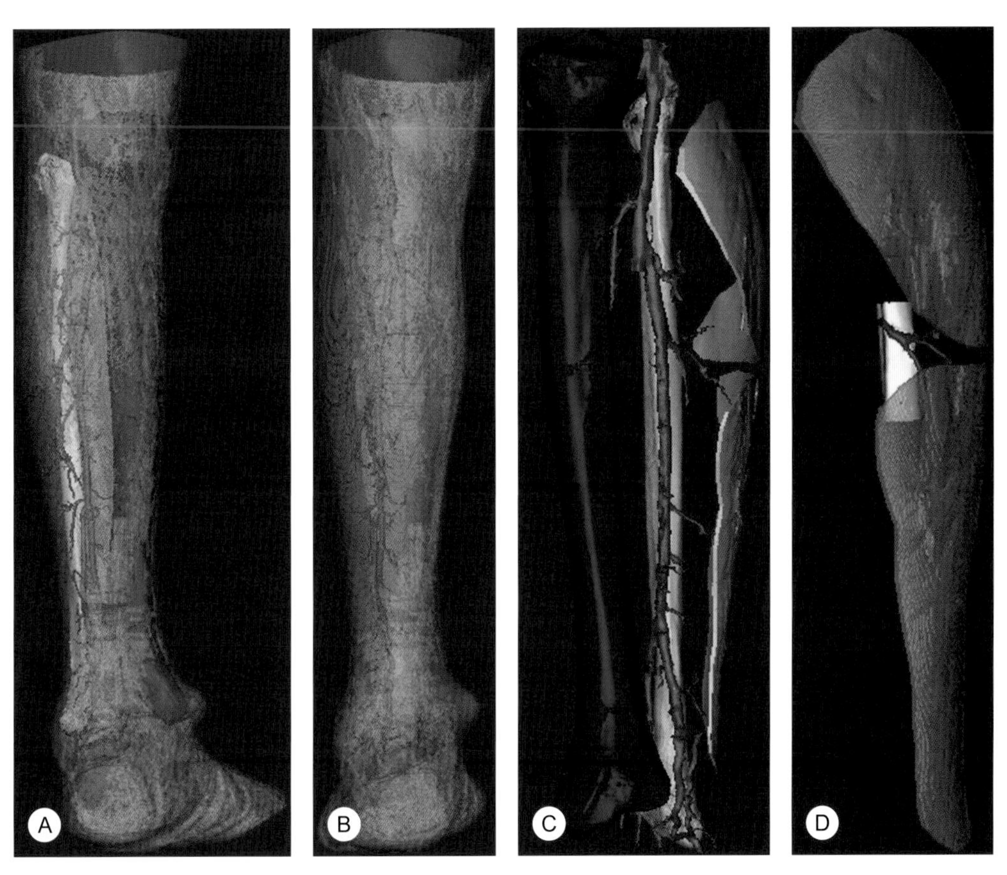

图 1-18　腓动脉穿支数字解剖

A. 小腿骨骼、皮肤、血管视图（腓动脉穿支清晰可见）；B. 去除骨骼、增加皮肤透明度后的腓动脉及穿支图像；C. 利用Ⅰb 型穿支虚拟设计切取双叶皮瓣；D. 虚拟设计切取双叶腓骨皮瓣

4. 腓动脉终末穿支

腓动脉终末穿支指腓动脉终末支及其延续的跟外侧动脉、于踝周发出的细小皮穿支，一般用于切取远端蒂皮瓣修复邻近的足踝部创面。

腓动脉离开小腿后外侧肌间隔后，于外踝后间隙走行，该终末支经外踝后方时发出外踝后动脉，向前分布于外踝，终末支绕过外踝后行于跟骨外侧，延续为跟外侧动脉。Koshima 等（2003 年）以踝部肌腱间隙的细小穿支血管（口径 <0.5 mm）为蒂，切取穿支皮瓣修复足踝创面 10 例，面积为（5~11）cm×（2~7）cm，8 例完全存活，2 例发生部分坏死。张发惠等（2005 年）发现腓动脉在发出最后一个肌间隔穿支后，其终末支仍会有一些细小穿支参与腓肠神经链式血管丛。张世民等（2005 年）通过标本解剖发现，腓动脉终末支及其延续的跟外侧动脉，共发出 2~3 条皮穿支，口径为 0.1~0.8 mm，一般 0.5 mm 以上的穿支血管总能找到一支，且外踝后穿支恒定出现，上下界面在外踝尖平面上 4 cm，多在 1~2 cm 间，前后在跟腱与腓骨肌腱鞘之间，多在腓肠神经小隐静脉正下方或略前方，靠腓骨肌腱鞘近些（图 1-19）。综合国内多篇文献，腓动脉终末穿支出现在外踝尖上 0~4 cm，均值 1~3 cm，均较为细小，长度仅为 0.1~1.3 cm，均值为 0.5~0.8 cm，仅适用于设计较小的皮瓣修复临近创面。

张世民等（2005 年）发现外踝后穿支血管与腓动脉最远侧肌间隔穿支血管间遵循着明显的“压力平

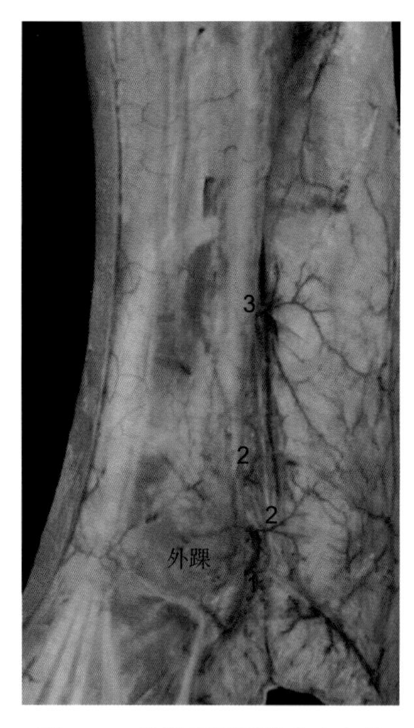

图 1-19 外踝后间隙的穿支血管
1. 跟外侧动脉；2. 外踝后穿支（2 支）；3. 最远侧肌间隔穿支

衡规律（pressure equilibrium）”，即在口径和距离上互补。若最远侧肌间隔穿支血管位置较高且细小，下方的外踝后穿支血管则代偿性口径较大，与其间距较小；相反，则代偿性口径较小，与其间距较大，以此来维持该区域的血供稳定。当足踝部创面不大、所需皮瓣面积较小时，可以设计切取外踝后穿支皮瓣修复。但该皮瓣血供能力有限，难以供养大面积皮瓣来修复前足创面。

（四）胫后动脉穿支

胫后动脉是腘动脉的直接延续，在腘肌下缘分出后，向下走行于小腿屈肌浅、深两层之间，经内踝后方，通过屈肌支持带后转入足底，分为足底内侧和外侧动脉两个终支。胫后动脉上部为比目鱼肌覆盖，位置较深，下部走行较浅，居于深筋膜下。

小腿内侧中下部的皮肤血供直接来源于胫后动脉的肌间隙皮支，这些分支穿过比目鱼肌与趾长屈肌之间的肌间隙，通过小腿内侧深筋膜的浅部时又呈放散状地发出上、下、前、后分支，前支分布于胫骨内侧面皮肤，后支分布于肌间隙以后的皮肤（图 1-20）。从肌间隙动脉上发出的还有肌支、骨膜支、筋膜支等。所有皮动脉浅出筋膜处的体表投影为胫骨内侧缘中上 1/3 交界处至内踝后缘与跟腱中点的连线上。

据钟世镇等（1981 年）对 40 例下肢标本的观察，其发现胫后动脉内侧皮动脉在小腿中下部出现支数为 2~7 支，其中 2~4 支为最多，占（75.0 ± 6.9）%；在小腿中 1/3 的占（54.8 ± 4.1）%；在小腿下 1/3 的占（45.2 ± 4.1）%。发出部位以小腿中 1/3 的中下部及下 1/3 的中上部出现支数最多。皮动脉的外径为 0.5~2 mm，伴行静脉多为 1~2 支，其外径大于皮动脉。

因胫后动脉的位置在上部较深，在下部较浅，故皮动脉的长度由上向下逐渐变短，上部皮动脉蒂长为 2.5~5.0 cm，下部蒂长为 0.2~1.1 cm。小腿上中部尚有来自股部的皮动脉，主要为膝降动脉的隐支。胫后动脉的皮支与隐动脉皮支组成丰富的血管吻合丛，有利于扩大皮瓣切取面积。在小腿下 1/3 踝关节附近，胫后动脉分支与胫前动脉分支、腓动脉分支构成血管吻合丛。胫后动脉皮穿支参与构成腓肠神经营养血管链，营养小腿后侧皮肤。

三、静脉血管解剖

体被组织的静脉血管网，由浅入深分为 4 层，即皮肤乳头下层、皮肤网状层、皮下组织脂肪层和深

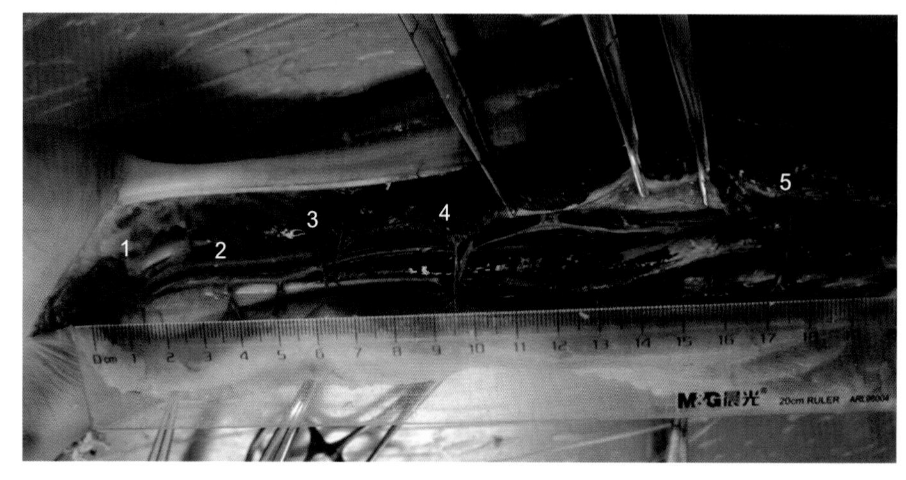

图 1-20 胫后动脉发出的穿支血管

筋膜层。皮肤组织的静脉系统分为浅、深两组。浅组静脉系统起自乳头下微静脉网，收纳皮肤浅层结构的静脉血，在一定的区域汇集成较大的浅静脉支和浅静脉干，平行走行于皮下组织的浅层，如大隐静脉、小隐静脉。皮肤的深组静脉系统起自网状层微静脉网，也收纳皮肤浅层的静脉血，主要在小范围内汇集成穿支静脉或直接皮肤动脉的伴行静脉，垂直走行于皮下组织的深层，在穿过深筋膜之前，还收纳深筋膜微静脉网的静脉血，最后进入深部主干静脉直接回流。

体被组织的 4 层微静脉网之间，相互联系丰富，存在着众多的无静脉瓣膜或瓣膜样结构的微小吻合支，在这些微小吻合支中，静脉血可以在局部灌注和回流压力的调节作用下，进行往返、左右、上下等无方向性的振荡运动，故 Taylor（1990 年）称这种无瓣膜的细小静脉为振荡性静脉（oscillating vein）或双向性静脉（bi-directional vein）。而浅组静脉系统与深组静脉系统之间，主要通过两种大的吻合途径相沟通。①口径较大的静脉干交通支：这种交通支一端连接着皮下浅静脉干，另一端连接深部主干动脉的伴行静脉，口径为 1~3 mm，直接将浅静脉干收集的来自远侧肢体广大区域的静脉血导入深静脉系统回流。浅深静脉干交通支在关节部位恒定出现，多为一支，内有坚强的静脉瓣膜并朝向深层。②口径较小的穿支静脉：它一端连接体被组织的深层微静脉网，另一端连接深部的主干伴行静脉，直接将微静脉网收集的局部区域性的静脉血导入深静脉系统回流。穿静脉一般伴穿动脉而行，多为 2 支，口径略大于穿动脉。与穿动脉系统的分布相对应，在肢体近侧的肌间隔部位，穿静脉数目较少，但口径较大，多在 0.8 mm 以上；而在肢体远侧的肌间隙部位，穿静脉数目较多，但口径较小，多在 0.5 mm 以下。穿静脉本干中均有静脉瓣膜结构，保证静脉血由浅入深地顺向回流；而且，在穿静脉的分支中，口径超过 0.15~0.20 mm 的较大分支亦有瓣膜样结构存在，保证静脉血以穿支本干为中心的集中性汇合，而后再流入深静脉系统（图 1-21）。

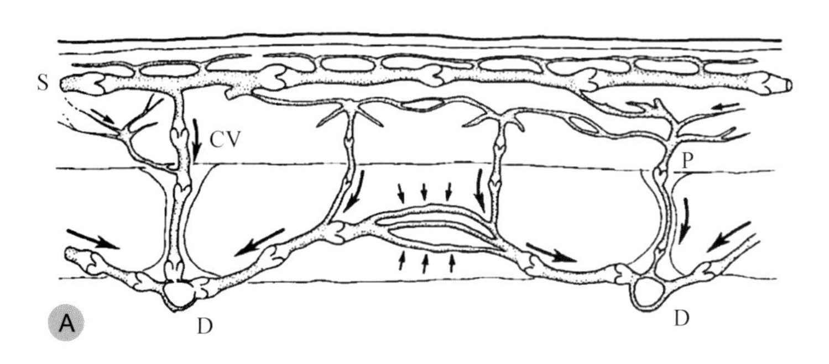

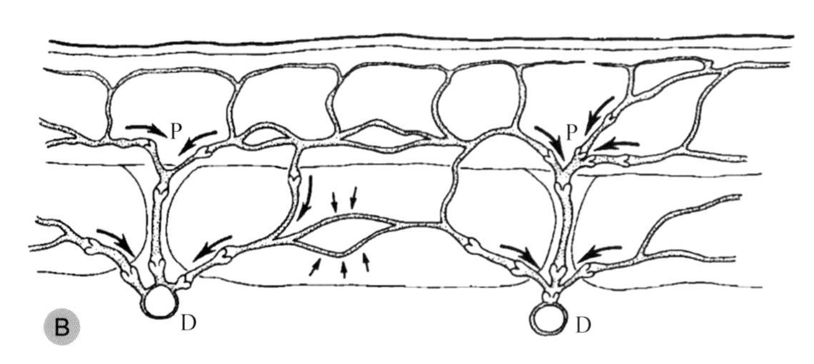

图 1-21 小腿筋膜皮肤的静脉回流

S，浅静脉干；CV，深浅静脉干交通支；P，穿静脉；D，深部主干静脉
A. 有浅静脉干的部位（小隐静脉，大隐静脉）；B. 无浅静脉干的部位

小隐静脉由足背外侧和足跟外侧的浅静脉汇合而成。在外踝尖平面以下，其浅静脉属支有 3~5 支，多为 4 支，包括足外侧主支（1 支）、足跟属支（1~2 支）和外踝前下属支（1 支）。这些属支数量不等且走行无明显规律。在外踝尖上水平，这些属支呈扇形逐渐汇拢，于外踝尖上（2.5 ± 0.4）cm（平均 2.46 cm），距外踝后缘（1.4 ± 0.2）cm（平均 1.43 cm）处汇聚成小隐静脉主干。在近侧，小隐静脉于外踝尖上（3.4 ± 0.9）cm 处，有一恒定的浅深静脉交通支，直接联系深部的腓动脉伴行静脉，该交通支外径（1.7 ± 0.5）mm。以小腿后正中线为轴，小隐静脉呈“S”形上升（在小腿下 1/3，位于中线外侧；在小腿中 1/3，与中线重叠；在小腿上 1/3，位于中线内侧）。小隐静脉在小腿中下 1/3 常有交通支与深静脉沟通。每个肢体平均出现交通支 1.5 支。小隐静脉与大隐静脉之间也有 2~3 支浅层交通支，平均出现 1.7 支。浅层交通支在小隐静脉端的外径为（2.5 ± 0.4）mm，在大隐静脉端的外径为（3.2 ± 0.3）mm。

近端蒂皮瓣设计纳入小隐静脉有助于静脉回流。但远端蒂皮瓣则较为复杂，尚存在争议。远端蒂皮瓣掀起时，近端的静脉血管均被切断、结扎，通过皮下浅静脉干直接回流的管道已不复存在，皮瓣的所有静脉血最终都需进入深组静脉系统或蒂部侧旁的浅组静脉系统，即只有通过蒂部的浅 − 深静脉干交通支、穿静脉或浅 − 浅静脉交通支才能完成回流。

对于肌间隔（隙）筋膜穿血管类远端蒂皮瓣，蒂部的穿静脉是皮瓣静脉回流的主要途径，若设计得当，不超过近侧穿静脉有瓣膜的分支区域，一般不发生逆瓣膜方向的静脉逆流。远端蒂皮瓣只要手术设计恰当，皮瓣切取得不是太长，即使有些逆瓣膜方向的静脉血，通过无瓣膜的小静脉吻合支和微静脉网亦能得到较好的回流代偿，不发生静脉血的淤滞。由于这些皮瓣的动脉血供与静脉回流和正常相似，均不存在逆向血流，血液循环符合生理性，是真正狭义上的远端蒂皮瓣。

目前认为远端蒂皮瓣的静脉回流主要是通过穿支动脉的 2 条伴行静脉完成的，即经过穿支静脉直接导入深组静脉系统（腓静脉）。这在完全剔除了蒂部筋膜组织、裸化穿支血管的穿支蒂螺旋桨皮瓣上有很好的体现。

四、腓肠神经解剖

腓肠神经是感觉神经，主要支配小腿后下半或下 1/3、外踝及足背外侧的皮肤感觉。腓肠神经的来源及分布具有较多的变异。

早期，我国王宝春等（1981 年）通过对 264 例小腿标本进行解剖分析，依据腓肠神经合成与否，将其归纳为 3 种基本类型。① Ⅰ 型：腓肠内侧皮神经（medial sural cutaneous nerve）与腓肠外侧皮神经（lateral sural cutaneous nerve）吻合连接形成腓肠神经（85.22%），两者合成的部位以中下 1/3 部为最多；② Ⅱ 型：腓肠内、外侧皮神经缺乏吻合，由腓肠内侧皮神经移行为足背外侧皮神经（9.84%）；③ Ⅲ 型：腓肠内、外侧皮神经缺乏吻合，由腓肠外侧皮神经延续为足背外侧皮神经（4.92%）。

腓肠内侧皮神经起自胫神经，于腘窝下部发出后走向腘窝下角，在深筋膜深面，较浅地走行于腓肠肌两头间的沟中。腓肠外侧皮神经起自腓总神经，发出后向下走行于腓肠肌外侧头表面，穿出腘筋膜后继续走行于小腿后外侧深、浅筋膜的夹层中，这点不同于腓肠内侧皮神经。

Mahakkanukrauh 等（2002 年）通过对 76 例尸体进行分析，约 67.1% 的腓肠神经由腓肠内、外侧皮神经汇合而成，而约 32.2% 的腓肠神经是由腓肠内侧皮神经直接延续而成。其中，腓肠神经长约 6~30 cm（平均为 14.41 cm），直径为 3.5~3.8 mm（平均为 3.61 mm）；腓肠内侧皮神经长约 17~31 cm（平均为 20.42 cm），直径为 2.3~2.5 mm（平均为 2.41 mm）；腓肠外侧皮神经长约 15~32 cm（平均为 22.48 cm），直径为 2.7~3.4 mm（平均为 3.22 mm）。研究同时发现内外侧皮神经汇合处变异较多，约 66.7% 位于小腿下 1/3 处，25.5% 位于踝关节或以下部位，5.9% 位于腘窝处，1.9% 位于小腿中 1/3 处。

Riedl 和 Frey（2013 年）通过尸体解剖，同时总结国际上已发表的数据，将腓肠神经的形成归纳为 5 种类型（图 1-22）。Ⅰ 型为汇合型，由腓肠内侧皮神经与腓肠外侧皮神经（Ⅰa 型）或腓肠神经交通

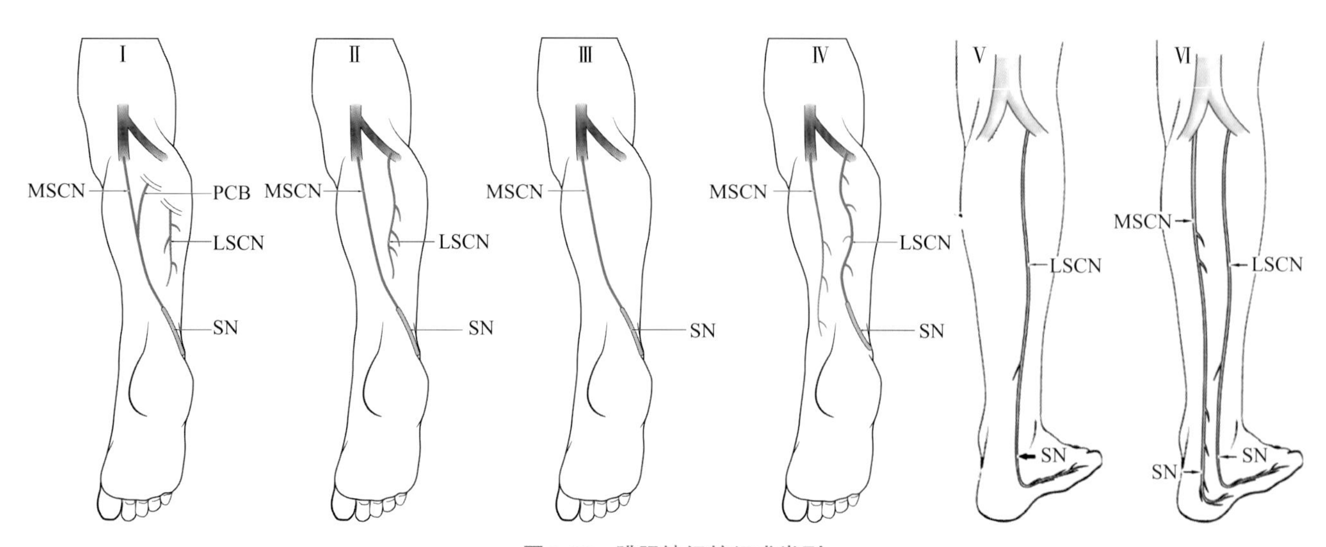

图 1-22 腓肠神经的组成类型

（引自 Riedl，2013；Wang，2017）

MSCN，腓肠内侧皮神经；LSCN，腓肠外侧皮神经；PCB，腓肠神经交通支；SN，腓肠神经

支（peroneal communicating branch，Ⅰb 型）汇合而成，此为最为常见类型（73%）；Ⅱ型为腓肠神经由腓肠内侧皮神经延续而成，而腓肠外侧皮神经独立走行；Ⅲ型同Ⅱ型一致，腓肠神经由腓肠内侧皮神经延续而成，但不同的是，腓肠外侧皮神经缺如，Ⅱ型与Ⅲ型约占总数的 24%；Ⅳ型与Ⅴ型则为腓肠外侧皮神经单独延续而成腓肠神经，其中，腓肠内侧皮神经单独走行为Ⅳ型，缺如则为Ⅴ型，两型约为 3%。Wang 等（2017 年）在此基础上发现了一种新的类型——Ⅵ型，腓肠内侧皮神经与腓肠外侧皮神经并行存在，两者均穿过外踝后区或外踝处，分别独立地形成腓肠神经（表 1-10）。

表 1-10 腓肠神经组成的解剖分型

分型		解剖特点	百分比
Ⅰ型	Ⅰa 型	由腓肠内侧皮神经与腓肠外侧皮神经汇合而成	73%
	Ⅰb 型	由腓肠内侧皮神经与腓肠神经交通支汇合而成	
Ⅱ型		由腓肠内侧皮神经延续而成，而腓肠外侧皮神经独立走行	24%
Ⅲ型		由腓肠内侧皮神经延续而成，但腓肠外侧皮神经缺如	
Ⅳ型		由腓肠外侧皮神经延续而成，而腓肠内侧皮神经独立走行	3%
Ⅴ型		由腓肠外侧皮神经延续而成，但腓肠内侧皮神经缺如	
Ⅵ型		腓肠内侧皮神经与腓肠外侧皮神经并行存在，形成 2 条腓肠神经	–

腓肠神经与小隐静脉有密切的并行关系，腓肠神经穿出深筋膜后伴小隐静脉向外下方行至足外侧，沿途发出 2~3 个分支，分布于小腿后外侧下半或下 1/3、外踝及足背外侧。

腓肠内侧皮神经起自胫神经，腓肠外侧皮神经起自腓总神经，两者分别有内外侧腓肠浅动脉伴行。在腓肠内侧皮神经与腓肠外侧皮神经（或其交通支）汇合成腓肠神经时，其伴行的营养血管也相应地配合汇拢，并与中间腓肠浅动脉皮动脉共同形成腓肠神经营养动脉，沿途各节段的腓动脉穿支、腓肠肌皮穿支、下 1/2 胫后动脉穿支参与到其中。腓肠浅动脉的出现数量、口径、浅出部位、长度有较多变化，可能与腓肠神经解剖类型存在一定的关联。这种变化会影响到高位皮瓣的成活率。

五、筋膜皮肤链式血管丛

陈雪松等（2013 年）对 20 侧小腿腓肠供区链式血管丛的构成规律及其与皮神经解剖差异间的关系进行了深入研究，并据此优化皮瓣设计轴线，提出个体化皮瓣轴线设计建议。

腓肠供区血管网主要由两层构成。①真皮下血管网：紧贴真皮层均匀分布，清晰可见，反复发出次一级血管分支，相互吻合沟通（图 1-23）；②深筋膜层血管网：该层血管网实际上位于深筋膜浅面，由肌间隔穿支、肌皮穿支、皮动脉穿出深筋膜后在其表面相互不同程度吻合构成，主要含 4 部分，分别为小腿后肌间隔血管链，皮神经营养血管链，腓动脉穿支发出的节段性皮神经营养血管，邻近动脉的肌皮穿支及胫后动脉肌间隔皮支发出的、与周围深筋膜层血管吻合程度不一的分支。

在腓肠皮瓣供区，深筋膜层血管网中呈明显的纵向链式吻合者共有 3 组（图 1-24）：①内侧血管链（腓肠神经 / 腓肠内侧皮神经营养血管，简称内侧链）；②中央血管链（腓肠神经交通支营养血管链，简称中央链）；③外侧血管链（由腓肠外侧皮神经营养血管和后肌间隔吻合链共同构成，简称外侧链）。腓动脉穿支形成的肌间隔筋膜皮支在肌间隔与深筋膜交界处发支（终末筋膜皮支），穿深筋膜沿肌间隔外侧缘走行，与邻近的筋膜皮支分支吻合，构成小腿后外侧肌间隔纵向血管链，而后穿出深筋膜，几乎呈横向走行。位于小腿下 1/3 者走向腓肠神经，并发出“T”形分支，上下吻合构成神经旁营养血管链；位于小腿中上 1/3 者可跨越中央血管链抵达内侧血管链，沿途发出上、下行支构成皮神经营养血管的同时，将小腿后外侧 3 条纵向血管链沟通起来。终末筋膜皮支按走行方向大体可分为上行支、下行支和横支。

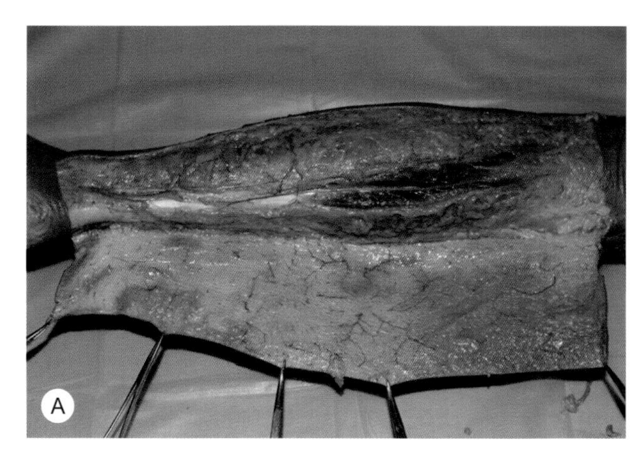

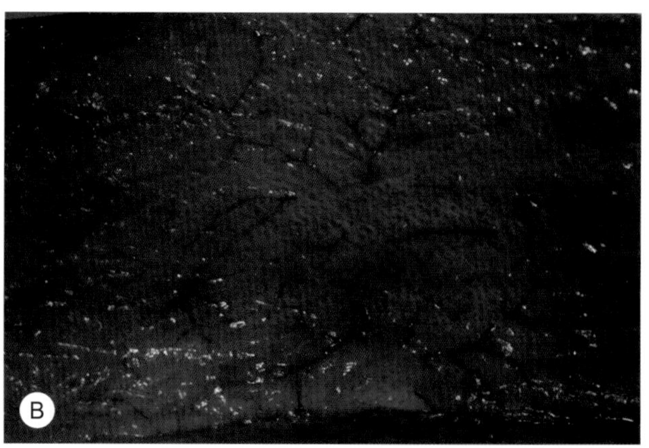

图 1-23　真皮下血管网

A. 真皮层向内侧翻开；B. 显示真皮下血管网（来自深筋膜血管网或肌皮穿支）

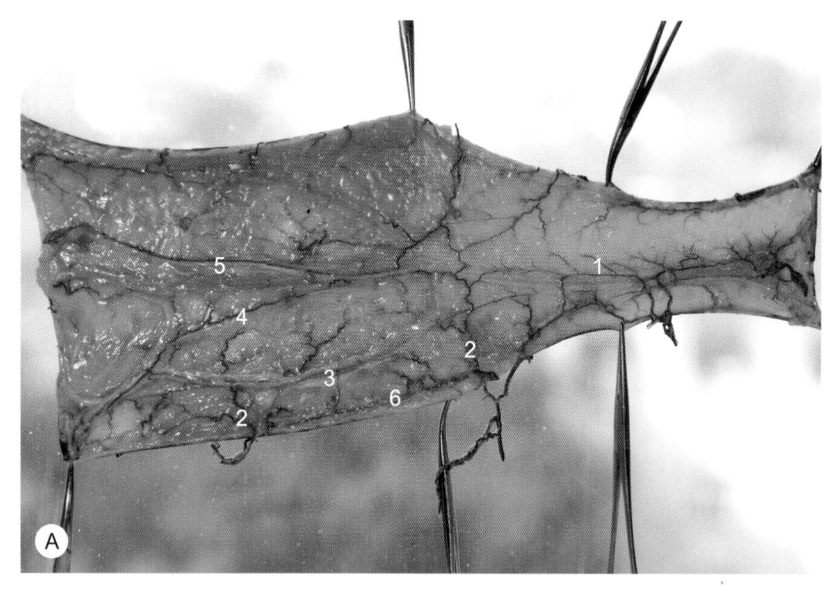

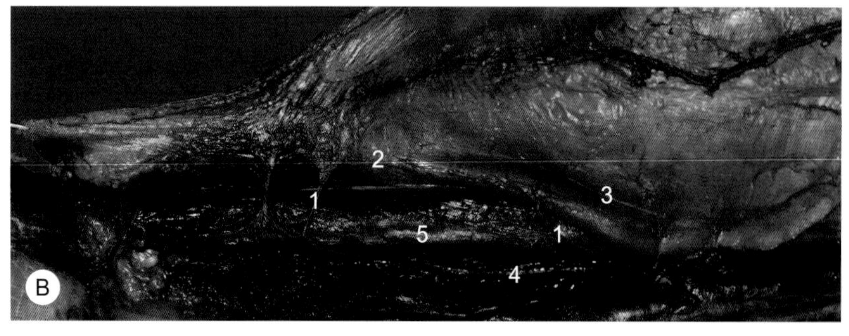

图 1-24　深筋膜层血管网构成

A. 剔去深筋膜及大部分皮下脂肪层后观察到的皮瓣血管网 [1. 腓肠神经营养血管；2. 腓动脉穿支发出的节段性皮神经营养血管；3. 外侧链（腓肠外侧皮神经营养血管）；4. 中央链；5. 内侧链；6. 外侧链（小腿后肌间隔血管链）]；B. 自深筋膜深面观察到的皮瓣血管网构成（1. 腓动脉穿支；2. 小腿后外侧肌间隔血管链；3. 腓肠外侧皮神经及其营养血管；4. 腓动脉；5. 腓骨）

皮下脂肪层可见到垂直或小角度斜向穿出的皮动脉分支，沟通上述深、浅两层血管网，其主要分布于小腿后外侧肌间隔，皮神经走行部位及出现较大肌皮穿支的位置，这些皮动脉很少发出分支在该层相互吻合（图 1-25）。

综上所述，小腿腓肠供区的血管网主要分布在深筋膜浅面和真皮下，深筋膜层血管网发出分支穿过皮下脂肪层，向真皮下血管网供血营养皮肤，这种特点为临床上设计切取筋膜瓣（adipofascial flap）、筋膜皮瓣（fasciocutaneous flap）、皮下组织皮瓣（adipocutaneous flap）和超薄皮瓣（superthin flap）提供了解剖依据。

筋膜瓣实际上包含了皮下脂肪和深筋膜，主要为保留供区皮肤的完整，减少美容破坏，也可以深筋

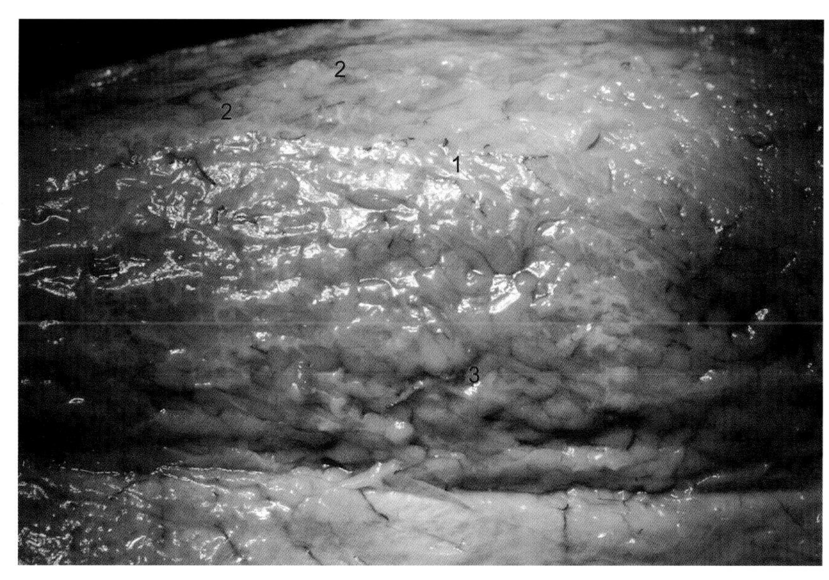

图 1-25 皮下脂肪层仅可见散在的自深面穿出的皮动脉
1. 发自皮神经营养血管；2. 发自腓动脉穿支及小腿后肌间隔血管链；3. 腓肠肌肌皮穿支

膜层为主，表面仅保留较少脂肪用于修复皮肤菲薄的部位。该组织瓣最重要的一层血管网——深筋膜层血管网，实际上紧贴深筋膜浅面，因此，切取筋膜瓣时只要不完全剔除脂肪就无破坏其血供之虞，也可按受区功能要求在筋膜瓣表面部分区域保留皮肤，笔者称之为皮肤筋膜瓣。超薄皮瓣即真皮下血管网皮瓣，是近年来皮瓣技术的重要进展之一，但修薄皮瓣的操作十分费时费力，且容易破坏血运。

小腿腓肠供区皮瓣的血管网构成具有特殊性：①腓动脉肌间隔筋膜皮肤支，在肌间隔外侧缘附近发支穿深筋膜后与深筋膜层血管网吻合沟通；②深筋膜层血管网主要由小腿后外侧肌间隔纵向血管链、皮神经营养血管链和腓动脉穿支发出的横向走行的节段性营养血管构成，这些血管相互沟通形成皮瓣的“网格状供血枢纽”（活体在血管充盈状态下，于深筋膜深面均清晰可见）；③深筋膜层血管网发支在皮下脂肪中短暂穿行，即浅出至真皮下形成真皮下血管网，这些沟通深、浅两层血管网的血管主要由“网格状供血枢纽”发出，并沿其两侧分布。

因此，在对皮瓣进行超薄化技术处理时，仅需要保留 3 个关键部位的完整性就不会破坏其血液循环系统：①腓动脉穿支形成终末筋膜皮肤支处的肌间隔；②肌间隔外侧缘及邻近的深筋膜；③皮瓣背面所有可见的血管及皮神经沿途两侧一定宽度的深筋膜。剔除除上述部位的深筋膜后，皮下脂肪按中央向外周方向渐薄的原则修剪即可，不仅操作较为简单快捷，而且通过这种被保留下来的网格状供血枢纽，其安全切取面积与全厚皮神经营养血管皮瓣差别不大。

六、皮神经血管链与皮瓣设计

陈雪松等（2013 年）解剖 20 侧小腿，发现腓肠神经吻合型 14 侧，非吻合型 4 侧，双腓肠神经型 2 侧。由于腓肠内侧皮神经走行深浅、腓肠神经合成位置高低及腓肠内外侧皮神经和交通支粗细不同，深筋膜层的血管网分布也存在差异（主要表现在 3 条纵向血管链的走行、粗细、长短不同），按直视下测得最大面积皮瓣的理想轴线可分为 3 种类型。

（1）中央型：皮瓣理想轴线的近端指向中央血管链或内外侧血管链间的中线，实际测得其与传统腓肠神经营养血管皮瓣轴线（腓肠神经体表投影）向腓侧成角 4°~8°（平均 5.3°），共计 12 侧（60%）。

（2）内侧型：皮瓣理想轴线偏向内侧血管链，实际测得其与经典轴线向腓侧成角 2°~5°（平均 3.9°），共计 5 侧（25%）。

（3）外侧型：皮瓣理想轴线偏向外侧血管链，实际测得与经典轴线向腓侧成角 5°~10°（平均 6.2°），共计 3 侧（15%）。

上述解剖差异，实际上是由于小腿上 1/2 段的 3 条纵向血管吻合链的配布不同造成的，主要相关因素是腓肠神经解剖构成及腓肠内侧皮神经走行深浅。3 条血管链的分布与各自血管链式吻合的丰富程度存在差异，并有此消彼长、相互代偿的现象，因此，导致皮瓣供血区域向腓侧偏斜角度在个体间也不相同。大致规律是皮神经粗大、走行表浅者，其伴行血管网也较为粗大和丰富。其中，内侧血管链变异最大，当腓肠内侧皮神经粗大且走行表浅时较为明显（或有双股神经，其中走行表浅者亦较粗），当内侧腓肠浅动脉与腓肠内侧皮神经走行在肌内时则可能缺如。

目前，在切取远端蒂腓肠神经营养血管皮瓣时，均以腓肠神经体表投影，即腘窝中点至跟腱与外踝间中点的连线为轴线设计皮瓣，旋转点一般位于外踝上 5~7 cm 处。用于修复足踝较大面积创面时，去除蒂长后皮瓣多需要设计在小腿中段以上平面。其皮瓣体部的中线将恰好位于个体差异最大的腓肠内侧皮神经区域，即内侧血管链上，并且其余两条血管链均走行在轴线的腓侧。如果碰到腓肠内侧血管链细小或缺乏者，将不可避免地出现皮瓣近端和胫侧的血运障碍，甚至出现皮瓣部分或全部坏死。杨大平等（2004 年）认为皮瓣宽度不宜超过 10 cm，最近至膝下 10 cm。王肃生等（2006 年）认为皮瓣切取近端可越过小腿中上 1/3 交界，但不宜超过腓骨头下方 5 cm。

基于本研究，笔者提出：①如果根据小腿后外侧深筋膜层血管网的分布规律，重新优化皮瓣轴线，并作出个体化微调，在相对粗大的穿支蒂充分供血的前提下，即使近端设计在小腿上 1/3，甚至腘窝下，也不会出现皮瓣血液循环的问题；②这种在小腿较高平面切取的中大面积皮瓣，皮瓣内包含多条参与或不参与组成腓肠神经的皮神经营养血管，并在延伸皮瓣供血距离和供血面积上起到关键作用，其主要供血渠道已经不是单纯的腓肠神经营养血管，是否还能称为腓肠神经营养血管皮瓣值得商榷，可能命名为腓肠皮瓣或小腿后外侧皮神经营养血管皮瓣更为准确。

为增加其临床可操作性，进一步概括解释如下（图 1-26）。

（1）所有类型皮瓣的轴线均向腓侧适当偏移，即腘窝中点至跟腱与外踝间中点偏外侧处的连线。

（2）大部分为中央型，即皮瓣轴线位于腓肠内外侧皮神经中间，后两者在皮瓣中呈镜像对称；以此为参照，外侧型则稍偏向腓肠外侧皮神经，内侧型则稍偏向腓肠内侧皮神经。

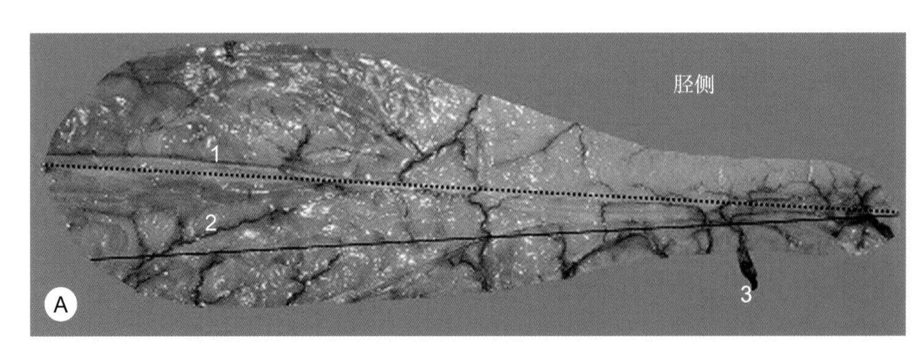

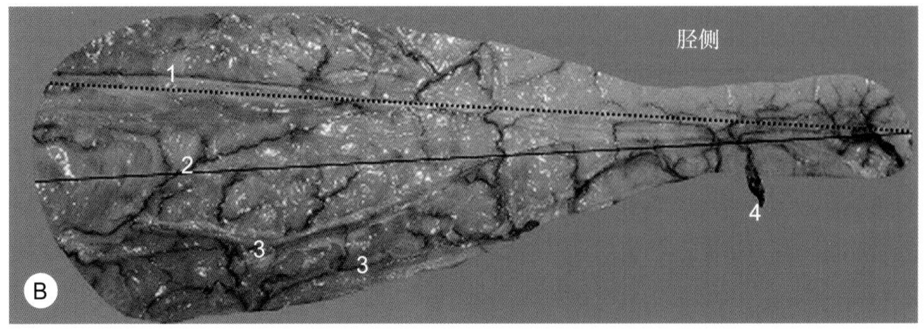

图 1-26 皮瓣轴线的修正

A. 按经典腓肠神经营养血管皮瓣轴线（点线）模拟切取的皮瓣，在该例深筋膜层血管网十分发达的情况下，皮瓣近端胫侧仍然可能发生坏死（1. 内侧链；2. 中央链；3. 穿支蒂）；B. 该例深筋膜层血管网为中央型，按实线修正轴线，整个皮瓣血管网丰富而均匀（1. 内侧链；2. 中央链；3. 外侧链；4. 穿支蒂）

(3) 可先按中央型设计皮瓣，切开皮瓣近端后，按如下线索推测深筋膜血管网类型并做相应微调轴线：①外侧型，腓肠外侧皮神经粗大，腓肠内侧皮神经细小或走行较深；②中央型，腓肠内外侧皮神经均走行表浅，外径基本一致或腓肠神经交通支粗大；③内侧型，腓肠内侧皮神经粗大，走行表浅，腓肠外侧皮神经细小或缺乏。

(4) 腓肠神经营养血管仍是远端蒂皮瓣的蒂部供血主渠道，设计和切取蒂部时必须确保其完整性。

(5) 狭长形皮瓣应以腓肠神经和近端其中一条皮神经走行为轴线，两者可能不呈直线，因此，应边观察边切取，不可损伤供血渠道。

(6) 外侧血管链中的小腿后外侧肌间隔血管吻合出现率为100%，其吻合程度和走行长度与皮神经旁营养血管近似，在皮瓣设计和切取中的意义也等同于皮神经营养血管。

在远端蒂腓肠筋膜皮瓣掀起时，近侧的血管均被切断结扎，纳入皮瓣内的血管束起到供血渠道的作用，皮瓣血供均来自远侧的肌间隔穿血管与腓肠神经营养血管的吻合支，因此，对穿支血管的研究最有意义（图1-27）。

虽然经过了近40年的发展，但国际上对小腿后侧筋膜皮瓣的血管研究仍在继续，新的研究手段和发现层出不穷（Sur，2016年；Gascoigne，2017年；Bulla，2019年）。小腿腓肠筋膜皮肤内的立体血管网吻合丰富，也为临床医生发挥想象力和聪明才智提供了无限的可能（图1-28）。不同节段性腓动脉穿支发出升支、降支、横支构成深筋膜层血管网和皮神经旁血管网，横支可以跨过并沟通3条血管链，在小腿中上段形成网格状供血渠道，并沿腓肠神经向远端延伸，因此，可以根据这些血管网的走行规律，设计出各种几何形状的皮瓣，能够满足临床单创面、双创面、多创面的修复需要；利用其双向供血的特点，血管蒂部既可在皮瓣一端，也可位于皮瓣中分。在不同节段切取的腓动脉穿支皮瓣可能包含了腓肠神经或其组成部分营养血管中的1条或数条，或仅有肌间隔血管链。

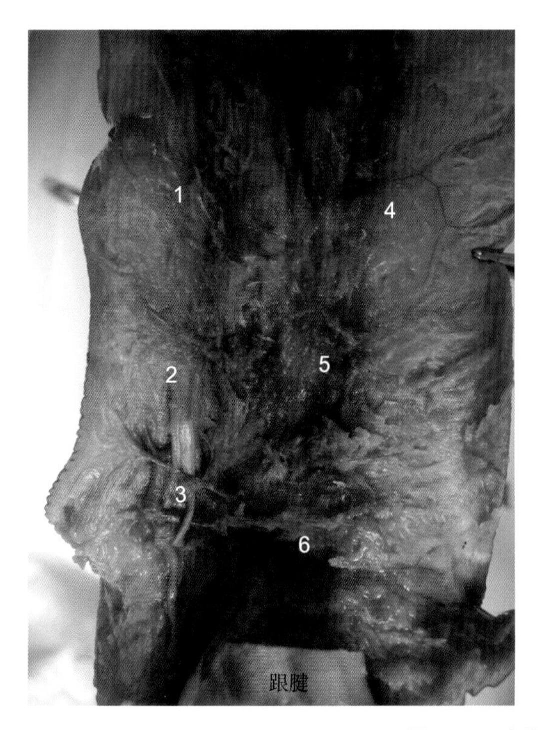

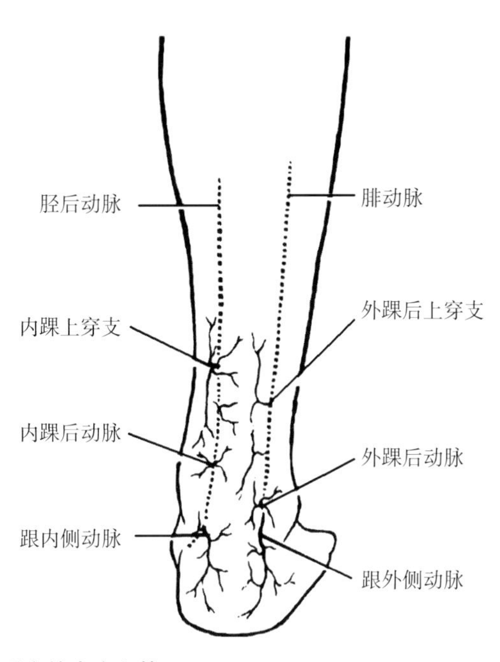

图1-27 小腿远段后方的穿支血管

1、2、3起自腓动脉；4、5、6起自胫后动脉

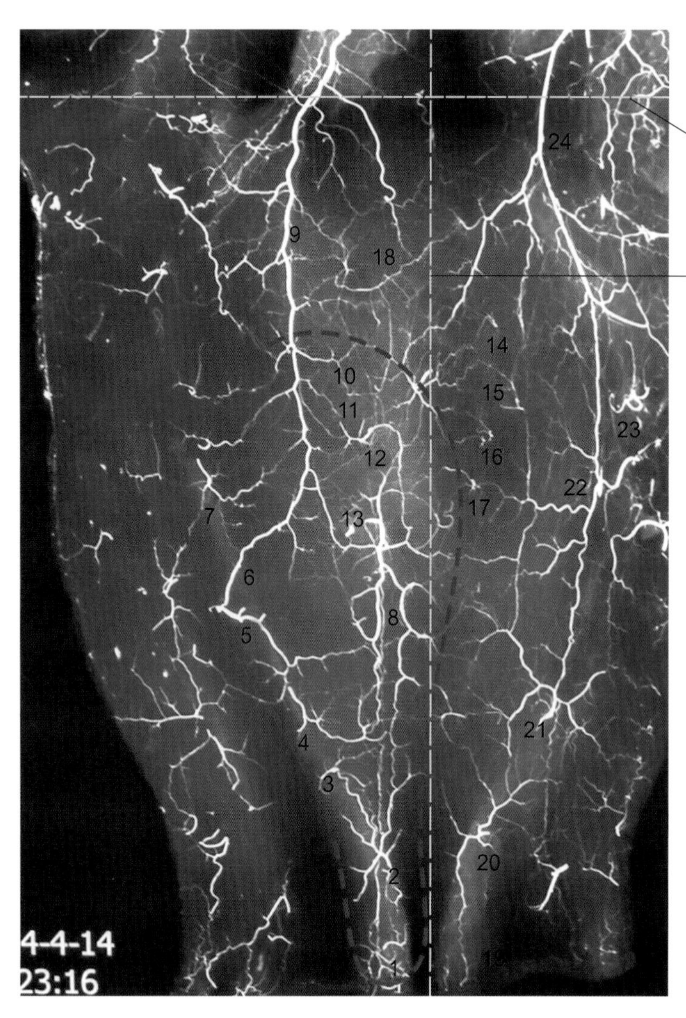

图 1-28 小腿腓肠供区皮肤血管的放射造影图像
1~7. 腓动脉穿支；8. 腓肠神经伴行动脉；9. 腓肠外侧浅动脉；10~13. 外侧腓肠动脉穿支；14~17. 内侧腓肠动脉穿支；18. 内侧腓肠浅动脉；19~23. 胫后动脉穿支；24. 隐动脉

（陈雪松 魏建伟 张世民）

第三部分　皮下浅静脉干对远端蒂皮瓣影响的实验研究

远端蒂皮瓣的固有缺点是其存在静脉回流的问题。静脉回流不畅而导致的淤血肿胀，是远端蒂皮瓣出现并发症的主要原因。因此，改善远端蒂皮瓣的静脉回流，是临床实践中必须考虑的特殊问题。其中，皮下浅静脉干的影响需要特别重视。

张世民等（2004 年）通过动物实验探讨了浅静脉干与远端蒂皮瓣的关系。①在新西兰大白兔后肢，建立小隐静脉腓肠神经筋膜蒂岛状皮瓣的实验模型；②在上述模型上，探讨浅静脉干对近端蒂和远端蒂皮瓣的不同影响；③以静脉逆向动态造影，观察造影剂在小隐静脉中能否逆向回流；④探讨浅静脉干的几种不同处理方法对远端蒂皮瓣成活的影响。

一、四肢浅静脉干的结构特征

四肢浅静脉干的结构特征：①浅静脉有坚强的静脉瓣膜，起到防逆流的作用，如下肢大隐静脉含瓣膜 4~15 个，平均 8 个，其中约 50% 在小腿；小隐静脉含瓣膜 7~13 个，平均 9 个。②浅静脉干是手、足肢端静脉血回流的快捷通道，近端通畅时能导出静脉血，远端通畅时能灌入静脉血。③浅静脉干周围有营养血管网（vasa vasorum），该血管网能增加皮瓣的动脉血供和静脉回流。④流经肢端的静脉血，含氧量仍有 70% 左右，可以营养皮瓣，是静脉血营养的静脉皮瓣（venous flap）的基础。

浅静脉干的上述 4 项特征对远端蒂皮瓣的血液循环有正向和负向影响，并且影响大小也各不相同。学者们对于浅静脉干在远端蒂皮瓣中的作用持两种不同的观点：①有害论，认为浅静脉干不仅不能帮助逆向回流，反而会将远侧肢体的静脉血导入皮瓣内，加重回流负荷，对远端蒂皮瓣的成活有害无益；②有益论，认为浅静脉干能帮助远端蒂皮瓣的静脉血逆向回流，有益于皮瓣成活。

这些争论同样体现在临床上，为了缓解远端蒂皮瓣的静脉回流障碍，有学者采取不同甚至相反的处理方法：①在设计远端蒂皮瓣时应带上浅静脉干，因为它能帮助皮瓣的静脉血逆流；②在设计远端蒂皮瓣时带上浅静脉干，并在供区近侧多切取一段，转移后与受区的近心端静脉进行向心性吻合，建立流出通道，即静脉超回流（super drainage）；③将浅静脉干近端置于创口外放血，让积聚的静脉血流出（venous blood outlet）；④应尽可能不带浅静脉干，若切取皮瓣时无法避让，则在蒂部远侧将其分出结扎阻断；⑤对远端蒂皮瓣常规进行多处皮肤切开以利静脉血渗出，减轻张力与肿胀。

二、远端蒂腓肠皮瓣的实验模型

（一）兔小隐静脉的走行

新西兰大白兔后肢外侧的小隐静脉较内侧的大隐静脉粗且长，近端汇入后臀静脉，最后经髂内静脉回流。3 kg 左右的新西兰大白兔，膝关节平面至胫骨结节长约 2 cm，至踝关节平面长约 10 cm。在腘窝部，小隐静脉和腓肠神经位于后肢的后外侧面，静脉在神经的前方，两者无明显动脉伴行。该静脉神经束首先在腓肠肌内、外侧头之间的筋膜下走行，约在胫骨结节下 2 cm 处穿出深筋膜，位置表浅。小隐静脉出深筋膜前，先向深面发出一肌肉交通支，出深筋膜后即分为前后两支（图 1-29）。前支较粗，分出后向前侧斜行下降，途中接受一肌肉交通支，经外踝前方终止于足（爪）背静脉弓外侧。后支较细，分出后垂直下降，经外踝后侧终止于足（爪）底。小隐静脉主干在膝部的口径为 1~1.2 mm，前支在踝部口径为 0.8~1 mm。腓肠神经也同样分为前后 2 支伴静脉而行。

结扎小隐静脉与深层肌肉静脉的 2 个交通支和小隐静脉后支，在近端对小隐静脉主干进行逆向插管灌注墨水，可见小隐静脉主干及其前支有 5~6 个静脉瓣膜，其中最强的 1 个位于前支汇入主干的远侧，可对抗 60~100 cmH_2O 压力而不发生逆向回流（图 1-30）。

（二）远端蒂腓肠皮瓣的设计

根据上述解剖学结果，在兔小腿中段后外侧顺沿小隐静脉走行，设计包含小隐静脉腓肠神经的筋膜皮瓣（the lesser saphenous sural veno-neuro-adipofascial pedicled fasciocutaneous island flap），大小为 6 cm × 2 cm，皮神经浅静脉筋膜蒂宽 1.5 cm，长宽比例 4:1（图 1-31，图 1-32）。其远、近端筋膜蒂中均无明显的动脉血管，与临床皮神经浅静脉筋膜蒂岛状皮瓣相似。

为验证该皮瓣模型的动脉血供是否能满足营养整个皮瓣的要求，在 2 只兔以“远 – 近侧双蒂（bi-pedicle）”切取该筋膜蒂岛状皮瓣做预实验，蒂部保留腓肠神经和小隐静脉的完整性，皮瓣下垫入同样大小的塑料薄膜隔绝，术后 10 天，4 块皮瓣均完全成活，说明该模型的动脉血供和静脉回流充足。

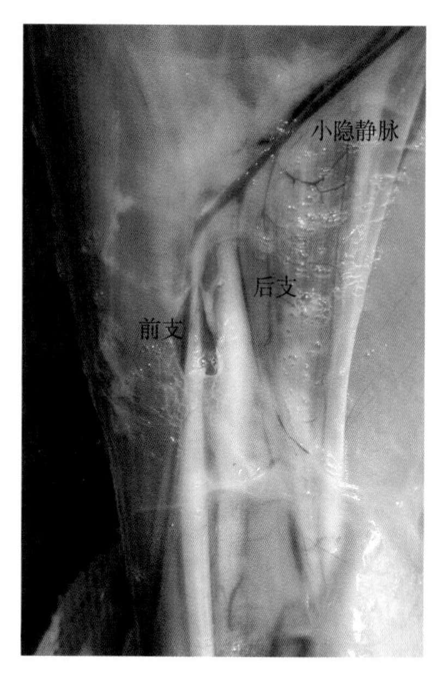

图 1-29　兔小隐静脉走行及分支

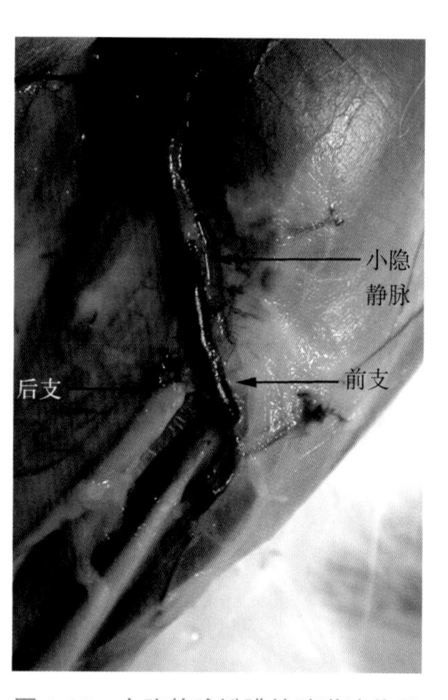

图 1-30　小隐静脉瓣膜的防逆流作用

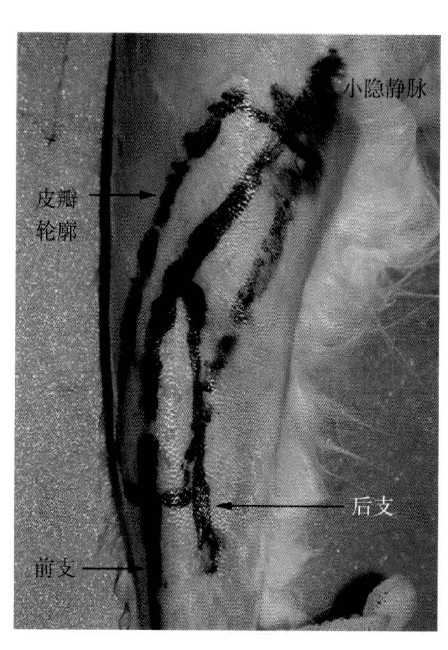

图 1-31　兔小隐静脉腓肠神经筋膜蒂岛状皮瓣的设计

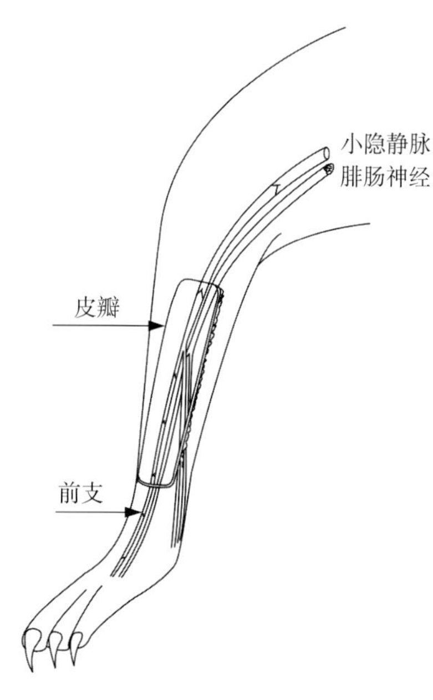

图 1-32　皮瓣设计示意图

三、浅静脉干不同处理方法对远端蒂皮瓣成活的影响

（一）实验分组

按皮瓣设计方法，将兔 40 侧后肢随机分配至下列 4 组远端蒂皮瓣中，每组 10 个皮瓣（图 1-33）。

（1）组Ⅰ：在皮瓣蒂部远侧仅做皮肤切开，保留小隐静脉干的完整性（流入静脉）。

（2）组Ⅱ：远侧皮肤切开后，在手术显微镜下（×10）于蒂部远侧 1 cm 筋膜组织中将小隐静脉干分出结扎。

（3）组Ⅲ：远端蒂部不做处理，但在近侧将小隐静脉重新自身吻合（流出静脉）。

（4）组Ⅳ：远端蒂部不做处理，但在皮瓣表面做 4 处长 1 cm 的皮肤切开，外涂肝素，以利渗出。

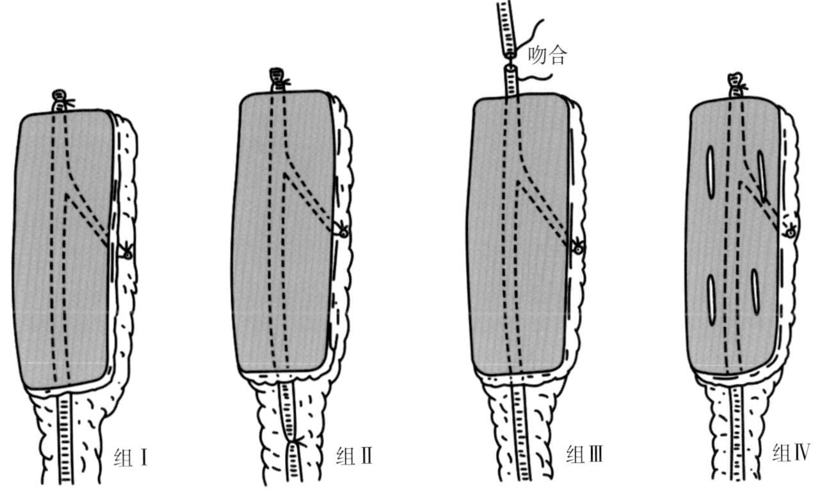

图 1-33 实验分组示意图

（二）实验结果

1. 术中术后观察

放松止血带后，组Ⅰ皮瓣首先见到小隐静脉由远侧向近端充盈，随着血液的灌入，静脉逐渐扩张乃至怒张（图 1-34），口径扩大 2~3 倍，有时尚可见到由动脉传导来的搏动；皮瓣边缘逐渐渗出暗红色的静脉血，以致难以观察动脉灌注范围。皮瓣复位缝合后，经皮清晰可见怒张暗紫的条索状小隐静脉；术后皮瓣肿胀青紫。组Ⅱ皮瓣动脉充盈较慢，可达皮瓣中部，边缘渗血不明显，因小隐静脉两端均结扎，小隐静脉收集的皮瓣静脉血无流出通道，静脉逐渐充盈；术后皮瓣略肿，经皮可见青紫色的小隐静脉。组Ⅲ皮瓣小隐静脉充盈迅速，因近端出口通畅，静脉不扩张，皮瓣边缘渗出红色的动脉血，无明显肿胀；组Ⅳ皮瓣表现与组Ⅰ相似，表面皮肤切口渗出不多。

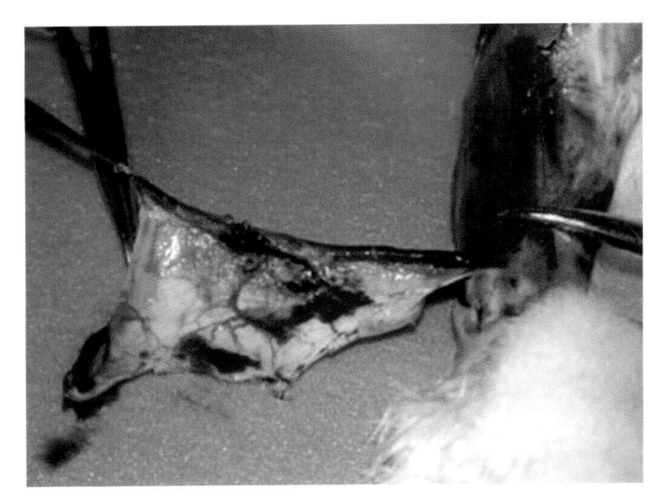

图 1-34 组Ⅰ皮瓣掀起后，小隐静脉因倒灌而充盈、怒张

2. 术中静脉压测定

兔正常小隐静脉压在 10 cmH_2O 压力左右。术中对 3 组远端蒂皮瓣进行了小隐静脉压测定，各时间点的数据见表（表 1-11）。经 t 检验，组Ⅰ、组Ⅳ与组Ⅱ间各时间点差异均有显著统计学意义（$P<0.01$，$P<0.001$）。15 min 后组Ⅰ和组Ⅳ各时间点的平均静脉压均超过正常毛细血管动脉压（30 cmH_2O）。组Ⅰ与组Ⅳ的静脉压除在第 15 min 时有显著差异外（$t=2.47$，$P<0.05$），其余各时间点差异均无显著统计学意义。

表 1-11 远端蒂皮瓣掀起后浅静脉干压力测定（$M\pm SD$）

组别	静脉压			
	5 min	15 min	30 min	60 min
组Ⅰ（n=10）	18.0 ± 3.5	37.6 ± 4.8	35.7 ± 5.4	31.9 ± 4.2
组Ⅱ（n=10）	9.1 ± 1.4	15.5 ± 2.3	19.9 ± 3.1	22.1 ± 3.1
组Ⅳ（n=10）	16.7 ± 3.5	32.4 ± 4.6	37.8 ± 4.9	33.0 ± 4.8

3. 各组皮瓣平均面积成活率百分率

20 只兔（40 块皮瓣）均完成实验，其中 3 块皮瓣发生感染，统计时将其剔除。经 t 检验，组Ⅲ皮瓣平均面积成活率较组Ⅰ（t=8.77，P <0.001）、组Ⅱ（t=10.27，P<0.001）、组Ⅳ（t=7.81，P<0.001）均极显著提高，组Ⅱ成活率较组Ⅰ（t=3.70，P<0.01）、组Ⅳ（t=2.82，P<0.01）均极显著为低，组Ⅰ与组Ⅳ间（t=0.79，P>0.05）无显著性差别（表 1-12）。

表 1-12 不同实验组的皮瓣平均面积成活率比较（$M±SD$）

组别	皮瓣数（n）	完全成活	部分成活	完全坏死	平均面积成活率（%）
组Ⅰ	9	0	5	4	22.7 ± 24.9
组Ⅱ	9	0	9	0	55.5 ± 9.4
组Ⅲ	10	5	5	0	94.5 ± 7.1
组Ⅳ	9	0	6	3	24.0 ± 20.5

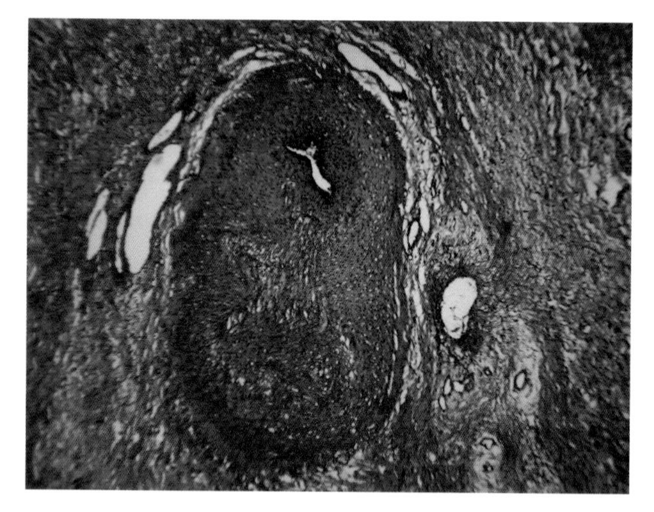

图 1-35 组Ⅰ皮瓣蒂部小隐静脉巨大血栓

4. 组织学检查

在组Ⅰ和组Ⅳ中，即使是部分成活的皮瓣，其小隐静脉也粗大僵硬，肉眼可见静脉中巨大长条血栓，组织切片中可见血栓充满小隐静脉管腔（图 1-35）。组Ⅱ小隐静脉细小僵硬，血栓形成。组Ⅲ小隐静脉通畅，未见血栓形成。

四、皮下浅静脉干的动态逆向造影

（一）实验方法

先在止血带下按设计大小由近及远掀起 10 个皮瓣。4 个皮瓣在小隐静脉近端经针头逆向注入 70% 泛影葡胺 2 mL，放松止血带，在 X 线监测下观察造影剂的流动。6 个皮瓣在近侧小隐静脉中插入 4F 硬膜外导管并固定牢靠，放松止血带待小隐静脉充盈扩张后，在 1 min 内逆向加压注入 70% 泛影葡胺 10 mL，通过 X 线透视观察其流动。注射完毕后，边拔出导管边将线结扎紧，防止造影剂流出。30 min、1 h 后再行 X 线透视观察。

（二）结果

在小隐静脉近端（皮瓣远端）注入 70% 泛影葡胺 2 mL，立即放松止血带，见小隐静脉逐渐从远侧蒂部向皮瓣中充盈，静脉管壁逐渐扩张乃至怒张，直径增大 2~3 倍，通过 X 线观察到造影剂停留于小隐静脉近端，并无向远侧蒂部的逆向流动。

在小隐静脉充盈扩张后，近端加压注入造影剂 10 mL，见造影剂向远侧逆向流动，经蒂部的侧支和足部（爪）的静脉弓后，再按正常方向向肢体近侧回流（图 1-36）。

注射 1 h 后，小隐静脉近端仍充满造影剂，部分造影剂在小隐静脉压力的推动下，逆流入皮瓣之中（图 1-37）。

五、实验研究的临床意义

本实验表明，远端通畅的浅静脉干（组Ⅰ、组Ⅳ）能将肢端的静脉血导入皮瓣，对远端蒂皮瓣的成活有不良影响；如远侧浅静脉干已损伤闭塞（组Ⅱ），其不良作用则不复存在；如能在近端建立静脉血的流出通道，则尚可发挥静脉血的营养作用，显著提高皮瓣成活率。

临床大多数远端蒂皮瓣术后早期均有不同程度的肿胀，随着动脉灌注与静脉回流达到新的动态平衡和受区新生血管的长入，肿胀都能自然消退，皮瓣成活。这类皮瓣术后的主要危险是静脉回流不充分，导致皮瓣静脉性淤血、肿胀，组织营养障碍，甚至发生部分或全部淤血坏死。

因此，术前、术中判断浅静脉干是否存在不良作用，采取积极措施促进静脉回流，对提高远端蒂皮瓣的成活率有重要意义。从临床实践的角度来看，穿支蒂螺旋桨皮瓣的成功应用（切断了穿支血管蒂以外的一切组织，包括皮下浅静脉干）证明了皮瓣的成活无须浅静脉干的引流。

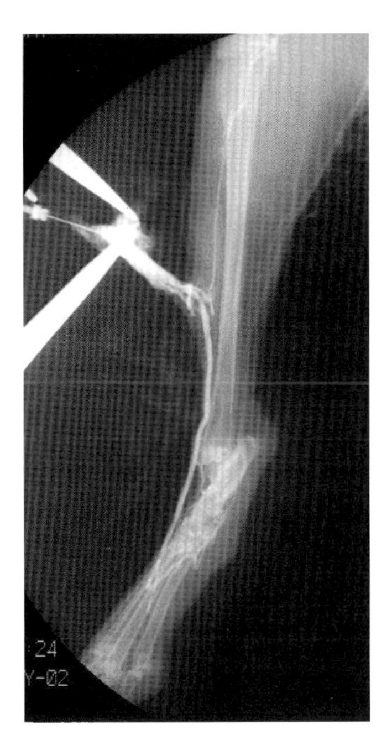

图 1-36 在小隐静脉充盈扩张后，于近端加压注射造影剂，出现逆向回流

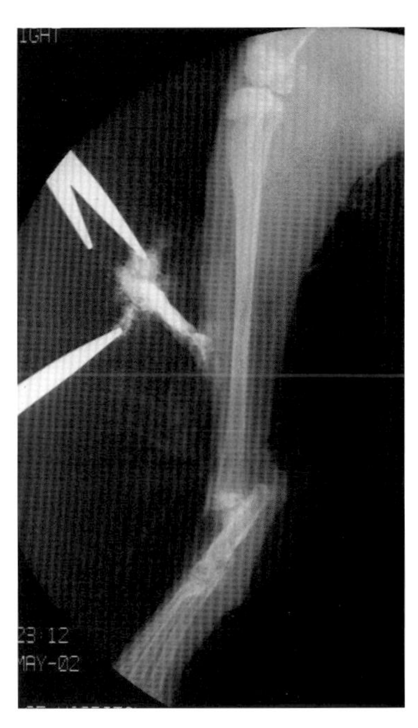

图 1-37 撤除加压 1 h 后，造影剂仍积存于小隐静脉近端，部分逆流入皮瓣中

笔者总结了临床上鉴别浅静脉干是否有不利影响及改善远端蒂皮瓣静脉回流的 10 条措施。

（1）术前在供区近侧扎一静脉止血带，观察浅静脉干的充盈情况。

（2）远端蒂皮瓣掀起后，放松止血带，观察浅静脉干是否充盈、怒张。

（3）如术前浅静脉干充盈且皮瓣切取较大，可在供区将浅静脉干向近侧多切取一段，皮瓣转移后，在受区找到一条向心性的回流静脉，将两者吻合。从本研究看，这是最好的处理方法。但临床上，有时在受区难以找到接受吻合的静脉，并且口径粗细不配，向近侧延长切口、增加瘢痕和需要显微外科技术，限制了这一方法的应用。

（4）如浅静脉干怒张，扪摸成一坚韧条索，可在蒂部远侧 1~2 cm 处将其分出结扎。结扎时应紧贴静脉干，避免损伤周围的营养血管。

（5）如浅静脉干无怒张，常是远侧创面已将其引流属支破坏，浅静脉干的不良作用已不复存在，即不必再对其结扎。

（6）在皮瓣的近端留取 1~2 支细小的浅静脉予以敞开，淤滞的静脉血从此流出，减轻经远侧皮瓣蒂部的静脉回流负荷。

（7）采用不带皮肤的筋膜皮下瓣（adipofascial flap）是缓解远端蒂皮瓣静脉回流的好方法，静脉血直接从创面渗出至体外。

（8）皮瓣缝合时避免张力，针距可大些，必要时敞开几针，有利于组织液的溢出。

（9）如蒂部较宽，转移时必须注意避免蒂部的扭曲和压迫，必要时予以植皮覆盖。

（10）术后皮瓣肿胀常发生于其远侧部，因为此处的逆向回流阻力最大、距离最长，故可在皮肤表面做几处切口，予以放血。

（张世民）

第四部分 远端筋膜蒂对皮瓣影响的实验研究

Pontén（1981 年）首次报道了筋膜皮瓣的概念及其临床应用，筋膜皮瓣因为包含了深筋膜血管网，成活面积较传统皮瓣大大增加，成活的长宽比可达 2.5:1。Koshima 等（1989 年）首先提出了穿支皮瓣的概念，并且报道了游离穿支皮瓣的临床应用，成为修复重建外科里程碑式的事件。Bertelli 和 Masquelet 等（1992 年）报道了皮神经营养血管皮瓣的解剖学研究及临床应用。

2007 年 Mehrotra 在穿支蒂皮瓣的基础上提出了穿支加强的筋膜皮瓣（perforator-plus fasciocutaneous flap）的概念，该皮瓣也被称为穿支筋膜（皮肤）蒂皮瓣（图 1-38）。穿支筋膜（皮肤）蒂皮瓣与穿支皮瓣的差别在于，穿支筋膜（皮肤）蒂皮瓣的蒂部除了穿支血管外，还含有较宽的筋膜（皮肤）蒂。穿支筋膜（皮肤）蒂皮瓣具有操作简单、手术时间短、血供丰富、成活满意等优点。

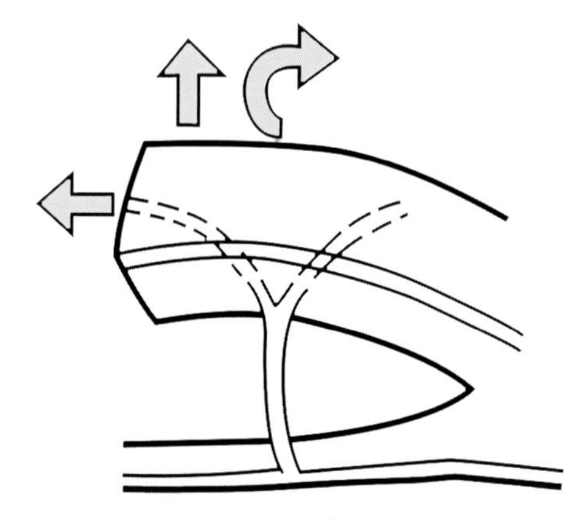

图 1-38 穿支 + 筋膜蒂皮瓣示意图
（引自 Mehrotra，2007）

在临床实践中，腓动脉和胫后动脉穿支蒂皮瓣（perforator-pedicled）及穿支筋膜蒂皮瓣（perforator-plus-adipofascial pedicled）常用于修复小腿下段和足踝部创面。然而穿支蒂和穿支筋膜（皮肤）蒂皮瓣哪种成活更好？两种皮瓣的血流灌注量有无差别？穿支筋膜（皮肤）蒂皮瓣中筋膜（皮肤）蒂对皮瓣的动脉供血及静脉回流是否起作用？作用程度如何？这些问题目前尚无定论。

在轴型穿支血管的基础上，再附加一个随意型（或链型）筋膜蒂，可从动脉和静脉两方面考虑这对皮瓣血液循环的影响：①动脉方面，应考虑是增加皮瓣的灌注？还是存在盗血效应，减少皮瓣的灌注？②静脉方面，应考虑筋膜蒂中的浅静脉血管，是引起静脉血倒灌？还是能帮助逆向回流？③综合考虑动、静脉两方面，就提出了保留穿支血管周围的筋膜组织，对皮瓣的血液循环，是利大于弊、利小于弊，还是利弊相当？

Mešić（2012 年）在临床切取腹部皮瓣术中应用近红外荧光造影技术评估皮瓣的血流灌注，发现部分造影剂流向筋膜蒂近端，因此，其认为筋膜蒂对皮瓣有盗血作用，反而不利于皮瓣灌注。庄跃宏（2018 年）在大鼠背部以髂腰血管为蒂的模型基础上，研究了皮桥对穿支加强皮瓣的动脉供血和静脉回流作用，认为皮桥对该皮瓣的静脉回流作用大于动脉供血作用。

魏建伟（2017 年）在建立兔后肢隐动脉穿支蒂皮瓣和穿支筋膜皮肤蒂皮瓣模型的基础上，通过比较两种皮瓣的成活率、血液灌注量及标本的 X 线片，进行亚甲蓝经动脉和静脉灌注，泛影葡胺经静脉逆行活体灌注，设计 5 种不同蒂部皮瓣比较，以及激光多普勒血流仪（laser Doppler flowmeter）测量皮瓣血流灌注量，来研究筋膜蒂对这种远端蒂筋膜皮瓣的动脉供血及静脉回流作用。

一、兔隐血管穿支蒂及穿支筋膜皮肤蒂皮瓣模型的建立

（一）兔后肢血管的大体解剖及显微解剖

股血管在骨薄肌和骨内侧肌之间下行，股动脉在起始段外径为（1.86 ± 0.12）mm。股血管在腹股沟韧带下（5.5 ± 0.6）cm 处，股血管发出隐血管和股深血管两大分支（图 1-37）。隐动脉、隐静脉的起始外径分别为（1.12 ± 0.20）mm 和（1.34 ± 0.14）mm，下行于缝匠肌和半膜肌的肌间隔间隙之间，近端仍有薄层肌肉覆盖，于膝关节上方（3.0 ± 0.4）cm 处浅出肌层，隐血管浅出肌层后仅有肉膜覆盖，继续向

下走行于趾长屈肌与腓肠肌之间、比目鱼肌腱的上方（图 1-39）。大隐静脉自小腿后内侧走行至小腿内侧，于膝关节平面下（4.19 ± 0.54）cm 处发出属支与隐静脉汇合（图 1-40），汇合后 2 条静脉分别伴随隐动脉的内、外侧继续下行，至踝关节处发出跖底内、外侧血管。

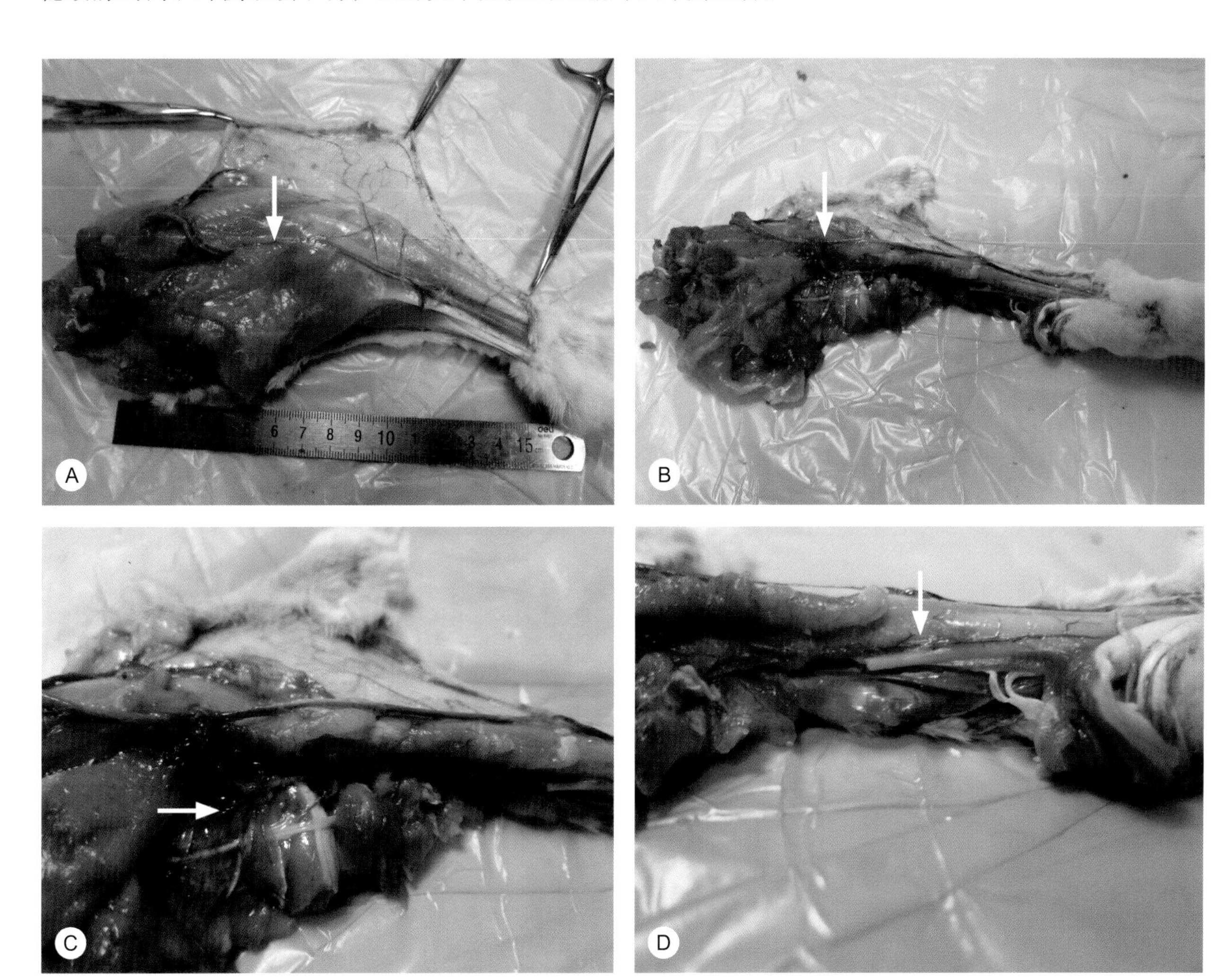

图 1-39 兔后肢的大体解剖

A. 向外侧掀开后肢皮瓣，显露股血管和隐血管，箭头示隐血管浅出肌层处；B. 隐血管和股深血管解剖图，箭头示股血管分叉处；C. 箭头示腓肠肌肌支；D. 箭头示胫前血管，其下方为胫后血管

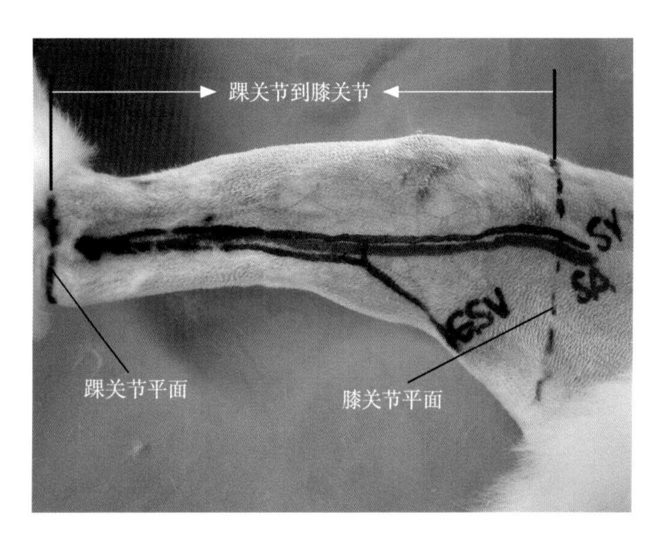

图 1-40 兔后肢隐动静脉及大隐静脉的体表投影，膝关节及踝关节平面位置

SA，隐动脉；SV，隐静脉；GSV，大隐静脉

隐血管在膝关节平面下走行过程中共发出 3~5 支穿支血管，平均 3.9 支。膝关节平面下 3 cm 及踝关节平面上 3 cm 附近（上下各 0.5 cm）穿支位置相对恒定，出现率分别为 100% 和 87.5%（图 1-41）。膝关节平面下 3 cm 附近主要穿支动脉的起始外径为（0.36 ± 0.06）mm（图 1-42），发出后穿过肉膜，继续向近端方向走行约 1.5 cm 后进入皮肤层，进入皮肤层后其分支血管向四周发散，其中上行支为主要分支，上行支继续分出 3 级或 4 级分支后，与股动脉的穿支动脉的分支发生“choke”（阻塞式）吻合，其穿支体区（perforasome）分布范围可达 5 cm × 4 cm。

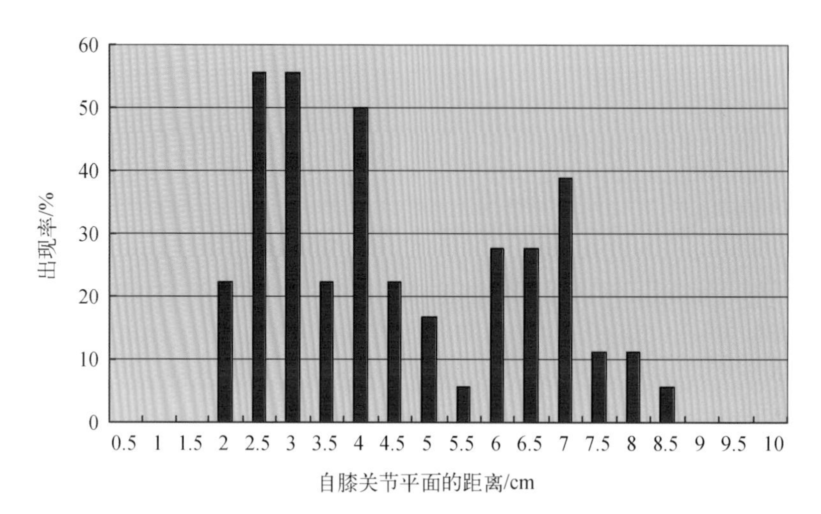

图 1-41　兔后肢内侧隐动脉的穿支血管的分布

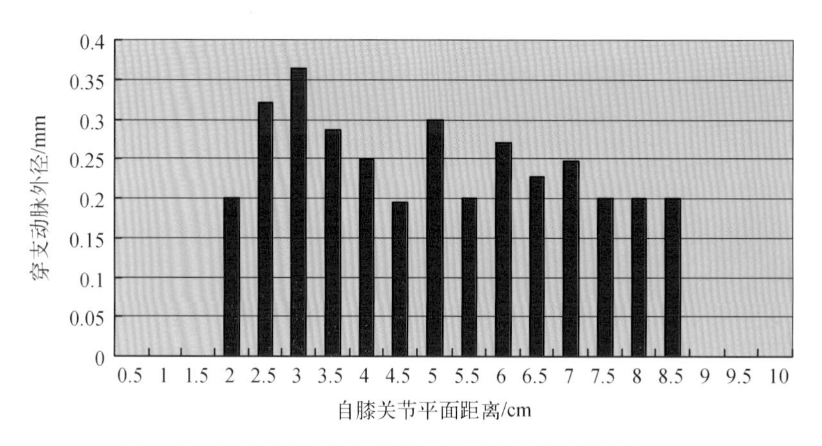

图 1-42　兔后肢内侧不同部位隐动脉的穿支血管外径大小

（二）隐血管穿支蒂及穿支筋膜皮肤蒂皮瓣的设计及切取

为排除皮瓣的植皮效应，首先设计原位回植皮瓣（无血管蒂及筋膜皮肤蒂的兔后肢皮瓣），术后第 2 天即出现皮瓣颜色发白，术后第 5 天即均发生完全坏死，皮瓣的成活率为 0（图 1-43）。

以肉眼下隐血管的走行方向为皮瓣轴心线，膝关节下 3 cm 为皮瓣的旋转点，以轴心线为中心，设计皮瓣大小：筋膜蒂长 2 cm，宽 1.5 cm；瓣部长 6 cm，宽 3 cm。穿支蒂皮瓣则在旋转点远端将筋膜皮肤蒂部向远端延伸，设计一个长 1 cm，宽 1.5 cm 的短臂部分（图 1-44，图 1-45）。

于筋膜蒂外侧切开皮肤后，在肉膜下从外向内分离，找到隐血管，探查其在设计的旋转点附近的穿支血管，确认较粗大的一穿支血管水平后，与设计旋转点的位置对比，差距超过 0.5 cm 时可适当重新设计皮瓣。自上向下沿皮岛设计线及筋膜蒂内侧设计线切开，可在筋膜下边切开边游离各穿支血管，结扎离断上方穿支，继续游离皮瓣及筋膜蒂至确认穿支处。如果是穿支蒂皮瓣，则将筋膜皮肤蒂部于穿支处

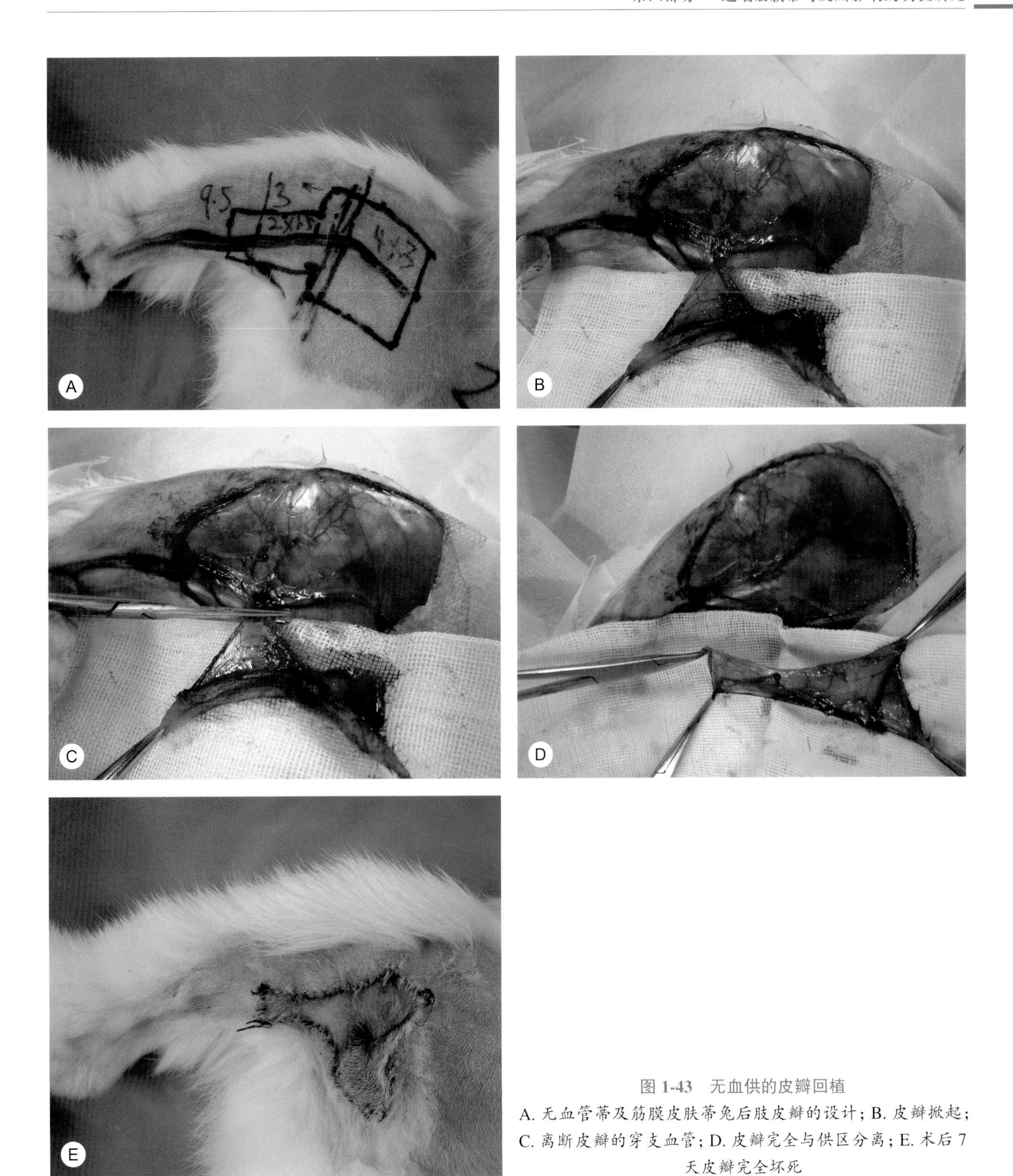

图 1-43 无血供的皮瓣回植

A. 无血管蒂及筋膜皮肤蒂兔后肢皮瓣的设计；B. 皮瓣掀起；C. 离断皮瓣的穿支血管；D. 皮瓣完全与供区分离；E. 术后 7 天皮瓣完全坏死

继续向远端切开游离 1 cm，并将蒂部完全切开（与远端的筋膜皮肤组织分离）。皮瓣完全游离后，将皮瓣原位连续缝合。如果是原位回植皮瓣，则亦将穿支血管结扎离断，皮瓣与供区完全分离后再原位缝合回植。

两种皮瓣平均成活率分别为 90.8%（78.9%~100%）和 97.3%（92.1%~100%）。说明两种皮瓣模型适合用于穿支蒂和穿支筋膜蒂皮瓣的研究。

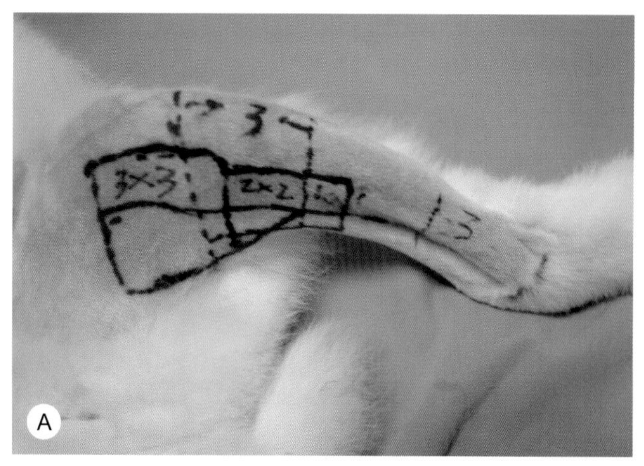

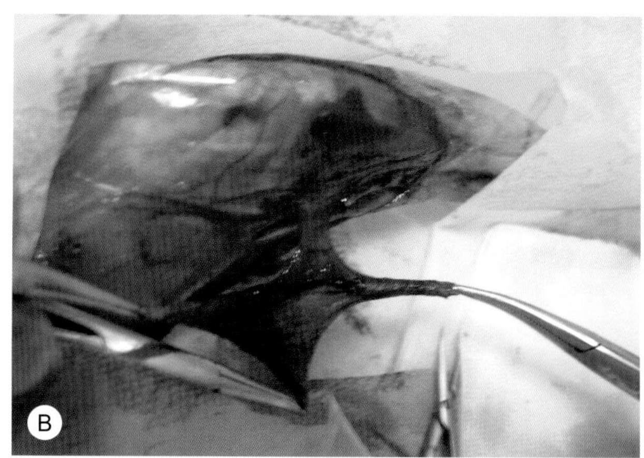

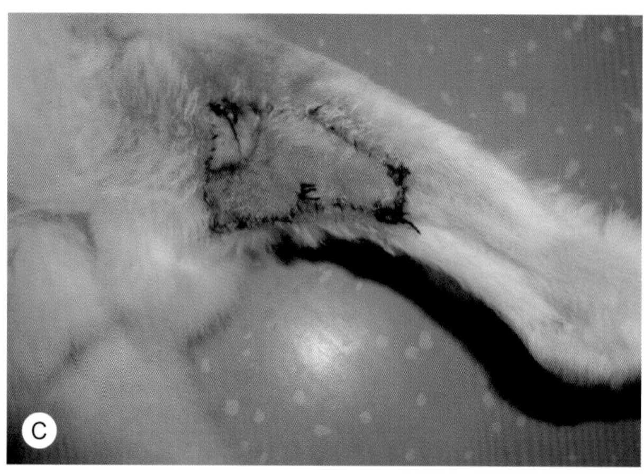

图 1-44 隐动脉穿支皮瓣

A. 以膝关节下 3 cm 为旋转点设计隐动脉肌间隔穿支蒂皮瓣；B. 术中皮瓣掀起，仅以穿支血管与基底相连；C. 术后 7 天皮瓣出现部分坏死

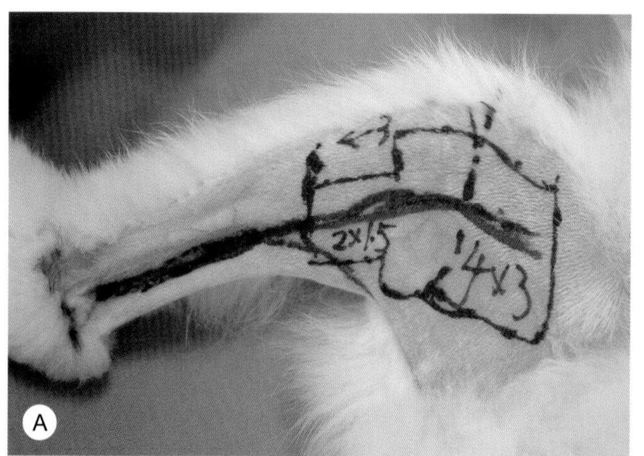

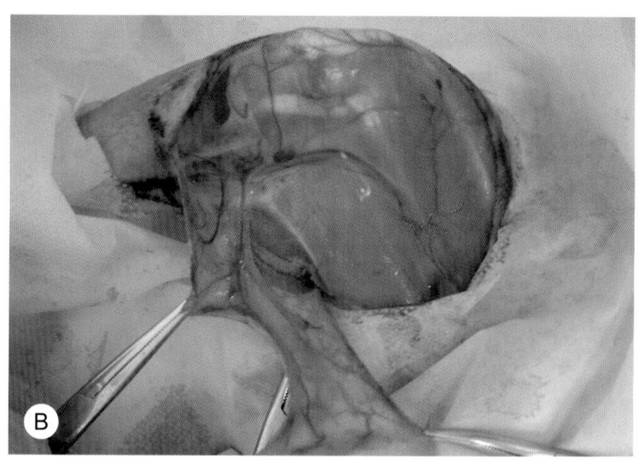

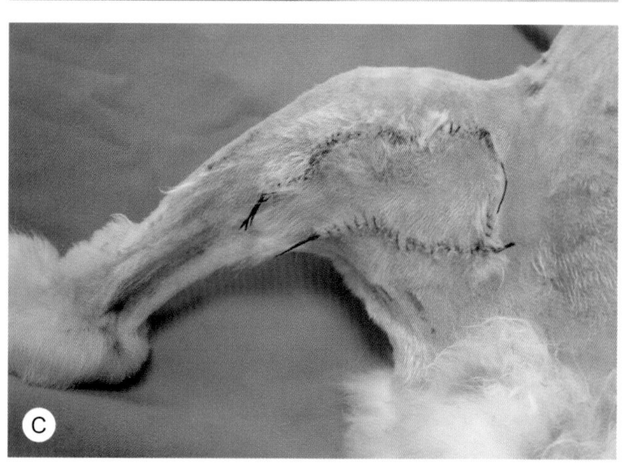

图 1-45 隐动脉穿支筋膜皮肤蒂皮瓣

A. 以膝关节下 3 cm 为旋转点设计隐动脉肌间隔穿支筋膜皮肤蒂皮瓣；B. 术中皮瓣掀起，筋膜皮肤蒂基底携带一支较粗大穿支血管，其下方还有一支稍细小的穿支血管；C. 术后 10 天皮瓣完全成活

二、筋膜皮肤蒂在兔隐动脉穿支筋膜皮肤蒂皮瓣血液循环中的作用

（一）实验分组

25 只兔 50 侧后肢均以膝关节下 3 cm 附近的隐血管穿支为旋转点切取皮瓣，根据皮瓣蒂部不同，随机将皮瓣分为 5 组（每组 10 例），见图 1-46：A 组（穿支蒂组）切取隐动脉穿支蒂皮瓣；B 组（穿支筋膜蒂组）切取隐动脉穿支筋膜皮肤蒂皮瓣；C 组（筋膜皮肤蒂组）切取筋膜皮肤蒂皮瓣，即结扎蒂部穿支动、静脉，皮瓣仅靠筋膜皮肤蒂供血；D 组（保留穿支动脉的筋膜皮肤蒂组）切取保留穿支动脉的穿支筋膜皮肤蒂皮瓣（结扎蒂部基底的穿支静脉）；E 组（保留穿支静脉的筋膜皮肤蒂组）切取保留穿支静脉的穿支筋膜皮肤蒂皮瓣（结扎蒂部基底的穿支动脉）。

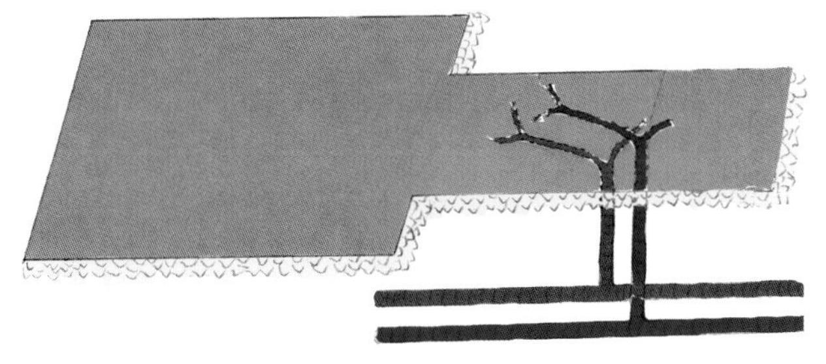

A 组：隐动脉穿支蒂皮瓣

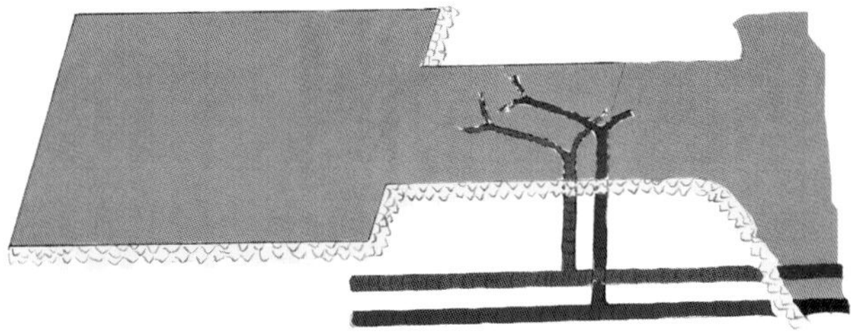

B 组：隐动脉穿支筋膜蒂皮瓣

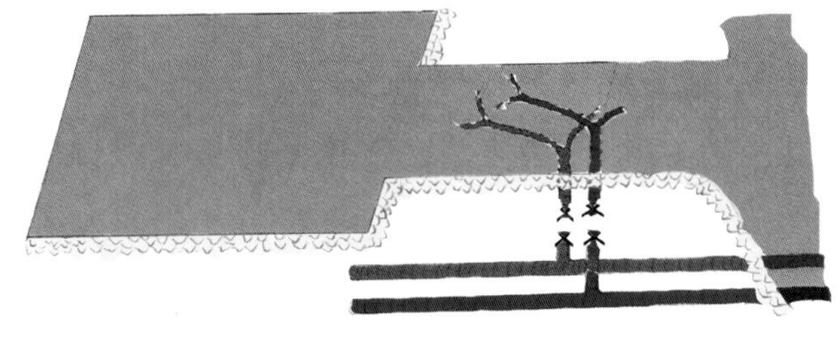

C 组：筋膜皮肤蒂皮瓣（结扎穿支动脉和穿支静脉）

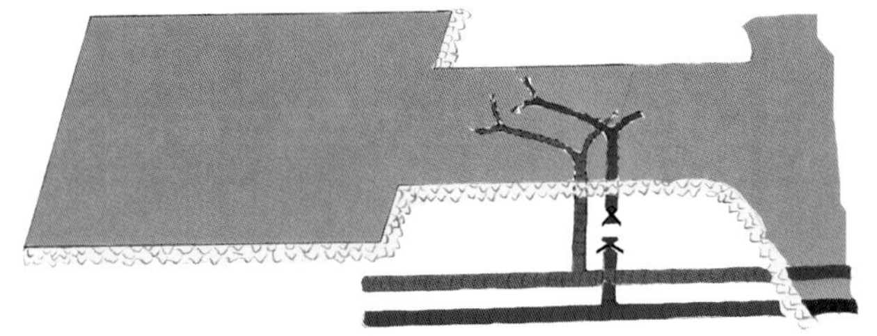

D 组：结扎穿支静脉的穿支筋膜皮肤蒂皮瓣

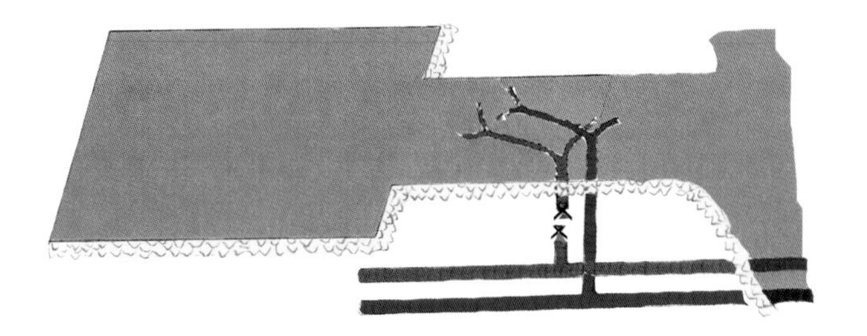

E 组：结扎穿支动脉的穿支筋膜皮肤蒂皮瓣

图 1-46 5 种不同蒂部形式的远端蒂皮瓣示意图

（二）实验结果

本实验中，25 只兔无因麻醉意外或其他原因导致死亡者。5 组不同蒂部形式皮瓣成活率比较见表 1-13 和图 1-47。不同蒂部类型的皮瓣成活率比较，5 组间差异有统计学意义（$P<0.05$）。A 组成活率高于 C 组（$P=0.001$），A 组是 C 组的 2.6 倍；B 组成活率高于 C 组（$P=0.000$），B 组是 C 组的 3 倍；B 组高于 E 组（$P=0.011$）；以上两组间比较，成活率差异均有统计学意义（$P<0.05$）。

表 1-13 不同实验组的皮瓣平均面积成活率比较（*M*±*SD*）

组别	皮瓣数（*n*）	完全成活	部分成活	完全坏死	平均面积成活率（%）
A 组	10	5	4	1	86.5 ± 18.2
B 组	10	6	4	0	97.7 ± 4.6
C 组	10	0	9	1	32.8 ± 26.8
D 组	10	1	7	2	60.8 ± 38.4
E 组	10	0	10	0	51.2 ± 31.3

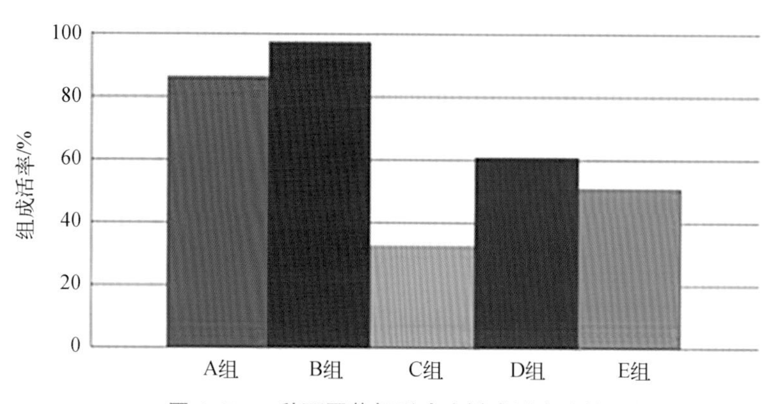

图 1-47 5 种不同蒂部形式皮瓣成活率比较

三、激光多普勒血流仪测量皮瓣不同区域的血流灌注量

（一）实验分组

10 只新西兰大白兔 20 侧后肢以膝关节下 3 cm 附近的隐血管穿支为旋转点切取皮瓣，根据皮瓣蒂部不同，随机分为两组（每组 10 例），穿支蒂组切取隐动脉穿支蒂皮瓣（筋膜皮肤蒂完全切开），穿支筋膜蒂组切取隐动脉穿支筋膜皮肤蒂皮瓣（筋膜皮肤蒂不切开）。

（二）血流灌注量测量的皮瓣分区和时间点设定

两种皮瓣均于皮瓣瓣部自远端向近端（肢体近端向远端），距皮瓣远侧缘 0.5 m、3 cm、6 cm 处设计 1 cm × 1 cm 方框为测量区域，蒂部旋转点远、近端 0.5 cm 处各设计 0.5 cm × 1 cm 方框为测量区域，自皮瓣的远端向近端依次为Ⅰ区、Ⅱ区、Ⅲ区、Ⅳ区、Ⅴ区（图 1-48）。测量时间点为术前，术后 1 h、6 h、1 d、3 d、5 d、7 d 和 10 d，每个区域每次测量时间为（30 ± 5）s。

（三）实验结果

1. 两组皮瓣的成活率

本实验中，10 只新西兰大白兔无因麻醉意外导致死亡者。穿支筋膜蒂组皮瓣成活率稍高于穿支蒂组（表 1-14），两者比较差异无统计学意义（*P*=0.530）。

2. 两组皮瓣的血流灌注量

兔隐动脉穿支蒂皮瓣和穿支筋膜皮肤蒂皮瓣血流灌注量在各区域、各时间点变化趋势总体相似（图 1-49）。

表 1-14 两组的皮瓣平均面积成活率比较（*M*±*SD*）

组别	皮瓣数（*n*）	完全成活	部分成活	完全坏死	平均面积成活率（%）
穿支蒂组	10	7	3	0	94.0 ± 11.8
穿支筋膜蒂组	10	8	2	0	96.7 ± 6.9

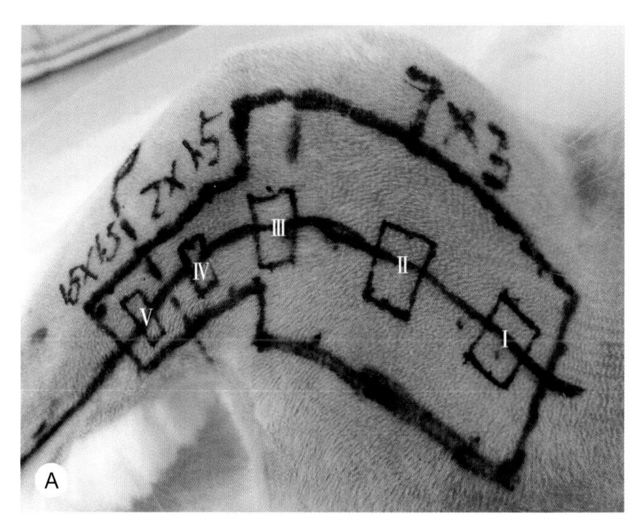

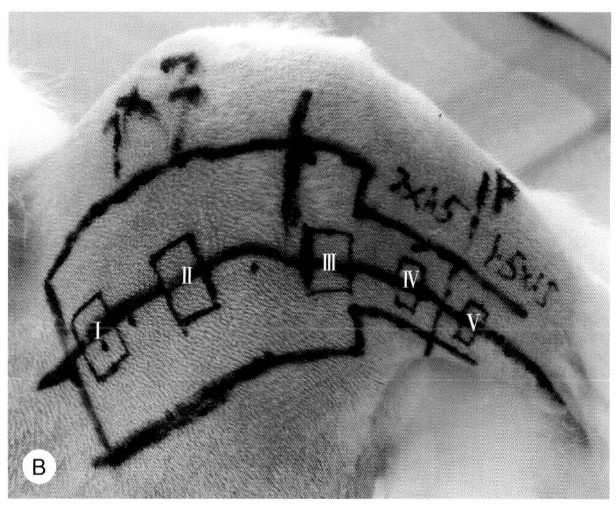

图 1-48　皮瓣设计，Ⅰ、Ⅱ、Ⅲ、Ⅳ、Ⅴ为激光多普勒血流仪血流灌注量测量区域

A. 隐动脉穿支蒂皮瓣；B. 隐动脉穿支筋膜蒂皮瓣

术前即生理状态下，Ⅰ区～Ⅴ区血流灌注量逐渐减少，Ⅰ区和Ⅳ区、Ⅴ区比较差异有统计学意义(P<0.05)；术后 1 h，除穿支筋膜蒂皮瓣Ⅴ区灌注量稍有增加以外，两种皮瓣各区域灌注量均明显下降，以Ⅰ区、Ⅱ区下降明显。两种皮瓣Ⅰ区、Ⅱ区血流灌注量与术前相比，差异有统计学意义（P<0.05)。术后第 1 天两种皮瓣各区血流灌注量均开始增加，术后第 5 天两种皮瓣Ⅰ区、Ⅱ区血流灌注量达到高峰，随后趋于平稳。两种皮瓣Ⅲ区、Ⅳ区、穿支筋膜蒂组Ⅴ区术后 1 天血流灌注量即趋于平稳。隐动脉穿支蒂皮瓣和穿支筋膜皮肤蒂皮瓣在各区、各时间点的血流灌注量的差异无统计学意义（P>0.05）（图 1-50）。

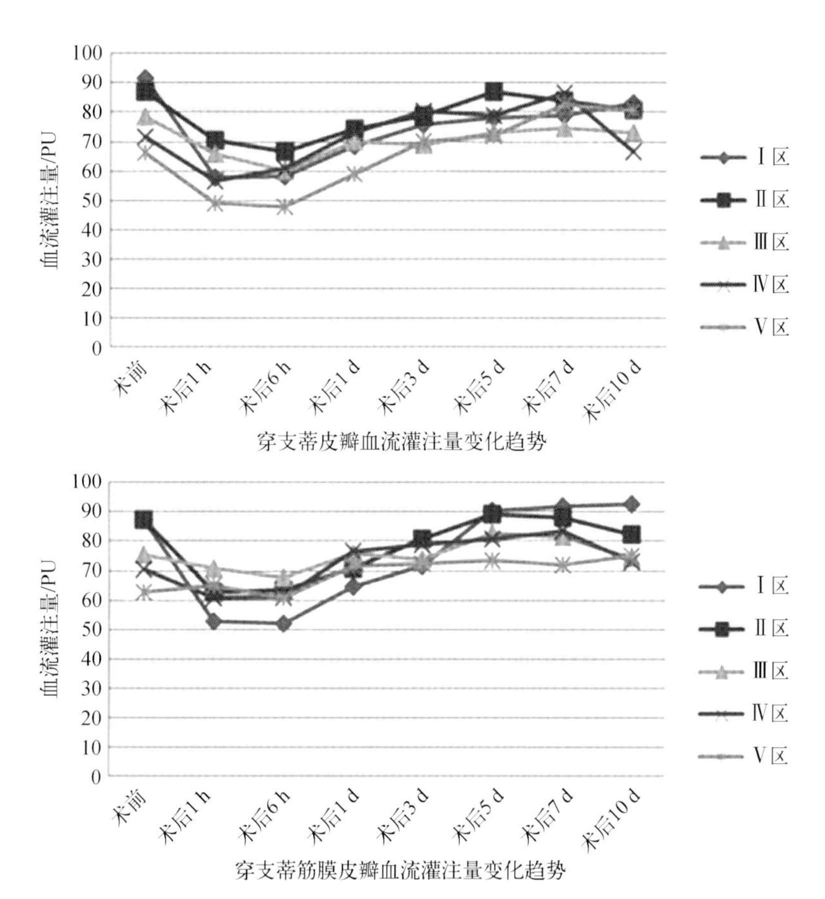

图 1-49　激光多普勒血流仪测量穿支蒂和穿支筋膜蒂皮瓣各区、各时间点血流灌注量变化趋势

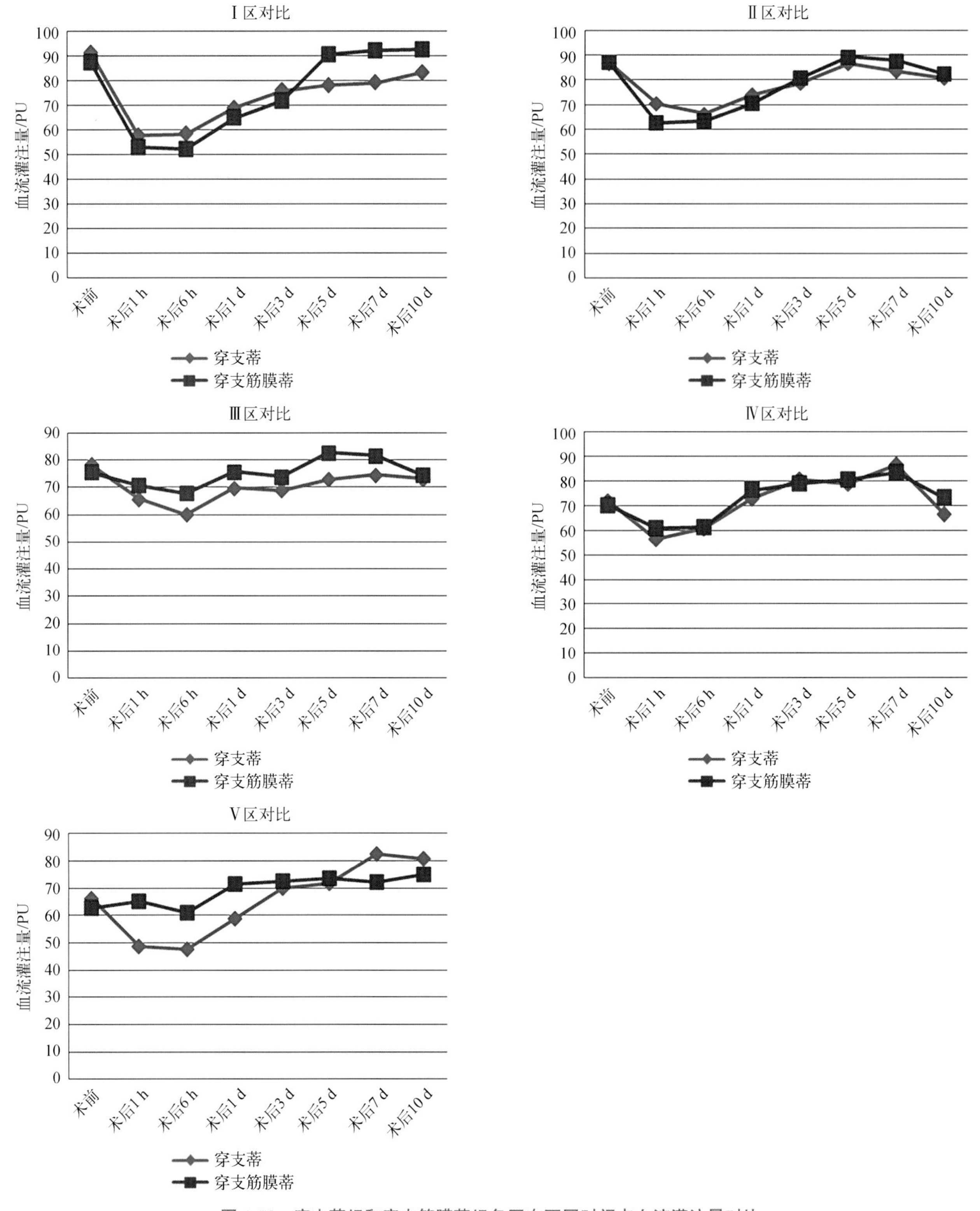

图 1-50 穿支蒂组和穿支筋膜蒂组各区在不同时间点血流灌注量对比

四、泛影葡胺灌注造影

将兔麻醉、备皮、固定后，于腹股沟韧带平面切开，分离皮瓣，在股内侧肌与股薄肌之间找到并分离出股血管，继续向下分离 1 cm 左右可见有一条穿支血管发出，将该分支血管在显微镜下解剖，分离出穿支动脉，并将之结扎后，经穿支静脉插管。缓慢推注 76% 泛影葡胺，X 线连续拍照。模拟在体情况下静脉血经浅静脉进入皮瓣后的回流方式。

经股血管的穿支静脉缓慢推注 76% 泛影葡胺后，皮瓣上方该穿支静脉体区内首先出现血管影像，随着灌注量增加，可见皮瓣内血管影像向下显影至皮瓣旋转点处穿支静脉区域，穿支静脉显影，并且至隐静脉，穿支静脉以下隐静脉约 2 cm 有显影，穿支以上隐静脉显影明显。筋膜皮肤蒂部未见明显静脉血管显影（图 1-51）。

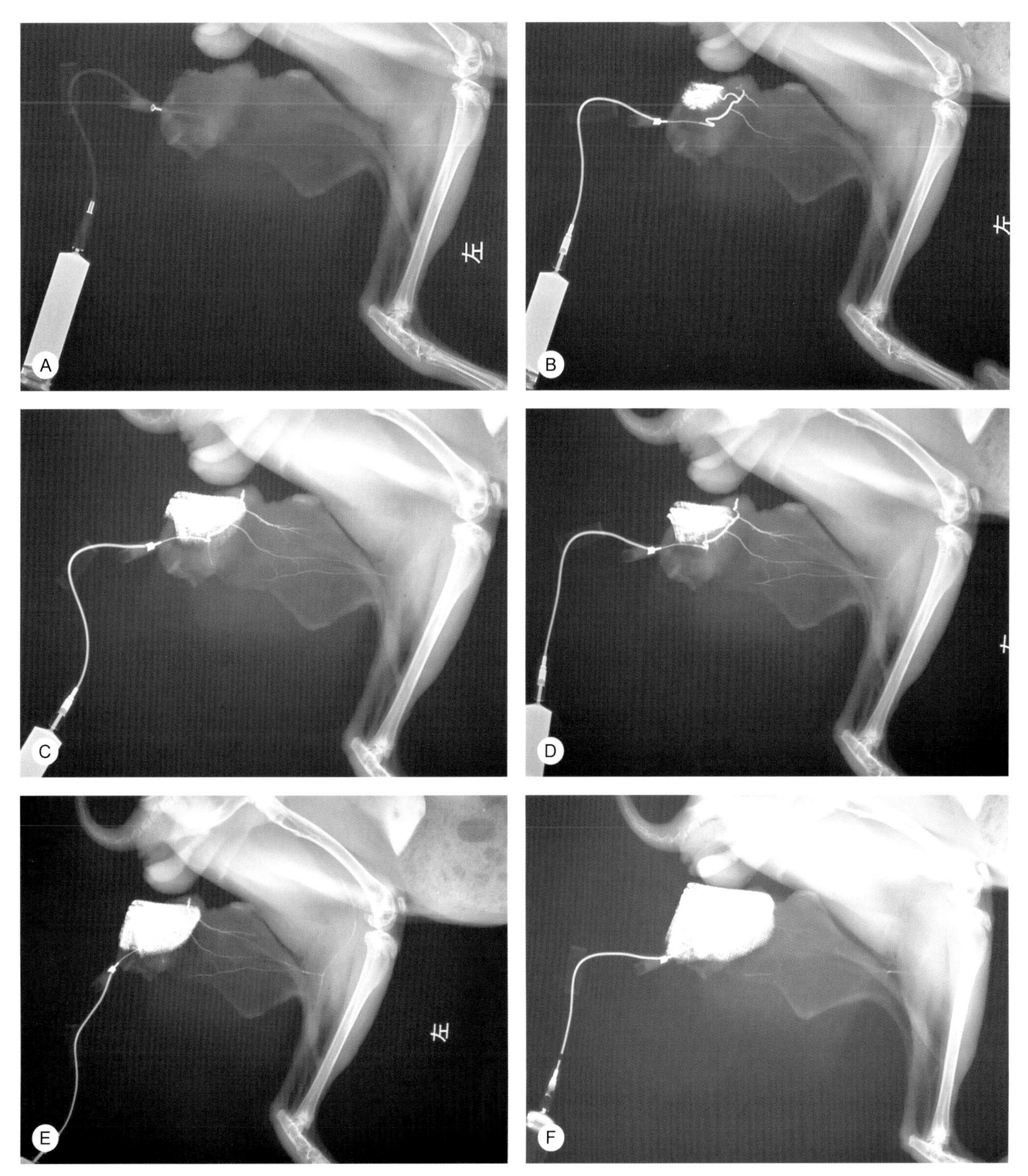

图 1-51　兔隐动脉肌间隔穿支筋膜蒂皮瓣掀起后，自股血管的穿支静脉插管灌注造影剂（76% 泛影葡胺）

A. 灌注前 X 线显影；B. 造影剂自股血管的穿支静脉在皮瓣内的分支进入皮瓣；C. 造影剂经股血管穿支静脉与隐静脉的穿支静脉间的吻合进入隐静脉穿支静脉；D. 造影剂经隐静脉的穿支静脉回流入隐静脉，并向近端走行；E. 造影剂继续沿着隐静脉上行并进入股静脉，部分造影剂经隐静脉内向穿支远端走行约 1 cm 后进入大隐静脉再向近端回流；F. 造影剂注射完毕 2 min 后，皮瓣内仅残留少许造影剂造影剂经股静脉的穿支静脉灌注后仅在皮瓣区域、旋转点处穿支静脉及隐静脉处有静脉血管显影，而筋膜蒂上未见明显静脉血管显影。该结果提示，兔隐动脉肌间隔穿支筋膜皮肤蒂皮瓣内的静脉血也是首先主要通过穿支静脉回流入隐静脉，再向近端回流。

五、实验研究的临床意义

本实验显示，隐动脉穿支蒂皮瓣和穿支筋膜皮肤蒂皮瓣在各区、各时间点的血流灌注量的差异无统计学意义（$P>0.05$），两种皮瓣的血流灌注量的变化趋势总体相似。表明隐动脉穿支蒂皮瓣若转换为穿支筋膜皮肤蒂皮瓣（增加筋膜皮肤蒂）不能显著增加皮瓣的血流灌注量；筋膜皮肤蒂在该皮瓣的静脉回流中发挥了作用；筋膜皮肤蒂的静脉回流代偿作用大于动脉供血的代偿作用；因此，携带筋膜皮肤蒂不能显著增加隐动脉穿支蒂皮瓣的成活率。

六、临床意义

临床实践中，腓动脉和胫后动脉穿支蒂皮瓣和穿支筋膜（皮肤）蒂皮瓣常用于修复小腿中下段和足踝部创面。穿支蒂皮瓣具有外形美观等优点，但是其技术要求高、手术难度相对较大。穿支筋膜（皮肤）蒂皮瓣具有不需要分离细小的穿支，手术难度相对较小，损伤穿支导致皮瓣的完全坏死机会较小等优点，但是该皮瓣在蒂部往往存在“猫耳”畸形，相对较臃肿，外观稍差等缺点。

穿支筋膜（皮肤）蒂皮瓣和穿支蒂皮瓣的区别在于前者多了较宽的筋膜（皮肤）蒂，前者有穿支蒂和筋膜（皮肤）蒂双重血供，而后者仅有穿支蒂供血。然而，实验结果表明，当穿支蒂和筋膜（皮肤）蒂同时存在时，两者的作用并非简单相加，其存活率与仅靠穿支供血的穿支蒂皮瓣的成活率大体一致。包含同一个穿支的穿支蒂皮瓣和穿支筋膜（皮肤）蒂皮瓣，从成活率的角度来讲，两者均可选择，两种皮瓣的可靠性无明显差别。

在临床的具体病例决策时，如果穿支较细小、血管周围存在感染、疤痕时，穿支的游离往往较为困难，稍有不慎，细小的穿支血管就有可能被牵扯、扭转或者扭曲，这将导致血管痉挛和血管栓塞的发生；相反，穿支筋膜（皮肤）蒂皮瓣不需要对穿支血管进行细致的分离，而且有筋膜蒂的保护，穿支血管不容易被损伤，在这些情况下选用穿支筋膜（皮肤）蒂皮瓣效果会更好。当所需修复的创面较小、穿支较粗大、穿支周围没有炎性反应和疤痕组织时，特别是年轻女性患者，出于兼顾美观和功能重建的考虑，穿支蒂皮瓣将更加适用。

（魏建伟　董忠根　彭　平）

第五部分 穿支血管裸化对皮瓣影响的实验研究

远端蒂腓肠皮瓣的蒂部有一个由宽厚向细窄的演变过程。当初宽厚的筋膜皮瓣（包括皮肤、皮下组织及深筋膜）发展为不带皮肤的筋膜蒂岛状皮瓣，并逐渐倾向有确切穿支血供的更窄的皮瓣蒂部（narrow pedicle），或者仅以穿支血管为蒂。仅以穿支血管为蒂的最大优势是旋转角度自由，外形美观、修复效率更高。

穿支血管裸化（skeletonization）的字面含义，指的是通过精细解剖，剔除穿支血管周围所有的筋膜组织，仅保留穿支动、静脉，其初衷是提高穿支蒂的延展性和旋转柔顺度。实际上，仅以穿支血管为蒂，只需获得足够的蒂长，即可确保松弛旋转 180°，彻底剔除穿支血管周围所有筋膜组织既无必要，也肯定是有害无益的（激惹、误伤）。实践中，应理解为解剖分离穿支血管至一定的长度；解剖分离的长度远比解剖分离的程度重要。对穿支血管“裸化”的理解不同，可能是造成学界争论的原因之一。

一、穿支血管裸化对皮瓣影响的临床现状

目前，在穿支蒂皮瓣的临床应用中，关于是否裸化蒂部存在四种观点：第一种观点认为需要保留血管蒂周围筋膜组织；第二种观点认为应当彻底裸化血管蒂部，仅保留穿支动脉及其伴行静脉；第三种观点认为前两者的观点均有道理；第四种观点认为血管裸化对皮瓣存活无显著影响甚至有害。

支持保留蒂部一定组织量的学者认为，保留的筋膜组织可以保护血管蒂在转位时免受牵拉，避免刺激血管引起痉挛从而影响皮瓣的存活，同时不裸化血管蒂可以简化手术步骤，缩短手术时间，更重要的是减少了因解剖血管蒂、清除周围筋膜组织而损伤穿支血管的概率。Chang 等（2004 年）在使用远端蒂腓动脉穿支皮瓣修复足踝创面中，通过修窄穿支蒂以利于皮瓣的旋转，但是文中强调仍需保留血管蒂周围部分筋膜组织（筋膜隔加持穿支血管束），以防止血管扭折（kinking and stretching）。Kokkoli 等（2016 年）用邻近自由穿支皮瓣（local free-style perforator flap）修复头颈部创面，3 例皮瓣在血管裸化过程中，因瘢痕等组织粘连严重而误伤穿支血管导致皮瓣坏死；Kokkoli 等认为完全裸化血管蒂是危险的，完全没有必要。Geddes 等（2003 年）同样认为在所有穿支皮瓣的切取中均应避免因追求裸化血管蒂而损伤穿支从而导致皮瓣坏死。

Sadigh 等（2015 年）在 29 例带蒂穿支皮瓣病例中，分析比较了未裸化血管蒂（9 例）与裸化血管蒂（20 例）对皮瓣临床应用的影响，发现裸化血管蒂可明显增加皮瓣的旋转弧度（greater arc of rotation），显著提高其灵活性（greater degree of movement），更便于临床应用。针对皮瓣的旋转度，D’Arpa 等（2011 年）基于 85 例穿支蒂皮瓣，分析得出应用穿支蒂螺旋桨皮瓣时，若旋转度数小于 90°，穿支蒂的精细解剖或血管蒂的裸化都是没有必要的，但是一旦增加皮瓣的旋转度，则应完全裸化蒂部全长。

总的来说，当前主流观点认为裸化血管蒂有助于增加旋转修复的自由度，主要的负面效应为：增加操作时间及误伤风险；血管蒂失去了周围筋膜组织的支持和抗牵拉作用，较为脆弱。这种观点容易产生一个逻辑，就是裸化本身是有害的，只要血管蒂在旋转时没有明显张力，周围残留筋膜等不造成卡压就没有必要进行裸化。在这个逻辑下，临床医生往往不愿意进一步解剖血管蒂。

血管裸化的概念由来已久，例如，大血管周围肿瘤的切除、血管移植等，其字面含义指的是通过精细解剖，剔除血管周围所有组织。血管裸化用于穿支皮瓣，其初衷是提高穿支蒂的延展性和旋转柔顺度。实际上，仅以穿支为蒂，只需获得 2.5~3.0 cm 的蒂长，即可确保旋转松弛度，无须彻底剔除穿支血

管周围所有筋膜组织（尤其是紧密附着的肌间隔和深筋膜）。对穿支血管“裸化”的理解不同，可能是造成学界争论的原因之一。解剖分离穿支的结果不仅仅是获得了一个足够长的蒂部，而且，血流动力学研究发现，结扎供血穿支的无关分支会导致血流压力梯度和流速发生逆转（向末端递增），显著增加灌注量，这对大皮瓣和长皮瓣的成活具有重要临床意义，理应引起足够的重视。此外，不同供区的穿支的解剖分离难度差异较大，例如，肌间隔穿支分离解剖难度远低于肌皮穿支，风险不能一概而论。

二、穿支血管裸化对皮瓣影响的动物实验研究

目前，有少量血管裸化对皮瓣影响的动物实验研究报告，结论或支持保留穿支蒂部筋膜组织，或认为除穿支外，保留一定宽度的筋膜蒂有助于改善循环，但均缺乏说服力。

郑磊等（2013 年）构建兔隐血管逆行岛状皮瓣，按皮肤筋膜蒂切取宽度分为 0 cm、0.5 cm、1.5 cm 三组，观察皮瓣存活情况，结论为蒂部越宽，皮瓣越易成活。付洁等（2018 年）通过构建以腹壁上动脉穿支为蒂小型猪腹壁穿支皮瓣，分析蒂部筋膜组织量对该皮瓣存活的影响，结论为蒂部筋膜组织保留有助于皮瓣的血流灌注和成活，但是随着蒂部面积的增大，皮瓣旋转活动度及推进距离显著减少，不利于临床上创面的修复。

蒂部形式决定了皮瓣的血供模式，穿支蒂皮瓣的动脉供血及静脉回流均由穿支蒂完成，不纳入穿支血管的质量这一核心要素去讨论皮瓣的成活显然缺乏说服力。临床上，以较粗大腓动脉穿支为蒂的腓肠皮瓣 / 腓肠神经营养血管皮瓣成活质量远高于远端筋膜蒂皮瓣已是不争的事实，皮瓣淤血和部分坏死是后者常见的并发症。当然，对于细小的穿支，保留一定宽度的筋膜蒂，以期获得由远端来源、经神经血管轴的补充血供肯定是有益的，至少皮瓣不至于完全坏死。

穿支蒂皮瓣和穿支血管的裸化是较为高级的皮瓣技术，手术方法和术者的经验技术是一个重要的干扰因素。此外，动物皮瓣模型与人体特定供区在皮肤血管网结构、穿支血管解剖形态等多方面可能存在明显差异，不能简单推导结论。

笔者认为，结扎供血穿支无关分支后，血流动力学的改变应当是今后动物实验研究的重点。

三、穿支血管裸化的实际含义及临床价值

陈雪松等（2014 年）对腓动脉穿支皮瓣的血流动力学变化进行了临床研究。丰富的跨区链式血管丛是腓肠供区的一大特色，按腓动脉穿支皮瓣切取后，其成活面积由相应穿支的供血能力（动态界限）所决定，而腓动脉穿支的供血能力又由血管形态和解剖分离程度，即所谓的“裸化”共同决定。轴线上存在链式血管丛，相对粗大穿支供血是腓动脉穿支腓肠皮瓣的设计要素；将穿支蒂彻底解剖分离至根部以获得足够的蒂长，并通过血流动力学改变、扩大动态界限是其重要的技术要点。

（一）穿支血管裸化的实际含义

穿支血管裸化的概念，源于剥离短小穿支蒂的筋膜组织以增加蒂部的延展性和避免旋转时血管受到卡压，其目的是有利于旋转，而不是剥离血管本身。事实上，解剖分离血管蒂至一定的长度即可达到松弛旋转的目的，蒂长远比解剖分离的程度重要。刻意彻底剔除穿支血管周围所有的筋膜组织没有必要，而且大概率是有害无益的。所谓的“裸化”穿支蒂的内涵应为：结扎无关分支，将穿支血管游离至足够长度。在字面意义上，使用“解剖分离”可能比“裸化”更加确切。即使是本身短小的穿支，如踝上胫后动脉穿支，亦没有必要完全剔除血管蒂筋膜组织，保留一侧少许肌间隔的连续既避免了旋转时的“绞扎”效应，又能起到一定的抗牵拉作用。

大部分腓动脉穿支的走行可分为 3 段：①肌内段，以一定夹角起于腓动脉，穿行邻近肌肉，长短不一，肌间隔表面不可见；②肌间隔段，走行于肌间隔深面，肌间隔表面可见；③终末段，临近肌间隔外侧缘，为肌间隔段的分支，这些分支以一定夹角穿深筋膜构成深筋膜表面血管网并发出细小皮支。结扎切断腓动脉穿支无关分支，将其解剖至根部后可获得 2.0~8.5 cm 的蒂长（临床上很少有短于 3.0 cm 者）。此

时，穿支蒂的肌间隔段和终末段两侧保留有少量肌间隔和深筋膜，而肌内段则较为接近“裸化”的状态。穿支蒂解剖分离长度尚存在争议，大部分医生在临床实践中趋于保守，在权衡操作难度、误伤可能、蒂部扭转程度时，多以“够用”为标准（一般为 2~3 cm）。但就本皮瓣而言，笔者明确建议将穿支蒂彻底解剖分离至根部（即整条腓动脉分支）；其目的不仅仅是为了蒂长，更大的意义在于获得最大的“增压”效应。更长的血管蒂亦利于分担张力，即使转位时有一定的位移牵张也极少发生蒂部并发症。腓动脉穿支解剖分离相对简单，但不熟悉者仍有误伤顾虑，这是对彻底解剖血管全长持保留意见的主因之一。

（二）穿支血管裸化对供血穿支的血流动力学影响及临床意义

在正常的循环系统中，血管外径从中央到外周是递减的，形成类似树状分支，但总容积是递增的，其血液流速和流压则随着逐级分支递减。就穿支血管而言，如果结扎了所有无关分支，那么即被改造为简单的、口径和总容积均递减的直捷供血通道，其血液流速和流压梯度将发生逆转，随着血管的变细而增加（图 1-52）。

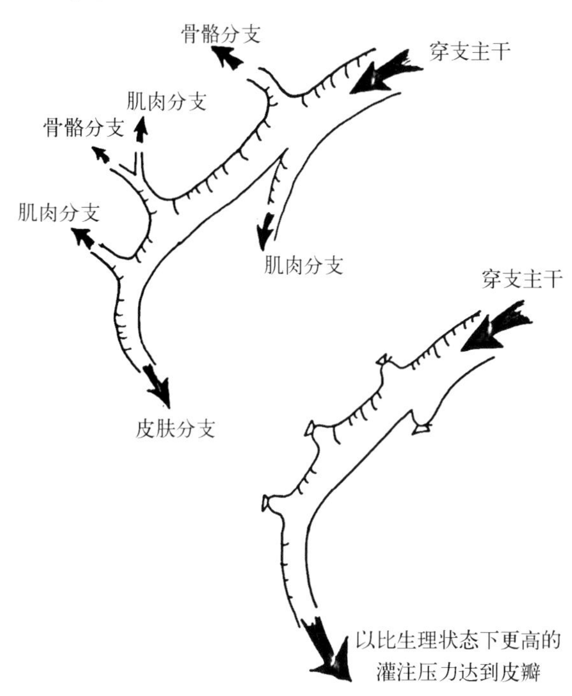

图 1-52 穿支血管裸化的影响

左为生理状态下的腓动脉穿支，右为结扎所有无关分支后的腓动脉穿支，箭头的大小代表血流（流速、流压、流量）

作者应用 CDFI，测定 465 例共 470 条腓动脉穿支腓肠皮瓣供血穿支“末端穿深筋膜前”（发出最后一条无关分支后至分支穿深筋膜前），术前及术后的收缩期峰值流速（peak systolic flow velocity，PSFV），目的在于研究结扎整条腓动脉穿支无关分支后，末端皮支的血流动力学变化。结果如下（图 1-53，图 1-54）：①游离组 349 条，术前 PSFV 为（22.55 ± 8.28）cm/s，术后为（45.45 ± 11.95）cm/s，经 t 检验比较差异，$P<0.01$；②带蒂组 121 条，术前 PSFV 为（25.71 ± 7.14）cm/s，术后为（44.92 ± 11.69）cm/s，经 t 检验比较差异，$P<0.01$；③其中 15 条为术中彻底解剖分离前后即时测定，PSFV 分别为（18.22 ± 2.36）cm/s 及（63.94 ± 5.66）cm/s，经 t 检验比较差异，$P<0.01$。上述结果提示，结扎皮瓣供血穿支的全部无关分支后，末端皮支血流速度显著增加（增幅达 92.8%），这种皮支血流速度大幅度增加的现象，对于富含皮神经营养血管等低阻力链式血管丛的腓肠皮瓣供区而言更具临床意义——通过血流动力学改变获得的动态界限远大于一般穿支皮瓣。

（三）与血流动力学相关的穿支形态学要素及筛选标准

腓动脉穿支末端（分支或不分支）穿深筋膜进入皮下，分支者将有数个穿深筋膜点（图 1-55）。真实的皮支口径的测量部位应当在发出最后一条无关分支（一般为邻近间隔外侧缘发出的腓肠肌或比目鱼肌肌支）后，分支穿深筋膜前（图 1-56）。为便于表述，我们称其为末端穿深筋膜前口径。末端穿深筋膜前口径真实反映了皮瓣供血穿支的出口质量，是重要的穿支筛选指标之一；一定的口径下，影响供血量的显然是流速。本书中穿支蒂螺旋桨皮瓣或穿支游离皮瓣部分，用于描述皮瓣设计参数的供血穿支距离外踝上位置也规定以此处为测量点：①表浅的直接定位点更为准确；②真实反映远端穿支蒂螺旋桨皮瓣的旋转修复距离。

Wong 等（2007 年）分析穿支皮瓣成活相关因素后，建议所选择供血穿支其外径应至少接近 1 mm，这与我们的观点一致。按管道内非牛顿流体（non-Newtonian liquid）的“进多少、出多少”的物理现象，阻断所有分支后，决定皮瓣灌注量的核心要素是根部口径（入口质量）；而出口质量，则可能是一个阻力因素，也不能毫无限制。

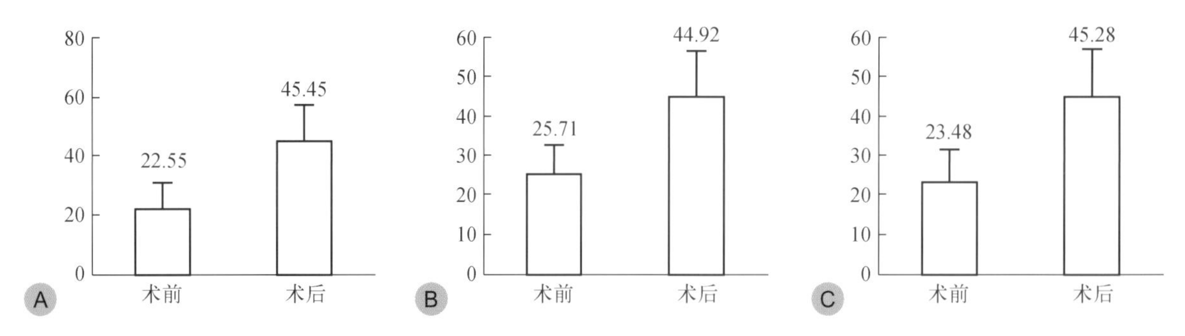

图 1-53 CDFI 测得腓动脉穿支末端穿深筋膜前收缩期峰值流速（单位：cm/s）比较

A. 游离组；B. 带蒂组；C. 全部皮瓣

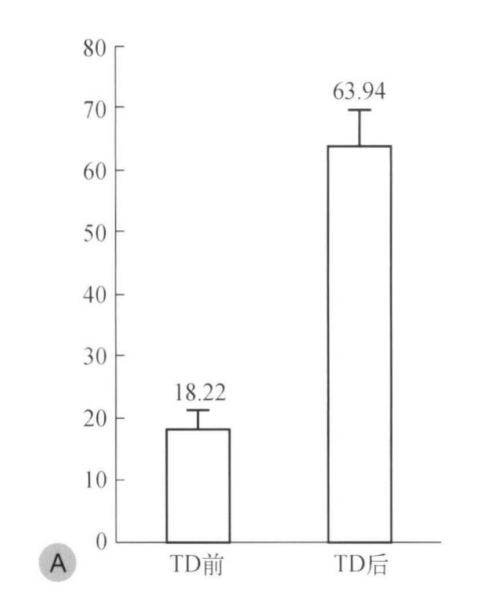

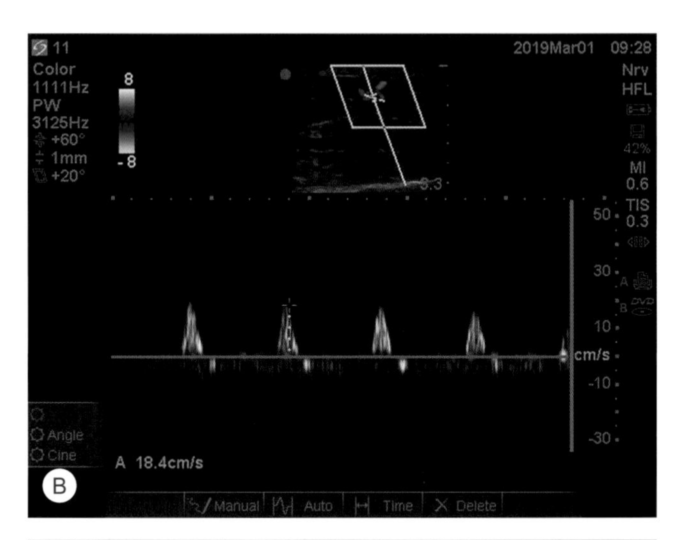

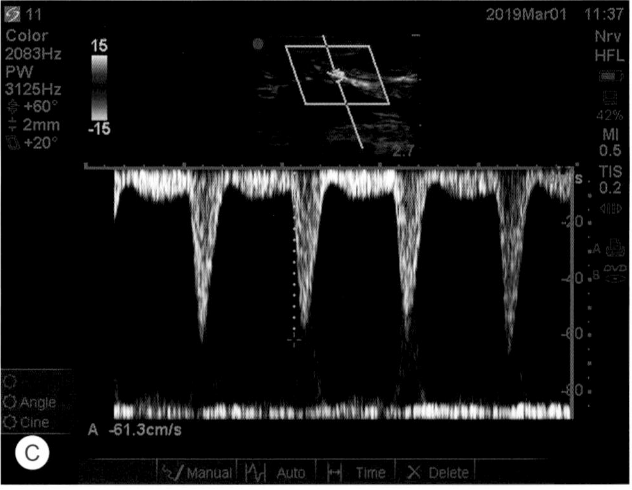

图 1-54 腓动脉穿支裸化前后末端穿深筋膜前收缩期峰值流速（单位：cm/s）比较

A. 数据统计分析；B、C. 同一腓动脉穿支裸化前后收缩期峰值流速测定典型图片

张世民等（2011 年）在《穿支皮瓣名词术语与临床应用原则》中指出，穿支血管通常至少需要有 1 支的管径 >0.5 mm。按血流动力学规律简单推导，结合穿支皮瓣临床实践共识及腓动脉穿支的解剖规律，设定根部口径≥ 1.0 mm，且末端穿深筋膜前口径≥ 0.5 mm 作为皮瓣供血穿支的筛选标准（即所谓的相对粗大穿支），其供血能力、出现频率理应能够满足临床需要。

同组患者的临床资料分析表明，按上述标准筛选皮瓣供血穿支，彻底解剖分离至根部后，其经腓肠供区链式血管丛的安全血供距离（穿皮点距离皮瓣一端的最远距离）原则上为 15 cm，当末端穿深筋膜前口径≥ 0.7 mm 时，则不受此限制。

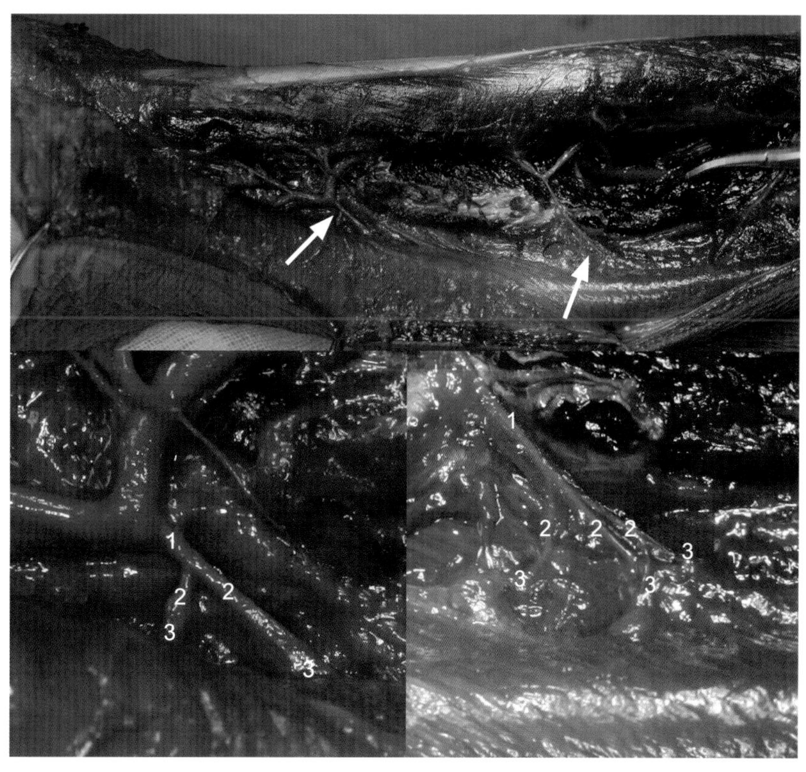

图 1-55 大部分腓动脉穿支末端先分支而后以一定角度穿深筋膜进入皮下，有数个穿深筋膜点
1. 皮支；2. 皮支分支（白色箭头）；3. 穿深筋膜点

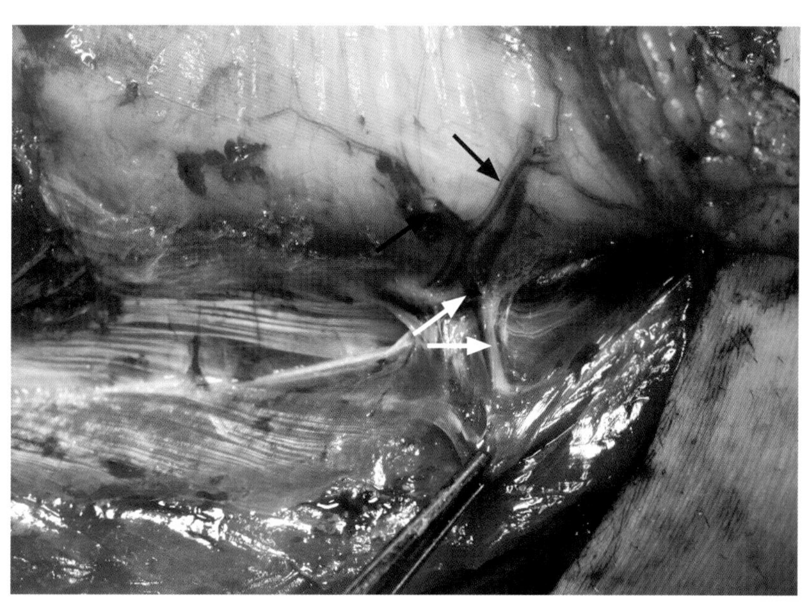

图 1-56 真实的皮支口径测量，应该在发出最后 1 条无关分支，一般为邻近肌间隔外侧缘发出的腓肠肌或比目鱼肌支（白色箭头）后，分支（黑色箭头）穿深筋膜前

腓动脉发出侧支，后者沿途形成数量、口径不同的分支营养邻近肌肉、腓骨，皮支可能是其末梢或其中一条，甚至是数条分支。临床上的腓动脉穿支实际上是对形成皮支的腓动脉侧支的笼统称呼，从实践的角度来看，确无必要从概念上进行准确界定，但完整认识其解剖形态意义在于：①术中常常是仅显露了较为有限的一部分血管。从血流动力学角度来看，解剖到根部，结扎所有无关分支，方能获得最大的“增压”效果。②某些走行、分支复杂的肌皮穿支，根部粗大，但皮支相对细小，这种穿支彻底游离解剖分离后对皮支流速的增加最为显著，仍可确保巨长型皮瓣顺利成活。临床上较为典型的例子是股前外侧穿支皮瓣，粗大的旋股外侧动脉近端相当于血管根部入口，而彻底解剖游离出的较细小的长穿支末端相当于出口，仍能灌注、供养大面积皮瓣。

（陈雪松　王晓凤　何金顺）

本章参考文献

柴益民，张长青，曾炳芳，2018. 四肢显微修复外科学 [M]. 上海：上海科学技术出版社 .

陈明，文根，成亮，等，2011. 不同血管蒂皮神经营养血管皮瓣的比较研究 [J]. 中国修复重建外科杂志，10(25)：1231-1234.

陈雪松，2013. 腓动脉主穿支小腿后外侧皮神经营养血管皮瓣：解剖基础及临床研究 [D]. 昆明：昆明医科大学 .

陈雪松，2017. 腓动脉穿支小腿后外侧皮神经营养血管皮瓣的临床应用策略 [J]. 创伤外科杂志，19(12)：953-956.

陈雪松，徐永清，陈建明，等，2014. 腓动脉穿支皮瓣的血流动力学变化及其临床意义 [J]. 中华创伤杂志，30(11)：1093-1096.

陈雪松，徐永清，肖茂明，等，2010. 腓动脉主穿支彩超定位对穿支腓肠神经营养血管皮瓣的临床意义 [J]. 中华整形外科杂志，26(4)：417-421.

顾玉东，2005. 临床显微外科学 [M]. 北京：科学技术文献出版社 .

侯春林，2006. 带血管蒂组织瓣移位手术图解 [M]. 第 3 版 . 上海：上海科学技术出版社 .

侯春林，2016. 显微外科学名词 [M]. 北京：科学出版社 .

侯春林，2016. 中国医学百科全书：显微外科学卷 [M]. 北京：中国协和医科大学出版社 .

侯春林，顾玉东，2019. 皮瓣外科学 [M]. 第 3 版 . 上海：上海科学技术出版社 .

侯春林，宋达疆，林涧，2014. 穿支皮瓣手术图解 [M]. 上海：上海科学技术出版社 .

侯春林，张世民，2000. 筋膜皮瓣与筋膜蒂组织瓣 [M]. 上海：上海科学技术出版社 .

林松庆，张发惠，张朝春，2005. 低旋转点腓肠神经营养血管穿支蒂皮瓣修复踝足部软组织缺损 [J]. 中华显微外科杂志，28(2)：122-124.

陆男吉，柴益民，汪春阳，等，2009. 蒂部加强穿支血管的逆行腓肠神经营养血管筋膜皮瓣的应用 [J]. 中华显微外科杂志，32(3)：181-183.

马勇光，王侠，李健宁，等，1999. 腓肠神经营养动脉逆行岛状皮瓣修复下肢远端皮肤缺损 [J]. 中华整形烧伤外科杂志，15(5)：339-341.

潘云川，王和驹，柴益民，等，1999. 隐神经营养血管蒂逆行岛状皮瓣修复足踝部软组织缺损所 [J]. 中华整形烧伤外科杂志，15(3)：187-189.

裴国献，2016. 显微骨科学 [M]. 北京：人民卫生出版社 .

戚美玲，姜长明，吕德成，等，1996. 带腓肠浅动脉蒂的逆行岛状筋膜皮瓣临床应用 [J]. 中华显微外科杂志，19(4)：262-264.

覃松，余国荣，陈振光，等，2000. 腓肠神经营养血管蒂岛状皮瓣的应用解剖 [J]. 中国临床解剖学杂志，16(2)：130-131.

任志勇，张坤，黄现峰，等，2010. 切断一侧血管后腓肠肌供血的影像及应用解剖 [J]. 中华显微外科杂志，33(3)：224-226.

Stranch B, Vasconez L O, Hall-Findlay E J, et al.，2014. 格莱比皮瓣百科全书：躯干、盆部、下肢分册 [M]. 第三卷 . 张世民，章一新，张峰，等，译，北京：科学出版社 .

唐举玉，魏在荣，张世民，等，2016. 穿支皮瓣的临床应用原则专家共识 [J]. 中华临床解剖学杂志，34(1)：4-5.

唐茂林，徐永清，张世民，2013. 穿支皮瓣的应用解剖与临床 [M]. 北京：科学出版社 .

陶友伦，庄跃宏，张世民，等，2015. 穿支皮瓣血流动力学模型的建立及研究进展 [J]. 中华医学杂志，95(11)：870-872.

田小运，方绍孟，张增方，等，1999. 隐神经营养血管蒂逆行岛状皮瓣的临床应用 [J]. 中华显微外科杂志，19(3)：233-234.

王和驹，吕国中，王书成，1996. 带腓肠神经伴行血管逆行岛状皮瓣的临床应用 [J]. 中华显微外科杂志，19(2)：82-84.

王肃生，梁刚，张志华，2006. 大面积腓肠神经营养血管皮瓣的临床应用 [J]. 中华显微外科杂志，29(1)：14-16.

王云亭，林朋，李子荣，等，1999. 远端为蒂的腓肠神经伴行血管岛状皮瓣修复线状软组织缺损所 [J]. 中华骨科杂志，19(8)：477-478.

王增涛，王一兵，丁自海，2014. 显微外科临床解剖图谱 [M]. 济南：山东科学技术出版社 .

魏再荣，章一新，2020. 穿支皮瓣移植技术在创面修复中的应用 [M]. 郑州：郑州大学出版社 .

徐达传，张世民，唐茂林，等，2011. 穿支皮瓣的发展与现状 [J]. 中国修复重建外科杂志，25(9)：1025-1029.

徐永清，林涧，郑和平，2015. 显微外科实例图谱：穿支皮瓣 [M]. 北京：人民卫生出版社 .

杨大平，方冬云，郭铁芳，等，2004. 腓动脉穿支跨区供血的腓肠神经营养血管逆行岛状皮瓣的解剖和临床运用 [J]. 中华整形外科杂志，20 (1)：21-26.
展望，宁金龙，1998. 腓肠神经营养血管及筋膜蒂小腿后部逆行皮瓣的应用 [J]. 中国临床解剖学杂志，16 (2)：176-177.
张春，郭峭峰，沈立锋，等，2006. 远端蒂腓肠神经营养血管肌皮瓣的临床应用 [J]. 中华显微外科杂志，29 (4)：338-339.
张发惠，宋一平，郑和平，等，2005. 内踝前动脉穿支为蒂隐神经 - 大隐静脉营养血管远端蒂皮瓣的应用解剖 [J]. 中华显微外科杂志，28 (3)：239-241.
张发惠，郑和平，2003. 足外科临床解剖学 [M]. 合肥：安徽科学技术出版社 .
张发惠，郑和平，宋一平，等，2005. 腓肠神经 - 小隐静脉营养血管远端蒂复合瓣的解剖学研究 [J]. 中国临床解剖学杂志，23 (4)：357-360.
张世民，2009. 皮瓣在四肢创伤修复中的新进展 [J]. 中华创伤杂志，25 (4)：289-290.
张世民，2016. 远端蒂腓肠筋膜皮瓣的发现历史与启示 [J]. 中华显微外科杂志，39 (2)：107-109.
张世民，2017. 穿支皮瓣的类型及临床应用 [J]. 中华创伤杂志，33 (2)：97-99.
张世民，顾玉东，李继峰，2003. 浅静脉干不同处理方法对远端带蒂皮瓣影响的实验研究 [J]. 中华手外科杂志，19 (1)：36-38.
张世民，顾玉东，李继峰，2004. 逆行岛状皮瓣静脉回流的实验研究 [J]. 中国临床解剖学杂志，22 (1)：5-7.
张世民，顾玉东，李继峰，2004. 皮神经浅静脉岛状筋膜皮瓣模型建立及浅静脉干作用的对比研究 [J]. 中国临床解剖学杂志，22 (1)：10-12.
张世民，顾玉东，李继峰，2004. 浅静脉干在远端蒂皮瓣中作用的逆向造影研究 [J]. 中国临床解剖学杂志，22 (1)：8-9.
张世民，侯春林，顾玉东，2004. 我国学者对外科皮瓣发展的贡献及几点思考 [J]. 中华显微外科杂志，27 (1)：6-7.
张世民，侯春林，徐瑞生，等，2001. 浅静脉干对四肢远端蒂皮瓣作用的实验研究 [J]. 中国临床解剖学杂志，19 (2)：175-176.
张世民，唐茂林，章伟文，等，2011. 穿支皮瓣的名词术语与临床应用原则 [J]. 中国临床解剖学杂志，29 (6)：599-601.
张世民，唐茂林，章伟文，等，2012. 中国穿支皮瓣的名词术语与临床应用原则共识（暂定稿）[J]. 中华显微外科杂志，35 (2)：89-92.
张世民，王欣，唐茂林，等，2014. 穿支皮瓣的争论与当前共识 [J]. 中华显微外科杂志，37 (1)：3-4.
张世民，徐达传，顾玉东，等，2004. 链型皮瓣的血管基础及临床意义 [J]. 中国临床解剖学杂志，22 (1)：13-16.
张世民，徐达传，俞光荣，等，2005. 组（复）合皮瓣的分类、供区与临床应用 [J]. 中国临床解剖学杂志，23 (6)：670-673.
张世民，徐达传，俞光荣，等，2006 穿支皮瓣的发展与临床应用进展 [J]. 中国临床解剖学杂志，24 (2)：228-231.
张世民，徐达传，张发惠，等，2005. 外踝后穿支皮瓣 [J]. 中国临床解剖学杂志，23 (4)：345-348，356.
张世民，俞光荣，袁峰，等，2005. 远端蒂腓肠神经筋膜皮瓣的临床演变与应用 [J]. 同济大学学报（医学版），2005 (1)：42-48.
张世民，张连生，韩平良，1994. 链型血供筋膜皮瓣的解剖学基础及临床应用 [J]. 中国临床解剖学杂志，12 (1)：62-65.
张世民，张连生，刘大雄，等，1998. 远端蒂皮瓣的血液循环特征及临床意义 [J]. 中国临床解剖学杂志，16 (2)：103-106.
赵德伟，2015. 显微修复外科学 [M]. 北京：人民卫生出版社 .
郑和平，徐永清，张世民，2006. 皮神经营养血管皮瓣 [M]. 天津：天津科学技术出版社 .
钟世镇，1992. 四肢筋膜间隙的解剖学 [J]. 人民军医，1992 (7)：14-15.
钟世镇，1995. 显微外科解剖学基础 [M]. 北京：科学出版社 .
钟世镇，陶永松，刘牧之，等，1981. 肌间隔血管皮瓣——新型游离皮瓣的解剖学研究 [J]. 广东解剖学通报，1 (1)：1-8.
钟世镇，徐永清，周长满，等，1999. 皮神经营养血管皮瓣解剖基础及命名 [J]. 中华显微外科杂志，22 (1)：37-39.
朱家恺，2008. 显微外科学 [M]. 北京：人民卫生出版社 .
庄跃宏，梁成，温福利，等，2015. 延迟术通过加强血管扩张的方式促进跨区皮瓣成活 [J]. 中国临床解剖学杂志，33 (1)：44-50.
Amarante J, Costa H, Reis J, et al., 1986. A new distally based fasciocutaneous flap of the leg [J]. Br J Plast Surg, 39(3): 338-340.
Aoki S, Tanuma K, Iwakiri I, et al., 2008. Clinical and vascular anatomical study of distally based sural flap [J]. Ann Plast Surg, 61(1): 73-78.
Barclay T L, Cardoso E, Sharpe D T, et al., 1982. Repair of lower leg injuries with fascio-cutaneous flaps[J]. Brit J Plast Surg, 35(2): 127-132.
Battiston B, Ciclamini D, Tang J B, 2017. Compound or specially designed flaps in the lower extremities [J]. Clin Plast Surg., 44(2): 287-297.
Bertelli J A, Khoury Z, 1992. Neurocutaneous island flaps in the hand: anatomic basis and preliminary results[J]. Br J Plast Surg, 45(8): 586-590.

Blondeel P N, Morris S F, Hallock G G, et al., 2013. Perforator flaps: anatomy, technique and clinical application[M]. St. Louis: Quality Medical.

Blondeel P N, Van Landuyt K H, Monstrey S J, et al., 2003. The "Gent" consensus on perforator flap terminology: preliminary definitions[J]. Plast Reconstr Surg, 112(5): 1378-1387.

Bowen J, Meares A, 1974. Delayed local leg flaps[J]. Br J Plast Surg, 27(2): 167-170.

Bulla A, Bolletta A, Fiorot L, et al., 2019. Posterior tibial perforators relationship with superficial nerves and veins: a cadaver study[J]. Microsurgery, 39(3): 241-246.

Bulla A, De Luca L, Campus G V, et al., 2015. The localization of the distal perforators of posterior tibial artery: a cadaveric study for the correct planning of medial adipofascial flaps[J]. Surg Radiol Anat, 37(1): 19-25.

Cajozzo M, Jiga L P, Jandali Z, et al.,2020. Complications and solutions in propeller flap surgery[J]. Semin Plast Surg, 34(3):210-220

Carriquiry C, Aparecida Costa M, Vasconez L O, 1985. An anatomic study of the septocutaneous vessels of the leg[J]. Plast Reconstr Surg, 76(3): 354-363.

Cavadas P C, 2003. Reversed saphenous neurocutaneous island flap: clinical experience and evolution to the posterior tibial perforator-saphenous subcutaneous flap[J]. Plast Reconstr Surg, 111(2): 837-839.

Chang S M, Chen Z W, 1991. Can superficial veins reverse flow through valves in distally based fasciocutaneous flaps? [J]. Plast Reconstr Surg, 87(5): 995-996.

Chang S M, Gu Y D, Li J F, 2003. Comparison of different managements of large superficial veins in distally based fasciocutaneous flaps with a veno-neuro-adipofascial pedicle: an experimental study using a rabbit model[J]. Microsurgery, 23(6): 555-560.

Chang S M, Gu Y D, Li J F, 2003. Comparison of venous drainage in reverse-flow island flaps: an experimental study of the rabbit saphenous fasciocutaneous flap[J]. Ann Plast Surg, 51(2): 177-181.

Chang S M, Gu Y D, Li J F, 2005. The role of the large superficial vein in survival of proximally based versus distally based sural veno-neuro-fasciocutaneous flaps in a rabbit model[J]. Plast Reconstr Surg, 115(1): 213-218.

Chang S M, Hou C L, 1998. Chain-linked directional vascular plexuses of the integument and link-pattern vascularized flaps in distal extremities[J]. Plast Reconstr Surg, 101(7): 2013-2015.

Chang S M, Hou C L, 2000. Role of large superficial veins in distally based flaps of the extremities[J]. Plast Reconstr Surg, 106(1): 230-231.

Chang S M, Hou C L, Xu D C, 2009. An overview of skin flap surgery in the mainland China: 20 years' achievements (1981 to 2000) [J]. J Reconstr Microsurg, 25(6): 361-367.

Chang S M, Hou C L, Zhang F, et al., 2003. Distally based radial forearm flap with preservation of the radial artery: anatomic, experimental and clinical studies[J]. Microsurgery, 23(4): 328-337.

Chang S M, Li X H, Gu Y D, 2015. Distally based perforator sural flaps for foot and ankle reconstruction[J]. World J Orthop, 6(3): 322-330.

Chang S M, Wang X, Huang Y G, et al., 2014. Distally based perforator propeller sural flap for foot and ankle reconstruction: a modified flap dissection technique[J]. Ann Plast Surg, 72(3): 340-345.

Chang S M, Zhang F, Xu D C, et al., 2007. Lateral retromalleolar perforator-based flap: anatomic study and preliminary clinical report for heel coverage[J]. Plast Reconstr Surg, 120(3): 697-704.

Chang S M, Zhang F, Yu G R, et al., 2004. Modified distally based peroneal artery perforator flap for reconstruction of foot and ankle[J]. Microsurgery, 24(6): 430-436.

Chaput B, Meresse T, Bekara F, et al.,2020. Lower limb perforator flaps: current concept[J]. Ann Chir Plast Esthet, 65(5-6):496-516.

Chen Z W, Yan W, 1983. The study and clinical application of the osteocutaneous flap of fibula[J]. Microsurgery, 4(1): 11-16.

Cormack G G, Lamberty B G H, 1994. The arterial anatomy of skin flaps[M]. 2nd Ed. Edinburgh: Churchill Livingstone.

D'Arpa S, Cordova A, Pignatti M, et al., 2011. Freestyle pedicled perforator flaps: safety, prevention of complications, and management based on 85 consecutive cases[J]. Plast Reconstr Surg, 128(4): 892-906.

de Weerd L, Mercer J B, Setså L B, 2006. Intraoperative dynamic infrared thermography and free-flap surgery[J]. Ann Plast Surg, 57(3): 279-284.

Dong Z G, Wei J W, Ni J D, et al., 2012. Anterograde-retrograde method for harvest of distally based sural fasciocutaneous flap: report of results from 154 patients[J]. Microsurgery, 32 (8): 611-616.

Donski PK, Fogdestam I, 1983. Distally based fasciocutaneous flap from the sural region. A preliminary report[J]. Scand J Plast Reconstr Surg, 17(3): 191-196.

Drimouras G, Kostopoulos E, Agiannidis C, et al., 2016. Redefining vascular anatomy of posterior tibial artery perforators: a cadaveric study and review of the literature[J]. Ann Plast Surg, 76(6): 705-712.

Ellabban M A, Awad A I, Hallock G G,2020. Perforator-pedicled propeller flaps for lower extremity reconstruction[J]. Semin Plast Surg, 34(3):200-206.

Figus A, Ramakrishnan V, Rubino C, 2008. Hemodynamic changes in the microcirculation of DIEP flaps[J]. Ann Plast Surg, 60(6): 644-648.

Fogdestam I, 1982. Experiences with free flap surgery[J]. Ann Chir Gynaecol, 71(1): 38-43.

Fogdestam I, Hamilton R, 1982. Free flaps-case reports[J]. Scand J Plast Reconstr Surg Suppl, 19: 105-112.

Fogdestam I, Hamilton R, Markhede G, 1980. Microvascular osteocutaneous groin flap in the treatment of an ununited tibial fracture with chronic osteitis[J]. Acta Orthop Scand, 51(1): 175-179.

Follmar K E, Baccarani A, Baumeister S P, et al., 2007. The distally based sural flap[J]. Plast Reconstr Surg, 119(6): 138e-148e.

Gascoigne A C, Ian Taylor G, Corlett R J, et al., 2017. The relationship of superficial cutaneous nerves and interperforator connections in the leg: a cadaveric anatomical study[J]. Plast Reconstr Surg, 139(4): 994e-1002e.

Geddes C R, Morris S F, Neligan P C, 2003. Perforator flaps: evolution, classification, and applications[J]. Ann Plast Surg, 50(1): 90-99.

Gu Y D, Wu M M, Li H R, 1985. Lateral lower leg skin flap[J]. Ann Plast Surg, 15(4): 319-324.

Gupta M, Pai A A, Setty R R, et al., 2013. Perforator plus fasciocutaneous flaps in the reconstruction of post-burn flexion contractures of the knee joint[J]. J Clin Diagn Res, 7(5): 896-901.

Haertsch P A, 1981. The blood supply to the skin of the leg: a post-mortem investigation[J]. Brit J Plast Surg, 34(4): 470-477.

Haertsch P A, 1981. The surgical plane in the leg[J]. Brit J Plast Surg, 34(4): 464-469.

Hallock G G, 1992. Fasciocutaneous flaps[M]. Boston: Blackwell Scientific Publications.

Hallock, G G, 2001. anatomic basis of the gastrocnemius perforator-based flap[J]. Ann Plast Surg, 47(5): 517-522.

Hasegawa M, Torii S, Katoh H, et al., 1994. The distally based superficial sural artery flap[J]. Plast Reconstr Surg, 93(5): 1012-1020.

Hou C, Chang S, Lin J, et al., 2015. Surgical atlas of perforator flaps: a microsurgical dissection technique[M]. Springer.

Hupkens P, Westland P B, Schijns W, et al., 2017. Medial lower leg perforators: an anatomical study of their distribution and characteristics[J]. Microsurgery, 37(4): 319-326.

Hyakusoku H, Ono S,2020. The history of propeller flaps[J]. Semin Plast Surg, 34(3):133-138.

Imanishi N, Nakajima H, Fukuzumi S, et al., 1999. Venous drainage of the distally based lesser saphenous-sural veno-neuroadipofascial pedicled fasciocutaneous flap: a radiographic perfusion study[J]. Plast Reconstr Surg, 103(2): 494-498.

Jing Z Z, Chang S M, You M R, et al., 2010. Venous drainage in retrograde island flap: an experimental study using fluorescence tracing technique[J]. Microsurgery, 30(1): 50-54.

Johnson L, Liette M D, Green C, et al.,2020. The reverse sural artery flap: a reliable and versatile flap for wound coverage of the distal lower extremity and hindfoot[J]. Clin Podiatr Med Surg, 37(4):699-726.

Karinja S, Riesel J, Iorio M L, 2019. Evaluating venous drainage in reverse flow pedicles: available evidence and mechanisms[J]. J Reconstr Microsurg, 35(2): 90-96.

Kim H H, Jeong J H, Seul J H, et al., 2006. New design and identification of the medial sural perforator flap: an anatomical study and its clinical applications[J]. Plast Reconstr Surg, 117(5): 1609-1618.

Kokkoli E, Shih H S, Spyropoulou G A, et al., 2016. Local free-style perforator flaps in head and neck reconstruction: an update and a useful classification[J]. Plast Reconstr Surg, 137(6): 1863-1874.

Koshima I, Itoh S, Nanba Y, et al., 2003. Medial and lateral malleolar perforator flaps for repair of defects around the ankle[J]. Ann Plast Surg, 51(6): 579-583.

Koshima I, Moriguchi T, Ohta S, et al., 1992. The vasculature and clinical application of the posterior tibial perforator-based flap[J]. Plast Rec onstr Surg, 90(4): 643-649.

Koshima I, Soeda S, 1989. Inferior epigastric artery skin flaps without rectus abdominis muscle[J]. Br J Plast Surg, 42(6): 645-648.

Kroll S S, Rosenfield L, 1988. Perforator-based flaps for low posterior midline defects[J]. Plast Reconstr Surg, 81(4): 561-566.

Le Fourn, Caye N, Pannier M, 2001. Distally based sural fasciomuscular flap: anatomic study and application for filling leg or foot defects[J]. Plast Reconstr Surg, 107(1): 67-72.

Le Huec J C, Calteux N, Chauveaux D, et al., 1987. The distally based sural fascio-cutaneous flap. A new technic for the coverage of loss of substance of the lower leg[J]. J Chir (Paris), 124(4): 276-280.

Le Huec J C, Midy D, Chauveaux D, et al., 1988. Anatomic basis of the sural fascio-cutaneous flap: surgical applications[J]. Surg Radiol Anat, 10(1): 5-13.

Liette M D, Rodriguez P, Bibbo C, et al.,2020. Propeller flaps of the lower extremity[J]. Clin Podiatr Med Surg, 37(4):727-742.

Liu L, Zou L, Li Z, et al., 2014. The extended distally based sural neurocutaneous flap for foot and ankle reconstruction: a retrospective review of 10 years of experience[J]. Ann Plast Surg, 72(6): 689-694.

Lu T C, Lin C H, Lin C H, et al., 2011. Versatility of the pedicled peroneal artery perforator flaps for soft-tissue coverage of the lower leg and foot defects[J]. J Plast Reconstr Aesthet Surg, 64(3): 386-393.

Mahakkanukrauh P, Chomsung R, 2002. Anatomical variations of the sural nerve[J]. Clin Anat, 15(4): 263-266.

Masquelet A C, Romana M C, Wolf G, 1992. Skin island flaps supplied by the vascular axis of the sensitive superficial nerves: anatomic study and clinical experience in the leg[J]. Plast Reconstr Surg, 89(6): 1115-1121.

Matsui A, Lee B T, Winer J H, 2009. Quantitative assessment of perfusion and vascular compromise in perforator flaps using a near-infrared fluorescence-guided imaging system[J]. Plast Reconstr Surg, 124(2): 451-460.

Mbaidjol Z, Rothenberger J, Chetany R, 2019. A scientometric analysis of the 50 most cited articles for reconstruction of the lower extremity[J]. Surg Res Pract, 2019: 1-12.

Mehrotra S, 2007. Perforator-plus flaps: a new concept in traditional flap design[J]. Plast Reconstr Surg, 119(2): 590-598.

Mešić H, Kirkebøen K A, Bains R, 2012. The importance of a skin bridge in peripheral tissue perfusion in perforator flaps[J]. Plast Reconstr Surg, 129(3): 428e-434e.

Mojallal A, Wong C, Shipkov C, et al., 2010. Vascular supply of the distally based superficial sural artery flap: surgical safe zones based on component analysis using three-dimensional computed tomographic angiography[J]. Plast Reconstr Surg, 126 (4): 1240–1252.

Nakajima H, Imanishi N, Fukuzumi S, et al., 1998. Accompanying arteries of the cutaneous veins and cutaneous nerves in the extremities: anatomical study and a concept of the venoadipofascial and/or neuroadipofascial pedicled fasciocutaneous flap[J]. Plast Reconstr Surg, 102(3): 779-791.

Nakajima H, Imanishi N, Fukuzumi S, et al., 1999. Accompanying arteries of the lesser saphenous vein and sural nerve: anatomic study and its clinical applications[J]. Plast Reconstr Surg, 103(1): 104-120.

Nelson J A, Fischer J P, Brazio P S, et al., 2013. A review of propeller flaps for distal lower extremity soft tissue reconstruction: Is flap loss too high? [J]. Microsurgery, 33(7): 578-586.

Panse N S, Bhatt Y C, Tandale M S, 2011. What is safe limit of the perforator flap in lower extremity reconstruction? Do we have answers yet? [J]. Plast Surg Int, 2011: 25-31.

Pei G, 2019. Microsurgical orthopedics[M]. Berlin: Springer.

Peng P, Luo Z, Lv G, et al.,2020. Distally based peroneal artery perforator-plus fasciocutaneous flap in the reconstruction of soft tissue defects over the distal forefoot: a retrospectively analyzed clinical trial[J]. J Orthop Surg Res,15(1):487.

Persaud S, Chesser A, Pereira R, et al., 2017. Sural flap use for the treatment of wounds with underlying osteomyelitis: graft size a predictor in outcome, a systematic review[J]. Foot Ankle Spec, 10(6): 560-566.

Pignatti M, Pinto V, Docherty Skogh A C, et al.,2020. How to design and harvest a propeller flap[J]. Semin Plast Surg, 34(3):152-160.

Pontén B, 1981. The fasciocutaneous flap: its use in soft tissue defects of the lower leg[J]. Br J Plast Surg, 34(2): 215-220.

Pu L L Q, Levine J P, Wei F C, 2013. Reconstructive surgery of the lower extremity [M]. St. Louis: Quality Medical Publishing Inc.

Riedl O, Frey M, 2013. Anatomy of the sural nerve: cadaver study and literature review[J]. Plast Reconstr Surg, 131(4): 802-810.

Rubino C, Coscia V, Cavazzuti A M, et al., 2006. Haemodynamic enhancement in perforator flaps: the inversion phenomenon and its clinical significance [J]. J Plast Reconstr Aesthet Surg, 59(6): 636-643.

Sadigh P L, Hsieh C H, Feng G M, et al., 2015. A “green” approach to secondary reconstruction: the concept of the recycle flap and a classification[J]. Plast Reconstr Surg, 135(2): 401e-412e.

Schmidt K, Jakubietz M, Meffert R, et al.,2020.The reverse sural artery flap- how do modifications boost its reliability? a systematic analysis of the literature[J]. JPRAS Open, 26:1-7.

Shaw A D, Ghosh S J, Quaba A A, 1998. The island posterior calf fasciocutaneous flap: an alternative to the gastrocnemius muscle for cover of knee and tibial defects[J]. Plast Reconstr Surg, 101(6): 1529-1536.

Shen L, Liu Y, Zhang C, et al., 2017. Peroneal perforator pedicle propeller flap for lower leg soft tissue defect reconstruction: clinical applications and treatment of venous congestion[J]. J Int Med Res, 45(3): 1074-1089.

Sur Y J, Morsy M, Mohan A T, et al., 2016. Three-dimensional computed tomographic angiography study of the interperforator flow of the lower leg[J]. Plast Reconstr Surg, 137(5): 1615-1628.

Tajsic N, Winkel R, Husum H, 2014. Distally based perforator flaps for reconstruction of post-traumatic defects of the lower leg and foot[J]. Injury, 45(3): 469-477.

Tang M, Mao Y, Almutairi K, et al., 2009. Three-dimensional analysis of perforators of the posterior leg[J]. Plast Reconstr Surg, 123(6): 1729-1738.

Taylor G I, Caddy C M, Watterson P A, et al., 1990. The venous territories (venosomes) of the human body: experimental study and clinical implications[J]. Plast Reconstr Surg, 86(2): 185-213.

Taylor G I, Chubb D P, Ashton M W, 2013. True and 'choke' anastomoses between perforator angiosomes: part Ⅰ. anatomical location[J]. Plast Reconstr Surg, 132(6): 1447-1456.

Taylor G I, Gianoutsos M P, Morris S F, 1994. The neurovascular territories of the skin and muscles: anatomic study and clinical implications[J]. Plast Reconstr Surg, 94(1): 1-36.

Taylor G I, Palmer J H, 1987. The vascular territories (angiosomes) of the body: experimental study and clinical applications[J]. Br J Plast Surg, 40(2): 113-141.

Taylor G I, Pan W R, 1998. Angiosomes of the leg: anatomic study and clinical implications[J]. Plast Reconstr Surg, 102(3): 599-618.

Tolhurst D E, Haeseker B, Zeeman R J, 1983. The development of the fasciocutaneous flap and its clinical applications[J]. Plast Reconstr Surg, 71(5): 597-605.

Walton R L, Bunkis J, 1984. The posterior calf fasciocutaneous free flap[J]. Plast Reconstr Surg, 74(1): 76-85.

Walton R L, Matory W E J, Petry J J, 1985. The posterior calf fascial free flap[J]. Plast Reconstr Surg, 76(6): 914-926.

Wang F, Zhou D, Li W, et al., 2017. A new pattern of the sural nerve added to "anatomy of the sural nerve: cadaver study and literature review"[J]. Plast Reconstr Surg Glob Open, 5(12): e1628.

Wang X, Chang S M, Yu G R, 2011. The influence of anaesthetics on the reverse-flow fasciocutaneous flaps[J]. Burns, 37(1): 174-175.

Wei J W, Ni J D, Dong Z G, et al., 2012. Distally based perforator-plus sural fasciocutaneous flap for reconstruction of complex soft tissue defects caused by motorcycle spoke injury in children[J]. J Trauma Acute Care Surg, 73(4): 1024-1027.

Wei J W, Ni J D, Dong Z G, et al., 2012. The importance of a skin bridge in peripheral tissue perfusion in perforator flaps[J]. Plast Reconstr Surg, 130(5): 757-758.

Wei J W, Ni J D, Dong Z G, et al., 2014. Distally based perforator-plus sural fasciocutaneous flap for soft-tissue reconstruction of the distal lower leg, ankle, and foot: comparison between pediatric and adult patients[J]. J Reconstr Microsurg, 30(4): 249-254.

Wei J W, Ni J D, Dong Z G, et al., 2016. Comment on: a systematic review and meta-analysis of perforator-pedicled propeller flaps in lower extremity defects: identification of risk factors for complications[J]. Plast Reconstr Surg, 138(2): 382-383.

Whetzel T P, Barnard M A, Stokes R B, 1997. Arterial fasciocutaneous vascular territories of the lower leg[J]. Plast Reconstr Surg, 100(5): 1172-1185.

Wong C H, Cui T, Tan B K, et al., 2007. Nonlinear finite element simulations to elucidate the determinants of perforator patency in propeller flaps[J]. Ann Plast Surg, 59(6): 672-678.

Yoshimura M, Imura S, Shimamura K, et al., 1984. Peroneal flap for reconstruction in the extremity: preliminary report[J]. Plast Reconstr Surg, 74(3): 402-409.

Yoshimura M, Shimada T, Hosokawa M, 1990. The vasculature of the peroneal tissue transfer[J]. Plast Reconstr Surg, 85(6): 917-921.

Zang M, Zhu S, Chen B, et al.,2020. Perforator propeller flap “relay” for distal lower extremity soft tissue reconstruction[J]. J Foot Ankle Surg, 59(5):1128-1132.

Zenn M R, Jones G, 2012. Reconstructive surgery: anatomy, techniques and clinical applications[M]. St. Louis: Quality Medical Publishing Inc.

Zhang F H, Chang S M, Lin S Q, et al., 2005. Modified distally based sural neuro-veno-fasciocutaneous flap: anatomical study and clinical applications[J]. Microsurgery, 25(7): 543-550.

Zhang F, Zhang C C, Lin S, et al., 2009. Distally based saphenous nerve-great saphenous veno-fasciocutaneous compound flap with nutrient vessels: microdissection and clinical application[J]. Ann Plast Surg, 63(1): 81-88.

Zhuang Y H, Xie Y, Wu Z H, et al., 2016. Hemodynamic study of three patterns of flaps on rats with a novel panoramic photographing technique involved[J]. Plast Reconstr Surg, 138(4): 653-665.

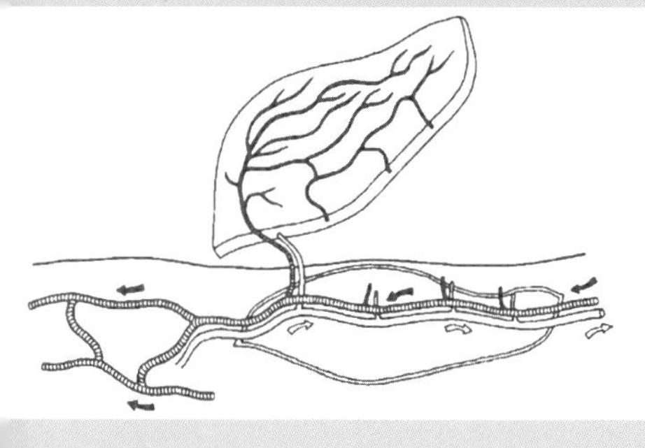

远端蒂腓肠皮瓣

DISTALLY BASED SURAL FLAP

第二章
远端蒂腓肠皮瓣的临床应用原则

远端蒂腓肠皮瓣是临床使用最多、最广的下肢带蒂皮瓣，属于皮瓣外科的临床适宜技术，只要掌握了手术操作的基本技术并遵循其使用原则，就能取得较好的临床效果，可以说是“一看就懂，一学就会”。但要提高疗效、充分发挥该皮瓣的特色，尚需采用高精尖的穿支血管探测技术、精细的皮瓣蒂部处理技术、吻合远侧血管的皮瓣循环增强技术、缝接神经的皮瓣感觉功能重建技术、良好的皮瓣供区处理技术，以及皮瓣术后监测、并发症预防等。

第一部分　足踝创面的皮瓣选择原则

皮瓣转移（flap transfer）即带蒂转位和游离移植，其临床目的是进行创面（wound）和缺损（defect）的修复与重建，包括最基本的创面闭合（wound closure）和更完善的形态与功能的恢复（restoration of form and function）。

一、创面修复理念的发展

1982 年 Mathes 和 Nahai 提出了重建外科阶梯（reconstructive ladder）的理念（图 2-1），指导临床的皮瓣外科选择。阶梯的理念仅从手术的复杂程度上进行考虑，即在有效解决问题的情况下，首选技术容易、操作难度较小的方法。这其实是个创面闭合阶梯（wound coverage ladder）而非组织重建阶梯。

随着医学技术的进步，尤其是显微外科游离皮瓣的发展，Gottlieb 和 Krieger（1994 年）提出了重建外科电梯（reconstructive elevator）的理念（图 2-2），即首选对创面最适合的修复方法，在大多数情况下，这往往意味着首选游离皮瓣移植。然而，创面覆盖的技术多种多样，Mathes 和 Nahai（1997 年）提出了重建外科三角的模式（reconstructive triangle model），认为皮瓣、显微外科和组织扩张是重建外科的三大技术基石，临床除了皮瓣之外，尚有其他多种途径可供选择。Knobloch 等（2010 年）认为这些手术方法和高新技术像钟表的齿轮一样相互咬合在一起，共同促进修复重建外科的进步（图 2-3）。Erba（2010 年）等提出重建外科立体矩阵（reconstructive matrix）的理念（图 2-4），将影响临床选择的众多因素分为 3 大类，展现在立体坐标系中：手术复杂程度（*z* 轴）、高新技术程度（*x* 轴）、手术风险程度（*y* 轴）。科学技术的进步，已经显著地改变了现代医学的理论和实践模式。高新技术的出现是对手术技术的巨大补偿，往往在降低手术难度的同时，并不降低修复重建的效果。Giordano 等（2011 年）认为，外科医生永远是位于修复重建外科的中心位置，犹如太阳系中的恒星一样，其他一切技术和方法都属于行星，是围着中心的恒星运转的，因此，外科医生的学习、进步永无止境。

选择最佳皮瓣，必须从供区的损害、受区的需要、手术的安全性、手术难度和医生的熟悉程度

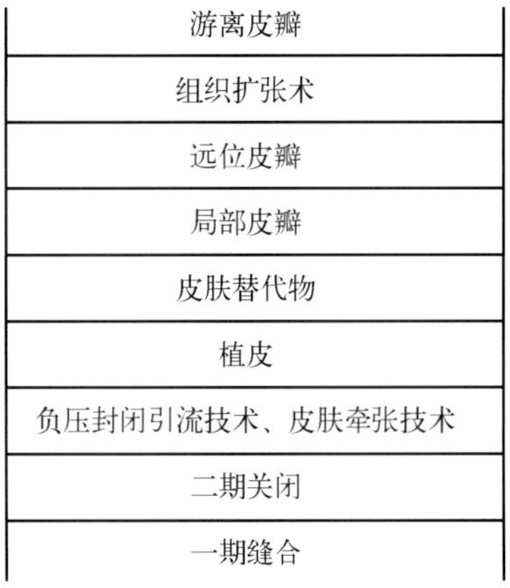

游离皮瓣
组织扩张术
远位皮瓣
局部皮瓣
皮肤替代物
植皮
负压封闭引流技术、皮肤牵张技术
二期关闭
一期缝合

图 2-1 重建外科阶梯

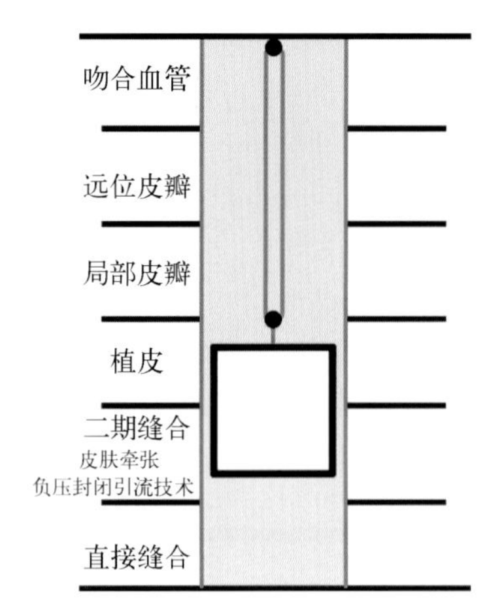

吻合血管
远位皮瓣
局部皮瓣
植皮
二期缝合
皮肤牵张
负压封闭引流技术
直接缝合

图 2-2 重建外科电梯

机器人
异体移植
再生
组织工程
游离皮瓣
扩张术
牵张术
局部皮瓣
区域皮瓣
植皮
一期缝合

图 2-3 重建外科齿轮

z
y
O
x

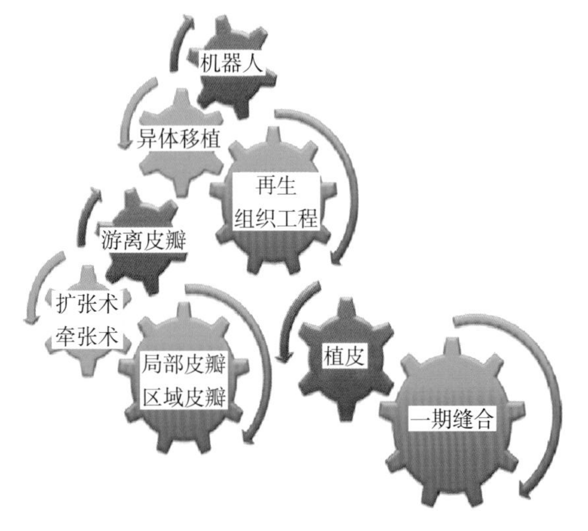

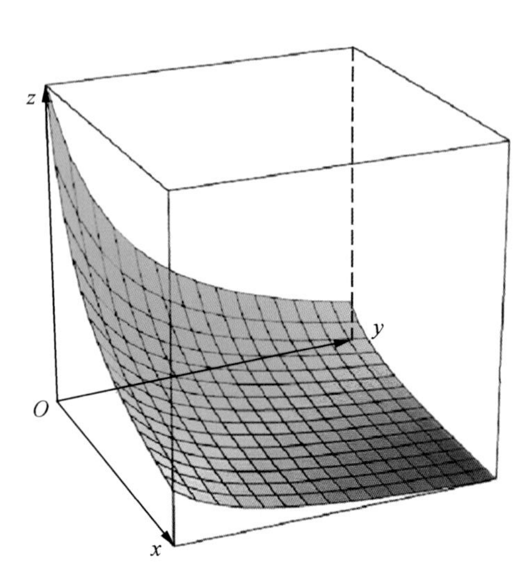

图 2-4 重建外科矩阵

等方面综合考虑。针对一个具体的患者，如何选择个性化最佳治疗方法，往往需要考虑以下多个方面的因素（表 2-1）：①创口的自然特征（复杂程度）；②患者的身体特征（年龄、合并症）；③患者的意愿（社会文化、心理因素）；④患者所能获得的医疗资源（费用、补偿等）；⑤手术后希望得到的功能；⑥医生的技术和经验；⑦医疗设备与团队（术前、术中、术后）；⑧医疗卫生服务体系（不同国家）。

表 2-1 皮瓣个性化选择需考虑的因素

手术难度	• 医生方面：皮瓣外科手术技巧、训练，显微外科技术、经验 • 手术本身：预计手术时间、所需设备 • 患者方面：受区部位、创伤程度、供区损失程度、预计围手术期监测 • 手术效益：供受区得失比、失败风险、挽救措施
患者手术风险与社会文化环境	• 患者机体状况：年龄、营养、肥胖、身体指数、合并症、心功能、开放骨折、污染程度 • 患者需求：预期功能、返回工作、预期寿命 • 医疗保险：康复条件、治疗费用、保险 • 社会文化：社会经济、文化、心理
高新技术	• 皮瓣新技术：皮肤牵张技术、皮肤扩张技术、皮瓣预构技术 • 创面新技术：负压封闭引流技术、高压氧、组织工程技术、生物材料、富血小板血浆、干细胞技术、生长因子

二、皮瓣手术的适应证、禁忌证与危险因素

（一）适应证

皮瓣或肌皮瓣由于自身具有血供，能独自成活，抗感染能力强，适用于感染创面及难治性创面的修复；具有一定的厚度，在修复创面的同时，可消灭死腔，因此，在复杂或有特殊要求的创面修复中，有广泛的应用价值。皮瓣手术的具体适应证如下。

(1) 各种原因（如创伤、烧伤、火器伤及肿瘤切除后等）导致的伴有深部结构裸露（骨、关节、肌肉、主干血管、神经和脏器等）的软组织缺损，无法直接缝合闭合创面时，应选用皮瓣移植修复。

(2) 在人体重要部位（如面部、关节、负重摩擦的足跟足底等），虽无深部组织缺损外露，但为了获得接近正常的皮肤色泽、质地，优良的外形效果，满意的功能效果，也宜选用皮瓣移植修复。

(3) 严重疤痕挛缩畸形切除疤痕、矫正畸形后有深部组织裸露，或需在疤痕或窦道区内进行骨、关节、肌腱、神经手术者。

(4) 慢性溃疡、压迫性褥疮、放射性溃疡、慢性骨髓炎等难愈性创面，经彻底病灶清除后，可采用血供丰富的组织瓣，一起消灭死腔修复创面。

(5) 因创伤或肿瘤切除后造成的皮肤、肌肉缺损，需同时修复创面或重建肌肉功能；或因周围神经损伤导致肢体功能障碍，可选用带运动神经的肌（皮）瓣进行肢体功能重建。

(6) 需重建某些特殊部位（如手指指端或足跟负重区）的感觉功能者。

(7) 需进行器官再造，如鼻、舌、拇指、乳房、阴茎、阴道、足跟等。

（二）禁忌证

带蒂皮瓣转位的禁忌证不多。许多局部或区域性的带蒂皮瓣，在临床上是作为一种替代方法而施行的，如吻合血管的游离皮瓣失败，或患者全身情况太差经受不起长时间的复杂重建手术，或作为避免截肢的一种姑息方法。为获得较高的成功率，术前应排除以下不利状况。

(1) 受区局部有急性化脓性炎症。应先切开引流，应用抗生素，待急性炎症消退后再行皮瓣转移术。

(2) 严重糖尿病、血管闭塞性疾病等累及动脉供血系统的疾病。据统计，我国的糖尿病隐、显性患者约占人口的10%，术前必须检查血糖，高血糖在术前必须得到控制。

（三）危险因素

在皮瓣转移后的愈合过程中，如存在以下因素干扰，可严重阻碍组织的正常愈合过程，应予避免，这些因素可视为导致皮瓣手术失败的危险因素。

(1) 急性感染：这是影响组织愈合的最常见原因，在采用皮瓣修复感染创面时，必须彻底清除病灶，包括炎性肉芽组织、血运差的疤痕组织、死骨等。如果创面有急性炎症，应先予以切开引流、换药扩创等处理，待急性炎症控制后再行清创，务必使感染的创面转变成一个相对清洁健康的组织缺损。

(2) 异物：开放性创伤常造成伤口内不同程度的异物残留，应予清创术彻底清除异物，否则异物残留极易造成伤口感染，影响组织愈合。

(3) 血液循环障碍：严重创伤，尤其是伴有主要血管损伤时，会影响肢体或某部分组织的血液供应，轻者影响组织愈合，重者造成肢体全部或部分坏死，因此，应高度重视受伤肢体血液供应情况，一旦判断有大血管损伤，影响肢体血液供应时要及时探查修复。如伤后肢体出现高度肿胀，有肌间隔综合征先兆时，应及时切开深筋膜减压，避免肌肉因微循环障碍而坏死，影响组织愈合和功能恢复。

(4) 张力过大：无张力缝合是皮瓣移植应遵循的原则，皮瓣移植缝合后张力过大，会影响皮瓣血液供应和组织愈合，甚至导致皮瓣部分坏死。

(5) 局部制动不够：在关节部位伤口缝合或皮瓣移植后，会因关节活动而使皮瓣受到牵拉张力，若皮瓣血管蒂部受到牵扯，将会影响皮瓣成活和伤口愈合。

(6) 皮瓣供区选择不合理：在遭受创伤或接受放射治疗部位选用皮瓣时，该区血管已经受到不同程度损害的，易造成皮瓣手术失败。

(7) 皮瓣设计不合理：皮瓣切取面积偏小或皮瓣转移后不能有效覆盖创面远端，勉强缝合，会造成对皮瓣血管蒂的牵拉而影响皮瓣血液供应及愈合。

(8) 慢性周围血管病变：这在患有动脉闭塞性脉管炎、糖尿病性血管病变等患者中较常见，需特别重视。

(9) 全身因素：在全身消耗、营养不良、低蛋白血症、长期使用糖皮质激素的患者中，有时会出现皮瓣完全成活但创面不能愈合而致手术失败的现象。在创面治疗的同时，应提高全身营养状况，积极治疗原发疾病，改善创面愈合的全身因素。

三、足踝创面的皮瓣选择

根据足踝部解剖区域和功能需求的不同，将其分为 7 个亚单位（图 2-5），不同的解剖和功能亚单位，对应不同的最佳修复方法（表 2-2）。

由于远侧缺乏软组织，小腿远端及足踝创面的修复一直是外科领域的难题，采用最多的是：①局部皮瓣（local flap），但切取面积和旋转弧度较小；②足部顺行岛状皮瓣（orthograde-flow island flap），如非负重区的足弓部皮瓣（instep flap），皮瓣带有感觉神经，但面积较小；③切取主干动脉（胫前、胫后、腓动脉）的小腿逆行岛状皮瓣（reverse-flow island flap），但有损失一条肢体主要动脉的缺点；④显微外科游离皮瓣（free flap）移植，但有操作复杂、费时等缺点。

临床上，皮瓣成活、创面覆盖成功是修复重建外科最基本，往往也是最主要的要求。对小腿远段和足踝创面而言，不少学者认为显微外科游离皮瓣的安全性和可靠性高于小腿逆转皮瓣。法国 Bekara 等 2018 年进行了文献回顾和 Meta 分析。在游离皮瓣组，共检索到 36 篇文献 1226 个皮瓣，在带蒂螺旋桨皮瓣组，共检索到 19 篇文献 302 个皮瓣。游离皮瓣的总体失败率为 3.9%（95%*CI*:2.6~5.3），带蒂螺旋桨皮瓣组为 2.77%（95%*CI*:0.0~5.6），两组差异无统计学意义（*P*＝0.36）。在并发症发生率方面，游离皮瓣组为 19.0%，带蒂螺旋桨皮瓣组为 21.4%，差异也无统计学意义（*P*＝0.37）。再细分一下分层分析，皮瓣部分坏死发生率在游离皮瓣和带蒂螺旋桨皮瓣分别为 2.70% vs. 6.88%，差异有显著统计学意义（*P*＝0.001）；伤口裂开发生率分别为 2.38% vs. 0.26%，差别有显著的统计学意义（*P*＝0.018）；感染发生

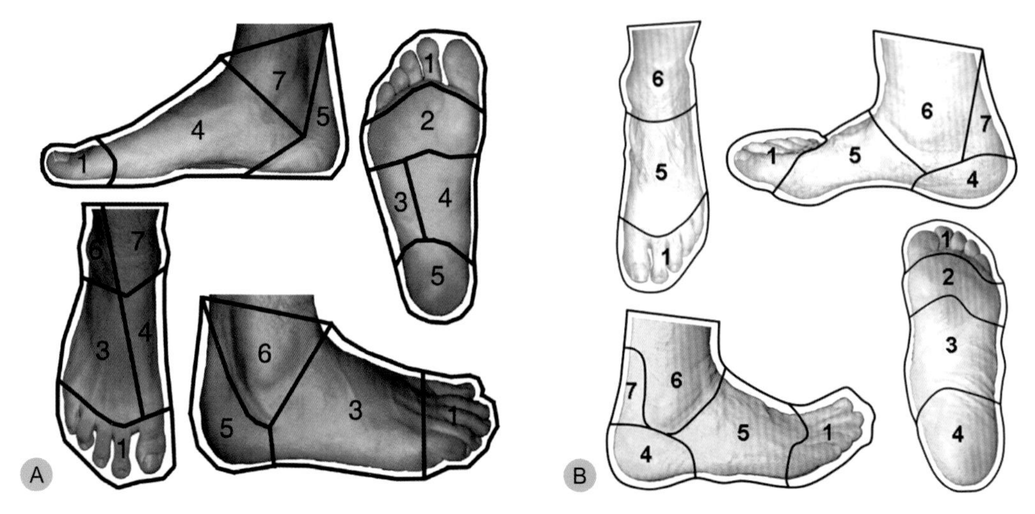

图 2-5 足部亚单位的不同划分方法

A. 足部亚单位划分方法一 [1. 足趾；2. 前足跖侧；3. 中足外侧（跖背侧）；4. 中足内侧（跖背侧）；5. 足跟（跖侧与后侧）；6. 外踝；7. 内踝]；B. 足部亚单位划分方法二 [1. 足趾；2. 前足跖侧；3. 中足跖侧；4. 足跟（底面、后面）；5. 中足背侧；6. 内、外踝部；7. 跟腱区]

表 2-2 足部亚单位的功能要求与皮瓣选择

亚单位区域	功能	厚度	美观	游离肌瓣选择	游离穿支皮瓣选择	带蒂皮瓣选择
足趾	无	薄	暴露可见	股薄肌；背阔肌	腓肠内侧动脉穿支皮瓣	可考虑截趾；足内皮瓣
前足跖侧	要求高，行走推进点	薄，耐磨	很少暴露	股薄肌；背阔肌	股前外侧穿支皮瓣；腓肠内侧动脉穿支皮瓣	足内皮瓣
中足跖侧	无	薄	不暴露	股薄肌；背阔肌	股前外侧穿支皮瓣；腓肠内侧动脉穿支皮瓣	足内皮瓣
后足跟部	要求高，负重	厚，耐磨	不暴露	背阔肌；股薄肌	股前外侧穿支皮瓣；腓肠内侧动脉穿支皮瓣；其他穿支皮瓣	远端蒂腓肠皮瓣
足背	无	薄	最常暴露可见	背阔肌；股薄肌	股前外侧穿支皮瓣；腓肠内侧动脉穿支皮瓣；其他穿支皮瓣	远端蒂腓肠皮瓣
踝部	中等，踝关节活动	薄，柔软	有时暴露可见	背阔肌；股薄肌	股前外侧穿支皮瓣；腓肠内侧动脉穿支皮瓣；其他穿支皮瓣	远端蒂腓肠皮瓣；小腿穿支蒂螺旋桨皮瓣
跟腱区	无	薄	有时暴露可见	背阔肌；股薄肌	股前外侧穿支皮瓣；腓肠内侧动脉穿支皮瓣；其他穿支皮瓣	远端蒂腓肠皮瓣；小腿穿支蒂螺旋桨皮瓣

率分别为 4.45% vs. 1.22%，差异有显著统计学意义（$P=0.009$），创面覆盖的总体失败率在游离皮瓣组为 5.24%（95%*CI*:3.68~6.81），在带蒂螺旋桨皮瓣组为 2.99%（95%*CI*:0.38~5.60），两组差异有显著的统计学意义（$P=0.016$）。作者认为，游离皮瓣与带蒂螺旋桨皮瓣在小腿远段和足踝创面的修复功效基本是相当的，其失败率和并发症发生率不相上下。临床医生可根据具体情况，灵活选用。

随着筋膜皮瓣、皮神经皮瓣、穿支皮瓣等概念的提出，显示出这类皮瓣的突出优点是：①能够带蒂转移，无需显微外科吻合血管；②不损失主干动脉，供区破坏小，因此逐渐获得了临床医生的青睐，其中远端蒂筋膜皮瓣（保留至少 2~3 cm 宽的筋膜蒂）和远端蒂穿支皮瓣（distally based perforator flap，仅细窄的穿支血管蒂），获得了广泛的临床应用（表 2-3）。

四、根据受区特点选择皮瓣类型

1. 根据受区部位选择皮瓣

足背和足底的皮肤软组织缺损，其修复重建的要求各异。足背的结构特点是皮下组织薄而柔软，滑

表 2-3 用于修复足踝创面的皮瓣选择

供 区	皮 瓣
足部	• 足背皮瓣；足底内侧皮瓣（足弓部皮瓣）；足底外侧皮瓣；足内侧皮瓣；足外侧皮瓣；翻转筋膜瓣；足背皮神经浅静脉皮瓣 • 跗展肌皮瓣；趾短伸肌皮瓣；趾短屈肌皮瓣 • 剔骨皮瓣
小腿	• 逆行岛状皮瓣（胫后动脉、胫前动脉、腓动脉） • 小腿内侧筋膜蒂皮瓣；小腿外侧筋膜蒂皮瓣；皮神经浅静脉筋膜皮瓣；翻转筋膜瓣 • 胫后动脉穿支皮瓣；腓动脉穿支皮瓣 • 交腿皮瓣
游离皮瓣	• 股前外侧皮瓣（及其穿支皮瓣）；背阔肌皮瓣（及其穿支皮瓣）；腓肠内侧动脉穿支皮瓣；旋肩胛动脉穿支皮瓣；腹股沟穿支皮瓣 • 对侧足底内侧皮瓣（带神经） • 背阔肌肌瓣；股薄肌皮瓣；前锯肌肌瓣等

动度大，有大量的伸肌腱，因此，足背重建的目的是提供较薄的软组织覆盖，并保存肌腱的滑动功能，对感觉恢复和皮肤色泽要求不高。足底的结构特点是皮肤韧而厚实，有许多纤维隔与深层相连而固定，移动度很小，以适应负重耐压的要求，因此，足底重建的目的是提供坚韧的皮肤覆盖，尤其需恢复其保护性感觉功能。这对足跟的修复重建尤为重要，需直接应用感觉皮瓣（sensate flap）或对皮瓣进行感觉功能重建，如感觉神经吻合（sensory nerve coaptation，端－端、端－侧）、感觉神经植入（sensory nerve implantation）等。对足踝创面的内、外侧而言，为了减少所需皮瓣的跨度（蒂部长度），保障可靠的血供，内侧创面常选用小腿内侧供区的皮瓣逆转修复，外侧创面常选用小腿外侧供区的皮瓣逆转修复。

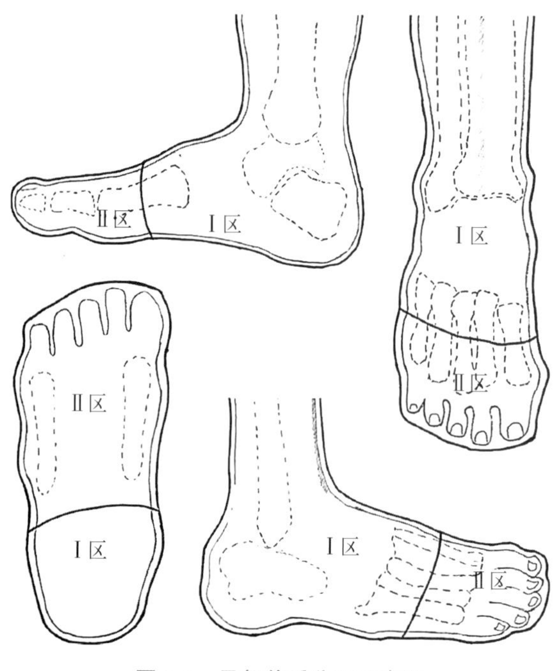

图 2-6　足部前后分区示意图
Ⅰ区、Ⅱ区以跖骨中点为分界线，但在足底以足跟前缘为分界线

董忠根、魏建伟团队（2020 年）以跖骨中点为界，将足踝部分为Ⅰ区（远侧）与Ⅱ区（近侧）（图 2-6），共采用了 227 例小腿后侧远端蒂皮瓣修复，其中腓动脉穿支筋膜蒂皮瓣组（150 个皮瓣），胫后动脉穿支筋膜蒂皮瓣组（82 个皮瓣）。结果发现，在Ⅰ区，腓动脉穿支筋膜蒂组皮瓣部分坏死的发生率较胫后动脉穿支筋膜蒂组为低，但尚未达到有统计学差异的程度；而在Ⅱ区，腓动脉穿支筋膜蒂组的皮瓣部分坏死率显著较胫后动脉穿支筋膜蒂组为低（$P<0.05$）。而且，腓动脉穿支筋膜蒂组的供区的并发症（如增生性疤痕、刺痒、色素沉着等）也显著较胫后动脉穿支筋膜蒂组为低。作者建议应首选腓动脉穿支筋膜蒂皮瓣，其成活可靠性高，且供区并发症低。

2. 根据创面性质选择皮瓣

理想的组织缺损修复应遵循缺什么补什么的原则，因此，应依据受区组织缺损的性质来决定移植组织的种类。对于无骨或体积性缺损的浅创面，一般选用薄型皮瓣；伴有骨和体积性缺损的深创面，则应选用肌皮瓣或肌瓣、筋膜瓣，以便在修复皮肤缺损的同时填充体积，消灭死腔。

3. 根据功能要求选择皮瓣

在创面修复的同时应注意功能重建，如需重建足背肌腱的滑动功能，应选用翻转筋膜皮下瓣，柔软的脂肪层包绕肌腱，不易发生粘连；如需重建缺损部位的感觉功能，应选用包含感觉神经的皮瓣，或含有感觉神经能进行吻合的皮瓣；如需同时进行肌腱或骨缺损修复时，应选用带有肌腱或骨的复合组织瓣、包含相应组织的嵌合组织瓣等。

4. 根据受区范围选择皮瓣

选择皮瓣时，应把受区创面的大小与供区皮瓣可提供的范围加以比较，再进行选择。供区皮瓣切取后会皱缩，而受区创面清创后会扩大。作为一般性的规律，设计切取的供区皮瓣面积要大于受区创面的 20%。

（张世民　王剑利　魏建伟）

第二部分　穿支血管术前探测与导航

由于体表穿支血管的多变性，能否在术前准确定位穿支血管的位置将极大地影响手术操作时间及手术成功率。术前定位穿支血管可采用解剖学数据法和影像学仪器法。依据大样本的解剖学数据，能初步设计皮瓣，如踝上穿支多在内、外踝上 4~7 cm。“穿支血管术前影像学导航”是指在术前对穿支血管特征的完整描述，以便将结果用于术中指导皮瓣的切取，最终获得效果最佳且最经济的手术效果。目前临床上常用的血管定位手段包括手持多普勒超声（handheld Doppler ultrasound probe，HDUS）、CDFI、血管造影 CT（CT angiography，CTA）、磁共振血管造影（magnetic resonance angiography，MRA），以及近年来出现的红外热成像技术（infrared thermography，IRT）等。

腓肠皮瓣最重要的血供来源是腓动脉穿支。腓动脉穿支沿小腿后侧肌间隔分布，平均有 4.5 条，这些穿支出现节段不恒定，解剖差异较大，既有典型的肌皮穿支也有较典型的肌间隔穿支。基于有限样本的应用解剖研究统计数据对具体病例的皮瓣设计仅有原则上的指导意义。按笔者临床经验及血流动力学研究结论，腓动脉穿支腓肠皮瓣（穿支蒂或游离穿支皮瓣）的适用穿支筛选标准为根部口径≥ 1.0 mm，且末端穿深筋膜前口径≥ 0.5 mm；再根据其出现节段、口径、走行、分支，结合创面特点和手术方法，从备选适用穿支中优选出皮瓣的供血血管。显而易见，准确的术前血管体表定位及形态学预判是精准设计和安全、快速切取腓动脉穿支腓肠皮瓣高效修复创面的关键要素。本部分对目前主流穿支定位方法做简要介绍，并评价其对腓动脉穿支定位的临床应用价值；重点讨论 CDFI 及 CTA，分析两种方法的定位效果、各自优缺点、临床选择及应用要点。

一、手持多普勒超声

早在 20 世纪 70 年代，HDUS 就已用于皮瓣外科术前血管体表定位。因设备便携，价格便宜，操作方便，至今仍被临床医生广泛使用，但相关研究类文献报道已显著减少。

HDUS 定位血管的大致方法：结合手术目的及解剖资料，在相应位置用频率为 8~10 MHz 的探头沿皮肤表面以不同角度进行探测，通过声音信号来推断穿支血管位置；当血流方向指向探头时声音最为响亮。HDUS 最大的优势在于便捷、探头面积小、指向直观；缺点为无法获得血管影像，既不能测量口径，也无法明确其来源和走行。虽然不少学者肯定了 HDUS 有助于缩短手术时间，但均注意到了该法存在一定的误差。影响因素包括肥胖和血管口径等；皮下脂肪薄者容易出现假阳性，而皮下脂肪厚者容易出现假阴性。HDUS 用于腓动脉穿支定位时，主要的问题是假阳性和无法直观判定血管形态，其临床应用价值在于：①无法做彩超的急诊手术；②术者在兴趣区预判定位点以缩短彩超操作时间；③事后求证其他影像学方法定位到的穿皮点。

二、彩色多普勒血流成像

CDFI 又称为彩色多普勒超声（color Doppler ultrasound，CDS），特点是可在高清的灰阶组织结构图上叠加与流速相关（可区分动、静脉）的彩色血流图像。其能够提供以下信息：①血管彩超影像，包括血管口径、形态和走行；②毗邻的组织结构；③血流动力学数据。由于 CDFI 对皮肤筋膜穿支（fasciocutaneous perforator）等浅表血管具有很高的灵敏度，其在穿支皮瓣领域的研究和临床应用价值早在 20 世纪 90 年代就已经得到了肯定。

笔者所在医院自 2003 年开始应用彩超定位腓动脉穿支，至今已超过 700 例，效果较为满意。主要设备及参数：PHILIPS 公司 iE33 型彩色超声诊断仪，L11~3 探头，频率 3~11 MHz，取样容积 0.3~3.0 mm，校正角度 θ<60°。CDFI 可实时观察到皮动脉穿深筋膜进入皮下的超声影像，口径测量准确，能完整或部分显示穿支形态（图 2-7）。一组 162 例仅依据 CDFI 选择的皮瓣供血穿支准确率为 90.1%（假阳性 9 条，7 条不是最优选择），其中用于最低位穿支蒂螺旋桨皮瓣修复踝周创面的 102 条皮瓣供血血管定位准确率为 91.2%（假阳性 1 条，8 条不是最优选择）。Iida 等（2003 年）报道 CDFI 对股前外侧皮瓣穿支定位的灵敏度和阳性预测值分别达 92% 及 95.8%。本临床研究仅能够对某条术前所选穿支血管定位的准确性做出验证，因此，无法计算总的灵敏度和阳性预测值，用准确率描述可能更为恰当。数据可以看出，Iida 等的阳性预测值要高于我们的结果，考虑主要有两个原因：①本组的衡量标准，要求同时满足定位准确和最适合皮瓣设计；②股前外侧区较为平坦，穿支血管定位操作范围相对局限。

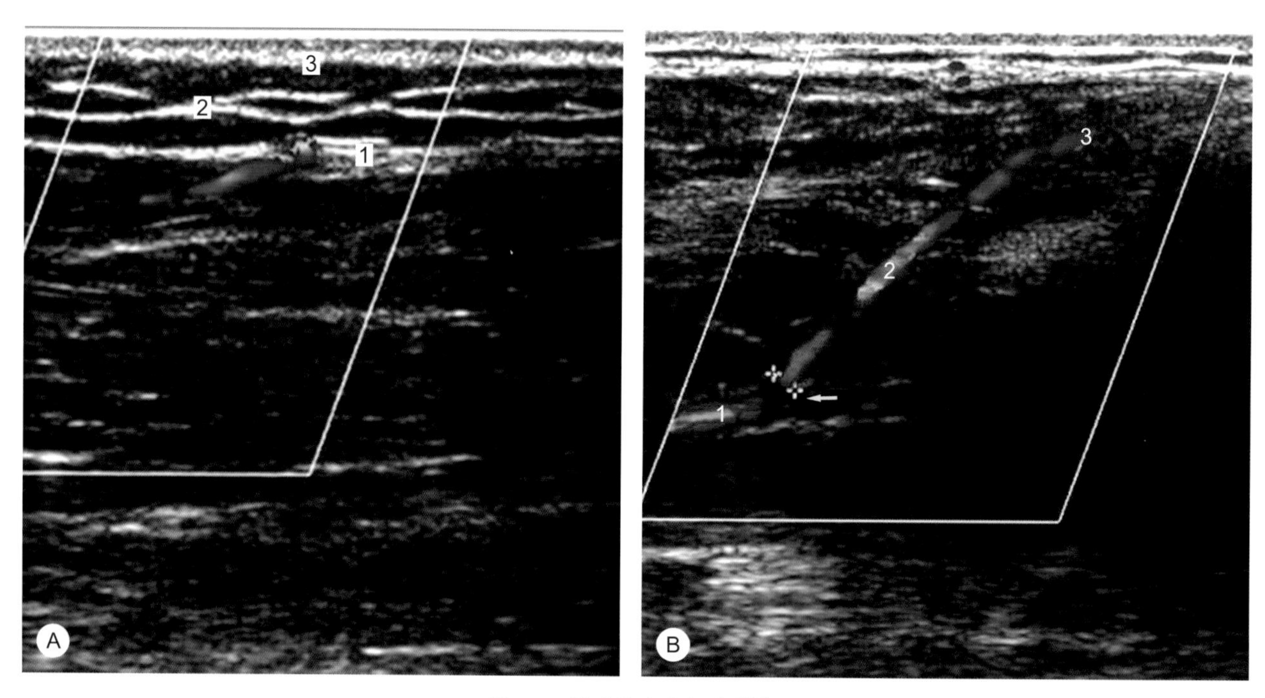

图 2-7 腓动脉穿支超声影像

A. 通过皮动脉穿深筋膜进入皮下的彩超影像，可鉴别是否形成皮穿支（1. 深筋膜；2. 皮下组织；3. 皮肤）；B. 较典型的肌间隔穿支，多可以从一个探测扇面显示完整的解剖形态（1. 腓动脉；2. 穿支；3. 皮动脉；箭头示测量根部口径）

CDFI 的主要缺点是其准确性高度依赖操作者经验、技术（包括对相应皮瓣应用解剖、临床原则的认知程度），且相当费时费力，需不断调整方向、手法，反复探测整个特定的体表区域。具体到腓动脉穿支，有以下经验可供参考。

（1）仅营养临近腓骨、肌肉的腓动脉分支是造成假阳性的常见原因，在小腿中上段较易出现。腓肠动脉穿支穿皮点可邻近小腿后肌间隔，误选后主要的问题是解剖分离困难。采集到皮支穿深筋膜进入皮下及根部自腓动脉发出处两个超声影像是减少假阳性的关键。

（2）假阴性与探头挤压及肌肉收缩导致较细小穿支闭塞有关，容易出现在瘦者和软组织套菲薄的小腿下 1/3。需确保受检者足踝松弛，并不断提高探测手法。

（3）高年资皮瓣外科医生应全程参与。手术医生更熟悉局部解剖关系、检查目的及皮瓣设计原则，可以重点探测某一节段，或针对性准备几个穿支定位点以备术中选择。

（4）关于穿支形态，相对典型的肌间隔穿支可以直观显示血管全长。较为典型的肌皮穿支则走行及分支均较为复杂，导致血液流速矢量多变，难以在一个扫描扇面捕捉到完整的血管形态；应分别探查显示穿皮点、肌间隔走行段、较长的肌肉内走行段、根部的二维超声血流图，并有以下特征：①以较小的夹角发自腓动脉干；②穿深筋膜点相对较小，或形成2个皮动脉，但根部口径粗大；③多出现在小腿中上段。

CDFI还能测量血流动力学数据用于临床科研、循环检测、排查穿支伴行静脉血栓形成，此为其独特优势。通过血管内注射微泡造影剂（注射用六氟化硫微泡）的超声造影技术可以增强血流的背向散射，使血流清楚显示，有利于更加准确地观察血管的形态和测量口径，也可以提高微小穿支的显示。三维超声技术有助于直观显示血管空间形态。

三、CT血管造影

CTA辅助诊断主干和内脏血管疾病已有数十年历史，但直到21世纪初才被用于皮瓣外科，其初衷是代替动脉造影了解受区血管条件，以避免动脉穿刺可能导致的血管栓塞及假性动脉瘤形成等并发症。CTA用于穿支皮瓣供区术前血管定位仅10余年，且文献报道多集中在腹壁下动脉穿支皮瓣重建乳房。

Phillips等（2008年）对64排及16排螺旋CT用于腹壁下动脉穿支皮瓣术前血管CTA检查的技术方法和效果进行了详细描述，具有一定的参考意义，总结如下。

患者取与术中体位一致的仰卧位，同时防止衣物等束缚或压迫改变腹部自然轮廓。总量为100 mL的低渗高浓度（350~370 mg/L）非离子碘造影剂和生理盐水50 mL以4 mL/s的速度用双通道注射泵相继静推，后者起到冲刷血管的作用。于耻骨联合平面股总动脉监测到的CT值大于100 HU时自动触发自尾向头端的扫描，延迟时间4s。技术参数：球管电压120 kV，电流180~200 mAs，禁用设备的射线剂量自动调节功能；64排CT扫描层厚0.6 mm，螺距0.9 mm，重建层厚0.75 mm，层间隙0.4 mm。按此设置，在射线剂量和图像质量间可取得良好的平衡（自耻骨联合至脐上3~4 cm，平均30 cm的扫描范围，有效射线剂量仅为6 mSv）。

设备自带软件平台图像重建方法。

最大密度投射（maximum intensity projection，MIP）成像：轴向横断面投射厚度为5 cm，可以观察到穿支血管自起点至进入皮下组织的不同节段走行；冠状面投射图像需用图像处理软件切去前方的皮肤和后方包含大网膜、肠系膜动脉和肠管的容积层面，以获得类似血管造影的清晰的腹壁下动脉及其分支的图像，并作出解剖分型。穿支口径于轴向横断面投射图像上测量是最为准确的。

容积再现技术（volum-rendering technique，VRT）成像：该法应用图像容积和层面切割技术，再基于CT值筛选，对像素进行赋色和改变透明度，以获得有价值的、任意角度三维及不同解剖层次的平面鲜明解剖图。用这种方法可以显示穿支血管深筋膜下段的走行，定位其穿腹直肌前鞘的位置，观测其皮下组织段口径及分支情况。通过关键解剖位置的标注和图像重叠及分割，叠加坐标后可得到不同口径皮穿支的腹壁表面定位图，供手术参考。

放射医生完成上述图像重建平均耗时10 min。

综上所述，CTA扫描技术包括三个要素：①精确控制下静脉推注造影剂；②适时连续、快速扫描以获得动脉腔内充盈造影剂时的高分辨率的断层X线图像；③计算机图像软件对源图像数据进行处理，得到血管及周围组织的三维及断面密度投射解剖图像。就腹壁下动脉穿支皮瓣而言，绝大多数文献报道，以16排及64排螺旋CT大致按上述方法均可获得满意的效果。与CDFI比较，CTA的优点是检查快捷且不依赖于检测者技术能力。此外，CTA原始数据还可供进一步拓展应用：Pacifico等（2009年）将其导入VoNavix软件做针对性处理后获得了更为直观和丰富的手术相关解剖细节；Rozen等（2008年）使用CT指引的立体定向导航图像导航（stereotactic image-guided navigation）帮助术前设计皮瓣，并认为该法优于传统CTA。随着320排螺旋CT的应用，CTA在扫描速度、成像质量、解剖结构细节显示等方面肯定将进一步提高，但目前尚无足够资料表明其敏感度和准确率高于64排或16排螺旋CT。CTA术前血管定位报道相对较多且效果较为理想的是股前外侧穿支皮瓣和臀肌穿支皮瓣，这些皮瓣的共同特点是位于躯干或接近肢体近心端，检查方法和效果也大体一致。理想状态下，CTA连续、快速扫描中应当捕捉到供区所有小动脉其腔内充分充盈足够密度造影剂的断层 X 线图像，但对于小腿、足踝和前臂等更远端部位，相关影响因素甚多，如造影剂剂量，推注速度，心肺功能和小血管的生理、病理状况及扫描时机、扫描方法等，目前尚缺乏相关研究，CTA 对于这些供区术前穿支血管定位效果也并不能被足够的文献所评价或肯定。

Ribuffo 等（2010 年）报道了 CTA 用于腓动脉穿支术前定位的临床效果，称可观察到口径 >0.3 mm 的穿支血管，但 82 侧小腿仅确认了 171 条口径 >0.8 mm 的腓动脉皮穿支，平均每侧仅 2.09 条，显然与实际情况不符。从典型图片上看，仅显示了位于小腿中上 1/3 的 1 条穿支血管，信息量并不能完全满足临床需要，文中也没有描述该 CTA 检查的详细技术参数。

笔者团队自 2008 年开始应用 CTA 定位腓动脉穿支，对其优缺点有一定的认识，并发现需与 CDFI 结合使用，方能取得最佳效果。主要设备及参数：德国 SIEMENS 公司 Somatom Definition Flash 双源 128 排炫速螺旋 CT，管电压 120 kV，管电流 180~200 mAs，扫描层厚 8 mm，螺距 0.6 mm，层间隙 0.6 mm；对比剂为碘普罗胺注射液（优为显 370，德国 Bayer 公司），总量 100 mL，以 5 mL/s 速度注射；采用对比剂自动跟踪技术触发扫描，ROI 位于腘动脉，触发阈值 100 HU，延迟 10 s；扫描过程需垫空整个小腿，切忌小腿后外侧区受压。在设备自带软件和 Mimics 软件平台上完成三维重建、分割和着色，观察腓动脉穿支的显影情况、出现的节段及解剖形态（图 2-8）。笔者一组 208 侧小腿用该法平均每侧可辨认出腓动脉穿支 1.9 条（1~4 条），均较为粗大；小腿按腓骨头至外踝尖等分 9 段后第 8~9 段除 11 侧外其余均不能显示出穿支血管；127 条腓动脉分支需借助 CDFI 方能鉴别是否形成皮穿支。Mimics 软件平台效果优于设备自带软件，凡 CTA 及 CDFI 一致定位挑选出的皮瓣供血血管，准确率为 100%。本组每侧小腿至少观察到 1 条腓动脉穿支，均较为粗大，这种血管适合用作设计游离皮瓣。由于可在 Mimics 等软件平台上分割、赋色，任意角度观察穿支血管及毗邻结构的三维解剖形态，甚至虚拟皮瓣的设计切取，这无疑对精确修复有巨大帮助（图 2-9）。CTA 扫描速度快，不依赖检测者水平，但现阶段对于腓动脉穿支的显影能力仍有不足，且在相同设备、技术参数下，不同患者，甚至健、患侧存在差异。这或与年龄、系统性疾病，以及包括创伤、炎症在内的多种因素造成的外周血管生理、病理变化有关，直接影响因素是小血管的舒缩和血液流速，在肢端更为明显。目前来看，设备和参数不是影响 CTA 效果的主要因素，但维持足够的有效血容量、保温、镇痛、控制血压、口服硝酸甘油等临床措施有助于提高腓动脉穿支的显影率。Ribuffo 等（2010 年）声称 CTA 用于腓动脉穿支定位时可以看到口径 >0.3 mm 的血管，但不能理解为 >0.3 mm 是能显影的口径阈值。总体说来，小腿下 1/3 的腓动脉分支 CTA 显影较差，有时腓动脉终末段也显示不全，因此，难以满足低位穿支蒂皮瓣的术前定位要求；腓动脉中 1/3 和上 1/3 段发出的分支显影率则较高，但某些分支看不到终末段，无法判定是否发出或形成皮穿支。

CTA 和 CDFI 各有优缺点，而且具有互补性，实际选择时建议如下。

（1）游离皮瓣首选 CDFI 结合 CTA：游离穿支皮瓣一般选择位于小腿中下段的较大穿支，特殊情况需要选择小腿中段或中上段的粗大肌皮穿支，均恰好位于 CTA 显影率较高的节段。穿支解剖形态的直观三维呈现和数字虚拟技术对于精确设计切取嵌合腓骨皮瓣、分叶皮瓣、组合穿支皮瓣或其他特殊修复需要有重要意义。腓动脉分支末端 CTA 显影不充分，无法确定是否形成皮穿支是常见问题，可在相应位置用 CDFI 探查，通过皮动脉穿深筋膜进入皮下的超声血流图像进行鉴别，并直接测量口径，实时准确标记穿皮点（图 2-10）。邻近的 2 条皮穿支应鉴别是否由同一条腓动脉分支发出或形成，这种情况均应当纳入皮瓣，或用于设计分叶皮瓣；腓动脉发出的粗大分支形成的皮穿支即使相对较细仍能满足大皮瓣成活。在 CDFI 辅助下，CTA 的假阳性已经不是问题，现阶段提高敏感度更具临床意义。

（2）低位穿支蒂螺旋桨皮瓣修复踝周创面选择 CDFI：小腿下 1/3 的腓动脉穿支大部分是较为典型的肌间隔穿支，走行相对短而直，CDFI 定位不仅特异性高，也能显示出较完整的血管超声影像（偶有假阴性或术中在附近发现更适合的皮瓣供血血管）。CTA 对该段腓动脉分支则显影较差。

（3）穿支蒂皮瓣修复小腿创面首选 CDFI，可结合 CTA：从“最优”至“可接受”血管蒂位置，按序精探相应节段可提高效率和准确性；CTA 或可减少 CDFI 假阴性，有时也能直接发现理想穿支。

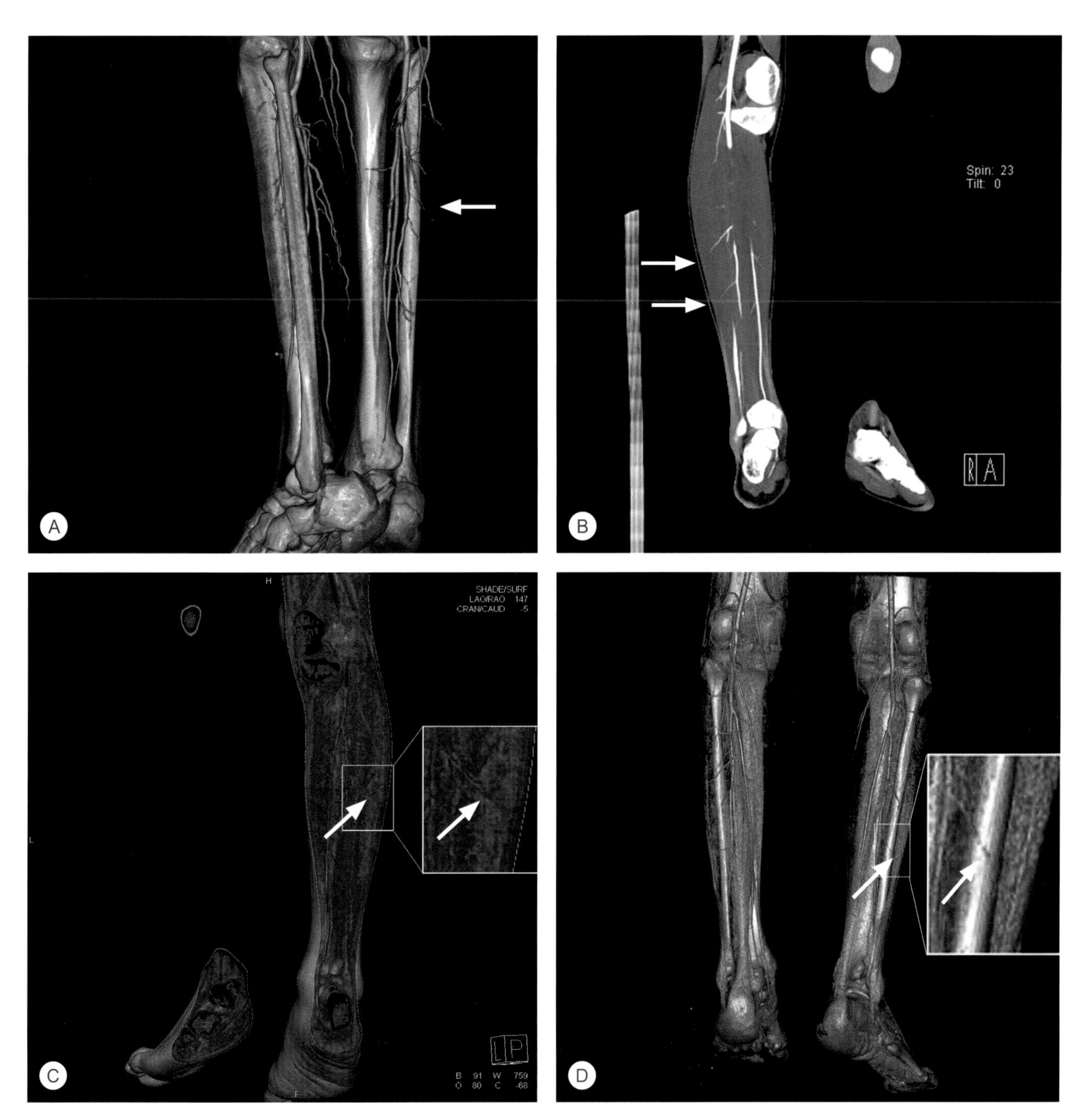

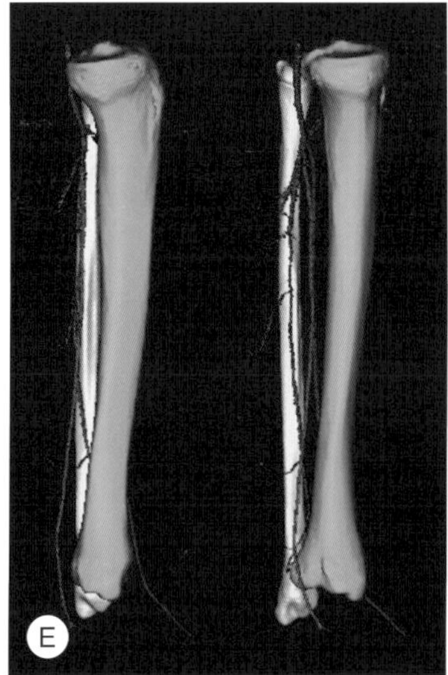

图 2-8 腓动脉穿支 CTA 定位

A. 腓动脉中上 1/3 发出的分支显示较为充分，均较为粗大（箭头）；B. 最大密度投射投影技术显示出的腓动脉穿支（箭头）；C. 容积再现技术显示的腓动脉穿支（箭头）；D. 某些腓动脉分支仅依据 CTA 图像无法判定是否形成皮穿支；E. CTA 数据导入 Mimics 软件平台分割、赋色后获得三维图像，可从任意角度观察穿支形态、空间走行及毗邻解剖结构

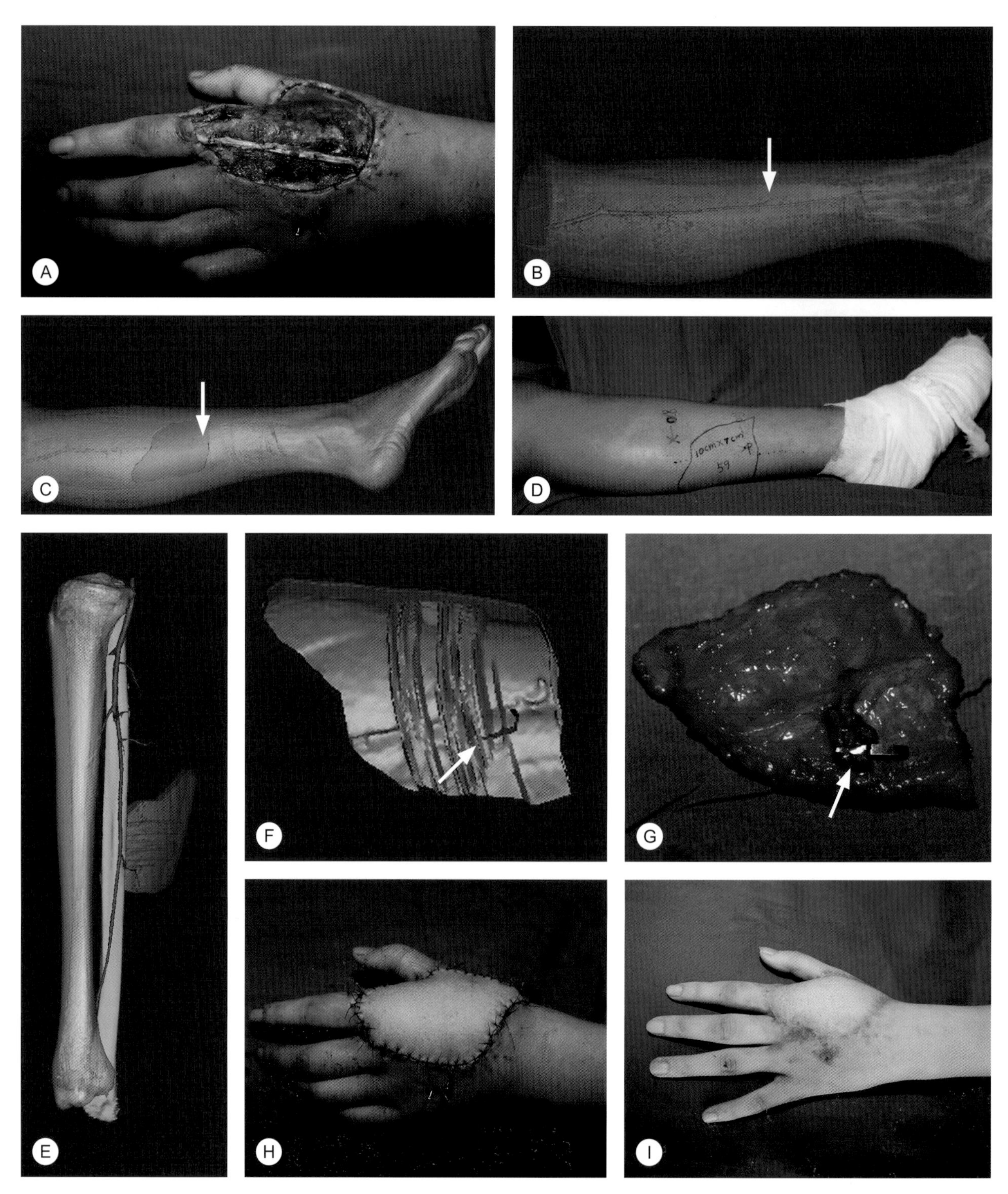

图 2-9 数字皮瓣

A. 手背创面；B. 根据 CTA 定位结果选择皮瓣供血穿支（箭头）；C. 虚拟皮瓣设计；D. 实际皮瓣设计；E. 虚拟皮瓣切取 F. 虚拟取下的皮瓣及供血穿支（箭头）；G. 术中取下的皮瓣及供血穿支（箭头）；H. 皮瓣移植术毕；I. 皮瓣成活情况及外形

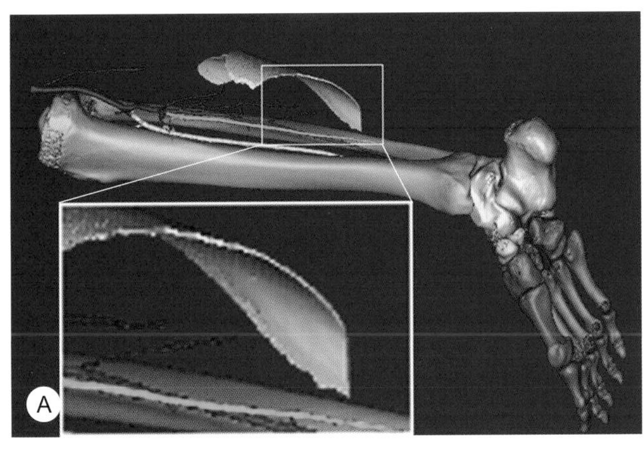

图 2-10 CDFI 结合 CTA 定位

A. CTA 对腓动脉分支末端往往显影不足，难以判断是否形成皮穿支；B. CDFI 探测观察到的同一分支；C. CDFI 探测到穿深筋膜进入皮下的影像即可明确为皮穿支，实时测出穿深筋膜点口径、血流速度

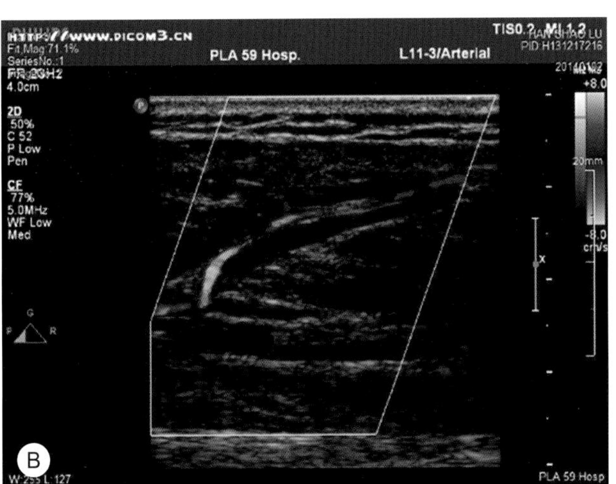

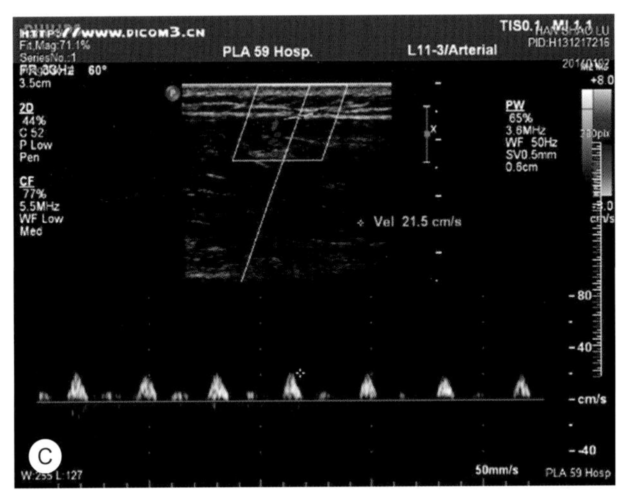

四、磁共振血管造影

MRI 通过强磁场与射频脉冲使体内氢原子核产生排列和共振，后者发出信号被捕捉并再经电脑处理后即可获得与 CT 类似的组织结构图像。随着流动相关增强（flow-related enhancement）技术的发展，以及非离子顺磁性对比剂（如钆元素化合物）的应用，MRI 检查可以显示出清晰的血管影像，这就是所谓的 MRA。与 CTA 相比，MRA 最突出的优点是对患者无电离辐射损伤，其使用的非离子造影剂也更为安全。进行一次腹部 CT 扫描的电离辐射剂量为 6~10 mSv，大约相当于自然环境中生活 3 年受到的射线总量，对于乳腺癌根治术后乳房重建的患者，这可能会增加二次恶性肿瘤的机会（如对侧乳腺癌、卵巢癌等）。CTA 使用的碘造影剂还存在过敏及肾毒性的潜在风险，后者可能导致肾纤维化。

随着设备和技术的发展，以及钆贝酸二葡甲胺（gadobenate dimeglumine）为代表的造影剂的应用，MRA 的分辨率已经大为提高，足以显示 1 mm 口径的穿支血管。Vasile 等（2010 年）认为其术前血管定位的临床应用价值与 CTA 相当，Pauchot 等（2012 年）对比研究了 MRA 和 CTA 在腹壁下动脉穿支皮瓣术前血管定位的效果，他们发现两者的特异性均达到 100%，MRA 的敏感性甚至超过 CTA，前者为 96%，后者为 84%（造成这种情况的原因可能是 MRA 对肌肉内的血管具有更高的对比度）。MRA 的主要缺点是检查耗时远长于 CTA，此外，MRA 不适合体内存在金属植入物或患有幽闭恐惧症的患者，就目前而言，其图像质量也不如 CTA。

MRA 应用于腓动脉穿支的术前定位报道多于 CTA，但结论并不一致。Fukaya 等（2010 年）认为高分辨率 MRA 可以准确定位≤ 1~2 mm 口径的腓动脉小腿后肌间隔穿支并显示其走行。Miller 等（2011 年）的一组单中心 123 例 MRA 术前腓动脉穿支术前定位效果分析却发现，与术中观察对比，其穿支数量的符合度仅为 17.9%，平均准确率仅为 10.9%；结论，术前 MRA 腓动脉穿支定位结果并不可靠，而且 1.5 T 和 3.0 T MRI 效果无显著差异。可见，无论是 CTA 还是 MRA，用于肢体尤其远端的穿支血管术前的定位均有待进一步研究。骨科患者普遍存在金属内外固定物、检查时间过长等因素显著限制了 MRA 的应用。

五、红外热成像技术

IRT 是基于物体的红外辐射现象，通过探测物体发出的红外辐射精确计算其表面的温度。人体皮肤的热量依靠充足的血液灌注来维持，而皮肤则通过传导、对流、蒸发和辐射等方式将热量散发到周围环境中。研究显示，皮肤血流灌注状态和体表温度有很好的相关性。因此，IRT 被逐步应用于皮瓣术前穿支血管的精准定位。

Itoh（1995 年）提出先用冰袋对躯干皮肤降温，然后用专业 IRT 相机观测组织复温过程，可获得比传统 IRT 更为清晰的热区显示。Zetterman（1998 年）研究了腹部皮瓣降温时间对穿支显影效果的影响，他认为较长的降温时间能提供更好的热区对比度。2009 年，de Weerd 将 IRT 用于腹壁下动脉穿支、皮瓣腹壁浅动脉穿支皮瓣术后一周血供变化的观测。他用风扇对皮瓣降温，然后用 IRT 持续观察皮瓣在复温过程中血流灌注的细微变化，他将这种方法称为动态红外热成像技术（dynamic infrared thermography，DIRT）。他的 DIRT 研究显示，穿支入皮部位的皮肤首先被灌注，接着是邻近区域，最后到腹部中线对侧；皮瓣真皮下血管网要先于皮下组织获得血流灌注；皮瓣最初的充血状态可以随着时间减轻，而皮瓣热区总体数量将随时间而增加。2011 年他又对 DIRT 进行了总结，认为此技术可用于皮瓣外科术前穿支定位、术中血供范围评估和术后吻合口通畅状态的监测。Chubb（2013 年）用 DIRT 技术研究皮瓣穿支体区之间真性吻合与阻塞式吻合的不同复温表现。通过与 CTA 结果的对比，他发现真性吻合部位的热区恢复要明显早于并强于阻塞式吻合区域。此理论有助于皮瓣优势穿支的选择和切取范围的准确预估。John（2016 年）通过对 29 篇 DIRT 文献的系统分析认为，DIRT 是一种可靠、有效和无创的工具。近些年，随着与手机配合使用的便携式红外热成像仪的普及，DIRT 在皮瓣手术导航中的应用变得更为简单、方便。

首先，为了获得小腿皮肤更为清晰的热区变化，均匀的降温措施是必备条件。可供选择的方法有调低室温、风扇降温、冷敷或酒精湿敷等。对于基础体温比较高的患者，热像图中往往可见到大量的浅静

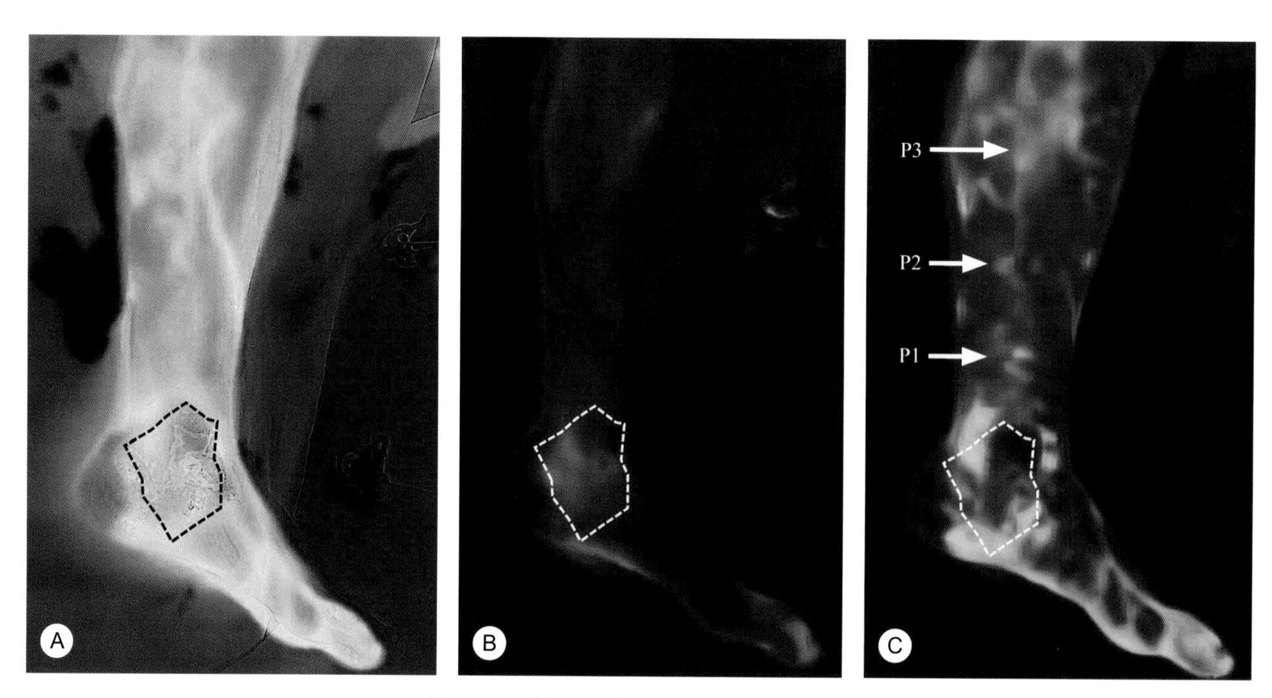

图 2-11 采用 IRT 探测胫后动脉穿支血管
A. 常温下肢体的热像图；B. 肢体降温，同时降低机器基线温度后的热像图；C. 肢体复温后的热像图
虚线区域为内踝皮肤缺损区

脉显影，为了消除它们的干扰，可以考虑在降低肢体温度的前提下，再调低机器基线温度。对于基础体温较低的患者，为了避免降低机器对热量变化的敏感性，应保持较高的机器基线温度。其次，使用止血带临时阻断小腿血流，再利用 DIRT 观察肢体皮肤再灌注过程，能更为清楚地显示皮瓣区域的热量变化，进而获得优势穿支的精确位置，并为判断皮瓣可切取的范围提供依据。在复温的过程中要注意区别深部主干动脉、浅静脉及创面炎症对穿支血管显影的干扰。按照前期研究结果，可利用显影的时间差进行区分，一般穿支入皮点周围的皮肤复温最早，接着才是浅静脉和深部的主干血管。不过，在内踝周围，由于胫后动脉离皮肤很近，这一区域在穿支定位时就容易出现假阳性。最后，根据屏幕中穿支显影的位置，在患肢上标记穿支入皮部位。为使标记点与实际穿支位置一致，可在行热成像检查前，先在患肢上做好多个参考标记（图 2-11）。

尽管 DIRT 在小腿穿支皮瓣辅助设计上具有操作简单、无创、可重复等优势，但如在实际使用中不注意排除干扰因素，它的作用将大大减弱。这些干扰因素包括：①周围环境的温度；②观测人员走动，患者肢体移动和机器位置的微小变化；③皮瓣皮下组织的厚度；④骨性解剖结构；⑤患者核心温度；⑥机器本身的灵敏度。随着红外热成像硬件和软件的不断改进，DIRT 在穿支皮瓣设计中的作用将会进一步增强。

（陈雪松　吉　丽　潘佳栋）

第三部分　穿支筋膜蒂皮瓣的手术方法

穿支筋膜蒂皮瓣（perforator-plus flap），或者更完整地称为穿支血管及筋膜皮下蒂皮瓣（perforator-plus-adipofasical pedicled flap），即皮瓣的蒂部包含穿支血管和一定宽度的筋膜皮下组织。皮瓣的特点是充分应用了腓肠神经营养血管链及其与腓动脉穿支血管的吻合为供血基础，是皮神经营养血管皮瓣的典型代表(图 2-12)。

一、受区准备

急诊创面彻底清创，去除失活组织，修复骨、肌腱、神经等损伤组织，给予抗感染等对症治疗，负压封闭引流（vacuum sealing drainage，VSD）1~2 周后行皮瓣转移修复。若肢体远端血液循环障碍，主要血管损伤并外露，应予以重建血循环后急诊行皮瓣转移术。

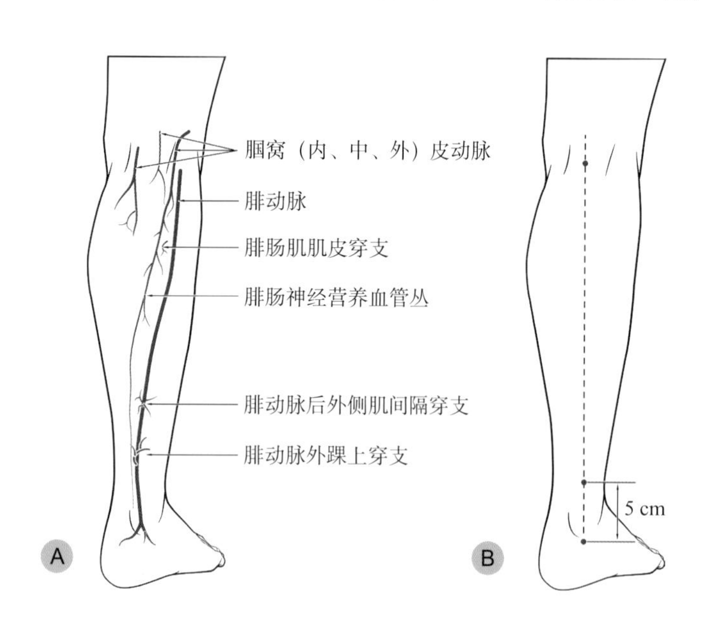

图 2-12　穿支加强的腓肠神经营养血管皮瓣
A. 腓肠神经营养血管丛与腓动脉穿支血管的吻合；
B. 以外踝上 5 cm 处的穿支血管最有临床意义

二、皮瓣设计

根据受区创面的具体部位、大小和缺损情况，按“点、线、面、弧、形”的原则设计这一远端蒂皮瓣。

点：旋转轴点即基底部，是皮瓣血供的来源。一般选在外踝后上方 5~7 cm 腓动脉最低的一个肌间隔穿支，术前可以使用激光多普勒血流仪帮助确定。

线：轴心线即腓肠神经的走行线，位于腘窝中点至跟腱与外踝连线的中点上。轴心线是链式血管吻合的方向，是皮瓣血供的生命线。因腓肠神经与小隐静脉有良好的伴行关系，术前可在静脉止血带下观察小隐静脉的走行帮助确定。皮瓣两侧边缘不超过小腿内外侧正中线，皮瓣末端尽量不超过小腿上 1/3 处。

面：有两层意思，一是切取面积，以缺损创面的大小再加上 2 cm 确定皮瓣的面积；二是切取平面在深筋膜下间隙，此为皮瓣掀起的“外科平面”。

弧：根据旋转轴点至缺损远端的距离再加上 2 cm，在轴心线上反向画出，即为皮瓣的旋转弧，包括瓣长与蒂长之和。

形：即皮岛形状。大多数情况下，皮岛的形状多为顺沿长轴的椭圆形，该几何形状在受区容易调整，以适合受区创面的不规则形状。另外，将皮岛设计成特殊的形状：①水滴状，即将皮岛延伸至蒂部呈一个倒三角形，转移后将该三角形部分嵌入蒂部，可减少缝合后的蒂部张力与卡压；②网球拍样，即筋膜蒂部带一宽 1~2 cm 的皮桥，转位后也能帮助减少蒂部张力和卡压；③避免皮瓣与创面之间的皮肤明道切口直接位于旋转的筋膜蒂上，可采用尖端朝向后侧的钝弧形皮肤切口，将皮肤切口缝合线旁开，避免对筋膜蒂的线性压迫（图 2-13）；④若受区创面为横形，则将皮岛斜形设计，既有利于覆盖受区创面，也利于供区闭合。注意使穿支血管轴点位于创面近侧缘与皮瓣近侧缘的中点，即 ab=bc。

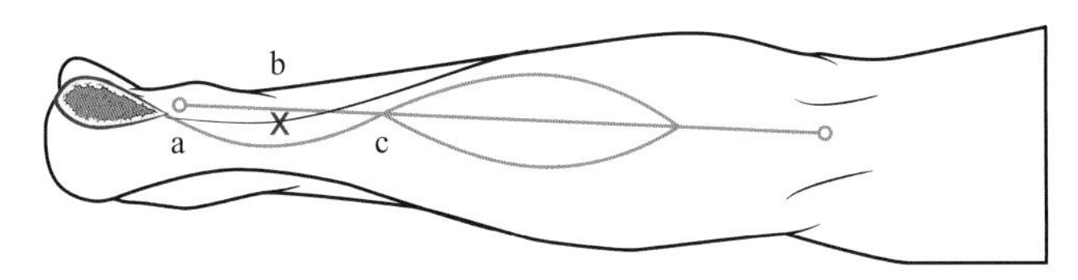

图 2-13 皮瓣设计示意图，注意皮瓣的筋膜蒂长度（ab=bc）
b. 穿支血管轴点

三、皮瓣切取

皮瓣切取方法有 3 种：①顺行切取，先切开瓣部，逐渐掀起至蒂部；②逆行切取，先显露蒂部，再切取瓣部；③顺逆结合，先探查蒂部血管，再掀起整个皮瓣。其中顺逆结合法融合了顺行切取和逆行切取的优点，并可根据穿支血管的位置合理调整皮瓣的设计，实用且安全，是切取远端蒂腓肠皮瓣较好的办法，尤其适用于术前无条件或未做彩超定位穿支、彩超定位可能不准确、旋转点处穿支血管可疑破坏或受炎症侵蚀等情况。

患肢不驱血，抬高 3~5 min 后在气囊止血带控制下进行手术。按设计画线先做蒂部皮肤切口，在真皮下向两侧翻开皮肤瓣，观察到蒂部小隐静脉的走行，使腓肠神经筋膜蒂的宽度 ≥ 3 cm。从跟腱一侧切开深筋膜，将其向前掀起，观察腓动脉最远侧肌间隔穿支血管的位置（外踝上 4~7 cm）和口径大小（1 mm 左右），再对皮瓣切取范围做适当调整。若穿支位于旋转点上方 1 cm 以上，则重新设计皮瓣，将旋转点调整至穿支处，筋膜蒂长度相应增加，皮瓣位置相应向上调整；若穿支位于旋转点下方超过 1.5 cm，则皮瓣位置相应向下调整；若穿支位于旋转点上方 1 cm 及下方 1.5 cm 以内，则依原设计切取皮瓣。

在小腿近侧做皮瓣远端切口。切开皮肤、皮下组织直达深筋膜下间隙。将腓肠神经和小隐静脉切断，包含在皮瓣内。在深筋膜下间隙由近及远向蒂部解剖，此处为掀起皮瓣的“外科平面”，仅需电凝遇到的一些穿支血管。注意随时用几针将皮肤与深筋膜缝合固定，防止两者脱离。至蒂部时应特别小心，辨清腓动脉在后外侧肌间隔发出的最远侧穿支血管，防止损伤。一般 30 min 左右即可将皮瓣掀起。

将皮瓣放回原位，放松止血带，观察血循，一般 1 min 内皮瓣末端即有鲜红渗血。注意小隐静脉张力，如小隐静脉因远侧足部静脉血倒灌而发生怒张，则在旋转轴点远侧 1 cm 处将其仔细挑出结扎，阻断静脉血的倒灌。如远侧的足踝创面已将小隐静脉属支损伤，小隐静脉无怒张，则不必再做结扎。

将皮瓣试行转移，如有张力，可将蒂部的筋膜组织条索做显微分离，切断紧张的纤维束带。修整受区创面后，将皮瓣在无张力下转移至受区。

如皮瓣宽度 ≤ 5 cm 或小腿周径的 1/5，供区多可直接缝合。如有困难，则两端拉拢缝合后，中间行断层植皮覆盖。

该皮瓣的切取方法有许多改进措施，可以保留腓肠神经、小隐静脉于供区，也可以在深筋膜上平面切取。

四、腓肠神经的处理

该皮瓣也称为“腓肠神经营养血管皮瓣”，充分体现了腓肠神经纵向血管丛对皮瓣的营养作用。由于腓肠神经营养血管与腓动脉穿支形成的链式吻合，使皮瓣在携带腓肠神经的情况下，可以明显增加皮瓣的切取长度和范围，在切取超过小腿中段的高位皮瓣或面积较大的皮瓣时，腓肠神经及其营养血管应全段包含在皮瓣内。因此，大多数皮瓣中均携带腓肠神经，以保证皮瓣的成活，在供区也不至于造成过大的损害。

当然，在有的条件下，也可以将腓肠神经保留于供区原位：①切取的皮瓣较窄；②将皮瓣偏外侧设计、切取；③皮瓣在深筋膜上切取；④腓肠神经在深筋膜下走行的距离较长时。在大多数病例中，腓肠神经于小腿中上 1/3 交界处，穿出深筋膜进入皮下，如果腓肠神经在下 1/3 段才穿出深筋膜，而皮瓣设计切取的位置又比较高，则很容易将腓肠神经留在原位，此时即为“远端穿支筋膜蒂皮瓣”。

五、小隐静脉的处理

静脉回流不充分是远端蒂皮瓣的常见问题，如何改善皮瓣的静脉回流，小隐静脉在其中起着重要作用。张世民等（2001 年，2004 年）对远端蒂皮瓣浅静脉干的处理做了一系列的实验研究，不同的处理方法对皮瓣的成活有着不同的影响。皮瓣掀起后放松止血带，观察小隐静脉是否有快速充盈怒张，如果有怒张，皮瓣出现淤血、肿胀，则在蒂部远侧 1~2 cm 处将其分出结扎，可以改善皮瓣回流；如无快速怒张，则说明远侧的创面已经将小隐静脉的属支损伤，不存在倒灌，则无需结扎。刘军廷等（2009 年）通过解剖和多普勒超声研究发现，78.3% 正常人的小隐静脉能较显著地将远端的静脉血导入近侧。李荣文等（2003 年）对 49 例皮瓣进行分析，认为如果皮瓣切取后浅静脉怒张，则提示静脉内压力过高，可以结扎小隐静脉，防止皮瓣淤血而影响皮瓣成活。

另外，也可在切取皮瓣时将小隐静脉干向近侧多切取一段，皮瓣转移后，在受区找到一条向心性的回流静脉，将两者吻合，即静脉超回流。研究发现，吻合静脉的超回流技术可以有效减少静脉淤血的发生，减少皮瓣的并发症。但此法增加了手术难度，术后有血管栓塞的风险，并且受区有时无法找到可供吻合的静脉，这就限制了这一方法的应用。有文献报道，术中不需要结扎小隐静脉，而术后皮瓣成活良好，不会出现静脉干充盈或怒张及皮瓣淤血等静脉高压的情况，并指出这可能与较宽的蒂部含有较多的无瓣静脉网，从而增加静脉血回流有关；或者小隐静脉的主要属支已经损伤闭塞，小隐静脉已不参与足部静脉血液回流。

池征璘等（2018 年）通过解剖学研究，改进了皮瓣设计，将小隐静脉主干自皮瓣的边缘分离出来，保留于供区原位，但在远侧的筋膜蒂部，特别利用了皮瓣中小隐静脉属支与主干的直接交通，皮瓣静脉血先经属支逆流至蒂部，再汇入保留在原位的小隐静脉主干，顺行回流入体循环。同时，剔除多余的筋膜组织以减少蒂部宽度，皮瓣旋转更为自由，可以更好地到达并覆盖受区创面。该方法增加了皮瓣的回流，取得了较好的效果（图 2-14）。

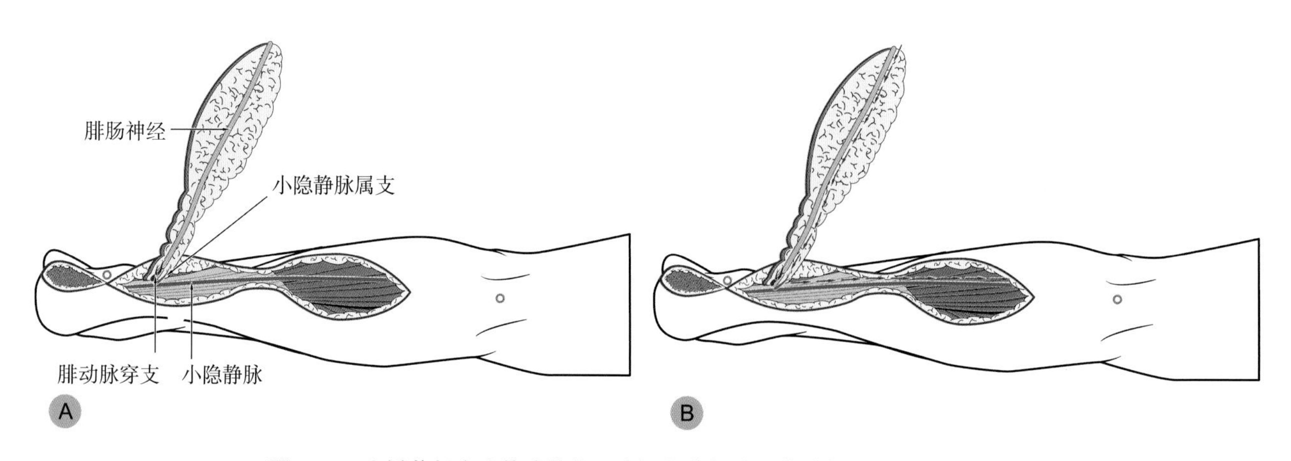

图 2-14 皮瓣蒂部小隐静脉的处理（保留蒂部小隐静脉的属支以增加回流）
A. 蒂部穿支静脉及小隐静脉属支汇入主干；B. 静脉回流模式图

六、穿支血管及周围筋膜组织的处理

蒂部的处理对于该类皮瓣能否切取成功显得尤为重要。5~7 cm 甚至更宽的蒂部固然可以携带更多的血管网，增加皮瓣的血供和回流，但同样也纳入了更多筋膜、脂肪组织，对皮瓣血运并无益处，反而影响皮瓣转移的灵活性。皮瓣旋转困难会出现“猫耳”畸形，更容易压迫血管蒂，影响皮瓣血供和静脉回流。

Mehrotra 等（2007 年）提出皮瓣蒂部“穿支加强（perforator-plus）”理论，通过皮瓣蒂部带入穿支血管的方式，能够为皮瓣提供双重血供，弥补了传统神经营养筋膜蒂皮瓣血供不充分的缺点。Tang 等（2009 年）解剖研究发现，小腿后面有（13 ± 2.3）条直径超过 0.5 mm 的穿支，平均每条穿支的供血面积约（38 ± 9）cm^2，且相邻穿支间存在大量吻合。

术中在观察到皮瓣远侧基底部的穿支血管后，其筋膜蒂部至少需要 2~3 cm 的宽度，才能容纳完整的筋膜皮肤链式血管网，从而保证皮瓣的成活，即穿支血管附加筋膜蒂（perforator-plus-adipofascial pedicle）。若皮瓣转移后覆盖创面有困难，可以继续游离穿支血管，将其向深部腓动脉主干解剖，能够再获得 0.5~1 cm 的长度。

笔者已成功实施的诸多临床病例中，应用最多的穿支血管还是源自腓动脉。在腓骨长短肌与趾长屈肌间隙中，多可找到自小腿骨间膜后侧穿出的、来自腓动脉穿支血管。术中切开皮瓣蒂部，小心解剖腓动脉穿支并剔除周围筋膜组织，将该穿支血管纳入于皮瓣蒂部，确保该穿支血管与腓肠神经营养血管之间有确切的微血管连接，以此起到血管增压的作用，从而使皮瓣有足够血供。若皮瓣转移后覆盖创面有困难，可以切开小腿骨间膜，继续将其向深部腓动脉主干游离，还能够获得 0.5~1.0 cm 的长度（图 2-15A）。

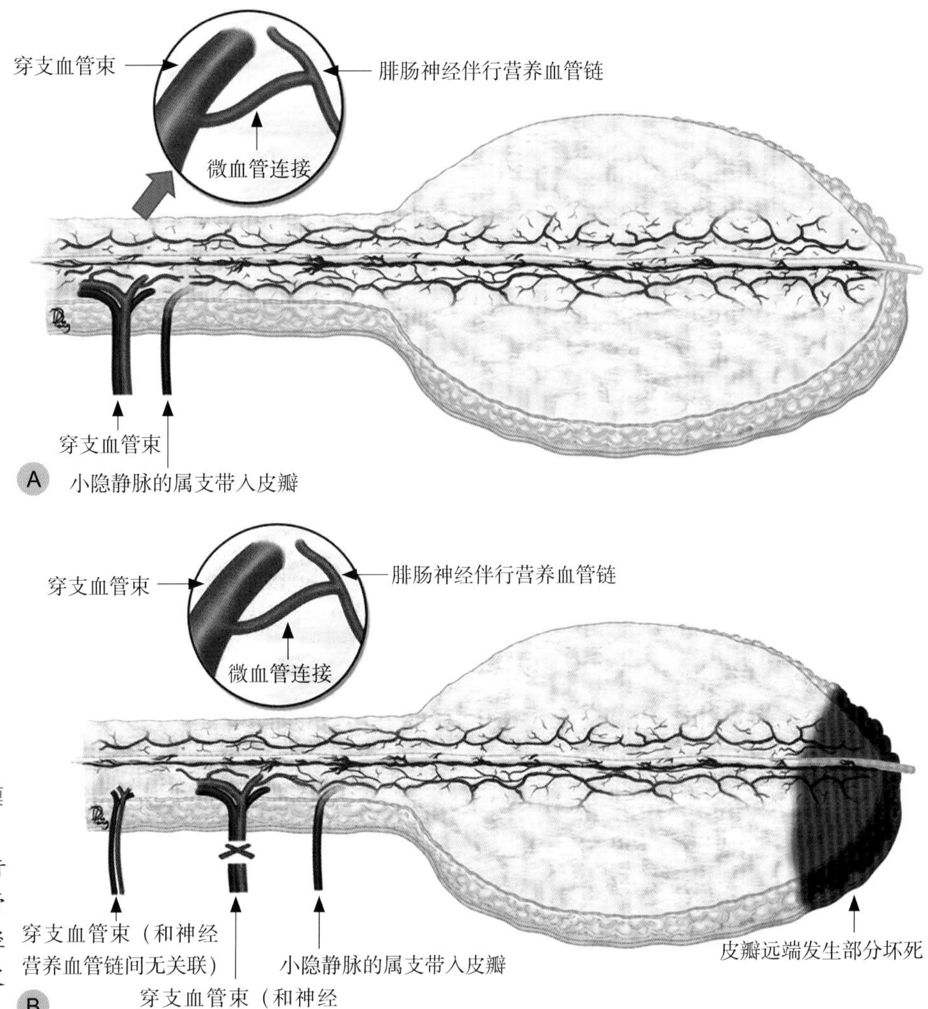

图 2-15 穿支血管及周围筋膜组织的处理

A. 穿支血管束与腓肠神经伴行营养血管链之间有确切的微血管连接；B. 穿支血管束和腓肠神经伴行营养血管链之间无关联，皮瓣边缘部分坏死尤其需要注意的是，应确认术中在皮瓣蒂部带入的穿支血管和腓肠神经的伴行血管链之间是否存在微血管连接。如果不存在，即使蒂部已经包含有穿支血管，但和神经营养血管距离过大，则为两套“独立”的血供系统，无法实现明确的增压效果，如果仍旧按照“预期”范围切取皮瓣，则会因血供不足导致皮瓣边缘部分坏死（图 2-15B）。因此，对于皮瓣蒂部穿支血管的处理，要求术者佩戴合适的放大镜或者在显微镜下进行操作，只有在清晰放大的视野下才可以证实微血管连接的存在，从而避免纳入无效的、对神经营养血管链未起增压供养作用的穿支血管。

在 20 世纪 80 年代，Taylor 等学者提出了血管体区（angiosomes）的概念，即供养皮肤和深部组织的一条主要源动脉的解剖学区域（anatomical territory）。每个血管体与相邻的各个血管体之间可能存在着真性吻合（口径没有变化的连接血管）或 choke 吻合（阻塞性吻合口径逐渐减小的连接血管）两种不同的连接方式。在一个特定穿支（直径≥ 0.5 mm）上切取皮瓣时，与相邻的穿支体之间即使是逐渐缩小口径的 choke 吻合，也可以安全存活，如果发生坏死，通常是发生在第 2 个 choke 吻合之后。如两个相邻的穿支体之间通过真性吻合联系，则皮瓣的成活面积可以增大。解剖发现与皮神经主干及其分支伴行的血管穿支的分支之间有着明显高频率的真性吻合，这种情况特别存在于主要浅静脉伴行的皮神经。远端蒂腓肠筋膜皮瓣平均包含了 3.2 个穿支，这些穿支是以没有口径变化的真性吻合相互连接，这是皮瓣可切取面积大、血供可靠的原因之一。

基于上述研究基础，经笔者改良后的皮瓣设计将同时具备穿支皮瓣血供可靠的特点，以及腓肠神经营养血管筋膜皮瓣切取面积大、皮瓣边缘离蒂部距离远的优点，有效克服了单一穿支血管供血无法跨越多个 choke 吻合的不足，故而皮瓣设计切取更为灵活，能够更容易地覆盖到足跟以远的创面。具体方法如下（图 2-16）：①采用“Z”形或“S”形皮肤切口代替传统的直切口，手术切口从缺损区直到皮瓣远

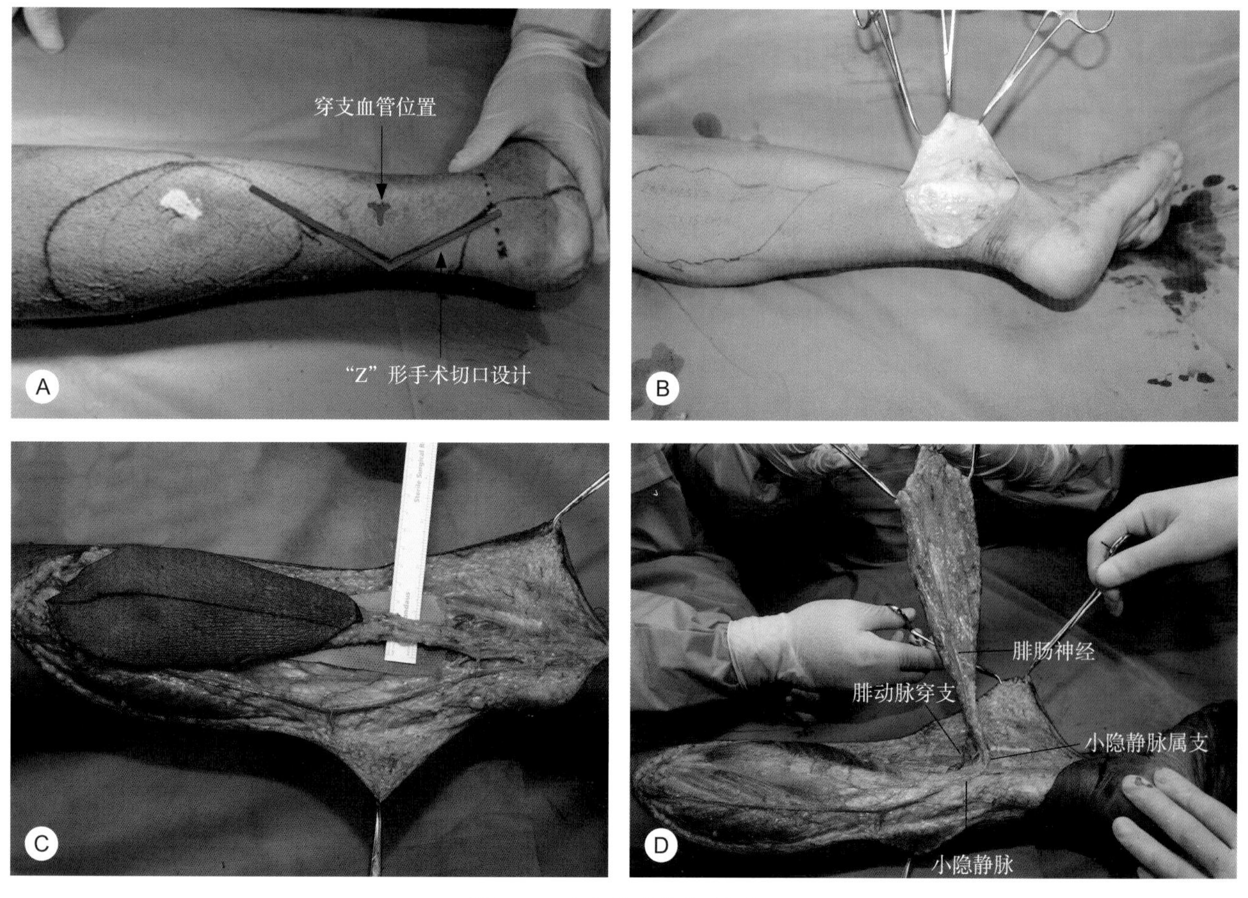

图 2-16　穿支筋膜蒂皮瓣切取

A. 皮瓣设计；B. 皮瓣蒂部舌形瓣切取；C. 皮瓣筋膜蒂；D. 蒂部腓动脉穿支、小隐静脉及其属支显露

端，形成基底在外侧的舌形瓣，以便于蒂部血管探查。为保护血运，舌形瓣真皮下需要带一层薄薄的脂肪颗粒以保护真皮下血管网。这样的切口设计有利于皮瓣旋转缝合后血管蒂部压力的释放，避免传统的直线性切口缝合后对其下方血管蒂产生较大的压力影响血供。②自真皮下向两侧锐性剥离，掀开皮肤1.5~2.0 cm，将舌形瓣自后向前掀起。③于外踝上5~7 cm处，在腓骨长短肌表面纵行切开深筋膜，向后侧掀开仔细寻找自跟腱与腓骨长短肌间隙发出的腓动脉穿支，探查确认穿支位置、数目、大小是否跟术前探测情况相符合，选择至少1条粗大且穿入筋膜蒂并与腓肠神经营养血管网融合的穿支，根据穿支位置精确调整皮瓣设计位置。④切开皮瓣筋膜蒂的对侧，筋膜蒂的宽度≥2 cm，腓肠神经及其营养血管要确保包含在内。⑤按设计线将皮瓣外侧皮肤依次切开直达深筋膜下，掀开皮瓣找到腓肠神经和小隐静脉主干，将小隐静脉主干自皮瓣中小心分离出去，保留腓动脉穿支平面以远的静脉属支，这个位置常有一条粗大的或2~3条细小的小隐静脉属支穿入筋膜蒂。此处小隐静脉与腓肠神经伴行紧密，分离时切勿损伤腓肠神经营养血管及其与腓动脉穿支融合的血管链，在手术放大镜或显微镜下解剖分离更加精确。⑥最后按设计线切开皮瓣内侧皮肤，在腓肠肌肌膜表面锐性分离，将腓肠神经外侧支和（或）内侧支近端切断带入皮瓣。如果皮瓣切取较窄，可只切断携带其中1条。皮瓣完全分离完毕，放松止血带，观察血运。

七、皮瓣转移

观察皮瓣血运良好，切开筋膜蒂与创面之间的皮肤，分别向两侧皮下游离1 cm，将皮瓣旋转，转移至受区后，将预留的三角形皮瓣嵌入其中缝合，可以减少蒂部的卡压。可用一根直径2.5 mm的克氏针自足底穿入，固定踝关节，防止皮瓣蒂部牵拉。

八、术后处理

卧床7天，绷带悬吊足底克氏针，抬高患肢30~40 cm制动。给予抗感染、抗痉挛、消肿药物及对症治疗。

【典型病例】

· 病例1 · 修复足跟部皮肤缺损

患者，男性，8岁，摩托车轮辐伤。足跟横形皮肤软组织缺损，跟腱外露，采用改良设计的、保留小隐静脉主干的腓肠神经营养血管皮瓣设计，术后皮瓣完全成活，功能良好（图2-17）。

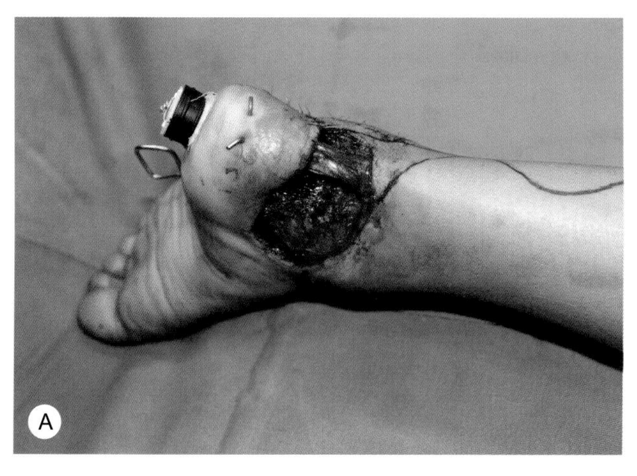

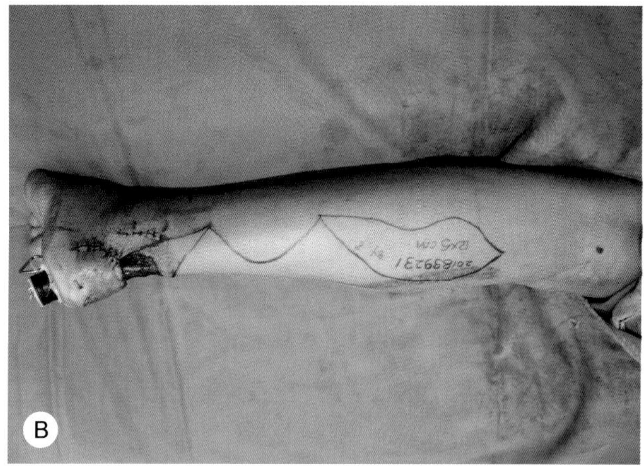

图2-17 腓肠神经营养血管穿支筋膜蒂皮瓣修复跟部皮肤缺损
A. 创面情况；B. 皮瓣设计

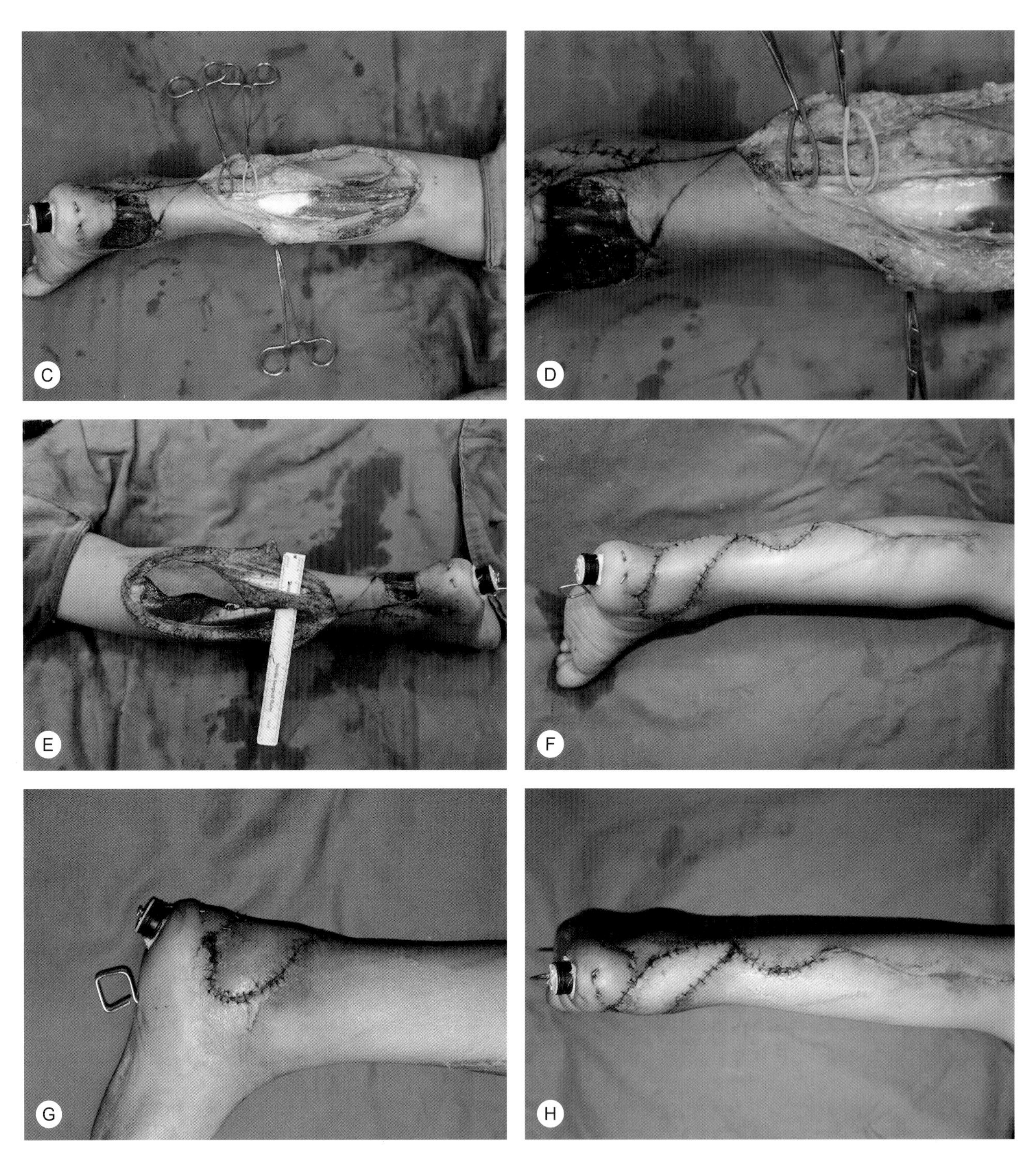

图 2-17 腓肠神经营养血管穿支筋膜蒂皮瓣修复跟部皮肤缺损（续）
C. 显露小隐静脉主干；D. 显露小隐静脉属支；E. 筋膜蒂；F. 术后即刻；G. 术后 2 周皮瓣；H. 术后 2 周皮瓣及供区

·病例 2· 修复前中足皮肤缺损

患者，男性，60 岁，车祸致右前中足毁损伤，遗留大面积肌腱、跖骨裸露创面。采用保留小隐静脉的腓肠神经营养血管皮瓣设计，获得良好效果（图 2-18）。

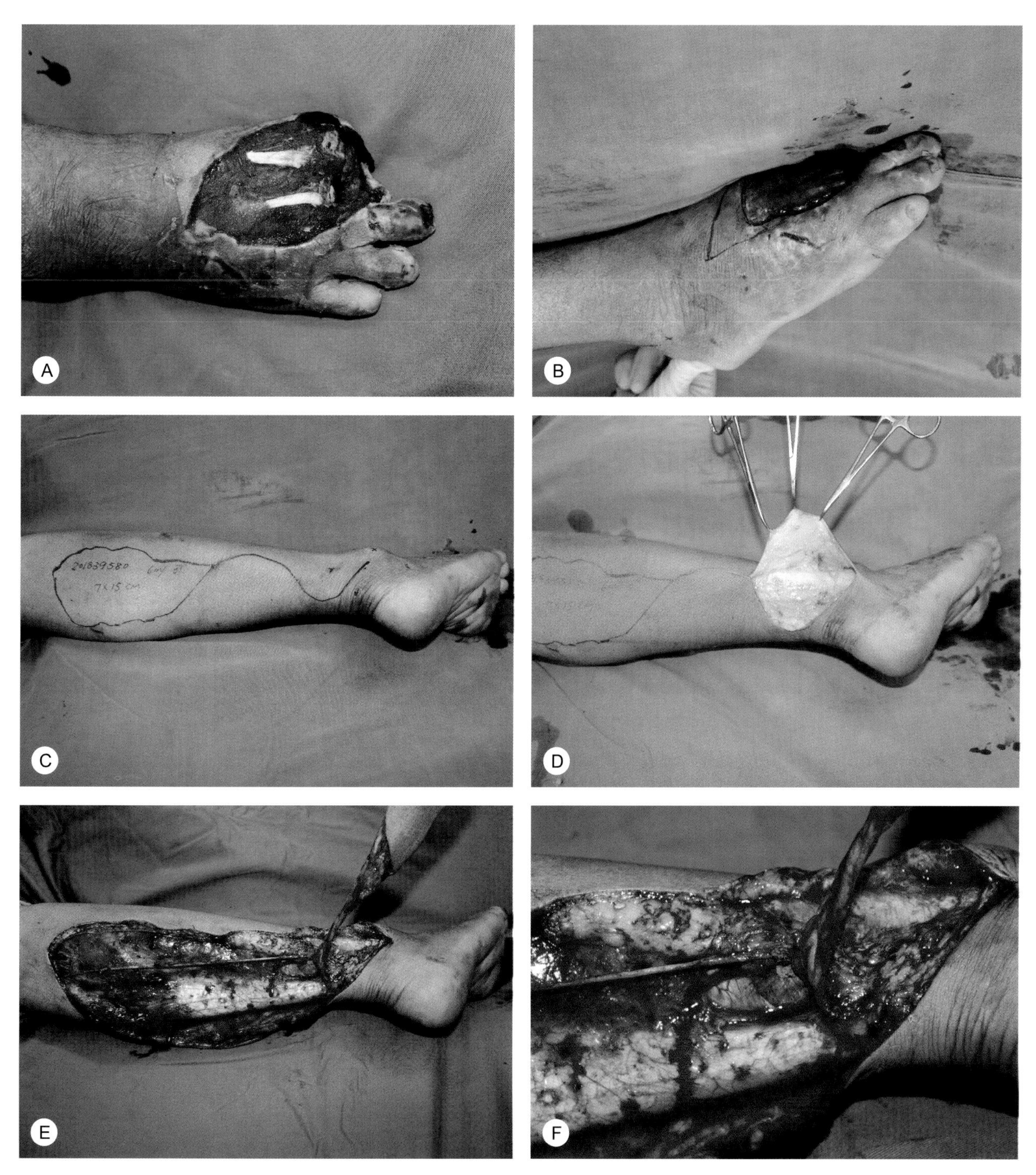

图 2-18 腓肠神经营养血管穿支筋膜蒂皮瓣修复前中足皮肤缺损

A. 足部创面情况（正面）；B. 足部创面情况（侧面）；C. 皮瓣设计；D. 皮瓣切取；E. 小隐静脉主干分离；F. 显示蒂部穿支、筋膜蒂、小隐静脉属支

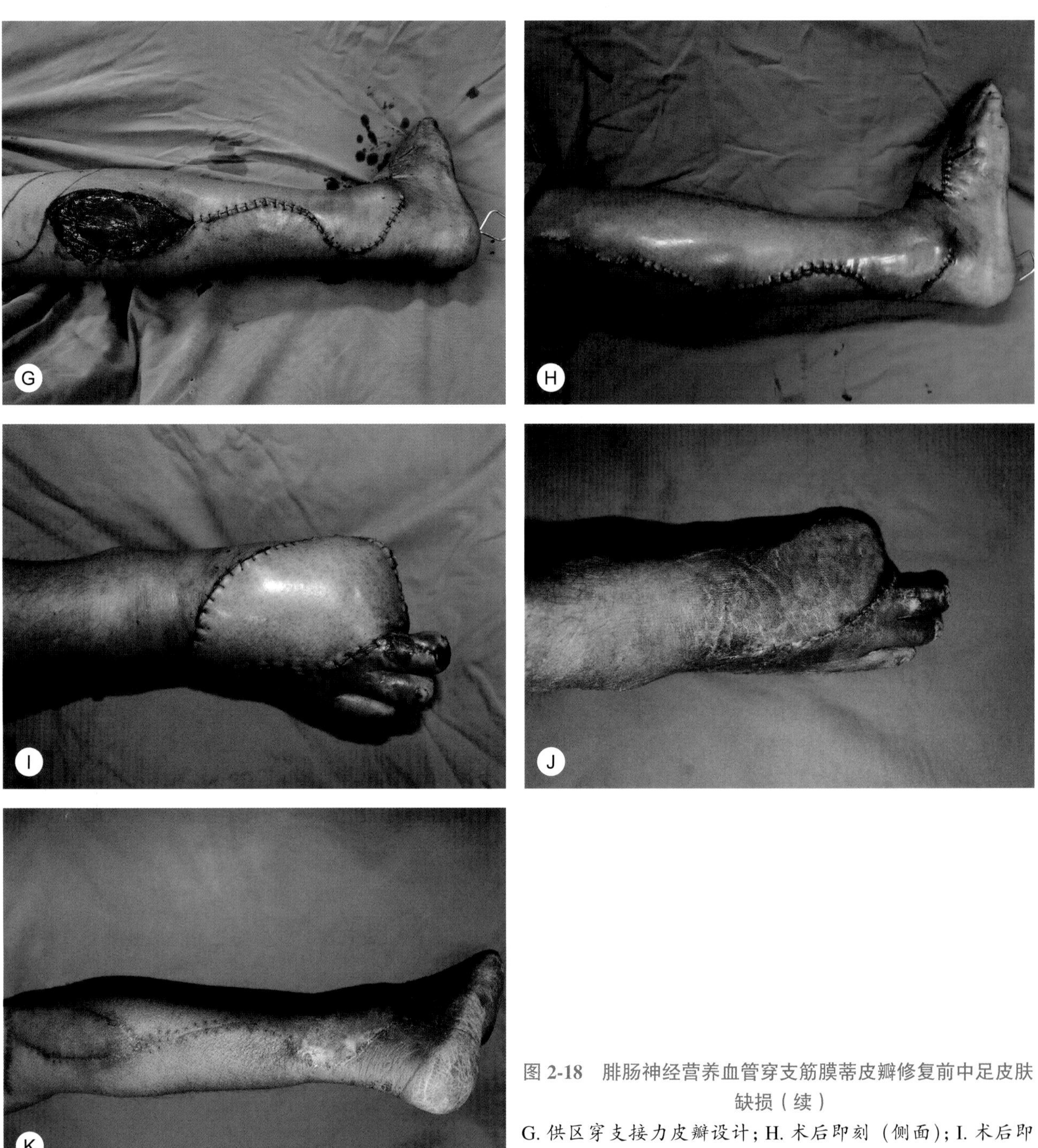

图 2-18　腓肠神经营养血管穿支筋膜蒂皮瓣修复前中足皮肤缺损（续）

G. 供区穿支接力皮瓣设计；H. 术后即刻（侧面）；I. 术后即刻（正面）；J. 术后 4 周受区；K. 术后 4 周供区

（池征璘　曹学新　陈一衡　白辉凯）

第四部分 穿支蒂螺旋桨皮瓣的手术方法

日本学者 Hyakusoku（百束）等于 1991 年提出螺旋桨皮瓣的概念，这是一种以位于中央的皮下组织蒂为轴，旋转 90° 修复创面的双叶岛状皮瓣。因双叶皮瓣围绕中心的蒂部旋转，在形状上类似螺旋桨，故称其为螺旋桨皮瓣技术。此后，Hyakusoku 团队在 2005 年又提出了多叶中心蒂螺旋桨皮瓣（三叶、四叶）。

2006 年美国 Hallock 将穿支血管和螺旋桨旋转技术结合起来，皮瓣血供丰富，转移方便，获得了良好疗效。2007 年 Hyakusoku 等提出了穿支蒂螺旋桨皮瓣的概念。我国学者柴益民等（2001 年，中文）、张世民等（2004 年，英文）在更早时间介绍的穿支蒂皮神经营养血管岛状皮瓣，亦采用了螺旋桨样的皮瓣设计和旋转技术。

2011 年第一届东京穿支皮瓣和螺旋桨皮瓣会议对螺旋桨皮瓣的定义达成了共识：任何以蒂部为轴，旋转修复创面的岛状皮瓣（大部分呈螺旋桨状）；按蒂部不同，共有以下几种类型（图 2-19）：皮下组织蒂螺旋桨皮瓣、穿支蒂螺旋桨皮瓣、穿支蒂螺旋桨皮瓣附加远侧血管蒂外增压（动脉、静脉或动静脉）及肌蒂螺旋桨皮瓣。其中穿支蒂螺旋桨皮瓣最具临床意义，是当代外科皮瓣理论及临床技术的重要进展之一，本部分仅介绍穿支蒂螺旋桨皮瓣。

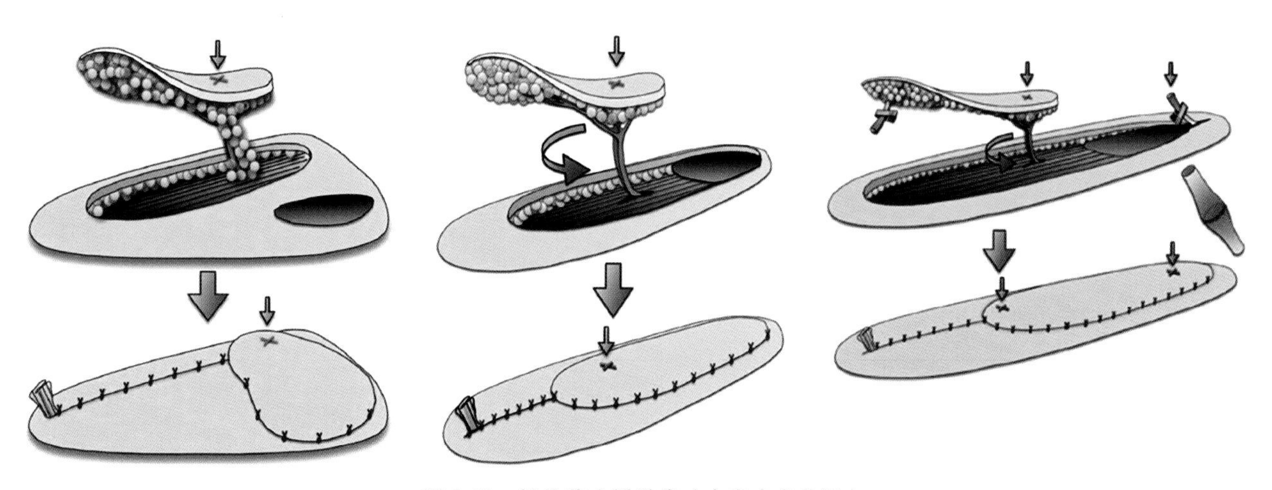

图 2-19 螺旋桨皮瓣种类（东京命名共识）
（引自 Pignatti，2011）

穿支蒂螺旋桨皮瓣血供确切，旋转角度可达 180°，修复效率高于筋膜蒂皮瓣和随机皮瓣。由于供区选择、皮瓣设计上自由度较大，且切取简单，供区损伤较小，也在一定程度上取代了游离皮瓣。但其受制于穿支位置、供区条件及安全血供范围，一般仅适用于邻近的中、小面积创面。穿支蒂螺旋桨皮瓣的主要并发症是部分坏死，发生率约为 5%，原因是皮瓣偏大、偏长，血供外增压（supercharge）技术可以解决该问题，但明显增加了手术操作。

腓肠皮瓣供区最突出的特点是深筋膜浅面走行有相互吻合的丰富链式血管丛（腘窝皮动脉，腓肠神经及其组成部分营养血管丛，腓动脉穿支间相互吻合所形成的后肌间隔血管链），大体纵向分布在小腿后外侧区，令潜在的动态界限（dynamic territory of perforator）可达整个供区。从皮瓣外科角度来说，腓动脉穿支是最重要的血供来源，例如，国内文献大量报道的腓肠神经营养血管皮瓣及国外文献所谓的逆行腓肠动脉皮瓣（reverse sural artery flap）。

按腓动脉穿支蒂切取原则，将上述供区特点同穿支皮瓣、筋膜皮瓣优点结合起来，构成独特的优势：①确切的蒂部血供；②安全切取长度及面积远超一般穿支皮瓣；③“自由”旋转，外形美观；④不存在远端浅静脉的额外倒灌问题。为区别于小腿外侧切取的腓动脉穿支皮瓣，结合穿支皮瓣命名原则和本书讨论重点，可称为腓动脉穿支蒂螺旋桨腓肠皮瓣。由于供区位于小腿后外侧，且大部分携带皮神经（腓肠神经和/或其组成部分）营养血管网扩大安全切取长度及面积，更精细的命名或为“腓动脉穿支小腿后外侧皮神经营养血管螺旋桨皮瓣”。邻近的可用穿支尚包括胫后动脉穿支、腓肠动脉穿支，但前者以内踝和跟腱中点与胫骨内髁的连线或隐神经走行为轴线，不能体现腓肠供区特点，且需要切取胫前皮肤，而后者（腓肠肌皮穿支血管）则多用于游离穿支皮瓣。

一、皮瓣设计

由腓动脉发出，于小腿后肌间隔附近穿深筋膜的穿支平均超过 4 条，根据作者的一组 20 侧新鲜灌注标本解剖结果来看，其中较为粗大者（根部外径≥ 1.0 mm）平均 3.3 条，分布于小腿第 2~9 段（按腓骨头与外踝间连线自上而下等分 9 段计），均适合用于穿支皮瓣供血。腓动脉穿支这种规律的节段分布的特点为设计切取穿支蒂螺旋桨皮瓣修复临床常见的踝周及小腿创面提供了极为有利的条件。此为本皮瓣的突出优势之一。

腓动脉穿支的术前定位及解剖分离相对较为简单，腓动脉是最后被粥样硬化等系统性血管疾病累及的血管。这是本皮瓣的突出优势之二。

皮瓣供区位于小腿后外侧，上界最高为腘窝下（保守的界限在腘窝下 10 cm），下界为踝部，蒂部较低时，轴线大致为腓肠神经走行，外科界面在深筋膜下。由于纳入了与供血穿支吻合的低阻力的皮神经旁血管网（perineural arterial network），其安全切取面积和长度远超一般穿支皮瓣。此为本皮瓣突出优势之三。

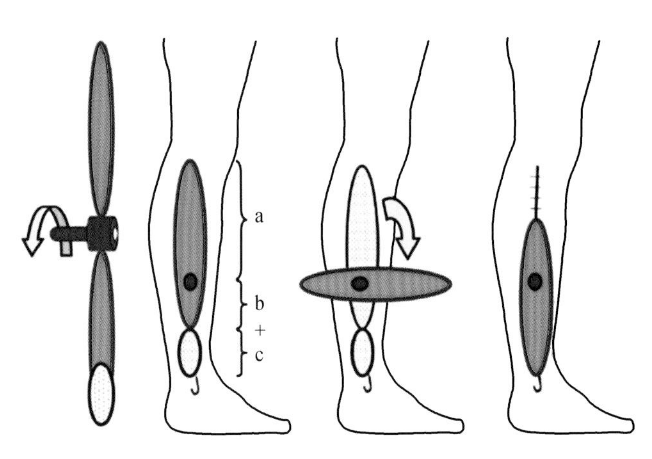

图 2-20　穿支蒂螺旋桨皮瓣的设计与转移示意图
a. 大桨；b. 小桨；c. 创面

虽然，所有旋转修复创面的穿支蒂岛状皮瓣均可称为螺旋桨皮瓣，但典型的螺旋桨皮瓣是由以穿支蒂为界的大、小两个“桨”所构成，其初衷是利用小桨覆盖部分供区，以提高利用率，避免皮肤堆积。原则上，小桨的轴线由大桨的旋转方向和旋转角度决定，宽度和长度则取决于皮肤松弛度和穿支血供范围。当需要旋转 180° 时，小桨恰好可以利用皮瓣无效部分转移通道上的皮肤（图 2-20）。

典型的例子是用于修复跟腱区等踝周创面（图 2-21）：①因转移通道与腓肠神经营养血管走行方向一致（轴线上有理想的供血渠道），可以切取整个转移通道皮肤制成小桨，轮廓大体与皮瓣的无效部分一致，即以穿支为界，小桨 + 创面与大桨呈反向对称（由于皮肤的柔韧性，为兼顾轴线，允许有一定的角度偏差）；②皮瓣旋转 180°，大小两部分互换位置后的效果相当于将跟腱区的创面交换到皮肤相对松弛的小腿中上段，大多可以直接缝合。创面较大时仅需在最宽处潜行切取皮下组织及深筋膜扩大瓣体面积（图 2-22），供区仍可望避免植皮。由于结构上包含了筋膜皮瓣和筋膜皮下瓣，笔者（2013 年）称之为皮肤筋膜瓣（cutaneo-adipofascial flap）。筋膜皮下瓣部分应避免用于覆盖突出、穿鞋摩擦或需要皮肤有良好延展性的部位，在筋膜瓣的表面一期或二期植皮均可。长段跟腱缺损时，可在皮瓣相应位置携带一段腓肠肌腱性组织予以修复（图 2-23），理想的情况是，在此处恰好有另一条腓动脉穿支（第二穿支）。腓动脉穿支在肌间隔外侧后方恒定发出粗大腓肠肌肌支，于肌支近端切断腓动脉穿支，令含腱性组织的腓肠肌瓣仅以肌支为蒂，通过皮支与皮瓣相连，构成位于第二穿支体区的特殊类型嵌合皮瓣。本皮瓣的血液循环通路为皮瓣供血穿支→链式吻合血管丛（后肌间隔血管链、皮神经营养血管）→第二穿支“T”形分支→第二穿支腓肠肌肌支→肌瓣。其特点是血供确切，手术装配时肌瓣旋转角度自由，允许有一定的空间位移（图 2-24）。

修复小腿创面时，旋转角度很少达到 180°，穿支可能明显偏向皮瓣一端（此时，所谓的小桨更多地是为了保留穿皮点附近供血渠道的完整性），但仍应遵循以下一般原则：①首选逆行设计，以避免在小腿下端、跟腱表面切取皮瓣；②充分利用转移道皮肤，视修复距离及旋转角度不同，或用作小桨覆盖于

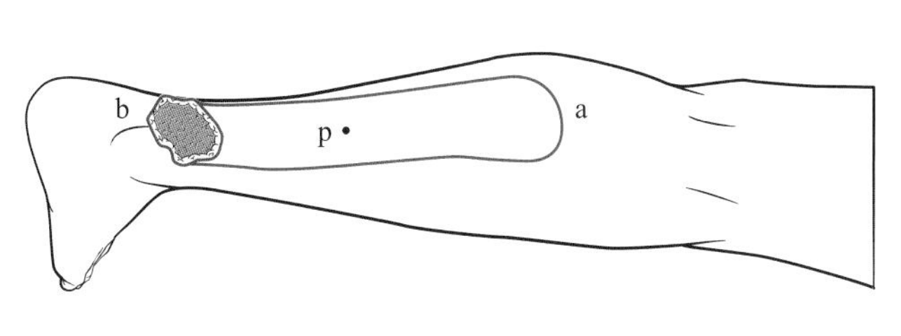

图 2-21　修复跟腱区创面皮瓣设计示意图
a. 皮瓣最近端；b. 创面最远端；p. 穿支蒂

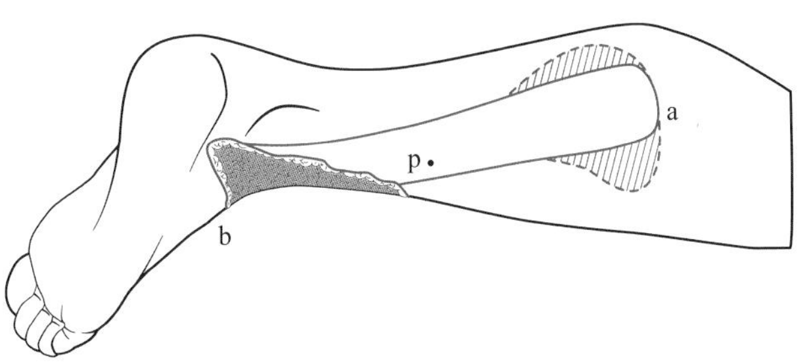

图 2-22　皮肤筋膜瓣设计模式图
a. 皮瓣最近端；b. 创面最远端；p. 穿支蒂
阴影部分仅切取皮下组织和深筋膜

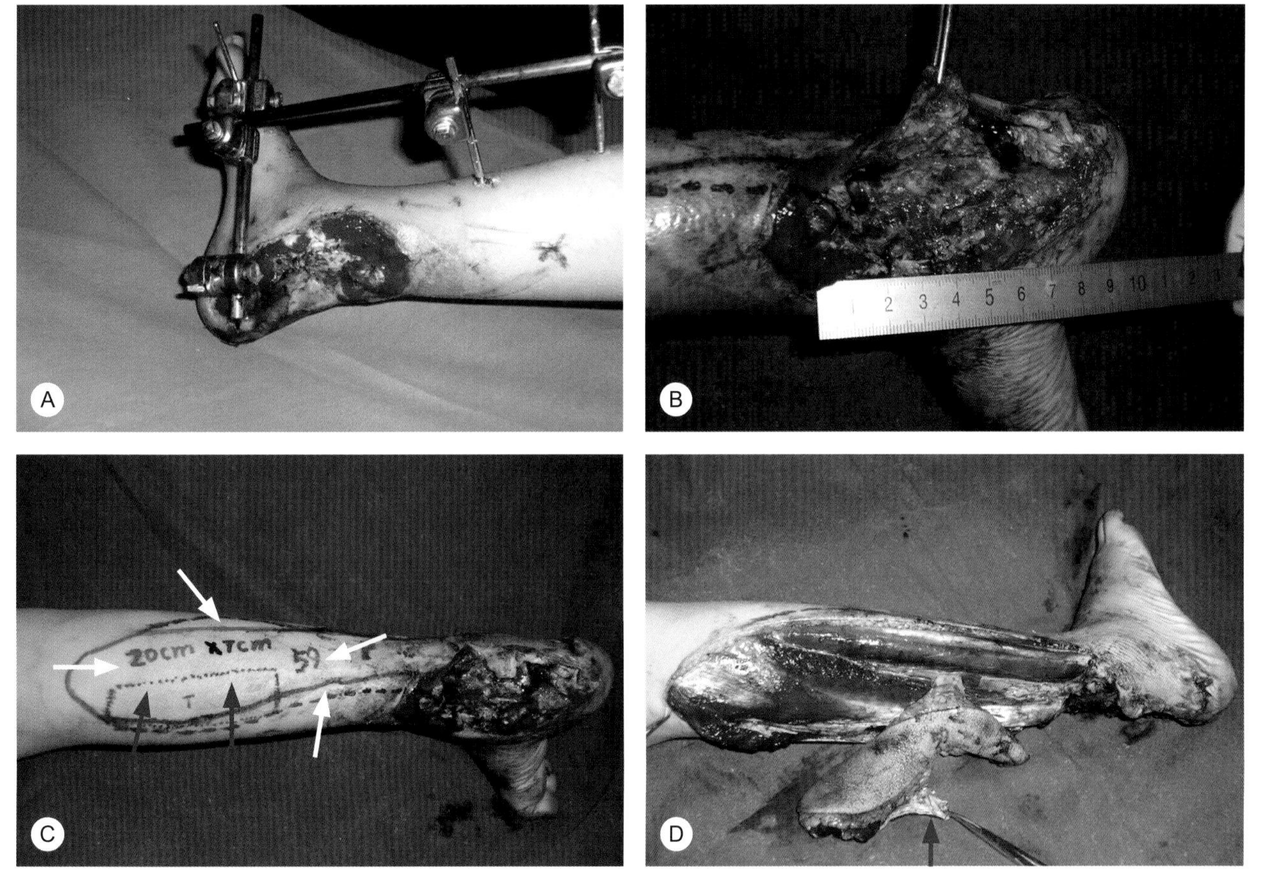

图 2-23　腓动脉穿支蒂螺旋桨皮瓣的手术步骤
A. 术前跟腱区及内踝大面积皮肤软组织缺损创面；B. 跟腱缺损 8 cm；C. 设计以最低位腓动脉穿支为蒂，携带腓肠肌腱性组织的螺旋桨腓肠皮肤筋膜瓣：全层切取区域（黄色箭头）；仅切取皮下筋膜层的区域（白色箭头）；携带腓肠肌腱性组织的位置（蓝色箭头）；D. 形成穿支蒂螺旋桨状皮肤筋膜瓣（蓝色箭头所指为携带的腓肠肌腱性组织）

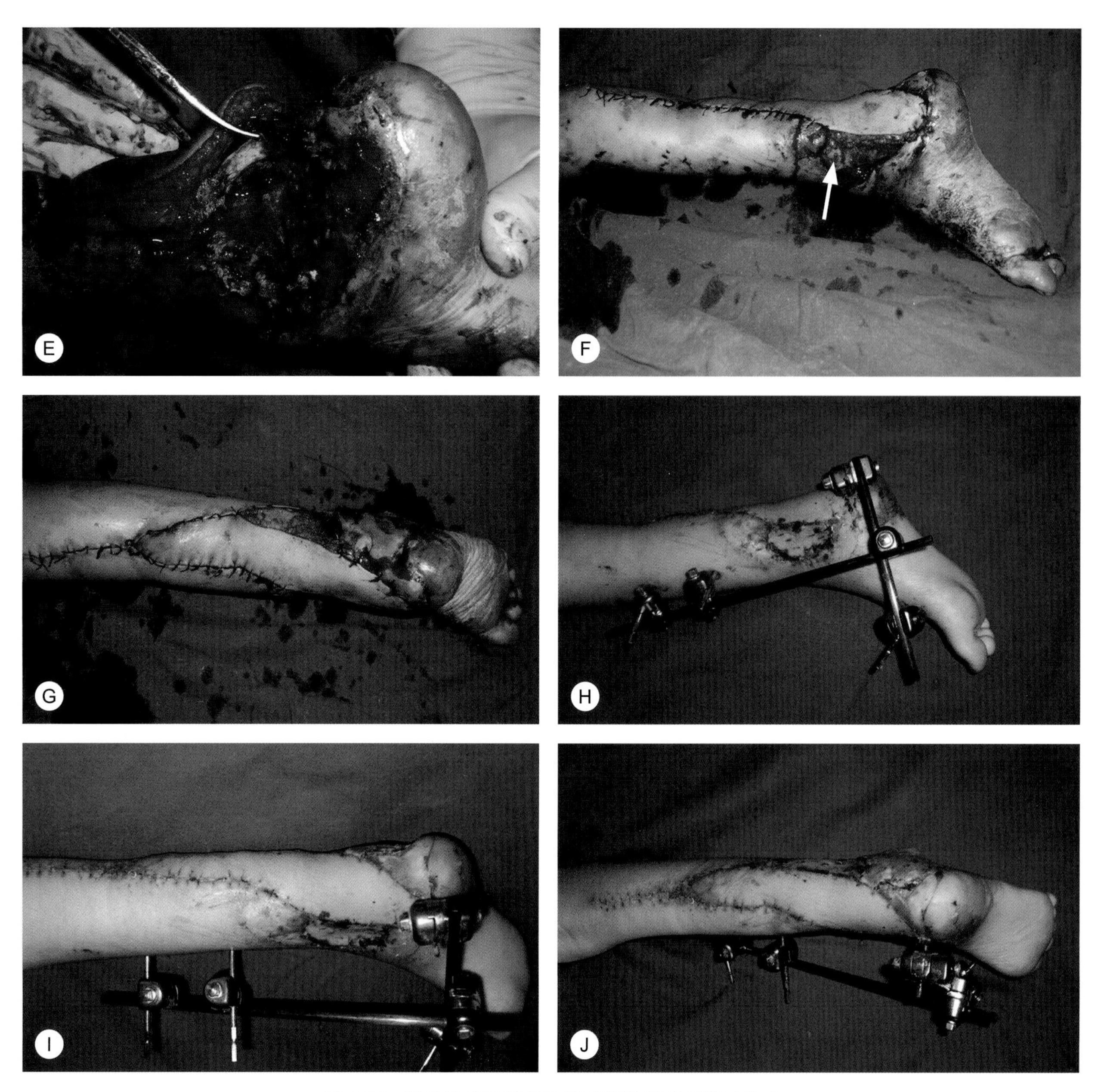

图 2-23 腓动脉穿支蒂螺旋桨皮瓣的手术步骤（续）

E. 皮瓣以穿支蒂为轴，旋转 180° 修复创面，同时利用携带的腓肠肌腱性组织桥接修复跟腱缺损；F. 修复效果平整美观，供区直接缝合（白色箭头所指为覆盖创面的皮下筋膜瓣），其表面二期植皮；G. 后侧观；H. 术后 1 个月修复效果，皮瓣及植皮均完全成活，受区无臃肿，外形轮廓接近正常；I. 后内侧观；J. 后侧观，供区仅遗留线状瘢痕

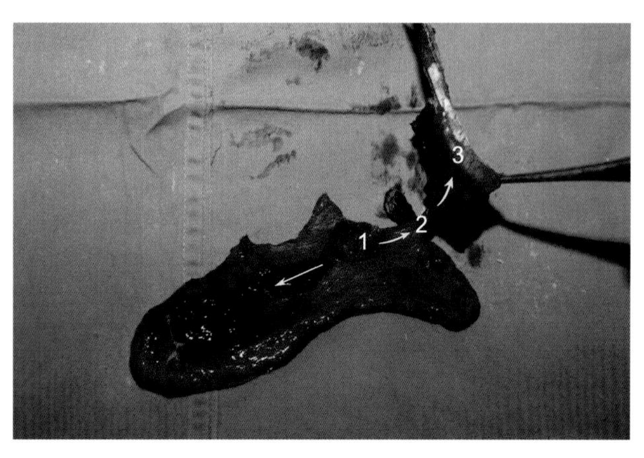

图 2-24 第二穿支供血的腓肠肌 / 腱嵌合皮瓣

1. 皮瓣供血穿支；2. 与腓肠肌瓣相连的第二穿支；3. 带腱性组织的腓肠肌瓣；

黄色箭头示供血穿支对皮瓣及肌瓣的血供方向；本例为游离移植，仅用于说明其循环模式供区，或用作游离植皮，创面邻近时，皮瓣一侧与其相连。局限于胫前的中小面积创面则选择其他邻近供区，不应当舍近求远。

本皮瓣供区有多条皮神经走行，感觉功能重建的解剖基础恒定，但切取远端穿支蒂皮瓣修复肢端创面时，受区不一定有足够长且可供吻合的皮神经。针对此问题，笔者创新性地提出了“逆行”吻合法作为补充，以确保可重建皮瓣感觉（详见本章第八部分）。需要明确的是，按得失比原则，修复非感觉功能重要区时，并非必须吻合皮瓣神经。

本皮瓣感觉重建方法的选择如下。

（1）按可切取的皮神经长度及就近搭配原则，既可选择顺行法也可选择逆行法吻合皮神经重建皮瓣感觉。

（2）旋转 180° 的螺旋桨皮瓣如果采用逆行法，则需要将皮瓣远端的腓肠神经预留足够长度，倒转后与近端的腓肠外侧或内侧皮神经或交通支中粗大者的断端吻合，这样可以减少供区的牺牲和痛性神经瘤的发生；少数病例甚至可以原位桥接被切断皮神经远、近端，解决足外侧缘麻木的问题。

二、穿支血管探查、选择及术中皮瓣调整

修复踝周创面时，术前 CDFI 探测标记出所有小腿下 1/2 后肌间隔腓动脉穿支位置，记录末端穿深筋膜前根部口径、血流速度，了解其走行及解剖形态；有条件者对比 CTA 资料进行分析。临床医生事先用便携式多普勒超声仪预判兴趣区穿皮点可节省彩超医生操作时间，也可进一步求证 CDFI 定位点，并标出可能的假阴性位点。在慢性创面，偶有穿支伴行静脉血栓形成，CDFI 静脉血流图及血流动力学数据可有效排查，这是 CDFI 的独特优势之一。具体穿支影像学定位方法详见本章第二部分。

Yoshimura 等报告，每侧小腿穿深筋膜点外径 >0.3 mm（0.6 ± 0.2 mm）的腓动脉穿支有（4.8 ± 1.4）条。按作者经验，适合用于皮瓣供血血管（适用穿支）的必要条件是 CDFI 测得根部口径 ⩾ 1.0 mm，且末端穿深筋膜前口径 ⩾ 0.5 mm，以此为筛选标准，可以定位出足够多的备选穿支供临床优选，其经链式血管丛安全血供距离大致为 15 cm；其中以末端穿深筋膜前口径 ⩾ 0.7 mm 者最为理想，其灌注范围可达整个供区，允许切取相当长的皮瓣（图 2-25）。原则上至少选择 1 条适用穿支设计皮瓣，但须在穿支质量和旋转点位置间进行恰当的取舍。以较粗大穿支经低阻力链式血管丛供血，不追求所谓的“超低”旋转点是本皮瓣的重要特点：①以皮瓣安全切取长度弥补旋转点偏高之不足；②较高的旋转点可以避免在皮肤紧张的小腿下段甚至跟腱区切取皮瓣，有利于供区直接缝合，减少并发症。近年来不少作者报道了穿支蒂螺旋桨皮瓣修复足踝部创面，但因典型穿支蒂皮瓣血供距离有限，皮瓣较为短小，局限性包括：穿皮点需邻近创面，难以修复较大创面，适应证有限；供区位于皮肤较为紧张的小腿内侧或外侧下段，即使修复较小创面时，通常也需要植皮，遗留较大瘢痕。

应当注意到，对于小腿下段的腓动脉穿支，CTA 的敏感度较低。CDFI 则因局部软组织量较少，探头压迫菲薄的皮下组织出现假阴性的问题较小腿中上段更为突出，其准确性高度依赖检测者的手法经验。因此，术前未定位到适合穿支时不可轻易放弃，术中沿切口探查并作出恰当的修正也是有必要的。据笔者的解剖研究结论及临床应用经验，最低 1 条适用穿支所出现节段一般均可满足踝周创面修复，但无法用于修复前足。

修复小腿创面时，术前相同方法定位筛选出小腿全段后肌间隔腓动脉穿支，重点探测标记出创面远端、外侧及近端距离最近的适用穿支血管位置，记录末端穿深筋膜前根部口径、血液流通等数据。综合权衡创面面积、穿支口径、供区皮肤松弛程度、修复距离、旋转角度等因素，选择一条穿支作为皮瓣供血血管。

一般取患侧在上 45° 半俯卧位；如创面偏内侧，则取类似髋臼前后联合入路的“漂浮”侧卧位（可向腹侧及背侧推动 45°）。适度驱血后气囊止血带下切取皮瓣。先于体表定位点平面，小腿后肌间隔前方约 2 cm 纵行切开，深筋膜下向后牵开皮肤，于肌间隔表面确认穿支血管。肌间隔表面看不到穿支血管时有两种可能，一是肌皮穿支，二是假阳性。纵向切开肌间隔，于肌间隔外侧端深面，邻近穿深筋膜点可望发现一部分

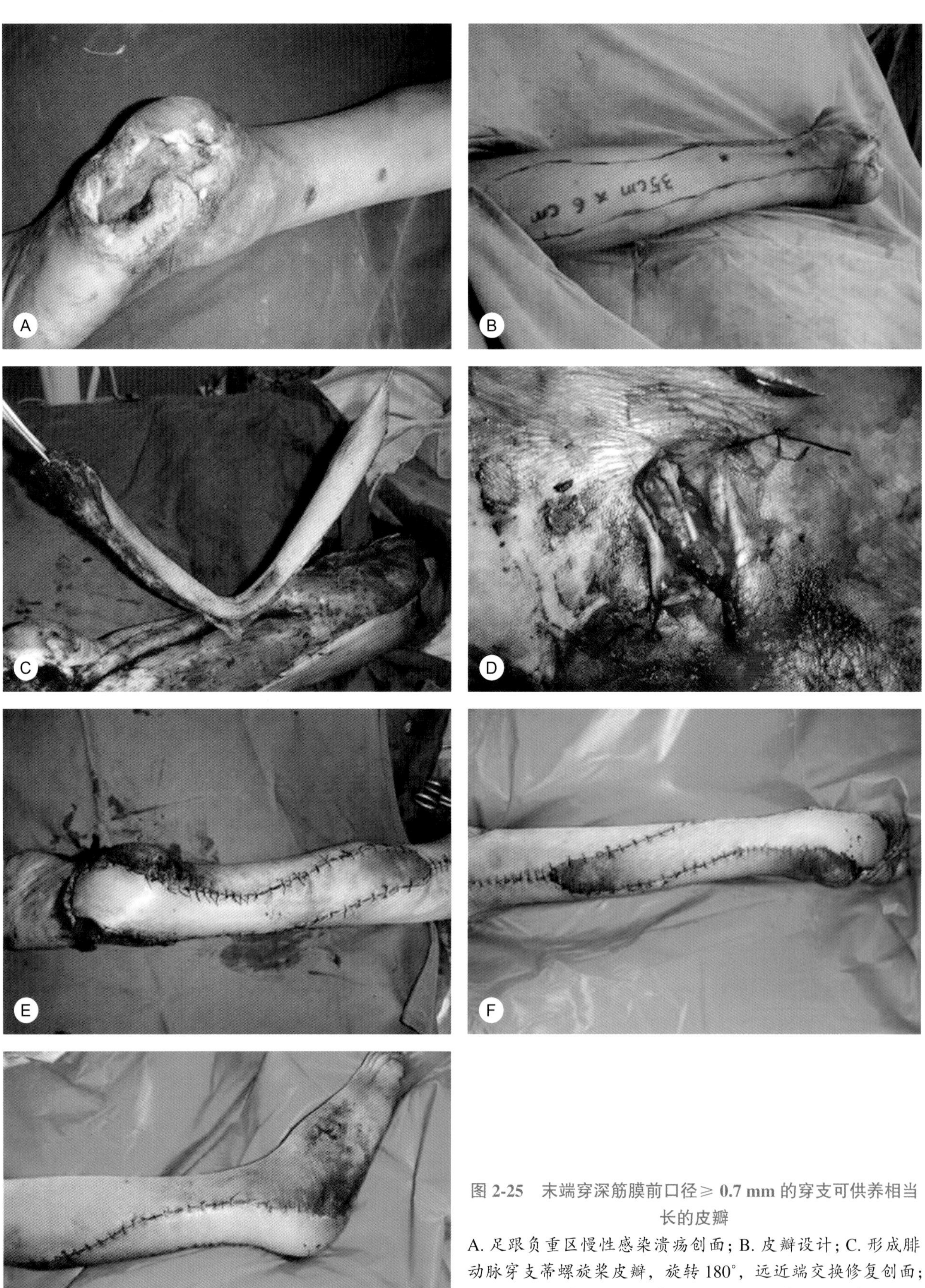

图 2-25 末端穿深筋膜前口径≥ 0.7 mm 的穿支可供养相当长的皮瓣

A. 足跟负重区慢性感染溃疡创面；B. 皮瓣设计；C. 形成腓动脉穿支蒂螺旋桨皮瓣，旋转 180°，远近端交换修复创面；D. 皮瓣近端腓肠内侧皮神经经隧道与隐神经吻合建立皮瓣感觉；E. 手术完成，修复效果平整美观，不需植皮；F. 术后 10 天，皮瓣高质量成活，近端系原有炎性色素沉着；G. 修复效果侧面观肌皮穿支，但全程穿肌较深者（一般出现在小腿上段及中上段），从前方探查难以观察到血管，且有误伤之虞。术前明确者可直接切开皮瓣轮廓，自后向前翻起皮瓣很容易看到肌皮穿支，不致于遗漏，但不明确者采用此法一旦发现为假阳性则难以更改皮瓣设计，因此，应力求体表定位准确：CDFI 探测采集到穿深筋膜点及根部发自腓动脉 2 个血流图是避免假阳性、假阴性的关键；凡 CDFI、CTA 一致判定的穿支，准确率 100%。少数确为假阳性或血管实际外径细小则向远近端延长切口，选择最近一条符合要求者为皮瓣血管蒂。

应当注意的是，穿支伴行静脉较动脉显眼，止血带下较大的清创可能导致肢体血容量大量丢失，令穿支血管看起来相当细小甚至不可辨，这在小儿患者中尤为明显。清创时应注意止血，视情况亦可先探查血管，或探查血管前松弛止血带令血管再次充盈。

修复踝周创面者，几乎都以腓肠神经走行为轴线。如皮瓣设计位置较高，面积较大，或相当狭长，均需切开皮瓣近端，了解腓肠神经的解剖构成特点，分析血管网走行、分布，据此修正皮瓣轴线。一般规律：①腓肠神经组成部分（腓肠内、外侧皮神经及交通支）在个体间变化较大，其中粗大、走行表浅者，相应伴行链式血管丛亦较为丰富；②腓动脉各穿支在邻近小腿后肌间隔处相互吻合形成恒定的明显纵向血管链，作用与皮神经营养血管丛类似（符合同源穿支间吻合较为丰富的一般解剖规律）；③小腿后外侧各条血管链存在吻合。应力求与供血穿支交通的低阻力供血渠道贯穿皮瓣全长，且均匀分布，此为跨区供血皮瓣成活的必要条件。大部分情况下，在小腿中上段，理想轴线更为偏向小腿后外侧，与腓肠神经体表投影并不一致。皮瓣轮廓内的小腿后肌间隔外侧缘均应纳入，以保留恒定存在的肌间隔血管链完整，中小面积皮瓣仅纳入此血管链即可确保成活。

三、穿支血管的游离解剖与裸化

所谓的穿支“裸化”指的是将短小的穿支彻底解剖分离，形成完全裸露的血管束以利于旋转或增加延展性。彻底“裸化”血管束无疑将增加痉挛和误伤概率。事实上，决定旋转松弛度的是血管蒂长，临床仅需将穿支“解剖分离”（结扎无关分支）至足够长度即可；不仅无进一步“裸化”血管束的必要，其周围附带的纤维组织尚可起到支持和保护的作用。究竟将穿支蒂解剖多长最为合适尚存在争议，大部分医生在实践中或趋于保守，在权衡操作难度、误伤可能、蒂部扭转程度等要素时，多以“够用”为标准（一般为 2~3 cm）。就本皮瓣而言，笔者明确建议将穿支蒂彻底解剖分离至根部（即整条腓动脉分支）。

在正常的循环系统中，血管外径从中央到外周是递减的（形成类似树状分支），但总容积是递增的，其血液流速和流压则随着逐级分支递减。就穿支血管而言，如果结扎了所有无关分支，那么即被改造为简单的、口径和总容积均递减的直接供血通道，其血液流速和流压梯度将发生逆转，随着血管的变细而增加（详见第一章第五部分）。Figus 等（2008 年）用激光多普勒血流仪对比研究手术前后 DIEP 皮瓣的血流动力学改变，发现不仅是蒂部，整个皮瓣的微循环血液流速都将加快。现有血流动力学数据表明（陈雪松，2012 年），于穿深筋膜点测到的供血穿支峰值血流速度（peak systolic flow velocity，PSFV）较术前增幅应在 1 倍以上。这种术后血管蒂末端血液流速、流压显著增加的现象，对于富含皮神经营养血管等低阻力链式血管丛的腓肠皮瓣供区，临床意义更为突出——通过血流动力学改变获得的动态界限远大于一般穿支皮瓣。某些走行、分支复杂的肌皮穿支，根部粗大，但皮支相对细小。这种穿支被彻底解剖游离后，皮支流速增加最为显著，仍可确保巨长型皮瓣顺利成活。综上所述，彻底解剖游离整条穿支至根部的不仅仅是为了增加蒂长，更大的意义在于获得最大的“增压”效应。

腓动脉穿支的解剖分离相对简单，但不熟悉者仍有相当的误伤顾虑，这是对彻底解剖分离整条穿支持保留意见的主因之一。大部分腓动脉穿支的走行可分为 3 段：①肌内段，以一定夹角起于腓动脉，穿行邻近肌肉，长短不一，肌间隔表面不可见；②肌间隔段，走行于肌间隔深面，肌间隔表面可见；③终末段，临近肌间隔外侧缘，为肌间隔段的分支，这些分支以一定夹角穿深筋膜构成深筋膜表面血管网并发出细小皮支。腓动脉穿支较为恒定的粗大分支有肌内段紧贴腓骨发出的腓骨 / 肌营养支、邻近根部发出的䠀长屈肌肌支、肌间隔段发出的比目鱼肌或腓肠肌肌支。解剖穿支时按如下要点及顺序较为省时省力并可减少误伤机会（图 2-26）：①连同轮廓内肌间隔外侧缘向供血穿支掀起皮瓣，沿穿支方向逐渐收窄至旁开各 1 cm 切断血管两侧肌间隔；②结扎或烧灼腓骨肌表面营养血管，向前牵开，显露腓骨（显露范围视肌内段走行距离长 3~6 cm，偏向穿支血管近端），沿腓骨表面烧灼切断腓骨营养支，呈矩形瓣状切开腓骨骨膜，向后方推开，并向内侧剥离至骨间膜；③用尖细的弯钳挑起腓骨骨膜后纵向切开即可松解、显露出穿支血管的肌内段，看清其走行；④向前翻开皮瓣，结扎切断供血穿支发出腓肠肌或比目鱼肌肌支，旁开穿支弧形切断踇长屈肌肌膜，将小腿后侧肌群向后牵开即进入到肌间隔后方；⑤向前方逐渐掀起穿支血管及保留在其周围的肌间隔；⑥前后结合继续沿血管解剖，最后结扎切断踇长屈肌肌支并将其游离至根部。切断肌间隔，剥离、切开腓骨骨膜后，整条穿支即从坚韧组织上松解开，一旦获得足够的活动度和操作空间，则解剖分离就较为容易。对细小的分支间隔一定距离使用电刀烧灼即可。通常腓肠肌支恒定且较为粗大，初学者常误判为穿支主干，造成犹豫不决；该分支结扎切断后，方可从后方清晰看到穿支的肌间隔段的主干。偶尔会碰到起源于腓动脉的类似腓肠动脉肌皮穿支，则不必剖至根部，否则相当费时费力。

血管蒂的扭转率和长度呈负相关。腓动脉穿支彻底解剖分离后，蒂长可达 2~8.5 cm（临床上很少有短于 3 cm 者），完全可耐受 180° 旋转。更长的血管蒂亦利于分担张力，转位时允许一定的位移牵张，极少发生蒂部并发症。

四、皮瓣转移

皮瓣切取完毕并彻底止血后，以穿支蒂为轴，按设计顺时针或逆时针旋移位修复创面，瓣下放置引流管。应当认识到，旋转点附近的皮肤松紧度并不能反映血管蒂张力。皮瓣初步缝合固定后，可用手指探入，轻柔触摸供血穿支，以确保其处于松弛、顺应状态；由于血管蒂较长，要防止误旋 2 次。为减少皮瓣体积，改善外形，需将皮瓣边缘修薄，但要保留所有肉眼可见的血管网。缝合皮瓣时可先做 4 个或 8 个定点缝合，原则是使穿支点不发生大的位移。由于深筋膜张力易直接作用于穿支及供血渠道，因此皮瓣侧缝合层次仅至真皮下，边距 3~5 mm（例外的情况是筋膜瓣，此时切取面积应常规放大约 10%）。在上述前提下，即使皮瓣在适度张力下缝合，血管蒂仍可保持在松弛状态，反之，看似松弛缝合的皮瓣，可能血管蒂正承受过度张力。修复踝周创面时，旋转点附近的皮瓣前后缘距离供血穿支穿皮点的距离应基本相等，以确保倒转后可封闭创面，且张力一致；建议用可吸收线约束跟腱以减少皮瓣缝合张力并恢复局部正常轮廓、形态；必要时用石膏限制足踝。携带筋膜瓣者，表面一期 VSD 覆盖植皮或油纱、生物敷料保护 10 天后，二期打包植皮。包扎时蒂部及皮瓣全长均不能受压。

五、术后处理

术后注意保暖，裸露皮瓣最远端，每小时监测血液循环 1 次。按创面细菌学检验结果使用抗生素，无常规使用抗凝及扩张血管药物的必要。

本皮瓣典型的循环通路：腓动脉→穿支动脉→链式吻合血管丛（皮神经营养血管、小腿后肌间隔血管链）→相应皮瓣→链式血管丛伴行的迷宫式微小静脉网及浅静脉→穿支伴行静脉→深静脉。在这种血供模式下，动脉供血及静脉回流均由穿支血管完成，穿支动脉血经低阻力的链式血管丛供养皮瓣，其灌注范围由穿支血压、流量及链式血供网络分布共同决定，血管体区间的非链式吻合血管丛起到辅助作用。皮瓣按摩或可以“附加泵”的原理补偿这种低阻力远距离供血系统血流动力学上的不足。生理状态下，肌肉的舒张和收缩可以通过深、浅静脉交通为静脉回流提供重要的动力，而形成穿支皮瓣后，静脉回流主要由动脉射血压力推动，静脉压、组织液静水压又会反过来影响动脉有效供血范围。临床上发现，对于供血距离超过 15 cm 的皮瓣，术后皮瓣按摩确实可以改善远端色泽。手法为四指并拢，均匀、平按、持续、由远及近按摩数次即可；根据远端色泽变化确定按摩周期，通常每 2~3 h 一次。

从临床结果看，只要满足相对粗大穿支供血及轴线全长存在明显的链式吻合这两个条件，皮瓣均能完全成活，一旦术后出现血管危象，首先考虑血管蒂是否受到牵拉、挤压或过度扭转，需积极探查。

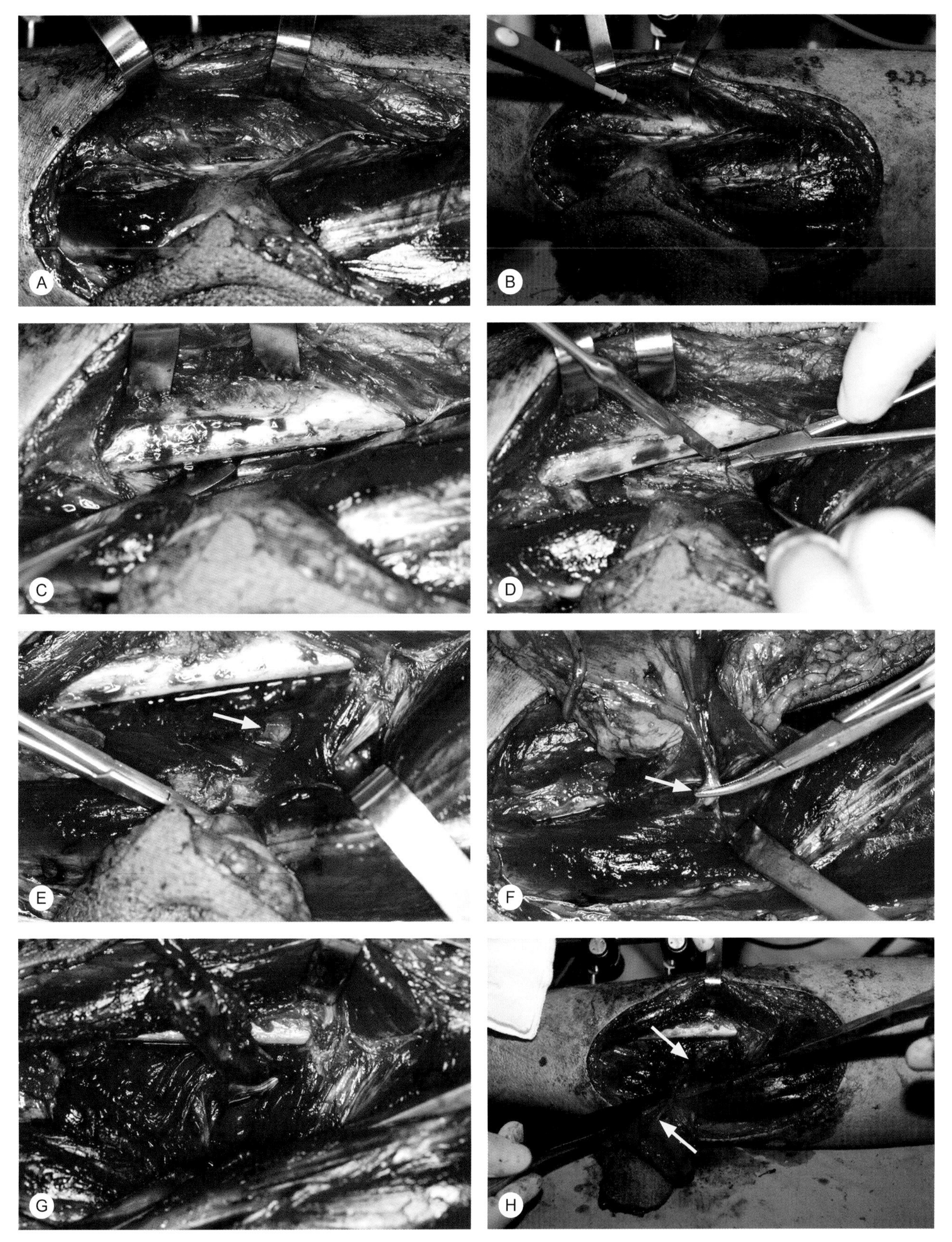

图 2-26 腓动脉穿支的全长解剖分离方法

A. 沿穿支方向逐渐收窄，切断血管两侧肌间隔；B. 电刀切开腓骨骨膜；C. 剥离器推开腓骨后方骨膜直到骨间膜；D. 切断腓骨骨膜；E. 穿支血管的肌内段被释放（黄色箭头）；F. 向前方翻开皮瓣，结扎切断较为恒定发出的腓肠肌或比目鱼肌肌支（黄色箭头）；G. 前后交替将血管继续游离至根部；H. 彻底游离的腓动脉穿支（黄色箭头之间）

（陈雪松　杨柳翠　李春丽）

第五部分　皮瓣术后监测与血管危象

皮瓣转移术后需要进行一段时间的密切观察和特殊处理，以保证患者全身情况的平稳；及时发现存在的问题并正确处理，可以防止并发症的发生。术后最多见且最易导致手术失败的并发症是皮瓣发生血液循环障碍（血管危象），若不及时发现和处理将会使移植组织发生坏死。如何观察皮瓣的血液循环、准确判断血管危象的类型并给予及时正确的处理，是术后保证皮瓣成活的关键。

皮瓣术后需要连续 1 周监测皮瓣的血运情况，尤其在术后早期的 72 h 内容易发生血管危象，需严密观察。最常用的观测指标包括皮瓣颜色、温度、肿胀程度、毛细血管反流充盈时间、小切口放血试验等。

一、临床常用的四项血液循环观察指标

（一）皮肤温度

1. 正常指标

移植组织的皮肤温度应在 33~35 ℃，与健侧相比温差在 2 ℃以内，手术结束时移植组织的皮温一般较低，通常应在 3 h 内恢复。

2. 注意事项

（1）测量皮温（包括移植组织及健侧组织）的部位应固定，可用圆珠笔画出记号，以便定位观察。

（2）测定的先后次序及每次测量的时间要恒定。

（3）测量皮温的压力要恒定，一般应用半导体点温测定计，当用力较大时，点的接触面较大，测出温度较高。

3. 干扰因素

（1）室温及患肢局部温度干扰：移植组织为失神经组织，温度调节功能已丧失，极易受到外界温度的影响，特别在局部使用高温烤灯时，皮温的高低不能反映移植组织血液循环的实际情况。

（2）受区创面大小的干扰：当移植组织面积较大时，其受区创面必然也较大，此时受区创面血供也良好，且创伤反应性充血使其温度较高，很像一个“烘箱”，移植组织在此环境中，其温度也相应偏高。因此，移植皮瓣的早期血循环危象较难从皮温降低的指标上反映出来。

（3）暴露时间的干扰：移植组织一般均用多层纱布棉垫包裹而保暖，一旦暴露后，皮温即随外界温度而变化。暴露时间越长，则皮温变化越大。

（4）减张切口的干扰：移植组织因血管危象而做减张切口后，组织的渗血、渗液可干扰皮温的测定。

4. 变化规律

（1）平行曲线：移植组织与健侧组织的皮肤温度相差 0.5~2 ℃且呈平行变化，说明动静脉吻合口通畅，移植组织血循环良好。

（2）骤降曲线：移植组织与健侧组织的皮肤温度突然相差 3 ℃以上时，说明大多是动脉栓塞，应立即手术探查。

（3）分离曲线：移植组织与健侧组织的皮肤温度相差逐渐增大，一般 24~48 h 后皮温相差达 3 ℃以上时，这种曲线大多数是静脉栓塞的表现。

（二）皮肤颜色

1. 正常指标

移植组织的皮肤颜色应红润，或与健侧的皮肤颜色一致。可用比色卡描述皮瓣颜色的变化。

2. 干扰因素

(1) 光线亮暗的影响：在自然光线下观察皮肤一般较红，也易发现偏暗的皮肤颜色；在白炽灯下观察皮肤颜色偏白；在热炽灯下观察皮肤颜色偏红。

(2) 皮肤色泽的影响：皮肤色素较深的部位行组织移植后，皮色较难观察，如将足背皮瓣移植在掌心或前臂，一般皮色均较健侧为深。同时皮肤色素又随个体不同而有所差异。

(3) 消毒剂的影响：组织移植手术时，常用染红的 0.1% 苯扎溴铵（新洁尔灭）消毒，移植组织被染红后很难观察皮肤原色。因此，在组织移植手术结束时，需用温盐水将消毒剂洗净，以免影响对皮肤颜色的观察。

3. 变化规律

(1) 皮色变淡或苍白，说明动脉痉挛或栓塞。

(2) 移植组织皮肤上出现散在性瘀点，大多是静脉栓塞或早期栓塞的表现。随着栓塞程度的加重，散在性瘀点相互融合成片，并扩展到整个移植组织表面，说明栓塞已接近完全。

(3) 移植组织的皮肤颜色大片或整片变暗，说明静脉完全栓塞。随着栓塞时间的延长，皮肤颜色由暗红→红紫→紫红→紫黑。

(4) 当动静脉同时栓塞时，移植组织的皮肤呈灰暗色，继而变为洋红色，最后变为黑色。

上述各类危象的皮肤颜色的变化机制，主要是组织在缺氧后，随着时间及缺氧程度的改变，组织内红细胞中的血红蛋白及组织液中的胆红素等物质发生变化，引起颜色改变。

（三）肿胀程度

1. 肿胀程度

肿胀程度反映了皮瓣移植后的组织张力和饱满状况。临床通过比较皮纹和水张力疱的变化，描述皮瓣移植后的肿胀程度的判断（表 2-4）。

表 2-4　皮瓣移植后肿胀程度的判断与记录

判　断	记　录
一般移植组织均有轻微肿胀	(－)
移植组织皮肤有肿胀，但皮纹尚存在	(+)
皮肤肿胀明显，皮纹消失	(++)
皮肤极度肿胀，皮肤上出现张力水疱	(+++)

2. 干扰因素

移植组织的肿胀程度很少受外界因素的干扰，是比较可靠的血液循环观察指标。

3. 变化规律

①动脉血液供应不足或栓塞时，组织干瘪；②静脉回流受阻或栓塞时，组织肿胀明显；③当动静脉同时栓塞时，肿胀程度不发生变化。

（四）毛细血管回流测定

1. 正常指标

用手指按压皮肤时，皮肤毛细血管排空，颜色变白；放开手指后，在 3 s 内毛细血管恢复充盈。

2. 干扰因素

(1) 皮肤色素的干扰：皮肤色素深者不易测定。

(2) 组织部位：足趾移植后，趾端的毛细血管很易观察，而腹部皮瓣则不易测定。

3. 变化规律

(1) 动脉栓塞，回流不明显。

(2) 静脉栓塞，回流早期增快，后期减慢。

(3) 动静脉同时栓塞后，因毛细血管内残留淤血，仍有回流现象，但充盈速度缓慢。

二、四项血液循环观察指标的可靠性

对于四项血液循环观察指标不能孤立、片面、静止地观察，而要全面、系统、连续地观察。不能单凭一项指标的改变而判断血液循环的情况。笔者常常观察到皮温相差近 3 ℃，但皮色、肿胀程度及毛细血管回流三个指标都正常，此时则应密切观察，积极处理，而不应进行探查。如果有两个以上指标同时出现危象，则应积极处理，及早探查。

三、血管危象的表现与鉴别

动脉危象和静脉危象的具体临床表现见表 2-5。

表 2-5　动脉危象与静脉危象的表现

鉴别项目	动脉危象	静脉危象
危象发生时间	吻合术后 1~3 h 内多见	吻合术后 10~24 h 内多见
病变速度	突起，变化快	逐渐发生，变化慢
皮肤变化		
颜色（指甲）	苍白	发紫
指腹	瘪陷	丰满、膨胀
皱纹	加深	不明显或消失
温度	下降	下降
脉搏	减弱或消失	存在
毛细血管充盈时间	延长或消失	缩短，晚期消失
指端渗血	减少或不出血	较多，血液颜色为紫色

（丁小珩　张世民）

第六部分 皮瓣术后并发症及预防

远端蒂腓肠皮瓣是目前临床应用最广泛的带蒂皮瓣之一，该皮瓣具有血运丰富、成活可靠、创伤较小、供区隐蔽、易于切取等优点。虽然该皮瓣的成功率已经高于90%，但是其并发症亦不少见，就算是经验丰富的皮瓣外科医师也难以避免。文献报道该皮瓣总的并发症发生率为3.2%~50%，其中主要并发症（部分坏死、全部坏死等）的发生率为3.2%~27%，次要并发症（包括与皮瓣切取相关的损伤、积血、血肿形成、皮瓣淤血等）的发生率为10%~30%。合并有基础疾病的患者、老年患者及具有长期吸烟史的患者并发症发生率提高3~5倍。

一、并发症分类

（一）与皮瓣切取相关的供区并发症

与皮瓣切取相关的供区并发症包括腓肠神经损伤、浅静脉损伤（小隐静脉）、腓肠肌损伤、跟腱损伤、腓动脉损伤等。

为了将腓肠神经和小隐静脉周围的营养血管链完整地带入远端蒂腓肠皮瓣中，需将腓肠神经和小隐静脉自近端切断，带入皮瓣中。部分患者会出现腓肠神经损伤的症状，如外踝和足外侧的感觉异常（麻木、刺痛等）。正常情况下，小腿拥有丰富的浅静脉（如大隐静脉）和深静脉（如胫血管和腓血管的伴行静脉等）回流系统，切除小隐静脉不会对下肢回流造成明显的损伤，但是若患者同时合并有下肢静脉回流异常的疾病（如下肢静脉曲张、深静脉瓣膜异常等），将会对下肢的静脉回流造成影响。

分离皮瓣时（特别是当腓肠内侧皮神经位置较深时）可能会损伤腓肠肌和跟腱，造成踝跖屈力量减弱。若过紧地闭合供区创面，可导致供区肌肉缺血坏死，严重可致骨筋膜室综合征，威胁下肢功能。

（二）与皮瓣成活相关的并发症

与皮瓣成活相关的并发症有皮瓣下积血、血肿形成，皮瓣淤血、表皮坏死、边缘坏死、部分坏死、完全坏死。

皮瓣转位后，若受区止血不彻底，引流不通畅，皮瓣下可能出现积血和血肿形成，这种情况容易滋养细菌，导致感染控制失败，同时可导致皮瓣张力的增加；若皮瓣筋膜面未适当止血，过度渗血，将减弱皮瓣远端的血流压力，导致皮瓣远端供血不足。两者均可导致手术的失败。

腓肠皮瓣多以远端蒂形式切取，皮瓣的静脉回流依靠腓肠神经和小隐静脉的营养血管的伴行静脉，其绕过浅静脉（小隐静脉）的静脉瓣逆向回流，是非生理性的，容易出现皮瓣的静脉回流问题。皮瓣的血液回流受限导致的静脉淤血（图2-27）是手术最常见的并发症之一，轻则导致皮瓣的表皮坏死（图2-28）、边缘坏死（图2-29），重则导致皮瓣末端部分坏死（图2-30），若处理不及时可导致皮瓣的完全坏死。

皮瓣的部分坏死是另一种常见的并发症，多种因素可导致皮瓣的部分坏死：如患者因素（如患者年龄、软组织缺损部位、合并基础疾病等）、皮瓣因素（旋转点的位置，筋膜蒂的长和宽，皮岛的长和宽，皮瓣的总长、长宽比和顶端位置等）、术者因素（术者的经验、技术成熟度等）及术后护理等。若出现皮瓣的部分坏死，可根据坏死的面积、深度和基底肉芽生长的情况采取相应的措施进行处理（如换药、二期缝合、植皮、皮瓣转移等）。

皮瓣的完全坏死（图2-31）是该皮瓣最严重的并发症。当患者具有血栓性脉管炎和动脉硬化闭塞症等严重的周围血管疾病时，皮瓣的血供较差，发生完全坏死的可能性增加。当术者经验不足，皮瓣设计、切取不规范（如旋转点位于炎症或创伤侵及区域或损伤穿支血管），或通道卡压、术后护理不当（皮瓣受压）时，可能出现皮瓣的完全坏死。

（三）与皮瓣功能相关的术后并发症

术后并发症如供区植皮后疤痕挛缩、瘙痒、疼痛等；皮瓣裂开、破溃、感觉麻木、臃肿（图 2-32）、色素沉着（图 2-33）等。

供区植皮后，若患者为疤痕体质，且植皮时皮片的张力过高，术后较易出现疤痕增生和挛缩。若供区接近腘窝横纹，可能导致膝关节的活动受限。部分患者还可出现植皮区的瘙痒、疼痛等不适，供区全厚皮植皮出现这种情况的概率大大减低。

远端蒂腓肠皮瓣切取以后，其感觉神经将被破坏，初期皮瓣是没有感觉的，部分患者可有麻木等不适。若过度负重、护理不当容易出现皮瓣的裂开和破溃。后期随着受区周围的神经长入，皮瓣可恢复部

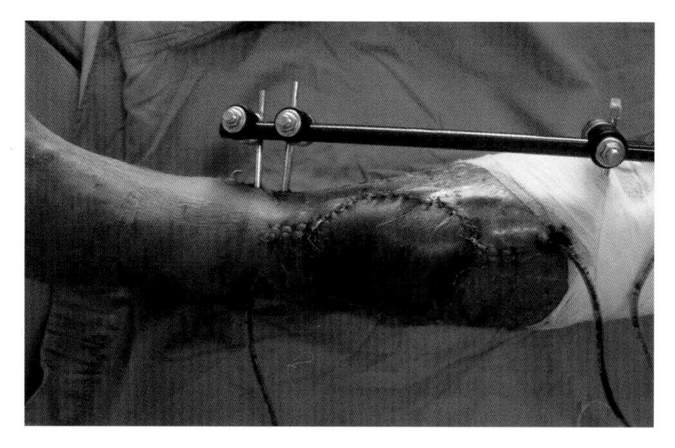

图 2-27 皮瓣静脉淤血

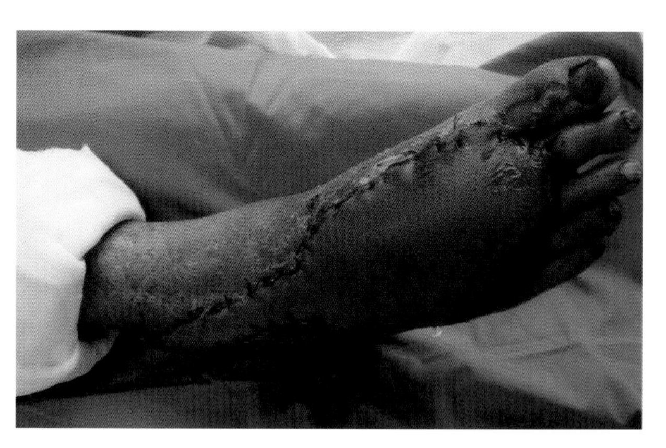

图 2-28 皮瓣末端表皮坏死

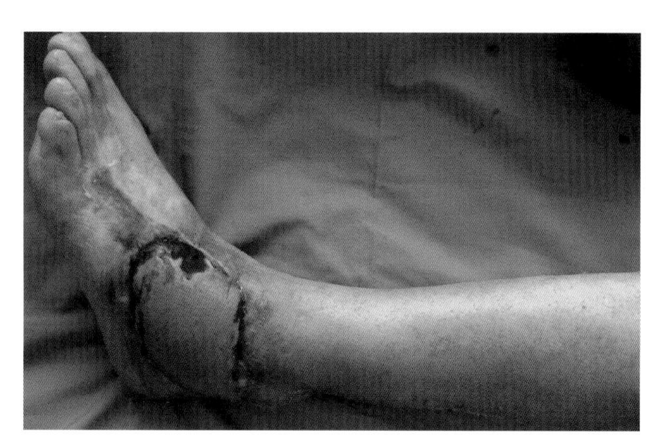

图 2-29 皮瓣末端边缘坏死

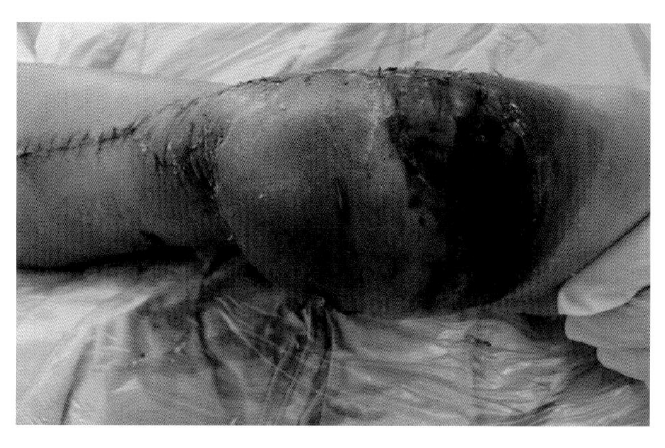

图 2-30 皮瓣末端部分坏死

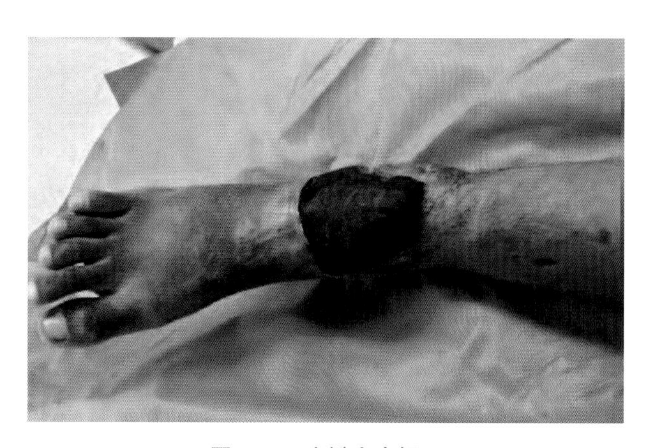

图 2-31 皮瓣完全坏死
（引自 Yusof N M and Fadzli A S，2016）

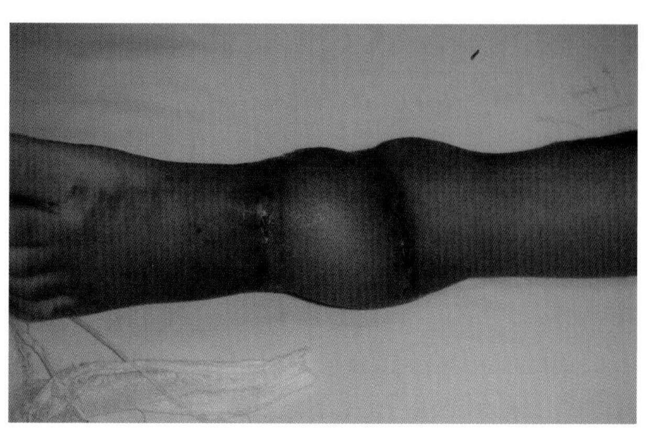

图 2-32 皮瓣臃肿

分保护性的感觉。笔者的经验和相关文献报道显示，将腓肠神经和受区周围皮神经吻合，对皮瓣感觉的恢复无明显促进作用。

若修复跟踝部和足部创面，该皮瓣因皮下脂肪丰富，可出现皮瓣和蒂部的臃肿等不适，影响患者的穿鞋和行走，二期皮瓣削薄将有所帮助。皮瓣的色素沉着在儿童患者中少见，且皮瓣可随年龄生长，但在其他年龄段多较明显。

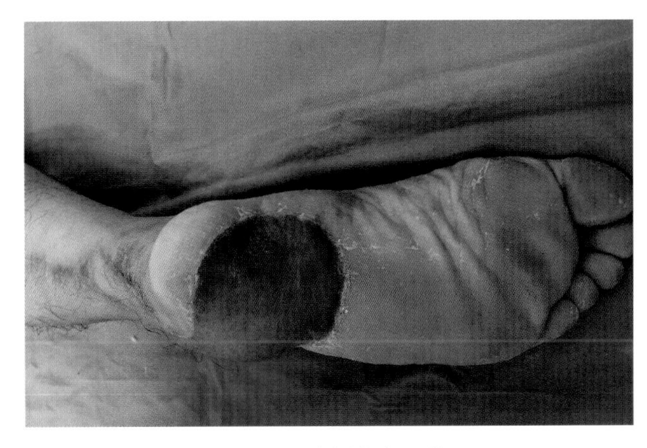

图 2-33 皮瓣色素沉着

二、并发症的危险因素

并发症发生的原因多种多样，很多因素对皮瓣术后并发症的发生具有显著影响。并发症的危险因素可以归为患者自身因素和医源性因素（皮瓣因素和术者因素）两大类，其中以医源性因素居多，无论是皮瓣设计，还是手术过程，乃至术后处置的每个环节，稍有不慎即可出现各种并发症。

（一）患者因素

患者因素如性别、年龄、病因、软组织缺损部位、嗜好（吸烟）、合并疾病（糖尿病、高血压、周围血管疾病）等。

高龄患者多合并有周围血管的退行性改变和其他基础疾病。香烟中含有的尼古丁、焦油等对周围血管有明显的收缩作用，长时间吸烟可加速周围血管的病变。糖尿病患者容易出现伤口感染，延迟愈合，并且末梢血管、神经病变是糖尿病的常见并发症之一。文献报道，高龄、吸烟和糖尿病对皮瓣的部分坏死影响显著，性别、病因、软组织缺损部位和高血压对皮瓣的部分坏死无显著影响。当患者患有血栓性脉管炎或动脉硬化闭塞症（图 2-34）等疾病时，皮瓣的坏死率接近 100%，因此，这部分患者禁用该皮瓣。

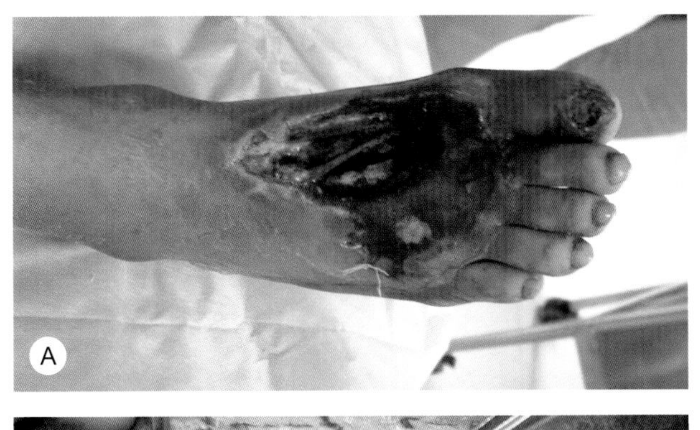

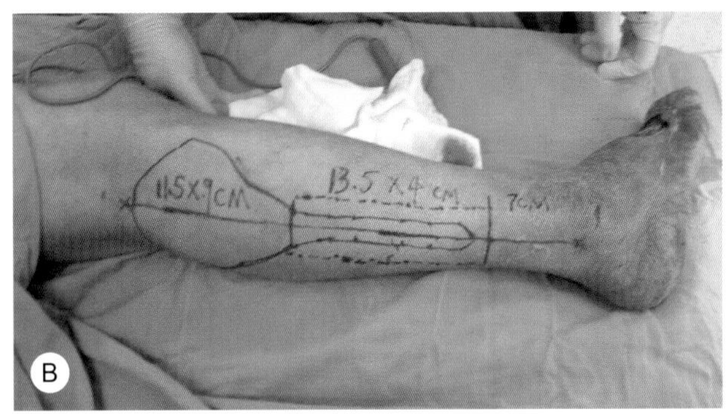

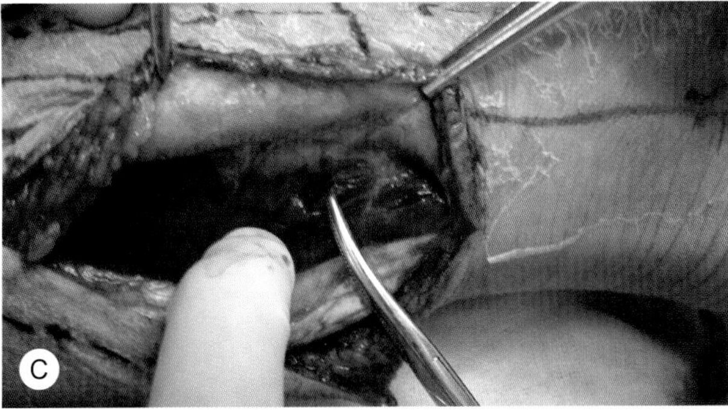

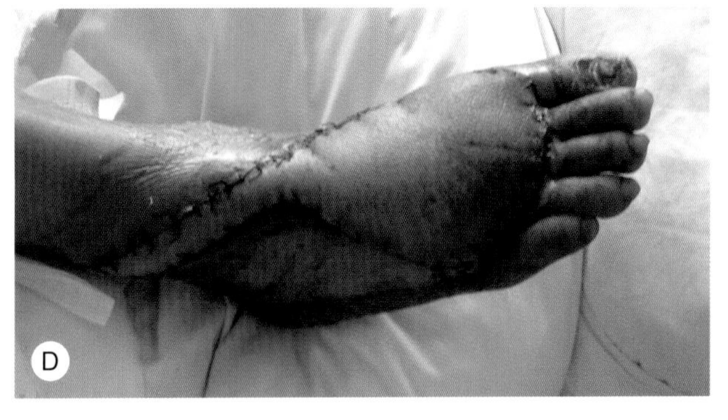

图 2-34 患者，男性，49 岁，右足骨软骨瘤切除术后伤口不愈合并感染，足背皮肤逐渐变黑坏死

A. 骨软骨瘤切除术后 17 天，足背皮肤变黑坏死并感染；B. 设计远端蒂腓肠皮瓣修复创面；C. 术中探查发现旋转点附近有一粗大的腓动脉穿支；D. 术后 6 天皮瓣远端逐渐出现表皮坏死

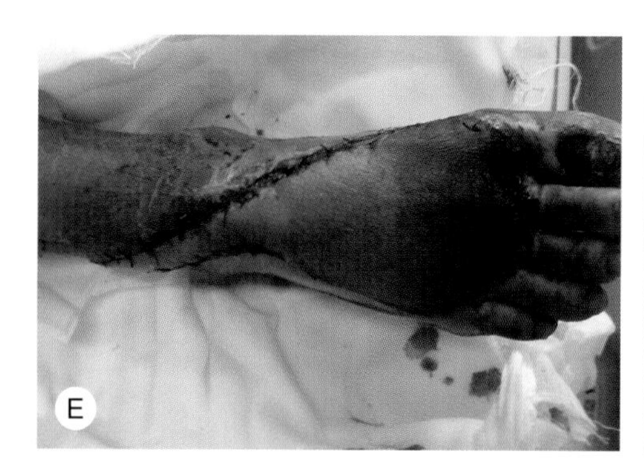

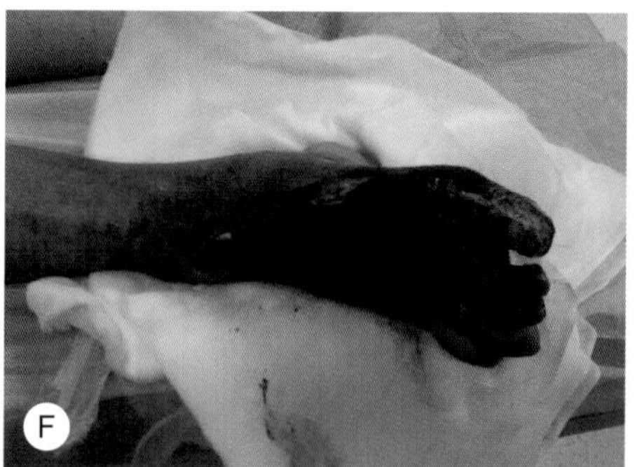

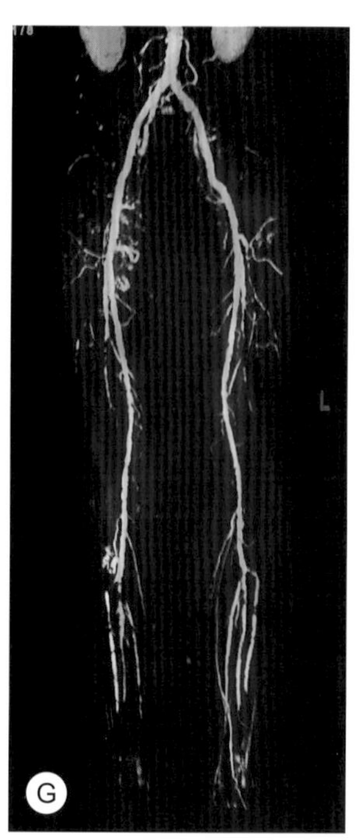

图 2-34 患者，男性，49 岁，右足骨软骨瘤切除术后伤口不愈合并感染，足背皮肤逐渐变黑坏死（续）

E. 术后 10 天坏死范围逐渐增大；F. 术后 4 周皮瓣完全坏死；G. 下肢 CTA 示右下肢远端动脉闭塞，结合彩超结果诊断为动脉硬化闭塞症，患者最终截肢

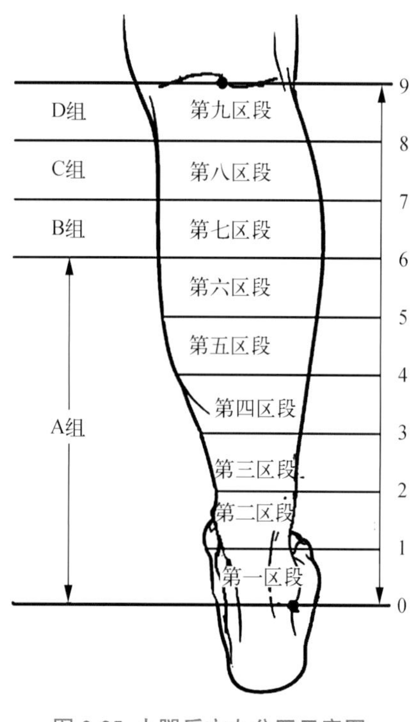

图 2-35 小腿后方九分区示意图

（二）皮瓣设计因素

皮瓣设计因素如皮瓣的旋转点、筋膜蒂的长和宽、皮岛的长和宽、皮瓣的总长、皮瓣的长宽比、皮瓣的顶端位置等。

旋转点的位置决定很多皮瓣参数，如筋膜蒂的长度，皮瓣的点长、长宽比和皮瓣的顶端位置等。高旋转点的远端蒂腓肠皮瓣的部分坏死率高于低旋转点的皮瓣，但是差异并不显著。当腓动脉下端穿支出现变异、破坏或者受炎症侵蚀而不可靠时，采用高旋转点的穿支设计皮瓣是可靠的。

皮瓣的顶端位置对皮瓣的部分坏死有较好的预测作用，随着皮瓣顶端位置的增加，皮瓣的部分坏死率明显增加。有学者将小腿后方三等分，并认为当皮瓣高于上 1/3 时，皮瓣发生部分坏死的可能性增加。魏建伟等（2012 年）提出将小腿后方九等分（图 2-35），并通过分析影响 179 例皮瓣部分坏死的危险因素，得出结论：当皮瓣的顶端位置位于下 7/9 时皮瓣成活可靠，当皮瓣的顶端位置位于上 1/9 时部分坏死率显著增高。

该皮瓣为穿支加筋膜皮瓣（perforator-plus flap），具有穿支皮瓣和筋膜皮瓣的特点，皮瓣的长宽比影响皮瓣的成活。研究发现，虽然皮瓣的长宽比达到 6~7:1 时，皮瓣仍能完全成活，但是随着长宽比的增加，皮瓣的部分坏死率呈增加趋势，当皮瓣的长宽比高于 5:1 时皮瓣的部分坏死率显著升高。腓肠神经营养血管皮瓣亦是典型的轴行皮瓣，且小腿各穿支间横向或斜向的吻合以 choke 吻合为主，当瓣部宽度较大时，皮瓣的边缘离血管轴较远，皮瓣的边缘容易出现部分坏死。

（三）手术因素

手术因素包括术者的经验（学习曲线）和手术技术（如皮瓣的设计、切取和转移的方法）。

术者的经验和手术技术对皮瓣手术的成功与否起决定性的作用，经验丰富的术者该皮瓣的成功率可达 95% 以上，反之失败率可超过 50%。虽然该皮瓣的血供可靠，无需特殊的器械，也不需要术者具备显微外科分离、吻合血管的技术，容易在基层医院得到推广开展，但是要想灵活应对各种不确定的情况，提升皮瓣的成功率，还需一定时间的学习和经验积累。

三、并发症的预防

虽然皮瓣的术后并发症在临床较为常见，且为多种因素综合作用的结果，但是通过选择恰当的适应证，熟悉掌握皮瓣的解剖学和手术技术，进行术后正确的护理及功能锻炼，可避免很多并发症。当并发症出现时，采取及时有效的措施正确处理，部分皮瓣仍可挽救。

（一）手术适应证的选择

根据拟修复缺损的特点，选择最佳的修复方法，注意重建阶梯和电梯原则，不可盲目选择皮瓣修复。若受区位于胫前、踝周、跟腱区和跟部，以及足部偏外侧，且炎症未侵及旋转点处穿支、小腿后外侧肌间隔及小腿后侧皮肤未破坏时，选择远端蒂腓肠皮瓣是合适的。若存在严重的感染未能控制、骨折未能稳定固定、创面偏内侧且面积过大时，选择该皮瓣的失败概率将会增加。

适应证的选择应以患者的整体素质与供、受区的特点为主。术前对患者的整体状况和重要生命体征进行分析，关注患者是否具有可能影响皮瓣成活的各种合并症（如糖尿病、周围血管疾病等）。要做到“见树木，更见森林”，了解患者是否高龄，是否有吸烟、酗酒史，是否肥胖［体重指数（body mass index，BMI）］，是否有高血压，供瓣区是否做过放射治疗。此外，还要关注一些全身性血液循环障碍疾病，如糖尿病、高脂血症、动脉粥样硬化等。

（二）解剖学知识和手术技术的掌握

熟练掌握正确的解剖学知识和手术技术是皮瓣手术成功的前提。可参阅相应的解剖学书籍与既往文献报道掌握皮瓣的基础解剖和不同的变异情况。很多学者针对某种皮瓣进行了大量的经验总结和技术改良，使得皮瓣的成功率超过了 95%。熟悉各种技术改良和不同的手术方法，根据自己的经验总结合适的手术技术，方可做到游刃有余、临危不乱。

（三）合理的设计和切取皮瓣

合理、正确的皮瓣设计是皮瓣成活、获得出色的外观和功能的前提。皮瓣的设计需按“点”“线”“面”“弧”的原则进行。

皮瓣旋转轴点的选择，是皮瓣设计的第一步。可根据解剖学资料和术前探测对穿支血管进行定位。目前，HDNS、CDFI、CTA、MRA 等均可对穿支血管进行准确的定位。合适的旋转点位置，可减少旋转点至创面的距离，降低皮瓣的无效长度，进而减少皮瓣筋膜蒂的长度、皮瓣的总长和长宽比，这些因素对皮瓣的成活都有显著的影响。

皮瓣的轴线应该与腓肠神经和小隐静脉的走行相同，且位于皮瓣和筋膜蒂的中间位置。设计皮瓣时应当轻轻托起小腿后方肌肉，防止因重力的作用导致皮瓣的轴线偏斜，否则神经和静脉的营养血管将会偏离皮瓣和筋膜蒂的中间，这将不利于皮瓣的成活。同时若修复跟踝部横行创面和胫前纵行创面时，若常规设计皮瓣将导致皮瓣的宽度大于皮瓣的长度，并且当创面较大时，皮瓣将超过血供的安全范围，此时可利用小腿后方皮肤柔软、延展性好的优点，采用瓣部的斜形设计法，将瓣部向中线旋转 45°~90°，化宽为长，可提高皮瓣的成活率。

筋膜蒂的宽度应根据旋转点的位置、皮瓣的大小和患者的年龄适当选择。筋膜蒂过宽将导致严重的猫耳畸形，且影响皮瓣的旋转；过窄将不利于皮瓣的血供。设计 3~5 cm 宽的筋膜蒂可加强皮瓣的动脉灌注和静脉回流作用，皮瓣旋转后不至于过于臃肿，且不会对蒂部穿支血管造成卡压。

远端蒂腓肠皮瓣用于修复中小面积的创面成功率较高，若用于修复大面积的创面需要术者有丰富的经验。虽然有学者认为于深筋膜上平面切取皮瓣亦可取得成功，不携带腓肠神经对皮瓣的血供没有影响，但是笔者更倾向深筋膜下切取皮瓣，分离并保护腓肠神经和小隐静脉，并将其带入皮瓣中，这对皮瓣的血运更有帮助。

皮瓣的切取方法有顺行法、逆行法和顺逆结合法等，不同术者可根据自己的手术经验适当选择。董忠根等（2012 年）推荐使用“先探查蒂部穿支血管，再切取皮瓣”的顺逆结合法，不仅可以确保蒂部有一个较粗大的穿支血管，还能根据穿支血管的位置适当调整皮瓣。这样手术更加便捷，而且可防止陷入蒂部穿支血管缺如、被破坏或被炎症侵蚀而不可靠，但皮瓣周缘已经切开的尴尬境地。

皮瓣切取以后采用经皮下隧道转位时隧道的游离需足够大，止血需彻底，同时术后需严格护理，若出现隧道的卡压，皮瓣的部分坏死率将明显增高。很多学者认为，采用直接切开的明道转移更加安全。

（四）术后正确的护理和功能康复

三分手术，七分护理。重视术后皮瓣的监测，正确的护理对皮瓣手术的成功与否具有关键的作用。术后应当将室温保持于 25°，湿度 50% 左右，保证患者的血容量，稳定患者的生命体征，禁用血管收缩药物。将患者置于舒适的体位，使皮瓣和筋膜蒂的部位保持悬空，不能受压。观察皮瓣的颜色、温度、毛细血管反应和皮瓣的张力，及时发现血管危象，采取正确的处理措施。

若皮瓣颜色苍白、冰冷、毛细血管反应充盈不明显，则是动脉危象，需将患者保持合适体位，稳定患者的情绪，检查患者的生命体征，拆除敷料，解除卡压，温盐水清洗皮瓣，若仍未恢复可于蒂部拆除数针缝线，必要时可应用罂粟碱等解痉措施，保守治疗无效时应及时探查。若皮瓣青紫、肿胀、毛细血管充盈加快，则是静脉回流异常，需立即解除压迫，去除积血和血肿、拆除张力高处缝线，然后采用柔软的敷料松松地包扎。

皮瓣一旦出现血管危象，若处理及时，部分皮瓣仍可完全成活，部分皮瓣将出现不同程度的坏死。若皮瓣表皮、边缘坏死，通过加强换药（图 2-36）或者二期缝合多能成功愈合；皮瓣部分坏死，可视坏

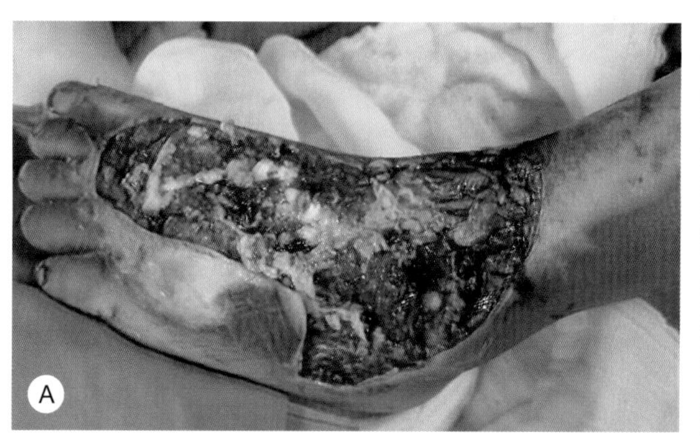

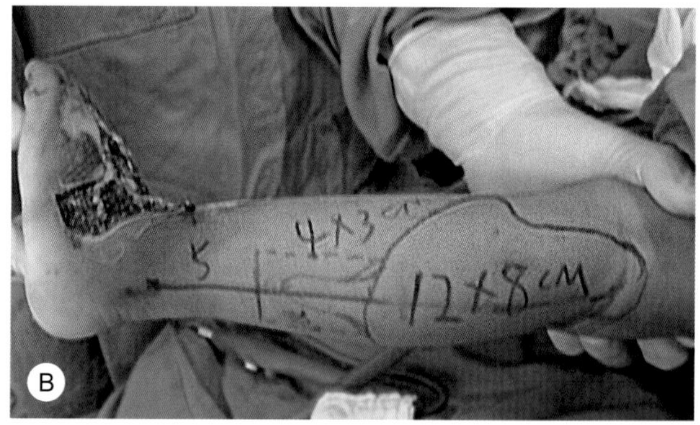

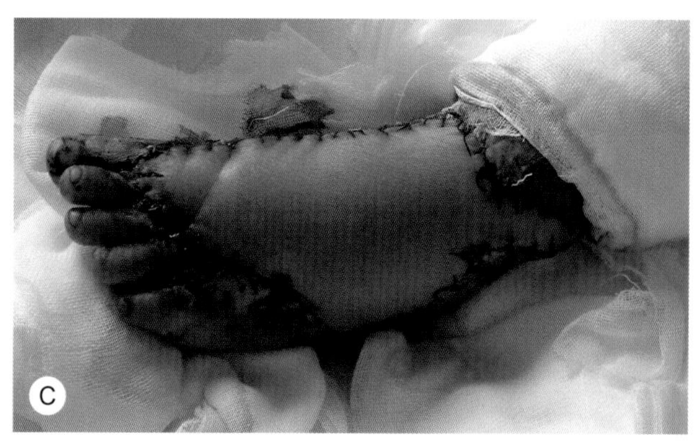

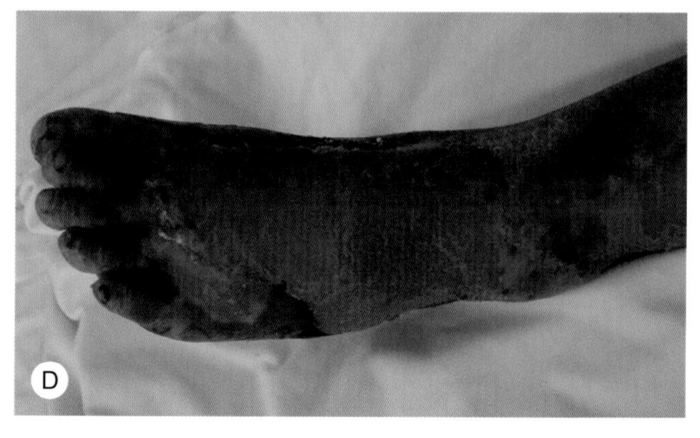

图 2-36 患者，男性，3 岁，因车祸致左足皮肤软组织缺损

A. 清创后创面外观；B. 设计远端蒂腓肠皮瓣修复创面；C. 术后 1 周皮瓣远端出现边缘坏死；D. 加强换药后皮瓣完全成活，伤口愈合

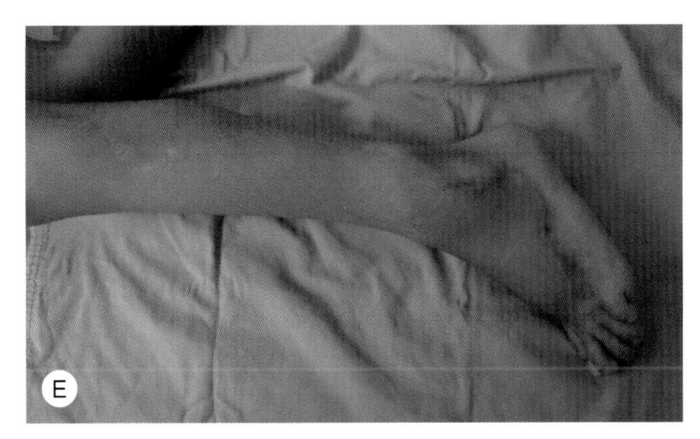

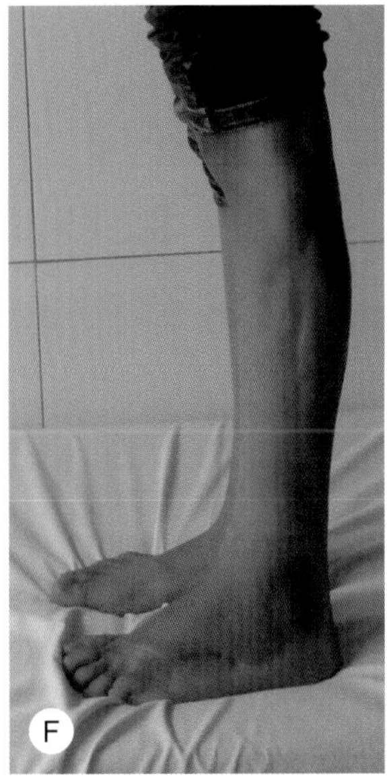

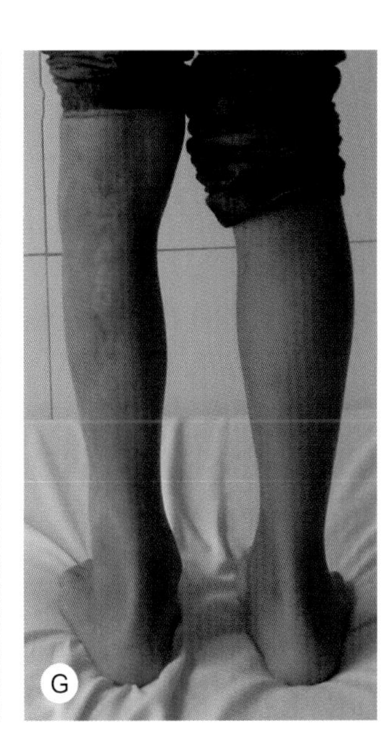

图2-36 患者，男性，3岁，因车祸致左足皮肤软组织缺损（续）
E. 术后10年随访皮瓣外观满意；F、G. 患者肢体功能基本恢复正常，日常生活、运动无碍，皮瓣跟随肢体同步生长

死的范围和深度采用不同的方法进行处理（如二期缝合、植皮、局部皮瓣等）；若皮瓣完全坏死需另行手术修复。

临床上皮瓣的成活、修复创面只是完成了治疗的一部分，术后正确、及时的功能锻炼以恢复尽可能多的功能，对整个治疗过程的成功与否亦起到关键作用。软组织缺损的患者患肢的损伤往往较严重，且经历了多次手术，患肢固定的时间较长。住院期间指导患者进行适当的肌肉收缩锻炼和健康关节的活动，可预防深静脉血栓形成、肺栓塞、压疮等并发症，且可防止肌肉萎缩和关节僵硬。术后指导患者进行早期、适当的功能锻炼，可促进患者的功能恢复，防止皮瓣的破溃、裂开等。

综上所述，经过数十年的发展，远端蒂腓肠皮瓣的手术技术日趋成熟，手术的成功率也越来越高，该皮瓣渐渐成为了修复下肢远端缺损的主流皮瓣之一。但是即使是经验丰富的手术团队，术后也难免会出现或大或小的并发症。认真分析并发症发生的类型和原因，采取有效的措施进行预防，并及时正确地处理是皮瓣手术成功的保障。

（魏建伟　董忠根　刘立宏）

第七部分 皮瓣供区处理

皮瓣供区是手术造成的新鲜创面。皮瓣供区的处理也是外科手术的重要组成部分。减少供区损害（功能、美观）、避免供区并发症，是取得优良效果的关键。

一、供区创面闭合

供区创面闭合，常用三种方法：直接缝合、游离植皮、切取第二皮瓣（或称接力皮瓣）修复（图 2-37）。

远端蒂腓肠皮瓣应尽量设计在皮肤相对松弛的小腿中 1/3 处，设计时作提捏试验评估决定供区闭合方式。如果皮瓣宽度不超过 3~5 cm 或小腿周径的 1/5，供区往往能够直接拉拢缝合；否则就需要进行游离植皮，或第二皮瓣覆盖。

若行第二皮瓣接力覆盖，通常紧贴供区，在小腿近端设计以腓肠内侧动脉或腓肠外侧动脉穿支血管为蒂的第二个局部皮瓣，旋转修复前一个腓肠皮瓣供区。

以 CDFI 探测腓肠内外侧动脉穿支的位置、大小，选择合适的穿支备用。穿支要尽量靠近第一个腓肠皮瓣供区，设计接力皮瓣时将穿支置于皮瓣近 1/3~1/4 处。腓肠皮瓣切取完成后，自深筋膜下掀开创缘皮肤，探查腓肠内侧或外侧动脉的目标穿支，确认位置和大小，必要时重新调整接力皮瓣的位置。

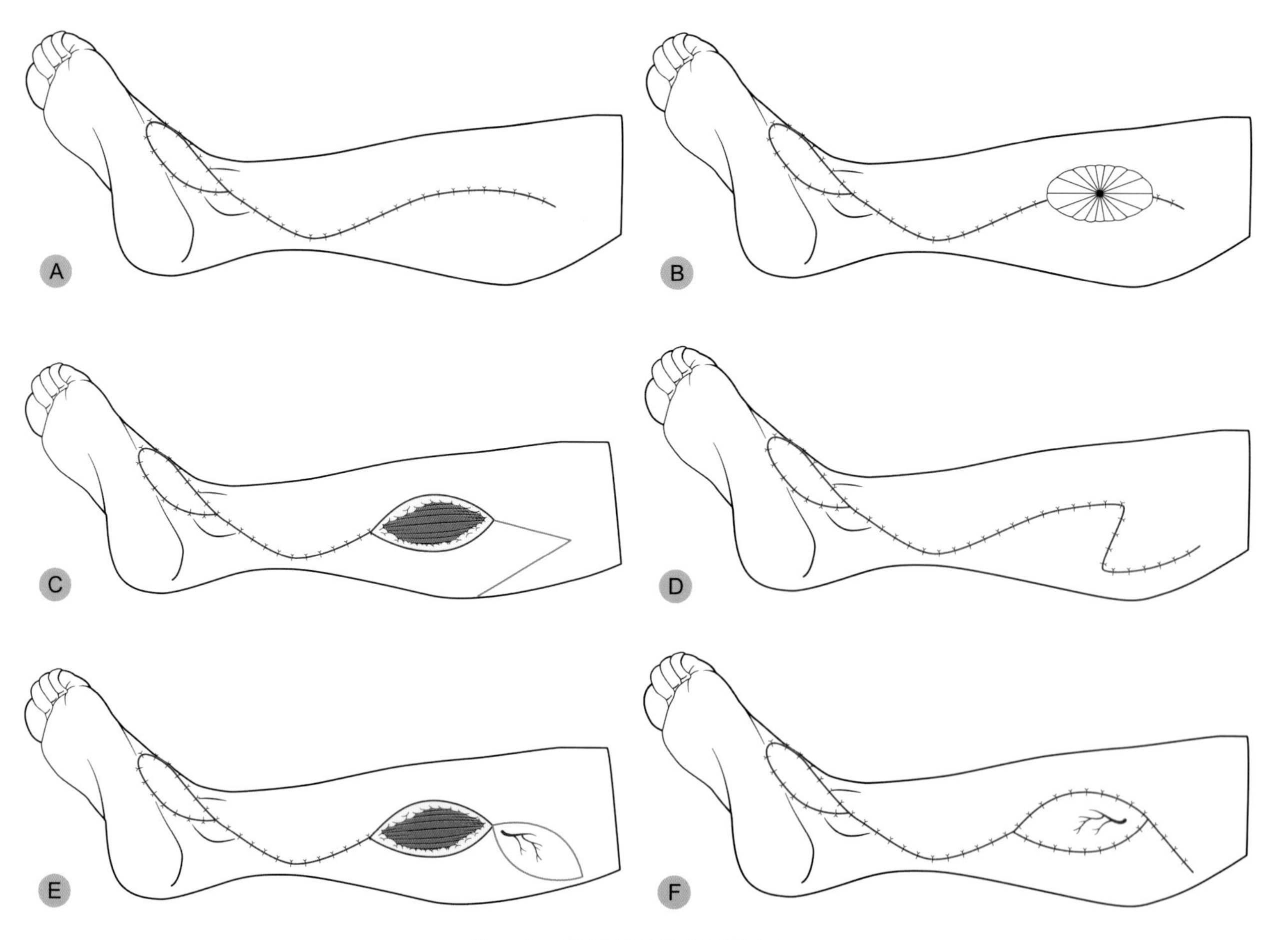

图 2-37 供区创面闭合三种方法

A. 直接闭合；B. 游离植皮；C、D. 局部旋转接力皮瓣；E、F. 穿支接力皮瓣首先，以可吸收线拉拢缝合第一个腓肠皮瓣供区的皮下组织，缩小供区创面。然后，自一侧依次切开接力皮瓣的皮肤、皮下直达深筋膜，自肌膜表面向对侧掀起皮瓣，小心解剖至穿支位置。最后，切开分离另一侧皮肤，形成穿支血管蒂裸化的螺旋桨皮瓣。观察血运良好后，旋转皮瓣覆盖创面。循血管蒂向肌肉深部解剖游离一段距离，可获得额外的 0.5~1 cm 长度，以利于转移。

第二皮瓣也要设计在皮肤相对松弛的小腿后上段区域，上不超过腘窝，两侧不超过侧中线，切取前也要做“提捏试验”，避免发生切取后无法直接缝合的尴尬局面。若接力皮瓣切取后血运不好或部分欠佳，因腓肠皮瓣供区基底肌肉丰富，可将其全部或部分修薄成游离植皮术。术者在设计切取第二皮瓣时留有后路，总能完成手术。接力皮瓣的切取转移需具备一定条件，不要过于强求，若腓肠皮瓣切取面积较大，或术前术中探测穿支不适合，则直接切取小腿邻近区域或腹部全厚皮片游离植皮修复供区创面。

【典型病例】

· 病例 1 · 供区直接缝合

患者，女性，43 岁。左足跟外侧狭长创面，采用远端蒂腓肠神经筋膜皮瓣修复后，供区直接缝合（图 2-38）。

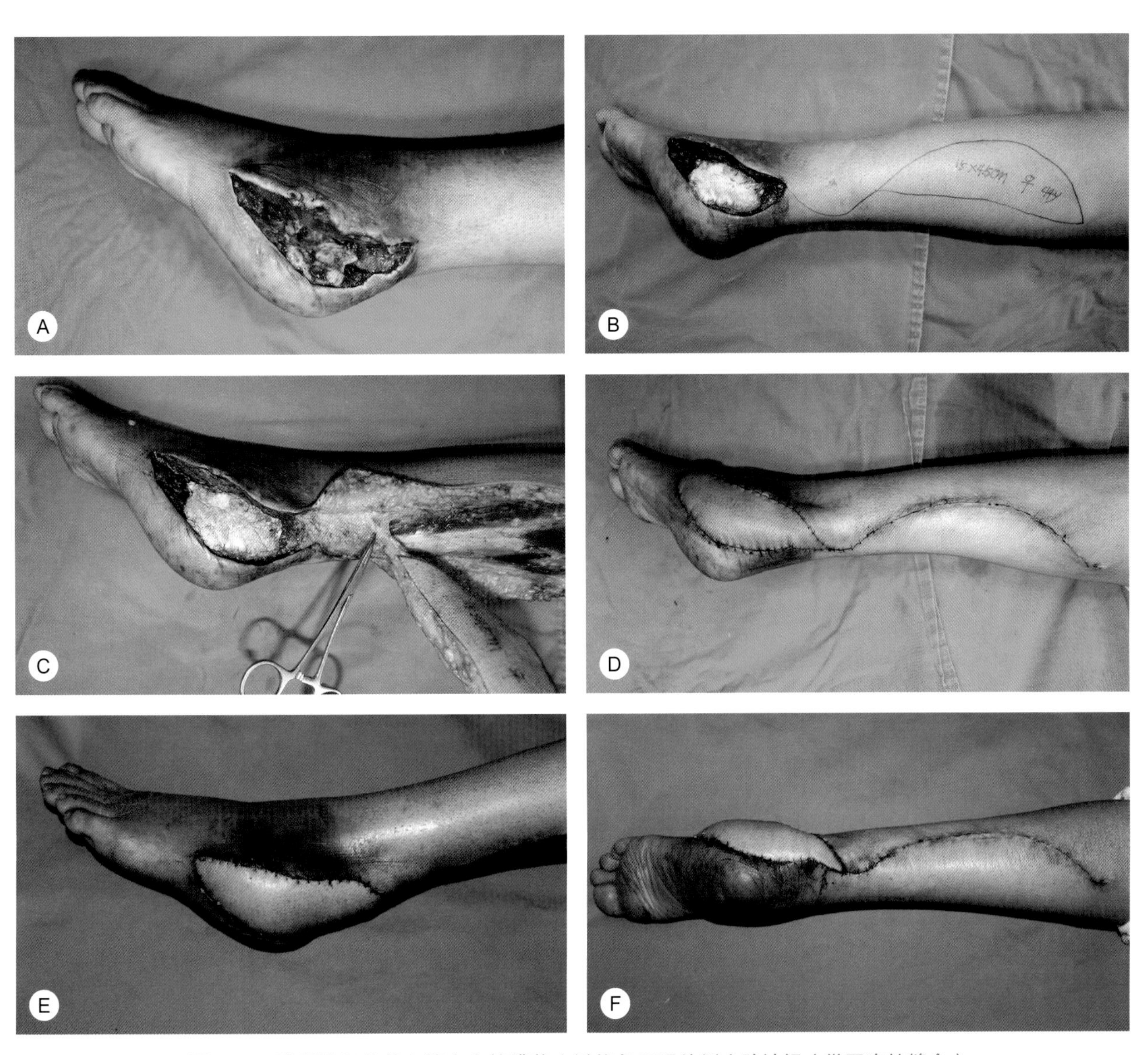

图 2-38 腓肠神经营养血管穿支筋膜蒂皮瓣修复足跟外侧皮肤缺损（供区直接缝合）

A. 创面情况；B. 皮瓣设计；C. 皮瓣切取；D. 皮瓣转移及供区直接缝合；E. 术后 2 周皮瓣；F. 术后 2 周供区

·病例 2· 供区游离植皮修复

患者，男性，56 岁，足背外侧宽大创面，采用远端蒂腓肠神经筋膜皮瓣修复后，供区游离植皮覆盖（图 2-39）。

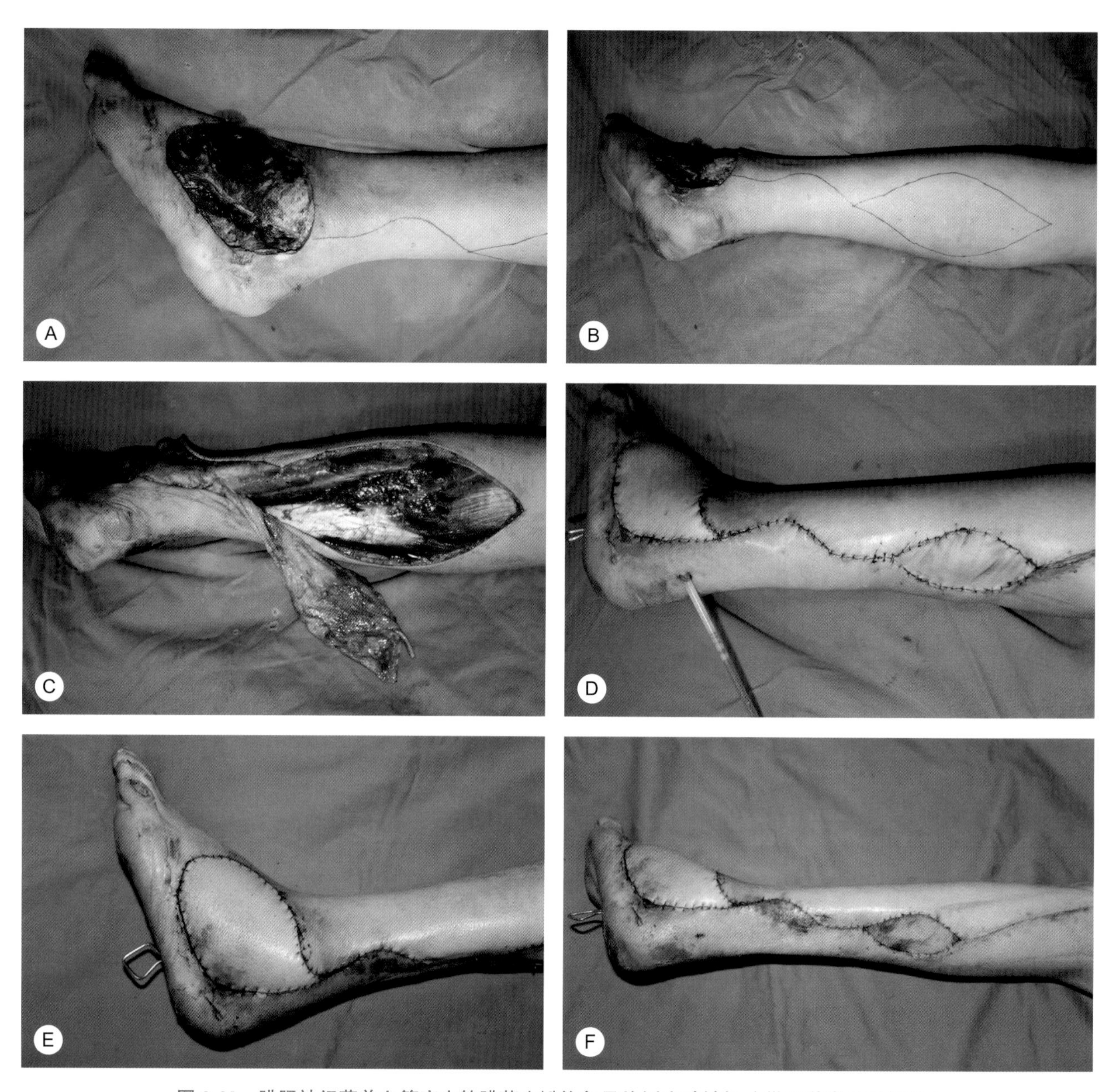

图 2-39 腓肠神经营养血管穿支筋膜蒂皮瓣修复足外侧皮肤缺损（供区游离植皮修复）
A. 创面情况；B. 皮瓣设计；C. 皮瓣切取；D. 皮瓣转移及供区游离植皮；E. 术后 2 周皮瓣；F. 术后 2 周供区

·病例 3· 供区第二皮瓣修复

患者，女性，35 岁，跟腱区横形创面，采用远端蒂腓肠神经筋膜皮瓣修复后，设计切取第二皮瓣，即腓肠外侧动脉穿支蒂螺旋桨皮瓣，接力修复第一皮瓣供区，整个小腿避免植皮（图 2-40）。

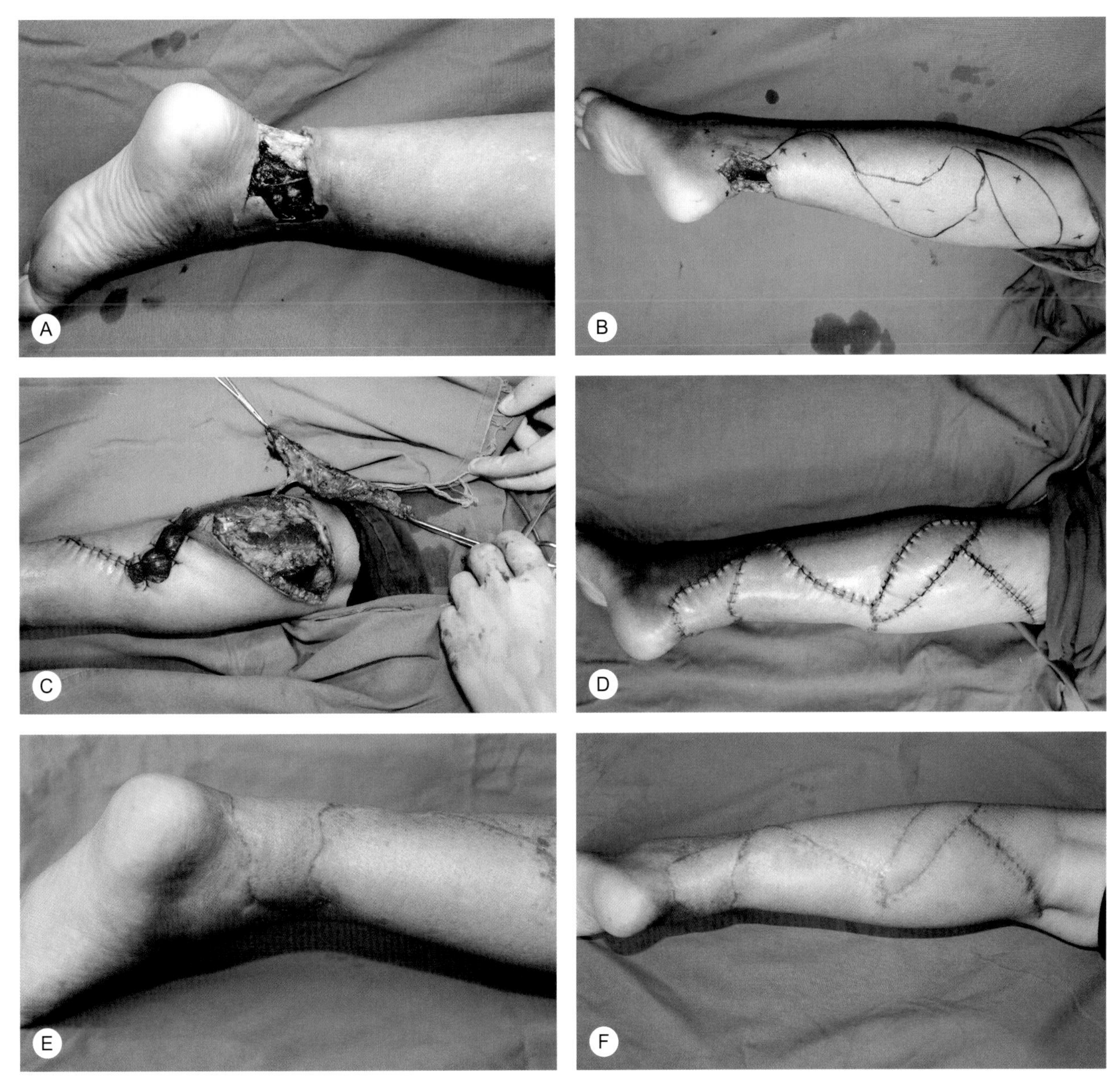

图 2-40 腓肠神经营养血管穿支筋膜蒂皮瓣修复跟部皮肤缺损（供区腓肠外侧动脉穿支蒂螺旋桨皮瓣接力修复）
A. 创面情况；B. 皮瓣设计；C. 腓肠外侧动脉穿支蒂螺旋桨皮瓣切取；D. 术后即刻；E. 术后 6 个月皮瓣；F. 术后 6 个月第二皮瓣供区

二、皮神经处理

皮神经周围营养血管轴能增加皮瓣的血供，提高皮瓣的成活，这是皮神经营养血管皮瓣的理念对皮瓣外科的重要贡献。①在切取面积较大、较宽、较长和（或）位置较高的皮瓣时，通常要将腓肠神经的内、外侧支全部或其中一支带入皮瓣内，充分利用皮神经营养血管链对皮瓣血液循环和成活质量的贡献；②当切取位置较低和（或）面积较小、较窄的皮瓣时，皮瓣仅靠腓动脉穿支通过深筋膜血管网或真皮下血管网的营养即可成活，腓肠神经则可完整的保留在供区，闭合供区创面前先以腓肠肌包埋覆盖，保护腓肠神经，再行闭合（图 2-41）；③当穿支血管蒂岛状皮瓣在深筋膜上的层面掀起时，则为保留皮神经提供了便利的机会，而且皮瓣层次较薄，营养的组织较少，不含皮神经营养血管链也足以营养整个皮瓣(图 2-42)。

【典型病例】

· 病例 1 · 皮瓣偏外设计且切取较窄

患者，男性，10 岁，左后跟摩托车轮辐伤，跟腱外露。设计腓动脉穿支蒂螺旋桨皮瓣修复。将皮瓣偏前切取，腓肠神经主干恰位于皮瓣后缘，将其从皮瓣中分出保留在供区原位。皮瓣旋转 160° 覆盖跟腱创面，术后完全成活（图 2-41）。

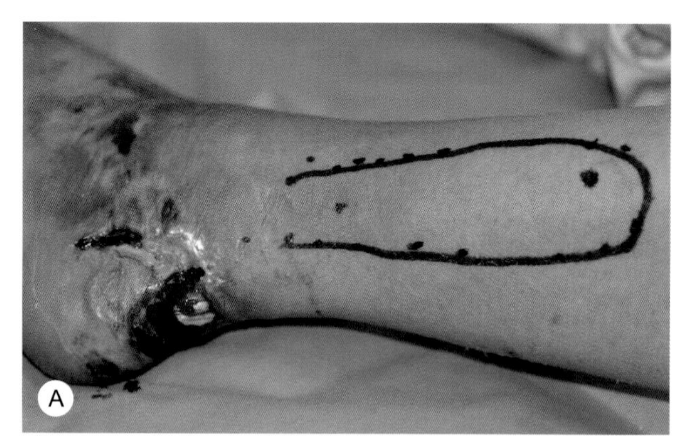

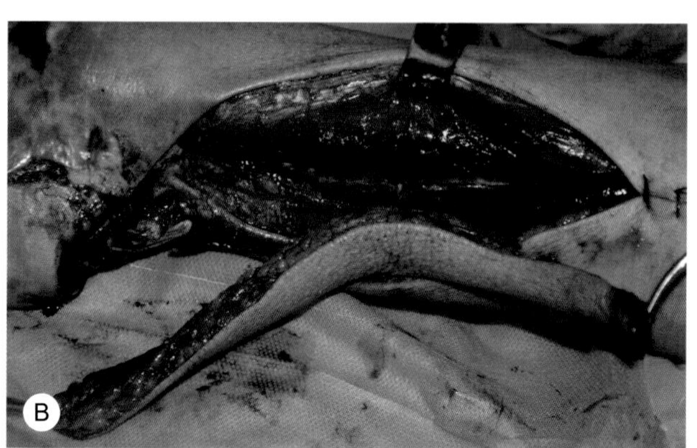

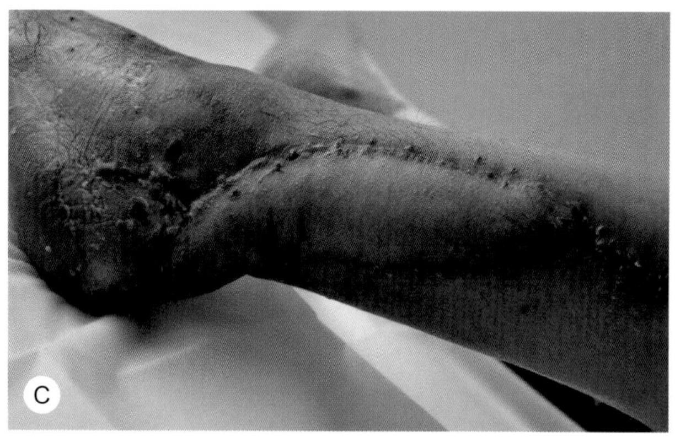

图 2-41 腓动脉穿支蒂螺旋桨皮瓣，保留腓肠神经
（王剑利提供）
A. 后跟创面与皮瓣设计；B. 腓动脉穿支蒂螺旋桨皮瓣掀起，保留腓肠神经主干于供区；C. 术后 2 周，皮瓣成活

· 病例 2 · 深筋膜上切取皮瓣，保留隐神经

患者，男性，28 岁，左小腿外伤后皮肤软组织缺损并胫前肌腱外露 20 天入院。彻底清创后，设计胫后动脉穿支蒂螺旋桨皮瓣修复。皮瓣从深筋膜上掀起，将深筋膜、大隐静脉与隐神经保留在供区原位，皮瓣供区直接闭合。术后皮瓣成活良好，创面一期愈合。术后 31 个月随访，皮瓣外形与质地良好(图 2-42)。

三、浅静脉干处理

浅静脉干对远端蒂皮瓣的影响比皮神经更为复杂。①如果皮瓣切取较宽，其宽大的筋膜蒂部和瓣部，常包含了小隐静脉主干的走行区域，传统的做法是将小隐静脉主干切断结扎带入皮瓣内。②如果切取的皮瓣较窄，设计时就可以避开小隐静脉主干的走行区域而不予牺牲。远端蒂皮瓣中的浅静脉干对皮瓣的静脉回流没有帮助，这在穿支血管蒂的腓肠皮瓣中已经有很好的体现。③如果皮瓣出现静脉回流障碍，可以利用皮瓣末端的小隐静脉干，在受区进行血管吻合（静脉超回流）或插管放血，减轻皮瓣的静脉回流负荷。

池征璘等（2018 年）介绍了一种新的皮瓣设计，充分利用皮瓣内静脉属支与小隐静脉主干的交通吻

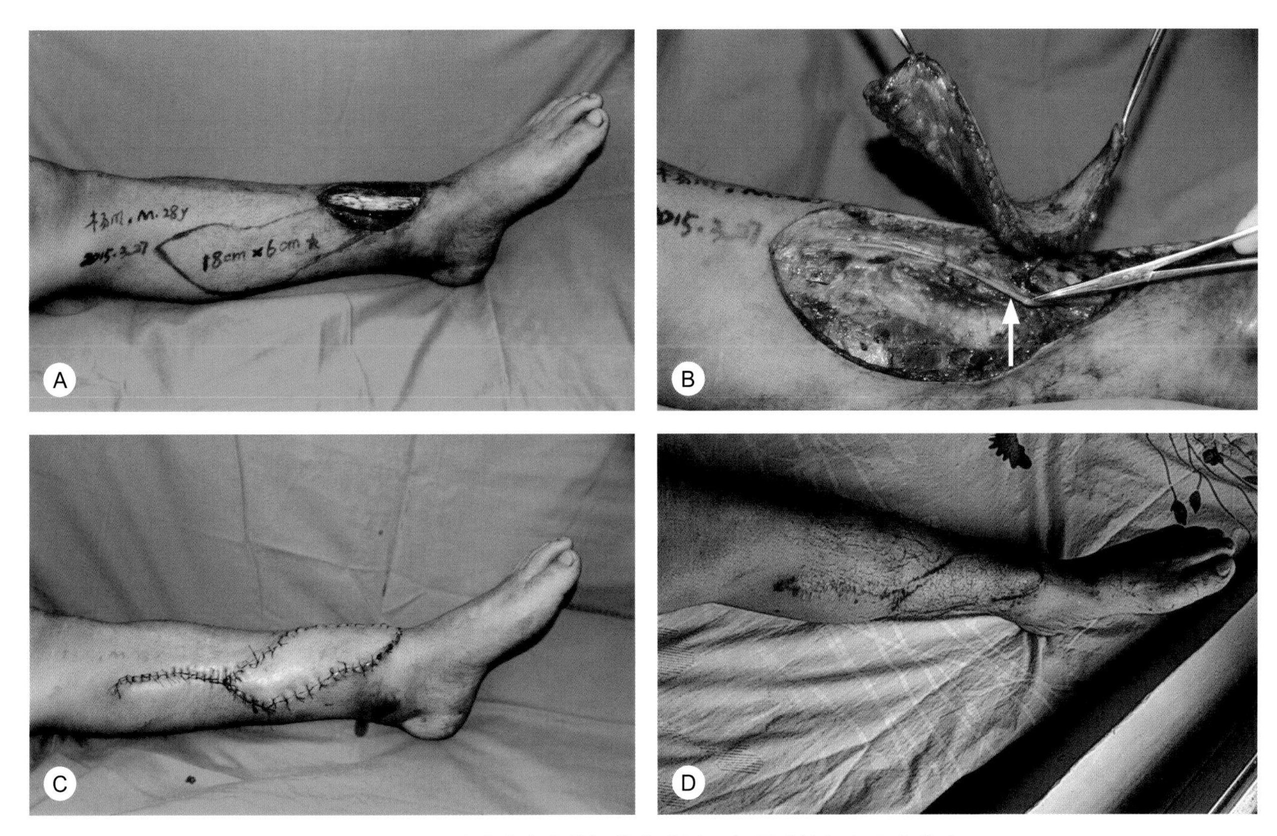

图 2-42 胫后动脉穿支蒂螺旋桨皮瓣，保留隐神经和大隐静脉
（唐举玉提供）

A. 小腿胫前软组织缺损，胫前肌腱外露，设计胫后动脉穿支蒂螺旋桨皮瓣；B. 从深筋膜上掀起皮瓣，隐神经、大隐静脉保留于原位；C. 皮瓣转位；D. 术后皮瓣完全成活

合，将皮瓣的蒂部设计在属支汇入小隐静脉主干的部位。通过特殊的皮瓣设计，可以将小隐静脉主干完整地保留在皮瓣供区；通过蒂部的小隐静脉属支，汇入其主干，为皮瓣提供更多的静脉回流通道。此时，在关闭供区的时候需要注意几个问题：①直接缝合的供区不能过紧，避免卡压小隐静脉；②游离植皮前用一薄层腓肠肌将小隐静脉覆盖后再行植皮，加压荷包要压力适中；③第二皮瓣设计时尽量避开小隐静脉主干，避免缝合供区卡压(图 2-43)。

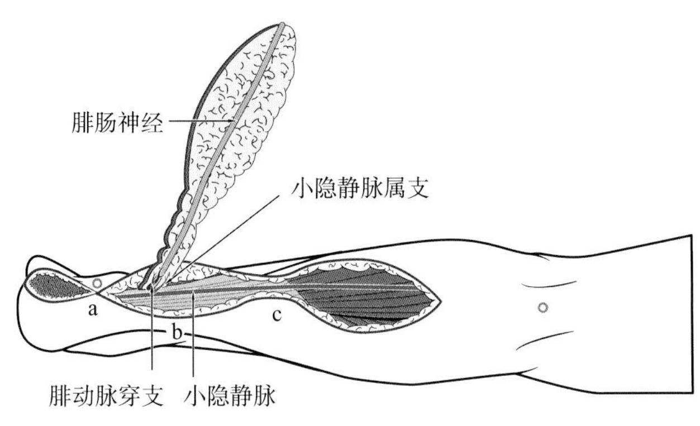

图 2-43 保留小隐静脉示意图

将小隐静脉主干保留于供区原位，将皮瓣的蒂部设计在有小隐静脉属支（皮瓣内）汇入主干处（供区原位），以增加静脉回流通道

a. 创面近缘；b. 穿支血管轴点；c. 皮瓣远侧缘

（池征璘 曹学新 陈一衡 白辉凯）

第八部分 足跟缺损皮瓣修复的感觉功能重建

失神经皮瓣移植到受区后，有很大的机会会自发获得一定的感觉功能，从皮瓣远期稳定性、质地等看，是否重建感觉功能总体上并无显著差异，但吻合神经的皮瓣感觉功能优于不吻合神经者是毋庸置疑的，这种差别在重要的感觉功能区会显著影响到治疗效果。Santanelli 等（2002 年）发现，在跟底负重区，未修复感觉的皮瓣更容易出现压疮、溃疡；吻合神经的皮瓣在术后 3 个月即可恢复较好的保护性感觉，而未吻合神经的皮瓣的感觉功能出现至少需要 6 个月，两者的浅感觉，痛、温觉恢复水平有显著的统计学差异。腓肠皮瓣常用于修复足跟皮肤软组织缺损，作为一个本身会有皮神经、可以感觉化的皮瓣，如何重建感觉是手术医师必须考虑的问题。

一、失神经皮瓣的感觉功能重建

远端蒂皮瓣和游离皮瓣转位或移植到受区后都要经历失神经到再支配的过程。目前认为，皮瓣感觉可以从周围及基底部组织的神经再生及自身神经功能恢复两条途径获得。大体机制为神经轴突的再生、出芽、延伸，最终与靶细胞建立突触联系，相关影响因素较为复杂。

（一）外周途径

皮瓣神经的再生类似于游离植皮，来源于创面及周缘感觉神经的长入，感觉功能的恢复多不完全。通过外周途径获得的皮瓣感觉以深压觉和保护性痛觉为主，缺乏浅感觉，其过程可能长达 2~3 年，在此期间容易发生压疮、烫伤。皮瓣感觉恢复的时间和程度较不确定，可能影响的因素包括受区状况和皮瓣自身条件。如果受区有良好的软组织床，皮神经较为丰富，则有利于神经的再生，神经长入皮瓣的机会亦较多，分布更广；感觉恢复的效果往往与受区的感受能力呈正比。反之，皮瓣很难通过外周途径从血供差、缺乏皮神经分布的感染创面获得感觉支配。再生的神经需要穿过一层瘢痕才能进入皮瓣，瘢痕量较大时，神经纤维会发生折返、扭曲、迷路，导致长入的神经纤维更少，Hemanson 等（1987 年）甚至观察到表皮及真皮层无感觉纤维分布。较薄且血循环丰富的皮瓣利于神经纤维的长入并与感觉小体建立联系，深筋膜可能有阻隔作用。笔者认为，神经植入法实际上是提供了一个明确的感觉纤维长入来源，置于皮下而不是深筋膜下则是利于神经纤维长入皮瓣，由于到达末端的途径并不经原有膜管，因此，本质上仍属外周途径。供区感觉敏感度高的皮瓣感觉功能恢复得往往更好，这可能与末梢感受器神经内密度较大和对再生轴芽的趋化有关。

（二）中央途径

中央途径指通过恢复皮瓣原有感觉神经功能的方式建立皮瓣感觉，前提条件包括：①皮瓣内包含有支配其感觉功能的皮神经支；②上述皮神经支与受区感觉神经吻合。近端神经通过吻合口后，以神经为中心向周围扩散，沿着原有内膜管生长到达神经终末端，一般在数月内恢复与原有支配区大体一致的感觉功能。与自发神经化的外周途径相比，吻合神经皮瓣的感觉无论在恢复时间、范围，还是两点辨别觉能力、触觉质量上均有显著优势，是临床上重建感觉功能重要区的首选方法。感觉重建的效果，固有支配神经优于“过路”的沿途支配神经，端 - 端吻合优于端 - 侧吻合，位于中央的皮神经优于位于边缘的皮神经，薄皮瓣优于厚皮瓣，小皮瓣优于大皮瓣。当供、受区皮肤厚度、质地及感觉灵敏度对等时则最为理想。

吻合神经皮瓣的缺点：①受制于供区解剖条件；②供区易发生并发症；③可能需牺牲受区完整的皮

神经；④增加手术时间。一般部位软组织缺损的修复，是否需要应用吻合神经皮瓣修复，是临床上必须要基于“得失比”慎重权衡的问题；技术层面上也包括供区感觉重建的可能性、受区可用的皮神经、皮神经牺牲后的代偿能力。自发神经化是皮瓣感觉重新建立不可忽视的重要途径，例如，手背、足背的创面，在控制感染、彻底清创止血的前提下，应用不带皮神经的薄皮瓣（特别是去深筋膜皮瓣）修复仍可获得满意的效果。即使用吻合神经皮瓣时，也理应创造有利于自发神经化的条件。

二、腓肠皮瓣感觉重建神经吻合端的选择

供区深筋膜表面恒定走行的多条皮神经是腓肠皮瓣感觉重建的解剖优势，但在实际应用中尚存在以下问题：①远端蒂皮瓣修复足踝创面时，受区不一定有足够长的可供吻合皮神经；②皮瓣位置较高时，近端可供游离切取的皮神经长度较为有限；③切取游离皮瓣时，多为逆行设计，这导致皮神经和血管蒂方位相背。针对此问题，陈雪松等（2013 年）尝试采用逆行吻合法重建皮瓣感觉。与传统方法不同，本法在皮瓣的远心端预留足够长度的皮神经（一般是腓肠神经），逆行转位时，其位置将改变至近端，此处容易找到与之吻合的皮神经。这种方法也解决了切取逆行设计游离皮瓣时皮神经和供血穿支位置不一致的问题。由于是反向吻合皮神经，故称之为“逆行法”。从动物实验结果和临床应用效果来看，该法与传统的皮神经生理方向吻合法差别不大（简称“顺行吻合法”）。

余晓军等（2018 年）通过豚鼠后肢隐神经营养血管皮瓣模型研究发现，排除了外周机制恢复感觉的影响后，无论选择皮瓣内神经哪一端与受区神经进行吻合，都能得到较为一致的神经再生形态学结果：术后 1 个月，皮瓣内吻合口以远的神经段可见再生神经纤维，密度较正常低；从术后 2 个月开始，以神经为中心，真皮层形成神经网丛，表皮下形成游离神经末梢及毛囊感受器；术后 3 个月，上述再生神经组织与正常皮肤组织密度相仿（图 2-44，图 2-45）。本研究感觉功能的重建方法与真实手术一致，可以得出以下定性结论：无论逆行还是顺行吻合神经，最终均能形成与人类皮肤感觉神经末梢相似的游离末梢及毛囊感受器，通过中央途径的机制恢复感觉功能。

笔者观察了 2010 年 1 月~2018 年 11 月的 110 例游离腓动脉穿支腓肠皮瓣手术。其中修复足踝创面 83 例，手部创面 27 例；皮瓣面积：8 cm × 6 cm~28 cm × 15 cm。纳入标准：①采用逆行吻合法重建皮瓣感觉功能；②随访时间超过 12 个月；③皮瓣完全成活。排除标准：不遵嘱过早负重行走或过早用手导致皮瓣较大面积磨损、压疮。随访时间为 12 个月 ~27 个月（平均 15.7 个月），皮瓣质地、色泽良好。足踝重建者可以正常穿鞋行走，5 例足底负重区皮瓣在 6~10 个月期间发生过局限性表浅破溃，自愈。最后一次复查时按英国医学委员会（British Medical Council，BMC）1954 年制定的评价标准优良率达 82.7%：S2 19 例；S3 42 例；$S3^+$ 49 例。

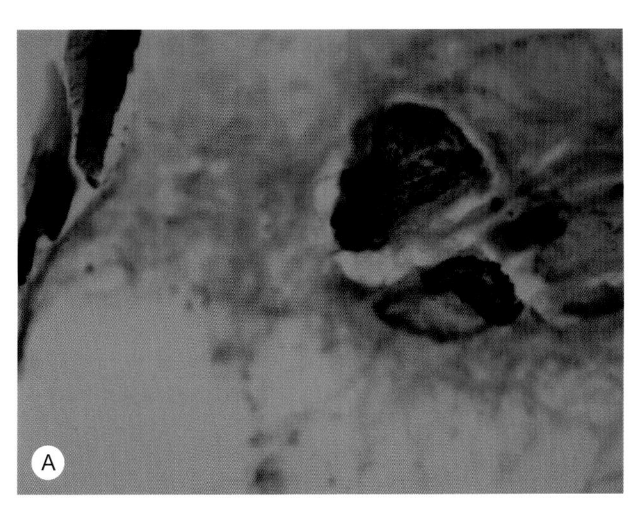

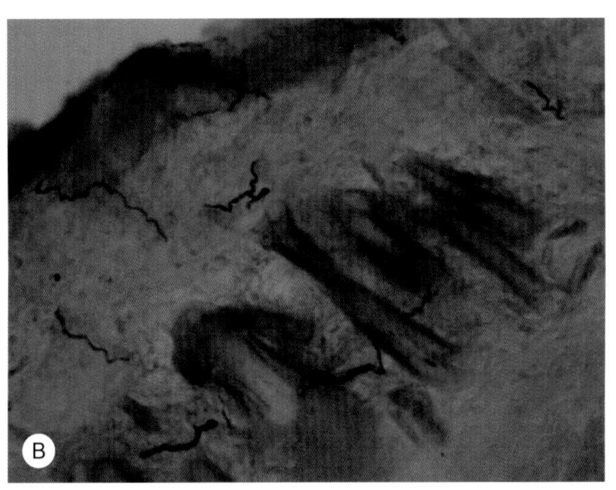

图 2-44　逆行吻合术后 3 个月（豚鼠动物实验）
A. 神经干再生纤维密度与正常相仿；B. 游离神经末梢与毛囊感受器再生情况

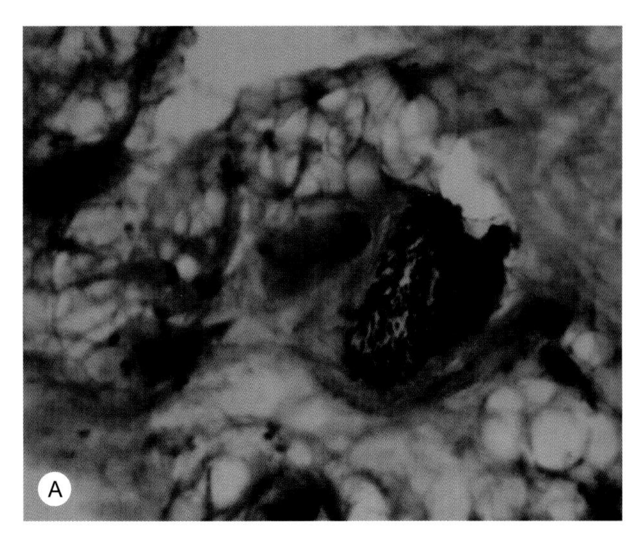

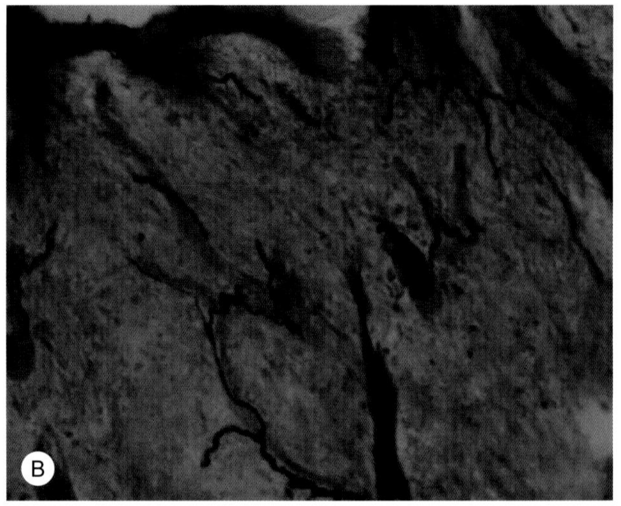

图 2-45　顺行吻合术后 3 个月（豚鼠动物实验）
A. 神经干再生纤维密度与正常相仿；B. 游离神经末梢与毛囊感受器再生情况

以穿支皮瓣为代表的当代外科皮瓣，特别强调供区的微创和受区功能、外形的恢复，但是受制于穿支血管附近缺乏皮神经走行、穿支蒂较为短小等原因，实际上感觉功能的重建较为困难（除非是切取携带源动脉的大型穿支皮瓣，如股前外侧皮瓣）。这也可以解释临床上重建生殖器、足底负重区、手掌面等感觉功能重要部位时，会选择一些传统的轴型皮瓣。以腓动脉穿支供血的腓肠皮瓣，皮神经营养血管本身就是重要的链式吻合血管丛供血渠道，很容易纳入皮瓣中，并不会增加额外的操作。逆行吻合法则从根本上解决了供、受区神经、血管的搭配问题，也将该皮瓣损害足外侧感觉功能的弊端，转换为便捷的皮瓣感觉功能重建优势，进一步扩大了治疗的"得失比"，临床意义较为突出。

从动物实验结果与临床应用效果来看，逆行法与传统的皮神经生理方向吻合法差别不大，分析原因如下：①感觉功能的恢复原理可能存在与神经置入法类似的机制，即经吻合口长入的皮神经通过神经纤维再生到达终末感觉器；②由于该皮神经与皮瓣的血液循环和感觉生理组织结构保持完整，不排除再生神经纤维是沿着原有神经膜管到达末端的可能，因此笔者推测其效果应当优于神经置入法；③由于腓肠内、外侧皮神经，腓肠神经交通支向远端聚拢为腓肠神经，逆行吻合腓肠神经理应较吻合近端某一根神经获得更大的神经纤维长入散布面积。事实上，腓肠皮瓣内的粗大皮神经干大多为"过路"支配神经，无论吻合近端或远端，均存在长入的神经纤维沿神经干在诱导下再生游离神经末梢的代偿机制。

三、腓肠皮瓣修复足跟创面的感觉重建方法

腓肠皮瓣可以远端蒂筋膜皮瓣、远端穿支蒂螺旋桨皮瓣、穿支游离皮瓣三种形式修复足跟创面，在此不评价优劣，仅讨论两种神经吻合方法重建感觉的选择应用和手术要点。此外，应注意以下几点：①在不破坏血供的前提下，尽量去除皮瓣主体部分的深筋膜有利于外周神经化的辅助；②保护性感觉未恢复前负重行走极易发生压疮和皮损；③患者的穿鞋行走能力或因皮瓣缺乏足够的缓冲垫或角质化不足，可能终生不同程度受限。

（一）顺行吻合

顺行吻合法适用于远端蒂筋膜皮瓣。穿支蒂螺旋桨皮瓣则视供、受区神经条件选择顺行吻合或逆行吻合法。穿支游离皮瓣一般在小腿中下段逆行设计切取，导致近端皮神经与血管蒂位置相背，仅少数可采用顺行吻合。

顺行吻合的优点：①吻合端与皮瓣的修复部分距离近；②关键覆盖区感觉恢复快；③下地负重时间

较早。若皮瓣远侧端腓肠神经未切断或损伤时，不需要增加吻合口，可恢复足外侧的感觉。顺行吻合法的缺点：①皮瓣转移后，吻合端多位于创面远侧缘，与受区神经供端距离较远；②皮瓣神经取捷径与受区供端张力下吻合时，易在结合部形成突兀的转角，可能造成卡压；③以牺牲受区其他皮神经为代价；④近侧端神经分散，当皮瓣位置较高、切取面积较大时，可能需吻合数条皮神经方能取得最佳效果。

设计合理的皮瓣在轴线附近均存在走行表浅的较粗皮神经干，视解剖差异及切取平面、面积不同，可能是腓肠外侧皮神经、腓肠神经交通支、腓肠内侧皮神经或腓肠神经中的 1 条或数条，需连同伴行血管游离至足够长度。从皮瓣感觉重建效果看，腓肠外侧皮神经较好，而走行较深的腓肠内侧皮神经最差。当皮瓣内存在数条皮神经时，应力争全部吻合，以利于神经纤维均匀分布至足外侧感觉恢复；按最大“得失比”原则和具体条件，选择端－端、端－侧分别或合并吻合。

（二）逆行吻合

适用于穿支蒂螺旋桨皮瓣和穿支游离皮瓣。其最大优势不仅是供、受区神经搭配灵活，还在于仅吻合皮瓣远端腓肠神经即可逆向长入皮瓣内各条属支，神经支配范围更广。特殊情况下，即使是远端筋膜蒂皮瓣，也可将旋转点远端的腓肠神经游离出来与邻近的皮神经吻合重建感觉功能。

穿支蒂腓肠皮瓣修复足跟创面时，一般利用转移道皮肤制成的“小桨”，倒转后用于覆盖大部分“大桨”供区，而皮瓣远端携带的腓肠神经随之转到近端，便于选择和制备供直接吻合；长度足够时能利用皮瓣供区已切断的皮神经，不增加新的牺牲。当恰好旋转 180° 修复踝部后外侧创面时，甚至有机会交换神经的远、近端后分别吻合恢复其连续性（图 2-46）。

游离腓动脉穿支腓肠皮瓣是更为灵活、准确、高效的足跟创面修复方法。临床上一般以小腿中下段穿支逆行设计皮瓣（详见第六章），这导致皮瓣近端皮神经与血管蒂位置相背，与皮瓣远端携带腓肠神经逆行吻合重建感觉功能相比，显然更便于供、受区血管神经的搭配。少数情况下，预判皮瓣覆盖创面后，其近端神经附近有更适合的受区神经供端时，亦可采取顺行吻合。

逆行吻合的缺点：①带蒂皮瓣吻合口与皮瓣主体距离较远，感觉恢复时间延长；②腓肠神经足背外侧支配区麻木难以自行恢复。

（三）神经供端的选择

1. 可供选择的部位及适应证

远端蒂筋膜皮瓣（无论顺行及逆行吻合），顺行吻合的穿支蒂螺旋桨皮瓣，游离穿支皮瓣均在皮瓣受区及周围选择神经供端；逆行吻合的穿支蒂螺旋桨皮瓣则在供区及周围选择神经供端。

2. 选择原则

（1）先坏后好：创面内已存在知名皮神经主干损伤且有条件进行吻合者，首先选择该神经，若无条件，再酌情选择其他正常皮神经。

（2）无坏跳着选：腓肠神经能作为神经桥接移植的良好供体，是因为切取后，其支配区域可被临近皮神经代偿。因此，创面内不存在知名皮神经主干损伤时，应避免选择其临近皮神经。皮瓣受区可选隐神经、足背中间皮神经内侧支；供区可选腓浅神经内侧半。

（3）能部分不全部：为尽量减少供端神经支配区域感觉缺失的范围，若切断该神经的部分束支能满足重建皮瓣感觉要求，就不要选择整根神经。必要时可端侧吻合。

（4）能足背不足底：遵循次要修复主要原则，除非足底神经本身存在断裂及缺损，均首选足背部皮神经作为供端。

（5）能同名不其他：指利用皮瓣供区同名或同来源神经，不以牺牲其他部位感觉为代价来重建皮瓣感觉。如穿支蒂螺旋桨腓肠皮瓣重建皮瓣感觉时，可以将“小桨”端腓肠神经向远端游离，游离长度与小桨长度之和等于或大于大桨长度，皮瓣旋转 180° 后，与皮瓣供区切断的腓肠神经或其属支的近端，采用逆行吻合重建感觉。供区可利用已破坏的皮神经做神经移植（图 2-47）。

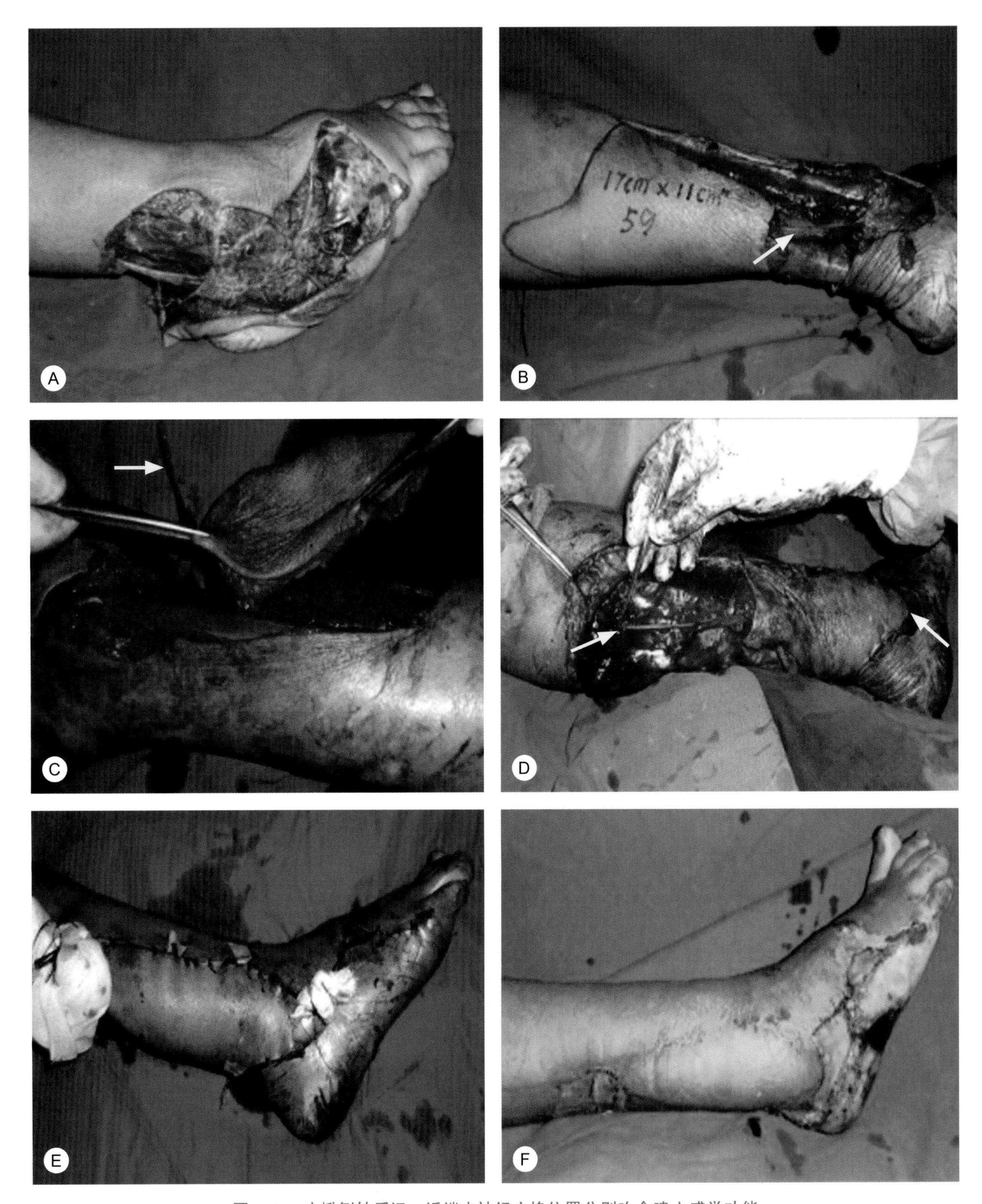

图 2-46 皮瓣倒转后远、近端皮神经交换位置分别吻合建立感觉功能

A. 创面；B. 设计腓动脉穿支带螺旋桨腓肠皮瓣旋转 180° 修复创面，皮瓣远端腓肠神经游离，但连续性完好（黄色箭头）；C. 皮瓣远端携带腓肠神经（黄色箭头），长度与小桨之和等于大桨；D. 远近端交换后分别吻合（黄色箭头）重建皮瓣感觉并恢复腓肠神经连续性；E. 术毕；F. 皮瓣成活

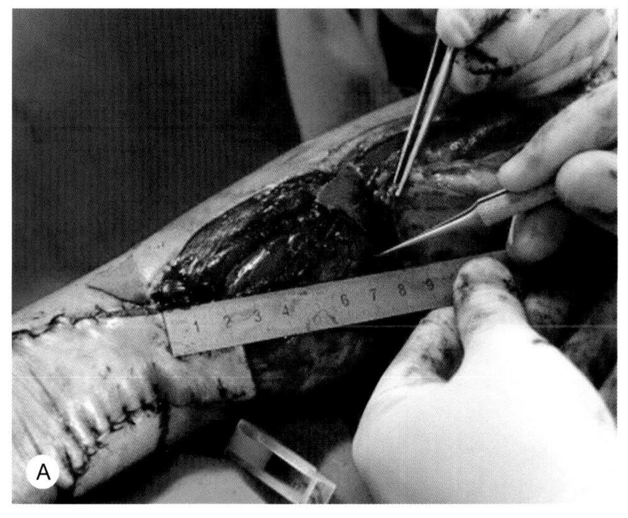

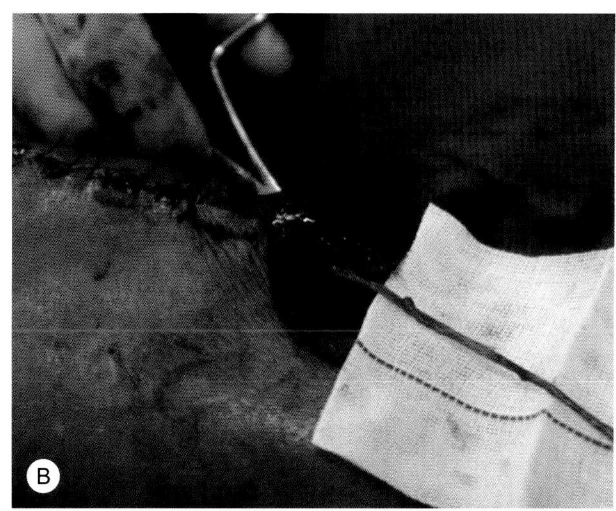

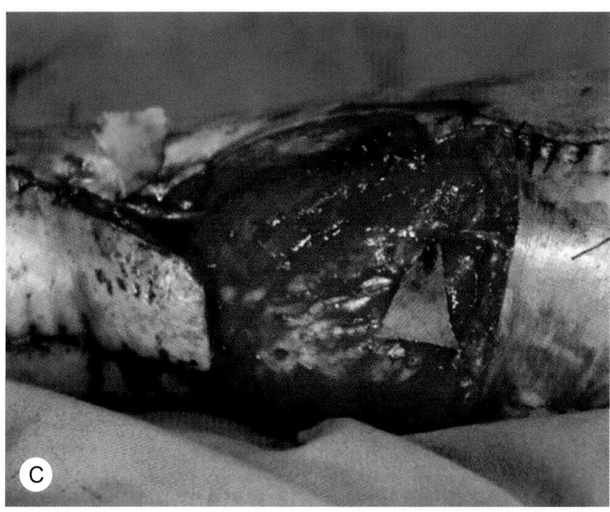

图 2-47 利用供区已切断的皮神经重建感觉
A. 皮瓣倒转后腓肠神经长度不足；B. 利用已切断的腓肠外侧皮神经进行移植，远端与腓肠神经吻合，肌下引至腓肠内侧皮神经近端；C. 移植神经与腓肠内侧皮神经吻合，重建皮瓣感觉

（陈雪松　余晓军　管　力）

第九部分　远端蒂腓肠皮瓣的辅助循环技术

联体皮瓣在组织结构上相互连续，但皮瓣的面积超出了任何一个血管蒂的供血范围，因此，必须在血液循环薄弱的远侧进行辅助的血液循环增强（microvascular augmentation），即额外的血管吻合，皮瓣才能完全成活。这种皮瓣远侧的血液循环增强技术，既包括单独的动脉灌注方面（arterial inflow）、单独的静脉回流方面（venous outflow），又包括同时的动静脉两方面。

临床上有两种为远侧部分建立血液循环的方式。一是将皮瓣远侧血管蒂与皮瓣以外的远处受区血管进行吻合，称为外增压（supercharge）。二是将皮瓣远侧血管蒂与皮瓣内部自身血管蒂的另外一个分支进行吻合，称为内增压（turbocharge），Semple（1994 年）指出这两个词汇均是引自汽车工业术语（用于提高发动机的工作表现），并明确指出了它们的不同。现在，内增压和外增压的概念多用在辅助的动脉血管吻合上，如表达静脉血管的吻合来增加皮瓣的静脉血回流，多用“超回流”（venous superdrainage）一词。

一、动脉外增压

外增压是指在为超大联体皮瓣建立对侧（或远侧）辅助血液循环的技术中，将远端血管蒂与皮瓣以外的受区血管进行吻合的方法。包括动静脉吻合、单独动脉吻合［动脉外增压（arterial supercharge）］、单独静脉吻合［静脉外增压（venous supercharge）］。

日本 Harii 等（1981 年）切取背阔肌与腹股沟的巨大联体皮瓣修复腹壁缺损，以下方的旋髂浅动脉为蒂旋转移位，将上方的胸背动、静脉在受区做显微外科吻合，为该皮瓣的远侧部分提供辅助的血液循环，皮瓣完全成活。美国 Pernia 等（1991 年）用近端蒂腹直肌瓣治疗心脏手术后伴有纵隔炎症的切口感染，在颈部吻合腹壁下动脉来增加肌瓣的血供，并首次采用“supercharging”（外增压）一词来描述这一附加的血管吻合技术。Ueda 等（1994 年）、Chang 等（2004 年、2007 年）和陈文等（2013 年），通过大鼠腹部皮瓣实验发现外增压对改善皮瓣远侧的血运均有效，3 种方法中，同时吻合动脉和静脉最有效，其次为单独吻合动脉，再次为单独吻合静脉。

在切取远端蒂腓肠神经皮瓣转移时，有时会因腓动脉穿支变异、腓肠神经营养血管与腓动脉穿支之间的吻合血管链发育不好、皮瓣设计位置过高、面积过大等原因造成皮瓣供血不足，这时可以利用动脉外增压的辅助循环技术作为补救措施。在小腿后侧中段腓肠肌肌腱肌腹移行处，有一条自腓肠肌发出的较为恒定的穿支，该穿支与腓肠神经营养血管形成链式吻合并发出分支入皮，切取皮瓣时将此穿支自腓肠肌内尽量分离长一些备用，皮瓣转移至受区后，将此穿支与受区动脉进行吻合，对皮瓣进行外增压，可明显改善皮瓣远端血运（图 2-48）。

二、静脉超回流

仅将皮瓣远侧的静脉属支与受区的静脉回流血管进行吻合，建立辅助的静脉回流通道，早期称为静脉外增压（venous supercharge）。日本 Yanaga 等（1999 年）在用横向腹直肢皮瓣再造乳房中，将同侧的腹壁下深静脉与胸背静脉吻合（仅吻合静脉），术后 12 例皮瓣成活顺利，首次创用了“venous superdrainage”（静脉超回流）一词。

新加坡 Tan 等（2005 年）将远端蒂腓肠筋膜皮瓣中的小隐静脉近心端与足踝部的受区静脉吻合，提高皮瓣成活的可靠性。李涛等（2015 年）将穿支螺旋桨皮瓣远端的 1 支浅静脉与受区皮下浅静脉吻合，

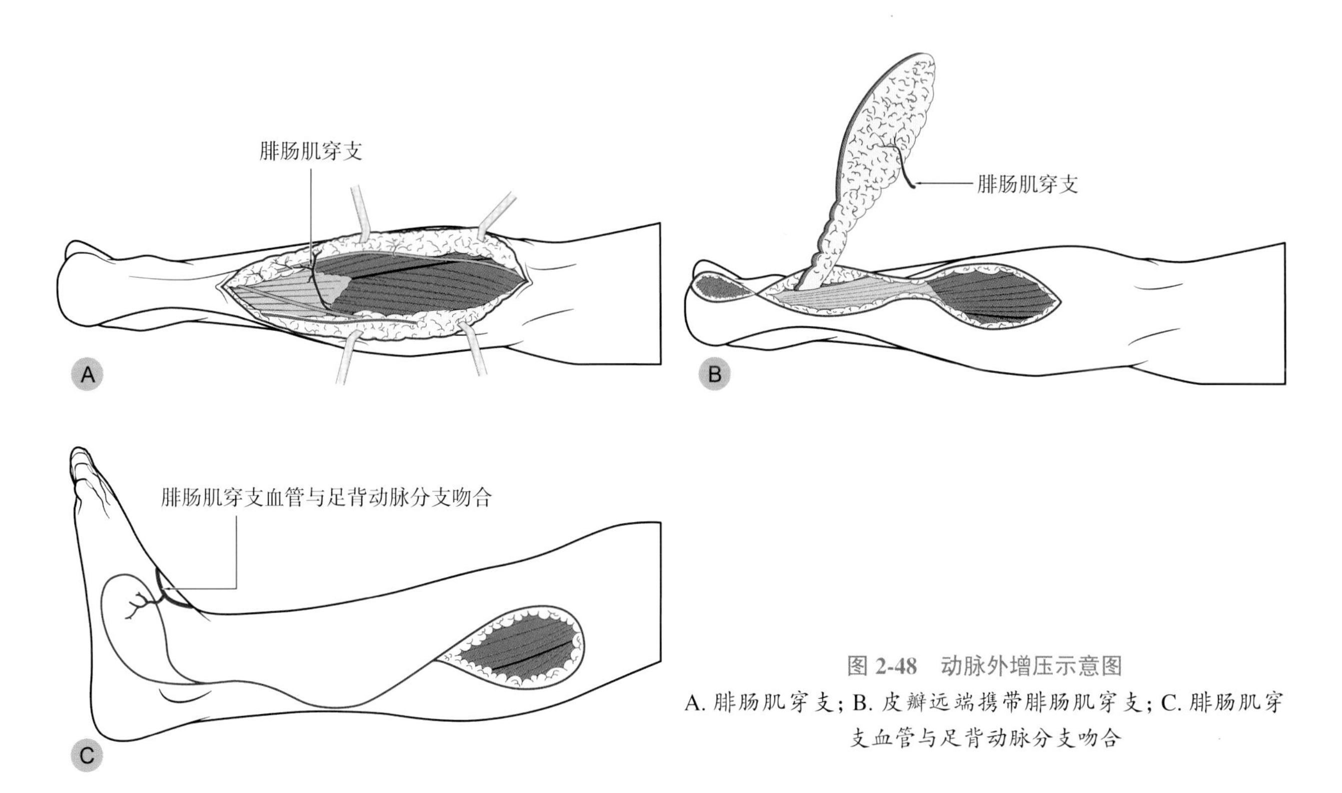

图 2-48 动脉外增压示意图

A. 腓肠肌穿支；B. 皮瓣远端携带腓肠肌穿支；C. 腓肠肌穿支血管与足背动脉分支吻合

可以减轻皮瓣的静脉回流阻力，有利于皮瓣的存活(图 2-49)。

中文名词“引流”有“将体液从体内引到体外”的含义[如伤口引流 (wound drainage)]，引流液多丢弃不用，将“superdrainage”译成“超引流”，中文有歧义，容易引起误解。因此建议采用“超回流”这一名词，更加明确“静脉血回流到体循环”的特征，没有任何浪费丢弃。

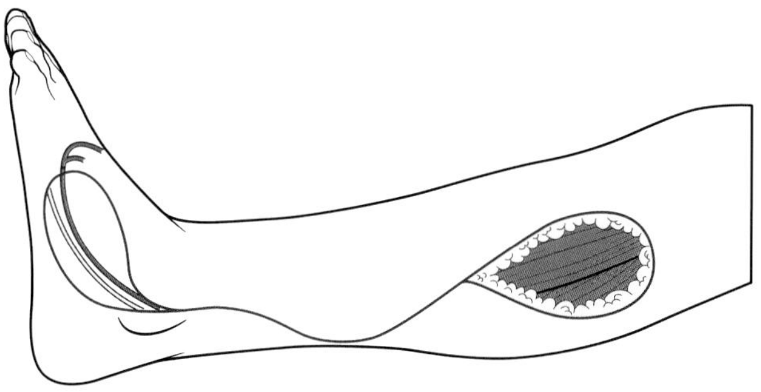

图 2-49 静脉超回流（小隐静脉端口与受区皮下浅静脉吻合）

三、外科延迟术

外科延迟术指在临床切取较长的随意型皮瓣时，超过了其本身的供血能力而对其血供进行改造的手术。如皮瓣的两侧缘切开后缝回，形成皮管、皮桥等。可使原先“随机的”“杂乱无章的”皮瓣血供，变得“逐渐轴向化”起来，从而增加供血距离，切取较长的皮瓣。远端蒂腓肠皮瓣延迟术的应用，是在 1983 年首先由 Donski 与 Fogdestam 完成的，他们切取腓肠筋膜皮瓣后，为了安全起见，又将皮瓣原位缝回，观察 3~7 d 无问题后再行二期转移，术后皮瓣均顺利成活。

目前远端蒂腓肠皮瓣已较少应用延迟术，但如果术中发现皮瓣血供不佳，将其原位缝回后行皮瓣延迟术，也不失为一种有效的挽救方法（图 2-50）。目前皮瓣外科延迟术在高危患者（如具有多个内科合并症的高龄患者的糖尿病足部溃疡），仍有较好的应用。

四、小隐静脉放血

新加坡 Wong 和 Tan 介绍（2007 年），在切取远端蒂腓肠皮瓣时，将近侧的小隐静脉多切取 5 cm。在皮瓣转位缝合后，34 例皮瓣中有 14 例（41%）表现有静脉充血。作者对其中的 2 例进行了静脉吻合超回流。在剩余的 12 例中，将小隐静脉置于创口皮外，进行间断的静脉放血，直至皮瓣的静脉充血获得改善。结果 34 例皮瓣全部成活。静脉放血时间平均为 30 h。在第一个 24 h 的平均血液丢失量约为 94 mL。作者认为，对术后早期即出现的静脉淤血肿胀危象，采取小隐静脉放血的方法，减轻了静脉回

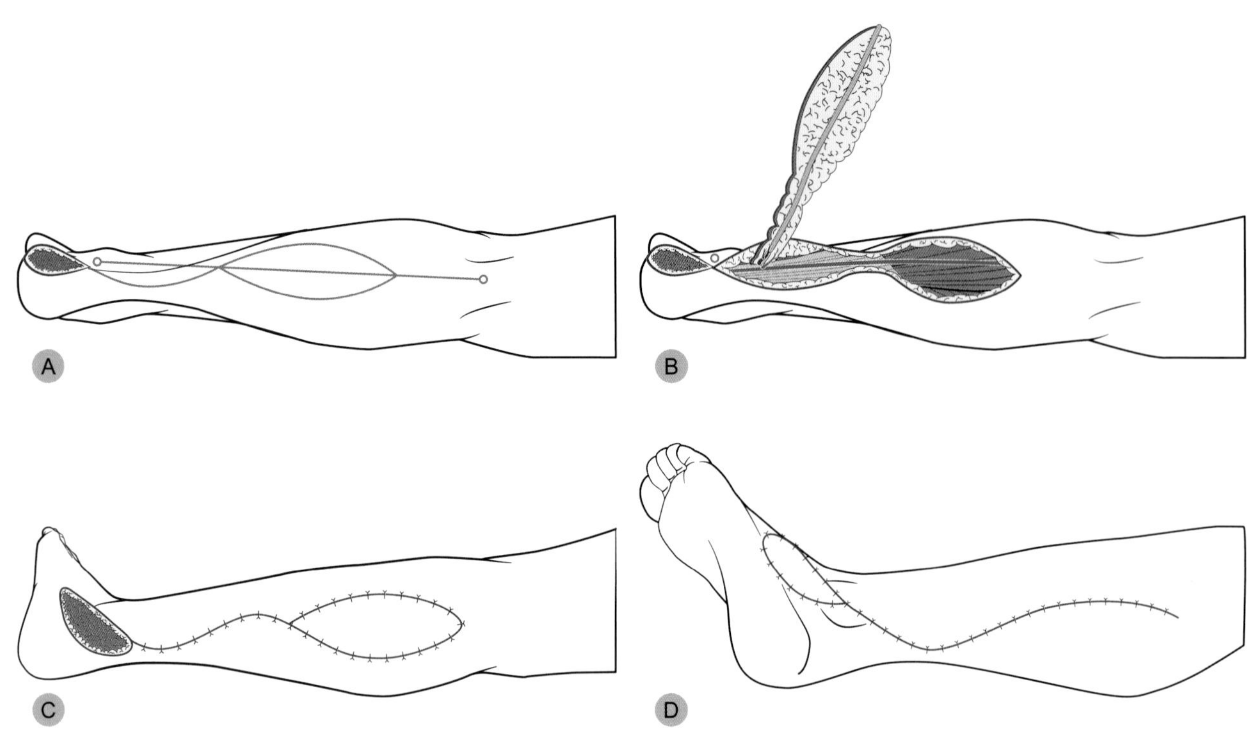

图 2-50 皮瓣延迟术（原位缝回）
A. 皮瓣设计；B. 皮瓣切取；C. 原位缝回；D. 二期转移

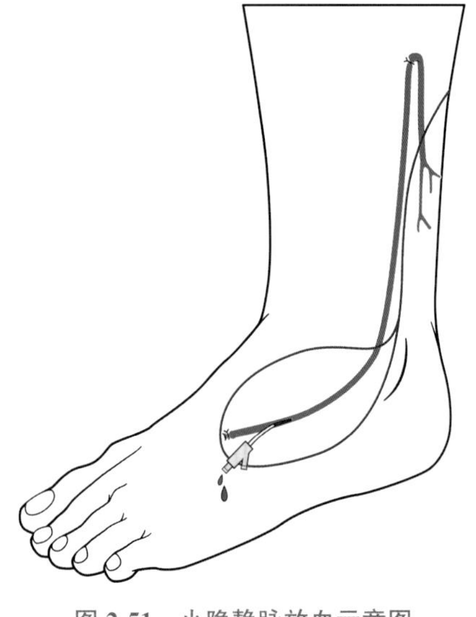

图 2-51 小隐静脉放血示意图

流负荷，改善了皮瓣整体循环，不失为一种简单有效的好方法。

刘秉锐等（2000 年、2008 年）和梁清国等（2010 年）为了预防或治疗远端蒂腓肠皮瓣的静脉危象，将皮瓣内的小隐静脉远心端蒂部结扎，近心端留置静脉留置针进行插管引流，根据皮瓣血供及肿胀情况，每 4~6 h 定量放血，连续 5~7 天，能够预防远端蒂筋膜皮瓣的静脉危象，提高皮瓣成活质量（图 2-51）。

五、皮瓣小切口放血

当皮瓣出现静脉危象时，首先判断皮瓣危象的面积和范围，在皮瓣危象区域的边缘沿纵轴做多个 0.3~0.5 cm 的小切口，深及皮下，切口之间距离 2~3 cm，反复按摩挤压皮瓣，放出暗紫色的静脉淤血，然后在切口上放置肝素棉片，保持切口渗血状态，每 20~30 min 更换棉片。切口如果渗血不活跃，更换棉片时用无菌镊或注射器针头挑拨放血，每次放血至血液颜色鲜红，放血持续时间根据皮瓣颜色和小切口渗血颜色决定，一般需要 5~7 天。放血期间肝素钠 12 500 U 静脉维持滴注，根据小切口出血情况调整滴注速度，注意监测出凝血时间，调整肝素钠用量。因小切口出血较多，要注意患者生命体征，当血红蛋白低于 9 g/L 时，应给予输血（图 2-52）。

六、水蛭吸血

在 19 世纪的欧洲，活体水蛭吸血疗法曾一度风靡，但由于当时人们对这种疗法认识不足，出现了大量并发症，使该疗法逐渐没落。时至今日，有学者重新对此疗法进行深入研究，发现活体水蛭能够分泌一种生物多肽——水蛭素，是迄今为止世界上最有效和最安全的天然凝血酶抑制剂。

医用水蛭（medical leech）是经过特殊处理饲养的水蛭。当活体水蛭在皮瓣上吸吮血液时，其唾液中释放的水蛭素等活性物质可有效抑制血小板凝集，降低血液黏稠度，减少血管壁脂质的沉积，使创面不断渗血，达到改善静脉回流的效果。当皮瓣发生静脉危象时，先用无菌纱布将皮瓣周围伤口覆盖保护，然后将活体水蛭放置于静脉淤血区域，让其吸吮血液，每只吸 2~3 h，待其吸饱后更换水蛭，根据皮瓣血运情况反复操作，直至皮瓣颜色转红，肿胀消退，静脉危象明显好转。一般应用 1~7 天，治疗期间观察生命体征，必要时积极输血（图 2-53）。

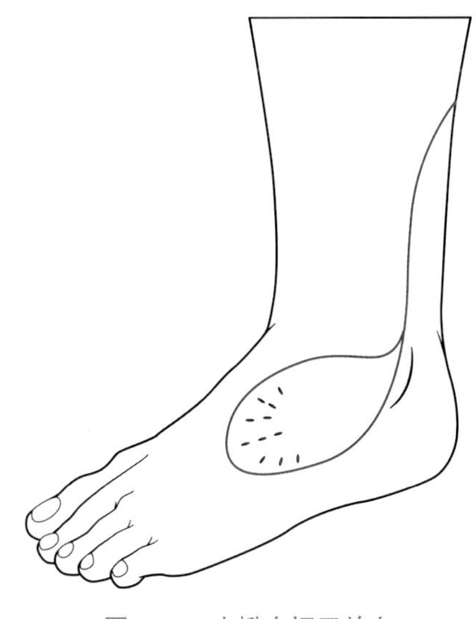

图 2-52　皮瓣小切口放血

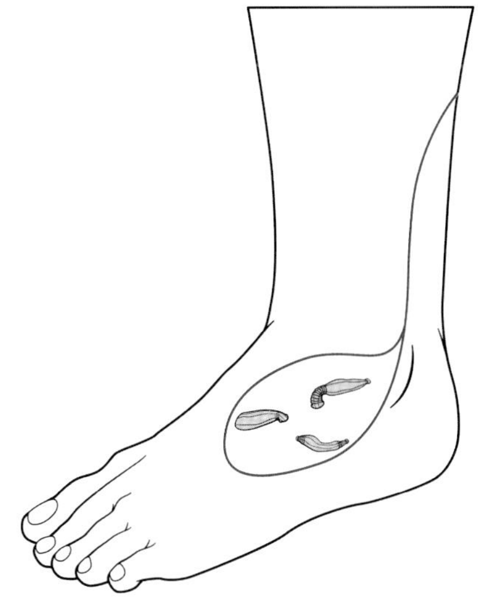

图 2-53　医用水蛭吸血

七、在远端蒂腓肠皮瓣的应用

在远端蒂腓肠筋膜皮瓣中，临床常出现的血液循环问题是皮瓣的静脉回流不畅、静脉血淤滞。缓解皮瓣静脉性过度负荷（venous overload）的辅助方法主要有两类：一是静脉体外放血法（venous outlet bleeding），即将淤滞的静脉血从皮瓣中放出并引流至体外，丢弃不再使用，包括医用水蛭吸血（medical leech therapy）、皮瓣表面小切口放血（dermal wound bleeding）、将皮瓣远侧的静脉血管置于体外间断剪断放血（intermittent vein phlebotomy bleeding）、在皮瓣远侧的静脉中插管间断放血（venous cannulation with intermittent bleeding）等；二是将皮瓣的远侧静脉与受区静脉进行显微外科吻合，建立额外的皮瓣静脉回流通道（additional venous return route），不仅能将静脉血从肿胀的皮瓣中引出，而且能使静脉血返回到正常的血液循环系统中，不丢失血量，此即静脉外增压或超回流。

（池征璘　曹学新　陈一衡　白辉凯）

本章参考文献

柴益民，林崇正，陈彦堃，等，2001. 腓动脉终末穿支蒂腓肠神经营养血管皮瓣的临床应用 [J]. 中华显微外科杂志，24(3)：167-169.

陈步国，朱辉，郑大伟，等，2016. 超回流技术在逆行股前外侧皮瓣中的应用 [J]. 中华显微外科杂志，39(6)：526-528.

陈辉，陈绍宗，李跃军，2001. 神经端侧吻合植入失神经皮瓣感觉功能研究 [J]. 中华显微外科杂志，24(1)：40-41.

陈伟华，王光哲，尚勇，2005. 局部应用水蛭素对扩张皮瓣静脉淤血的防治 [J]. 中国实用美容整形外科杂志，16(5)：313-315.

陈文，李养群，唐勇，等，2013. 大鼠腹部增压皮瓣模型中动、静脉增压作用的研究 [J]. 中华整形外科杂志，29(1)：42-44.

陈雪松，陈建明，肖茂明，等，2012. 腓动脉主穿支蒂腓肠神经营养血管皮瓣修复跟腱区创面 [J]. 中华整形外科杂志，28(1)：22-25.

陈雪松，徐永清，陈建明，等，2013. 外踝上穿支蒂腓浅神经营养血管皮肤筋膜瓣修复足背皮瓣供区 [J]. 中华整形外科杂志，29(5)：345-348.

陈雪松，徐永清，肖茂明，等，2010. 腓动脉主穿支彩超定位对穿支腓肠神经营养血管皮瓣的临床意义 [J]. 中华整形外科杂志，26(4)：417-421.

陈彦名，唐举玉，2010. 腓肠内侧动脉穿支皮瓣的研究进展 [J]. 中国临床解剖学杂志，28(5)：586-588.

池征璘，曹学新，陈一衡，等，2020. 改良腓肠神经营养血管筋膜蒂穿支皮瓣切取方式的应用 [J]. 中华显微外科杂志，43(3)：238-242.

崔秋菊，毛驰，彭歆，等，2017. 腓肠内侧动脉穿支皮瓣解剖学研究 [J]. 中国实用口腔杂志，11(10)：662-665.

董忠根，蒋成明，刘立宏，等，2008. 顺逆结合法切取远端蒂腓肠神经营养血管皮瓣 [J]. 中国现代手术学杂志，12(1)：41-44.

董忠根，魏建伟，刘立宏，等，2010. 腓肠神经营养血管皮瓣的长宽比对皮瓣部分坏死影响的 157 例分析 [J]. 中南大学学报（医学版），35(7)：754-759.

董忠根，魏建伟，刘立宏，等，2010. 远端蒂腓肠神经营养血管皮瓣的近端位置与部分坏死的关系 [J]. 中华整形外科杂志，26(5)：331-336.

范启申，王成琪，周建国，等，1991. 感觉神经置入皮瓣重建感觉功能的试验研究与临床运用 [J]. 解放军医学杂志，16(3)：218-220.

顾玉东，1996. 皮瓣的静脉危象及其处理 [J]. 中华手外科杂志，3(3)：131-133.

何晓清，朱跃良，徐永清，等，2014. 儿童足后跟Ⅲ级轮辐伤的特点及治疗方法选择 [J]. 中国修复重建外科杂志，28(12)：1490-1493.

何晓清，朱跃良，徐永清，等，2016. 儿童足后跟Ⅲ级轮辐伤后跟腱重建中带蒂皮瓣选择 [J]. 中华创伤杂志，32(5)：434-439.

江珉，陈雪松，2013. 28 例腓动脉主穿支蒂腓肠神经营养血管皮瓣修复跟腱区创面的护理 [J]. 中华护理杂志，48(9)：851-852.

康安，熊明根，张世民，2001. 远端蒂皮瓣的静脉回流 [J]. 中国临床解剖学杂志，19(2)：188-190.

李荣文，郭炜，苏涛，等，2003. 腓肠神经营养血管皮瓣应用中的几个问题 [J]. 中华显微外科杂志，26(4)：295-296.

李涛，陈振兵. 丛晓斌，等，2015. 吻合浅静脉的穿支螺旋桨皮瓣的临床应用 [J]. 中华整形外科杂志，31(2)：107-110.

梁清国，甄电伟，焦建强，等，2010. 远端蒂皮瓣预置静脉留置针防止静脉回流障碍 16 例 [J]. 中华烧伤杂志，26(2)：155-156.

梁尊鸿，潘云川，林师帅，2018. 胫后动脉穿支皮瓣接力修复足踝部及皮瓣供区软组织缺损 [J]. 中华显微外科杂志，41(5)：490-492.

林大木，陈绍，丁健，等，2017. 大鼠背部单一穿支蒂皮瓣远端非生理性增压方法的实验性研究 [J]. 中华显微外科杂志，40(5)：478-480.

林浩，侯海涛，丛海波，2001. 小切口放血加尿激酶治疗皮瓣移植术后静脉危象 [J]. 中华显微外科杂志，24(4)：256.

刘秉锐，马洪光，马玉林，2008. 远端蒂筋膜皮瓣内浅静脉干定时放血的临床应用 [J]. 中国矫形外科杂志，16(16)：1275-1276.

刘秉锐，田培文，陈金殿，等，2000. 逆行皮瓣近端静脉内引流的临床应用 [J]. 中国矫形外科杂志，7(12)：1183.

刘军廷，赵劲民，李智贤，等，2009. 小隐静脉解剖和多普勒超声活体观察在远端蒂皮瓣的意义 [J]. 中国临床解剖学杂志，27(4)：480-484.

刘元波，王欣，张世民，等，2017. “带蒂穿支皮瓣常见并发症原因分析与防治”专家共识 [J]. 中华显微外科杂志，40(2)：105-108.

吕茶，李子华，黄若强，2016. 腓动脉穿支接力皮瓣修复手足部创面的疗效 [J]. 中国矫形外科杂志，24(20)：1859-1863.

寿建国，王诗波，2015. 腓肠外侧动脉穿支皮瓣在修复腓动脉穿支皮瓣切取创面中的临床应用 [J]. 实用骨科杂志，12：1137-1139.

宋达疆，李赞，周晓，等，2017. 接力腓肠外侧动脉穿支螺旋桨皮瓣修复逆行腓肠神经皮瓣供区 [J]. 中国修复重建外科杂志，31(11)：1363~1366.

孙鲁源，柴益民，文根，等，2019. 携带隐神经分支的胫后动脉穿支皮瓣感觉重建的临床应用 [J]. 中华显微外科杂志，42(2)：125-127.

唐举玉，汪华侨，Hallock G G，等，2018. 关注皮瓣供区问题——减少皮瓣供区损害专家共识 [J]. 中华显微外科杂志，41(1)：3-5.

唐举玉，魏在荣，张世民，等，2016. 穿支皮瓣的临床应用原则专家共识 [J]. 中华显微外科杂志，39(2)：105-106.

陶友伦，张世民，2011. 穿支血管蒂螺旋桨皮瓣 [J]. 中国临床解剖学杂志，29(6)：606-608.

徐永清，柴益民，张世民，等，2019. 穿支螺旋桨皮瓣专家共识 [J]. 中华显微外科杂志，42(5)：417-422.

徐永清，何晓清，段家章，2016. 腓肠外侧浅动脉穿支皮瓣在手部创面修复中的临床应用 [J]. 中华显微外科杂志，39(3)：213-216.

许庆家，王治凤，刘志波，等，2006. 小切口放血加肝素治疗皮瓣血管危象 [J]. 创伤外科杂志，8(5)：462.

杨晓楠，殷国前，杨健祥，等，2007. 活体水蛭吸血疗法临床应用 8 例 [J]. 中国美容整形外科杂志，18(4)：284-285.

尹朝东，董忠根，魏建伟，等，2019. 高旋转点与低旋转点腓肠神经营养血管皮瓣的疗效比较 [J]. 中华显微外科杂志，42(2)：173-176.

余晓军，陈雪松，徐永清，等，2018. 逆行吻合神经法重建皮瓣感觉功能的实验研究 [J]. 重庆医学，47(34)：4349-4353.

张功林，葛宝丰，2010. 腓肠内侧动脉穿支皮瓣临床应用进展 [J]. 实用骨科杂志，16(10)：721-722.

张世民，俞光荣，袁锋，等，2005. 远端蒂腓肠神经筋膜皮瓣的临床演变与应用 [J]. 同济大学学报（医学版），26(1)：42-48.

张世民，张凯，李海峰，等，2005. 远端蒂腓肠神经筋膜肌皮瓣的解剖基础与临床应用 [J]. 中国临床解剖学杂志，23(4)：352-356.

张世民，2016. 皮瓣远侧血液循环增强技术：外增压、内增压和超回流 [J]. 中华显微外科杂志，39(6)：524-525.

张玉娟，田景振，郭之平，2005. 水蛭研究概述 [J]. 食品与药品，7(6)：9-11.

郑健雄，李杰，卓灵剑，等，2019. 运用外增压的腓动脉穿支螺旋桨皮瓣修复足踝软组织缺损 [J]. 中华显微外科杂志，42(2)：141-145.

周晓，薛明宇，芮永军，等，2015. 以小腿后侧穿支蒂接力皮瓣修复小儿跟后区皮肤软组织缺损 [J]. 中华医学杂志，95(7)：544-546.

朱跃良，徐永清，李军，等，2009. 儿童足后跟轮辐伤的临床治疗 [J]. 中国修复重建外科杂志，23(10)：1180-1182.

Akhtar S, Hameed A, 2006. Versatility of the sural fasciocutaneous flap in the coverage of lower third leg and hind foot defects[J]. J Plast Reconstr Aesthet Surg, 59(8): 839-845.

Almeida M F, da Costa P R, Okawa R Y, 2002. Reverse-flow island sural flap[J]. Plast Reconstr Surg, 109(2): 583-591.

Aoyagi F, Fujino T, Ohshiro T, 1975. Detection of small vessels for microsurgery by a Doppler flowmeter[J]. Plast Reconstr Surg, 55(3): 372-373.

Baumeister S P, Spierer R, Erdmann D, et al., 2003. A realistic complication analysis of 70 sural artery flaps in a multimorbid patient group. Plast Reconstr Surg, 112(1): 129-142.

Bekara F, Herlin C, Mojallal A, et al., 2016. A systematic review and Meta-analysis of perforator-pedicled propeller flaps in lower extremity defects: identification of risk factors for complications[J]. Plast Reconstr Surg, 137(1): 314-331.

Bekara F, Herlin C, Somda S, et al., 2018. Free versus perforator-pedicled propeller flaps in lower extremity reconstruction: What is the safest coverage? A meta-analysis[J]. Microsurgery, 38(1): 109-119.

Brenner D J, Hall E J, 2007. Computed tomography—an increasing source of radiation exposure[J]. N Engl J Med, 357(22): 2277-2284.

Cavadas P C, 2003. Reversed saphenous neurocutaneous island flap: clinical experience and evolution to the posterior tibial

perforator-saphenous subcutaneous flap[J]. Plast Reconstr Surg, 111(2): 837-839.
Chang H, Minn K W, Imanishi N, et al., 2007. Effect of venous superdrainage on a four-territory skin flap survival in rats[J]. Plast Reconstr Surg, 119(7): 2046-2051.
Chang H, Nobuaki I, Minabe T, 2004. Comparison of three different supercharging procedures in a rat skin flap model[J]. Plast Reconstr Surg, 113(1): 277-283.
Chang S M, Wang X, Huang Y G, et al., 2014. Distally based perforator propeller sural flap for foot and ankle reconstruction: a modified flap dissection technique[J]. Ann Plast Surg, 72(3): 340-345.
Chang S M, Zhang F, Xu D C, et al., 2007. Lateral retromalleolar perforator-based flap: anatomical study and preliminary clinical report for heel coverage[J]. Plast Reconstr Surg, 120(5): 697-704.
Chang S M, Zhang F, Yu G R, et al., 2004. Modified distally based peroneal artery perforator flap for reconstruction of foot and ankle[J]. Microsurgery, 24(6): 430-436.
Chang S M, Zhang K, Li H F, et al., 2009. Distally based sural fasciomyocutaneous flap: anatomic study and modified technique for complicated wounds of the lower third leg and weight bearing heel[J]. Microsurgery, 29(3): 205-213.
Chen S L, Yu C C, Chang M C, et al., 2008. Medial sural artery perforator flap for intraoral reconstruction following cancer ablation[J]. Annals of Plastic Surgery, 61(3): 274-279.
Cheng H T, Lin F Y, Chang S C, 2013. Diagnostic efficacy of color Doppler ultrasonography in preoperative assessment of anterolateral thigh flap cutaneous perforators: an evidence-based review[J]. Plast Reconstr Surg, 131(3): 471-473.
Chi Z, Chen Y, Chu T, et al., 2018. Distally based sural neuro-fasciocutaneous perforator flap for foot and ankle reconstruction: surgical modifications for flap pedicle and donor site closure without skin graft[J]. J Plast Reconstru Aesth Surg, 71(2): 224-231.
Chubb D P, Taylor G I, Ashton M W, 2013. True and 'choke' anastomoses between perforator angiosomes: part II. dynamic thermographic identification[J]. Plast Reconstr Surg, 132(6): 1457-1464.
Conforti M L, Connor N P, Heisey D M, et al., 2002. Evaluation of performance characteristics of the medicinal leech (Hirudo medicinalis)for the treatment of venous congestion[J]. Plast Reconstr Surg, 109(1): 228-235.
Daar D A, Abdou S A, Joshua D A, et al., 2020. Revisiting the reverse sural artery flap in distal lower extremity reconstruction: a systematic review and risk analysis[J]. Ann Plast Surg, 84(4): 463-470.
D'Arpa S, Toia F, Pirrello R, et al., 2014. Propeller flaps: a review of indications, technique, and results[J]. Biomed Res Int, 986829.
de Blacam C, Colakoglu S, Ogunleye A A, et al., 2014. Risk factors associated with complications in lower-extremity reconstruction with the distally based sural flap: a systematic review and pooled analysis[J]. J Plast Reconstr Aesthet Surg, 67(5): 607-616.
De Weerd L, Miland O, Mercer J B, 2009. Perfusion dynamics of free diep and siea flaps during the first postoperative week monitored with dynamic infrared thermography[J]. Ann Plast Surg, 62(1): 42-47.
Dong Z G, Wei J W, Ni J D, et al., 2012. Anterograde-retrograde method for harvest of distally based sural fasciocutaneous flap: report of results from 154 patients[J]. Microsurgery, 32(8): 611-616.
Donski P K, Fogdestam I, 1983. Distally based fasciocutaneous flap from the sural region. A preliminary report[J]. Scand J Plast Reconstr Surg, 17(3): 191-196.
Ducic I, Hung V, Dellon A L, 2006. Innervated free flaps for foot reconstruction: a review[J]. J Reconstr Microsurg, 22(6): 433-442.
Ensat F, Babl M, Conz C, et al., 2012. The efficacy of color duplex sonography in preoperative assessment of anterolateral thigh flap[J]. Microsurgery, 32(8): 605-610.
Erba P, Ogawa R, Vyas R, et al., 2010. The reconstructive matrix: a new paradigm in reconstructive plastic surgery[J]. Plast Reconstr Surg, 126(2): 492-498.
Fukaya E, Saloner D, Leon P, et al., 2010. Magnetic resonance angiography to evaluate septocutaneous perforators in free fibula flap transfer[J]. J Plast Reconstr Aesthet Surg, 63(7): 1099-1104.
Giordano V, Napoli S, Quercioli F, et al., 2011. The solar system model for the reconstructive ladder[J]. Plast Reconstr Surg, 128(1): 336-337
Gir P, Cheng A, Oni G, et al., 2012. Pedicled-perforator (propeller) flaps in lower extremity defects: a systematic review[J]. J Reconstr Microsurg, 28(9): 595-601.
Giunta R E, Geisweid A, Feller A M, 2000. The value of preoperative Doppler sonography for planning free perforator flaps[J]. Plast Reconstr Surg, 105(7): 2381-2386.
Gottlieb L J, Krieger L M, 1994. From the reconstructive ladder to the reconstructive elevator[J]. Plast Reconstr Surg, 93(7): 1503-1504.

Hallock G G, 1994. Evaluation of fasciocutaneous perforators using color duplex imaging[J]. Plast Reconstr Surg, 94(5): 644-651.
Hallock G G, 2003. Doppler sonography and color duplex imaging for planning a perforator flap[J]. Clin Plast Surg, 30(3): 347-357.
Hallock G G, 2006. The propeller flap version of the adductor muscle perforator flap for coverage of ischial or trochanteric pressure sores[J]. Ann Plast Surg, 56(5): 540-542.
Hallock G G, 2014. The mangled foot and ankle: soft tissue salvage techniques[J]. Clin Podiatr Med Surg, 31(4): 565-576.
Hallock GG, 2013. A paradigm shift in flap selection protocols for zones of the lower extremity using perforator flaps[J]. J Reconstr Microsurg, 29(4): 233-240.
Harii K, Iwaya T, Kawaguchi N, 1981. Combination myocutaneous flap and microvascular free flap[J]. Plast Reconstr Surg, 68(1): 700-711.
Hasegawa M, Torii S, Katoh H, et al., 1994. The distally based superficial sural artery flap[J]. Plast Reconstr Surg, 93(5): 1012-20.
Herlin C, Bertheuil N, Bekara F, et al., 2017. Leech therapy in flap salvage: Systematic review and practical recommendations[J]. Ann ChirPlastEsthet, 62(2): e1-e13.
Hermanson A, Dalsgaard C J, Arnander C, et al., 1987. Sensibility and Cutaneous Reinnervation in Free Flaps[J]. Plast Reconstr Surg, 79(3): 426-427.
Hollenbeck S T, Woo S, Komatsu I, et al., 2010. Longitudinal outcomes and application of the subunit principle to 165 foot and ankle free tissue transfers[J]. Plast Reconstr Surg, 125(3): 924-934.
Hyakusoku H, Ogawa R, Oki K, et al., 2007. The perforator pedicled propeller (PPP) flap method: report of two cases[J]. J Nippon Med Sch, 74(5): 367-371.
Hyakusoku H, Yamamoto T, Fumiiri M, 1991. The propeller flap method[J]. Brit J Plast Surg, 44(1): 53-54.
Idia H, Ohashi I, Kishimoto s, et al., 2003. Preoperative assessment of anterolateral thigh flap cutaneous perforators by colour Doppler flowmetry[J]. Brit J Plast Surg, 56(1): 21-25.
Innocenti M, Menichini G, Baldrighi C, et al., 2014. Are there risk factors for complications of perforator-based propeller flaps for lower-extremity reconstruction? [J]. Clin Orthop Relat Res, 472(7): 2276-2286.
Itoh Y, Arai K, 1995. Use of Recovery-enhanced Thermography to Localize Cutaneous Perforators[J]. Annals of Plastic Surgery, 34(5): 507-511.
Janis J E, Kwon R K, Attinger C E, 2011. The new reconstructive ladder: modifications to the traditional model[J]. Plast Reconstr Surg, 127 (Suppl 1): S205-S212.
John H E, Niumsawatt V, Rozen W M, et al., 2016. Clinical applications of dynamic infrared thermography in plastic surgery: a systematic review [J]. Gland Surgery, 5(2): 122-132.
Kalbermatten D F, Wettstein R, Vonkanel O, et al., 2008. Sensate Lateral Arm Flap for Defects of the Lower Leg[J]. Ann Plast Surg, 61(1): 40-46.
Katayama H, Yamaguchi K, Kozuka T, et al., 1990. Adverse reactions to ionic and nonionic contrast media. A report from the Japanese Committee on the Safety of Contrast Media[J]. Radiology, 175(3): 621-8.
Khan U D, Miller J G, 2007. Reliability of handheld Doppler in planning local perforator-based flaps for extremities[J]. Aesthetic Plast Surg, 31(5): 521-525.
Knobloch K L, Vogt P M, 2010. The reconstructive clockwork of the twenty-first century: an extension of the concept of the reconstructive ladder and reconstructive elevator[J]. Plast Reconstr Surg, 126(4): 220e-222e.
Lam D L, Mitsumori L M, Neligan P C, et al., 2012. Pre-operative CT angiography and three-dimensional image post processing for deep inferior epigastric perforator flap breast reconstructive surgery[J]. Br J Radiol, 85(1020): 1293-1297.
Levin L S, 1993. The reconstructive ladder. An orthoplastic approach[J]. Orthop Clin North Am, 24(3): 393-409.
Levin L S, 2006. Foot and ankle soft-tissue deficiencies: who needs a flap?[J]. Am J Orthop, 35(1): 11-19.
Liu S C, Chiu W K, Chen S Y, et al., 2011. Comparison of surgical result of anterolateral thigh flap in reconstruction of through-and-through cheek defect with/without CT angiography guidance[J]. J Craniomaxillofac Surg, 39(8): 633-638.
Löfstrand J G, Lin C H, 2018. Reconstruction of defects in the weight-bearing plantar area using the innervated free medial plantar (instep) flap[J]. Ann Plast Surg, 80(3): 245-251.
Loonen M P, Kon M, Schuurman A H, et al., 2007. Venous bypass drainage of the small saphenous vein in the neurovascular pedicle of the sural flap: anatomical study and clinical implications[J]. Plast Reconstr Surg, 120: 1898-1905.
Luo Z, Lv G, Wei J, et al., 2020. Comparison between distally based peroneal and posterior tibial artery perforator-plus fasciocutaneous flap for reconstruction of the lower extremity[J]. Burns, 46(1): 225-233
Lykoudis E G, Seretis K, Lykissas M G, 2013. Free sensate medial plantar flap for contralateral plantar forefoot reconstruction with

flap reinnervation using end-to-side neurorrhaphy: a case report and literature review[J]. Microsurgery, 33(3): 227-231.
Marchesi A, Parodi P C, Brioschi M, et al., 2016. Soft-tissue defects of the Achilles tendon region: management and reconstructive ladder. Review of the literature[J]. Injury, 47 (suppl 4): s147-s153.
Markwardt F, 1994. The development of hirudin as an antithrombotic drug[J]. Elsevier, 74(1): 1-23.
Masia J, Clavero J A, Larrañaga J R, et al., 2006. Multidetector-row computed tomography in the planning of abdominal perforator flaps[J]. J Plast Reconstr Aesthet Surg, 59(6): 594-599.
Mathes S J, Nahai F, 1982. Clinical applications for muscle and musculocutaneous flaps[M]. St. Louis, MO: C. V. Mosby.
Mathes S, Nahai F, 1997. Reconstructive surgery: principles, anatomy, and technique[M]. New York: Churchill Livingstone.
Mehrotra S, 2007. Perforator-plus flaps: a new concept in traditional flap design[J]. Plast Reconstr Surg, 119(2): 590-598.
Miller M E, Moriarty J M, Blackwell K E, et al., 2011. Preoperative magnetic resonance angiography detection of septocutaneous perforators in fibula free flap transfer[J]. Arch Facial Plast Surg, 13(1): 36-40.
Mojallal A, Shipkov C D, Braye F, et al., 2011. Distally based adipofascial sural flap for foot and ankle reconstruction[J]. J Am Podiatr Med Assoc, 101(1): 41-48.
Morgan K, Brantigan C O, Field C J, et al., 2006. Reverse sural artery flap for the reconstruction of chronic lower extremity wounds in high-risk patients[J]. J Foot Ankle Surg, 45(6): 417-423.
Mozafari N, Ghazisaidi M R, Hosseini S N, et al., 2011. Comparisons of medicinal leech therapy with venous catheterization in the treatment of venous congestion of the sural flap[J]. Microsurgery, 31(1): 36-40.
Murakami M, Hyakusoku H, Ogawa R, 2005. The multilobed propeller flap method[J]. Plast Reconstr Surg, 116(2): 599-604.
Nanda D, Sahu S A, Karki D, et al., 2018. Adipofascial perforator flaps: Its role in reconstruction of soft-tissue defects of lower leg and ankle[J]. Indian J Plast Surg, 51(2): 216-221.
Okamoto H, Sekiya I, Mizutani J, et al., 2007. Anatomical basis of the medial sural artery perforator flap in Asians[J]. Scand J Plast Reconstr Surg Hand Surg, 41(3): 125-129.
Pacifico M D, See M S, Cavale N, et al., 2009. Preoperative planning for DIEP breast reconstruction: early experience of the use of computerised tomography angiography with VoNavix 3D software for perforator navigation[J]. J PlastReconstrAesthet Surg, 62(11): 1464-1469.
Park J E, Chang D W, 2016. Advances and innovations in microsurgery[J]. Plast Reconstr Surg, 138(5): 915e-924e.
Parodi P C, De Biasio F, RampinoCordaro E, et al., 2010. Distally-based superficial sural flap: advantages of the adipofascial over the fasciocutaneous flap. Scand[J]. J Plast Reconstr Surg Hand Surg, 44(1): 37-43.
Parrett Brian M, Pribaz Julian J, Matros Evan, et al., 2009. Risk analysis for the reverse sural fasciocutaneous flap in distal leg reconstruction[J]. Plast Reconstr Surg, 123(5): 1499-1504.
Pauchot J, Aubry S, Kastler A, et al., 2012. Preoperative imaging for deep inferior epigastric perforator flaps: a comparative study of computed tomographic angiography and magnetic resonance angiography[J]. Eur J Plast Surg, 35(11): 795-801.
Pernia L R, Miller H L, Saltz R, et al., 1991. "Supercharging" the rectus abdominis muscle to provide a single flap for cover of large mediastinal wound defects[J]. Brit J Plast Surg, 44(4): 243-246.
Persaud S, Chesser A, Pereira R, et al., 2017. Sural Flap Use for the Treatment of Wounds With Underlying Osteomyelitis: Graft Size a Predictor in Outcome, a Systematic Review[J]. Foot Ankle Spec, 10(6): 560-566.
Phillips T J, Stella D L, Rozen W M, et al., 2008. Abdominal wall CT angiography: a detailed account of a newly established preoperative imaging technique[J]. Radiology, 249(1): 32-44.
Pignatti M, Ogawa R, Hallock G G, et al., 2011. The "Tokyo" consensus on propeller flaps[J]. Plast Reconstr Surg, 127(2): 716-722.
Pratt G F, Rozen WM, Chubb D, et al., 2012. Preoperative imaging for perforator flaps in reconstructive surgery: a systematic review of the evidence for current techniques[J]. Ann Plast Surg, 69(1): 3-9.
Rozen W M, Palmer K P, Suami H, et al., 2008. The DIEA branching pattern and its relationship to perforators: the importance of preoperative computed tomographic angiography for DIEA perforator flaps[J]. Plast Reconstr Surg, 121(2): 367-373.
Rozen W M, Phillips T J, Ashton MW, et al., 2008. Preoperative imaging for DIEA perforator flaps: a comparative study of computed tomographic angiography and doppler ultrasound[J]. Plast Reconstr Surg, 121(1): 9-16.
Santanelli F, Tenna S, Pace A, et al., 2002. Free flap reconstruction of the sole of the foot with or without sensory nerve coaptation[J]. Plast Reconstr Surg, 109(7): 2314-2322.
Schmidt K, Jakubietz M, Djalek S, et al., 2012. The distally based adipofascial sural artery flap: faster, safer, and easier? A long-term comparison of the fasciocutaneous and adipofascial method in a multimorbid patient population[J]. Plast Reconstr Surg,

130(2): 360-368.

Shaw R J, Batstone M D, Blackburn T K, et al., 2010. Preoperative Doppler assessment of perforator anatomy in the anterolateral thigh flap[J]. Br J Oral Maxillofac Surg, 48(6): 419-422.

Sinis N, Lamia A, Gudrun H, et al., 2012. Sensory reinnervation of free flaps in reconstruction of the breast and the upper and lower extremities[J]. Neural Regen Res, 7(29): 2279-2285.

Smoot E C 3rd, Debs N, Banducci D, et al., 1990. Leech therapy and bleeding wound techniques to relieve venous congestion[J]. J ReconstrMicrosurg, 6(3): 245-250.

Soga S, Ersoy H, Mitsouras D, et al., 2010. Surgical planning for composite tissue allotransplantation of the face using 320-detector row computed tomography[J]. J Comput Assist Tomogr, 34(5): 766-769.

Su W, Lu L, Lazzeri D, et al., 2013. Contrast-enhanced ultrasound combined with three-dimensional reconstruction in preoperative perforator flap planning[J]. Plast Reconstr Surg, 131(1): 80-93.

Tajsic N, Winkel R, Hoffmann R, et al., 2009. Sural perforator flap for reconstructive surgery in the lower leg and the foot: a clinical study of 86 patients with post-traumatic osteomyelitis[J]. J Plast Reconstr Aesthet Surg, 62(12): 1701-1708.

Tan O, Atik B, Bekerecioglu M, 2005. Supercharged reverse-flow sural flap: a new modification increasing the reliability of the flap[J]. Microsurgery, 25(1): 36-43.

Taylor G I, Chubb D P, Ashton M W, 2013. True and "choke" anastomoses between perforator angiosomes: part Ⅰ. anatomical location[J]. Plast Reconstr Surg, 132(6): 1447-1456.

Tindholdt T T, Tønseth K A, 2008. Spontaneous reinnervation of deep inferior epigastric artery perforator flaps after secondary breast reconstruction[J]. Scand J Plast Reconstr Surg Hand Surg, 42(1): 28-31.

Turkof E, Jurecka W, Sikos G, et al., 1993. Sensory recovery in myocutaneous, noninnervated free flaps: a morphologic, immunohistochemical, and electron microscopic study[J]. Plast Reconstr Surg, 92(2): 238-247.

Ueda K, Harashina T, Oba S, et al., 1994. Which vessel is more important in the supercharged flap- artery vein, or both? an experimental study[J]. J Reconstr Microsurg, 10(3): 153-155.

Vakharia K T, Douglas H, Robin L, et al., 2012. Color Doppler ultrasound: effective monitoring of the buried free flap in facial reanimation[J]. Otolaryngol Head Neck Surg, 146(3): 372-376.

Vasile J V, Newman T, RuschD G, et al., 2010. Anatomic imaging of gluteal perforator flaps without ionizing radiation: seeing is believing with magnetic resonance angiography[J]. J Reconstr Microsurg, 26(1): 45-57.

Wei J W, Dong Z G, Ni J D, et al., 2012. Influence of flap factors on partial necrosis of reverse sural artery flap: a study of 179 consecutive flaps[J]. J Trauma Acute Care Surg, 72(3): 744-750.

Wei J W, Ni J D, Dong Z G, et al., 2016. A modified technique to improve reliability of distally based sural fasciocutaneous flap for reconstruction of soft tissue defects longitudinal in distal pretibial region or transverse in heel and ankle[J]. J Foot Ankle Surg, 55(4): 753-758.

Wei Z R, Sun G F, Wang D L, et al., 2014. Reconstruction of the Achilles tendon and overlying skin defect: 3 case reports[J]. Ann Plast Surg, 73(3): 325-329.

Whitaker I S, Izadi D, Oliver D W, 2004. Hirudo medicinalis and the plastic surgeon[J]. British journal of plastic surgery, 57(4): 348-353.

Wong C H, Tan B K, 2007. Intermittent short saphenous vein phlebotomy: an effective technique of relieving venous congestion in the distally based sural artery flap[J]. Ann Plast Surg, 58(3): 303-307.

Yanaga H, Tai Y, Kiyokawa K, et al., 1999. An ipsilateral superdrainaged transverse rectus abdominis myocutaneous flap for breast reconstruction[J]. Plast Reconstr Surg, 103(2): 465-472.

Yu P, Youssef A, 2006. Efficacy of the handheld Doppler in preoperative identification of the cutaneous perforators in the anterolateral thigh flap[J]. Plast Reconstr Surg, 118(4): 928-933.

Yusof N M, Fadzli A S, Azman W S, et al., 2016. Acute vascular complications (flap necrosis and congestion) with one stage and two stage distally based sural flap for wound coverage around the ankle[J]. Med J Malaysia, 71(2): 47-52.

Zhang Y X, Hayakawa T J, Levin L S, et al., 2016. The economy in autologous tissue transfer: part 1 the kiss flap technique[J]. Plast Reconstr Surg, 137(3): 1018-1030.

Zhu Y L, Li J, Ma W Q, et al., 2011. Motorcycle spoke injuries of the heel[J]. Injury, 42(4): 356-361.

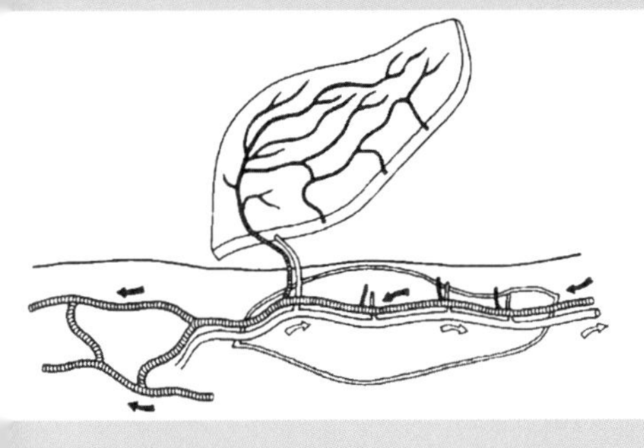

远端蒂腓肠皮瓣

DISTALLY BASED SURAL FLAP

第三章
远端蒂腓肠筋膜皮瓣的临床应用

取自小腿后侧、以远端为基底的带蒂皮瓣，自1983年出现之后，逐渐成为临床上研究最多、应用最广的远端蒂皮瓣。经过基础医学研究者和临床医生的多年不懈努力，该皮瓣改良方法众多，形式品种多样，目前仍是修复小腿下段和足踝创面的主力皮瓣之一。由于该皮瓣同时具有筋膜皮瓣、皮神经营养血管皮瓣、穿支皮瓣、远端蒂皮瓣等诸多特点，这也导致其命名方法的繁多和混乱，但这些命名都是强调了该皮瓣的某一个或某几个突出的特征（如结构特点、转移方式、血液循环等）。本章介绍的是传统的腓肠神经营养血管筋膜皮瓣，也是至今最常用的两种皮瓣技术方法之一，其多取自小腿的后外侧，以腓动脉穿支和筋膜蒂供血，称为“穿支附加筋膜蒂皮瓣”（perforator-plus flap，perforator-adipofascial pedicled flap）。

远端蒂腓肠筋膜皮瓣的修复效果可以与游离的股前外侧皮瓣相媲美，不仅显微外科、整形外科医生对该皮瓣应用自如，不少骨科医生在基层医疗单位也能很好地开展。

第一部分　远端蒂腓肠筋膜皮瓣的衍化与技术改进

小腿远段和足踝部创面并不少见，由于远侧缺乏软组织，其创面修复常依赖于吻合血管的游离皮瓣移植。自远端蒂腓肠筋膜皮瓣出现之后，尤其浅感觉神经营养血管轴皮瓣和穿支皮瓣等概念的提出，小腿后侧远端蒂腓肠神经筋膜皮瓣获得了广泛的应用，是小腿远段和足踝部修复重建的巨大进步。远端蒂腓肠筋膜皮瓣一般用于修复中小面积的小腿远段和足踝创面，但也有成功应用于大面积创面和前足创面的报道。

近40年来对小腿后侧腓肠供区的研究，基本代表了皮瓣外科（尤其是带蒂皮瓣）的发展历程，也基本体现了近40年来皮瓣外科的每一步新进展，如筋膜皮瓣、肌间隔皮瓣、皮神经营养血管皮瓣、浅静脉营养血管皮瓣、静脉皮瓣（小隐静脉动脉化皮瓣）、穿支皮瓣、穿支蒂螺旋桨皮瓣、远端蒂皮瓣、翻转筋膜皮下瓣等。

一、宽厚筋膜皮下蒂皮瓣

远端蒂腓肠皮瓣在结构上可分为3部分（图3-1）。一为基底部，是皮瓣的血供来源；二为蒂部，是为瓣部输送血液的生命线；三为瓣部本身，是手术转移的目的所在。

宽厚筋膜皮下蒂筋膜皮瓣（wide adipofascial-pedicled fasciocutaneous flap）是在1992年Masquelet等提出“神经皮瓣（neuro-skin flap，neurocutaneous flap）”的概念之后，才逐渐兴盛起来的。Nakajima等（1998年）的研究，进一步促进了这类皮瓣的发展，这类皮瓣的特点是必须具有一个宽厚的筋膜皮下蒂部（wide adipofascial pedicle，在小腿，宽2~4 cm），以将皮神经浅静脉筋膜血管丛包含在内。

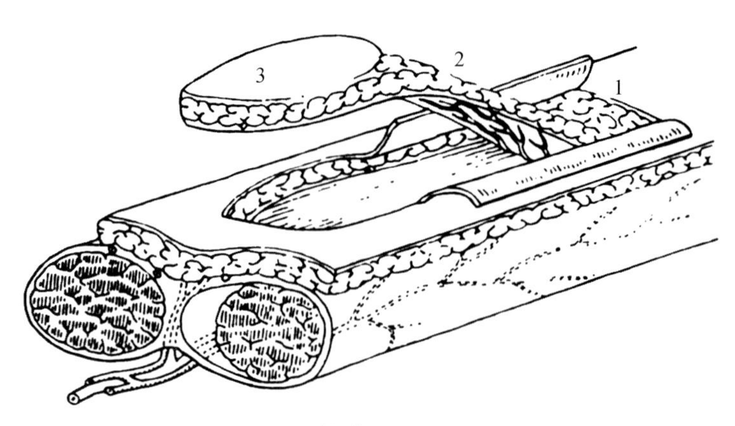

图 3-1 宽厚筋膜皮下蒂皮瓣的结构
1. 基底部；2. 蒂部；3. 瓣部

小腿后侧是宽厚筋膜蒂皮瓣的良好供区，其体被组织的动脉血供有下列几个特点：①来源广泛，血供多源，在近侧，主要为从腘窝发出的直接皮肤动脉；在中部，主要为从腓肠肌肉发出的肌皮穿支动脉，在下段，尚得到胫后动脉和腓动脉穿支的补充和加强。腘窝表面无肌肉覆盖，腘动脉在此肌腔隙内发出数条直接皮肤动脉，其中与小腿后部血供有关的动脉主要是腘窝外侧皮动脉、腘窝中间皮动脉和腘窝内侧皮动脉。由于它们的供养范围主要是腓肠肌表面（俗称小腿肚）的体被组织，国外有学者将其统称为腓肠浅动脉（superficial sural artery）。②筋膜皮肤纵向血管链明显，小腿有丰富的肌间隔，肌间隔穿支血管在深筋膜表面相互吻合，形成环环相扣的血管吻合链，以纵行方向上最为明显。③小腿后方的皮下组织中，包含有特殊结构，即皮神经支（腓肠神经、隐神经）和浅静脉干（小隐静脉、大隐静脉），这些特殊结构周围，都有丰富的营养血管轴，既能供养这些特殊的纵向结构，也能供养其表面的皮肤。深筋膜上血管丛和皮神经、皮静脉血管丛及真皮下血管丛丰富而密集，管道众多，呈纵向的链状，且构成纵向血管丛的相互吻合是不减少口径的真性吻合，因此该链式吻合血管丛的综合管道阻力较小。

链式血供不同于轴心血管，它是由许多细小血管的相互吻合构成的，具有这种血供方式的皮瓣可将蒂部做得很窄，甚至仅剩下一对动静脉血管；链式血供必须要有一定的蒂部宽度才能得到保证。理论上蒂部的宽度越大，可能包含的纵向细小血管就越多；但过度增加蒂宽，既不利于皮瓣旋转，也不见得就能增加皮瓣成活的长宽比例，因为皮瓣的成活长度是由其内部的血供特点所决定的，并不受严格的数学长宽比例限制。蒂部的宽度只要能将明显的链式纵向吻合血管丛部分包含在内即可，在小腿，其宽度一般为 3~4 cm。

临床实际应用中，皮瓣基底部可以在链式吻合血管丛的方向上任意放置，即以 3~4 cm 宽的筋膜皮下蒂（包含链式吻合血管丛）为蒂设计皮瓣。但如有可能，应尽量将皮瓣的基底部放在有较大肌间隔穿支血管的部位，使链式吻合血管丛皮瓣的蒂部轴型化，使组织瓣得到较多的血液和较高的压力灌注。

二、存在问题与改进

随着应用的广泛，临床也逐渐发现了不少问题。例如，皮瓣静脉回流障碍；皮瓣末端部分坏死；如何安全地扩大皮瓣面积以适应大面积创面的需要？如何在具有高危内科合并症且不能采用显微外科游离皮瓣的情况下，使用相对简单的远端蒂皮瓣并提高其成功率？如何减少对主要皮神经和浅静脉干的切取，减少供区损害？

深刻理解小腿后侧筋膜皮肤的血供特点，能为临床创新皮瓣设计和技术改良，提供新思路、新途径。宽厚的远端蒂腓肠筋膜皮瓣经过近 40 年的发展，学者们提出了不少技术改进措施，提高了皮瓣使用的安全性和成功率，减少了皮瓣坏死的并发症。

皮瓣切取技术的改进，基本上是围绕下列几个方面展开的，例如，提高可靠性；减少与皮瓣成活相关的并发症，包括改善动脉灌注、减轻静脉负荷等；减少供区损害；简化技术操作；改善静脉回流；减少蒂部张力；扩大切取面积（表 3-1）。

表 3-1 远端蒂腓肠筋膜皮瓣的衍化与技术改进

项目	改进与衍化
旋转轴点	外侧，腓动脉穿支；内侧，胫后动脉穿支 ①中部肌间隔穿支，踝上约 10 cm； ②最远侧肌间隔穿支，踝上约 5 cm； ③踝后穿支，踝上约 2 cm
蒂部结构衍化	①宽厚的筋膜皮肤蒂，宽厚半岛状，蒂部猫儿畸形； ②宽厚的筋膜皮下蒂，不带表面皮肤，岛状，蒂部隆起畸形； ③蒂部带皮桥（网球拍样），将皮岛延伸至蒂部呈水滴状（旋转缝合后减轻蒂部张力）； ④穿支蒂，保留肌间隔； ⑤穿支 + 筋膜皮下蒂； ⑥穿支血管蒂，裸化，螺旋桨样
瓣部结构衍化	①传统的筋膜皮瓣； ②筋膜皮下瓣； ③筋膜皮瓣携带扩大或延伸的筋膜皮下瓣，将筋膜瓣塞入受区皮肤下，扩大接触面积，促进血管新生； ④皮神经筋膜皮瓣（腓肠神经，隐神经）； ⑤浅静脉筋膜皮瓣（小隐静脉，大隐静脉）； ⑥皮神经浅静脉筋膜皮瓣（腓肠神经小隐静脉，隐神经大隐静脉）； ⑦皮下组织皮瓣，在深筋膜上掀起； ⑧筋膜肌皮瓣（皮瓣末端腓肠神经周围肌袖，深筋膜下肌肉）； ⑨筋膜腓骨瓣； ⑩皮岛形状的改变，根据创面需要倾斜设计； ⑪皮瓣中携带长段腓肠神经和小隐静脉，转位后同时修复胫神经和胫后动脉缺损，乃带血供的神经、血管移植
减少供区损害	①保留皮神经主干（腓肠神经、隐神经）； ②保留大的皮下浅静脉干（小隐静脉，大隐静脉）； ③在深筋膜上掀起； ④设计第二皮瓣（接力皮瓣），修复第一供区； ⑤化创面宽度为皮瓣长度，切取长“S”形皮瓣，供区直接缝合关闭
转移方式	①旋转移位，水平旋转，顺时针，逆时针； ②翻转移位，垂直翻转
改善静脉回流	①在皮瓣蒂部结扎浅静脉干，阻断倒灌； ②在皮瓣末端进行静脉吻合，增加流出通道，静脉超回流； ③利用小隐静脉属支与主干的汇入部位； ④保留筋膜皮下疏松蒂部，利用其静脉网； ⑤医用水蛭吸血； ⑥皮瓣末端浅静脉干插管，间歇放血； ⑦皮瓣表面小切口放血； ⑧皮瓣按摩； ⑨皮瓣延迟术； ⑩分期手术：筋膜皮下瓣 + 二期植皮

这些改进方法，有的提高了皮瓣的安全性，例如，施行皮瓣延迟术；仅切取筋膜皮下瓣；在皮瓣末端进行静脉吻合（外增压），但也有需二次手术、增加操作难度等缺点。有的减少了供区损害，例如，避免切取腓肠神经、小隐静脉、深筋膜等，但该方法往往仅能在皮瓣面积较小时采用。有的充分利用了最新的血管解剖学研究结果，例如，将皮瓣的旋转轴点设计在小隐静脉属支汇入其主干的部位，将主干保留在原位，利用属支帮助静脉回流。

三、内侧与外侧腓肠筋膜皮瓣供区的比较

小腿后侧腓肠供区，以跟腱中轴线为界，可以分为腓动脉系统供养的外侧腓肠筋膜皮瓣供区和胫后动脉系统供养的内侧腓肠筋膜皮瓣供区。虽然均能以远端蒂的形式逆转修复远侧创面，但两者仍有不少

差别（表 3-2）。一般而言，外侧部的足踝创面，多选用外侧腓肠筋膜皮瓣修复；而内侧部的创面，多选用内侧腓肠筋膜皮瓣修复。

表 3-2 内侧与外侧腓肠筋膜皮瓣供区的比较

	内侧腓肠皮瓣供区	外侧腓肠皮瓣供区
皮瓣名称	medial sural flap	lateral sural flap
体被组织特殊结构	皮神经：隐神经及其分支（后支）、腓肠内侧皮神经 浅静脉：大隐静脉及其属支	皮神经：腓肠神经、腓肠外侧皮神经 浅静脉：小隐静脉及其属支
血供来源	胫后动脉穿支	腓动脉穿支
穿支动脉数目	(4.5±1.4) 条	(4.8±1.8) 条
穿支动脉长度	1.9±0.6 cm（能完全显露游离）	3.3±0.8 cm（腓骨遮挡，不能完全显露，可移动的有效长度受限）
穿支动脉口径	0.9±0.2 mm	1.0±0.2 mm
伴行静脉口径	1.2±0.4 mm	1.0±0.4 mm
伴行静脉数目		
2 支	53%	67%
1 支	47%	33%
深部源动脉显露	容易显露到达	腓骨遮挡，难以显露到达
肌间隔松弛度	松弛	紧密
穿支血管移动度	大，通过松解深部动脉可增加移动性	小，肌间隔束缚
术中皮瓣移动度	术中可以通过游离源动脉，增加皮瓣移动度，可调节性大	术中很难游离源动脉，难以增加皮瓣移动度，可调节性小
筋膜皮肤血管链	存在	更明显
皮瓣成活长度	中等	更长，能修复更远的创面
受区创面	足踝跟腱区的较近创面	皮瓣可以更长，能到达前足部分区域
皮瓣切取转移方式	更多为细窄的穿支蒂螺旋桨皮瓣	更多为较宽的穿支筋膜蒂皮瓣

（张世民　王剑利　丁小珩）

第二部分　远端筋膜皮肤蒂半岛状腓肠筋膜皮瓣

以远端宽厚的筋膜皮肤组织为蒂的腓肠筋膜皮瓣，是早期的使用方法。1983年 Donski 和 Fogdestam 最早介绍的 3 例远端蒂腓肠筋膜皮瓣，2 例的蒂部带有筋膜皮肤，呈半岛状，且均施行了外科延迟术。当时临床对其血管和血供的可靠性尚理解不深，为了安全起见而采取的比较“保守”的方法，实际上是一种轴心血供与链式血供的复合体。

1995 年 Oberlin 等认为，保留蒂部一侧的筋膜皮肤不予切断，形成筋膜皮肤蒂的半岛状腓肠筋膜皮瓣（图 3-2），能改善该远端蒂皮瓣的静脉回流，皮瓣均一期转位，不再施行延迟术。这一改良方法能减轻皮瓣转移对筋膜蒂部的压迫，但旋转不方便，蒂部猫耳畸形明显，有的需二次修整。

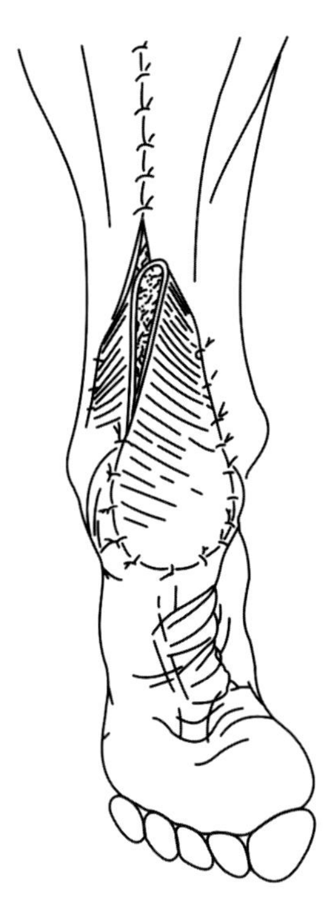

图 3-2　半岛状腓肠筋膜皮瓣示意图（引自 Oberlin，1995）

【皮瓣设计】

根据受区创面的具体部位、大小和缺损情况，按“点、线、面、弧”的原则设计这一远端蒂皮瓣。

点：旋转轴点即基底部，是皮瓣血供的来源。一般选在外踝后上方 5 cm 腓动脉最低的一个肌间隔穿支，术前可以使用多普勒超声帮助确定。

线：轴心线即腓肠神经的走行线，位于腘窝中点至跟腱与外踝连线的中点上。轴心线是链式血管吻合的方向，是皮瓣血供的生命线。因腓肠神经与小隐静脉有良好的伴行关系，故术前可在静脉止血带下以小隐静脉的走行帮助确定。

面：有两层意思，一是切取面积，以缺损创面的大小再加上 2 cm 确定为皮瓣的面积；二是切取平面在深筋膜下间隙，此为皮瓣掀起的“外科平面”。

弧：根据旋转轴点至缺损远端的距离再加上 2 cm，在轴心线上反向画出，即为皮瓣的旋转弧，包括瓣长加蒂长之和。

在远端筋膜皮肤蒂的处理上，有以下几个原则：①如果皮瓣向后旋转修复跟腱区创面，则保留前方（踝部）的筋膜皮肤；②如果皮瓣向前侧旋转修复踝部创面，则保留后侧的筋膜皮肤；③筋膜皮肤蒂不能太窄，一般需要 3~5 cm 宽；④手术当时不可修除蒂部的猫耳畸形，如果患者有需要，等待皮瓣完全成活稳定之后，2~3 个月后再行二次修整。

【手术方法】

患肢不驱血，抬高 3~5 min 后，在气囊止血带控制下手术。

按设计画线，做前侧（修复踝部创面）或后侧（修复跟腱、足跟）蒂部皮肤切口，直达深筋膜下。将其向另一侧掀起，观察腓动脉最远侧肌间隔穿支血管的位置（外踝上 4~7 cm）和口径大小（1 mm 左右），再对皮瓣切取范围做适当调整。

在小腿近侧做皮瓣远端切口。切开皮肤、皮下组织直达深筋膜下间隙。将腓肠神经和小隐静脉切断，包含在皮瓣内。在深筋膜下间隙由近及远向蒂部解剖，此处为掀起皮瓣的“外科平面”，仅需电凝遇到的一些穿支血管。注意随时用几针将皮肤与深筋膜缝合固定，防止两者脱离而损害血供。

至蒂部时应特别小心，辨清腓动脉在后外侧肌间隔发出的最远侧穿支血管，防止损伤。一般 30 min 左右即可将皮瓣掀起。放松止血带，观察血循，一般 1 min 内皮瓣末端即有鲜红渗血。

注意小隐静脉张力，如小隐静脉因远侧足部静脉血倒灌而发生怒张，则在旋转轴点远侧 1 cm 处将其仔细挑出结扎，阻断静脉血的倒灌。如远侧的足踝创面已将小隐静脉属支损伤，小隐静脉无怒张，则不必再做结扎。

将皮瓣试行转移，如有张力，可将蒂部的筋膜组织做显微分离，切断紧张的纤维束带。供区如皮瓣宽度不超过 5 cm 或小腿周径的 1/5，多可直接缝合。如有困难，则两端拉拢缝合后，中间行断层植皮覆盖。

【典型病例】

· 病例 1 · 修复足跟

患者，男性，32 岁，车祸导致足跟皮肤缺损 1 个月，经换药处理已有良好的肉芽生长。该病例为早年手术，为了安全起见，按筋膜皮瓣的理论，设计半岛状腓肠筋膜皮瓣修复，皮瓣完全成活（图 3-3）。

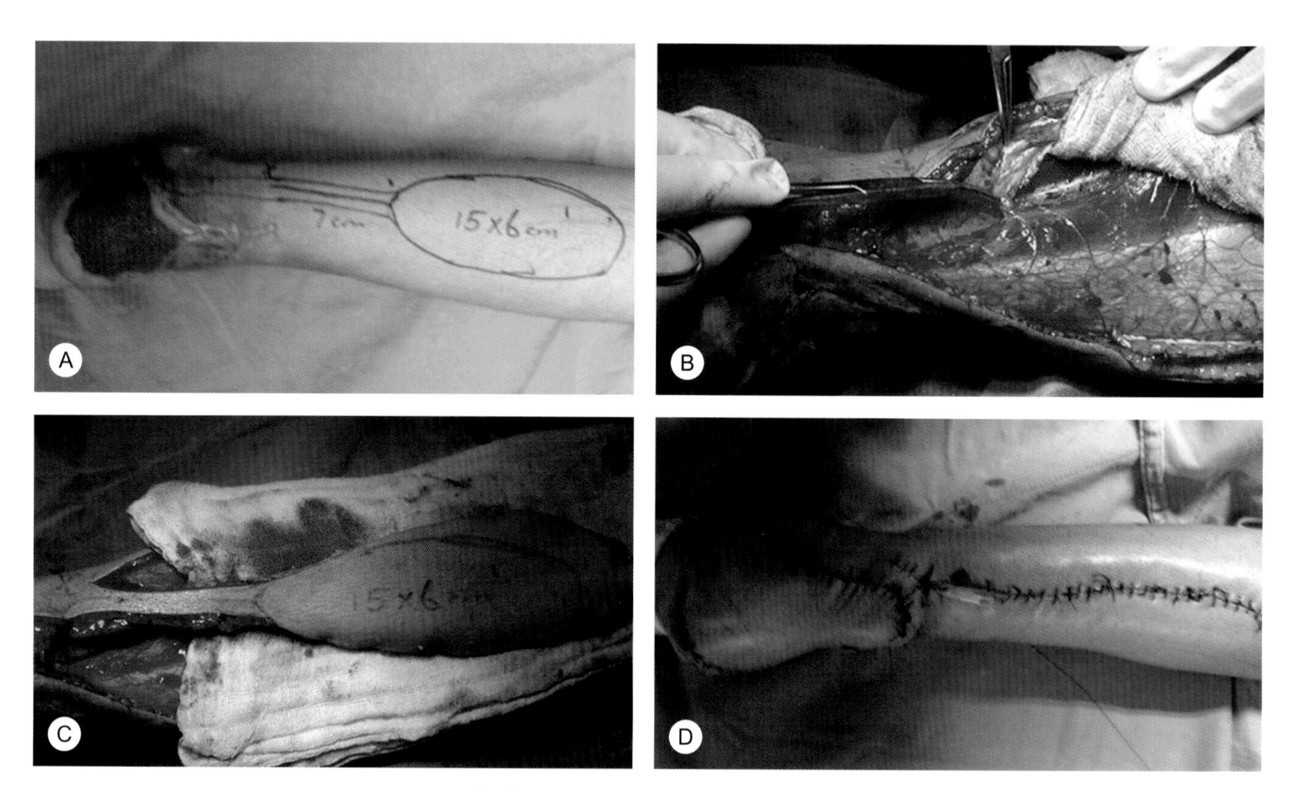

图 3-3 远端筋膜皮肤蒂半岛状腓肠筋膜皮瓣修复足跟缺损

A. 设计带筋膜皮肤蒂的腓肠筋膜皮瓣，计划旋转轴点位于外踝上 5 cm；B. 术中先从跟腱一侧切开，观察到腓动脉在外踝上 5 cm 发出的肌间隔穿支血管进入筋膜皮瓣，不再解剖；C. 皮瓣切取后，保留外侧的筋膜皮肤，呈半岛状；D. 皮瓣转移缝合之后，蒂部有一扭转的猫耳畸形

· 病例 2 · 修复后跟与跟腱

患者，男性，5 岁，因摩托车轮辐伤导致右足跟皮肤、跟腱及部分跟骨缺损。入院后经初次清创后未做急诊覆盖。1 周后换药创面洁净未发生感染。创面 4 cm × 6 cm，跟腱止点及附着处跟骨缺失。采用同侧小腿腓肠神经营养血管皮瓣局部旋转修复足跟创面，皮瓣大小 5 cm × 10 cm，蒂部为半岛状，前侧皮肤未完全切开。同时切取大腿阔筋膜编制成条，分别缝合跟腱两端重建跟腱（远端通过骨隧道固定）。皮瓣顺时针旋转 180° 覆盖创面，术后完全成活（图 3-4）。

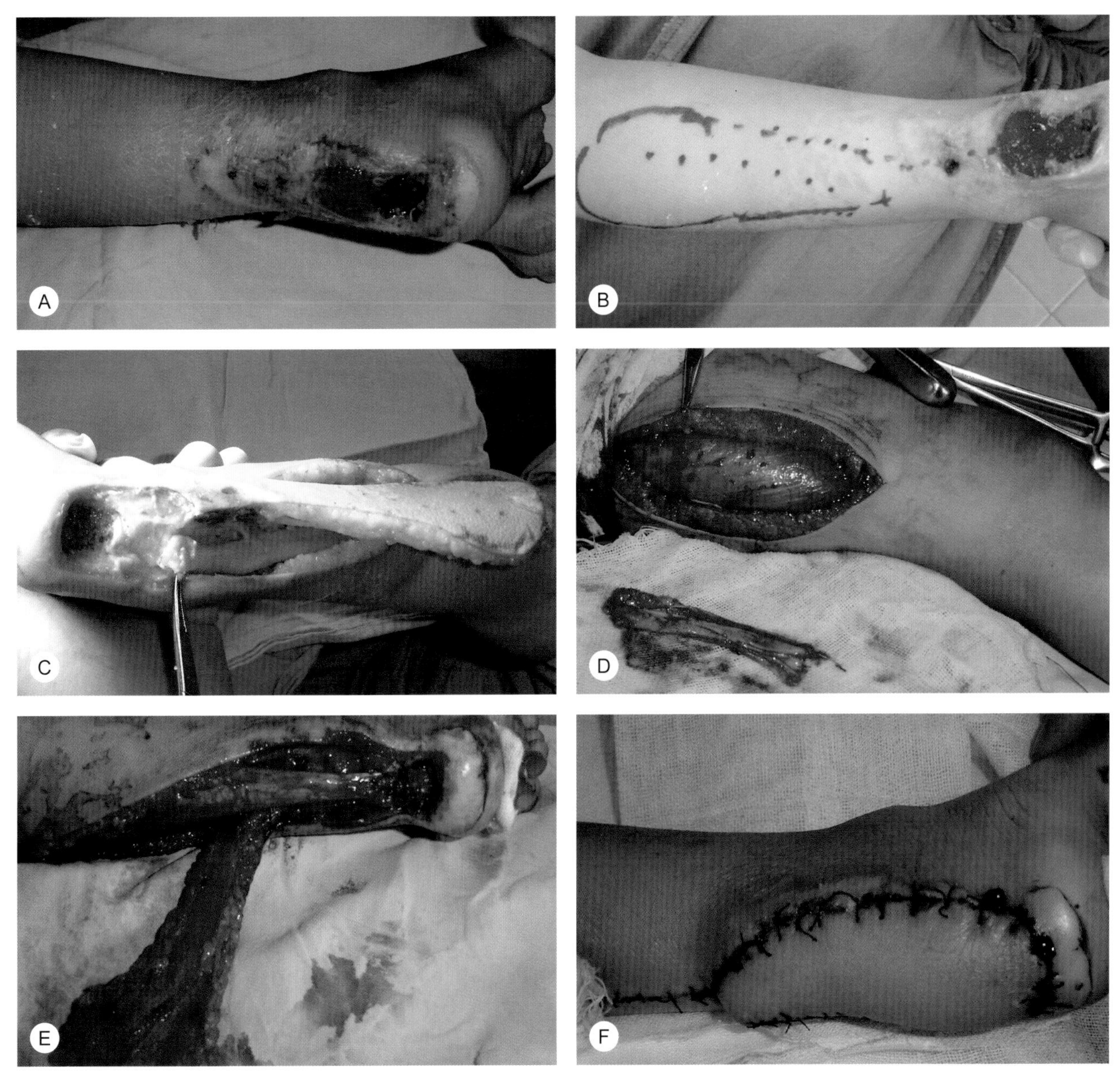

图 3-4 半岛状腓肠筋膜皮瓣修复足跟（儿童）

（王剑利提供）

A. 足跟创面及跟腱断端；B. 设计皮瓣；C. 皮瓣掀起，蒂部前方皮肤没有切开；D. 切取阔筋膜编制成条；E. 阔筋膜条修复跟腱；F. 皮瓣转位后 10 天，顺利成活

· 病例 3 · 修复外踝

患者，男性，36 岁，车祸伤致右双踝骨折，右外踝处皮肤挫伤。急诊予以石膏固定，消肿处理。8 天后行右双踝骨折切开复位钢板、螺钉、克氏针内固定，术后 1 周，右外踝处皮肤坏死。行右小腿扩创 VSD，对流冲洗。12 天后行带腓动脉穿支血管的远端蒂腓肠筋膜皮瓣修复创面，保留后侧皮肤呈半岛状，皮瓣蒂部的小隐静脉从根部分离结扎，阻断静脉血倒灌。术后皮瓣成活良好(图 3-5)。

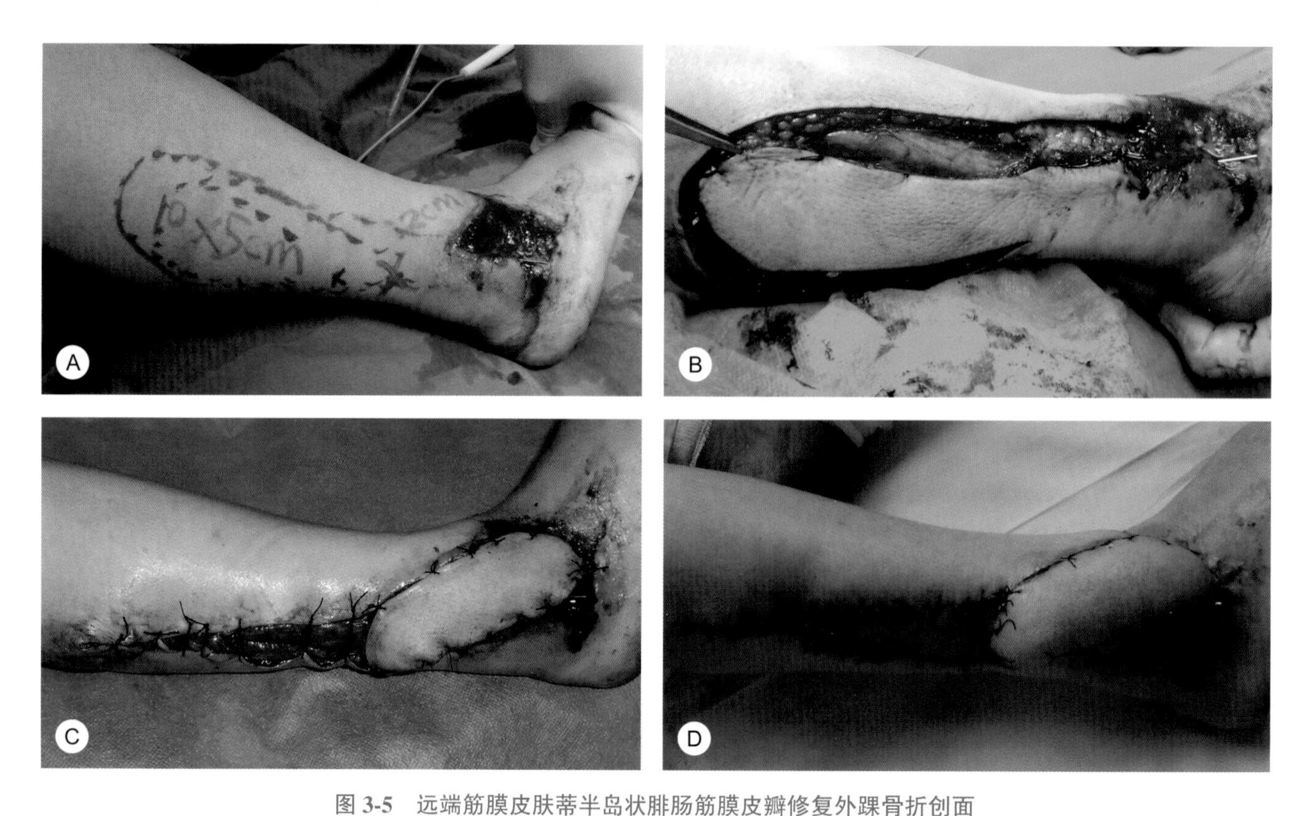

图 3-5 远端筋膜皮肤蒂半岛状腓肠筋膜皮瓣修复外踝骨折创面

（刘勇提供）

A. 外踝创面与小腿后外侧皮瓣设计；B. 半岛状筋膜皮瓣切取；C. 皮瓣转移；D. 术后皮瓣完全成活

·病例 4· 修复胫前创面

患者，男性，52 岁，因车祸伤致右胫骨开放性骨折，右胫前广泛皮肤挫伤。急诊予以扩创、右胫骨外固定架固定、消肿处理。术后 1 周胫前处皮肤坏死。行右小腿扩创 VSD，对流冲洗。18 天后行带腓动脉穿支血管的近端蒂半岛状筋膜皮瓣修复创面，保留蒂部皮肤不予切断，皮瓣呈半岛状。术后皮瓣成活良好（图 3-6）。

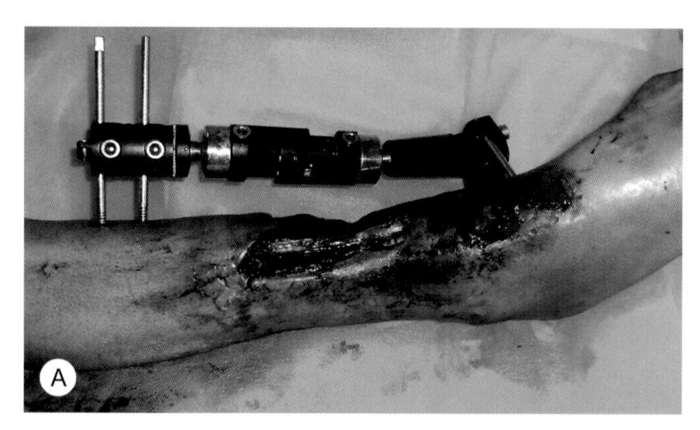

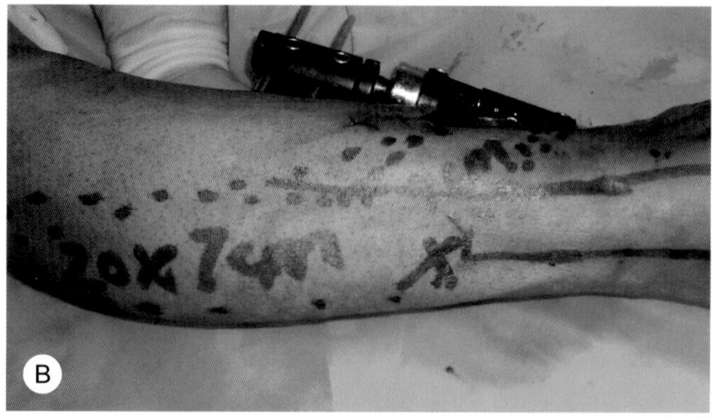

图 3-6 远端筋膜皮肤蒂半岛状腓肠筋膜皮瓣修复胫骨下段骨折创面

（刘勇提供）

A. 胫骨创面；B. 小腿后外侧远端蒂皮瓣设计

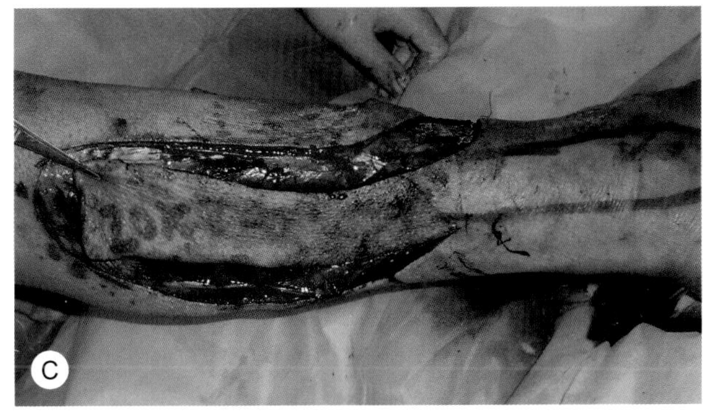

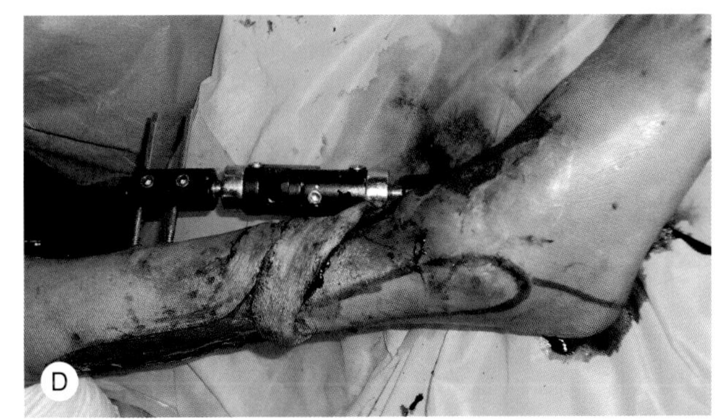

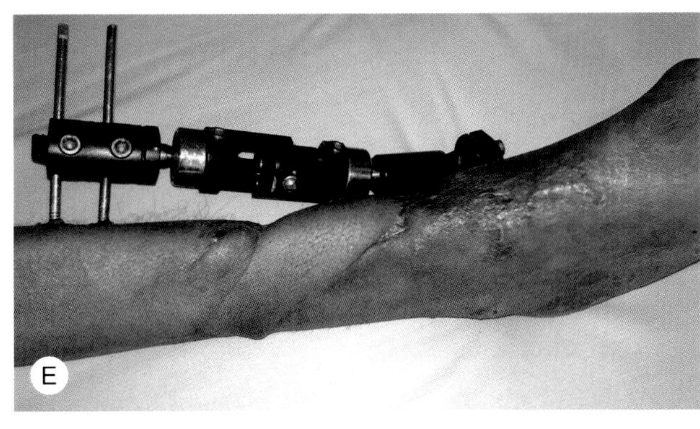

图 3-6 远端筋膜皮肤蒂半岛状腓肠筋膜皮瓣修复胫骨下段骨折创面（续）
C. 半岛状筋膜皮瓣切取；D. 皮瓣转移；E. 术后皮瓣完全成活

·病例 5· 修复足跟

患者，女性，13 岁，因高空坠落致双足开放性骨折，6 天后外院转入。入院后行清创术，见足后跟外露，创面大小约 8 cm × 4 cm。待创面清洁后，设计半岛状腓肠神经营养血管皮瓣，旋转点在外踝后上方 1 cm，轴线为腘窝中点与腓骨头连线的中点，至外踝与跟腱中点的连线，旋转点至皮瓣最远端的距离比旋转点至创面最远端的距离长 2.5 cm。按术前设计切开皮肤、皮下组织和深筋膜，携带腓肠神经。皮瓣大小约 16 cm × 9 cm，蒂部宽 2.5 cm，其后方皮肤并未完全切开。皮瓣切取后放松止血带，彻底止血，将皮瓣旋转至足跟，并间断缝合。供区部分直接缝合，部分植皮。术后保温保暖，踝关节石膏固定 3 周，皮瓣顺利成活。术后 9 个月复查步态基本正常，踝关节背伸受限，皮瓣成活良好，皮瓣蒂部臃肿 (图 3-7)。

·病例 6· 修复后跟

患者，男性，17 岁，挤压伤致右下肢疼痛、活动受限 4 天入院。设计切取远端蒂半岛状筋膜皮下蒂腓肠皮瓣转位修复，皮瓣完全成活，随访半年，功能良好（图 3-8）。

·病例 7· 修复足跟

患者，男性，66 岁，诉 28 年前因跟骨骨折曾行手术治疗。后跟部隆起、影响穿鞋、摩擦严重。半年前局部出现破溃渗液，时常感染。后跟瘢痕创面 5 cm × 3 cm，跟骨暴露。手术先切除创面瘢痕组织，清除异化骨，保留跟腱附着，进行跟骨结节截骨矫形，用螺钉予以重新固定。设计半岛状腓肠神经营养血管皮瓣，面积 14 cm × 7 cm。旋转覆盖跟骨创面。术后随访 1 年半，截骨愈合良好，皮瓣完全成活，足跟外形、功能满意（图 3-9）。

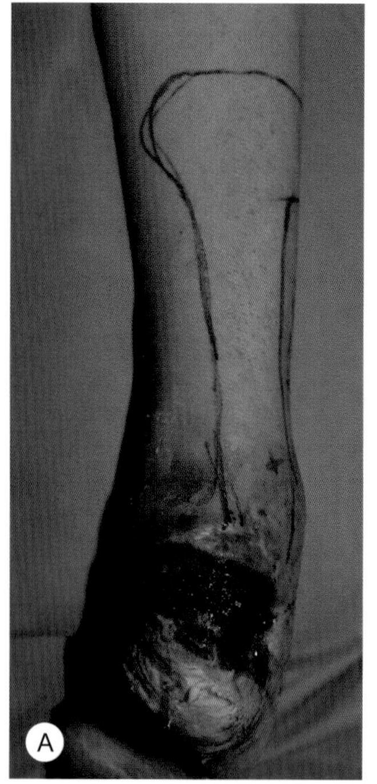

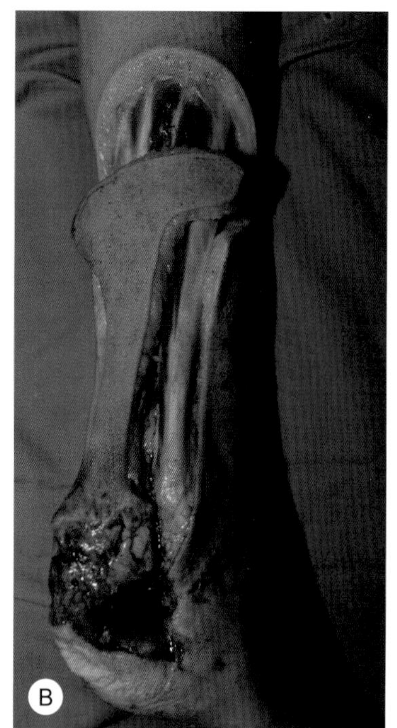

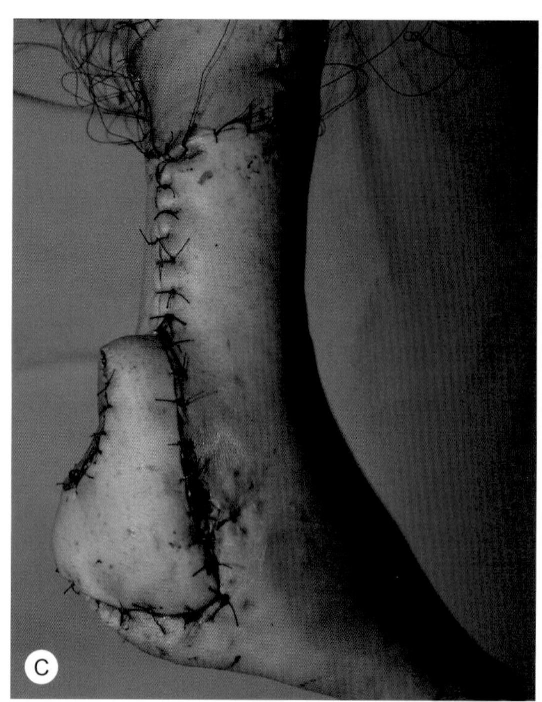

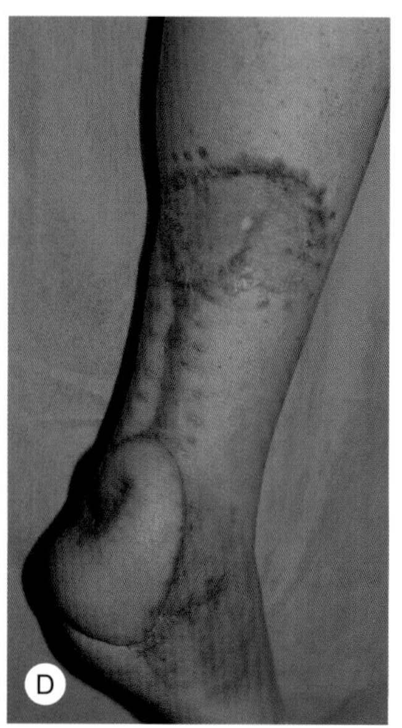

图 3-7　半岛状腓肠神经筋膜皮瓣修复足跟
（何晓清提供）
A. 术前创面及皮瓣设计；B. 术中皮瓣切取；C. 皮瓣转位，蒂部猫耳状隆起丑形；D. 术后9个月，皮瓣完全成活，有蒂部扭转畸形

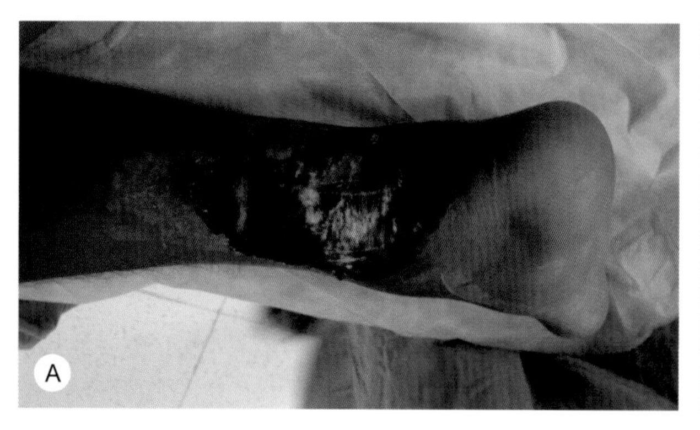

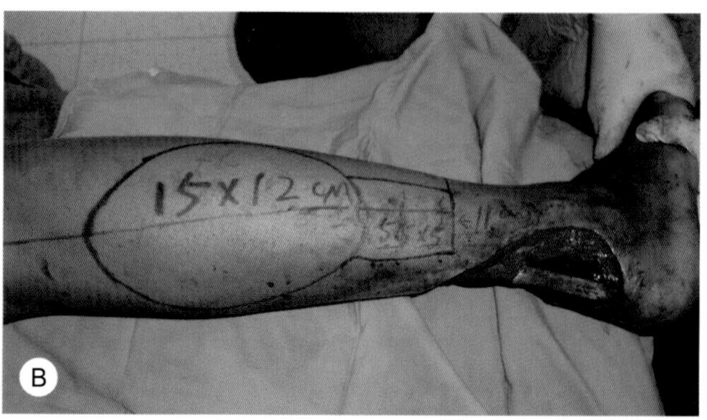

图 3-8　半岛状腓肠神经筋膜皮瓣修复足跟
（何晓清提供）
A. 右小腿后方下端、跟后区约 17 cm × 8 cm 皮肤变黑、坏死；B. 予以彻底清除感染坏死组织后，设计半岛状远端蒂腓肠皮瓣修复创面

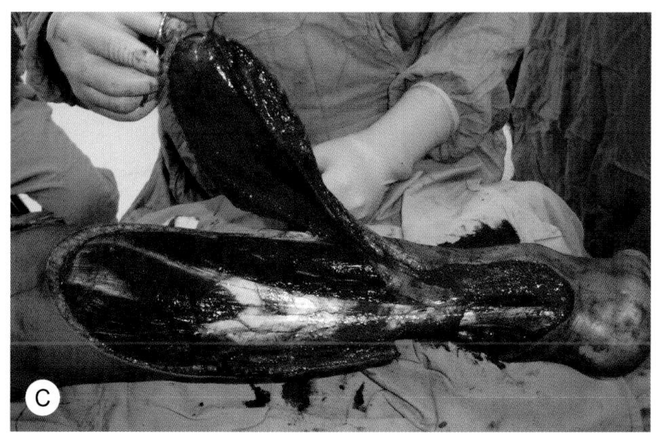

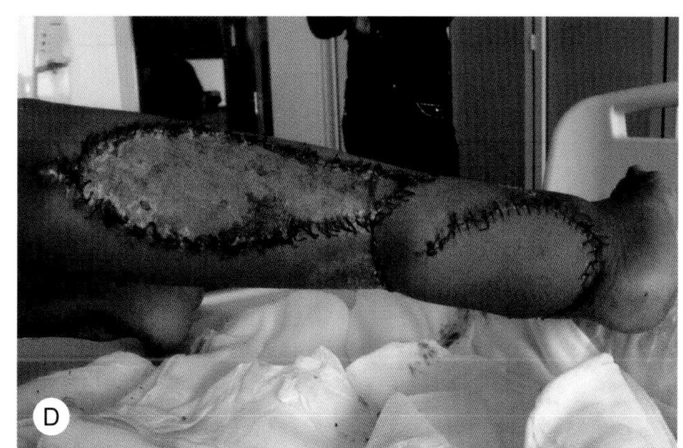

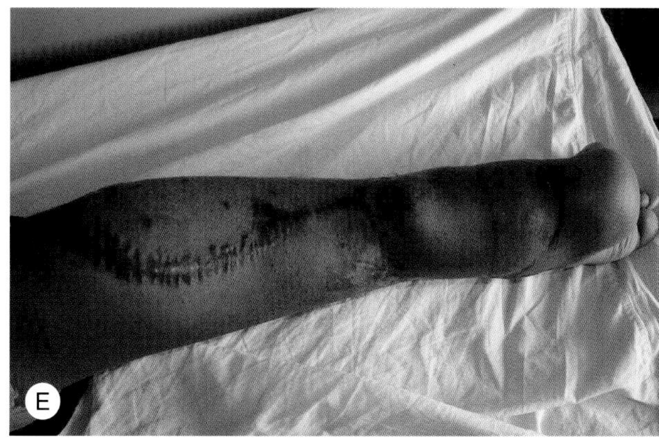

图 3-8 半岛状腓肠神经筋膜皮瓣修复足跟（续）

C. 术中皮瓣掀起；D. 术后 2 周皮瓣完全成活；E. 术后半年皮瓣外形良好，患者日常生活无碍，能正常穿鞋，行走无跛行

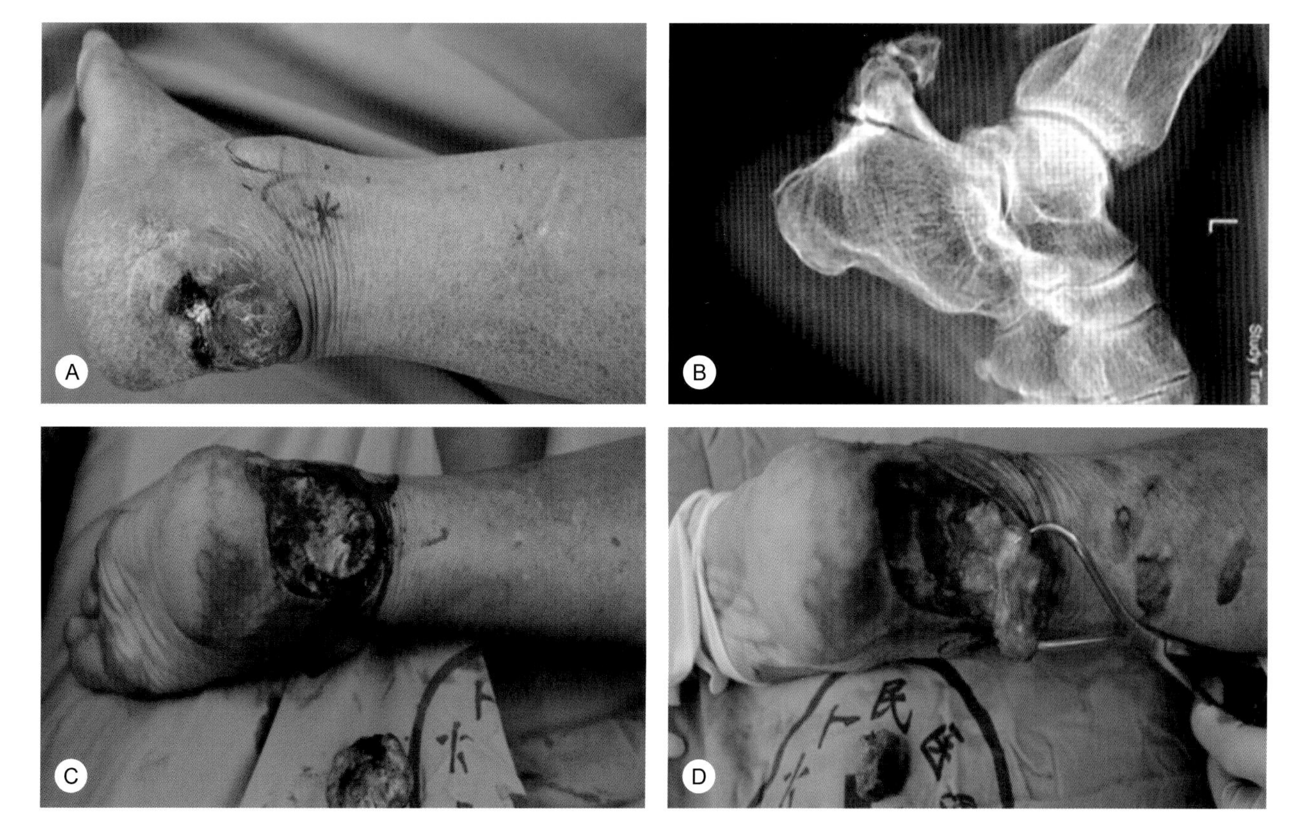

图 3-9 半岛状腓肠神经营养血管皮瓣修复后跟截骨矫形创面

（郑宪友提供）

A. 后跟瘢痕溃疡创面；B. 术前 X 线片示跟骨结节增生、异位骨化；C. 溃疡切除后，后跟皮肤缺损 5 cm × 3 cm；D. 保留跟骨结节跟腱附着点的截骨

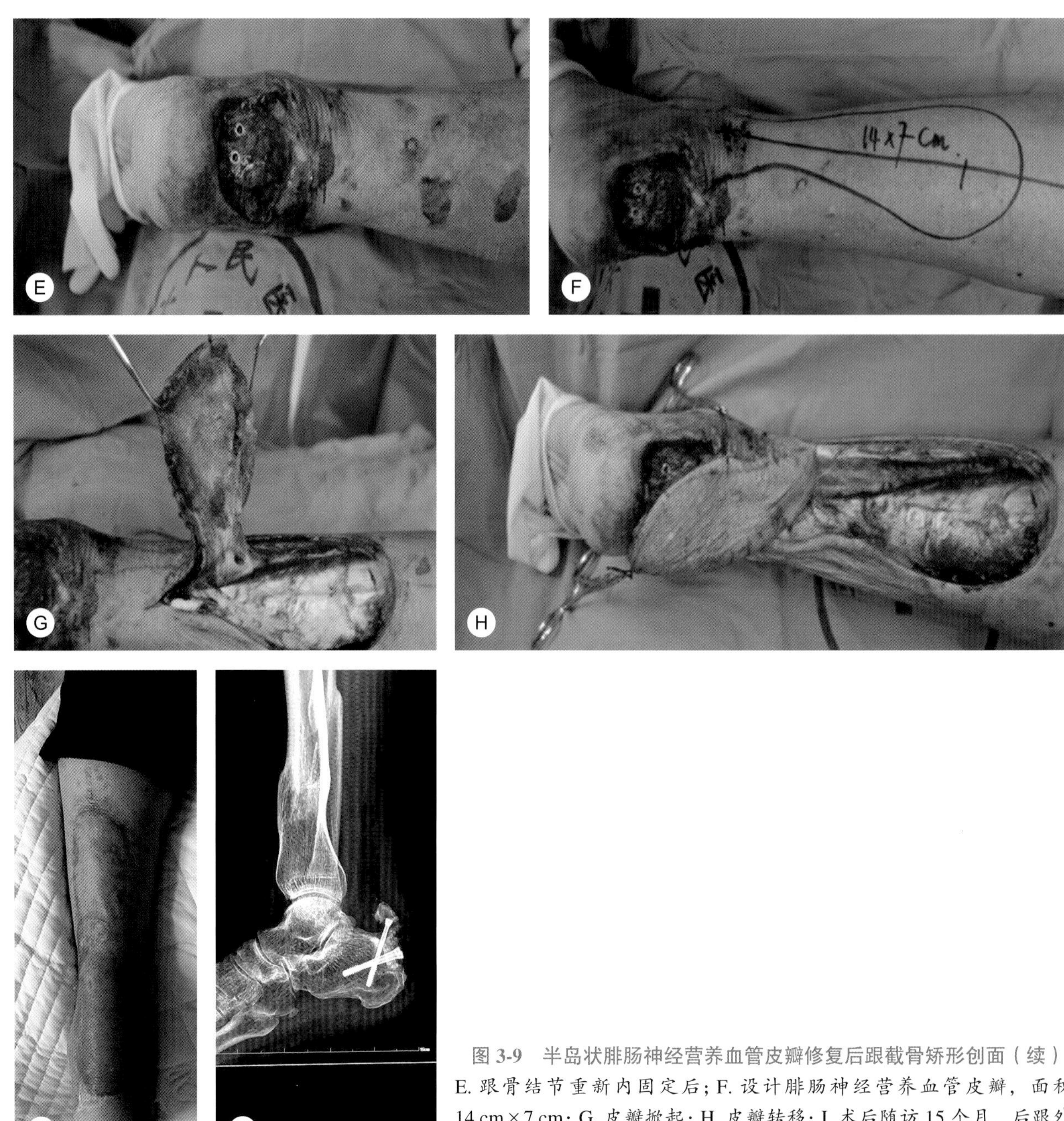

图 3-9 半岛状腓肠神经营养血管皮瓣修复后跟截骨矫形创面（续）
E. 跟骨结节重新内固定后；F. 设计腓肠神经营养血管皮瓣，面积 14 cm×7 cm；G. 皮瓣掀起；H. 皮瓣转移；I. 术后随访 15 个月，后跟外形、功能良好；J. 跟骨结节截骨愈合

【皮瓣评价】

远端宽厚的筋膜皮肤蒂腓肠筋膜皮瓣，特别强调腓肠神经小隐静脉筋膜皮下蒂中纵向血管丛的作用，这是该皮瓣发展历程中早期使用的比较保守的技术方法，反映出该皮瓣发展历程中的一环。随着研究的深入和认识的提高，目前这种方法已基本摒弃不用，其主要缺点是宽厚蒂部的猫耳畸形明显，需要二次修整等。

目前常用的改进设计，一是将皮岛设计成延伸到蒂部的水滴状，二是在蒂部携带一较窄皮桥而呈网球拍样。这两种方法增加了对宽厚蒂部的皮肤覆盖，减轻蒂部缝合后的张力，有利于皮瓣的动脉灌注和静脉回流，提高皮瓣血液循环的稳定性和成功率。

（张世民　王剑利　何晓清　刘　勇）

第三部分 远端筋膜皮下蒂岛状腓肠筋膜皮瓣

Hasegawa 等（1994 年）介绍了远端蒂腓肠浅动脉皮瓣（即远端蒂腓肠筋膜皮瓣），旋转轴点位于外踝上 5 cm，此处有腓动脉最底的一个肌间隔穿支，皮瓣呈筋膜蒂岛状，蒂部是宽 2 cm 的筋膜皮下组织，包含腓肠神经及其伴行动脉和小隐静脉（图 3-10），共 20 例患者 21 个皮瓣（2 例为不带皮肤的筋膜瓣），结果所有皮瓣均成活，大多数皮瓣均经历了术后肿胀，其中皮瓣面积最大的 1 例（12 cm × 10 cm）肿胀持续了 2 个月。

目前切取的筋膜皮下蒂岛状腓肠筋膜皮瓣（neuro-veno-adipofascial pedicled sural island fasciocutaneous flap），为了使筋膜蒂部能包含足够的皮神经浅静脉筋膜血管网，保留的蒂部宽度多在 3~4 cm。

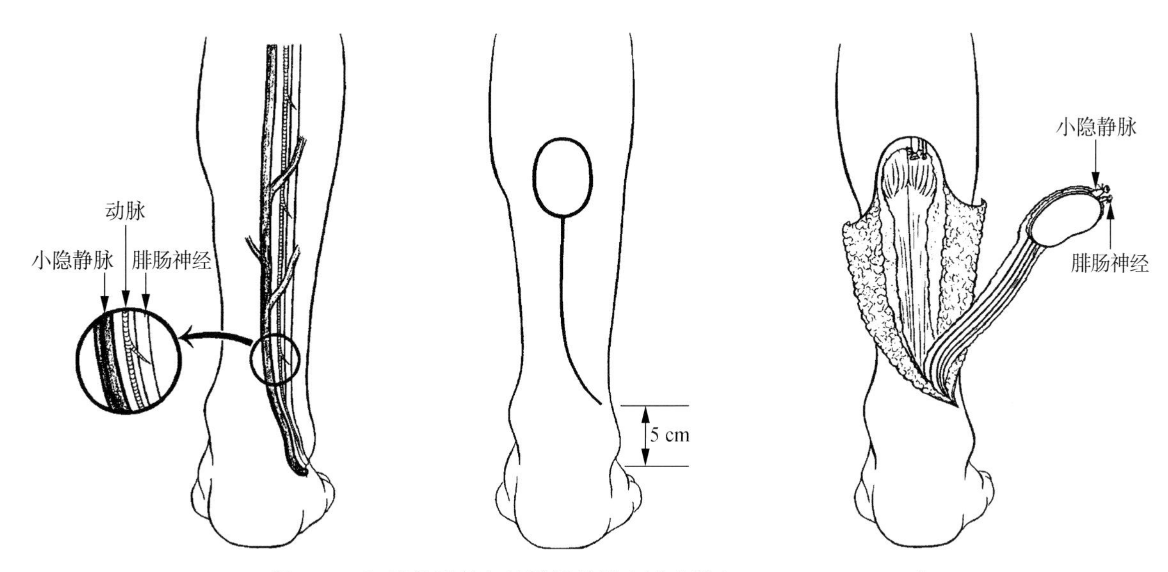

图 3-10 远端筋膜蒂岛状腓肠筋膜皮瓣（引自 Hasegawa，1994）

【皮瓣设计】

根据受区创面的具体部位、大小和缺损情况，按“点、线、面、弧”的原则设计这一远端蒂皮瓣（图 3-11）。

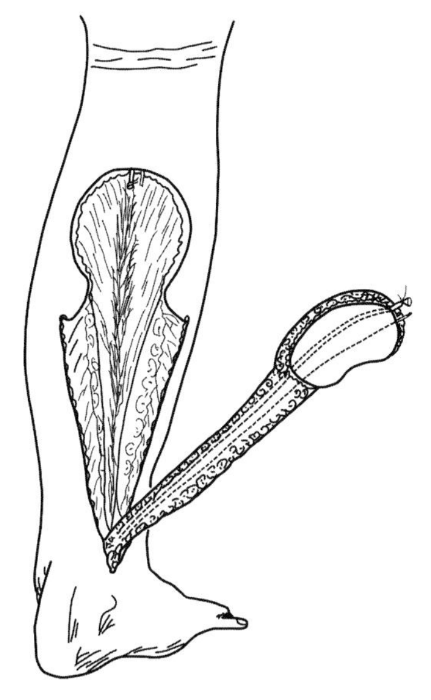

图 3-11 腓肠神经小隐静脉筋膜皮下蒂岛状腓肠筋膜皮瓣示意图

点：旋转轴点即基底部，是皮瓣血供的来源。一般选在外踝后上方 5 cm 腓动脉最低的一个肌间隔穿支，术前可以多普勒超声帮助确定。

线：轴心线即腓肠神经的走行线，位于腘窝中点至跟腱与外踝连线的中点上。轴心线是链式血管吻合的方向，是皮瓣血供的生命线。因腓肠神经与小隐静脉有良好的伴行关系，术前可在静脉止血带下以小隐静脉的走行帮助确定。

面：有两层意思，一是切取面积，以缺损创面的大小再加上 2 cm 确定为皮瓣的面积；二是切取平面在深筋膜下间隙，此为皮瓣掀起的“外科平面”。

弧：根据旋转轴点至缺损远端的距离再加上 2 cm，在轴心线上反向画出，即为皮瓣的旋转弧，包括瓣长和蒂长之和。

在远端筋膜皮下蒂部的处理上，有以下几个原则：①蒂部需要足够的宽度来包含皮神经浅静脉筋膜链式吻合血管丛，一般需要 3~4 cm；②在组织层次上，蒂部包含深筋膜及皮下疏松脂肪组织，其中含有腓肠神经血管轴和（或）小隐静脉周围血管网；③如果皮瓣较窄、较短，不包含腓肠神经和（或）小隐静脉亦能成活，此时仅依靠筋膜皮下链式吻合血管丛供血。

【手术方法】

患肢不驱血，抬高 3~5 min 后，在气囊止血带控制下手术。

按设计画线，先做皮瓣蒂部切口，向两侧分离真皮下血管网皮瓣，至一定宽度后（如 4 cm），再做跟腱一侧切口，直达深筋膜下间隙，将深筋膜与皮下组织缝合几针固定，防止两者脱离。将蒂部的筋膜皮下组织向前掀起，观察腓动脉最远侧肌间隔穿支血管的位置（外踝上 4~7 cm）和口径大小（1 mm 左右），再对皮瓣切取范围做适当调整。

在小腿近侧作皮瓣远端切口。切开皮肤、皮下组织直达深筋膜下间隙。将腓肠神经和小隐静脉切断，包含在皮瓣内。在深筋膜下间隙由近及远向蒂部解剖，此处为掀起皮瓣的“外科平面”，仅需电凝遇到的一些穿支血管。注意随时将皮肤与深筋膜缝合固定几针，防止两者脱离而损害血供。

至蒂部时应特别小心，辨清腓动脉在后外侧肌间隔发出的最远侧穿支血管，防止损伤。一般 30 min 左右即可将皮瓣掀起。放松止血带，观察血液循环，一般 1 min 内皮瓣末端即有鲜红渗血。

注意小隐静脉张力，如小隐静脉因远侧足部静脉血倒灌而发生怒张，则在旋转轴点远侧 1 cm 处将其仔细挑出结扎，阻断静脉血的倒灌。如远侧的足踝创面已将小隐静脉属支损伤，小隐静脉无怒张，则不必再做结扎。

将皮瓣试行转移，如有张力，可将蒂部的筋膜组织作显微分离，切断紧张的纤维束带。供区如皮瓣宽度不超过 5 cm 或小腿周径的 1/5，多可直接缝合。如有困难，则两端拉拢缝合后，中间行断层植皮覆盖。

【典型病例】

· 病例 1 · 修复足跟

患者，男性，9 岁，因摩托车轮辐伤，导致右足跟皮肤及少量跟骨缺损。经外院 VSD 治疗，2 周后转入我院，创面 5 cm × 6 cm，裸露跟骨表面变黑。设计筋膜蒂腓肠神经营养血管皮瓣逆转移位修复，为带腓肠神经小隐静脉的筋膜皮下蒂岛状筋膜皮瓣，皮岛大小 6 cm × 7 cm，经开放式明道转位。术后皮瓣完全成活，外形满意（图 3-12）。

· 病例 2 · 修复足跟

患者，女性，7 岁，足跟被自行车轮辐绞伤。经清创缝合伤后，发生皮肤软组织坏死。设计切取腓肠神经小隐静脉筋膜皮下蒂岛状皮瓣，蒂部在外踝上 1 cm，筋膜蒂长 3 cm，皮瓣面积 9 cm × 6 cm。皮瓣旋转 180° 移位，供区植皮封闭。术后皮瓣完全成活（图 3-13）。

· 病例 3 · 修复足跟

患者，男性，53 岁，左足跟电锯伤。急诊清创原位缝合，术后发生足跟皮肤坏死。设计切取腓肠神经小隐静脉筋膜皮下蒂岛状皮瓣，旋转点在外踝上 3 cm，筋膜蒂长 5 cm，皮瓣面积 10 cm × 7 cm。皮瓣旋转 180° 移位，供区植皮封闭。术后皮瓣完全成活（图 3-14）。

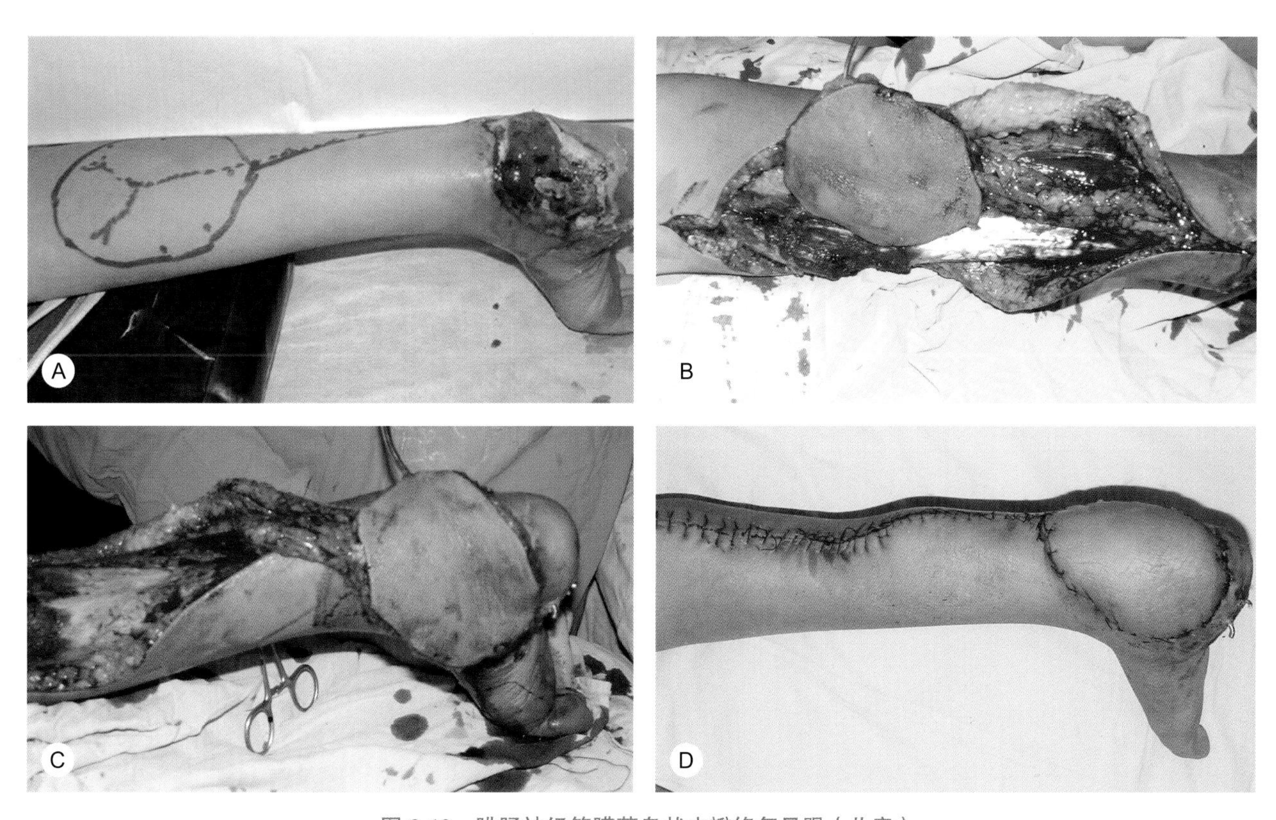

图 3-12 腓肠神经筋膜蒂岛状皮瓣修复足跟（儿童）

（王剑利提供）

A. 足跟创面与皮瓣设计；B. 筋膜皮下蒂岛状筋膜皮瓣；C. 皮瓣局部转位，覆盖足跟创面；D. 术后 13 天皮瓣外观

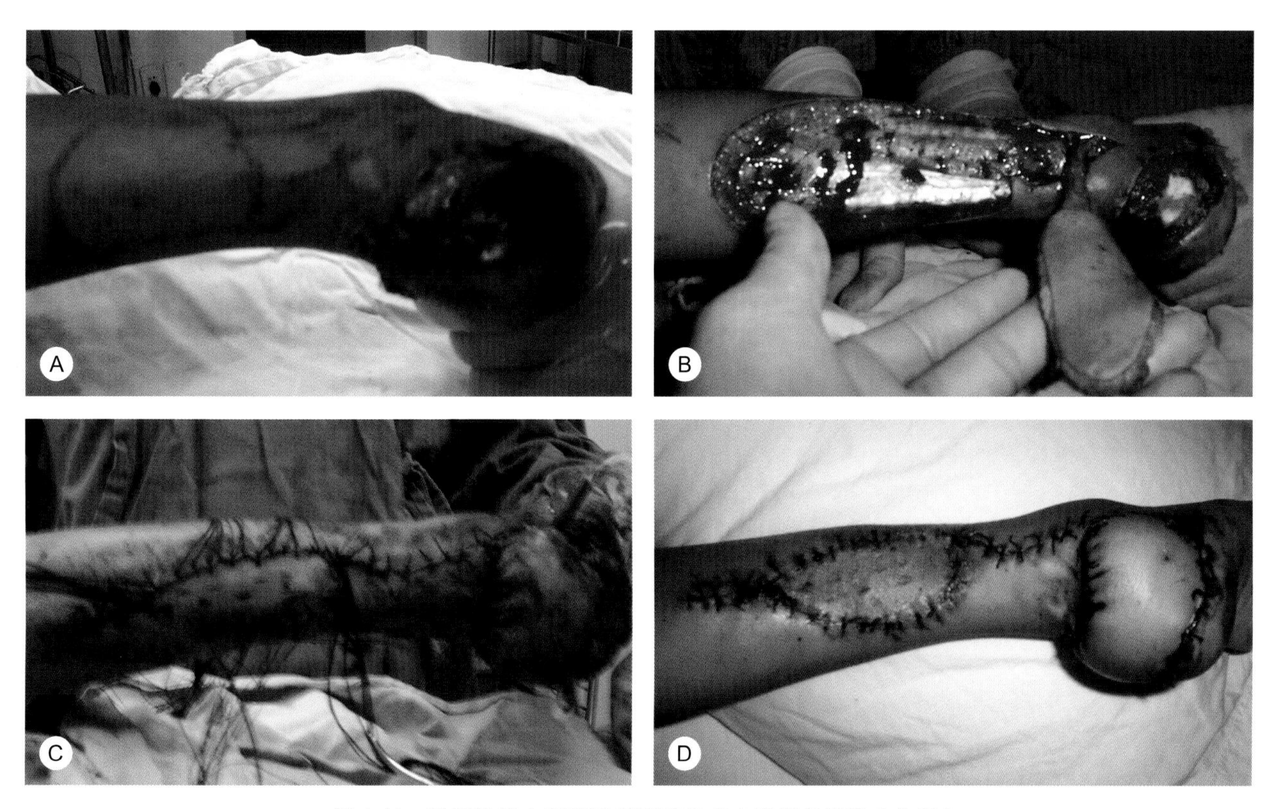

图 3-13 腓肠神经小隐静脉筋膜蒂岛状皮瓣修复足跟（儿童）

（林松庆提供）

A. 左足后跟皮肤坏死；B. 术中完成皮瓣切取，为远端筋膜蒂岛状皮瓣；C. 切开蒂部与创面之间的皮肤，明道转位，供区植皮封闭；D. 术后 12 天，皮瓣与植皮均成活

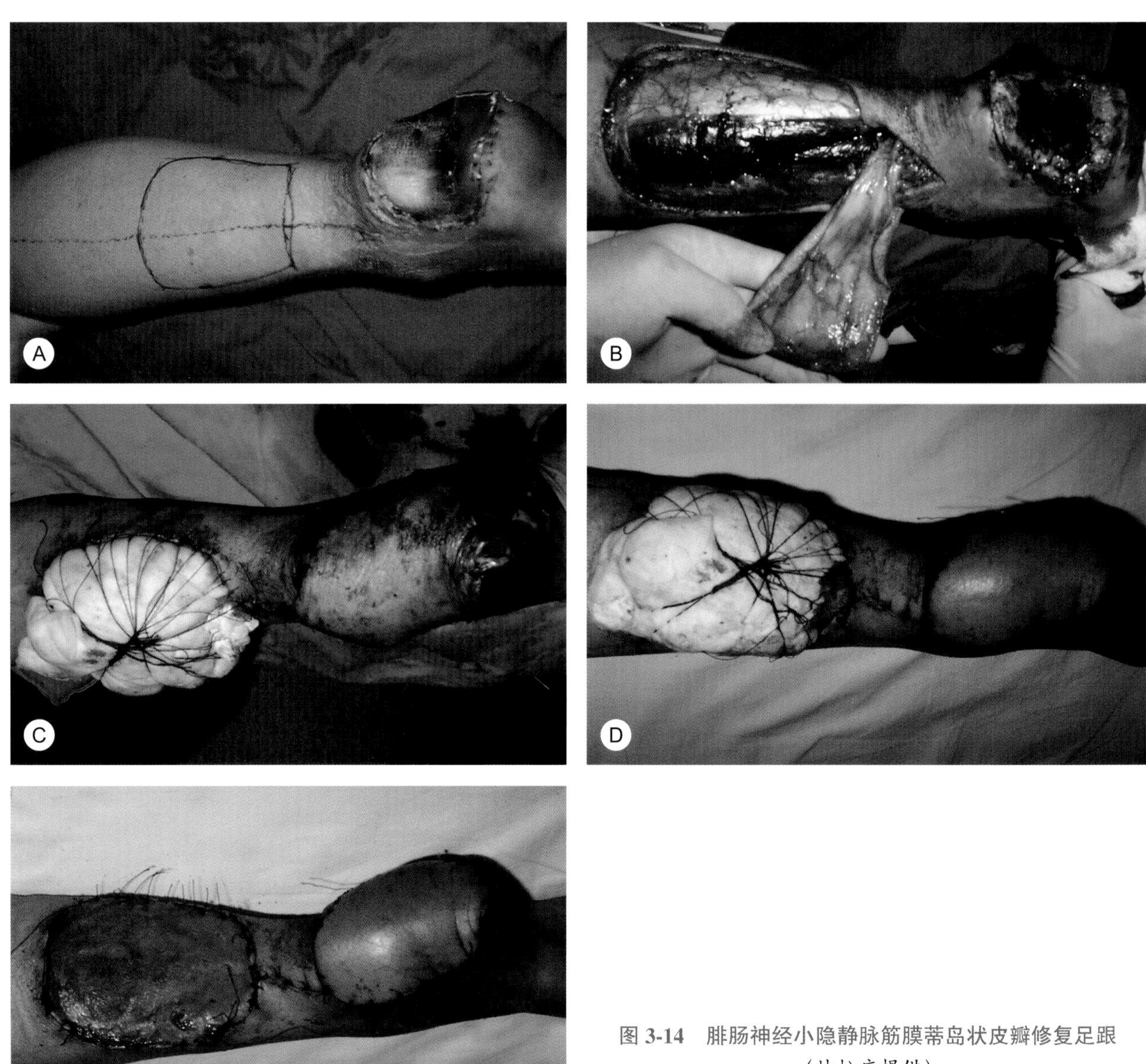

图 3-14 腓肠神经小隐静脉筋膜蒂岛状皮瓣修复足跟（林松庆提供）

A. 足跟皮肤软组织坏死及皮瓣设计；B. 皮瓣切取；C. 皮瓣转移，供区植皮打包包扎；D. 术后 7 天；E. 术后 12 天

· 病例 4 · 瓣修复足跟

患者，女性，32 岁，因车祸致足跟部严重毁损。急诊清创、跟骨固定后，设计远端蒂腓肠神经小隐静脉筋膜蒂岛状腓肠筋膜皮瓣，修复足跟创面。术后皮瓣完全成活，患肢足部及踝关节功能良好，皮瓣外观不臃肿，1 年后随访，功能恢复满意（图 3-15）。

【皮瓣评价】

远端筋膜皮下蒂岛状腓肠筋膜皮瓣较带皮肤的半岛状皮瓣，旋转移位更加容易，也不再有蒂部猫耳畸形。但旋转后蒂部的隆起畸形仍然存在，而且无论是隧道转移还是明道转移，旋转轴点与创面之间的皮肤对宽厚蒂部的压迫始终存在，是影响皮瓣血液循环和成活的关键。因此，临床对如何缓解宽厚筋膜皮下组织蒂的张力，又不损害其血供和旋转的灵活性，进行了进一步改进。

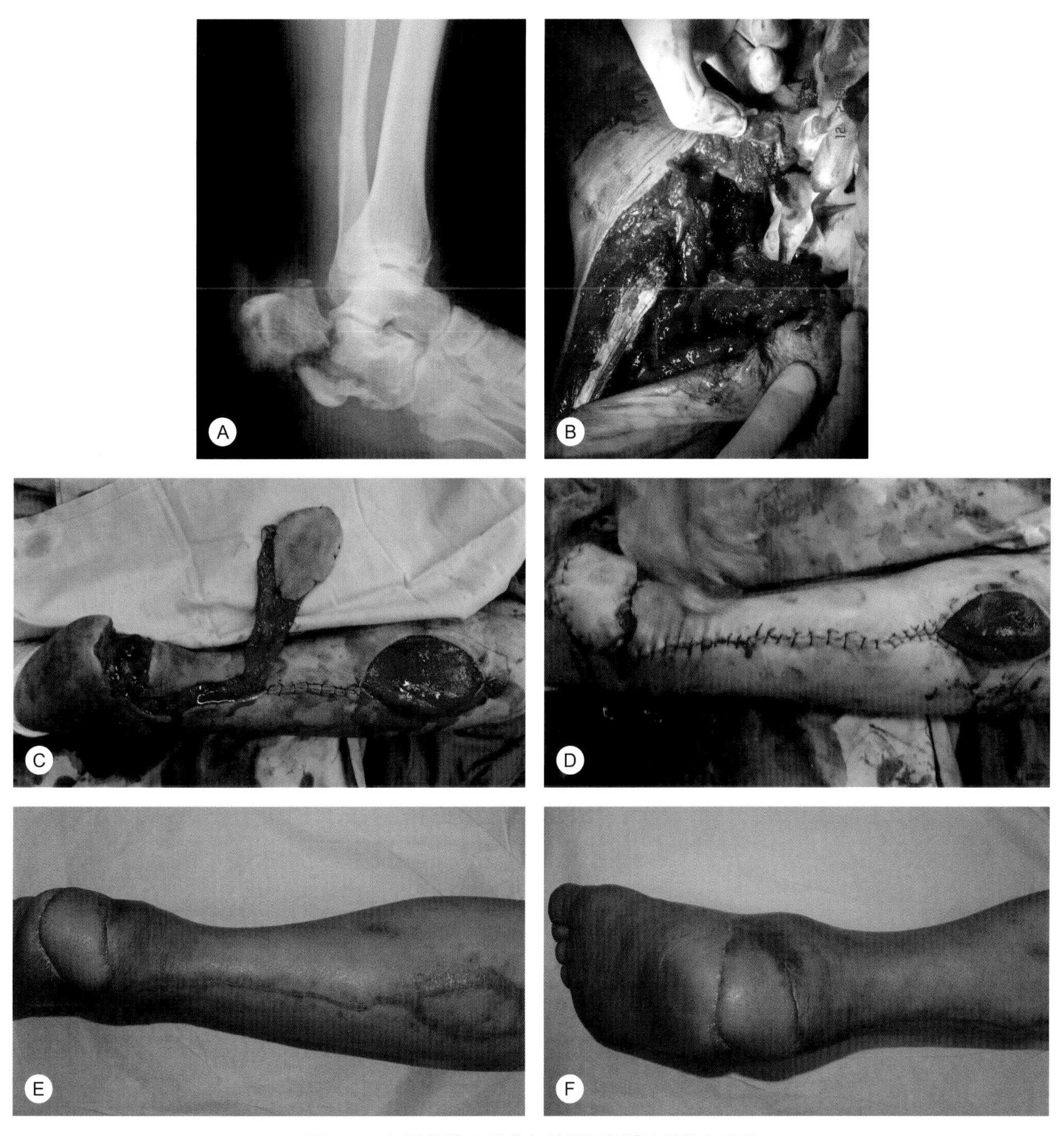

图 3-15 远端筋膜皮下蒂岛状腓肠筋膜皮瓣修复足跟

（魏建伟提供）

A. 跟骨开放性骨折；B. 跟骨创面；C. 远端蒂岛状腓肠筋膜皮瓣掀起；D. 皮瓣转位；E、F. 术后皮瓣完全成活，随访 1 年，功能良好

（王剑利 林松庆 魏建伟 张世民）

第四部分　带皮桥的远端筋膜皮下蒂岛状腓肠筋膜皮瓣

带皮桥的远端筋膜皮下蒂岛状腓肠筋膜皮瓣是以腓肠神经小隐静脉筋膜皮下组织为蒂的筋膜皮瓣，优点是不再牺牲小腿供区的深部主干动脉，较切取主干动脉的逆行岛状皮瓣（如胫后动脉逆行岛状皮瓣、腓动脉逆行岛状皮瓣）是一巨大的进步。但3~4 cm宽的筋膜皮下蒂旋转后蒂部张力明显，影响皮瓣的血液循环。随着认识的深入，临床相继演化出皮岛设计的改进方法，即将皮瓣设计成网球拍样（在蒂部带有一细窄的皮桥）（图3-16），或设计成水滴状或倒立的梨形（图3-17）。这两种皮岛设计的改良，均能在皮瓣旋转后，利用这部分延伸到蒂部的皮肤，缓解对宽厚筋膜皮下蒂的压迫，提高皮瓣的安全性。

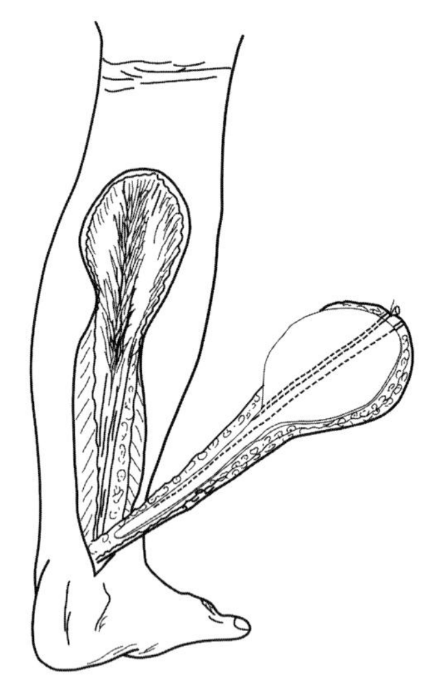

图3-16　网球拍样皮岛设计，蒂部带有细窄的皮桥

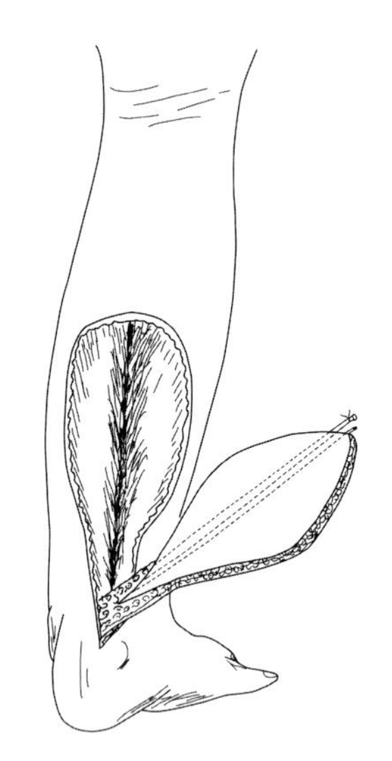

图3-17　水滴状皮岛设计，皮岛延伸至旋转点

【皮瓣设计】

根据受区创面的具体部位、大小和缺损情况，按“点、线、面、弧”的原则设计这一远端蒂皮瓣。

点：旋转轴点即基底部，是皮瓣血供的来源。一般选在外踝后上方5 cm腓动脉最低的一个肌间隔穿支，术前可以多普勒超声帮助确定。

线：轴心线即腓肠神经的走行线，位于腘窝中点至跟腱与外踝连线的中点上。轴心线是链式血管吻合的方向，是皮瓣血供的生命线。因腓肠神经与小隐静脉有良好的伴行关系，术前可在静脉止血带下以小隐静脉的走行帮助确定。

面：有两层意思，一是切取面积，以缺损创面的大小再加上2 cm确定为皮瓣的面积；二是切取平面在深筋膜下间隙，此为皮瓣掀起的“外科平面”。

弧：根据旋转轴点至缺损远端的距离再加上2 cm，在轴心线上反向画出，即为皮瓣的旋转弧，包括瓣长和蒂长之和。

在远端筋膜蒂部的处理上，有以下两种设计改良方法：①将皮瓣设计为水滴状或倒立的梨状，下方皮肤逐渐变窄至皮瓣旋转点；②将皮瓣设计成网球拍样，1~2 cm宽的皮桥一直延伸到蒂部旋转点。

【手术方法】

患肢不驱血，抬高3~5 min后，在气囊止血带控制下手术。

按皮瓣设计画线的皮桥形状或水滴形状，先做蒂部切口，探查蒂部穿支血管。

沿跟腱一侧做蒂部皮肤切口，向后侧分类真皮下血管网皮瓣约 2 cm 宽，然后沿跟腱一侧切开皮下组织深筋膜，直达深筋膜下，将深筋膜与皮下组织缝合固定几针，防止两者脱离。从筋膜皮下组织向前掀起，观察腓动脉最远侧肌间隔穿支血管的位置（外踝上 4~7 cm）和口径大小（1 mm 左右），再对皮瓣切取范围做适当调整。

在小腿近侧作皮瓣远端切口。切开皮肤、皮下组织直达深筋膜下间隙。将腓肠神经和小隐静脉切断，包含在皮瓣内。在深筋膜下间隙由近及远向蒂部解剖，此处为掀起皮瓣的“外科平面”，仅需电凝遇到的一些穿支血管。注意随时将皮肤与深筋膜缝合固定几针，防止两者脱离而损害血供。

至蒂部时应特别小心，辨清腓动脉在后外侧肌间隔发出的最远侧穿支血管，防止损伤。一般 30 min 左右即可将皮瓣掀起。放松止血带，观察血循，一般 1 min 内皮瓣末端即有鲜红渗血。

注意小隐静脉张力，如小隐静脉因远侧足部静脉血倒灌而发生怒张，则在旋转轴点远侧 1 cm 处将其仔细挑出结扎，阻断静脉血的倒灌。如远侧的足踝创面已将小隐静脉属支损伤，小隐静脉无怒张，则不必再做结扎。

将皮瓣试行转移，如有张力，可将蒂部的筋膜组织作显微分离，切断紧张的纤维束带。供区如皮瓣宽度不超过 5 cm 或小腿周径的 1/5，多可直接缝合。如有困难，则两端拉拢缝合后，中间行断层植皮覆盖。

【典型病例】

·病例 1· 修复前足

患者，男性，56 岁，左前足车祸碾压伤，3~5 趾截除，逆向撕脱的足背皮肤清创缝回后坏死，经皮片移植仍未愈合 9 个月。患者患有糖尿病，入院后经控制血糖，在小腿后外侧设计带腓肠神经小隐静脉的穿支筋膜蒂皮瓣，皮瓣呈网球拍样，其中皮岛面积 13 cm × 8 cm。术后恢复顺利，皮瓣完全成活（图 3-18）。

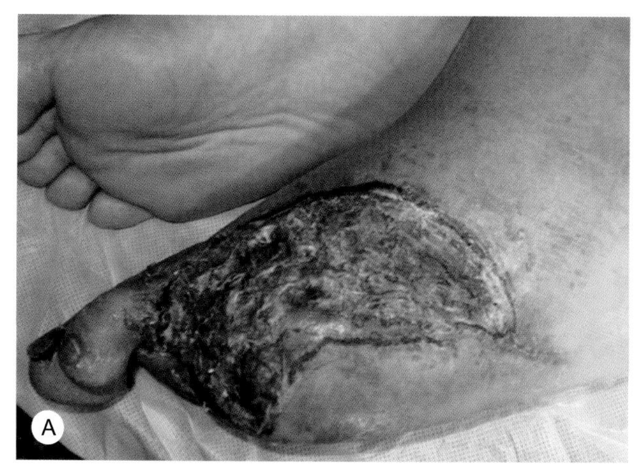

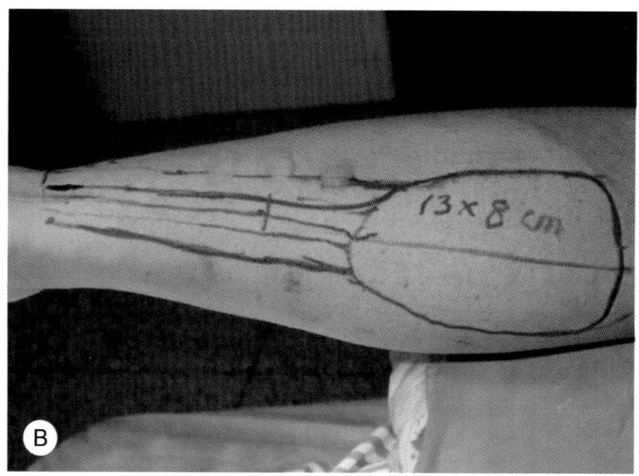

图 3-18 带腓肠神经小隐静脉的远端筋膜蒂皮瓣修复前足背植皮后的不稳定瘢痕创面
（张春提供）
A. 左前足背侧不稳定植皮瘢痕；B. 设计远端蒂腓肠神经小隐静脉筋膜皮瓣

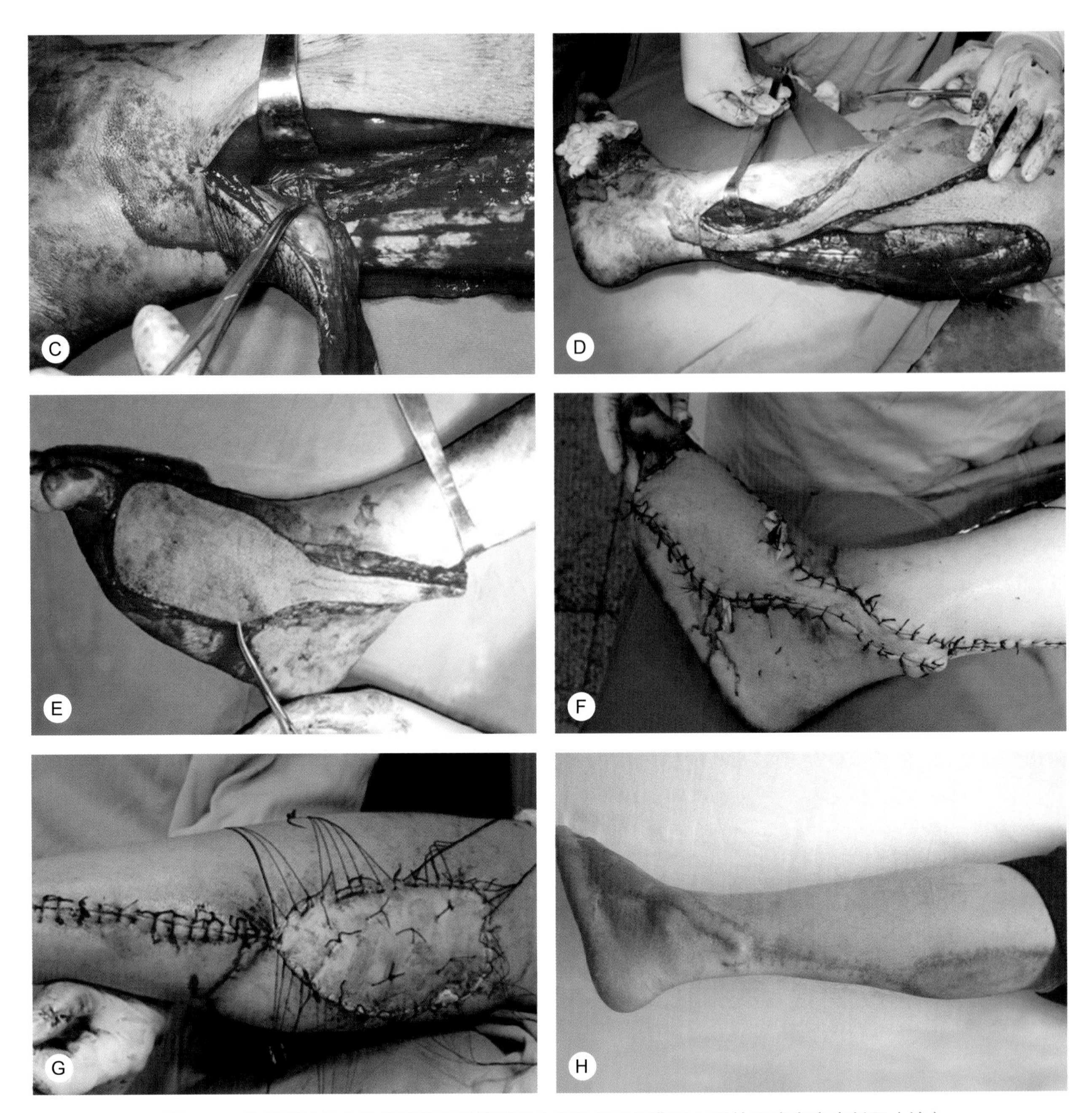

图 3-18 带腓肠神经小隐静脉的远端筋膜蒂皮瓣修复前足背植皮后的不稳定瘢痕创面（续）

C. 蒂部腓动脉穿支血管，位于外踝上 5 cm；D. 皮瓣切取完成，成网球拍样；E. 切开蒂部至创面的皮肤，皮瓣明道转位；F. 蒂部缝合，所带皮桥有利于减轻张力，避免压迫；G. 供区创面以中厚皮片封闭；H. 术后 12 个月，供受区情况，患者恢复功能

·病例 2· 修复足背，保留小隐静脉

患者，女性，56 岁，外伤致左踝前软组织缺损，肌腱外露。设计远端蒂腓肠神经营养血管筋膜皮瓣修复创面。按照皮瓣设计切取，筋膜蒂宽于皮肤蒂。术中发现小隐静脉走行于深筋膜下的距离较长，并且皮瓣蒂部偏向腓侧，故术中很容易将小隐静脉留在供区原位。经明道转位覆盖踝前创面，皮瓣完全成活，未发生静脉回流障碍（图 3-19）。

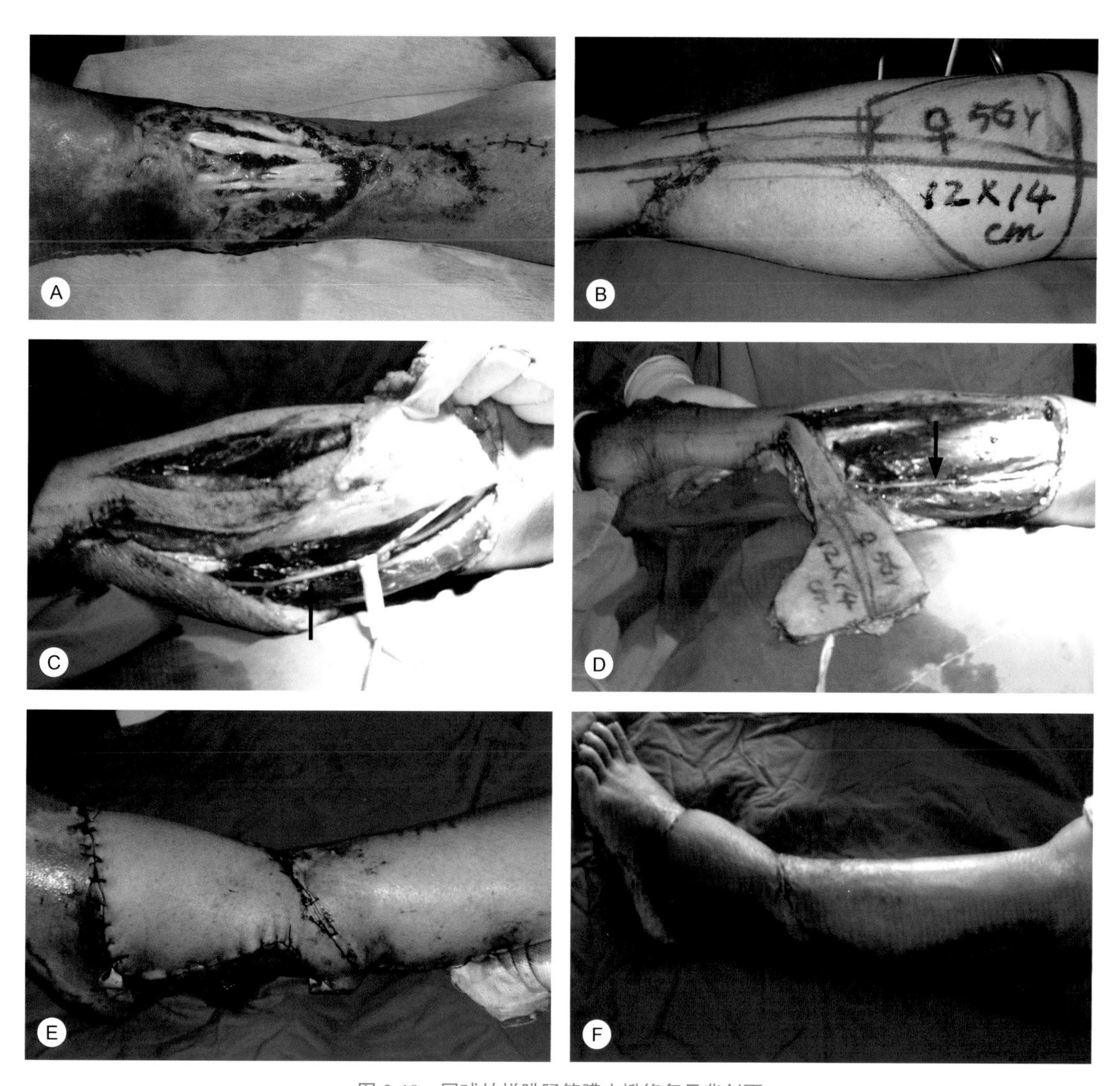

图 3-19 网球拍样腓肠筋膜皮瓣修复足背创面

（沈立锋提供）

A. 足背创面；B. 设计网球拍样远端蒂筋膜皮瓣；C. 皮瓣切取，保留小隐静脉于原位（箭头所示）；D. 远端蒂筋膜皮瓣掀起；E. 皮瓣明道转位；F. 皮瓣成活顺利，无静脉回流障碍

· 病例 3 · 修复内踝

患者，男性，45 岁，因车祸致右踝关节损伤，内踝区皮肤约 10 cm × 8 cm 碾挫伤，伤后 10 天左右局部全层坏死，界限清晰。遂行腰麻下扩创及同侧远端蒂腓肠神经营养皮瓣修复术。术中彻底扩创后见局部皮肤坏死约 11 cm × 9 cm，内踝骨皮质外露。术中设计腓动脉穿支筋膜蒂腓肠神经营养皮瓣，呈网球拍样。供区用同侧大腿前外侧中厚皮片移植修复，加压包扎。术后皮瓣及植皮顺利成活，后期随访皮瓣质地良好（图 3-20）。

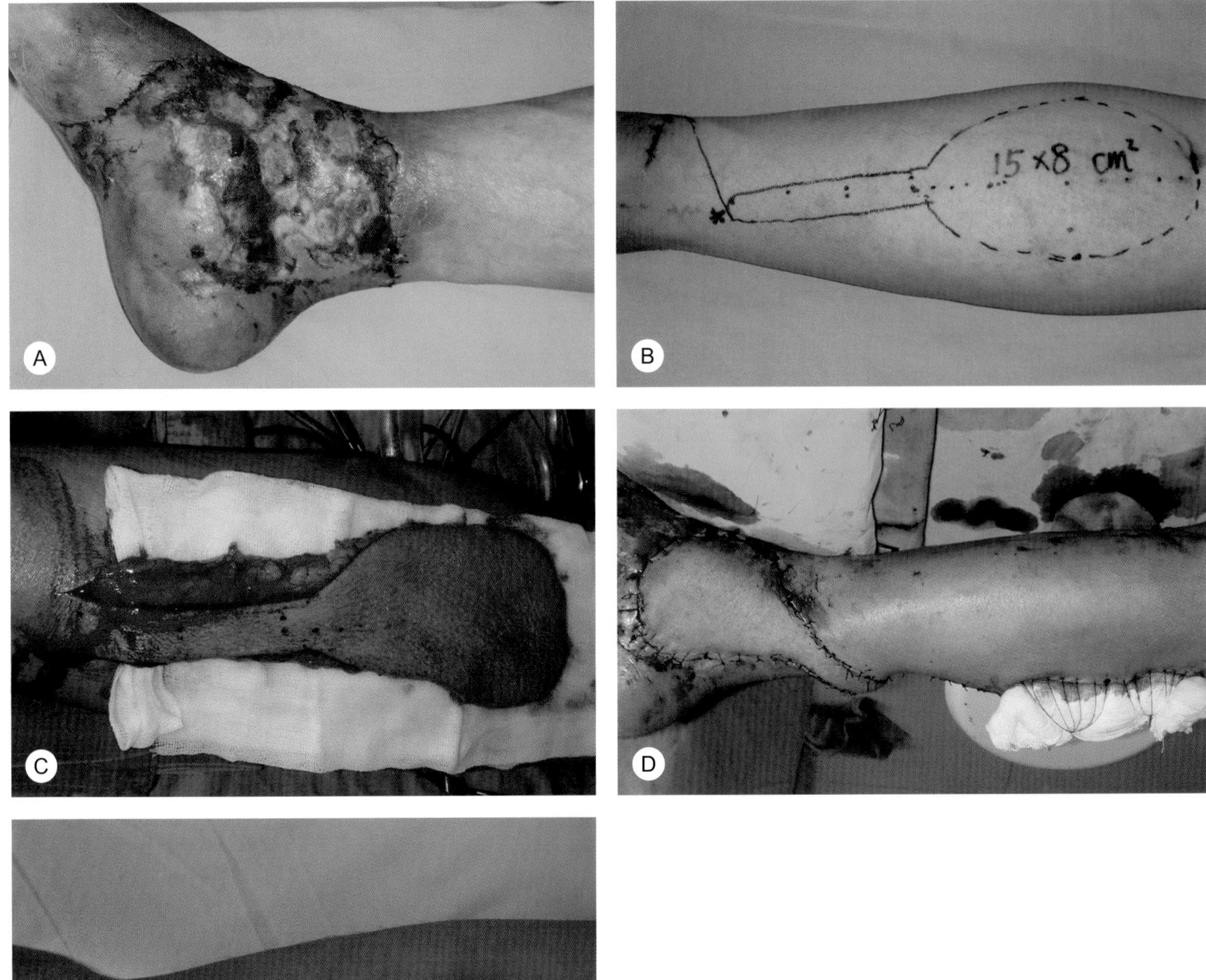

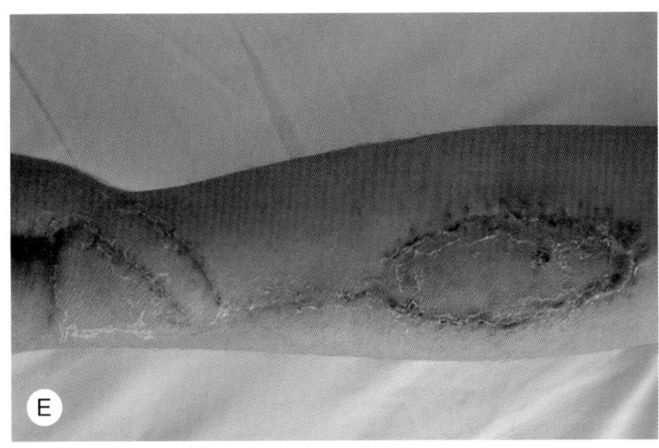

图 3-20 远端蒂网球拍样腓肠筋膜皮瓣修复内踝创面
（陆振良提供）
A. 内踝皮肤软组织坏死；B. 设计网球拍样远端蒂筋膜皮瓣；C. 皮瓣掀起；D. 皮瓣转位；E. 术后皮瓣完全成活

·病例4· 修复外踝

患者，男性，24岁，左腓骨下段骨折术后伤口不愈合，感染、皮肤坏死、钢板外露40天。予以一期彻底清除感染坏死组织，探查见右小腿远端外侧一大小约 5 cm × 3 cm 皮肤软组织缺损，腓骨感染较轻，骨折未形成牢固骨痂。

清洗创面后，予以保留钢板，以术前彩超定位外踝上 12 cm 腓动脉穿支为旋转点，设计远端蒂腓肠皮瓣修复创面。术中探查发现旋转点以远约 2.5 cm（外踝上 9.5 cm）处穿支血管更粗大。将旋转点下调至外踝上 9.5 cm 处，相应调整皮瓣设计。随后采用顺行法切取皮瓣，明道转移修复创面。术后2周皮瓣完全成活，1年后随访，外形和功能均满意（图 3-21）。

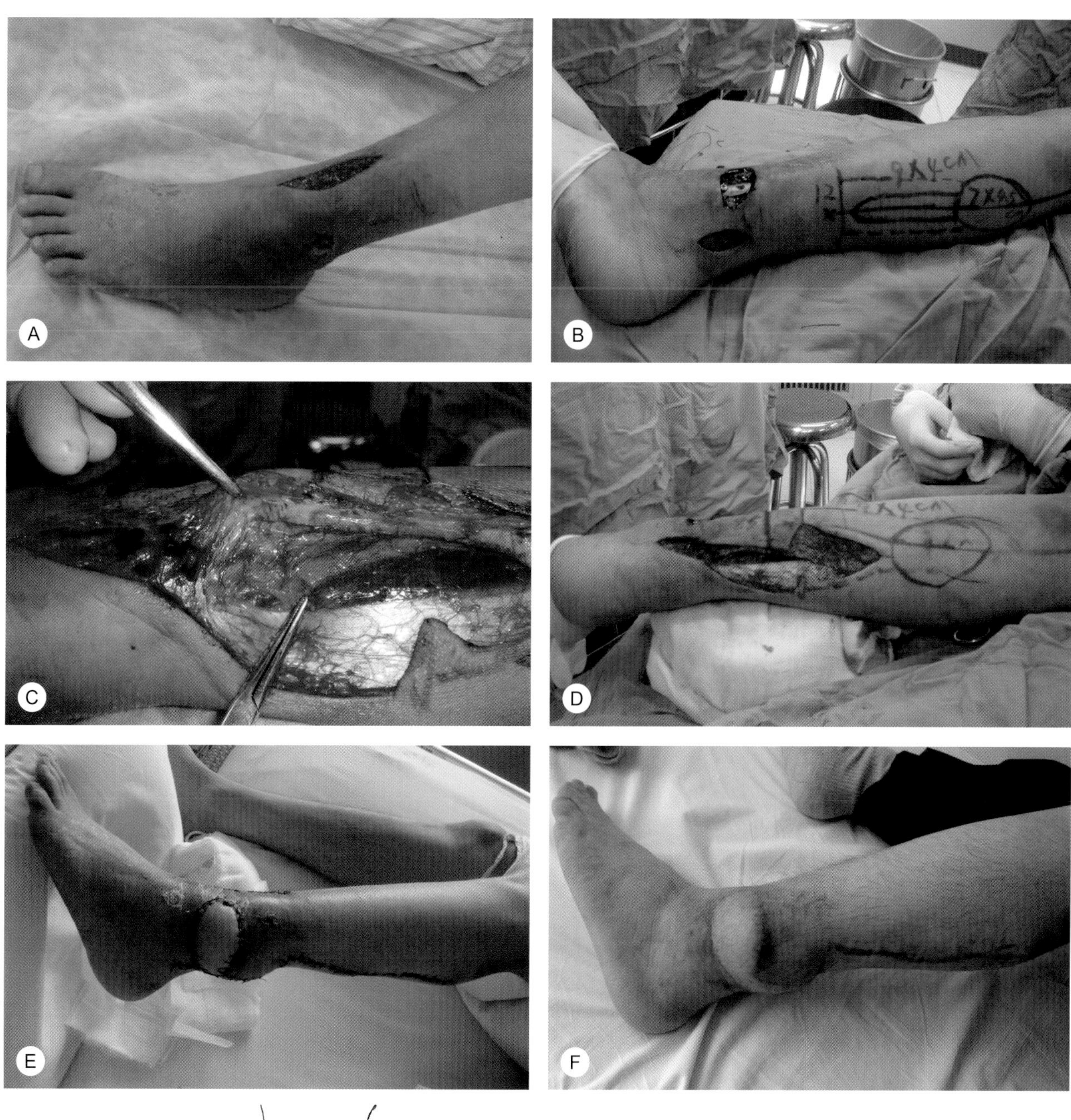

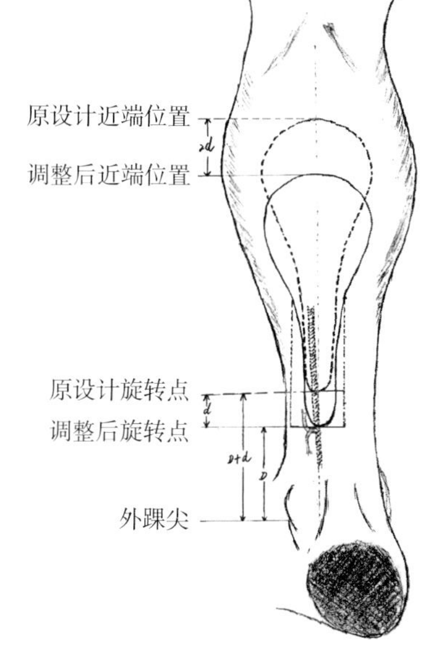

图 3-21 远端蒂网球拍样岛状腓肠筋膜皮瓣，术中调节旋转点（魏建伟提供）

A. 腓骨骨折内固定术后伤口不愈合，皮肤软组织缺损，术前创面；B. 清创后创面及设计远端蒂腓肠皮瓣覆盖创面；C. 术中探查发现旋转点以远约 2. 5 cm（外踝上 9. 5 cm）处穿支血管更粗大；D. 将皮瓣旋转点调整至外踝上 9. 5 cm 处，皮瓣相应调整；E. 术后 2 周皮瓣完全成活；F. 术后 1 年随访，外观和功能均满意；G. 示意图，术中根据观察到的穿支血管位置，进行皮瓣设计调整，旋转点下移

·病例 5· 修复足跟

患者，女性，70 岁，因外伤后左足跟部疼痛、出血伴活动受限 6 h 入院。诊断：①左跟骨粉碎性骨折；②左跟腱撕裂伤；③左足跟部皮肤撕脱伤。

入院后一期予以伤口清创，修复跟腱，固定骨折，VSD 负压吸引控制感染。

二期（1 周后）以术前彩超定位外踝上 5 cm 处腓动脉穿支血管为旋转点，设计远端蒂腓肠皮瓣修复创面。采用顺逆结合法切取皮瓣，术中探查发现旋转点处穿支细小，上方约 2 cm（外踝上 7 cm）处穿支血管更粗大。因此，将旋转点上移 2 cm 至外踝上 7 cm 处，筋膜蒂增加 4 cm 长，皮岛上移 4 cm。术后 2 周皮瓣完全成活（图 3-22）。

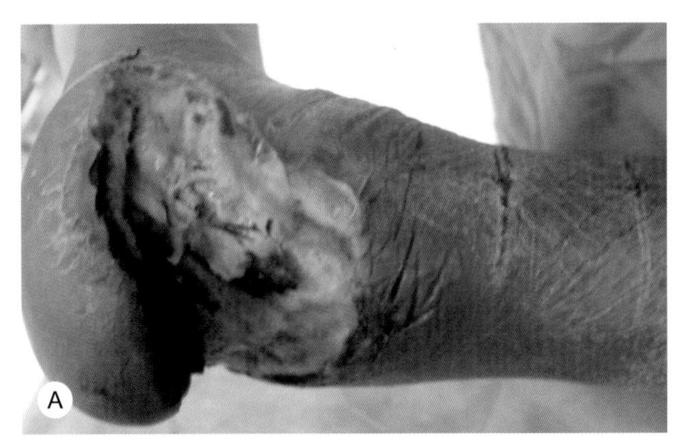

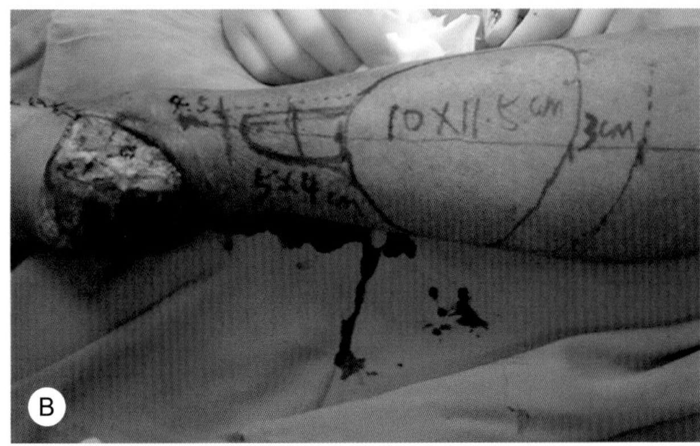

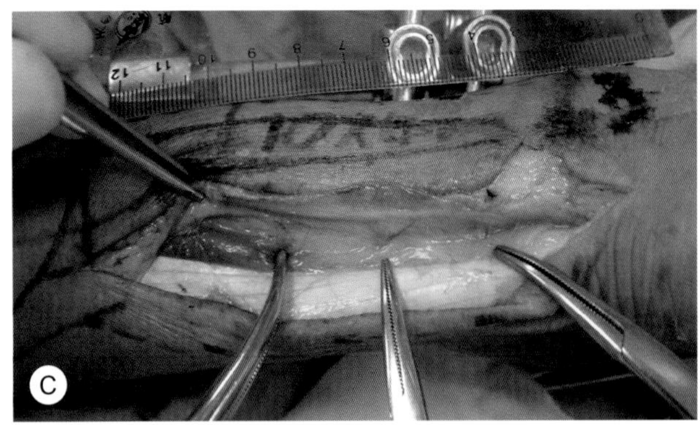

图 3-22 网球拍样腓肠筋膜皮瓣，术中调节旋转点（魏建伟提供）

A. 术前外观，左跟后皮肤软组织缺损并感染，跟腱断裂；B. 彻底清创后，修复跟腱，设计远端蒂腓肠皮瓣修复创面；C. 术中探查发现原定旋转点以近约 2 cm（外踝上 7 cm）处穿支血管更粗大；D. 将旋转点向上移 2 cm，皮瓣相应调整；E. 术后 14 天皮瓣完全成活

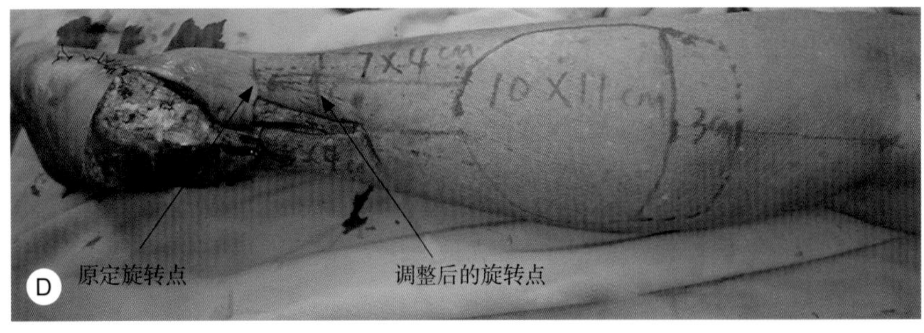

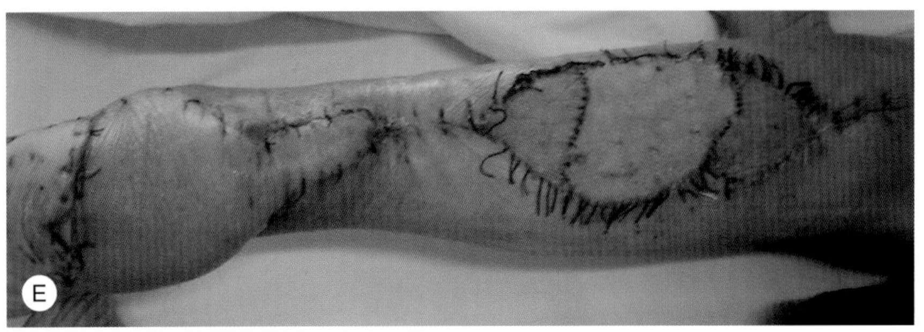

·病例 6· 修复足背

患者，女性，35 岁，车祸致双下肢疼痛、出血伴活动受限 3 天入院，诊断为双侧足背皮肤软组织缺损并感染，右足行皮肤回植后创面修复成功，但左足背大面积皮肤缺失。设计带皮桥的远端蒂腓肠神经营养血管岛状皮瓣修复，皮瓣面积 20 cm × 13 cm，术后完全成活（图 3-23）。

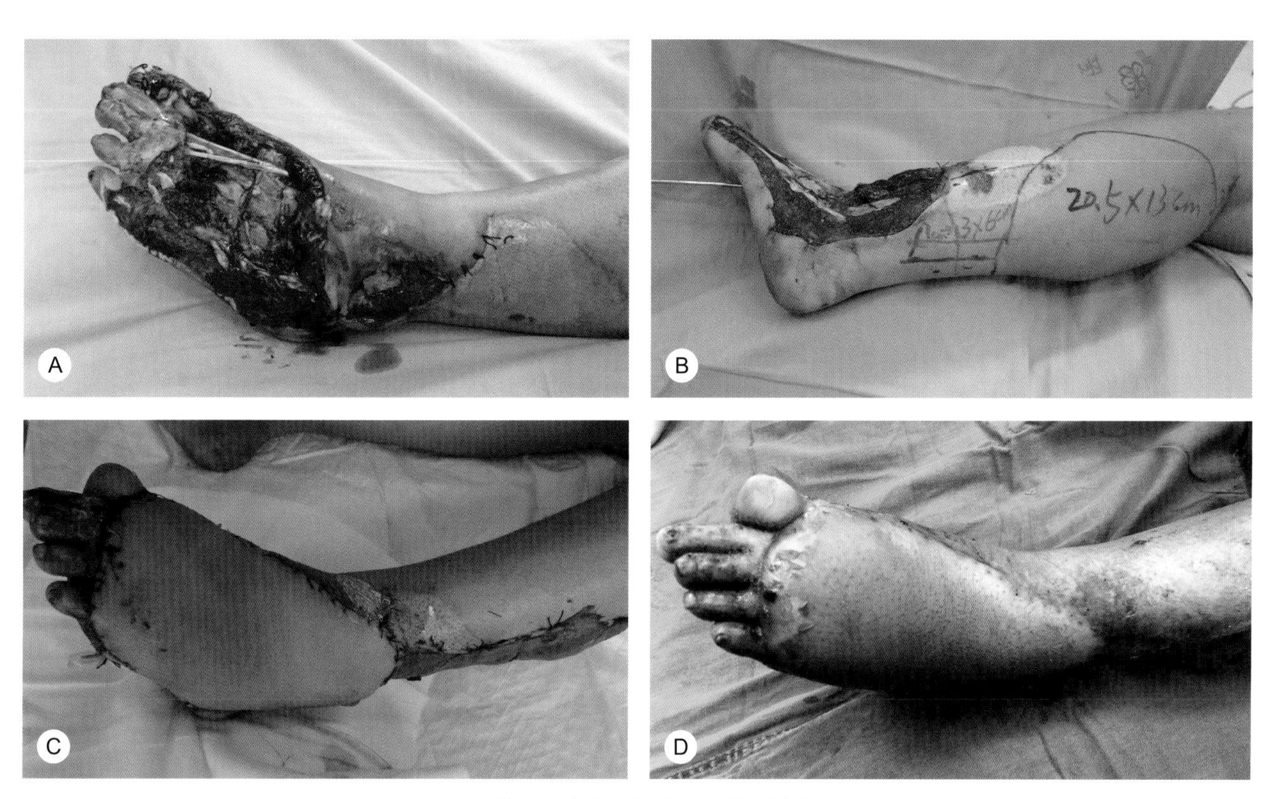

图 3-23　带皮桥的半岛状腓肠筋膜皮瓣修复足背
（魏建伟提供）
A. 彻底清创后创面外观；B. 予以直径 3 mm 的斯氏针固定踝关节于背伸位，设计远端蒂腓肠皮瓣修复创面；C. 术后 2 周皮瓣完全成活；D. 术后 3 个月皮瓣外形良好，伤口完全愈合

·病例 7· 修复足跟缺损

患者，女性，3 岁 1 个月，因外伤致右跟后皮肤软组织坏死并感染，术中探查见跟腱断裂并缺损，右胫后动脉、胫神经断裂并缺损。彻底清创后，设计带皮桥的远端蒂腓肠筋膜皮瓣修复创面，同时将腓骨短肌腱转位修复跟腱，腓肠内、外侧皮神经移植修复胫神经，大隐静脉移植修复胫后动脉。术后 2 周，皮瓣完全成活，患肢血运良好。术后 7 个月皮瓣外观满意，踝关节背伸、跖屈功能良好，行走无跛行（图 3-24）。

·病例 8· 修复足跟

患者，男性，9 岁，外伤后右小腿下端、跟后区皮肤软组织坏死、缺损并感染。伴有跟骨骨折，跟腱断裂缺损，胫神经断裂缺损，胫后肌腱、踇长屈肌腱、趾长屈肌腱断裂并缺损。克氏针固定骨折后，设计远端蒂腓肠筋膜皮瓣修复创面，同时做腓肠内侧皮神经和腓肠外侧皮神经移植，编织后修复胫神经，腓骨短肌腱转位重建跟腱，跖肌腱移植修复踇长屈肌腱，部分跟腱组织移植胫后肌腱和趾长屈肌腱。术后 2 周皮瓣完全成活。术后 5 年随访，皮瓣外观满意，踝关节背伸、跖屈功能良好，行走正常，无跛行（图 3-25）。

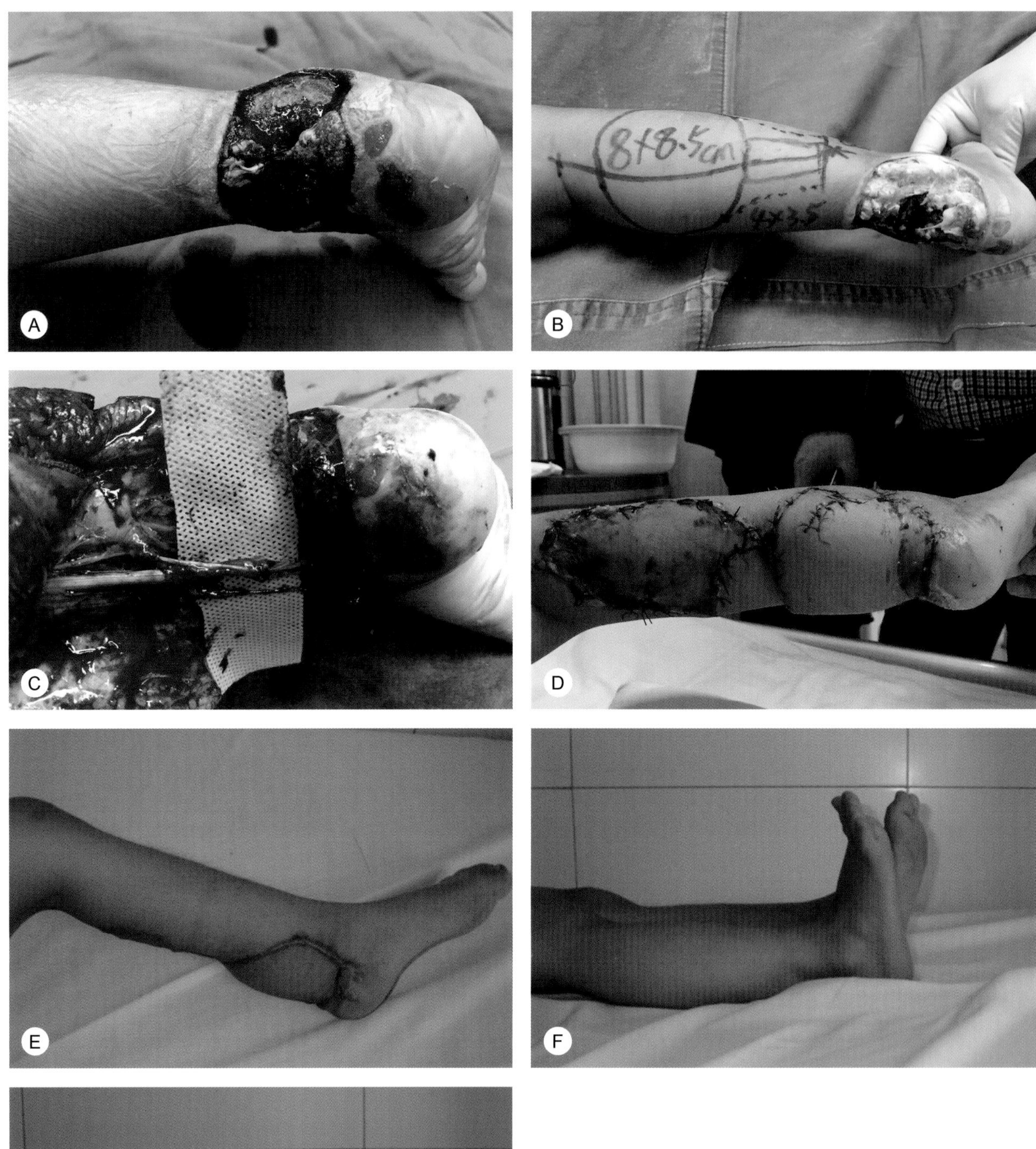

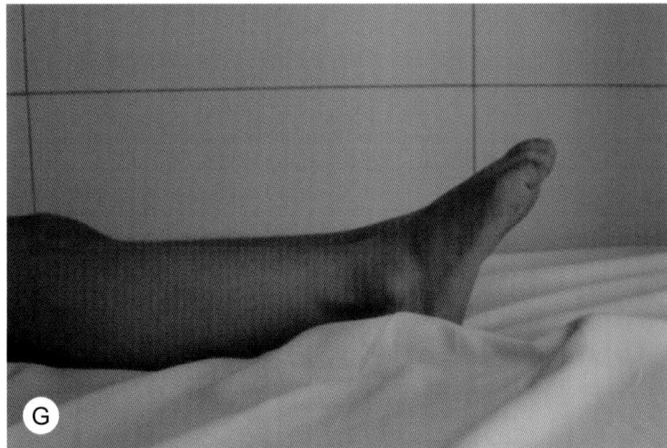

图 3-24　远端蒂腓肠筋膜皮瓣修复足跟缺损，同时修复跟腱、血管、神经

（魏建伟提供）

A. 术前外观；B. 设计远端蒂腓肠筋膜皮瓣；C. 腓骨短肌腱转位修复跟腱，腓肠内、外侧皮神经移植修复胫神经，大隐静脉移植修复胫后动脉；D. 术后 2 周，皮瓣完全成活，患肢血运良好；E. 术后 7 个月皮瓣外观满意；F、G. 术后 7 个月踝关节背伸、跖屈功能良好，行走无跛行。

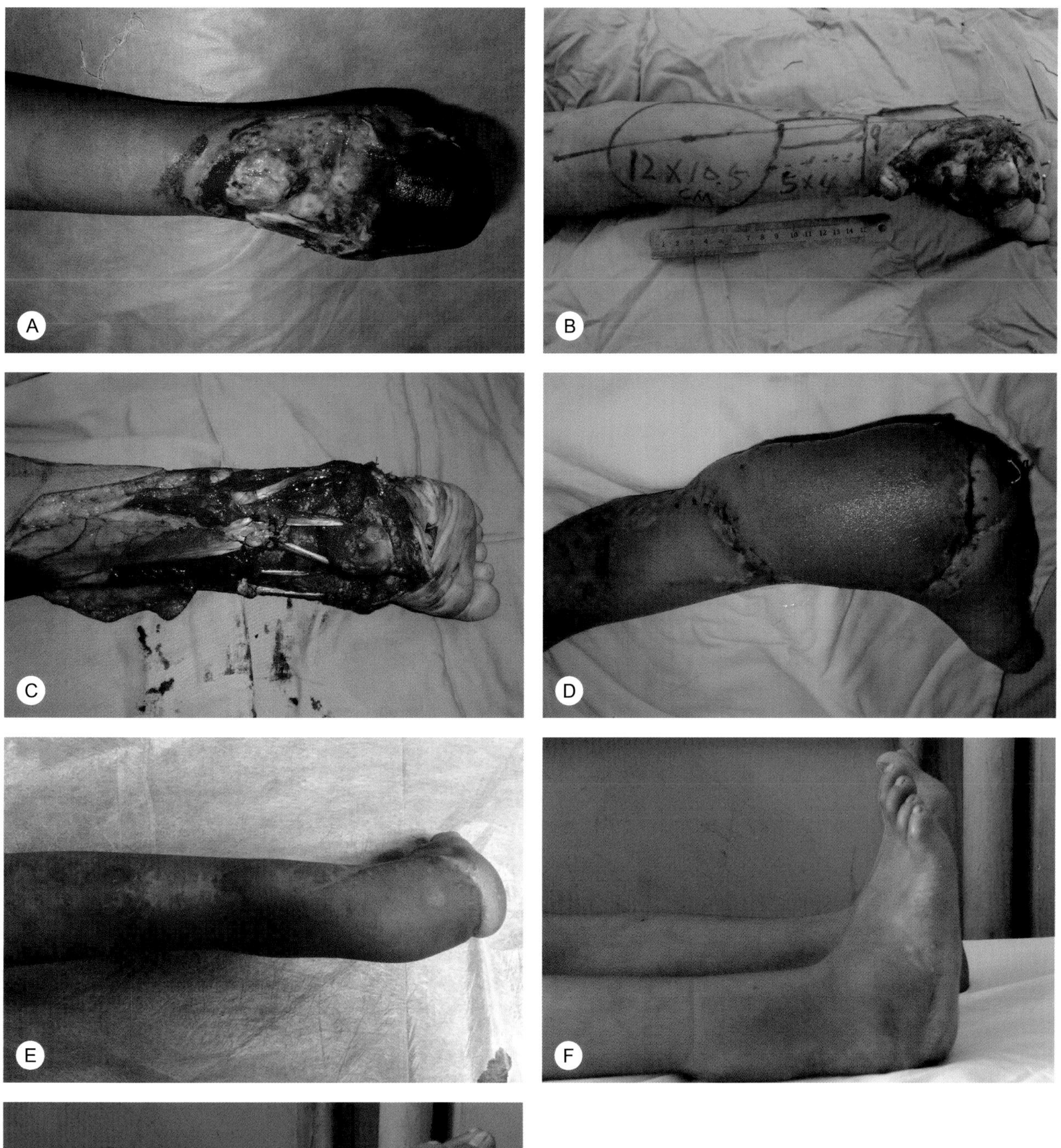

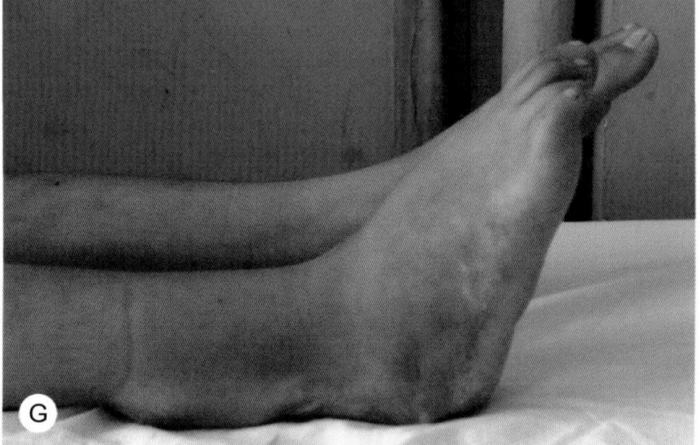

图 3-25 远端蒂腓肠筋膜皮瓣修复足跟缺损，同时进行肌腱、血管、神经修复

（魏建伟提供）

A. 术前创面外观，伴有跟骨骨折，跟腱断裂缺损，胫神经断裂缺损；B. 设计远端蒂腓肠筋膜皮瓣修复创面；C. 修复胫神经、跟腱、屈肌腱等；D. 术后 2 周皮瓣完全成活；E. 术后 5 年皮瓣外观满意；F、G. 术后 5 年踝关节背伸、跖屈功能良好，行走正常，无跛行

·病例9· 修复前踝

患者，男性，34岁，因重物压伤致右踝前皮肤坏死缺损，予以清创、VSD后，设计水滴状的远端蒂腓肠神经筋膜皮瓣转移覆盖创面，术后随访3个月，创面愈合良好（图3-26）。

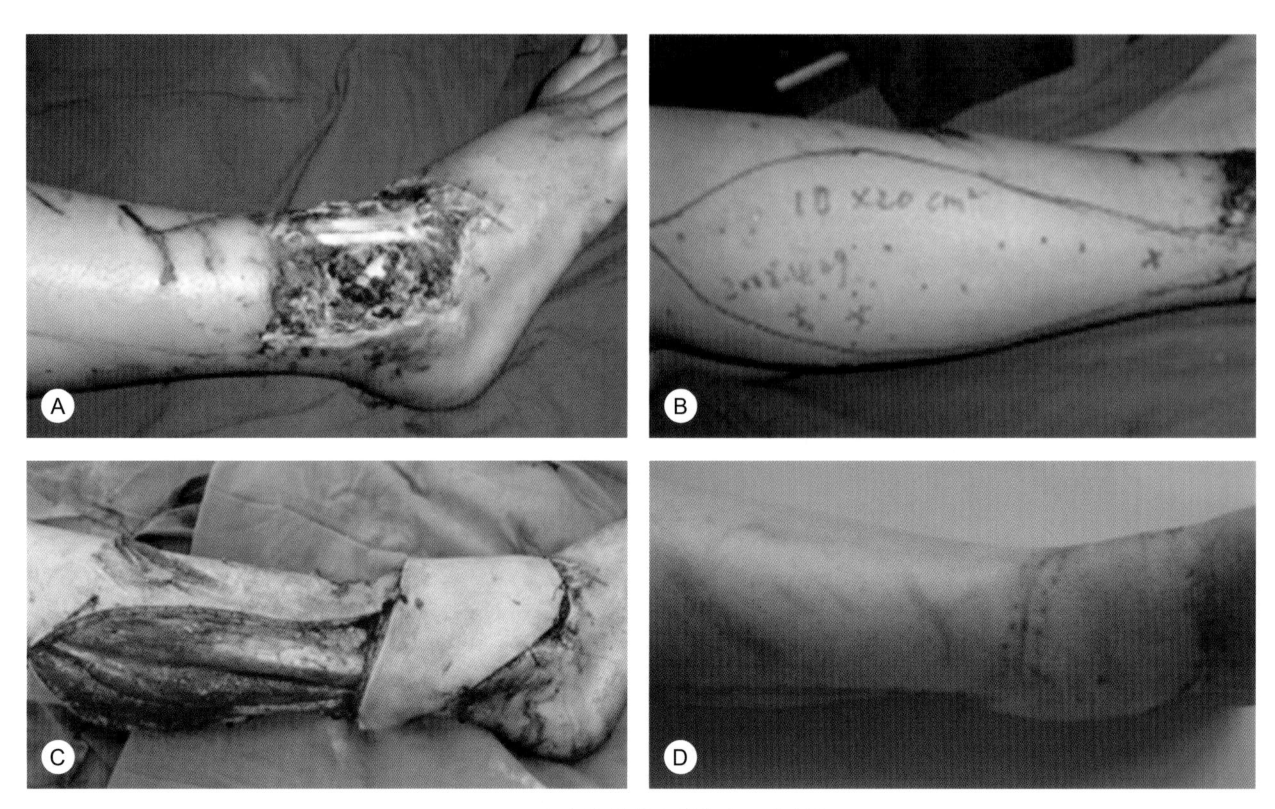

图3-26 水滴状筋膜皮瓣修复踝前缺损

（丁小珩提供）

A. 踝前创面；B. 小腿后外侧筋膜皮瓣设计；C. 皮瓣转位；D. 术后皮瓣完全成活

·病例10· 修复足跟

患者，男性，63岁，患者因“左足跟外伤后皮肤坏死伴感染2个月余”入院。患者工作中不慎被钢筋砸伤左足跟部，在当地医院给予清创缝合处理，术后左足跟部坏死，转我院就诊。择期在硬腰麻醉下，予左足扩创，设计切取水滴状腓肠神经筋膜蒂岛状皮瓣，以腓动脉外踝上5 cm穿支为旋转点，蒂部包含腓肠神经小隐静脉筋膜皮下组织。术后皮瓣完全成活，随访1年，功能良好（图3-27）。

【皮瓣评价】

在蒂部组织宽厚的远端蒂腓肠神经小隐静脉筋膜皮下蒂腓肠筋膜皮瓣中，改进皮岛的设计切取方法有两种形式，一是将皮岛设计成延伸到蒂部旋转点的水滴状，二是在蒂部携带一窄的皮桥而呈网球拍样。这两种方法增加了对宽厚蒂部的皮肤覆盖，减轻蒂部缝合后的张力，有利于皮瓣的动脉灌注和静脉回流，提高皮瓣血液循环的稳定性和成功率。

这两种皮岛设计的改进技术，至今仍是临床最常用的方法。

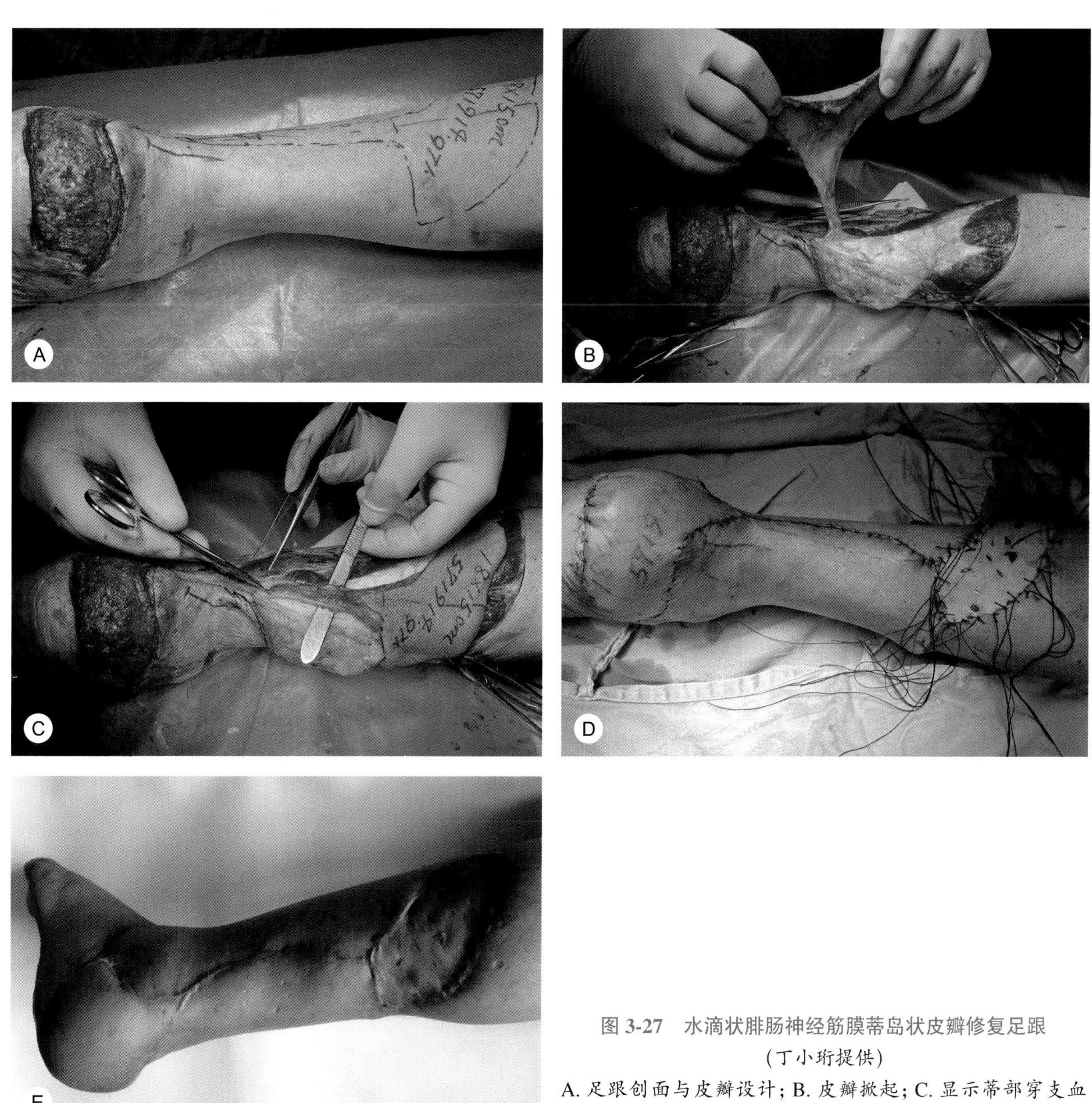

图 3-27　水滴状腓肠神经筋膜蒂岛状皮瓣修复足跟
(丁小珩提供)
A. 足跟创面与皮瓣设计; B. 皮瓣掀起; C. 显示蒂部穿支血管与皮神经; D. 皮瓣转位; E. 皮瓣随访 1 年

(魏建伟　张　春　丁小珩　沈立峰　张世民)

第五部分　远端蒂腓肠筋膜皮瓣的瓣部皮岛倾斜设计

远端蒂腓肠皮瓣的血管轴是纵向的，常规设计时，需要创面纸样旋转 180° 来设计瓣部。若常规设计该皮瓣去修复小腿下段胫前纵向创面（纵向长度明显大于横向长度的创面）或跟踝部横向创面（横向长度明显大于纵向长度的创面），则皮岛长轴方向（皮岛最大长度的方向）大致是横向的，皮瓣出现部分坏死的可能性增加。为了增加该皮瓣修复这些创面的成功率，采用倾斜设计（slope-designed skin island）将皮瓣瓣部的长轴向皮瓣的轴心线旋转和倾斜适当角度，以改善瓣部（特别是瓣部两侧部分）的动脉供血及静脉回流。

远端蒂腓肠皮瓣修复小腿下段胫前纵向创面或跟踝部横向创面时，常规设计皮岛的横向长度明显大于纵向长度，皮岛的两侧部分发生部分坏死的可能性增加。皮岛倾斜设计的改良技术适用于该皮瓣修复这些创面，尤其是当常规设计皮岛的范围超过了该皮瓣的内侧或外侧界限，或皮岛的横向长度≥ 10 cm 时，建议采用该项改良技术。

【皮瓣设计】

（1）常规设计：术前彩超定位腓动脉穿支　以最接近近侧创缘的腓动脉穿支为旋转点（p 点）。以跟腱外侧缘与腓骨后缘连线的中点至腘窝中点的连线为轴心线（血管轴）。筋膜蒂的长度（pm 两点间距离）为旋转点距近侧创缘的距离（pe 两点间距离）再加 2 cm。筋膜蒂宽度为 3~5 cm，筋膜蒂中间带上 1.5~2.5 cm 宽的皮桥。以创面大小剪取纸样，根据创面位置与方向，在筋膜蒂的近端及轴心线两侧，按纸样大小边缘放大 1 cm 后画出皮瓣轮廓（图 3-28A）。

（2）瓣部倾斜设计调整：将常规设计皮岛的长轴向该皮瓣血管轴方向旋转和倾斜，使皮岛长轴方向尽可能沿血管轴方向走行。设计皮岛时以皮岛长轴与皮瓣轴心线的交叉点（o 点）为皮岛旋转点，旋转和倾斜适当角度；旋转后皮岛下缘下移，为保证不减小筋膜蒂长度，旋转后需将皮岛垂直上移相应距离，直至皮岛最下缘与筋膜蒂长度标记（m 点）位于同一水平。因皮岛较柔软，皮岛的长臂部分（以轴心线为界的有较大横向长度的皮岛部分）可旋转较大角度，而短臂部分只旋转较小角度。筋膜蒂在靠近皮岛处逐渐增宽至接近皮岛的横向长度（图 3-28）。

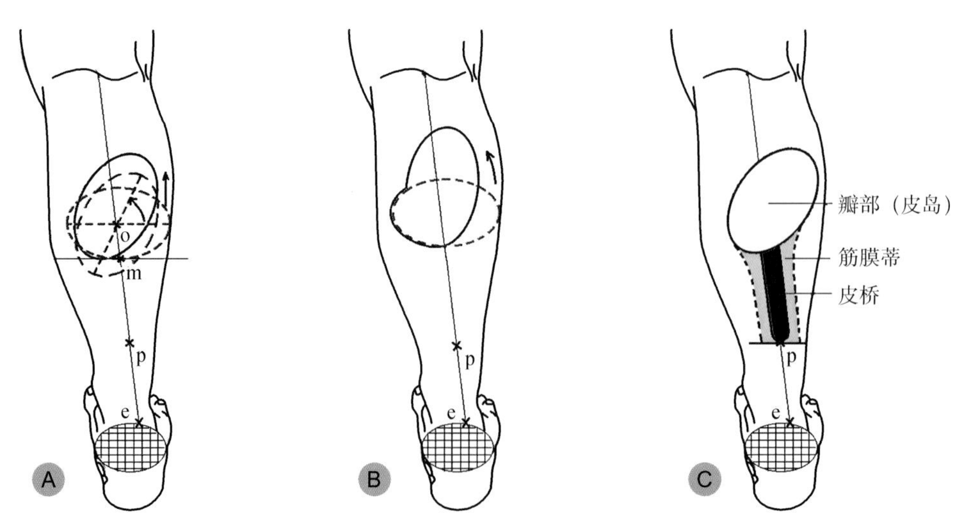

图 3-28　瓣部（皮岛）倾斜设计示意图

A. 以皮岛长轴与轴心线的交点（o 点）为皮岛旋转点，将常规设计皮岛（红色虚线区域）的长轴向轴心线旋转，将旋转后的皮岛（蓝色虚线区域）垂直上移，使皮岛（黑色实线区域）最低点与筋膜蒂长度标记点（m 点）位于同一平面；B. 皮岛旋转可主要在长臂部分，而短臂部分旋转较少；C. 皮岛倾斜的最终设计

e. 蒂部进入缺损的位置；p. 皮瓣旋转点

【手术方法】

皮瓣的切取技术与普通腓肠筋膜皮瓣相同，采取顺－逆结合法。先切开蒂部，观察到穿支血管后，可对皮瓣设计做适当的调整，再依次切开瓣部，将整个筋膜皮瓣向蒂部掀起，到达穿支血管部位后，可将皮瓣试行旋转，继续松解束缚蒂部选择的筋膜组织。在无张力到达受区后，将皮瓣转位缝合，注意蒂部无压迫。

【典型病例】

· 病例 1 · 修复跟后及内踝皮肤软组织缺损

患者，男性，34 岁，车祸伤致左足跟踝部皮肤软组织撕脱伤，于当地医院给予清创及撕脱皮肤软组织缝合，伤后第 4 天逐渐出现撕脱软组织坏死，伤口 8 天转入我院。

首先给予感染坏死组织彻底清除，可见左足跟及内踝部大面积皮肤软组织缺损及跟骨外露，术后给予伤口换药处理。1 周后，再次清创，设计远端蒂腓肠皮瓣覆盖创面。该患者创面是位于跟踝区不规则创面，且为与肢体长轴垂直的横行创面，创面的横向长度明显大于纵向长度，若按照常规设计，根据创面纸样旋转 180°，则皮瓣的横径远超皮瓣的切取范围。将皮瓣纸样旋转后改良倾斜设计。切取后将皮瓣蒂部覆盖跟后区创面，皮瓣瓣部覆盖踝部至足底内侧创面。术后 3 周皮瓣完全成活，皮瓣供区植皮完全成活（图 3-29）。

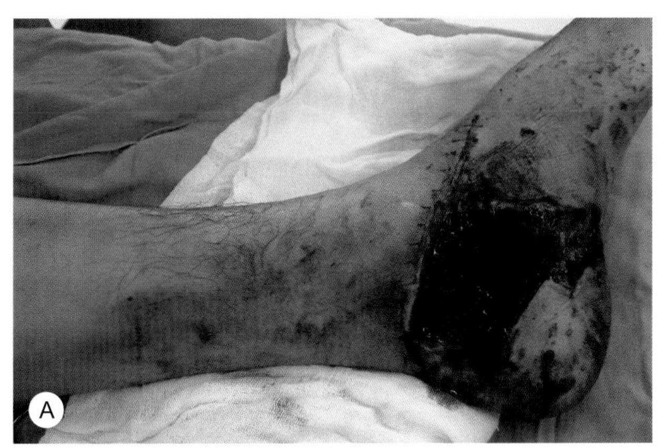

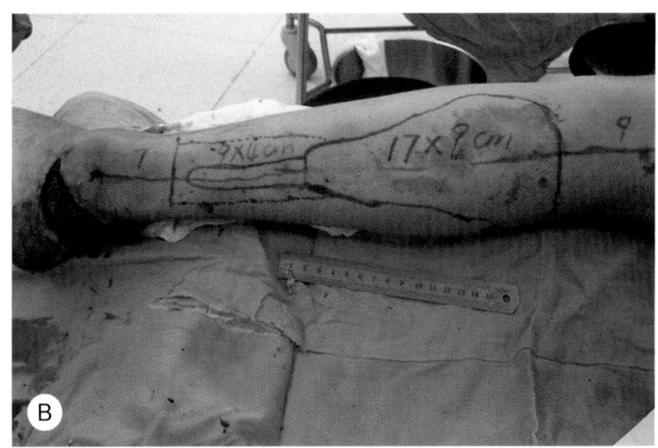

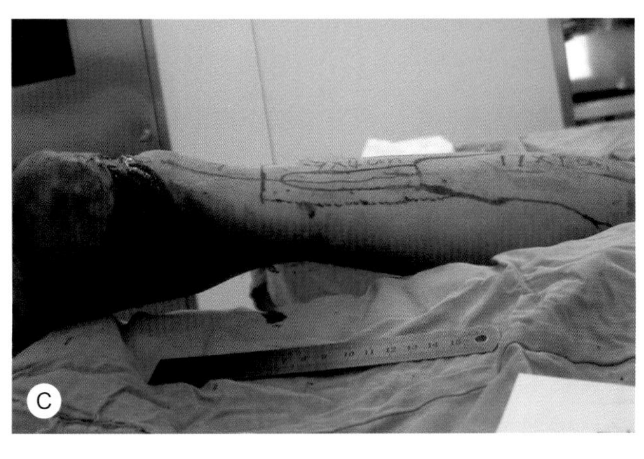

图 3-29 瓣部倾斜设计的远端蒂腓肠皮瓣修复左跟后及内踝皮肤软组织缺损

（魏建伟、董忠根提供）

A. 坏死皮肤软组织去除后创面情况；B、C. 清创后皮瓣术前创面及皮瓣设计

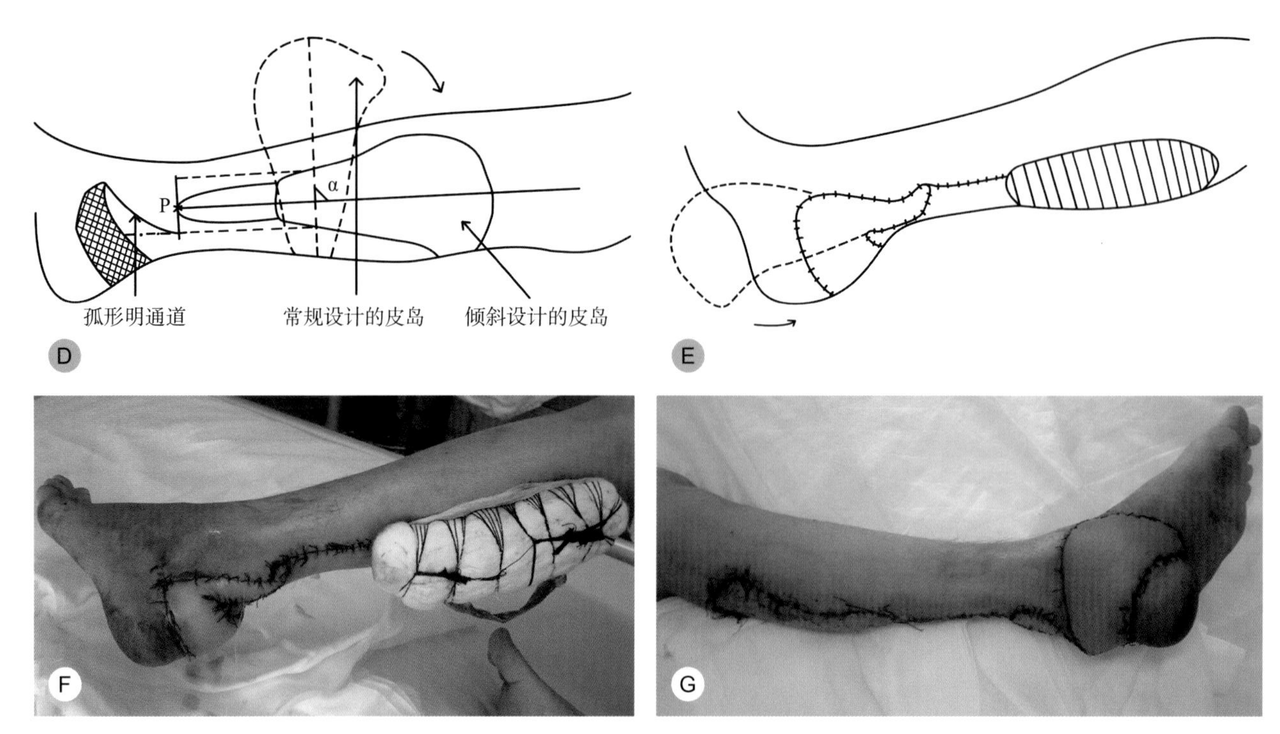

图 3-29 瓣部倾斜设计的远端蒂腓肠皮瓣修复左跟后及内踝皮肤软组织缺损（续）
D. 远端蒂腓肠皮瓣瓣部倾斜设计的示意图；E. 皮瓣转位后瓣部可再次旋转覆盖创面的示意图；F. 术后 2 天；G. 术后 3 周，皮瓣及供区植皮完全成活

·病例 2· 修复小腿下段胫前皮肤软组织缺损并胫骨外露

患者，男性，34 岁，散弹枪伤致右小腿下段胫前皮肤软组织坏死并缺损。患者受伤后于当地医院行清创及异物取出术，术后出现右小腿下段胫前皮肤软组织缺损，即转至我院治疗。

首先清除右小腿感染坏死组织，可见右小腿下段胫骨外露，胫前肌、踇长伸肌、趾长伸肌部分缺损，术后给予伤口换药处理。1 周后再次清创，设计远端蒂腓肠筋膜皮瓣，常规设计则出现皮瓣宽度较大且皮瓣外侧超过切取范围（图 3-30B 中红色虚线表示），故将创面纸样倾斜 90° 后设计皮瓣，切取后旋转 90° 覆盖创面，皮瓣供区直接缝合，术后皮瓣完全成活，感染无复发。术后 18 个月，取阔筋膜重建部分缺损的胫前肌腱、踇长伸肌腱及趾长伸肌腱，重建踝关节及足趾背伸功能（图 3-30）。

【皮瓣评价】

与常规设计的皮瓣相比，改良瓣部倾斜设计的远端蒂腓肠筋膜皮瓣，修复小腿下段胫前纵向或跟踝部横向皮肤软组织缺损，具有以下优点：①改良技术提高了皮瓣修复这些创面的成功率。皮岛倾斜设计的改良技术可减少皮岛横向长度，改善皮岛（尤其是皮岛的内外两侧部分）的动脉供血及静脉回流，从而提高皮瓣成活的可靠性。②皮岛倾斜设计的改良技术可扩大腓肠筋膜皮瓣的适应证。腓肠筋膜皮瓣切取的界限向内不超过胫骨内侧缘，向外不超过腓骨前缘。上述界限大致相当于小腿两侧的侧正中线。若不采用改良技术，而是常规设计，这类患者瓣部的范围将超过该皮瓣的内侧界限或外侧界限，远端蒂腓肠皮瓣将不适合这些病例，至少不是理想的选择。③改良技术能相对减小皮瓣供区的创面面积，因小腿后部纵向创面较横向创面更易拉拢缩小。供区创面缩小，增加了直接缝合闭合创面的可能性，减少了植皮面积及供区疤痕面积。皮岛倾斜设计虽然增加了瓣部的纵向长度，但减少了瓣部的横向长度。

尽管有上述优点，瓣部倾斜设计也有下列不足之处：①增加了瓣部的纵向长度，理论上增加了皮瓣末端出现血液循环障碍的可能性。②如操作不当，在皮瓣转位时，可能在筋膜蒂部和瓣部的短臂部分产生张力，从而影响皮瓣的血运。因此，瓣部的旋转角较大时，通常应适当延长筋膜蒂的长度。

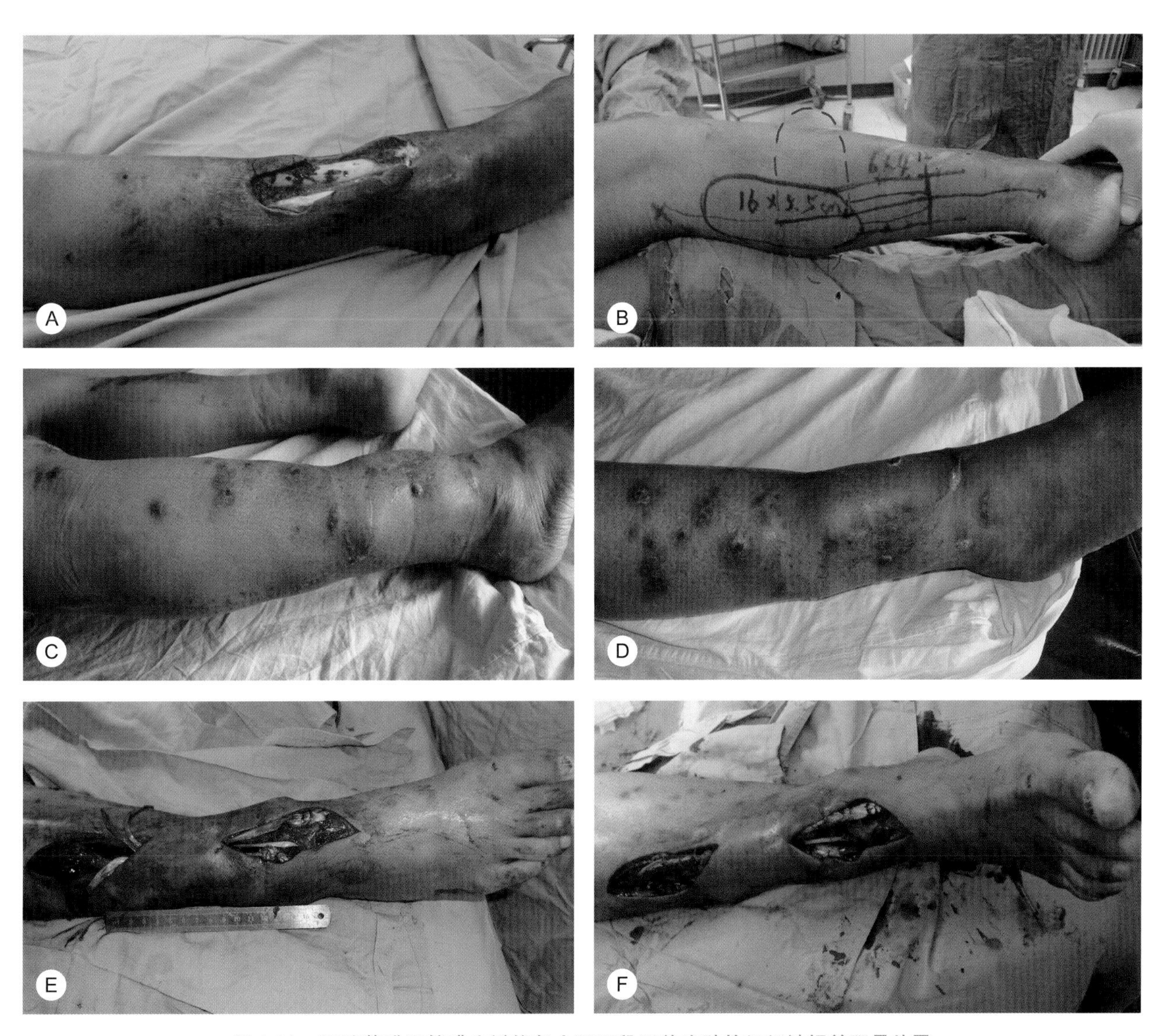

图 3-30 远端蒂腓肠筋膜皮瓣修复小腿下段胫前皮肤软组织缺损并胫骨外露

（魏建伟、董忠根提供）

A. 术前右小腿下段胫前皮肤软组织缺损，胫骨外露，胫前肌、踇长伸肌、趾长伸肌部分缺损；B. 远端蒂腓肠皮瓣瓣部倾斜设计，虚线区域代表常规设计的瓣部；C. 皮瓣供区直接缝合；D. 术后 18 个月外观；E. 术后 18 个月取阔筋膜重建缺损的胫前肌腱、踇长伸肌腱及趾长伸肌腱；F. 调整适当张力，重建后踝关节及足趾背伸功能

【注意事项】

（1）修复小腿下段胫前纵向缺损时，如皮瓣旋转点位于缺损上、下端之间，筋膜蒂需旋转约 90° 覆盖创面，瓣部的倾斜设计是适用的；如旋转点位于缺损上端以上，筋膜蒂需旋转约 180° 覆盖创面，而无需倾斜设计。

（2）瓣部的旋转角大小与缺损的大小和位置、旋转点位置、皮瓣近端位置、皮瓣自身柔韧性及术者的经验等多种因素相关。旋转角越大，瓣部横向长度减少越多。理论上，瓣部旋转 45° 和 60° 时，其横行长度分别减小 30% 和 50%。瓣部减少的长度可通过（1−cos α）× 100% 计算得出。理想瓣部的旋转角确定，应综合考虑上述各个因素。

（魏建伟　董忠根　刘立宏）

第六部分 远端蒂翻转筋膜皮下瓣

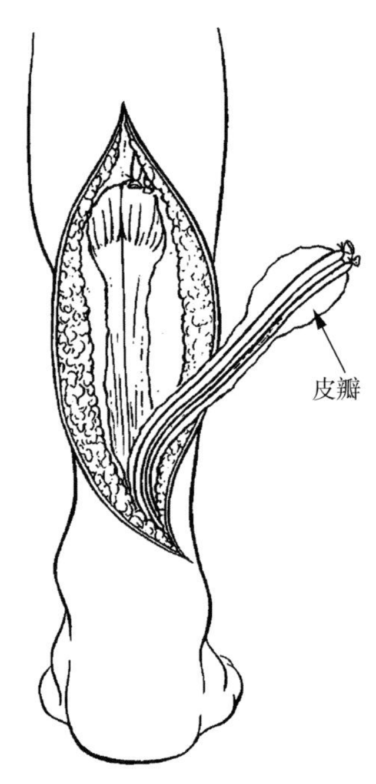

图 3-31 远端蒂腓肠筋膜皮下瓣示意图

不带皮肤的组织瓣，均可翻转移位，如肌瓣、筋膜瓣、皮下组织瓣等。采用翻转移位的方式（turn-over mode），对覆盖与供区相距 180° 或邻近 180° 的创面十分有利。Clodius（1973 年）在一侧小腿设计真皮脂肪瓣（dermo-fat）做翻转交腿移植。Pakiam（1978 年）在邻指设计去上皮的（de-epithelialized）翻转皮下组织瓣，做交指移植。Thatte（1982 年，1983 年）为了使皮瓣翻转转移后能与创面愈合，均需对皮瓣进行去上皮化（de-epithelialization）处理，以暴露出丰富的真皮血管网。在 1981 年 Ponten 介绍了筋膜皮瓣的概念之后，Thatte（1984 年）采用小腿翻卷筋膜瓣（rollover fascia flap）覆盖胫骨外露创面。1994 年 Hasegawa 介绍的 21 个腓肠筋膜皮瓣中，即有 2 个是不带皮肤的筋膜皮下瓣（图 3-31）。

筋膜皮下瓣（adipofascial flap），是指在筋膜皮瓣的基础上，去除其表面的皮肤层，如此就能将皮下脂肪层暴露出来，可以进行 180° 的翻转移位(turnover)。

远端蒂腓肠筋膜皮下瓣，不带表面的皮肤组织，可用于小腿下 1/3 段、踝关节和足跟部位的软组织重建（soft-tissue reconstruction），尤其适用于无需摩擦受压的足背、足跟内外侧，需要柔软组织覆盖的结构外露（神经、肌腱滑动），填塞死腔等。

【皮瓣设计】

按皮瓣设计的“点、线、面、弧”原则，依据缺损的长、宽在小腿后侧面划好筋膜瓣的大小，其远侧应包含穿支血管，形成穿支血管加筋膜蒂。

【手术方法】

(1) 沿筋膜瓣中轴“S”形切开皮肤，在皮下组织的中层向两侧分离皮肤瓣至筋膜瓣所需的宽度(图 3-32)。

(2) 从跟腱侧（后侧）垂直切至深筋膜下，从深筋膜下向前掀起，观察远侧的穿支血管，确认后，将拟切取的筋膜瓣适当调整。

(3) 从近侧的肌肉表面，由近向远将筋膜瓣掀起，结扎遇到的其他穿支血管。可将遇到的皮神经和浅静脉干包含在筋膜瓣内，或予以分出保留在受区。到达穿支血管蒂后，将筋膜瓣试行翻卷，应无张力地到达受区创面远端。

(4) 放松止血带，一般筋膜瓣有活跃渗血。将筋膜瓣向前翻转 180°，皮下脂肪层朝下，到达受区。将筋膜瓣嵌入潜行分离的受区皮缘下，固定几针。可一期或二期游离植皮。

(5) 供区皮肤复位缝合，因真皮下血管网完好无损，存活无虞。

【典型病例】

·病例 1· 修复跟骨骨髓炎创面

患者，女性，62 岁，糖尿病史 10 年，右侧跟骨闭合性骨折，经外侧“L”形扩大入路行钛板内固定，术后伤口感染。“L”形切口拐角处有 1 cm 直径窦道，迁延不愈 1 年，周缘色素沉着，时常全身发

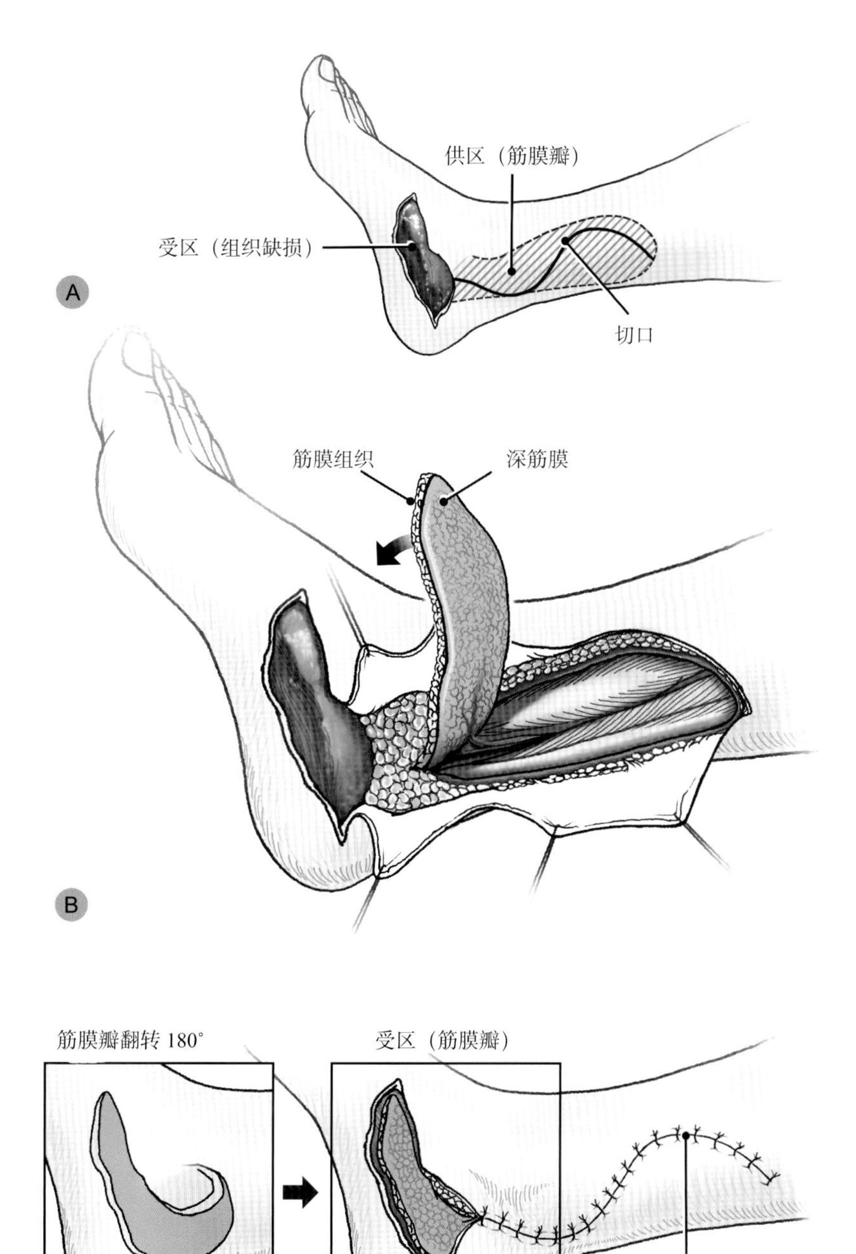

图 3-32 远端蒂翻转筋膜皮下瓣手术示意图
A. 筋膜瓣设计；B. 筋膜瓣切取；C. 筋膜瓣翻转移位

热，破溃流脓。细菌培养：金黄色葡萄球菌。摄片及 CT 检查示距下关节感染，跟骨骨髓炎。对此患者，采用三步走的分期治疗方案（图 3-33）。

第一期手术，取出内固定，病灶彻底清创，用高负压 VSD（−450 mmHg）持续清洁创面 1 周。

第二期手术，切取外踝后穿支筋膜皮下瓣，穿支血管位于外踝尖上 3 cm，翻转 180° 脂肪层向下，填塞至深部骨髓炎创面。供区直接缝合，筋膜瓣外敷凡士林纱布，松松包扎。血液渗出后仅更换外层敷料。1 周后肉芽生长红润，查感染指标（红细胞沉降率、白细胞计数、C 反应蛋白）均正常。

第三期手术，用两枚空心钉进行距下关节融合，同时取腹部皮肤，修薄后进行打孔拉网中厚植皮，用低负压 VSD（−125 mmHg）代替手工打包。术后 1 周拆除 VSD，植皮成活。随访 6 个月，创面治愈，行走功能良好。

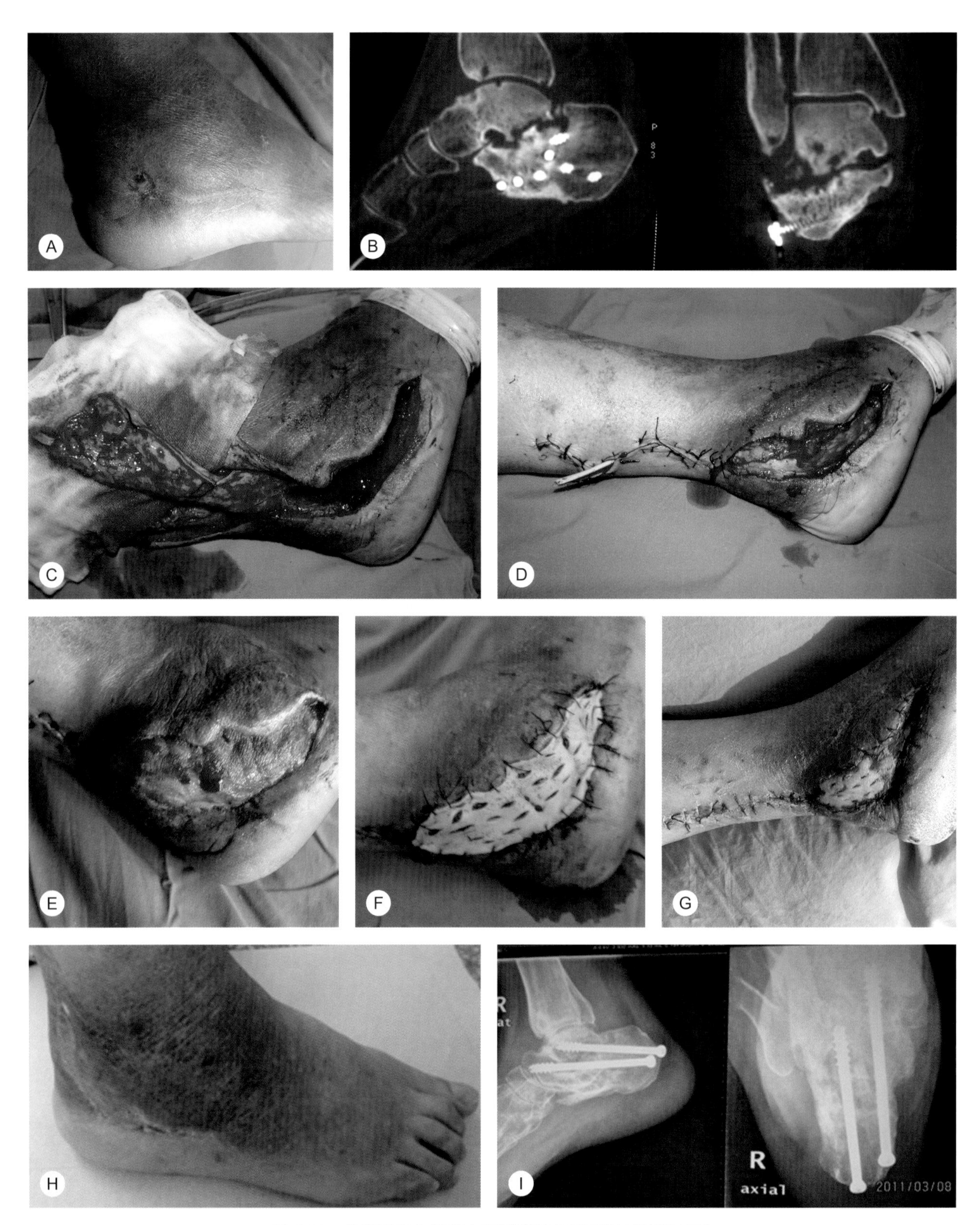

图 3-33 外踝后穿支筋膜皮下瓣翻转修复跟骨骨髓炎创面

A. 跟骨骨折术后慢性窦道；B. CT 示距下关节感染，跟骨慢性骨髓炎（冠状位、矢状位）；C. 外踝后穿支筋膜皮下瓣掀起，放松止血带，筋膜瓣血供良好；D. 筋膜皮下瓣翻转 180° 填塞骨髓炎死腔创面，供区直接缝合；E. 术后 1 周，筋膜瓣肉芽生长良好；F. 在筋膜瓣上进行中厚植皮；G. 术后 1 周，植皮完全成活；H. 术后 6 个月，创面治愈，行走功能良好；I. X 线片示距下关节融合成功，骨髓炎治愈

· 病例 2 · 修复足背足底贯通伤

患者，男性，28 岁，远洋渔业船员，打鱼工作中左侧足踝受伤，在他国简单包扎处理，3 周后返回国内。诊断：足踝部开放性骨折，足背、足底贯通伤，骨折包括内外踝骨折、跟骨骨折、跖跗关节骨折脱位（Lisfranc 损伤）、第五跖骨颈骨折等。对该患者采取分步走的分期治疗方案（图 3-34）。

第一步，彻底清创，清除坏死组织，用贯穿跟距胫的史氏针，稳定后足距下关节和踝关节，用克氏针稳定跖跗关节骨折脱位，创面用 VSD 覆盖治疗。

第二步，1 周后，设计切取腓动脉穿支蒂（外踝上 5 cm）筋膜皮下瓣，翻转 180° 脂肪层向下，将其远端经过贯通伤口，从足背拉向足底，在足底缝合几针予以固定，再将经过足背的筋膜瓣铺平展开，覆盖裸露的跗骨。小腿供区直接缝合。筋膜瓣外敷凡士林纱布，疏松包扎。

第三步，1 周后，筋膜瓣完全成活，肉芽新鲜。取腹部皮肤，修薄后进行拉网式中厚植皮，用低负压 VSD（−125 mmHg）代替手工打包。术后 1 周拆除 VSD，植皮成活。

第四步，等待软组织稳定，2 个月后进行骨折的矫形治疗，重新复位固定外踝骨折和第五跖骨颈骨折。随访 1 年，患者行走功能良好。

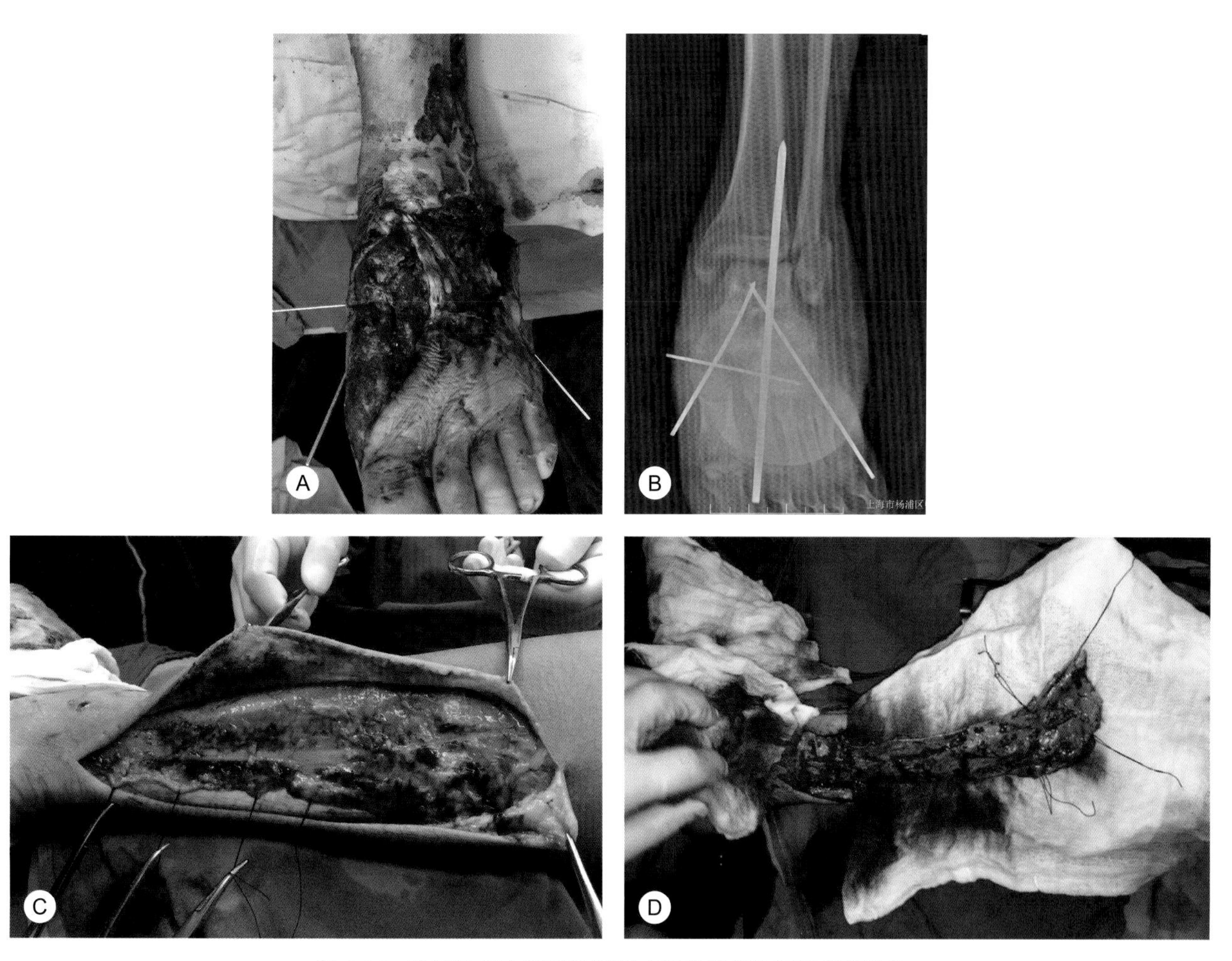

图 3-34 腓动脉穿支蒂翻转筋膜皮下瓣修复足背足底贯通伤

A. 清创后足背创面情况；B. 骨骼多枚克氏针临时固定（正侧位）；C. 筋膜皮下瓣浅层剥离；D. 腓动脉穿支筋膜皮下瓣掀起，放于原位，放松止血带，血供良好；

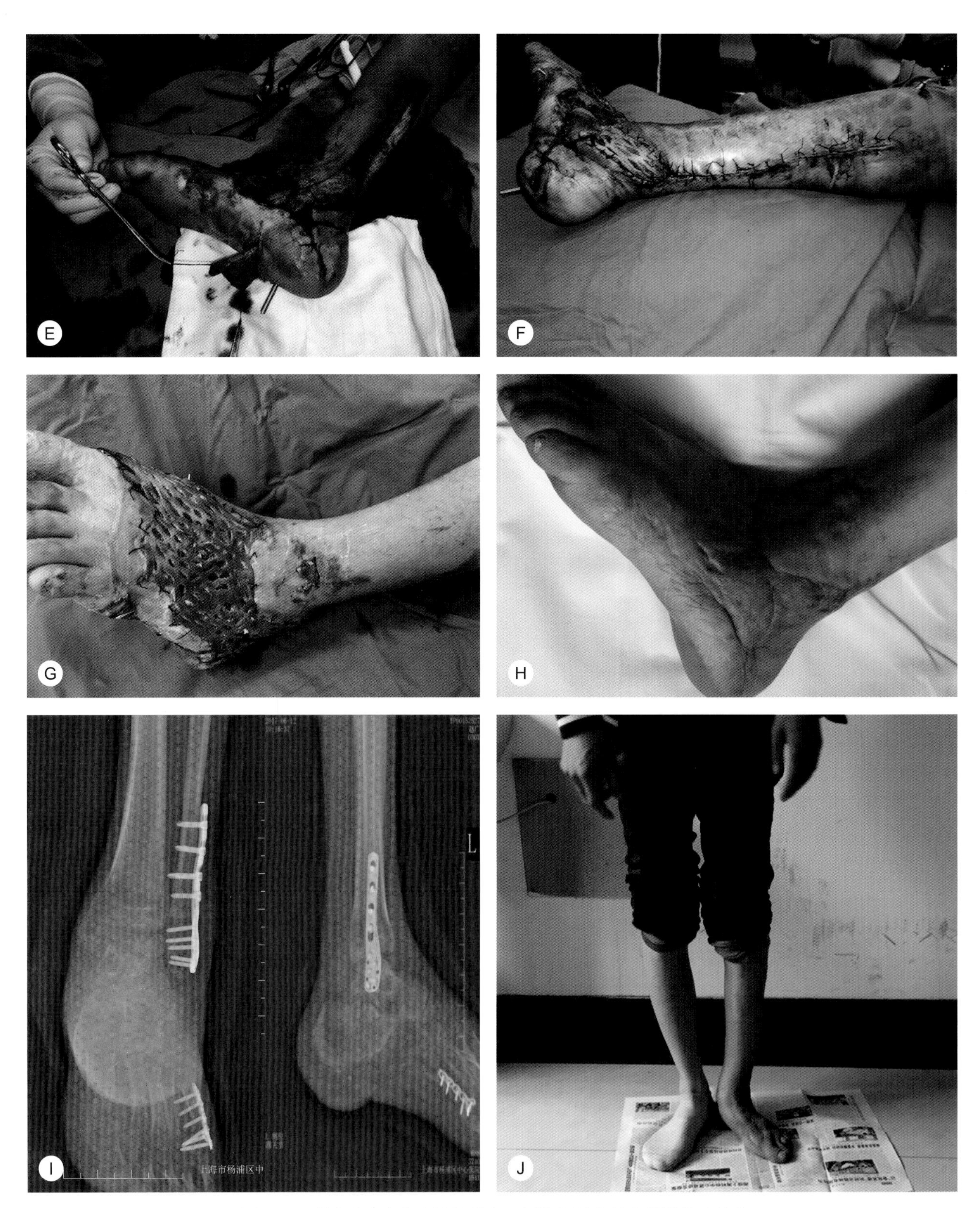

图 3-34 腓动脉穿支蒂翻转筋膜皮下瓣修复足背足底贯通伤（续）

E. 将筋膜瓣翻转 180°，从足背经贯通伤拉向足底，消灭死腔（足背面，足底面）；F. 将筋膜瓣铺平展开，覆盖足背裸露的跗骨。供区直接缝合；G. 1 周后，创面拉网式中厚游离植皮；H. 2 个月后，软组织完全愈合、稳定；I. 骨关节矫形内固定手术术后（正侧位）；J. 随访 1 年，功能满意

·病例3· 修复外踝钢板外露

患者，男性，52岁，有糖尿病史，开放性胫腓骨远段骨折，腓骨钢板内固定后切口感染，钢板外露。去除内固定后，在外踝前侧切取一远端蒂的筋膜皮下瓣，翻转180°，通过皮桥隧道引至外踝处创面。关闭切口。筋膜瓣表面凡士林纱布覆盖。术后1周，筋膜瓣成活良好，再予以中厚皮植皮，创面修复成功（图3-35）。

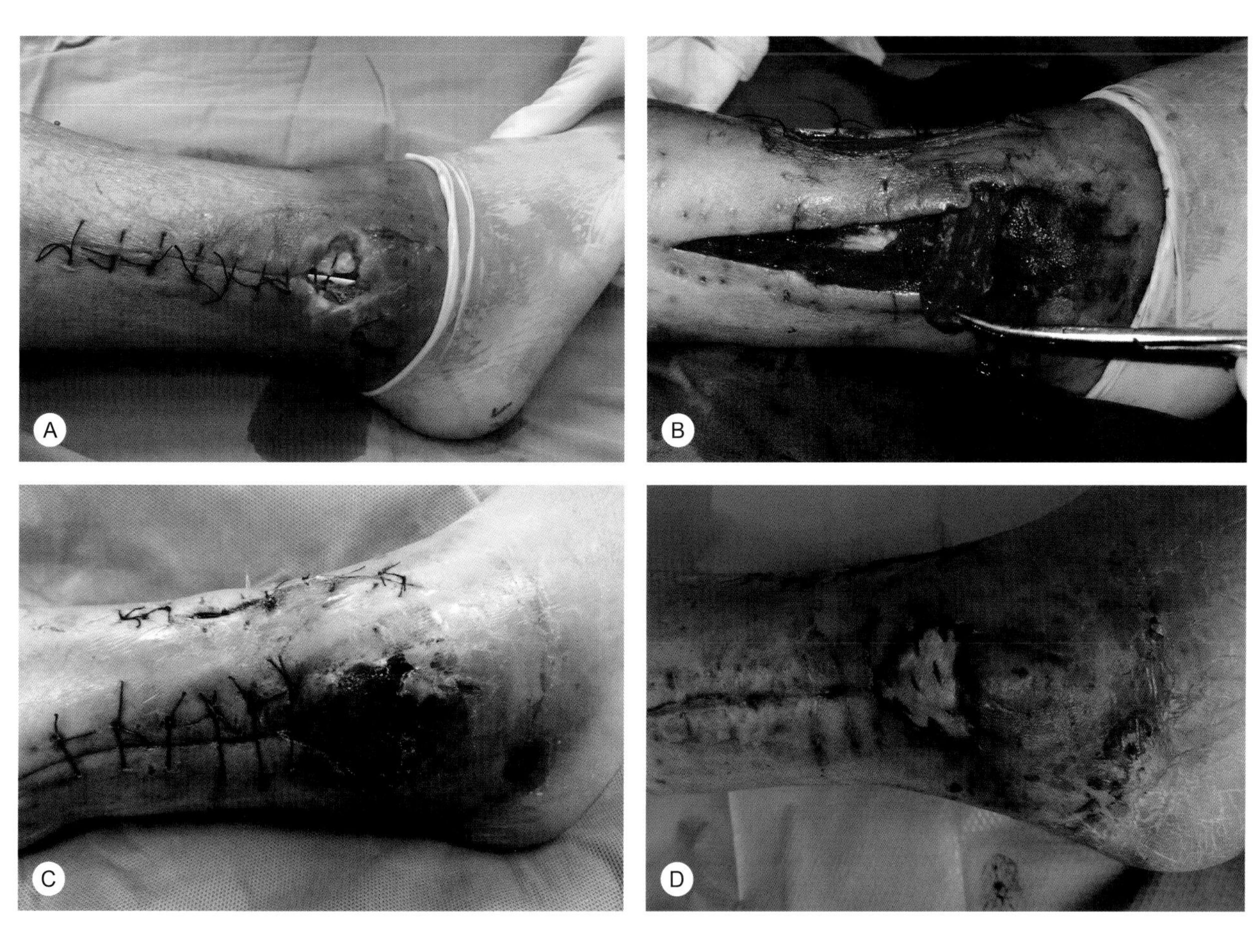

图3-35 翻转筋膜瓣修复外踝钢板外露创面

A. 开放性骨折术后外踝钢板外露；B. 拆除钢板，切取前方远端蒂筋膜皮下瓣，经皮下隧道拉至创面；C. 术后1周，筋膜瓣肉眼生长良好；D. 筋膜瓣上植皮成活

·病例4· 修复胫前肌腱外露创面

患者，男性，65岁。胫骨远端pilon骨折，经多次手术内固定后，骨折愈合。4年后取出内固定钢板，发生切口感染，胫前肌腱外露，3个月后转来我院。设计胫后动脉穿支远端蒂筋膜皮下瓣，翻转180°覆盖裸露的肌腱。1周后在筋膜瓣上植皮，创面修复成功。恢复胫前肌腱的滑动功能和踝关节屈伸幅度（图3-36）。

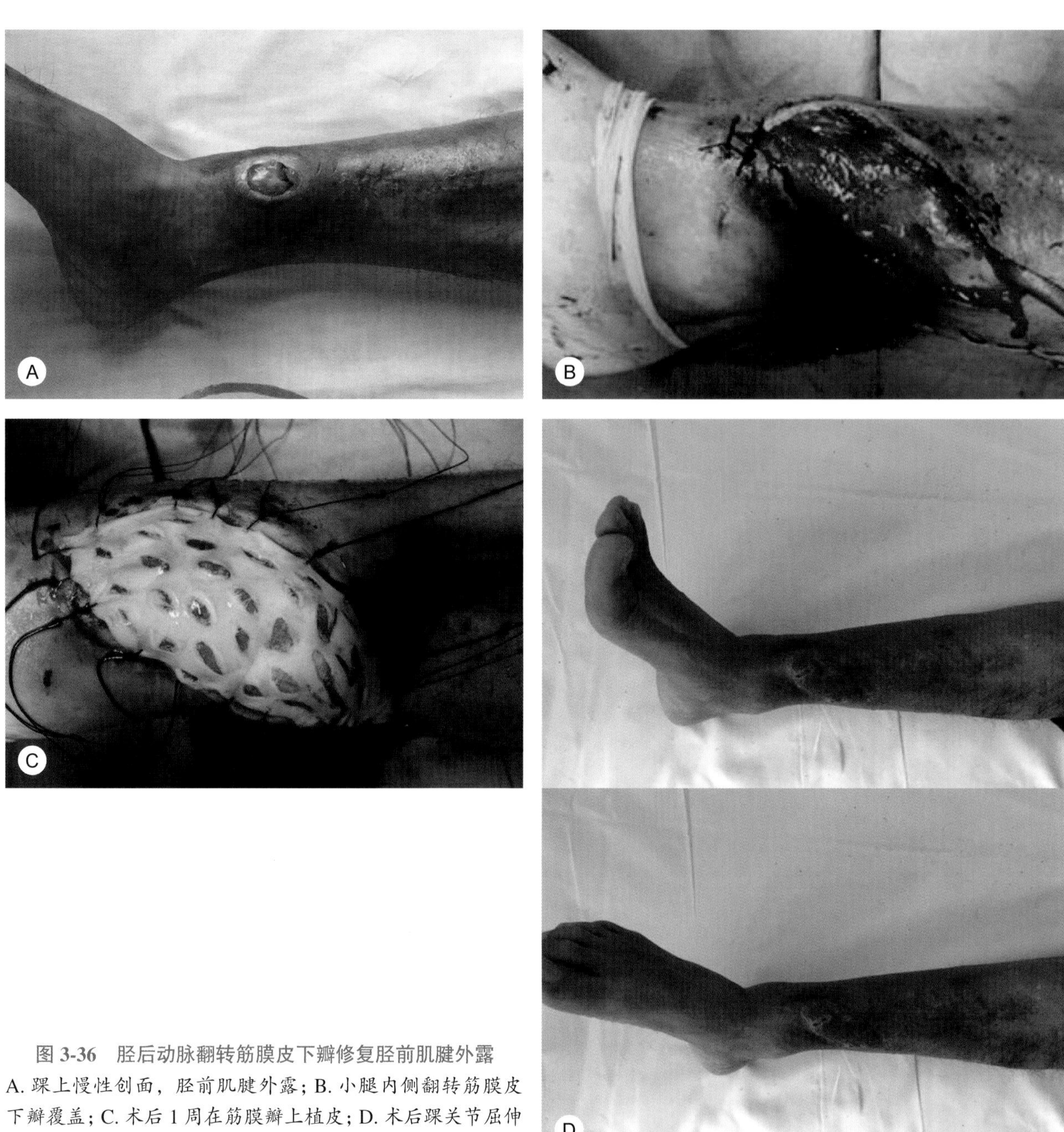

图 3-36 胫后动脉翻转筋膜皮下瓣修复胫前肌腱外露
A. 踝上慢性创面，胫前肌腱外露；B. 小腿内侧翻转筋膜皮下瓣覆盖；C. 术后 1 周在筋膜瓣上植皮；D. 术后踝关节屈伸功能良好

·病例 5· 修复跟骨骨折内侧开放创口

患者，男性，28 岁，在工地坠落伤至右足跟骨爆裂骨折，内侧开放性创口 10 cm。在当地医院清创后，伤口予以一期缝合，跟骨骨折以经皮 K 针从跟骨结节至距骨固定。术后跟骨内侧伤口皮肤坏死，再次清创后，予以 VSD 覆盖 1 周。测量创面面积 7 cm × 3 cm，深达跟骨骨折端。设计切取小腿内侧胫后动脉内踝上穿支翻转筋膜皮下瓣，翻转 180° 填塞创面死腔，供区直接缝合。筋膜瓣表面以凡士林纱布覆盖，1 周后血循环稳定，表面肉芽生长良好，予以拉网植皮覆盖。术后植皮愈合良好。随访 8 个月，筋膜瓣柔软，软组织覆盖良好。因跟骨轴线内翻、长度缩短、高度降低，影响穿鞋与行走功能，遂进行矫形手术，跟骨截骨延长、内移，距下关节融合，随访 1 年，功能满意（图 3-37）。

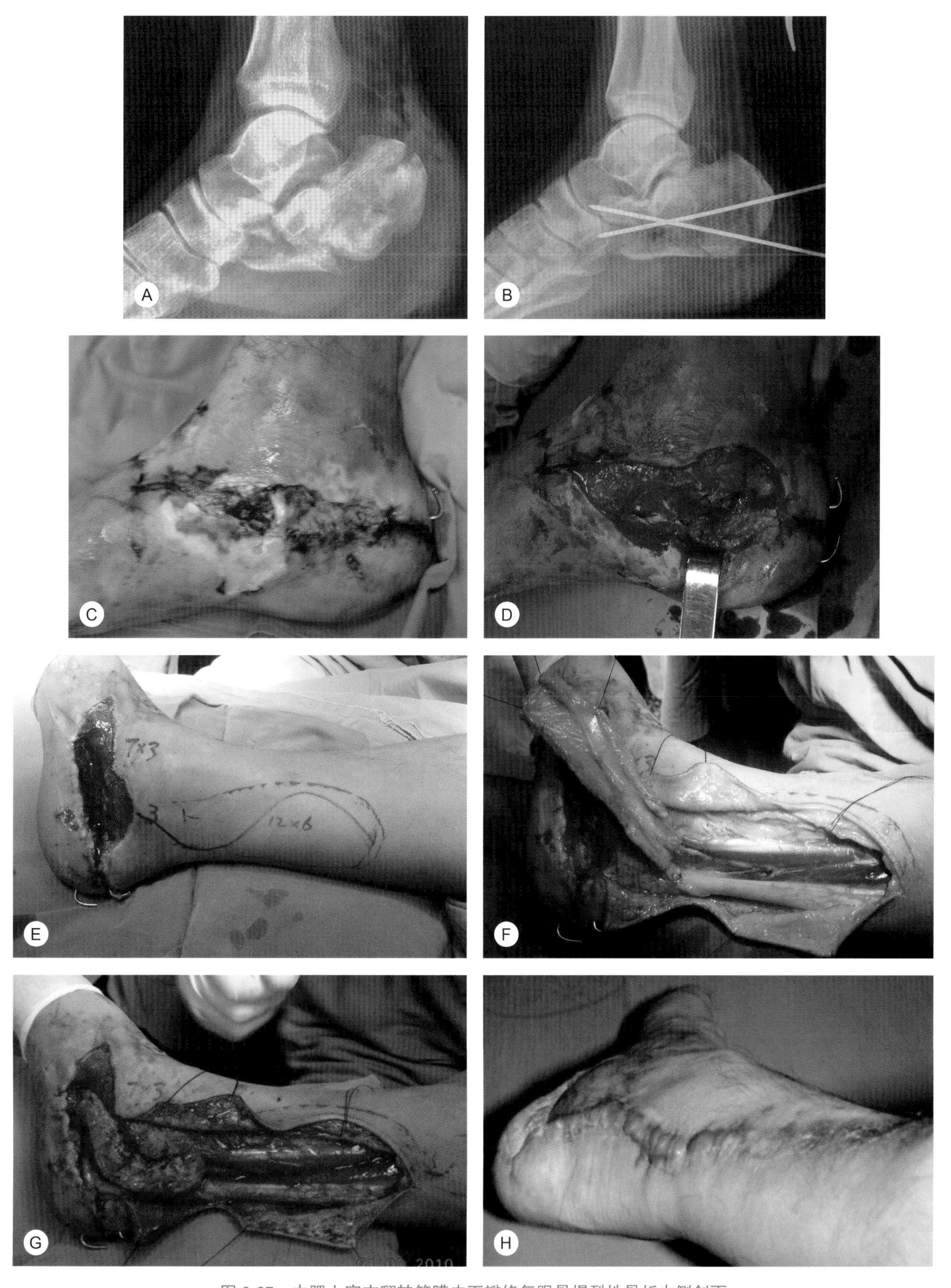

图 3-37 内踝上穿支翻转筋膜皮下瓣修复跟骨爆裂性骨折内侧创面

A. 跟骨爆裂性骨折；B. 经皮 K 针固定，初步维持外形与轴线；C. 内侧爆裂伤口一期缝合后，皮肤软组织坏死；D. 创面面积 7 cm × 3 cm，深达跟骨表面；E. 在小腿内侧设计翻转筋膜皮下瓣；F. 筋膜皮下瓣掀起；G. 筋膜皮下瓣血供良好，予以翻转 180° 移位，填塞死腔；H. 筋膜瓣柔软，覆盖良好

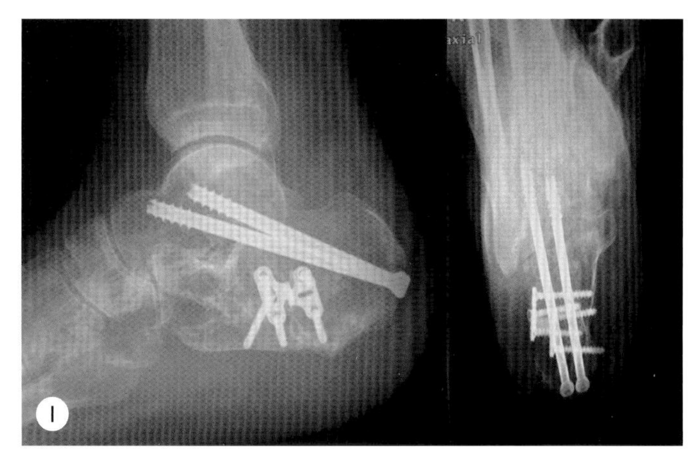
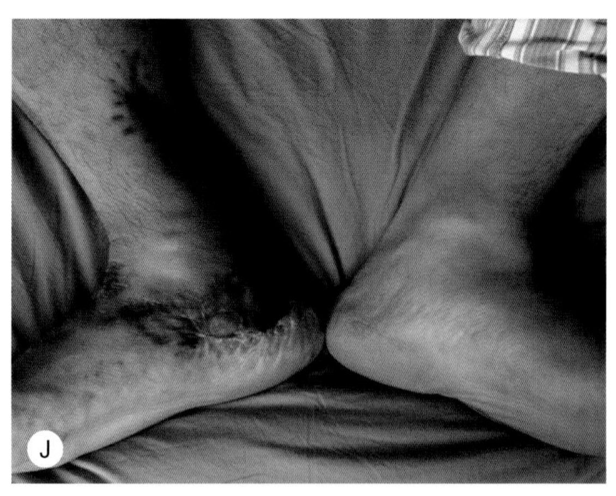

图 3-37 内踝上穿支翻转筋膜皮下瓣修复跟骨爆裂性骨折内侧创面（续）
I. 后期跟骨截骨矫形，距下关节融合；J. 随访 1 年，功能满意

【皮瓣评价】

远端蒂皮瓣的缺点是术后血液循环的不稳定，静脉淤血、皮瓣肿胀多见，这主要与其静脉回流困难有关。远端蒂皮瓣的静脉血有两条出路，一是逆瓣膜方向回流（venous drainage），重新返回至体循环系统；二是经创缘渗出（venous outlet bleeding），从创面直接丢失至体外敷料。解决远端蒂皮瓣的静脉肿胀问题，有 3 个途径：①提高蒂部逆向回流的效能；②减少蒂部静脉血倒灌，如在远侧结扎浅静脉干阻断倒灌；③增加渗出，减轻静脉负荷。

采用远端蒂筋膜皮下瓣（adipofascial flap）加二期植皮（skin graft in second stage）的方法，代替远端蒂筋膜皮瓣，具有以下优点：①血供与同部位的筋膜皮瓣一样，不带皮肤而营养的组织减少；②更加柔软，伸展性和适应性好，与创面贴合密切；③静脉血直接渗出，减轻静脉回流负荷，血液循环更加可靠；④特别适合无须负重摩擦的部位（如足的内外侧、足背）；⑤进行软组织重建，作为深部重要结构的衬垫，包绕保护松解的神经、修复的血管；⑥翻转移位（turnover），皮下疏松脂肪层向下覆盖在肌腱表面，与肌腱不粘连，有利于滑动功能的恢复；⑦填塞进入死腔的深部；⑧提供薄型组织瓣，可去除大部分脂肪组织；⑨供区直接缝合，仅留一线状疤痕；⑩ 1 周后二期在筋膜瓣上植皮，分期治疗，降低失败风险。翻转筋膜皮下瓣的缺点是：①在筋膜瓣上需要另外进行植皮覆盖；②有时需要进行二期手术。

【注意事项】

（1）筋膜皮下瓣的血供与同一部位的筋膜皮瓣相似，同样的血供而供养的组织减少（无皮肤），因此筋膜瓣成活的长度均较同部位的筋膜皮瓣长。

（2）筋膜瓣移植，不切取供区的皮肤。如能在内窥镜下切取筋膜瓣（endoscopic assisted fascial flap harvest），则供区不留手术疤痕，保全其外形美观。

（3）筋膜瓣转移后是否一期植皮，可根据筋膜皮下瓣的血供情况灵活掌握。如手术时对筋膜皮下瓣血循有疑问，可不予一期植皮，覆以凡士林纱布后松松包扎，待 5~7 天见到筋膜皮下瓣成活、长出新鲜肉眼后，再延期植皮。与筋膜皮瓣相比，不会发生皮瓣转移后部分皮肤坏死，而需再次植皮的不利局面。

（4）在皮下组织的中层纵行分离供区皮肤瓣，保存真皮下血管网的完整，且纵切口不影响皮瓣的静脉回流，供区皮肤不会坏死。

（张世民　李　波　胡孙君　杜守超　张立智）

第七部分　远端蒂腓肠筋膜肌皮瓣

Masquelet 等（1992 年）和 Hasegawa 等（1994 年）报道了远端蒂腓肠神经筋膜皮瓣修复小腿下 1/3 和足踝创面的成功经验，该皮瓣以其突出的优点，获得了广泛的临床应用。但筋膜组织的代谢率不如肌肉组织高，筋膜皮瓣的抗感染能力不及肌皮瓣强。

为了使该皮瓣技术更加适用于伴有骨髓炎感染或较大死腔的深部创面，Le Fourn 等（2001 年）通过解剖学研究，发现深层的腓肠肌血管与腓肠神经营养血管轴之间亦有交通吻合，成功地切取带肌肉的远端蒂腓肠肌筋膜皮瓣，充分利用了肌肉代谢率高、抗感染能力强的优点。Prasad 等（2002 年）在解剖学研究的基础上，提出了“皮神经肌瓣”（neuro-muscular flap）概念，并应用以远端腓肠神经小隐静脉筋膜皮下组织为蒂的腓肠肌筋膜皮瓣，修复足踝部肿瘤切除后的巨大创面，皮瓣面积 8 cm × 7 cm~13 cm × 8 cm，携带的肌瓣面积 6 cm × 5 cm~8 cm × 6 cm，获完全成功。Chen 等（2005 年）报道在糖尿病足跟溃疡且伴有跟骨骨髓炎感染的病例中，使用远端蒂腓肠神经筋膜肌皮瓣修复，皮瓣完全成活，经 6~12 个月随访，骨髓炎完全治愈。

国内张世民等在 2005 年介绍了远端腓肠神经筋膜蒂腓肠肌皮瓣（distally sural neuroadipofascial pedicled gastrocnemius myocutaneous flap）逆向修复小腿下 1/3 和足踝创面的经验，但宽厚的腓肠神经筋膜蒂旋转移位不方便，容易发生扭曲卡压。2007 年又将其改进为细小的腓动脉穿支蒂，旋转移位十分方便。

2001 年 Al Qattan 为了增加腓肠筋膜皮瓣末端的血供，提高皮瓣成活的可靠性，在小腿上部的腓肠神经深筋膜下段，围绕腓肠神经切取 2~3 cm 宽的腓肠肌肌袖（gastrocnemius muscle cuff），腓肠神经血管轴通过肌袖血管网为表面的筋膜皮肤增加血供，皮瓣末端成活更加可靠。携带腓肠神经肌袖也是另外一种形式的肌瓣，可以用该长条形的肌袖填塞跟骨骨髓炎死腔和糖尿病足的溃疡创面，充分利用其体积和抗感染能力。

这里的解剖学研究重点为观察腓肠神经血管轴在穿出深筋膜前（筋膜下段）和穿出深筋膜后（筋膜上段），与腓肠肌肌支血管和腓肠肌肌皮穿支血管的吻合联系。

腓肠神经在出深筋膜孔前，位于腓肠肌内外侧头中间的肌间沟中，位置表浅，仅被深筋膜或少部分肌纤维覆盖。筋膜下段的腓肠神经血管轴与两侧的腓肠肌内外侧头肌支间各有 2~4 个交通吻合，口径均不超过 0.5 mm，形成腓肠神经血管轴肌袖（图 3-38）。每一吻合动脉均有一伴行静脉。

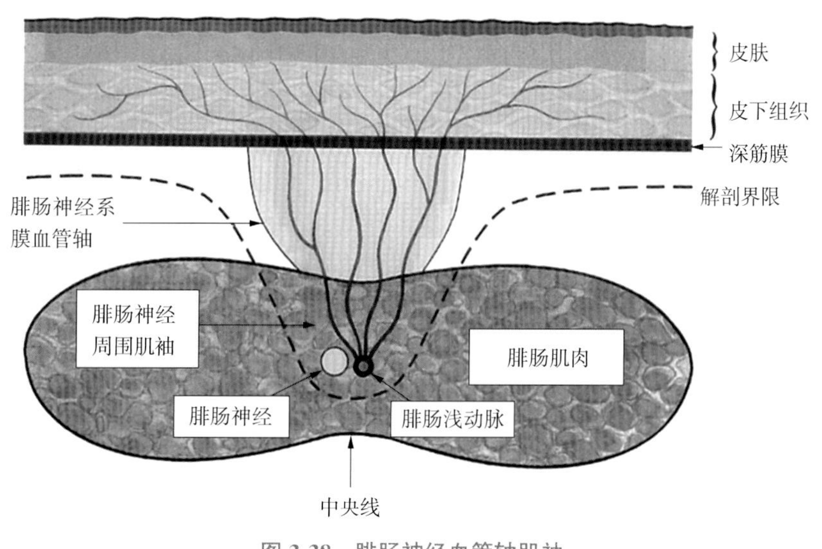

图 3-38　腓肠神经血管轴肌袖
（引自 Al-Qattan，2005）

腓肠神经穿出深筋膜孔的部位较为恒定，约在小腿上中 1/3 交界处。而腓肠肌的腱腹交界部位（内侧头比外侧头低 2 cm）约在小腿的中 1/2 处。腓肠神经穿出深筋膜后，仍有 4~7 cm 的长度走行于腓肠肌表面。筋膜上段的腓肠神经血管轴与两侧的腓肠肌肌皮穿支间各有 2~3 个交通吻合。在腓肠肌（无论内外侧）腱腹交界近侧 2~4 cm 内，恒定有 1~3 支肌皮穿支血管与腓肠神经血管轴相交通吻合（图 3-39）。这一血管吻合特点对切取带肌肉的腓肠神经筋膜肌皮瓣非常有利（图 3-40）。

腓肠肌瓣获得动脉血供的途径是：远端腓动脉穿支→浅层腓肠神经筋膜血管轴→腓肠肌肌支或肌皮穿支的吻合支→腓肠肌营养血管。其静脉回流则顺序相反。

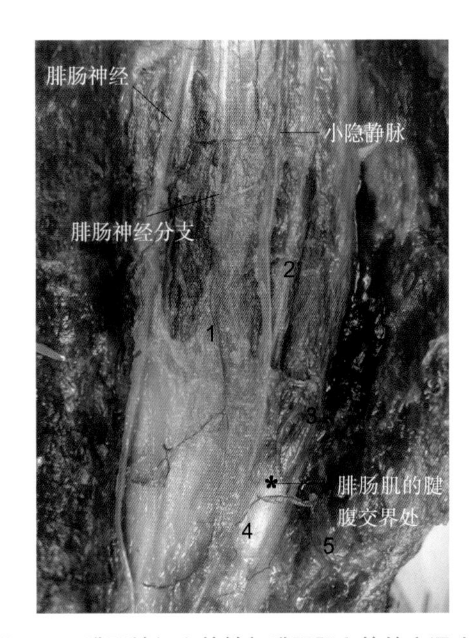

图 3-39 腓肠神经血管轴与腓肠肌血管的交通吻合

1. 腓肠神经小隐静脉血管轴；2. 神经血管轴与腓肠肌肌支吻合（筋膜下段）；3. 腓肠肌肌皮穿支主干；4. 与深筋膜上段神经血管轴的吻合支；5. 皮支血管

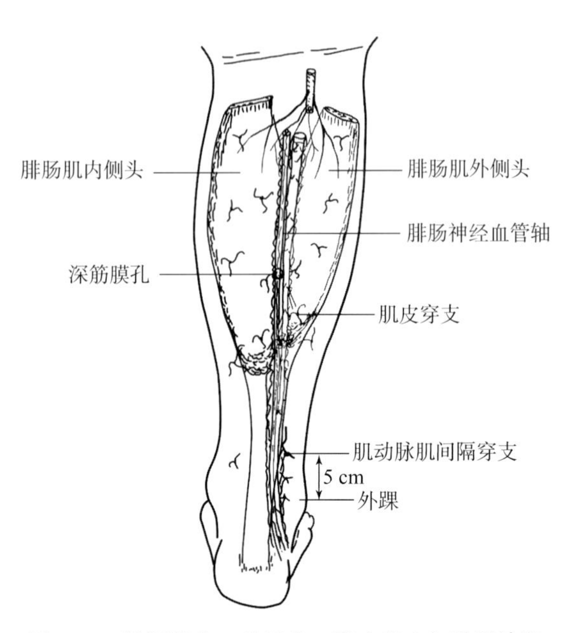

图 3-40 腓肠肌内、外侧头、肌皮穿支与腓肠神经血管轴的吻合

【皮瓣设计】

临床上有两种形式的远端蒂腓肠神经筋膜肌皮瓣。一是在小腿中段切取，为腓肠神经血管轴的深筋膜上段，利用腓肠肌肉与腓肠神经的重叠部分而设计切取，肌肉的营养来自该部位的肌皮穿支的逆向血供。二是在小腿上段切取，为腓肠神经血管轴的深筋膜下段，利用腓肠神经血管轴与腓肠肌内外侧头的血管交通支而设计，称为“腓肠神经肌袖”。

根据“点、线、面、弧”的原则设计皮瓣。

（1）旋转轴点：外踝上 5 cm 的腓动脉最远侧肌间隔穿支。

（2）轴线：皮瓣轴线沿腓肠神经的走向设计。

（3）皮瓣面积：皮瓣面积包括蒂部和瓣部。蒂部长度根据轴点与受区创面的距离而定，一般 6~9 cm，蒂部包含腓肠神经小隐静脉筋膜皮下组织，宽 3~4 cm，中间带 1 cm 宽的皮桥，方便转移后缝合。瓣部面积需根据创面的大小予以确定，一般筋膜皮瓣长 10~12 cm，宽 5~6 cm；其深层的肌肉长 6~8 cm，宽 4~6 cm。

（4）该皮瓣采取旋转的方式到达受区，需避免锐角旋转。

【手术方法】

先做皮瓣后侧切口，直达深筋膜下间隙。术中首先确定远端旋转轴点的穿支血管，可根据其起始的高低对皮瓣设计做适当调整。

切取带肌肉的远端蒂腓肠神经筋膜肌皮瓣，与切取传统的远端蒂腓肠神经筋膜皮瓣相似，但应特别注意以下几点：①首先在近端切口于腓肠肌二头之间沟中找到腓肠神经（深筋膜下段）。小隐静脉与其邻近，但走行于深筋膜浅层，可据此帮助定位。将腓肠神经和小隐静脉向近侧多切取 1 cm，结扎。②牵拉腓肠神经，定出其走向后，在腓肠神经轴线两侧按设计大小切取腓肠肌肉，一般外侧头与腓肠神经血管轴联系紧密，可多切取一些。③切取肌肉应使用剪刀而不用电刀，一是避免肌肉遇电收缩，二是电刀有可能损害细小血管的交通联系。遇有出血点以双极电凝止血。④腓肠肌肉可根据需要全层切取（全厚度），亦可切取其浅层（部分厚度），肌肉血供不受影响。⑤注意随时将肌肉与浅层的深筋膜和皮下脂肪缝合固定几针，防止脱离。⑥不必去解剖寻找血管吻合支，防止损伤。一般带上小腿中段的肌肉即能保证包含了肌肉吻合支，成活无虞。⑦肌肉切取后的中间缺损，可通过拉拢缝合两侧的腓肠肌而闭合。⑧通过内翻缝合，将线结埋在肌肉之中。如供区需植皮覆盖，则不影响植皮成活。⑨在远端旋转轴点，保留穿支血管周围的筋膜皮下组织，形成带皮桥的远端蒂筋膜肌皮瓣（图 3-41）。⑩结扎两端小隐静脉，防止足部静脉血倒灌，去除浅静脉干的不良影响。

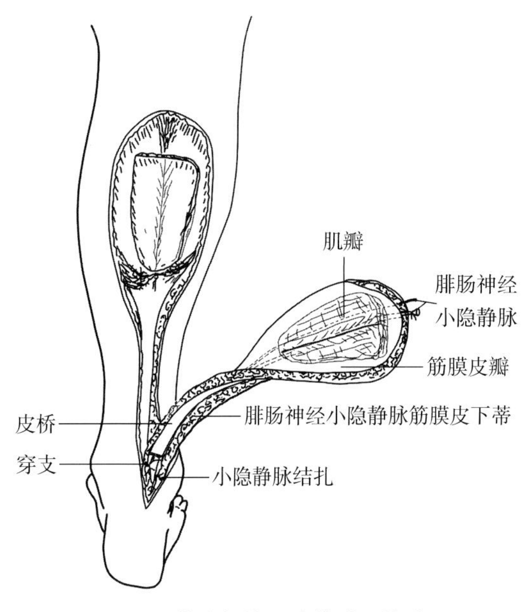

图 3-41　带皮桥的远端蒂腓肠筋膜肌皮瓣示意图

【典型病例】

· 病例 1 ·　修复胫前钢板外露

患者，男性，53 岁，因车祸致左胫腓骨下 1/3 骨折。在外院行胫骨前外侧钢板内固定。术后发生切口感染，组织坏死，钢板外露，胫前肌腱从创口浅层通过，其下方为一巨大死腔。清创后注入生理盐水，测量胫前肌腱下的组织缺损容量为 56 mL。皮肤缺损 9 cm × 5 cm。创面分泌物细菌培养：金黄色葡萄球菌和克雷伯菌。如不消灭死腔而仅用筋膜皮瓣覆盖，创面难以愈合。

设计网球拍样的远端蒂腓肠筋膜肌皮瓣，轴点在外踝上 5 cm，筋膜皮下蒂宽 3 cm，长 9 cm，中间带 1 cm 宽的皮桥。筋膜皮瓣长 12 cm，宽 6 cm。筋膜蒂和瓣部总长 21 cm。在小腿中点的近侧，于深面携带部分腓肠肌外侧头，肌肉面积 8 cm × 5 cm。腓肠肌筋膜皮瓣由近及远掀起后，放松止血带，约 1 min 即看到筋膜皮瓣的远端部分（小腿近侧）充盈出血，然后肌肉部分也有鲜红出血，这说明深层的腓肠肌可从浅层腓肠神经筋膜血管轴逆向获得血供。切开供受区间皮肤，将腓肠肌皮瓣明道转移。腓肠肌肌肉塞入胫前肌腱下的受区死腔。术后 1 周皮瓣血循良好，1 周后出现肿胀，但无张力水泡发生，恢复良好。2 周拆线，皮瓣完全成活。随访 10 个月，嘱患者单足站立将足跟提起（提踵），感患侧小腿肌力无明显降低（图 3-42）。

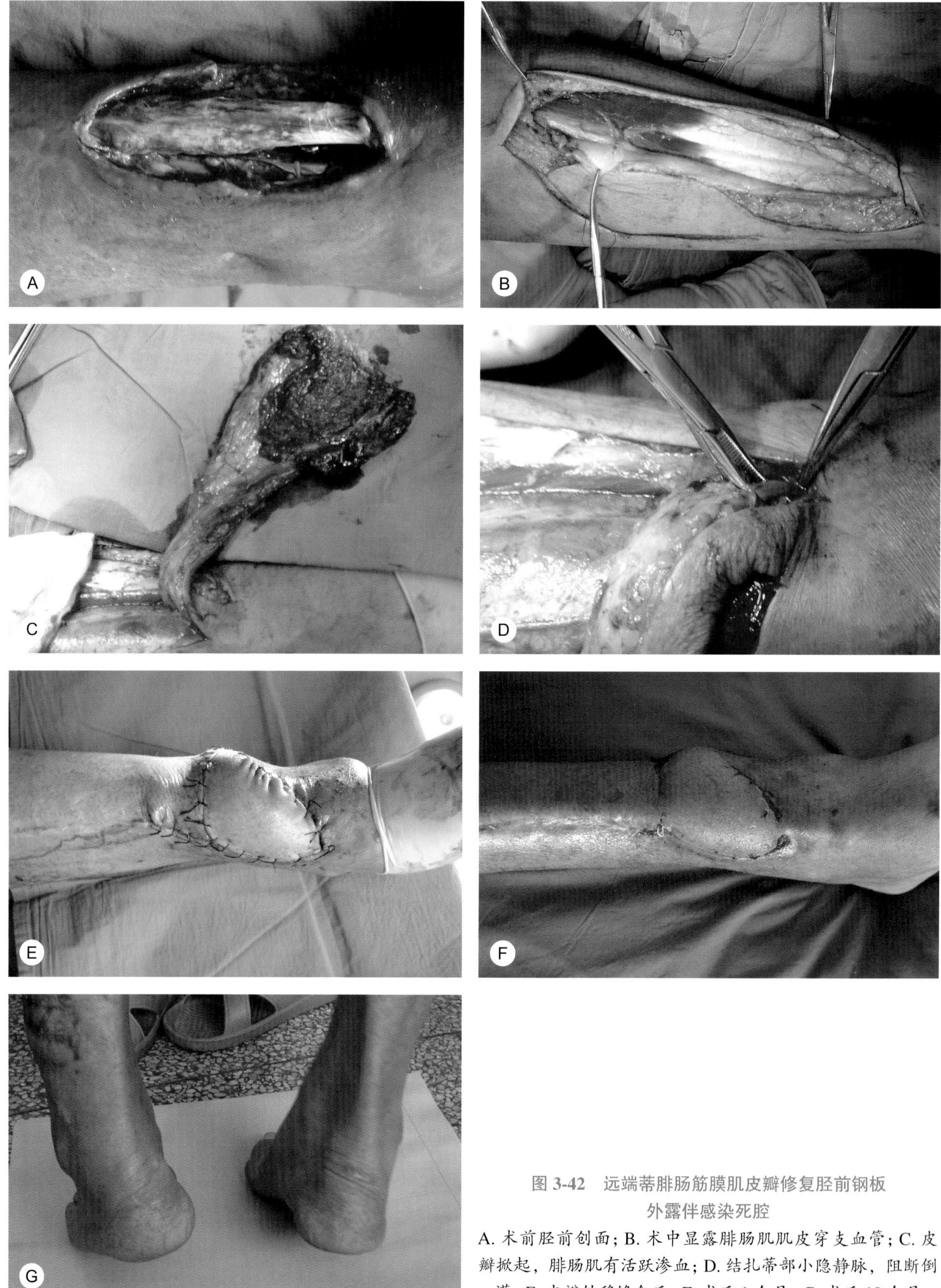

图 3-42 远端蒂腓肠筋膜肌皮瓣修复胫前钢板外露伴感染死腔

A. 术前胫前创面；B. 术中显露腓肠肌肌皮穿支血管；C. 皮瓣掀起，腓肠肌有活跃渗血；D. 结扎蒂部小隐静脉，阻断倒灌；E. 皮瓣转移缝合后；F. 术后 1 个月；G. 术后 10 个月

· 病例 2 · 修复小腿内侧胫骨外露

患者，男性，70 岁。左胫腓干中下段开放性骨折，行急诊清创钢板内固定术，术后皮肤坏死，钢板、骨外露，髓腔开放。术后 30 天，外院转入，经彻底清创，设计带腓肠神经小隐静脉的远端蒂筋膜肌皮瓣，利用肌肉的体积和抗感染能力覆盖开放的髓腔。术后筋膜肌皮瓣顺利成活（图 3-43）。

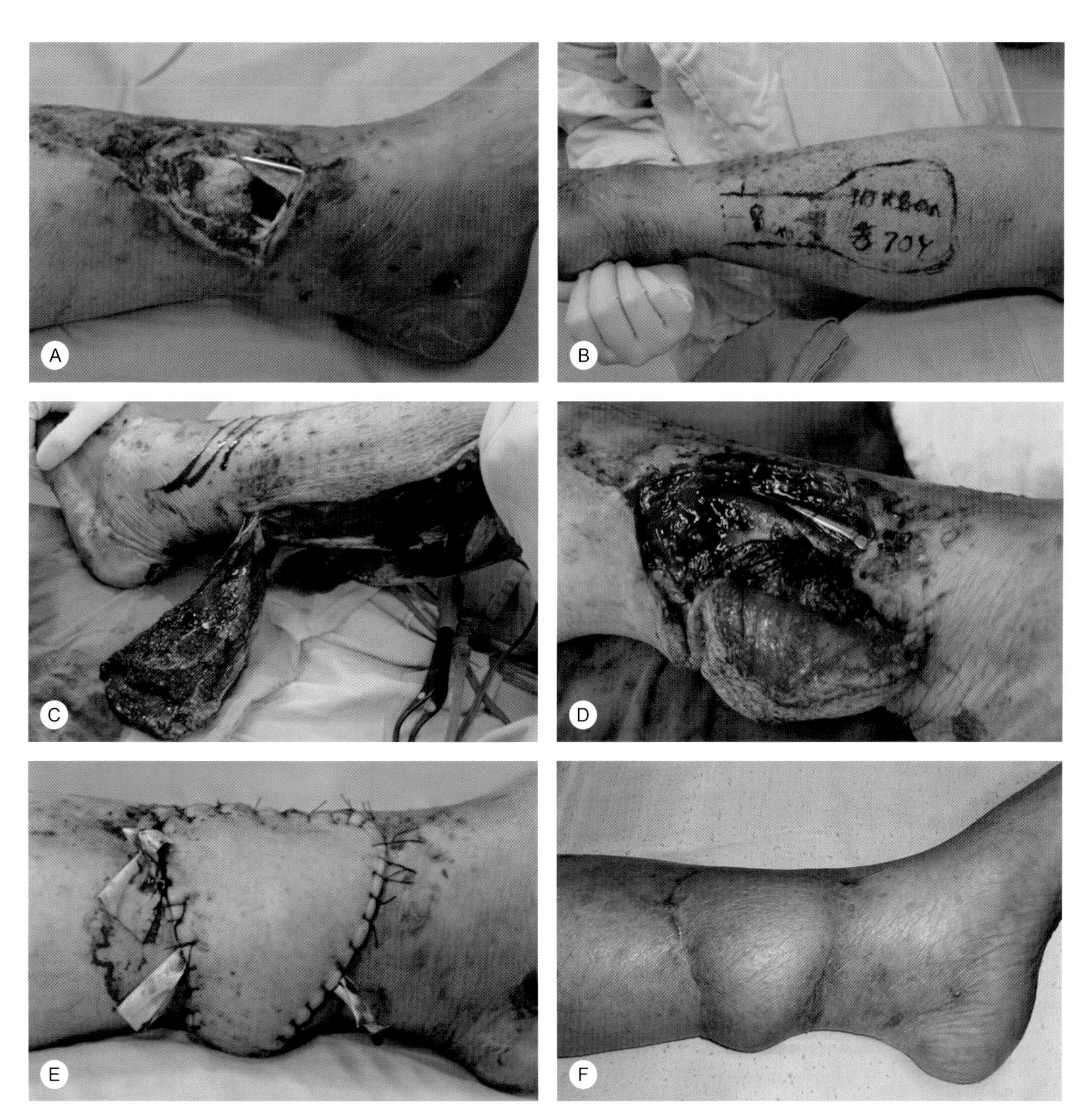

图 3-43 腓肠筋膜肌皮瓣修复胫骨开放性骨折感染创面

（张春提供）

A. 胫骨开放性骨折术后 2 月，皮肤软组织坏死，钢板外露，髓腔开放；B. 设计远端蒂腓肠神经筋膜肌皮瓣，蒂部长 8 cm，皮岛面积 10 cm × 8 cm；C. 筋膜肌皮瓣切取；D. 筋膜蒂肌皮瓣转位至受区，利用肌肉填塞髓腔；E. 皮瓣覆盖受区创面；F. 术后 1 个月，腓肠筋膜肌皮瓣完全成活

【皮瓣评价】

腓动脉穿支远端蒂腓肠神经岛状筋膜肌皮瓣，能以远侧为蒂，将近侧的腓肠肌肉向足踝部转移。其突出优点是：①特别适用于伴有较大死腔和（或）骨髓炎的感染创面，充分利用肌肉组织体积大（填塞死腔）、代谢率高、抗感染力强的特点；②血供可靠，成活有保障；③不损失肢体的主干血管，对伤肢血循干扰少；④属局部皮瓣，就近取材，在同一肢体手术，麻醉、消毒、铺巾一次完成；⑤无需显微外科技术，操作简单，容易开展；⑥手术一次完成，耗时短；⑦不固定肢体，利于早期活动和功能康复，患者痛苦少；⑧供区损失少，切取部分腓肠肌肉对提踵肌力并无影响；⑨皮瓣旋转弧大，基本可满足修复小腿下 1/3 段和足踝复杂创面的需要；⑩因携带的腓肠肌肉失去了运动神经支配，不久就会萎缩，隆起的皮瓣即会逐渐平坦，受区外形亦较满意，其厚度（1.5 cm 左右）亦能满足足跟负重的需要；⑪为穿支血管蒂轴型皮瓣，旋转方便，蒂部扭曲压迫少；⑫携带腓肠神经，可经吻合制成感觉皮瓣。

该皮瓣的动脉血供可靠，但静脉回流并不充分，术后在创面渗血停止后（2~3 天之后），皮瓣静脉性肿胀较为明显。结扎蒂部小隐静脉，去除远端静脉血的倒灌是简单的方法。进行血管吻合建立静脉超回流通道，则更为安全。

（张世民　张　春　张　凯）

第八部分 带肌腱的腓肠筋膜皮瓣修复跟腱皮肤复合缺损

临床常见跟腱断裂、缺损合并跟腱区皮肤软组织缺损，手术需同时兼顾跟腱重建和软组织缺损的修复，治疗较为困难。修复该类缺损需注意重建跟腱的强度和移动性，同时皮瓣修复需足够稳定、柔软且耐磨。远端蒂腓肠筋膜皮瓣可携带深部的腓肠肌腱，逆转移位后，一期重建跟腱和修复创面，效果良好。

其适用于：①跟腱冠状面部分缺损并跟腱区皮肤缺损；②跖肌腱或腓骨短肌腱等转位重建跟腱后强度不够，需加固缝合，同时提供跟腱滑动的润滑层；③跟腱完全缺损小于 3 cm，但是跟腱有坏死变性，跖屈位缝合跟腱后强度不够。

【皮瓣设计】

根据纸样标出的跟腱缺损的位置和大小，在皮瓣的相应位置画出腓肠肌腱的切取范围。肌腱一般宽 3~4 cm，长度较跟腱缺损长度上下各长 1~2 cm。

【手术方法】

采用顺逆结合法切取皮瓣，先探查旋转点处腓动脉穿支血管，再逆行从深筋膜下切取皮瓣。游离皮瓣至腓肠肌肌腱切取区域时，按设计线切开腓肠肌肌腱，在腓肠肌腱与比目鱼肌腱之间的间隙游离复合皮瓣带肌腱的部分。该间隙在跟腱的中上段较疏松，可钝性分离，在跟腱的下段间隙不明显，需锐性分离。

注意保护好腓肠肌腱与深筋膜的联系，可将肌腱与皮瓣临时缝合固定数针，以免肌腱与皮瓣分离。继续游离复合皮瓣及筋膜蒂至穿支的稍上方（图 3-44）。

复合皮瓣通过明道转位至受区。将腓肠肌腱覆盖在跟腱上，并与跟腱缝合，加强跟腱。①若跟腱冠状面部分缺损，直接用腓肠肌腱覆盖缺损处加固重建。②若跟腱完全缺损者，先将断裂的跟腱两端于踝跖屈位拉拢，然后采用腓骨短肌腱转位或跖肌腱移植修复跟腱，再将腓肠肌腱覆盖于跟腱缺损处加固重建。

皮瓣与创缘于无张力下缝合。供区采用可吸收缝线重建腓肠肌腱，创面宽度小于 5 cm 直接缝合，否则植皮修复。

术后患肢屈膝 45°、踝跖屈 30° 长腿石膏外固定 3 周，之后 3 周改用踝跖屈 30° 短腿石膏外固定。6 周后逐渐开始踝关节屈伸功能锻炼。

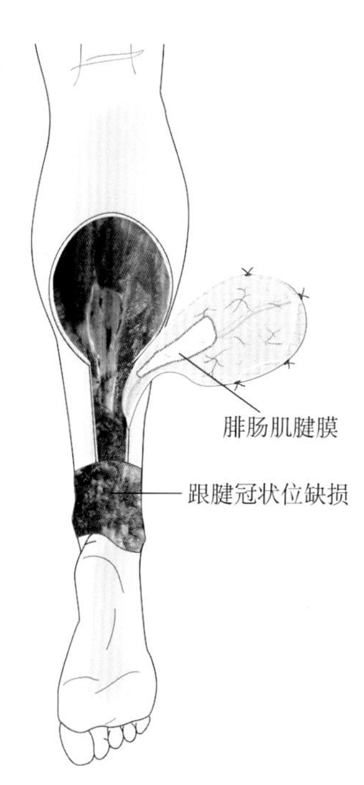

图 3-44 带腓肠肌肌腱的腓肠筋膜皮瓣示意图

【典型病例】

· 病例 1 · 修复跟腱皮肤复合缺损

患者，男性，18 岁，因车祸伤致左侧跟腱断裂。当地行跟腱止点重建吻合术后伤口不愈合，持续红肿、渗液 4 周。

接诊后，予以完善相关术前检查，一期予以彻底清创 + 负压辅助闭合技术覆盖。清除感染坏死组织，去除锚钉、缝线等异物。探查发现跟后方跟腱止点附近约 4 cm × 3 cm 皮肤软组织缺损并感染，跟腱糜烂，清创后，跟腱近止点处冠状面缺损约 3 cm × 3 cm，跟腱仅有两侧及前方少量组织与跟骨相连。

二期（1 周后）予以再次清创，切取腓骨短肌腱转位穿跟骨重建跟腱。以外踝上 7 cm 为旋转点，设计带腓肠肌腱膜的腓肠神经营养血管皮瓣转位修复创面并加固跟腱，术后皮瓣完全成活，创面治愈，行走功能良好（图 3-45）。

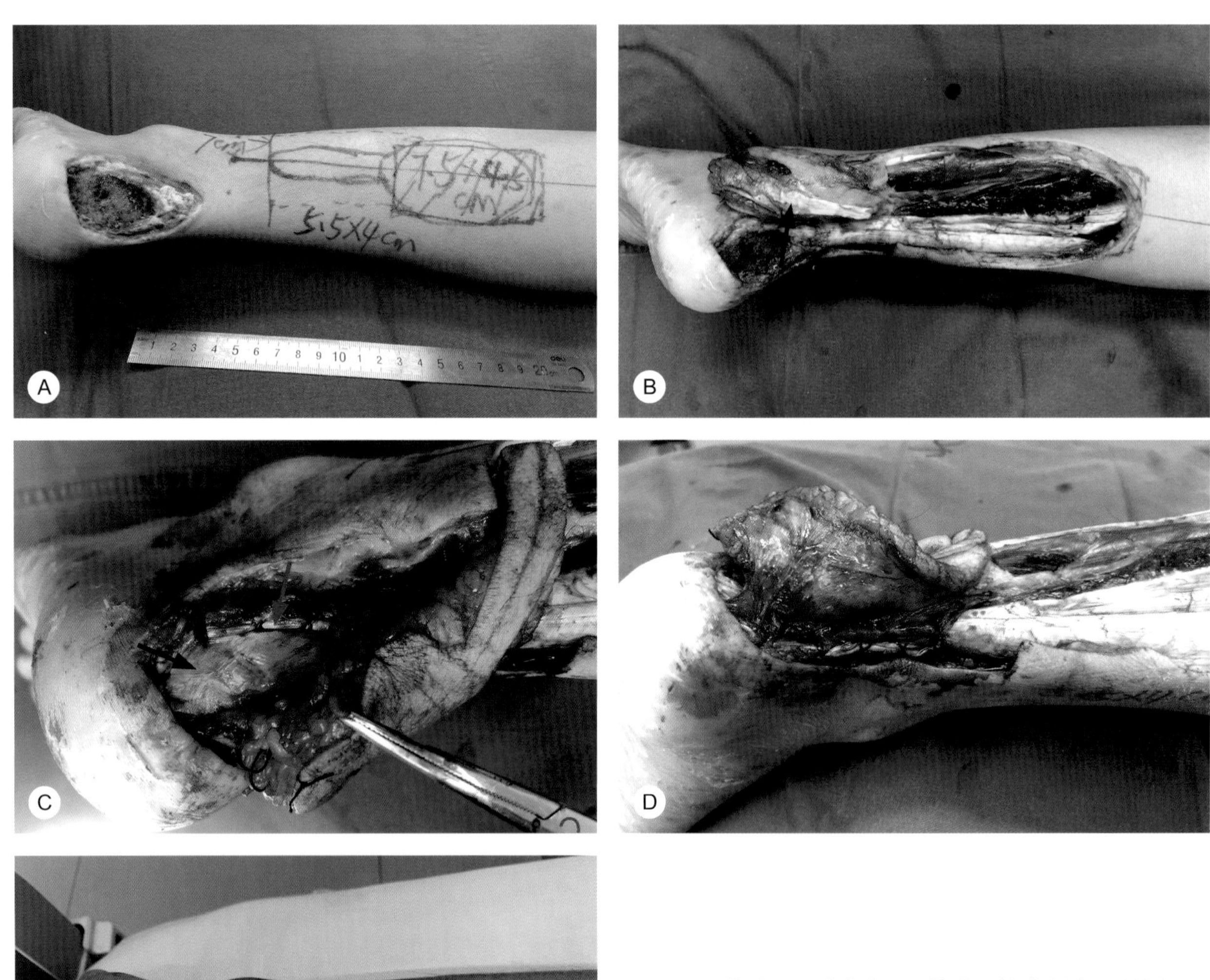

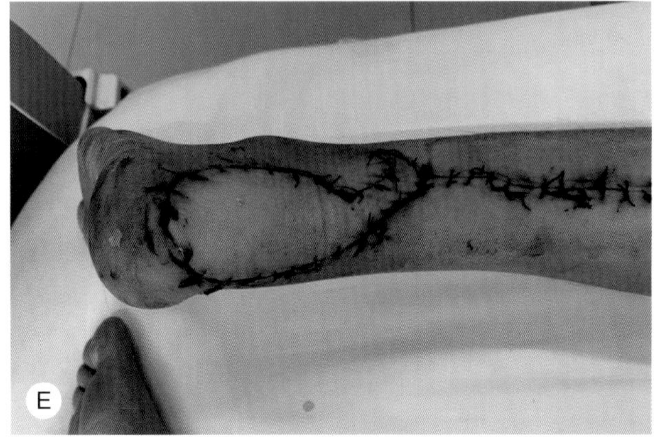

图 3-45 带腓肠肌腱膜的远端蒂腓肠筋膜皮瓣同时修复跟腱与皮肤复合缺损

A. 清创后创面及跟腱缺损情况，设计带腓肠肌腱膜的腓肠神经营养血管皮瓣修复创面并加固跟腱；B. 皮瓣完全掀起，携带部分腓肠肌腱膜（黑色箭头）；C、D. 采用腓骨短肌腱转位穿跟骨重建跟腱（红色箭头），将腓肠肌腱膜缝合于跟腱缺损处加固跟腱，腓肠肌腱膜与腓肠皮瓣有系膜相连，保证血运；E. 术后 2 周皮瓣完全成活

· 病例 2 · 修复跟腱区复合缺损

患者，女性，44 岁，摔伤后跟腱断裂，行跟腱断裂修复术后 2 个月伤口不愈合，并感染、坏死。探查见跟腱糜烂，线结松动，予以彻底清除感染坏死组织，去除糜烂的跟腱组织，清洗伤口后，踝关节跖屈位重新缝合断裂跟腱。以外踝上 7 cm 为旋转点，设计带腓肠肌腱膜的腓肠神经营养血管皮瓣；将携带的腓肠肌腱膜缝合于跟腱的远端，加固跟腱；术后皮瓣完全成活，伤口愈合良好。术后 10 年随访患者恢复正常行走功能，踝关节负重跖屈无碍（图 3-46）。

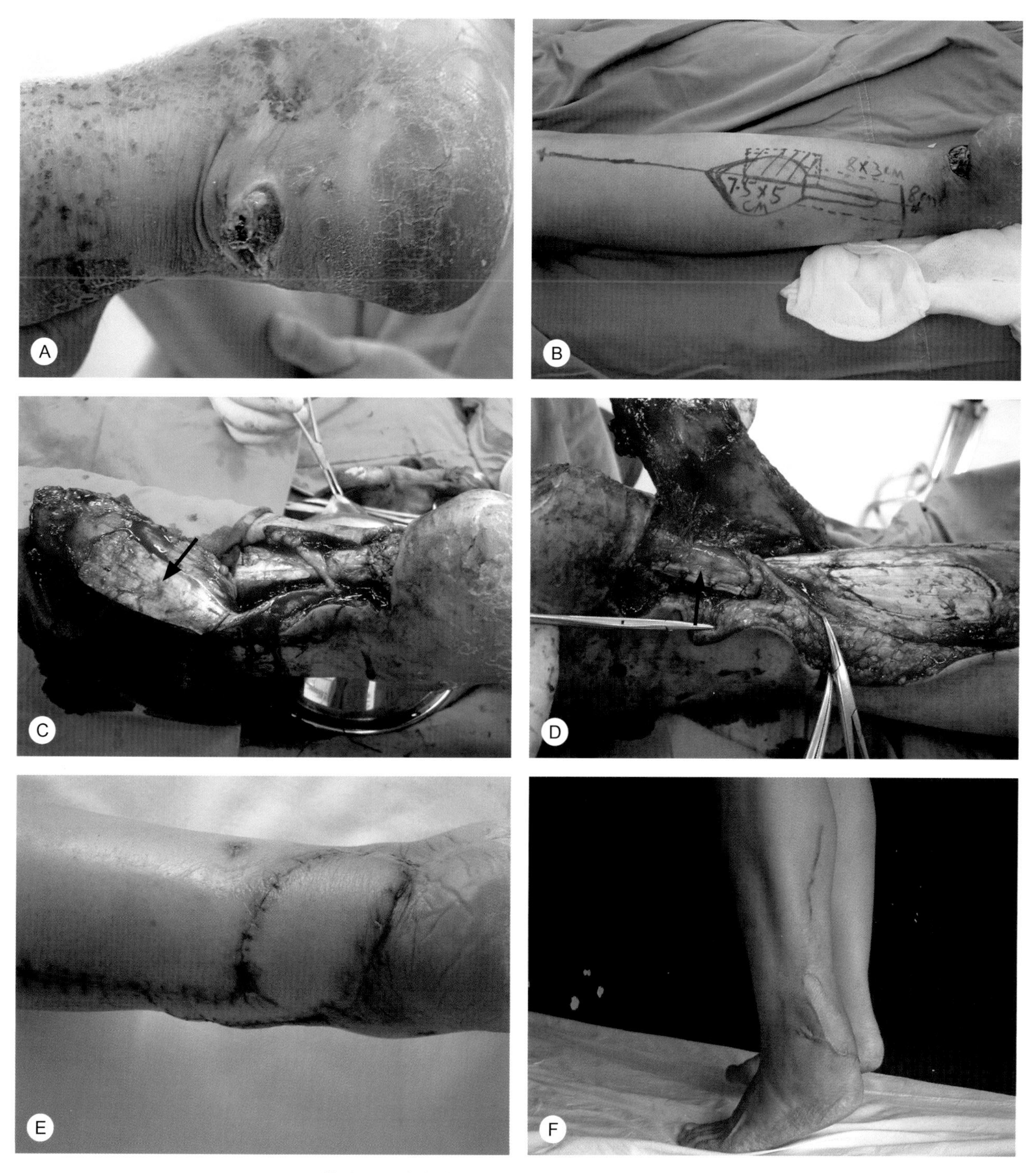

图 3-46　带腓肠肌腱膜的远端蒂腓肠筋膜皮瓣修复跟腱区复合缺损

A. 跟腱断裂术后皮肤坏死并感染。术前创面外观；B. 清创后创面，设计带腓肠肌腱膜的腓肠神经营养血管皮瓣；C. 皮瓣完全掀起，携带部分腓肠肌腱膜（黑色箭头）；D. 将腓肠肌腱膜（黑色箭头）覆盖缝合于跟腱的远端；E. 术后 2 周皮瓣完全成活，伤口愈合良好；F. 术后 10 年随访，踝关节负重跖屈无碍，功能、外观均满意

【皮瓣评价】

优点：①一次手术同时修复跟腱合并皮肤缺损，手术操作简单；②由于保留了皮瓣深筋膜与肌腱之间润滑层，减少术后粘连，更加有利于术后跟腱滑动功能的恢复；③转位的腓肠肌肌腱通过皮瓣深筋膜血管网与跟腱背侧血管网相交通，带有血运，能促进肌腱与跟腱缺损处的愈合，提高重建后跟腱的抗张强度。并且带血运的肌腱具有抗感染能力，有利于控制受区的感染。

缺点：腓肠肌腱相对跟腱较薄，抗张强度不够大，单纯用腓肠肌腱修复跟腱完全缺损的临床疗效有待进一步观察。

【注意事项】

(1) 需注意适应证的选择，跟腱完全缺损且缺损距离较长，单独应用携带的腓肠肌腱修复跟腱强度不够，需同时采用腓骨短肌腱或跖肌腱转位重建跟腱。

(2) 切取腓肠肌腱以后需注意修复残余的创面，减少腓肠肌腱的损伤，同时防止肌疝形成。

(3) 切取腓肠肌腱时，需将肌腱和皮瓣缝合几针防止脱落，全程需注意保护肌腱的血运。

(4) 术后需严格石膏固定。

(魏建伟　董忠根　彭　平)

第九部分 保留小隐静脉的腓动脉穿支筋膜蒂皮瓣

以腓动脉肌间隔穿支供血的远端蒂腓肠筋膜皮瓣最早由 Donski 和 Fogdestam 于 1983 年报道，作者以小腿中下部（踝上 10 cm）的腓动脉肌间隔穿支血管为营养血管，切取宽厚的筋膜蒂皮瓣，逆向转移修复远侧的小腿下段和跟腱区创面，皮瓣内不带腓肠神经，携带小隐静脉，经 3~7 天的延迟术后，3 例患者均取得成功。Masquelet 等（1992 年）提出皮神经营养血管皮瓣的概念之后，对腓动脉穿支与腓肠神经血管轴的研究逐渐增多。目前腓动脉穿支供养的腓肠神经营养血管皮瓣，已经发展成临床最常用的穿支皮瓣之一（远端蒂或游离移植）。

切取远端蒂腓肠神经营养血管皮瓣，多选用以下 3 组穿支血管作为血供来源：①外踝上 10 cm 左右的中部肌间隔穿支。②外踝上 5 cm 左右的最远侧肌间隔穿支。③外踝上 1 cm 左右的外踝后间隙穿支。

远端蒂腓肠神经筋膜皮瓣的固有问题以皮瓣术后肿胀、静脉淤血多见。因此，研究探讨改善皮瓣静脉回流的技术方法，极有临床意义。

笔者通过解剖学研究提出，保留小隐静脉主干于供区原位，通过皮瓣中的小隐静脉属支与主干在基底部的汇入，即浅静脉系统之间的直接沟通吻合，改善了皮瓣的静脉回流，在临床上取得了良好的效果。

【皮瓣设计】

按“点、线、面、弧”的原则设计。

以腘窝中点与跟腱与外踝中点的连线为皮瓣轴线，选择靠近创面的腓动脉穿支入皮点为旋转轴点，术前可用多普勒超声探测定位。

皮瓣设计成水滴样或倒立的梨形，即在所需皮岛的远侧（靠近蒂部方向），增加一个三角形皮瓣设计，转移后该三角形正好嵌入切开的蒂部皮肤之间，可减少蒂部缝合后的张力，防止对筋膜蒂的卡压。若受区创面为横向，此三角形皮瓣则横斜行设计，既有利于覆盖受区创面，也利于供区闭合。皮瓣的纵向设计位置应使穿支点位于创面近侧缘与皮瓣近侧缘的中点，即 ab=bc。旋转轴点处采用尖端朝向后侧的弧形皮肤切口，切开后形成一基底在外侧的真皮下血管网皮瓣，避免在筋膜蒂表面的直线切开，免除皮肤复位缝合后对筋膜蒂的线性压迫（图 3-47）。

【手术方法】

患者取俯卧位，大腿根部上气囊止血带。首先按设计画线切开弧形蒂部皮肤，自真皮下向两侧锐性剥

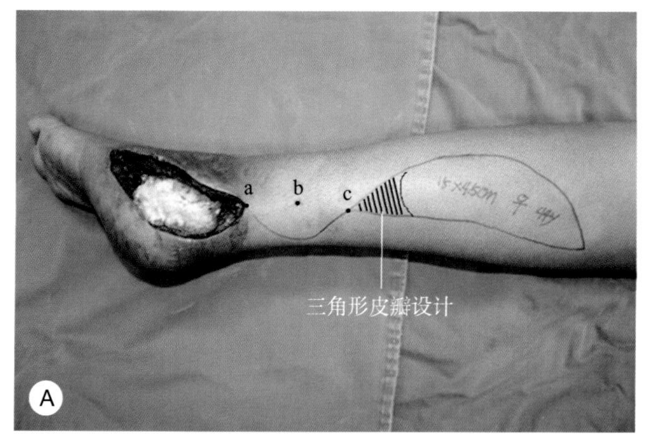

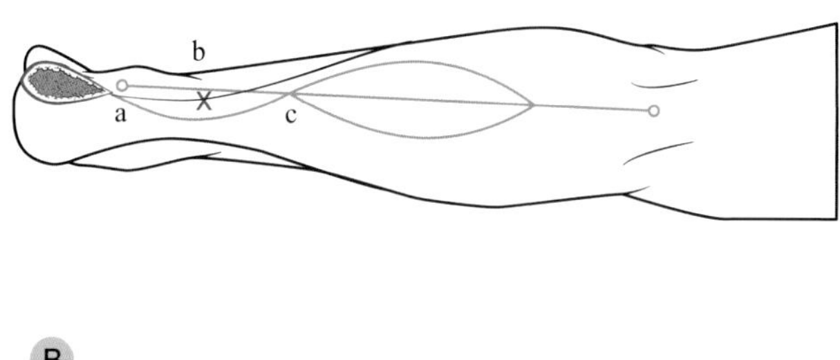

图 3-47 腓动脉穿支筋膜蒂皮瓣的改良设计

A. 病例图；B. 示意图

离 1.5~2 cm，将舌形真皮下血管网瓣自后向前掀起，带一薄层脂肪颗粒以保护真皮下血管网（图 3-48）。

于外踝上 5~7 cm 处，在腓骨长短肌表面纵行切开深筋膜，从深筋膜下向后方掀开，仔细寻找自跟腱与腓骨长短肌间隙发出的腓动脉穿支，探查确认穿支是否与术前的探测情况相符合，术中可根据穿支位置，再精确调整皮瓣设计位置。

切开皮瓣筋膜蒂的对侧，筋膜蒂的宽度不小于 2 cm，如果皮瓣切取位置较高（超过小腿中段）、面积较大，为保障皮瓣远端血运需将腓肠神经及其营养血管包含在内。

按设计线将皮瓣外侧皮肤依次切开直达深筋膜下，掀开皮瓣找到腓肠神经和小隐静脉主干，将小隐静脉主干自皮瓣中小心分离出去保留在供区原位，保留腓动脉穿支平面以远的静脉属支，这个位置常有一条粗大的或 2~3 条细小的小隐静脉属支进入筋膜蒂部。此处小隐静脉与腓肠神经伴行紧密，分离时切勿损伤腓肠神经营养血管及其与腓动脉穿支融合的血管链，手术放大镜或显微镜下解剖分离更加精确。

最后按设计线切开皮瓣内侧皮肤，在腓肠肌肌膜表面锐性分离，将腓肠神经近端切断带入皮瓣。如果皮瓣切取未超过小腿中段且面积较小，可不带腓肠神经，将其与小隐静脉一起小心剥离出去，完整保留在供区，可减小供区损伤，但剥离腓肠神经时不可避免的会损伤部分营养血管链，所以为保障皮瓣血供，筋膜蒂宽度需放宽至 2.5~3 cm 才相对安全。皮瓣完全分离后，放松止血带，观察血运。

观察皮瓣血运良好，切开筋膜蒂与创面之间的皮肤，分别向两侧皮下游离 1 cm，将皮瓣旋转移位至受区后，将预留的三角形皮瓣嵌入蒂部切开的皮肤之间，缝合后可减少对蒂部的压迫。可用一枚直径 2.5 mm 克氏针自足底穿入，固定踝关节，防止皮瓣蒂部受到牵拉。

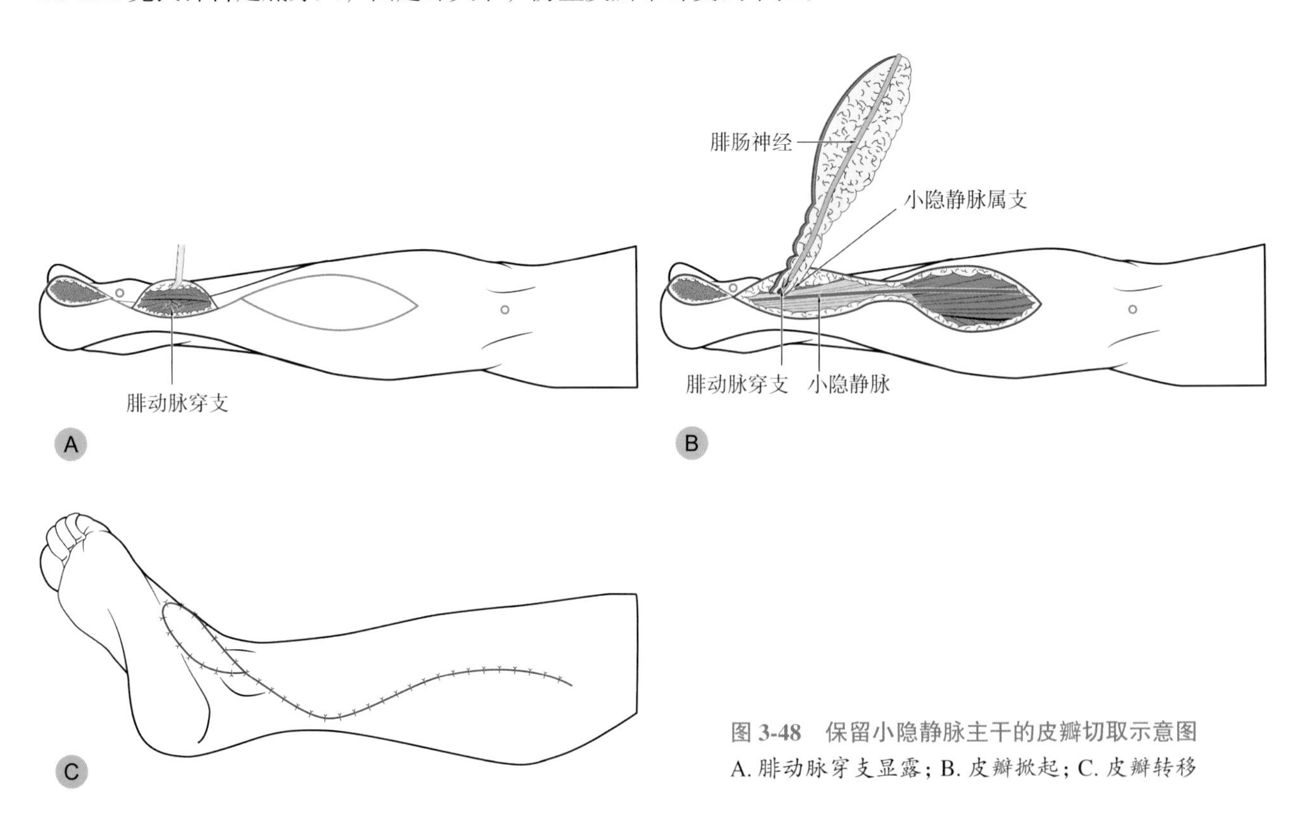

图 3-48　保留小隐静脉主干的皮瓣切取示意图
A. 腓动脉穿支显露；B. 皮瓣掀起；C. 皮瓣转移

【典型病例】

· 病例 1 ·　修复跟外侧创面

患者，男性，25 岁，右跟骨骨折切开复位内固定术后 4 周，皮肤坏死钢板螺钉、骨质外露。设计保留小隐静脉的改良腓肠神经营养血管皮瓣修复，术后顺利成活（图 3-49）。

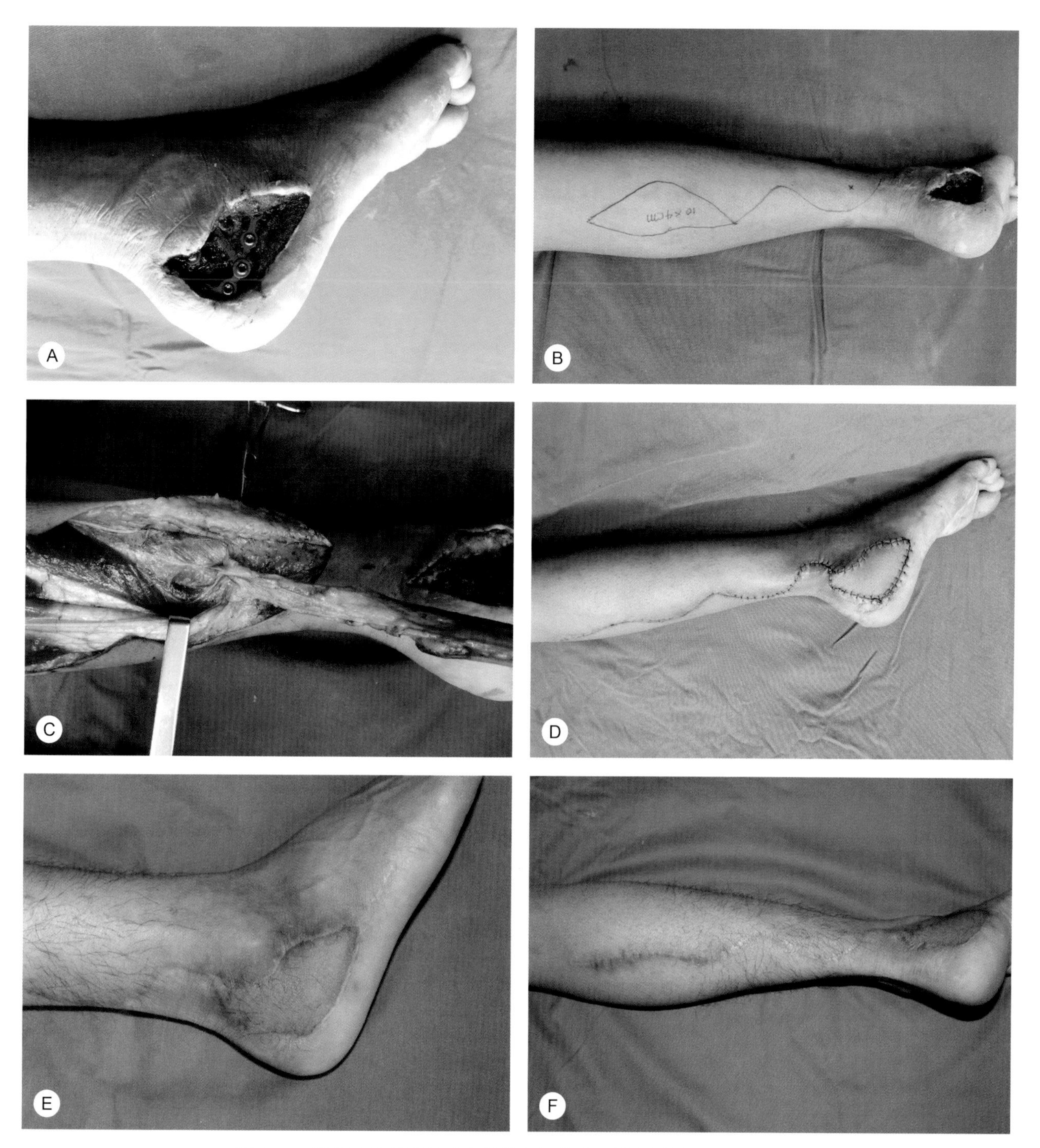

图 3-49 保留小隐静脉的改良腓肠神经营养血管皮瓣修复跟外侧创面
A. 创面情况；B. 皮瓣设计；C. 腓动脉穿支解剖显露；D. 术后即刻；E. 术后 1 年皮瓣；F. 术后 1 年供区

· 病例 2 · 修复后跟及跟内侧创面

患者，男性，55 岁，左跟骨开放性骨折术后 2 周，后跟及跟内侧皮肤坏死缺损，跟腱、骨质外露。设计保留小隐静脉主干的腓肠神经营养血管皮瓣修复，术后皮瓣完全成活，外形功能满意（图 3-50）。

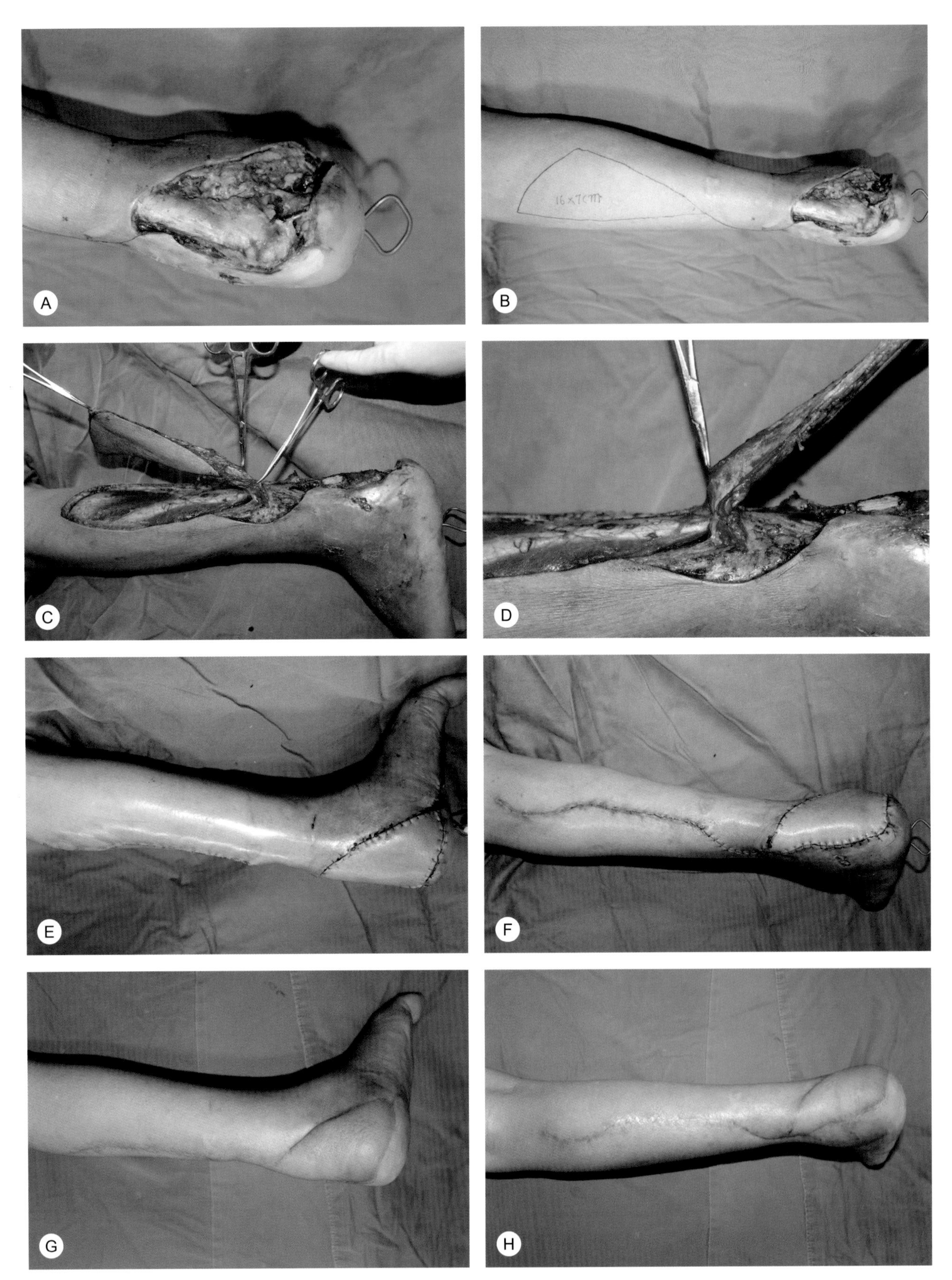

图 3-50 保留小隐静脉的改良腓肠神经营养血管皮瓣修复后跟及跟内侧创面

A. 创面情况；B. 皮瓣设计；C. 腓动脉穿支解剖显露；D. 腓动脉穿支解剖显露；E. 术后即刻（侧面）；F. 术后即刻（后面）；G. 术后半年（侧面）；H. 术后半年（后面）

【皮瓣评价】

保留小隐静脉主干的改良设计方法，提高了皮瓣血液循环的可靠性，优点包括：①筋膜蒂部的皮肤，弧形切开，缝合后避免直线压迫蒂部，减少筋膜蒂的张力；②在皮岛上增加三角形皮瓣，设计或水滴状，嵌入蒂部皮肤缝合后，能减少对蒂部压迫；③保留小隐静脉主干于原位，充分利用小隐静脉属支汇入主干的部位，设计为皮瓣的蒂部，改善皮瓣的静脉回流；④穿支血管蒂恒定、口径粗，皮瓣血供可靠；⑤蒂长，皮瓣设计转位灵活；⑥不牺牲主干血管；⑦对供区功能影响小；⑧手术简单、省时易行；⑨携带腓肠神经及其营养血管可扩大皮瓣切取范围；⑩术式变化多样，皮岛可根据受区的形状而改变设计方向（斜形设计、叉状设计）。

缺点包括：①切断携带腓肠神经，可致足外侧小范围皮肤感觉障碍，有形成痛性神经瘤可能；②供区不够隐蔽，术后瘢痕影响小腿外观；③ 远端蒂转移时因穿支血管蒂较短，修复范围有限，修复中远足创面时皮瓣血供并不可靠。

【注意事项】

（1）CDFI 等辅助检查定位穿支的数据作为参考，不能完全依靠，手术时首先要做蒂部探查切口，明确穿支位置、数目、大小，根据实际情况再精确调整皮瓣位置。

（2）由于腓肠神经营养血管与腓动脉穿支形成的链式吻合血管丛，使皮瓣携带腓肠神经的情况下，可以明显增加皮瓣切取长度和范围。当切取纯腓动脉穿支皮瓣的带蒂转移时，皮瓣长度和宽度要相应缩小，具体根据穿支情况决定。

（3）选择尽量靠近创面的穿支为带蒂皮瓣的旋转点，穿支入皮点越靠近创面，所需皮瓣长度也越短，可减少转移后的无效重叠长度和供区损害。皮瓣旋转点每靠近创面 1 cm，所需皮瓣长度即可缩短 2 cm。

（4）带蒂皮瓣血管蒂要无张力转移，当遇到穿支血管蒂较短或者较设计位置远离时，可切断穿支血管蒂周围纤维束带、分离筋膜组织，向主干游离一段距离，可以增加血管蒂长度。

（池征璘　曹学新　陈一衡　白辉凯）

第十部分 保留腓肠神经的穿支筋膜蒂腓肠皮瓣

按常规方法切取的远端蒂腓肠神经营养血管筋膜蒂皮瓣，不仅皮瓣的感觉丧失，而且其供区支配的外踝及足背外侧皮肤感觉也消失，成为该皮瓣不可避免的缺点之一。切取腓肠神经虽不影响足部功能，但有患者不断抱怨各种供区感觉异常（如冰凉、灼样、虫爬样、“死肉”等），尤其难以接受外踝区皮肤感觉消失，影响其穿鞋的感觉。如果术前告知不充分，患者常常质疑手术缺陷，影响主观感受及满意度。有报道称切取腓肠神经后，感觉消失区可以恢复。但笔者随访常规皮瓣术后 5 年，感觉消失区虽有少许缩小，但仍然不能恢复。因此探索保留腓肠神经的皮瓣切取方式，对保存足外侧感觉，减少供区损害，有重要而实际的价值。

腓肠神经－小隐静脉有各自的轴型伴行营养血管，其近端来源于腘窝中间皮动脉、腓肠动脉肌皮穿支，两条轴型血管间相互交通，与腓肠神经及小隐静脉的间距不恒定，其间距变化趋势为：在深部血管穿支加入的部位，伴行血管与神经、静脉的距离最大；在两条穿支之间，伴行血管与神经、静脉的距离最小。营养血管与腓肠神经的距离为 1~6 mm，平均 2.8 mm；与小隐静脉的距离为 1~8 mm，平均 5.2 mm。腓肠神经营养血管与神经关系较紧密，有时长段地位于神经系膜内。

腓动脉终末穿支在外踝尖上 7 cm 范围内有 2~4 支穿支，最低穿支距离踝尖 12~32 mm，平均 22 mm。穿支直径 1.0~1.5 mm，平均 1.2 mm。通常最粗的穿支在距离踝尖 30 mm 范围内汇入神经、静脉的营养血管及踝动脉网，营养血管还直接与踝动脉网交通。

【皮瓣设计】

遵循腓肠神经营养血管筋膜皮瓣的设计原则，按受区的部位、形状大小设计皮瓣，多普勒超声听诊确定皮瓣的旋转点。皮瓣长宽较创面适当增加 1~2 cm，近端可设计成水滴状或带皮蒂。

【手术方法】

在硬膜外麻醉及气囊止血带下手术。先切开蒂部皮肤浅层，确定小隐静脉及腓肠神经的位置关系后，适当调整皮瓣位置。切取皮瓣近端时勿损伤腓肠神经的内外侧支及小隐静脉。需要吻合小隐静脉时，向近端游离切取适当长度。小隐静脉无法吻合时可结扎，小隐静脉远端已经损伤时可以不做处理。于深筋膜下游离并翻转皮瓣，深筋膜与真皮间断缝合，防止脱离。

翻转皮瓣，沿腓肠神经外膜剪开深筋膜，逐渐游离神经。可在放大镜下分离，直至蒂部旋转点的血管穿支处。术中是否选择或放弃保留腓肠神经主干或内外侧支，可依据皮瓣切取部位、伴行血管与神经的关系、创面的部位而取舍。

术后注意患肢适当抬高．预防蒂部受压，术后 3~5 天，静滴低分子右旋糖酐注射液、消旋山莨菪碱及皮质激素。一旦出现静脉回流障碍，小切口放血及局部肝素湿敷维持少量渗血，预防皮瓣淤血肿胀加重。

【典型病例】

· 病例 1 · 腓肠神经保留成功

患者，男性，58 岁，压砸伤致左前足毁损，清创后皮肤缺损，经创面换药 1 周后再次清创，设计远端蒂腓肠神经营养血管皮瓣，旋转点位于外踝尖上 5 cm，带皮蒂宽约 2 cm，面积 16 cm × 11 cm。皮瓣从深筋膜下掀起，保留腓肠神经于供区。术后皮瓣大部分成活，尖端少量皮肤坏死经清创换药后伤口愈合。术后回访皮瓣质地良好（图 3-51）。

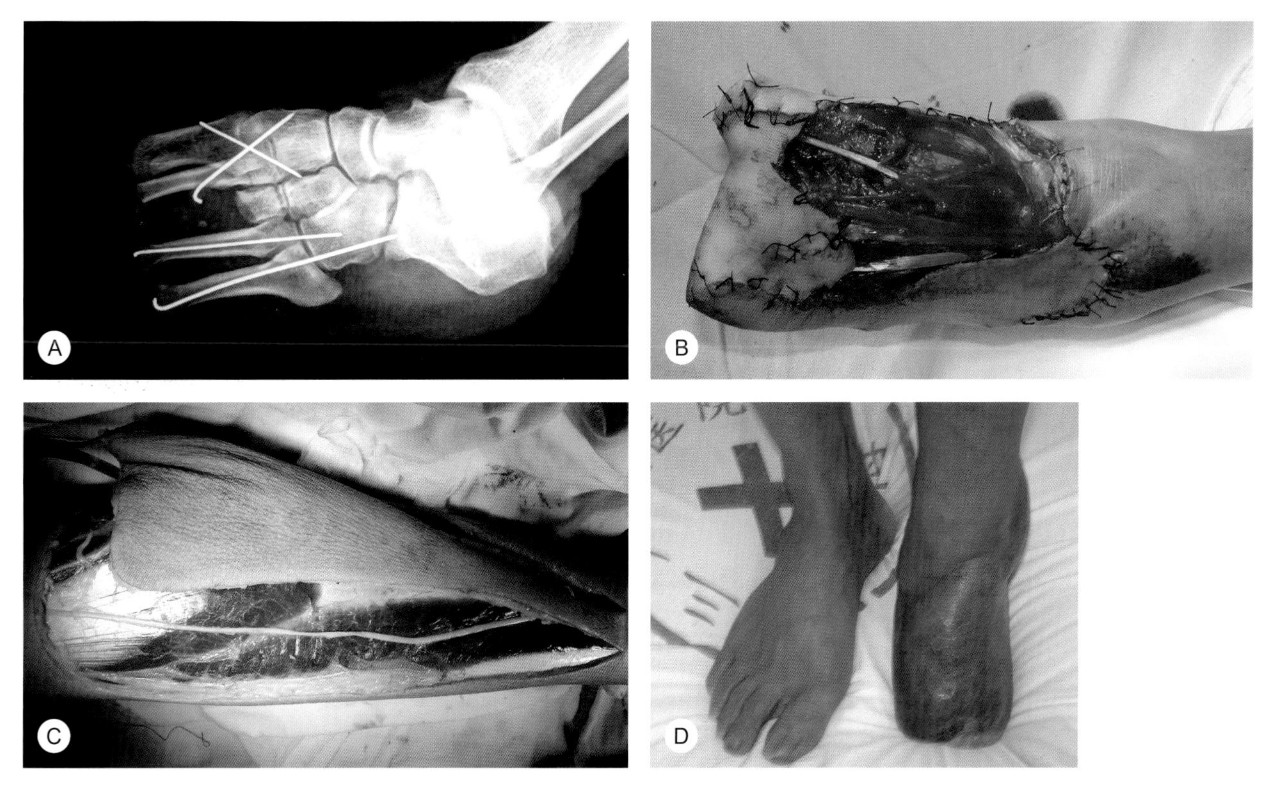

图 3-51 保留腓肠神经的筋膜蒂岛状皮瓣修复前足缺损
(黎晓华提供)
A. 前足毁损，急诊清创；B. 清创后皮肤缺损面积约 14 cm × 11 cm；C. 术中保留腓肠神经内侧束；D. 术后皮瓣末端部分坏死，经换药后愈合

·病例 2· 腓肠神经保留失败，术中放弃

患者，男性，20 岁，车祸伤致右足多发骨折伴皮肤缺损，清创、VSD 负压吸引 1 周后，设计远端蒂腓肠神经营养血管皮瓣，旋转点位于外踝尖上 3.5 cm，带皮蒂宽约 2 cm，面积 14 cm × 7.5 cm。皮瓣从深筋膜下掀起，术中尝试保留腓肠神经，但在剥离过程中发现血管神经缠绕紧密，遂放弃保留，将腓肠神经包含在皮瓣蒂部之内。术后皮瓣完全成活。随访皮瓣质地优良（图 3-52）。

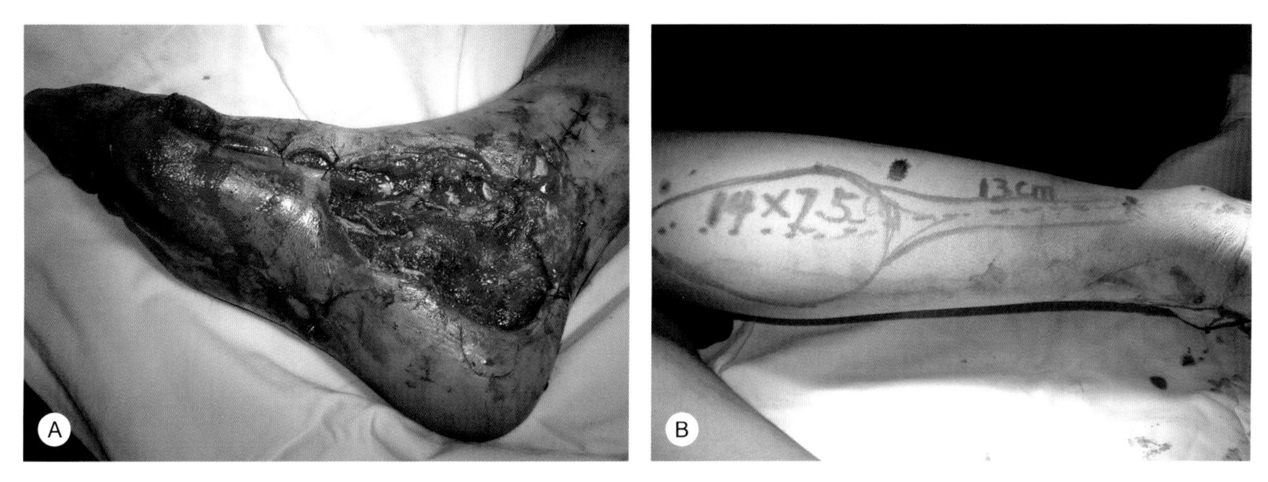

图 3-52 术中尝试保留腓肠神经，但发现血管轴与腓肠神经缠绕紧密，最终放弃保留
(黎晓华提供)
A. 经 VSD 负压吸引后的足内侧创面；B. 设计远端蒂腓肠神经营养血管皮瓣

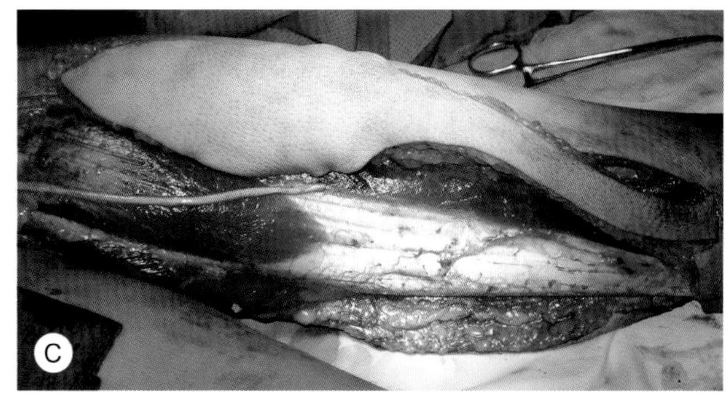

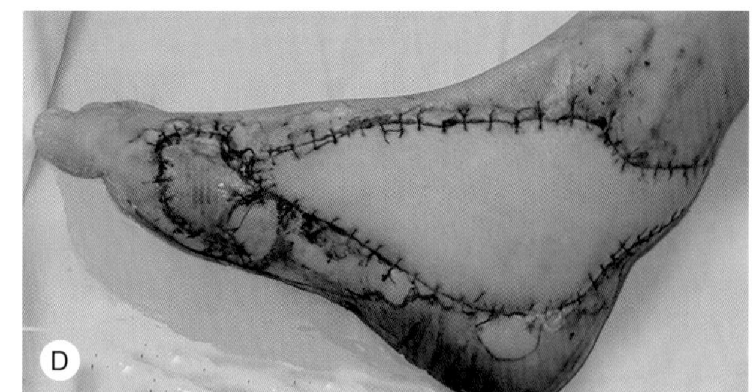

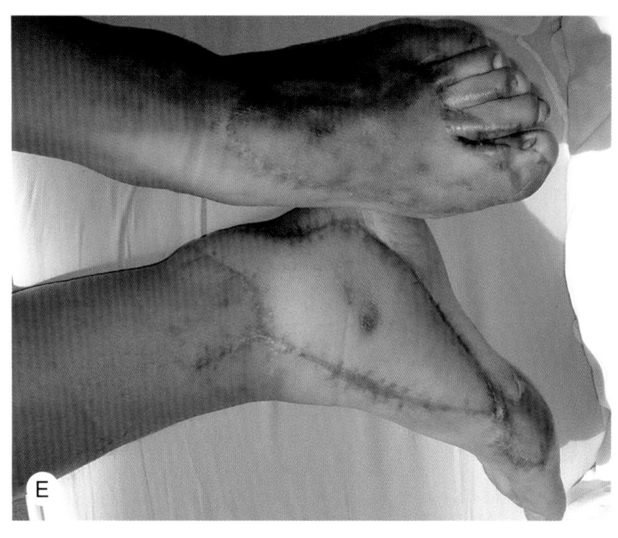

图 3-52 术中尝试保留腓肠神经，但发现血管轴与腓肠神经缠绕紧密，最终放弃保留（续）

C. 术中血管束与神经缠绕，放弃保留；D. 皮瓣转位缝合；E. 术后皮瓣愈合良好

【皮瓣评价】

笔者采用保留腓肠神经的穿支筋膜蒂腓肠皮瓣修复创面 12 例，皮瓣面积 4 cm × 6 cm~11 cm × 17 cm，旋转点在踝尖上 3~7 cm，蒂长 6~18 cm，蒂宽 2~4 cm。麻醉作用消失后，4 例腓肠神经支配区皮肤感觉正常；4 例 $S2^{+}$~S3，表现为主观感觉麻木，但针刺感觉正常、过敏或小范围减退；2 例外踝区域 S0，2 例足外侧 S1；其中 1 例切断腓肠神经外侧支后，足踝部无感觉消失区。经 6~24 个月、平均 14 个月的随访，4 例 $S2^{+}$~S3 于术后 5~30 天恢复达基本正常。S0 及 S1 病例感觉障碍区同术后，但范围有缩小。

采用保留腓肠神经营养血管穿支筋膜蒂皮瓣修复小腿中下段及足踝部创面，可以改善这类皮瓣术后足外侧皮肤感觉障碍的固有缺陷，临床风险可控，对减少供区损害及并发症方面有显著临床价值。

缺点是增加手术操作难度，术中发现神经与血管轴缠绕紧密时，不得不放弃保留。

【注意事项】

（1）考虑远端蒂皮瓣保留腓肠神经时，蒂部旋转点不宜低于踝尖上 5 cm，可以减少游离腓肠神经的长度，多保留穿支，以增加皮瓣动脉端的灌注压，减少损伤神经轴型血管的可能性。反之。如果降低旋转点，游离神经的长度增加，穿支数量减少，可能降低皮瓣的动脉灌注压，增加静脉回流阻力，最终影响皮瓣成活。

（2）保留腓肠神经时应小心贴近神经外膜分离，必要时在手术显微镜下分离。如果同时要结扎小隐静脉，应慎重并仔细操作，防止损伤静脉周围的营养血管。

（3）当腓肠神经损伤或其支配区皮肤缺损时，保留神经失去意义。

（黎晓华 庄 蕾）

第十一部分 胫后动脉穿支筋膜蒂皮瓣

小腿内侧或称后内侧皮瓣供区，早期是以带胫后动脉主干血管的形式出现的，称为小腿内侧皮瓣或胫后动脉皮瓣。不切取主干动脉，而是以胫后动脉穿支及小腿内侧筋膜皮肤血管链为基础的皮瓣，历史上曾有许多名称，如小腿内侧筋膜皮瓣、筋膜蒂皮瓣、小腿内侧肌间隔血管皮瓣、隐神经营养血管皮瓣、隐神经大隐静脉营养血管皮瓣等。

钟世镇等（1982年）提出肌间隔皮肤血管和肌间隔皮瓣的概念之后，不切取胫后动脉的小腿内侧肌间隔皮瓣开始出现于临床。侯春林等（1991年）报告了小腿肌间隙血管皮瓣的临床应用，Koshima等（1992年）报告了胫后动脉穿支皮瓣逆转修复足背创面。Masquelet等（1992年）提出了浅感觉神经营养血管轴皮瓣（皮神经皮瓣）的概念，Cavadas（1997年）报道了隐神经逆转岛状皮瓣。Ballmer等（1999年）报道了对内踝血管网与隐神经血管轴的解剖学研究（图3-53）。张发惠、郑和平等（2004年）对小腿皮神经营养血管链进行了深入的解剖学研究，亦称隐神经大隐静脉营养血管筋膜皮瓣，为这类宽厚筋膜蒂皮瓣的临床应用提供了血管解剖学基础。

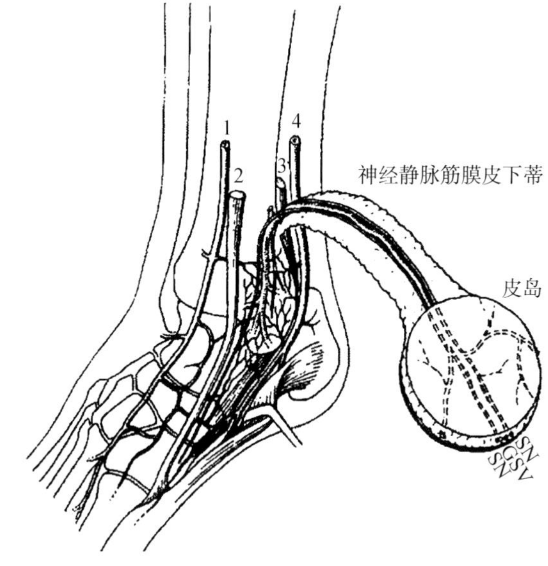

图3-53 小腿内侧隐神经大隐静脉筋膜蒂岛状皮瓣示意图

（引自Ballmer，1999）

1. 胫前动脉；2. 胫前肌腱；3. 胫后肌腱；4. 胫后动脉

小腿内侧的血供，上段来自隐动脉神经血管束和腘窝内侧皮动脉、腓肠内侧动脉肌皮穿支（腓肠肌内侧头穿支），中下段则得到胫后动脉穿支血管的加强。

隐神经是股神经的最长分支，约在股骨内上髁下方5 cm处穿出深筋膜至皮下。

在小腿，隐神经一直位于皮下组织中，有膝降动脉的分支隐动脉伴行营养。直至小腿中上1/3交界处，隐动脉一直位于神经的前方；以后隐动脉变细，成为交织的纵向血管丛，在神经周围0.5~1.0 cm的范围内伴行。隐神经营养血管（丛）与大隐静脉的关系密切，在小腿中上2/3段，位于大隐静脉的后方；在小腿下1/3段，位于大隐静脉的前方。隐神经营养血管（丛）在行程中接受2~7个（平均3个）胫后动脉穿支血管的加入，最低的一个在内踝上5 cm左右，称为内踝上穿支。隐神经营养血管丛亦发出分支与小腿内侧的皮肤相通，从膝至踝部，共有5~16分支。

内踝周围血管网主要由5条血管吻合而成：①内踝上筋膜穿支，是胫后动脉在内踝上5 cm发出的最远侧轴型穿支，外径1 mm。②内踝前动脉，在踝间线上2 cm~4 cm发自胫前动脉，外径1.1 mm，沿胫前肌腱内侧分布于内踝。胫前动脉尚发出3支以上的细小血管向内侧参加内踝网。③跗内侧动脉，在踝间线上下1 cm发自足背动脉，外径1.4 mm，在胫前肌腱外侧向内走行。足背动脉向内踝和足内侧区尚发出2~4支细小分支。④内踝后动脉，于内踝尖上2 cm发自胫后动脉，外径0.7 mm。单独的内踝后动脉比较少见，但胫后动脉在内踝尖上4 cm的范围内一般发出2~4条外径0.2~0.5 mm的细小分支，绕过胫后肌腱分布于内踝。⑤足底内侧动脉，离内踝尖5 cm于踇展肌深面由胫后动脉发出，继之分成深浅2支，浅支与跗内侧动脉有丰富吻合，并参加内踝血管网。内踝网在内踝至足舟骨粗隆的部位最为丰富密集。

胫后动脉的肌间隔穿支在小腿内侧的深筋膜层形成环环相扣的纵向链式吻合血管丛，同时，小腿内侧的皮下组织中尚有纵向的隐神经和大隐静脉营养血管丛。隐神经前支较粗，伴大隐静脉经内踝前方直达足内侧；后支较细，止于内踝部。内踝网与小腿内侧的深筋膜、隐神经和大隐静脉血管丛相交汇，丰富吻合，以内踝网的前部最为明显。

【皮瓣设计】

轴心线：皮瓣的轴心线即为隐神经的走行线，与大隐静脉的走行相同。

轴心点：皮瓣的远侧旋转轴点即为胫后动脉的肌间隔筋膜穿支的发出部位，最低的一个是内踝上筋膜穿支，在内踝上 5 cm 左右。另一穿支在内踝上 10 cm 左右。该两个穿支比较实用。

【手术方法】

在气囊止血带下切取皮瓣。

先做跟腱一侧的切口，从深筋膜下间隙向前掀起，观察胫后动脉发出的穿支血管位置，多位于内踝上 5 cm 左右。可对设计的皮瓣做适当调整。蒂部穿支血管显露并保护后，即可切开皮瓣四周，将大隐静脉、隐神经包含在皮瓣内，切断结扎。自深筋膜下分离，逐渐向远端掀起皮瓣。切开皮瓣蒂部皮肤，至少保留 2~3 cm 宽的筋膜皮下组织蒂，其内含有皮神经浅静脉营养血管丛。亦可在蒂部表面保留 1~2 cm 宽的皮桥，以利于转移后缝合，避免蒂部张力压迫。切开蒂部与创面之间皮肤，将皮瓣明道转移到受区。供区缺损多需游离植皮覆盖，不太宽的创面可直接拉拢缝合。

【典型病例】

·病例 1· 修复胫骨钛板外露

患者，男性，45 岁。开放性胫骨 pilon 骨折，内固定术后 3 月出现迟发性感染，应用静脉抗生素后消退。因多次感染发作形成慢性窦道。切除感染坏死组织，彻底清创，保留内固定，予以 VSD 治疗。1 周后，创面清洁，设计带皮桥的小腿内侧筋膜蒂皮瓣转位修复。首先做后侧切口，从深筋膜下间隙向前掀起，找到胫后动脉穿支血管后，切取筋膜皮瓣。术后恢复顺利，皮瓣完全成活（图 3-54）。

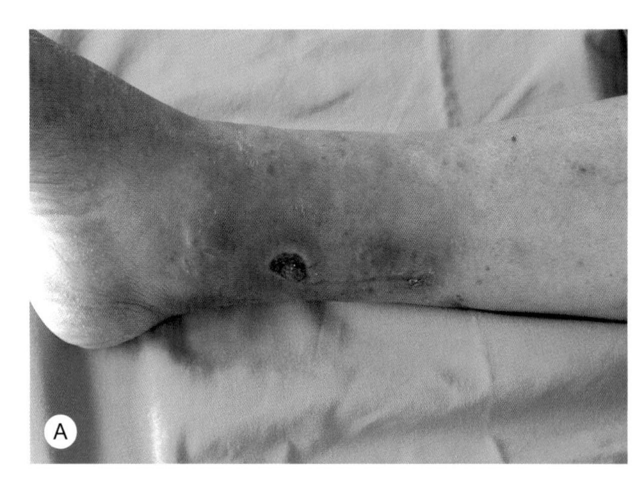
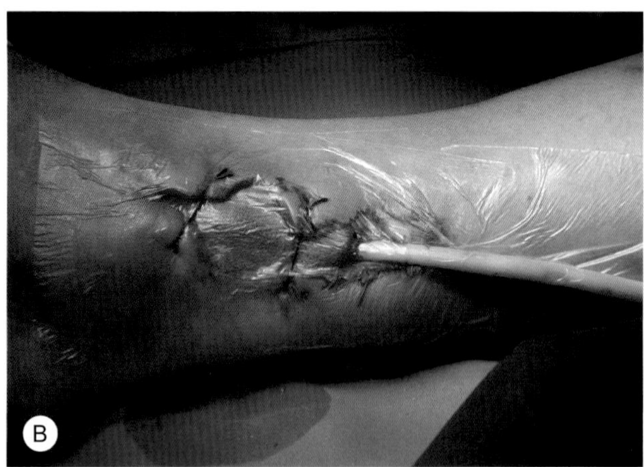

图 3-54 小腿内侧筋膜蒂皮瓣修复 pilon 骨折术后感染创面

A. 感染窦道；B. 应用 VSD

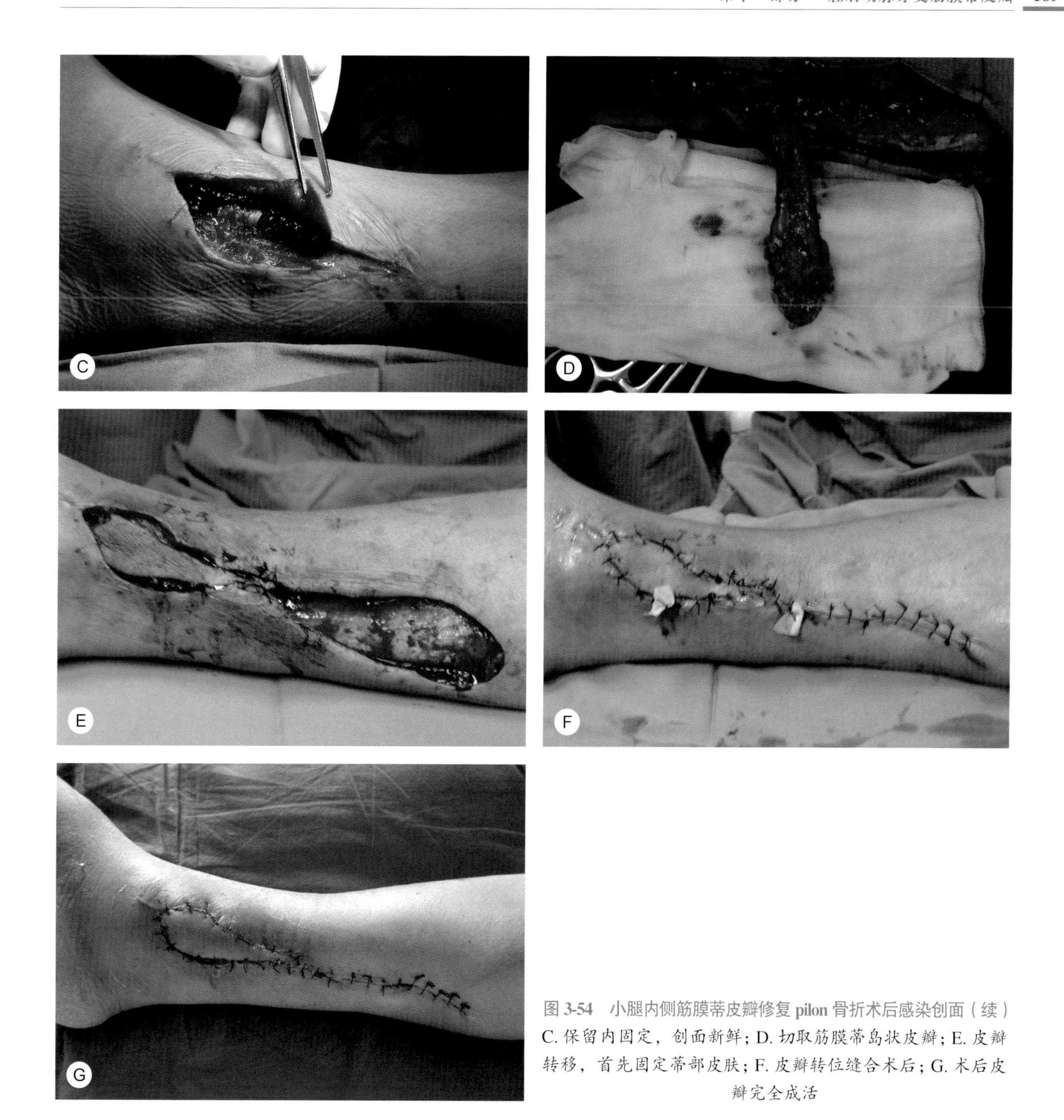

图 3-54 小腿内侧筋膜蒂皮瓣修复 pilon 骨折术后感染创面（续）
C. 保留内固定，创面新鲜；D. 切取筋膜蒂岛状皮瓣；E. 皮瓣转移，首先固定蒂部皮肤；F. 皮瓣转位缝合术后；G. 术后皮瓣完全成活

·病例 2· 修复足跟

患者，男性，27 岁，车祸伤致左足跟足底大面积皮肤软组织挫裂伤，清创缝合后 12 天，左足跟后内侧有大面积皮肤软组织坏死，面积 12 cm × 8 cm。在小腿后内侧设计切取包含隐神经和大隐静脉的远端蒂岛状筋膜皮瓣，皮瓣旋转点在内踝上 5 cm，筋膜蒂长 8 cm，皮岛面积 14 cm × 10 cm。皮瓣旋转 180° 修复创面，供区植皮覆盖。术后供受区均完全成活（图 3-55）。

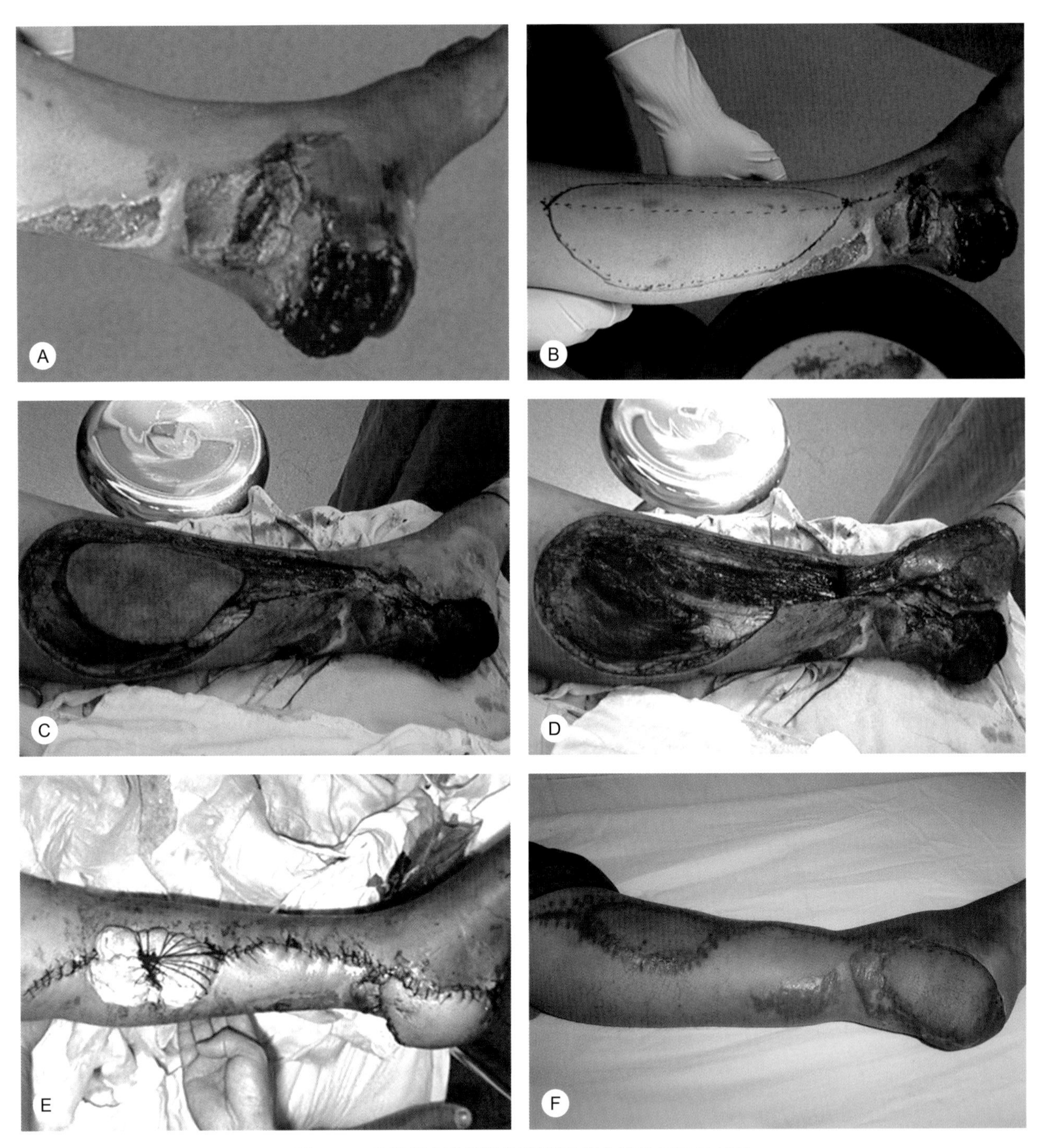

图 3-55　隐神经大隐静脉筋膜蒂岛状皮瓣修复足跟创面
（林松庆提供）
A. 左足跟皮肤软组织坏死；B. 设计包含隐神经大隐静脉的远端蒂筋膜岛状皮瓣；C. 皮瓣切取，为宽厚的筋膜蒂岛状皮瓣；D. 皮瓣试行转位；E. 供区小部分创面植皮封闭；F. 术后 2 个月，皮瓣完全成活

· 病例 3 ·　修复足背

患者，男性，32 岁，车祸致足背皮肤软组织缺损。外踝骨折已经内固定。在小腿内侧设计切取隐神经营养血管远端蒂筋膜皮瓣。在内踝上 7 cm 探测到胫后动脉穿支血管。设计皮瓣总长度 22 cm，其中皮岛面积 10 cm × 7 cm，蒂部皮桥长 12 cm。术后皮瓣完全成活（图 3-56）。

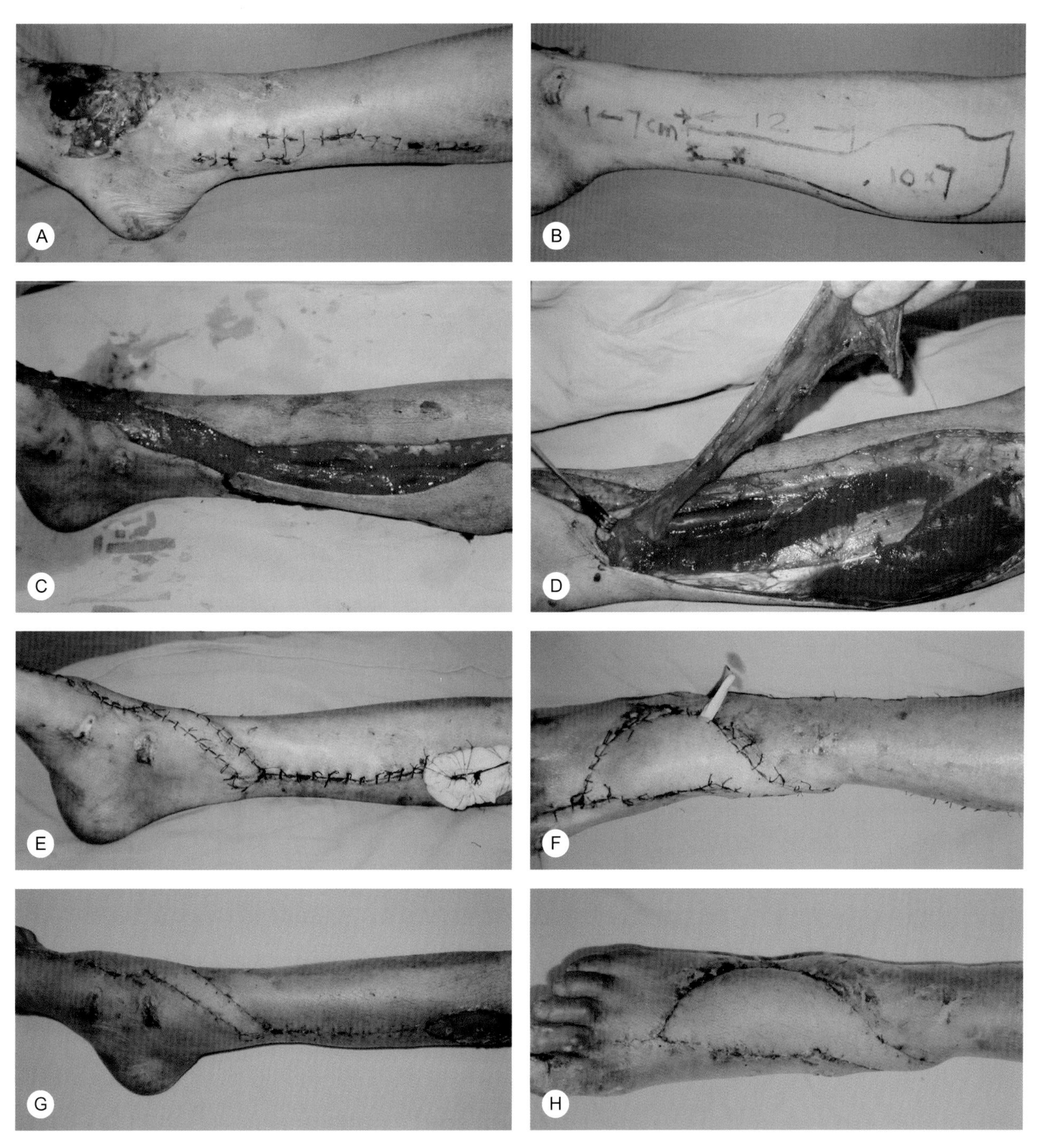

图 3-56 胫后动脉穿支筋膜蒂皮瓣修复足背缺损
（丁小珩提供）

A. 足背创面，外踝骨折已行内固定；B. 皮瓣设计呈网球拍样，带蒂部皮桥防止压迫；C. 皮瓣切取；D. 皮瓣掀起至轴点，为穿支筋膜蒂；E. 皮瓣转移，小部分供区植皮；F. 显示足背受区皮瓣；G. 术后皮瓣完全成活；H. 皮瓣末端完全成活

· 病例 4 · 修复足跟

患者，女性，36 岁，左足跟外伤 19 天入院。后跟区皮肤缺损、部分跟腱外露坏死。扩创后设计网球拍样的胫后动脉穿支筋膜蒂岛状皮瓣，皮瓣切取面积 8 cm × 5 cm，皮桥延伸至蒂部旋转点。皮瓣供区直接缝合。术后皮瓣血运良好。术后 6 个月随访，皮瓣外形美观，质地、弹性佳，色泽良好，踝关节活动恢复正常（图 3-57）。

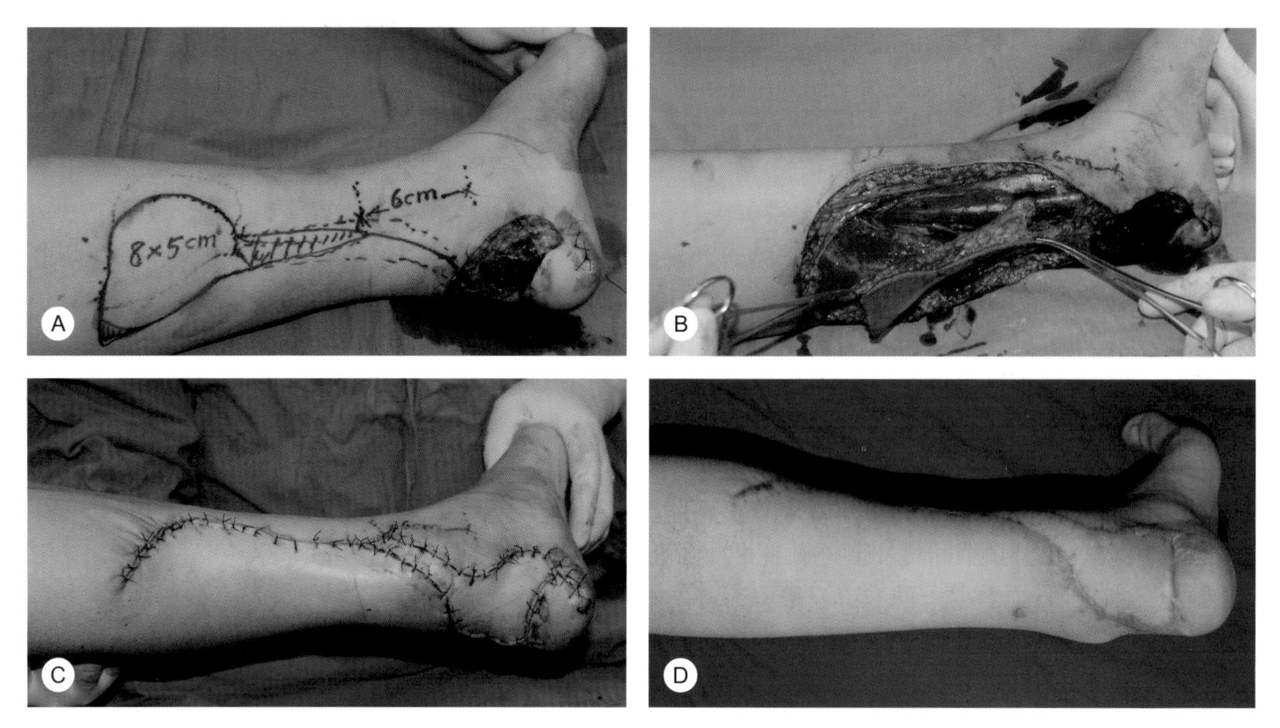

图 3-57 胫后动脉穿支筋膜蒂岛状皮瓣修复足跟

（唐举玉提供）

A. 后跟缺损与小腿内侧网球拍样皮瓣设计；B. 岛状皮瓣切取；C. 皮瓣转移，皮桥减轻蒂部缝合张力；D. 术后 6 个月随访

·病例 5· 修复内踝创面

患者，男性，48 岁，车祸伤致右侧双踝骨折，右内踝皮肤挫伤。入院后行石膏临时固定消肿对症处理。10 天后肿胀消退，行右双踝骨折切开复位钢板螺钉张力带内固定。术后 10 天，右内踝处皮肤坏死，行扩创 VSD 负压吸引对流冲洗。12 天后，行带胫后动脉穿支血管的远端蒂筋膜皮瓣修复创面，皮瓣设计成网球拍样。在远侧蒂部将大隐静脉挑出结扎，阻断静脉血倒灌。术后皮瓣顺利成活（图 3-58）。

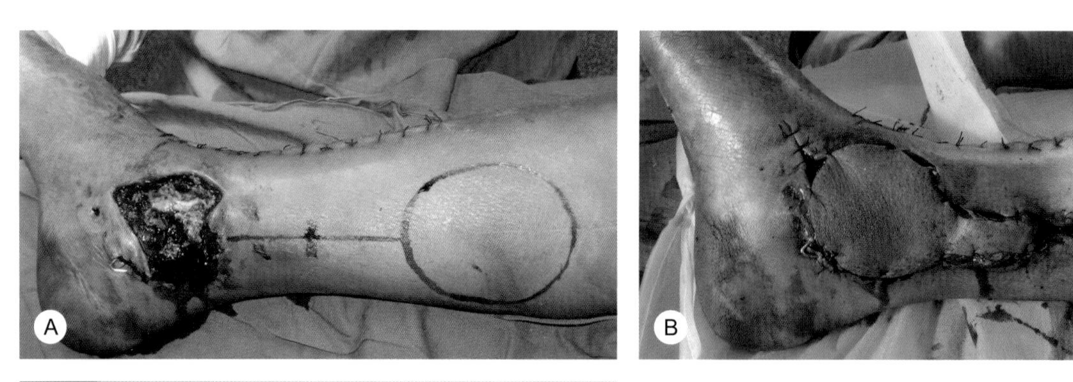

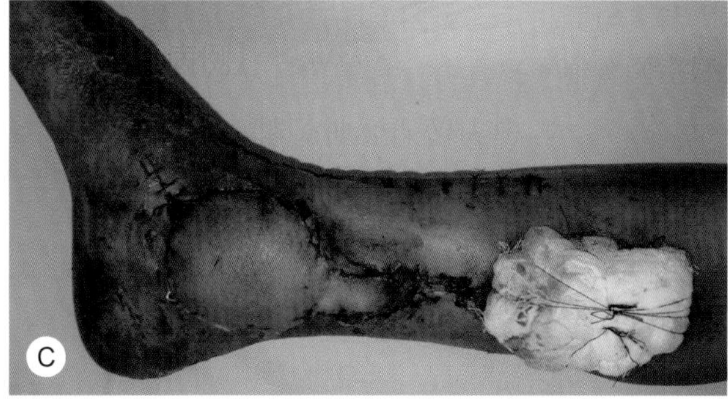

图 3-58 小腿内侧网球拍样筋膜皮瓣修复内踝骨折创面

（刘勇提供）

A. 内踝创面及远端蒂皮瓣设计；B. 皮瓣转位术后；C. 术后 1 周，皮瓣成活

·病例6· 修复足跟

患者，男性，4岁，左足跟不慎绞入摩托车后轮。左足跟后方软组织缺损，跟腱缺损部分跟骨结节缺损，诊断为左足后跟Ⅲ级轮辐伤。完善术前检查，急诊手术治疗。本例患者轮辐伤基本特点：创面以外侧损伤为重，大小约 5 cm × 3 cm；跟腱缺损约 2 cm。据此设计手术方案为：清创、逆行隐神经营养血管皮瓣 + 跟腱止点重建术。

患者全身麻醉成功后，大腿根部安放止血带并加压，俯卧位。肥皂水刷洗伤口周围，去除所有污渍和血凝块，双氧水、大量生理盐水反复冲洗伤口去除伤口内异物。无菌纱布擦干创面和下肢后，常规消毒铺单。由浅入深清创，去除所有坏死组织，保留有活力的组织。清创后见：跟腱缺损约 2.4 cm，跟骨结节部分缺失，两侧及远端残留部分跟腱；创面以外侧损伤为重。跟腱采用重叠缝合的方式进行止点修复。

逆行隐神经营养血管皮瓣的设计和切取如下：皮瓣大小约 10 cm × 4 cm；旋转点在内踝上方 3 cm；轴线沿隐神经走行方向；切取深度在深筋膜下，蒂部筋膜宽度 1.5 cm。皮瓣转位覆盖受区，供区打包植皮。手术过程顺利，术后行抗感染治疗。术后踝关节趾屈位、膝关节屈曲 60° 位长腿石膏固定 3 周，后改为短腿石膏固定 3 周，再开始踝关节背伸功能康复训练。术后 11 个月患者来复查，步态正常，背伸稍受限，皮瓣外形良好（图 3-59）。

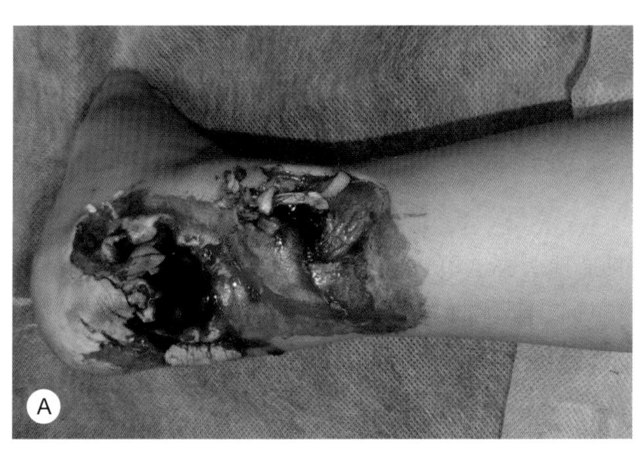

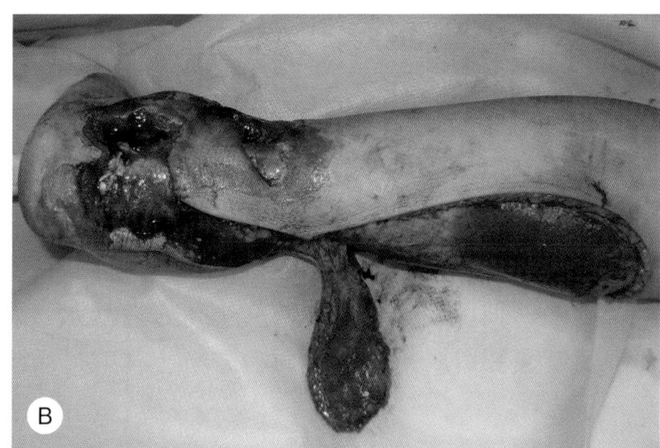

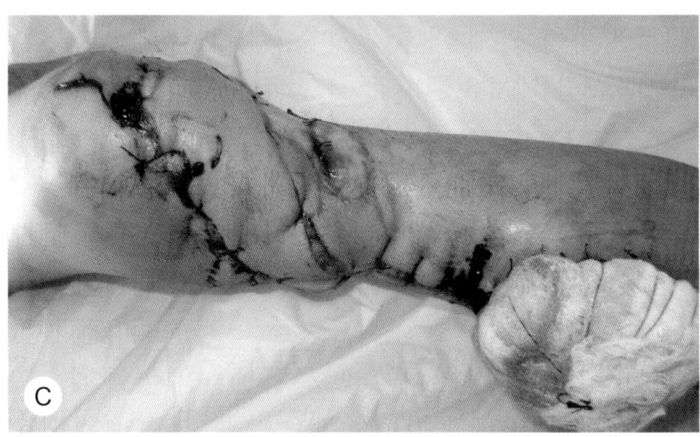

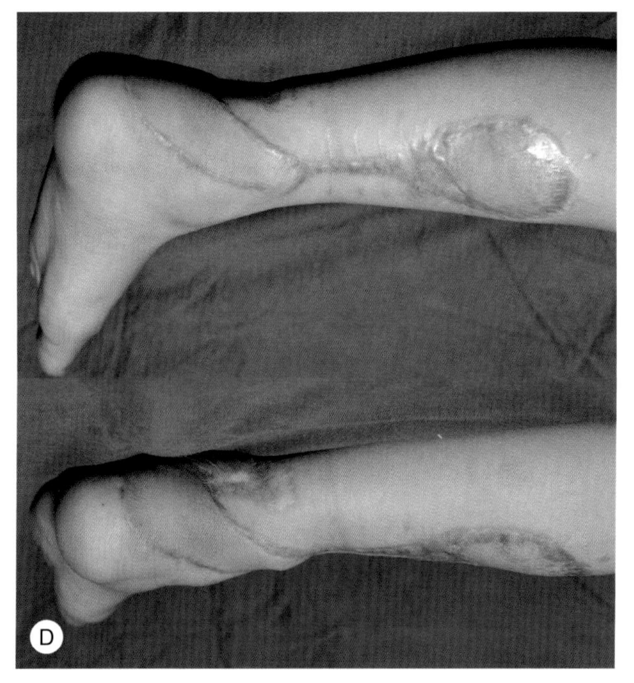

图 3-59 隐神经筋膜蒂岛状皮瓣修复儿童足跟

（何晓清提供）

A. 左足跟轮辐伤，跟腱与软组织缺失；B. 术中修复跟腱，行隐神经营养血管皮瓣转移；C. 术后 3 天，皮瓣成活良好；D. 术后 11 个月，小腿内侧面观

·病例 7· 修复足跟

患者，男性，17 岁，左足跟摩托车轮辐伤，清创缝合后皮肤软组织坏死，跟骨外露 4 周，创面面积 20 cm × 6 cm。设计胫后动脉穿支筋膜蒂岛状皮瓣转位修复。根据缺损的形状制作布样，反向在小腿设计皮岛形状。皮瓣蒂部为包含隐神经大隐静脉的筋膜皮下蒂，旋转点位于内踝上 3 cm。皮瓣转位修复创面，术后完全成活。随访 3 个月，功能良好（图 3-60）。

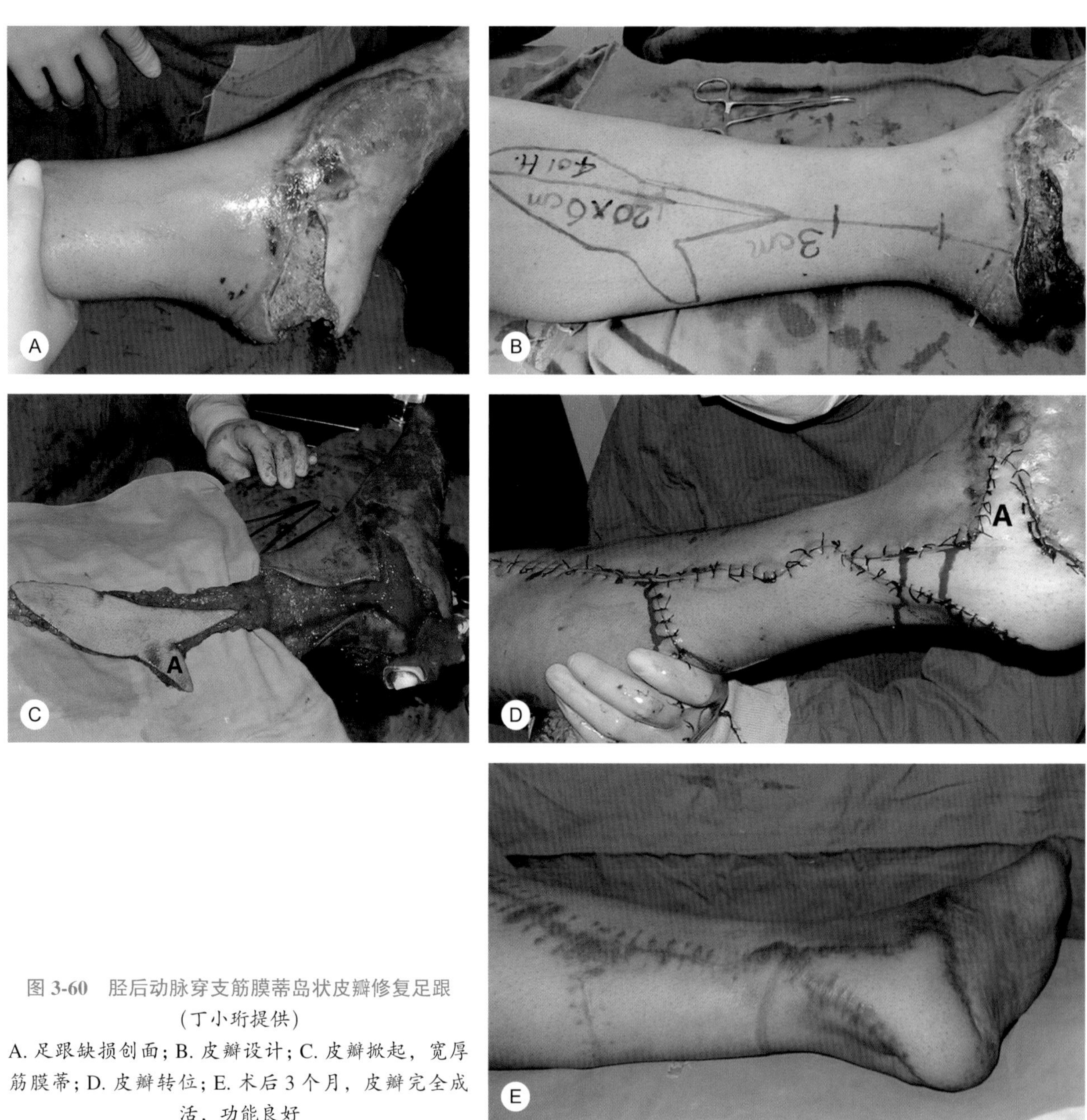

图 3-60 胫后动脉穿支筋膜蒂岛状皮瓣修复足跟
（丁小珩提供）
A. 足跟缺损创面；B. 皮瓣设计；C. 皮瓣掀起，宽厚筋膜蒂；D. 皮瓣转位；E. 术后 3 个月，皮瓣完全成活，功能良好

·病例 8· 修复足跟

患者，男性，8 岁。右跟腱区自行车轮辐伤，皮肤软组织坏死，部分跟腱断裂。设计胫后动脉穿支 + 筋膜皮下蒂岛状皮瓣修复，皮瓣旋转轴点位于内踝上 8 cm。将旋转轴点与跟腱之间的皮肤，从真皮下掀起，形成螺旋桨样，其大桨为筋膜皮瓣，小桨为真皮下血管网皮瓣。皮瓣术后顺利成活（图 3-61）。

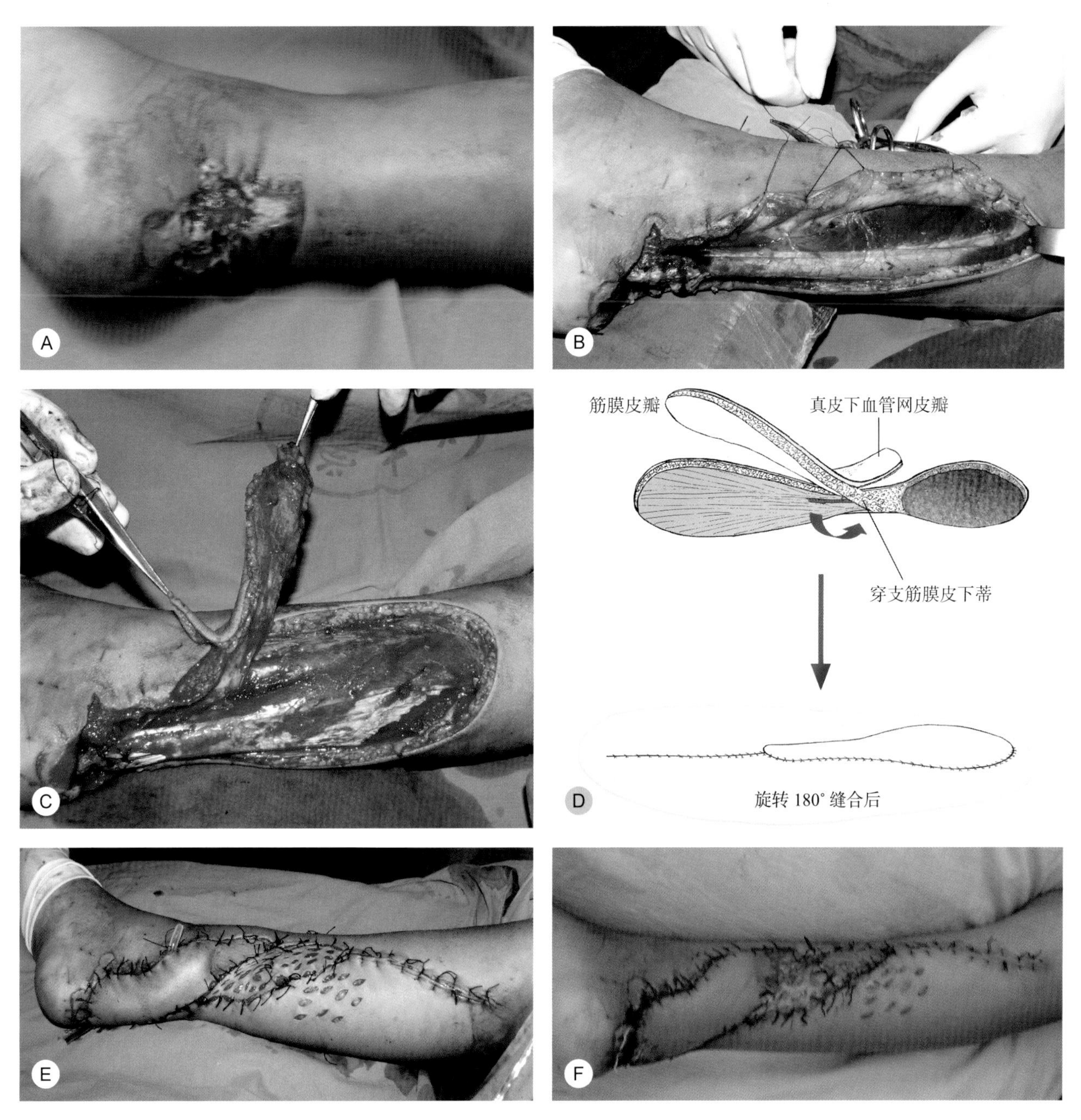

图 3-61 穿支筋膜蒂螺旋桨皮瓣修复跟腱区缺损

A. 跟腱皮肤轮辐伤；B. 显露胫后动脉穿支血管；C. 形成穿支筋膜蒂螺旋桨皮瓣；D. 皮瓣设计示意图；E. 皮瓣转移术后；F. 术后 2 周，皮瓣完全成活

（张世民 丁小珩 何晓清 刘 勇）

第十二部分 远端蒂腓肠筋膜皮瓣延迟术在老年合并症高危患者中的应用

体表慢性难愈合创面，也称慢性创口或慢性创面，临床多指经1个月以上治疗而未能愈合，且也无愈合倾向者。国际创口愈合协会对慢性创口的定义为：无法通过正常有序和及时的修复过程达到解剖和功能上的完整状态，常常是二期愈合的伤口。

糖尿病足、压疮、下肢动静脉血管疾病引起的慢性难愈合创面，已成为中老年人群面临的重要危害，不仅严重影响生活与工作质量，同时给社会保障带来了沉重负担。高危患者的慢性创面治疗，已经而且必将是修复重建外科面临的巨大挑战。

一、足踝部慢性创面的治疗选择

老年慢性创面，患者往往具有多种内科合并症（如糖尿病、周围血管病变等），其治疗方法多种多样，按“从低到高阶梯性重建”策略，常用的方法有：①局部创面护理方式，通过换药使伤口保持湿润和无菌的环境，局部应用生长因子，封闭负压疗法，从而促进组织自我分解及动员各种伤口愈合因素以达到二期愈合；②在生长的肉芽创面上，进行植皮术，包括刃厚或全厚皮片；③取自足部的局部转移皮瓣，采用邻近组织重建（如足底内侧动脉皮瓣，跟外侧动脉皮瓣，足内在肌肉瓣等）；④剔骨皮瓣，即截去一个或几个足趾，利用其软组织修复近侧的创面；⑤取自小腿的区域性皮瓣倒转移位，如远端蒂腓骨短肌肌瓣，半侧比目鱼肌瓣、远端蒂腓肠筋膜皮瓣；⑥显微外科技术吻合微血管的游离组织移植；⑦膝下截肢，去除病灶，佩戴假肢，提高生活质量。

对足踝创面的修复重建，在许多情况下，远端蒂腓肠筋膜皮瓣是代替吻合血管的游离皮瓣而使用的。这在老年患者、具有多种内科合并症的患者、身体条件太差不能耐受显微外科手术的患者、下肢血管条件不佳开展游离皮瓣移植失败风险较大等具有高危因素的患者，更是如此。但可以说，在这类老年合并症患者，选择小腿的带蒂皮瓣尝试覆盖创面，往往是截肢前的挽救措施，自然也具有较多的并发症发生率和皮瓣坏死率。但采取一些特殊措施，仍有望提高创面修复的成功率。

二、影响治疗效果的高危因素

Baumeister等（2003年）报告在高危患者开展的70例远端蒂腓肠筋膜皮瓣，60%的患者具有至少一种内科合并症。结果发现健康患者的并发症发生率为11%，而具有下列3个合并症者（糖尿病、周围动脉血管疾病、下肢静脉功能不全），并发症高达60%。12例（17%）出现皮瓣部分或末端坏死，13例（18.6%）出现皮瓣完全坏死，总的皮瓣坏死率达到36%，6例最终截肢。作者分析认为，患者如果有糖尿病、周围动脉血管疾病、下肢静脉功能不全这3种合并症，将显著增加皮瓣术后并发症5-6倍。上述3种合并症，如果同时具有1个或2个，皮瓣坏死率为50%~60%，如果同时具有3个，则皮瓣坏死率达到100%。但3个合并症独自对皮瓣坏死率的影响基本相同，均在50%~60%。

de Blacam等（2014年）、Daar等（2020年）对远端蒂腓肠筋膜皮瓣，及Bekara等（2016年）对小腿穿支蒂螺旋桨皮瓣的系统回顾与Meta分析，均发现有4个高危因素能显著增加皮瓣术后并发症和坏死发生率：①老年（>60岁）；②糖尿病；③周围血管病变（动脉闭塞）；④吸烟。而这些高危因素，在年老衰弱、具有多个内科合并症的患者，往往同时合并存在，临床上尤以老年患者的糖尿病足深部溃疡为常见（图3-62）。

Demiri等（2020年）介绍了为糖尿病患者，采用远端蒂腓肠神经筋膜皮瓣或小腿穿支蒂螺旋桨皮瓣

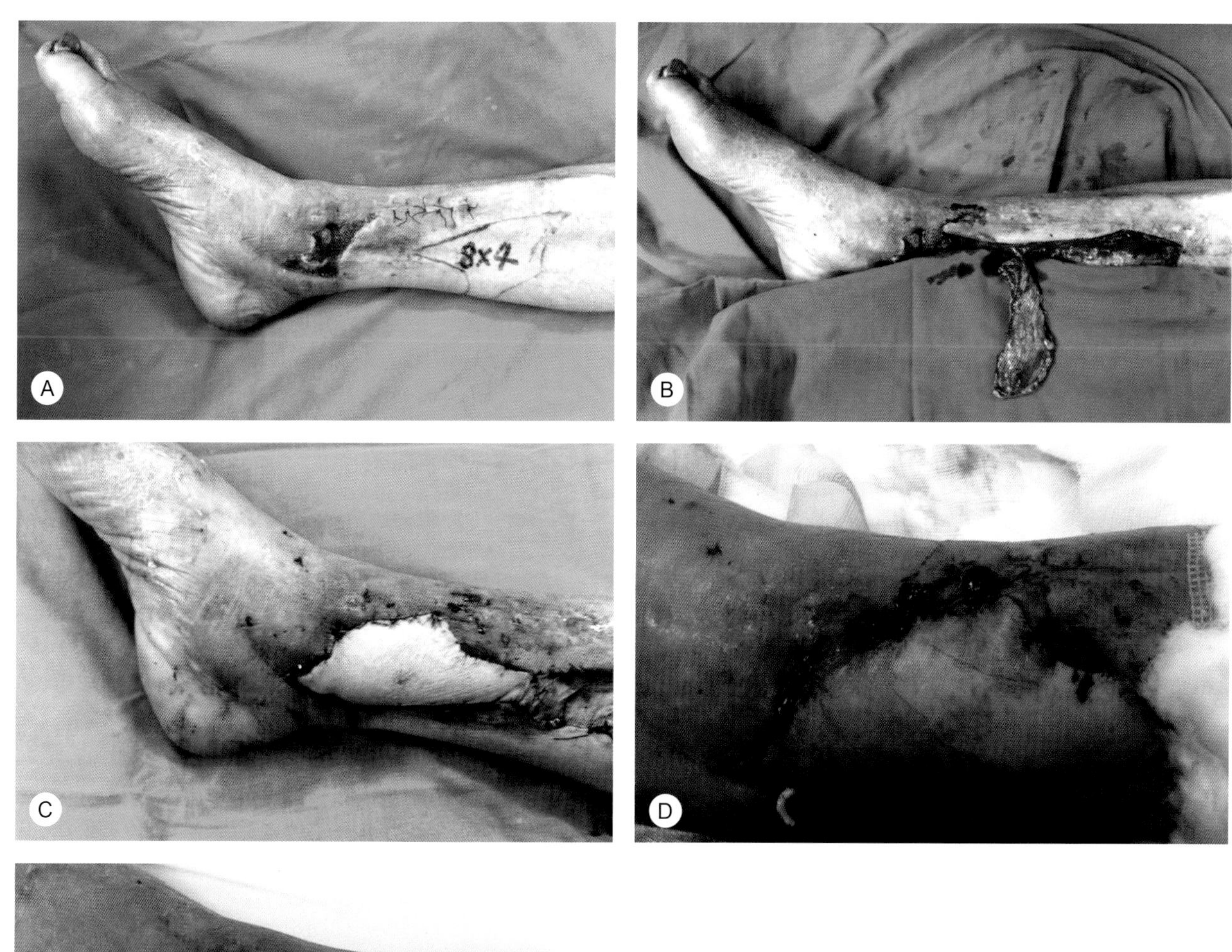

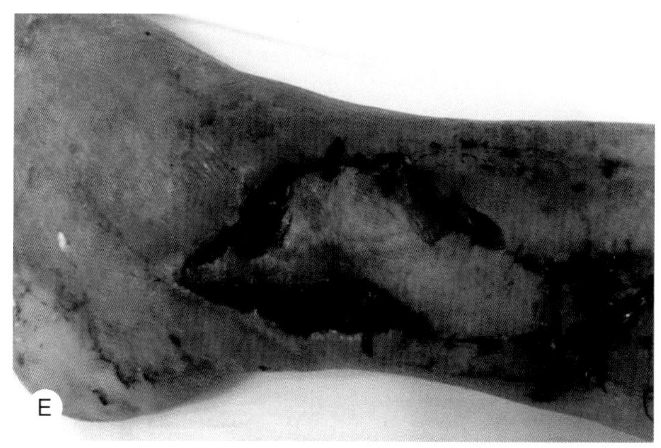

图 3-62 高危患者的远端蒂腓肠筋膜皮瓣
（李志杰提供）
A. 高龄 80 岁，糖尿病，下肢主干血管硬化，经济条件差，右内外踝骨折术后伴内踝皮肤缺损；B. 选择简单的胫后动脉穿支筋膜蒂皮瓣；C. 术后皮瓣苍白，血供差；D. 3 天后，皮瓣血运奇迹般逐渐好转；E. 术后 3 周，皮瓣大部成活，边缘坏死、结痂

修复足踝创面的比较研究。腓肠神经筋膜皮瓣组 34 例，平均年龄 59.1 岁，创面面积平均为 42.8 cm；小腿穿支蒂螺旋桨皮瓣组 20 例（腓动脉穿支 13 例，胫后动脉穿支 7 例），平均年龄 50.8 岁，创面面积平均为 23 cm。术前均采用多普勒超声探测到皮瓣血管。随访 6~59 个月。结果，远端蒂腓肠神经筋膜皮瓣组完全成活 20 例（20/34，58.8%），完全坏死 1 例，末端坏死 10 例，创面延迟愈合 12 例，需要二次修整者 15 例，膝下截肢 1 例；穿支蒂螺旋桨皮瓣组完全成活 12 例（12/20，60%），完全坏死 1 例，末端坏死 7 例，创面延迟愈合 3 例，需要二次修整 8 例。作者认为，宽厚蒂部的远端蒂腓肠筋膜皮瓣可能更适用于修复大的和远侧的足踝创面，而穿支蒂螺旋桨皮瓣则适合于小的和近侧的足踝创面。但两组皮瓣的完全成活均不超过 60%，皮瓣坏死等并发症非常多见。

三、提高远端蒂腓肠筋膜皮瓣成活率的改良技术

为了增加这类高危患者的治疗成功率，临床除了采取多学科协作改善患者全身状况、骨整形理念去除病灶危险因素、现代技术手段彻底清创局部创面以外，在远端蒂腓肠筋膜皮瓣的技术上，也做出了一

些改进措施（表 3-3），涉及增加皮瓣的动脉灌注，改善皮瓣的静脉回流等。如仅切取翻转筋膜皮下瓣，二期再植皮；对皮瓣施行外科延迟、分期手术等。值得指出的是，对这类下肢血管可能受全身性疾病累及的患者（如糖尿病、动脉硬化等），应多采用腓动脉血管系统的外侧腓肠筋膜皮瓣，因为相对于胫后动脉系统，腓动脉受全身性疾病累及的机会较少。

表 3-3 提高皮瓣成活率的改良设计与手术方法

	改良设计与手术方法
外科延迟术	①对蒂部施行延迟术； ②对瓣部施行延迟术
蒂部改良	①保留足够宽的筋膜皮下蒂，可与皮岛等宽； ②包含皮神经浅静脉营养血管轴
瓣部改良	①携带扩大或延伸的筋膜皮下瓣，将筋膜瓣塞入受区皮肤下，扩大接触面积，促进血管新生； ②携带腓肠神经血管轴肌袖； ③仅切取筋膜皮下瓣，再二期植皮
外增压与超回流	①在皮瓣末端进行辅助的动脉吻合，动脉外增压； ②在皮瓣末端进行辅助的静脉吻合，增加流出通道，静脉超回流； ③放血疗法（医用水蛭吸血、浅静脉干插管间歇放血、皮瓣表面小切口放血）

四、外科延迟术提高远端蒂腓肠筋膜皮瓣成功率

远端蒂腓肠筋膜皮瓣外科延迟术，常应用于高危患者（high risk patient），适应征：①有严重的内科合并症；②游离皮瓣移植失败风险太高；③需尽量缩短手术时间。就创面本身的修复而言，选择吻合血管的游离皮瓣移植可能更为合适；但就患者的总体状况而言，选择分期手术的局部区域性带蒂皮瓣可能更为安全。

Erdmann 等（2005 年）最早介绍了外科延迟术在远端蒂腓肠筋膜皮瓣的应用，均为具有高危因素的患者。皮瓣的设计与常规方法相同。手术从蒂部的方向进行延迟，分两期进行（图 3-63）。

第一期手术：沿蒂部中线和皮瓣的外侧缘做切口，保留大约 50% 的皮瓣近端部分皮肤完整，不做切开。将蒂部皮肤向两侧掀起，使设计的筋膜皮下蒂宽度与皮岛的宽度相同。将腓肠神经筋膜血管轴完全从深筋膜下抬起，包括蒂部和瓣部。将乳胶手套剪成皮瓣大小，塞入深筋膜下与腓肠肌肉之间，临时固定几针，隔绝基层血供。间断缝合皮肤切口。

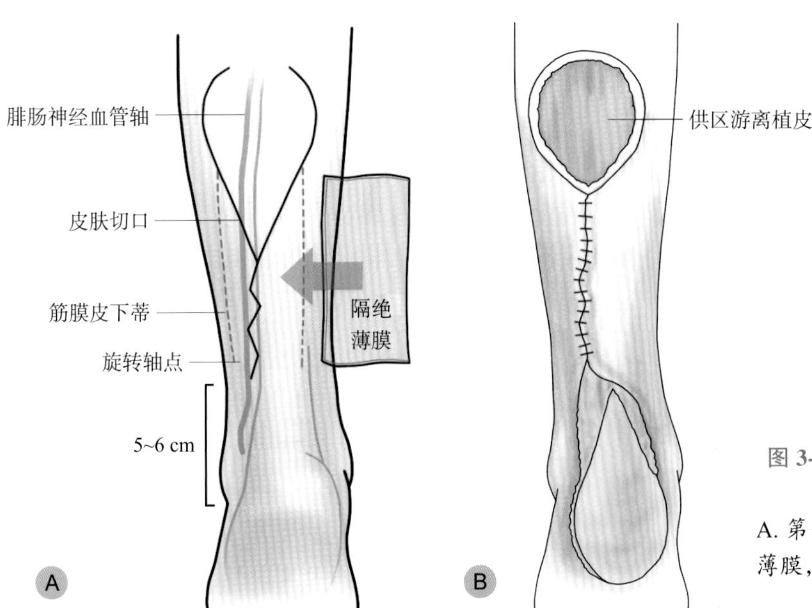

图 3-63 远端蒂腓肠筋膜皮瓣延迟术，分两期（引自 Erdmann，2005）

A. 第一期，蒂部及皮岛的一半掀起，垫入隔绝薄膜，原位缝回；B. 第二期，皮瓣完全掀起，进行转移

第二期手术：两周之后，患者重新回到手术室，进行皮瓣切取与转移。完全切开剩余的皮桥，将皮瓣向下转移至足跟受区。如果供区直接缝合有困难，则予以植皮覆盖。术后用石膏制动踝关节，患者至少卧床5天，患肢抬高，至皮瓣初步成活、创面愈合。术后6周需避免足跟受压。

Tosun等（2014年）介绍了从瓣部的方向，分三期施行的皮瓣延迟术（图3-64）。

第一期，切开皮岛的末端至深筋膜下间隙，皮瓣包含深筋膜层及其浅面的所有结构，诸如腓肠神经、腓肠浅动脉、小隐静脉，一般宽度至少3 cm。结扎小隐静脉和腓肠浅动脉，将深筋膜与皮肤用4-0可吸收线缝合固定几针，防止脱离。皮肤缝回原位。

第二期，1周后，再切开皮岛的下半部分，缝回原位。

第三期，在第3周，掀起皮瓣的筋膜蒂部，与皮岛等宽，至外踝上5 cm的腓动脉肌间隔穿支血管处，并将皮瓣转位，修复足踝创面。

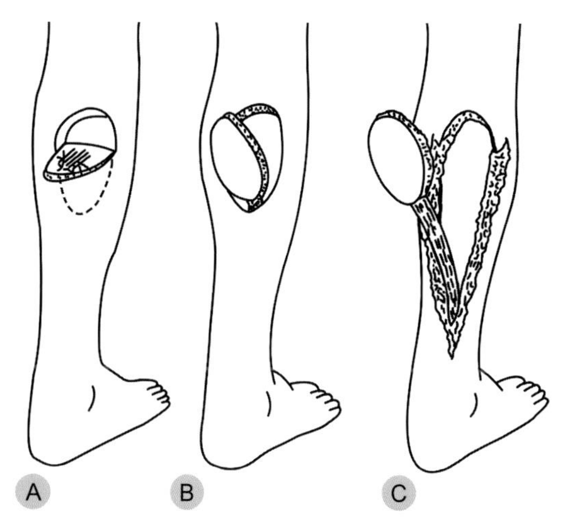

图3-64 远端蒂腓肠筋膜皮瓣延迟术，分三期（引自Tosun，2014）

A. 第一期手术，皮瓣上部切开、分离，然后缝回；B. 第二期手术，皮瓣整个掀起，原位缝回；C. 第三期手术，皮瓣全部掀起，进行转移

2020年Roberts和DeSilva报告了美国一个医疗中心16例患者回顾性研究，患者平均年龄71.5岁（64~87），创面大小平均30 cm（范围12~64 cm^2），均采用远端蒂腓肠筋膜皮瓣修复。皮瓣中包含深筋膜、小隐静脉和腓肠神经。在皮瓣逆向转位前，在原位先延迟2~7天，再二期转位。结果15例（94%）皮瓣完全成活，仅1例87岁的患者出现皮瓣末端坏死。虽然后续在5例患者尚进行了5次补充手术（如内固定取出、骨髓炎清创、膝下截肢等），其中2例高龄患者（包括皮瓣部分坏死的87岁患者）因反复的胫骨骨髓炎复发，而选择了膝下截肢。可以看出，皮瓣延迟术显著提高了远端蒂腓肠筋膜皮瓣在老年患者（≥65岁）中使用的可靠性。

【典型病例】

患者，男性，31岁。临床诊断糖尿病12年。平素饮食、血糖等控制不佳。左足外侧溃疡10天入院。糖化血红蛋白40.2，血糖17.34 mol/L。溃疡按Wagner分级为3级，按IWGDF分级为4级。入院时血常规白细胞计数1.74万，红细胞沉降率90 mm/h，超敏C反应蛋白163.8 mg/L。创口分泌物培养：粪肠球菌。

对该患者采取分期治疗的方案。第一次手术，进行创口清创，去除坏死、感染组织，创口敞开换药1周。第二次手术：1周后感染指标基本下降至正常，进行第二次清创，进一步去除坏死组织，并使用VSD一次，促进创面肉眼生长。第三次手术，1周后，更换VSD；设计腓肠神经营养血管筋膜皮瓣，并进行蒂部延迟术。皮岛面积10 cm × 5 cm，蒂部长8 cm，宽4 cm。切开蒂部皮肤至皮下脂肪层，向两侧分离，暴露筋膜蒂宽度4 cm。再从深筋膜下间隙切开，观察到腓动脉最远侧肌间隔穿支血管后，予以保护，在深筋膜下间隙进行蒂部掀起，随时将皮下脂肪与深筋膜间断缝合几针固定，防止二者脱离。继续从两侧掀起皮瓣至瓣部成分约60%，但近侧的腓肠浅动脉和腓肠神经小隐静脉血管神经束不予解剖，保留其完整性。在深筋膜下间隙垫入乳胶手套薄膜，缝合固定，隔绝深层与皮瓣之间的血循联系。缝合切口，对皮瓣予以外科延迟术1周。第四次手术，重新切开、完全游离皮瓣，取出皮瓣深面的乳胶薄膜，将皮瓣向远侧掀起至穿支血管蒂处，放松止血带，观察皮瓣的血供非常可靠。切开轴点与创面之间的皮肤，将筋膜皮下蒂岛状皮瓣旋转移位，覆盖受区。术后皮瓣血供良好，愈合过程顺利，皮瓣完全成活（图3-65）。

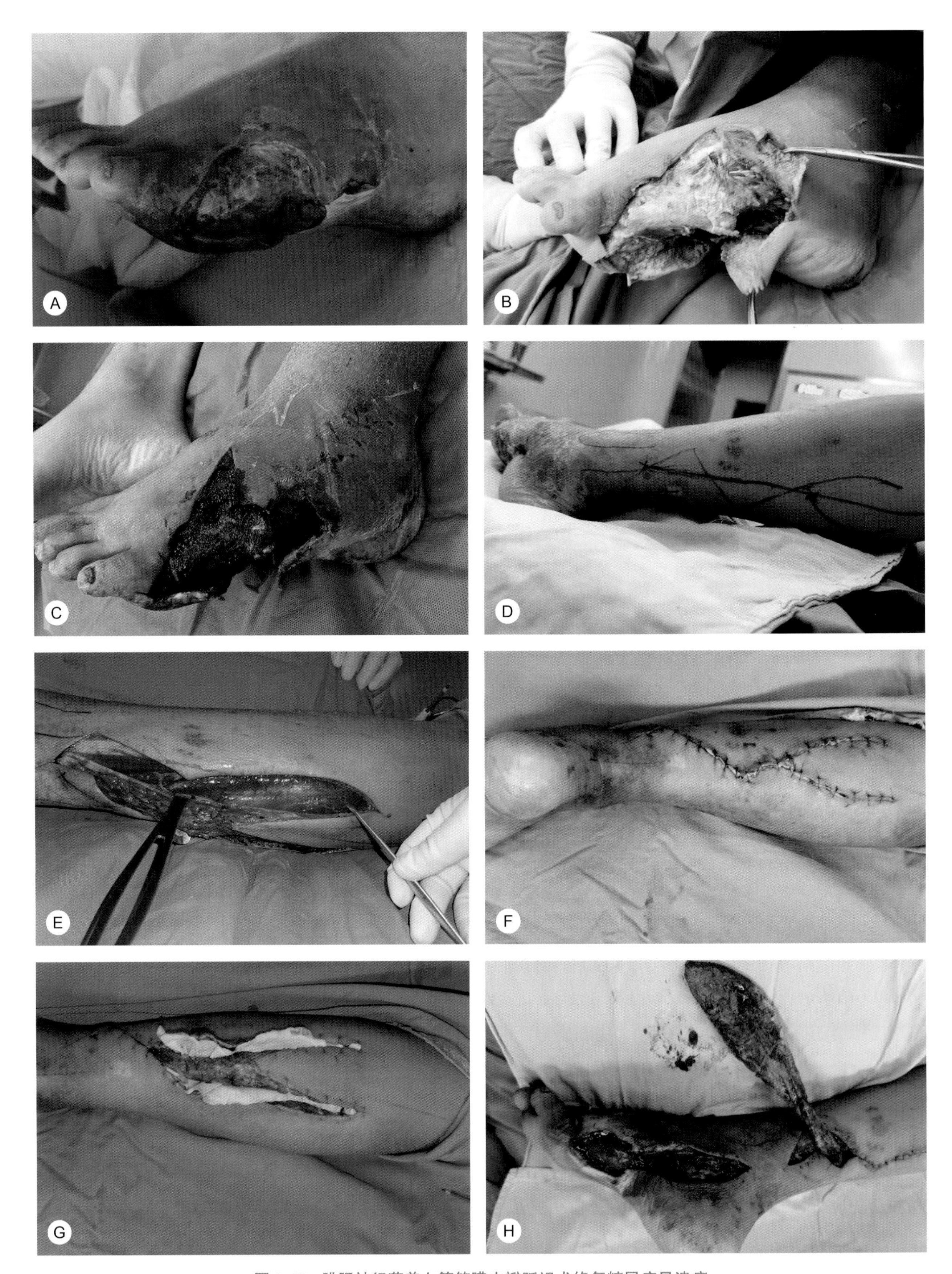

图 3-65 腓肠神经营养血管筋膜皮瓣延迟术修复糖尿病足溃疡

（李宏烨提供）

A. 入院时创面；B. 第一次清创；C. 第二次 VSD 术后；D. 皮瓣设计，E. 蒂部外科延迟术，筋膜皮下蒂掀起；F. 皮瓣延迟术切口缝合后，注意瓣部切开约 70%；G. 1 周后再次掀起皮瓣，取出用于隔绝的乳胶薄膜；H. 皮瓣完全掀起

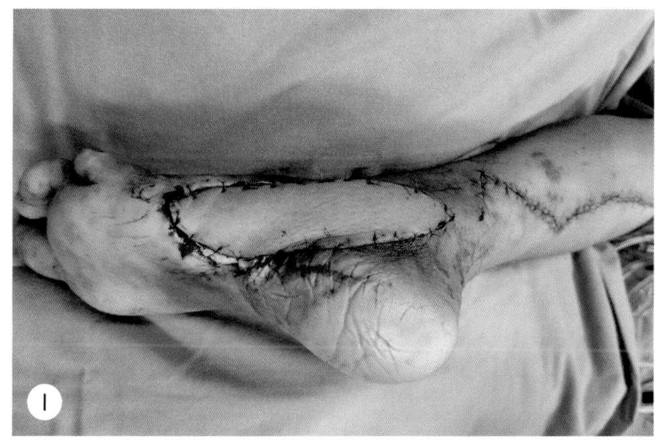

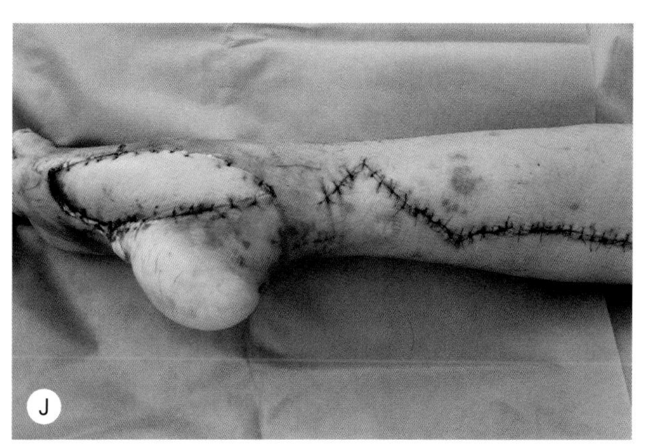

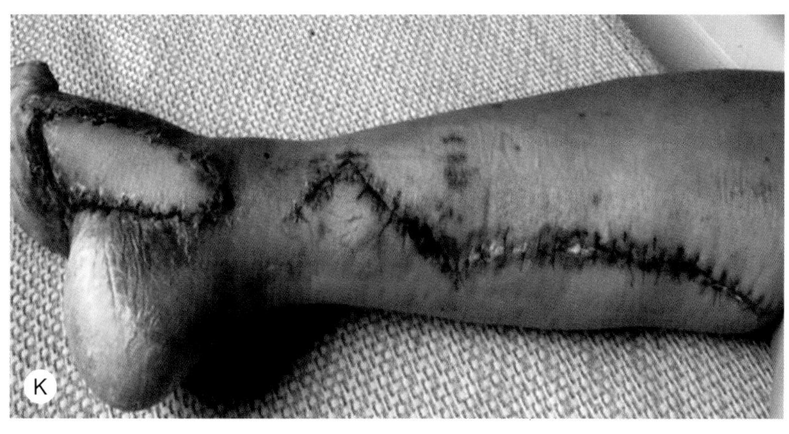

图 3-65 腓肠神经营养血管筋膜皮瓣延迟术修复糖尿病足溃疡（续）
I. 皮瓣转位，覆盖受区；J. 术后 3 天，皮瓣血循良好；K. 术后 1 个月，皮瓣完全成活

五、远端蒂腓骨短肌瓣

肌瓣是修复足踝部复杂创面的好方法，但在具有多种内科合并症的老年患者，开展显微外科游离肌瓣移植的风险很大。远端蒂腓骨短肌瓣是一简单可靠、成功率较高的替代方法。腓骨短肌瓣的旋转弧有限，适合修复外踝部、跟腱部、后跟和跟外侧等创面，尤其在慢性创面导致的跟骨骨髓炎有良好的应用。

1. 血管解剖

在小腿后外侧间隔的两块肌肉中，最低者是腓骨短肌。腓骨短肌起自于腓骨下半段的外侧面和肌间隔，走行于前方的趾长伸肌和后方的𧿹长屈肌之间，以一短肌腱绕过外踝后方，向前止于第五跖骨基底部。

在外踝后方，腓骨短肌仍是肌肉，腓骨长肌腱跨过其表面。共同的滑液鞘包绕腓骨短肌腱和腓骨长肌腱，再被腓骨肌上支持带覆盖。

起自腓总神经下干的腓浅神经，绕过腓骨颈，支配腓骨短肌。腓骨短肌的功能与腓骨长肌一样，使足外翻和跖屈。

腓骨短肌的血管类型，开始被划分为第Ⅱ型（营养血管一主一次），以后又被划分为第Ⅳ型（多个节段性血管）。腓骨短肌的血供来源于腓动脉发出的 3~4 个节段性的小分支，这些分支血管从后方、紧贴后侧肌间隔进入腓骨短肌。胫前动脉发出的血管，供养腓骨短肌肌腹的上段。在外踝尖上 6~8 cm 处，腓动脉发出一恒定的腓骨短肌营养血管，这是设计切取远端蒂腓骨短肌瓣的血管基础。

2. 手术方法

腓骨短肌瓣长约 10 cm，宽约 3 cm，能向下覆盖外踝部位的缺损（图 3-66）。只要腓骨长肌完整，应用此肌瓣修复软组织缺损，就没有功能损失。

Troisi 等（2018 年）介绍了切取腓骨短肌瓣的 5 部法，简单实用，手术步骤如下。

（1）首先摸清腓骨表面，做一长“S”形切口，从深筋膜下向两侧掀起皮肤瓣，注意保护腓浅神经，

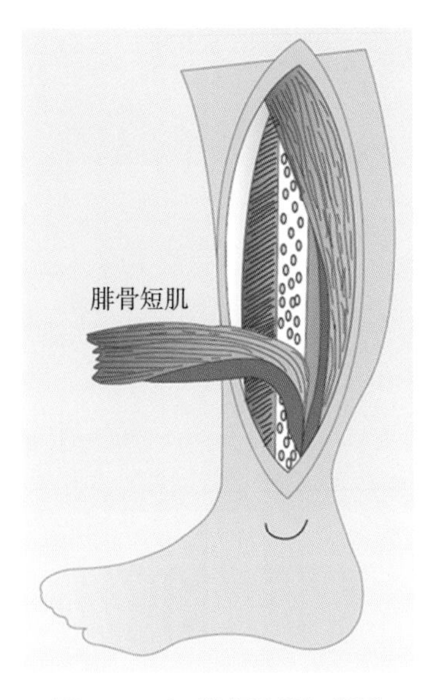

图 3-66 远端蒂腓骨短肌瓣

该神经约在小腿下 1/3 段（约外踝上 15 cm）从深筋膜下穿出。

（2）分辨出腓骨长短肌。先从下端的 2 条肌腱处开始。腓骨长肌腱更浅、更偏后侧。沿肌腱向近侧追踪，很容易将腓骨长肌和腓骨短肌分开，直到其在腓骨的起始处。起自腓骨后方的腓动脉营养血管，呈节段性的进入肌肉。通常在肌腹的近侧 1/3 段和远侧 1/3 段均有一个比较明显的血管。需注意保护血管蒂。

（3）由近及远，将腓骨短肌从肌间隔和腓骨前面的附着处连带骨膜一起剥下，整个腓骨短肌游离完成。

（4）将近侧的血管蒂结扎或电凝。以远侧的较大的血管蒂为肌瓣的旋转轴点，通常在肌腹的远侧 2/3 处。

（5）将肌瓣翻转移位，覆盖受区，再在肌瓣上进行游离植皮覆盖。

（李宏烨　李志杰　张世民）

本章参考文献

蔡锦方，2007. 皮瓣与创伤修复重建 [J]. 中国修复重建外科杂志，21：323-325.

柴益民，林崇正，陈汉东，等，2001. 吻合浅静脉的逆行皮神经营养血管皮瓣的应用 [J]. 中国修复重建外科杂志，15(4)：217-219.

董忠根，刘玺，刘立宏，等，2016. 皮岛倾斜设计的远端蒂腓肠神经筋膜皮瓣修复胫前纵向或跟踝部横向创面 [J]. 中国修复重建外科杂志，30(11)：1391-1395.

董忠根，王志华，刘立宏，等，2010. 带腓肠肌肌腱的腓肠神经营养血管复合皮瓣修复跟腱并皮肤缺损 [J]. 中国临床解剖学杂志，28(2)：222~224.

侯春林，2007. 我国对显微外科发展的贡献 [J]. 中华显微外科杂志，30(4)：246-248.

侯春林，顾玉东，2013. 第二版，皮瓣外科学 [M]. 上海：上海科学技术出版社 .

侯春林，张世民，2000. 筋膜皮瓣与筋膜蒂组织瓣 [M]. 上海：上海科学技术出版社 .

华栋，方小魁，吴苏州，等，2016. 倒梨形设计的腓肠神经营养血管皮瓣修复小腿及足踝创面缺损 [J]. 中华显微外科杂志，39(2)：175-177.

黎晓华，陈实，李峻，等，2008. 保留腓肠神经的血管筋膜蒂皮瓣的解剖及临床研究 [J]. 中华显微外科杂志，31(6)：401-404.

黎晓华，李峻，王平，等，2005. 保留腓肠神经的血管筋膜蒂皮瓣的临床应用 [J]. 中国矫形外科杂志，13(18)：1437-1438.

黎晓华，王惠东，张长青，等，2010. 下肢创伤皮肤缺损后 VSD 联合皮瓣修复的临床研究 [J]. 中国修复重建外科杂志，24(6)：722-725.

王欣，张世民，祝效忠，等，2010. 低分子肝素钠在远端蒂筋膜皮瓣中的应用 [J]. 中华手外科杂志，26(5)：277-279.

喻爱喜，邓凯，张建华，等，2006. 带肌肉的远端蒂腓肠神经营养血管皮瓣的临床应用 [J]. 中华显微外科杂志，29(2)：84-85.

张春，郭峭峰，沈立锋，等，2006. 远端蒂腓肠神经营养血管肌皮瓣的临床应用 [J]. 中华显微外科杂志，29(5)：338-340.

张春，张晓文，郭峭峰，等，2005. 远端蒂腓肠神经营养血管皮瓣与肌皮瓣的临床应用与改进 [J]. 中国临床解剖学杂志，23(4)：349-351.

张发惠，郑和平，宋一平，等，2005. 腓肠神经营养血管远端蒂皮瓣的解剖学研究与临床应用 [J]. 中国临床解剖学杂志，23(4)：357-360.

张发惠，郑和平，田万成，等，2005. 隐神经 - 大隐静脉营养血管远端蒂负荷瓣的解剖学研究 [J]. 中国修复重建外科杂志，19(9)：733-736.

张发惠，郑和平，谢其扬，等，2004. 内踝区动脉网的显微解剖与隐神经营养血管远端蒂皮瓣的设计 [J]. 中国临床解剖学杂志，22(6)：568-572.

张世民，顾玉东，李继峰，2003. 浅静脉干不同处理方法对远端带蒂皮瓣影响的实验研究 [J]. 中华手外科杂志，19(1)：36-38.

张世民，顾玉东，徐达传，等，2002. 踝部血管网对小腿远端蒂皮瓣的供血作用 [J]. 中国临床解剖学杂志，20(3)：201-203.

张世民，侯春林，廖进民，2002. 带腓浅神经营养血管的远端蒂筋膜皮下组织瓣修复足背缺损 [J]. 第二军医大学学报，23(3)：321-323.

张世民，侯春林，俞光荣，等，2005. 翻转筋膜皮下瓣修复四肢创面 [J]. 中国修复重建外科杂志，19 (7)：531-532.

张世民，俞光荣，袁锋，等，2005. 远端蒂腓肠神经筋膜皮瓣的临床演变与应用 [J]. 同济大学学报（医学版），26(1)：42-48.

张世民，张凯，李海丰，等，2005. 远端蒂腓肠神经筋膜肌皮瓣的解剖基础与临床应用 [J]. 中国临床解剖学杂志，23(4)：352-356.

张世民，张连生，韩平良，1994. 小腿前方远端蒂筋膜皮下组织瓣修复足背缺损 [J]. 中国修复重建外科杂志，8(2)：113-114.

张世民，张连生，刘大雄，等，1994. 带皮神经血管丛的小腿筋膜皮下组织瓣 [J]. 中华显微外科杂志，17(4)：284~285.

张志国，董忠根，魏建伟，等，2011. 远端蒂腓肠神经营养血管皮瓣修复小腿下段胫前创面的技巧 [J]. 中国现代手术学杂志，15(3)：178-182.

郑和平，徐永清，张世民，2008 皮神经营养血管皮瓣 [M]. 天津：天津科学技术出版社 .
钟世镇. 徐永清，周长满，等，1991. 皮神经营养血管皮瓣解剖及命名 [J]. 中华显微外科杂志，22：37-39.
周礼荣，丁任，蔡仁祥，等，2000. 四肢皮神经营养血管皮瓣的临床应用 [J]. 中华显微外科杂志，23 (1)：26-28.
庄蕾，黎晓华，2008. 远端蒂腓肠神经－小隐静脉筋膜皮瓣研究进展 [J]. 上海交通大学学报（医学版），28 (2)：216-218.
庄蕾，黎晓华，丁宝志，等，2017. 皮神经营养血管皮瓣修复足踝部软组织缺损 37 例 [J]. 中华显微外科杂志，40 (4)：384-386.

Akhtar S, Hameed A, 2006. Versatility of the sural fasciocutaneous flap in the coverage of lower third leg and hind foot defects[J]. J Plast Reconstr Aesthet Surg, 59(8): 839-845.

Al Mugaren F M, Pak C J, Suh H P, et al., 2020. Best local flaps for lower extremity reconstruction[J]. Plast Reconstr Surg Glob Open, 8(4): e2774.

Al-Qattan M M, 2001. A modified technique for harvesting the reverse sural artery flap from the upper part of the leg: inclusion of a gastrocnemius muscle cuff around the sural pedicle[J]. Ann Plast Surg, 47(3): 269-278.

Al-Qattan M M, 2005. Lower-limb reconstruction utilizing the reverse sural artery flap-gastrocnemius muscle cuff technique[J]. Ann Plast Surg, 55(2): 174-178.

Al-Qattan M M, 2007. The reverse sural artery fasciomusculocutaneous flap for small lower-limb defects: the use of the gastrocnemius muscle cuff as a plug for small bony defects following debridement of infected/necrotic bone[J]. Ann Plast Surg, 59(3): 307-310.

As'adi K, Salehi S H, Shoar S, 2016. Early reconstruction of distal leg and foot high-voltage electrical burn: does location of pedicle in the zone of injury affect the outcome of distal based sural flap? [J]. Ann Plast Surg, 77(1): 97-101.

Aydin O E, Tan O, Kuduban S D, et al., 2011. Nerve sparing-distally based sural flap[J]. Microsurgery, 31(4): 276-280.

Bach A D, Leffler M, Kneser U, et al., 2007. The versatility of the distally based peroneus brevis muscle flap in reconstructive surgery of the foot and lower leg[J]. Ann Plast Surg, 58(4): 398-404.

Baechler M F, Groth A T, Nesti L J, et al., 2010. Soft tissue management of war wounds to the foot and ankle[J]. Foot Ankle Clin, 15(1): 113-138.

Ballmer F T, Hertel R, Noetzli H P, et al., 1999. The medial malleolar network: a constant vascular base of the distally based saphenous neurocutaneous island flap[J]. Surg Radiol Anat, 21(5): 297-303.

Blacam C, Colakoqlu S, Oqunleye A A, et al., 2014. Risk factors associated with complications in lower-extremity reconstruction with the distally based sural flap: A systematic review and pooled analysis[J]. Plast Reconstr Surg, 67(5): 607-616.

Bullocks J M, Hickey R M, Basu C B, et al., 2008. Single-stage reconstruction of Achilles tendon injuries and distal lower extremity soft tissue defects with the reverse sural fasciocutaneous flap[J]. J Plast Reconstr Aesthet Surg, 61(5): 566-72.

Carriquiry C, Costa A M, Vasconez L O, 1985. An anatomic study of the septocutaneous vessels of the leg[J]. Plast Reconstr Surg, 76(3): 354-363.

Cavadas P C, 1997. Reversed saphenous neurocutaneous island flap: clinical experience[J]. Plast Reconstr Surg, 99(7): 1940-1946.

Cavadas P C, 2003. Reversed saphenous neurocutaneous island flap: clinical experience and evolution to the posterior tibial perforator-saphenous subcutaneous flap[J]. Plast Reconstr Surg, 111(2): 837-839.

Chai Y, Zeng B, Zhang F, et al., 2007. Experience with the distally based sural neurofasciocutaneous flap supplied by the terminal perforator of peroneal vessels for ankle and foot reconstruction[J]. Ann Plast Surg, 59(5): 526-531.

Chang S M, Chen Z W, 1991. Can superficial veins reverse flow through valves in distally based fasciocutaneous flaps? [J]. Plast Reconstr Surg, 87(5): 995-996.

Chang S M, Gu Y D, Li J F, 2003. Comparison of different management of large superficial veins in distally based fasciocutaneous flaps with a veno-neuro-adipofascial pedicle: An experimental study in the rabbit model[J]. Microsurgery, 23(6): 555-560.

Chang S M, Hou C L, 2000. Role of large superficial veins in distally-based flaps of the extremities[J]. Plast Reconstr Surg, 106(1): 230-231.

Chang S M, Li X H, Gu Y D, 2015. Distally based perforator sural flaps for foot and ankle reconstruction[J]. World J Orthop, 6(3): 322-330.

Chang S M, Tao Y L, Zhang Y Q, 2011. The distally perforator-pedicled propeller flap[J]. Plast Reconstr Surg, 128(5): 575e-577e.

Chang S M, Wang X, Huang Y G, et al., 2014. Distally based perforator propeller sural flap for foot and ankle reconstruction: a modified flap dissection technique[J]. Ann Plast Surg, 72(3): 340-345.

Chang S M, Zhang F, Xu D C, et al., 2007. Lateral retromalleolar perforator-based flap: anatomical study and preliminary clinical report for heel coverage[J]. Plast Reconstr Surg, 120(3): 697-704.

Chang S M, Zhang F, Yu G R, et al., 2004. Modified distally based peroneal artery perforator flap for reconstruction of foot and ankle[J]. Microsurgery, 24(6), 430-436.

Chang S M, Zhang K, Li H F, et al., 2009. Distally based sural fasciomyocutaneous flap: anatomic study and modified technique for complicated wounds of the lower third leg and weight bearing heel[J]. Microsurgery, 29(3): 205-213.

Chang S M, Zhang L S, 1994. Link pattern adipofascial flap[J]. Br J Plast Surg, 47(2): 142-143.

Chen S L, Chen T M, Chou T D, et al., 2005. Distally based sural fasciomusculocutaneous flap for chronic calcaneal osteomyelitis in diabetic patients[J]. Ann Plast Surg, 54(1): 44-48.

Chen S L, Chen TM, Chou T D, et al., 2002. The distally based lesser saphenous venofasciocutaneous flap for ankle and heel reconstruction[J]. Plast Reconstr Surg, 110(7): 1664-1672.

Cheng Z, Wu W, Hu P, et al., 2016. Distally Based saphenous nerve-greater saphenous venofasciocutaneous flap for reconstruction of soft tissue defects in distal lower leg[J]. Ann Plast Surg, 77(1): 102-105.

Chi Z, Chen Y, Chu T, et al., 2018. Distally based sural neuro-fasciocutaneousperforator flap for foot and ankle reconstruction: Surgical modifications for flap pedicle and donor site closure without skin graft[J]. J Plast Reconstr Aesth Surg, 71(2): 224-231.

Dai J, Chai Y, Wang C, et al., 2013. Distally based saphenous neurocutaneous perforator flap for reconstructive surgery in the lower leg and the foot: a long-term follow-up study of 70 patients[J]. J Reconstr Microsurg, 29(7): 481-485.

Demiri E, Tsimponis A, Pavlidis L, et al., 2020. Reverse neurocutaneous vs propeller perforator flaps in diabetic foot reconstruction[J]. Injury, S0020-1383(20)30237-0.

Demirtas Y, Ayhan S, Sariguney Y, et al., 2006. Distally based lateral and medial leg adipofascial flaps: need for caution with old, diabetic patients[J]. Plast Reconstr Surg, 117(1): 272-276.

Dong Z G, Wei J W, Ni J D, et al., 2012. Anterograde-retrograde method for harvest of distally based sural fasciocutaneous flap: report of results from 154 patients[J]. Microsurgery, 32(8): 611 -616.

Donski P K, Fogdestam I, 1983. Distally based faseiocutaneous flap from the sural region. A preliminary report[J]. Scand J Plast Reconstr Surg, 17(3): 191-196.

Drimouras G, Kostopoulos E, Agiannidis C, et al., 2016. Redefining vascular anatomy of posterior tibial artery perforators: a cadaveric study and review of the literature[J]. Ann Plast Surg, 76(6): 705-712.

Ensat F, Hladik M, Larcher L, et al., 2014. The distally based peroneus brevis muscle flap-clinical series and review of the literature[J]. Microsurgery, 34(2): 203-208.

Erdmann D, Gottlieb N, Humphrey J S, et al., 2005. Sural flap delay procedure: a preliminary report[J]. Ann Plast Surg, 54(5): 562-565.

Eren S, Ghofrani A, Reifenrath M, 2001. The distally pedicled peroneus brevis muscle flap: a new flap for the lower leg[J]. Plast Reconstr Surg, 107(6): 1443-1448.

Fansa H, Frerichs O, Schneider W, 2006. Distally pedicled peroneus brevis muscle flap for defect coverage on the lower leg[J]. Unfallchirurg, 109(6): 453-456.

Finkemeier C G, Neiman R, 2016. Reverse sural artery pedicle flap[J]. J Orthop Trauma, 30 (Suppl) 2: s41-s42.

Garabito A, Martinez-Miranda J, Sanchez-Sotelo J, 2005. Augmented repair of acute Achilles tendon ruptures using gastrocnemius-soleus fascia[J]. International Orthopaedics(SICOT), 29(1): 42-46.

Gözü A, Ozyiğit T, Ozsoy Z, 2005. Use of distally pedicled sural fasciocutaneous cross-leg flap in severe foot and ankle trauma: a safe alternative to microsurgery in very young children[J]. Ann Plast Surg, 55(4): 374-377.

Grandjean A, Romana C, Fitoussi F, 2016. Distally based sural flap for ankle and foot coverage in children[J]. Orthop Traumatol Surg Res, 102(1): 111-116.

Hallock G G, 2004. Lower extremity muscle perforator flaps for lower extremity reconstruction[J]. Plast Reconstr Surg, 114(5): 1123-1130.

Hasegawa M, Torii S, Katoh H, et al., 1994. The distally based superficial sural artery flap[J]. Plast Reconstr Surg, 93(5): 1012-1020.

He X Q, Zhu YL, Duan J Z, et al., 2016. Post traumatic reconstruction of the pediatric heel and achilles tendon: a review of pedicle flap options in 31 motorcycle spoke trauma patients[J]. Ann Plast Surg, 77(6): 653-661.

Imanishi N, Nakajima H, Fukuzumi S, et al., 1999. Venous drainage of the distally based lesser saphenous-sural veno-neuroadipofascial pedicled fasciocutaneous flap: a radiographic perfusion study[J]. Plast Reconstr Surg, 103(2): 494-498.

Jakubietz R G, Meffert R H, Jakubietz M G, et al., 2020. Local flaps as a last attempt to avoid lower extremity amputation[J]. Unfallchirurg, 10. 1007/s00113-020-00814-6.

Jandali Z, Lam M, Merwart B, et al., 2018. Predictors of clinical outcome after reconstruction of complex soft tissue defects involving the achilles tendon with the composite anterolateral thigh flap with vascularized fascia lata[J]. J ReconstrMicrosurg, 34(08): 632-641.

Karacalar A, Idil O, Demir A, et al., 2004. Delay in neurovenous flaps: experimental and clinical experience[J]. Ann Plast Surg, 53(5): 481-487.

Khoo R, Jansen S, 2018. Slow to heel: a literature review on the management of diabetic calcaneal ulceration[J]. Int Wound J, 15(2): 205-211.

Kim M B, Lee Y H, Kim J H, et al., 2014. Distally based adipofascial flaps covering soft-tissue defects of the dorsal foot and ankle in children[J]. Ann Plast Surg, 73(5): 568-577.

Koski E A, Kuokkanen H O, Tukiainen E J, 2005. Distally-based peroneus brevis muscle flap: a successful way of reconstruction lateral soft tissue defects of the ankle[J]. Scand J Plast Reconstr Surg Hand Surg, 39(5): 299-301.

Lai C S, Lin S D, Chou C K, 1992. Clinical application of the adipofascial turnover flap in the leg and ankle[J]. Ann Plast Surg, 29(1): 70-75.

Le F, Caye N, Pannier M, 2001. Distally based sural fasciomuscular flap: anatomic study and application for filling leg or foot defects[J]. Plast Reconstr Surg, 107(1): 67-72.

Lee H I, Ha S H, Yu S O, et al., 2016. Reverse sural artery island flap with skin extension along the pedicle[J]. Foot Ankle Surg, 55(3): 470-475.

Lee K J, Lee S H, Kim M B, et al., 2016. Adipofascial fold-down flaps based on the posterior tibial artery perforator to cover the medial foot and ankle defects[J]. J Plast Reconstr Aesthet Surg, 69(12): e229-e237.

Lee S, Estela C M, Burd A, 2001. The lateral distally based adipofascial flap of the lower limb[J]. Br J Plast Surg, 54(4): 303-309.

Levin L S, 2006. New developments in flap techniques[J]. J Am Acad Orthop Surg, 14(10): s90-s93.

Li B, Chang S M, Du S C, et al., 2020. Distally based sural adipofascial turnover flap for coverage of complicated wound in the foot and ankle region[J]. Ann Plast Surg, 84(5): 580-587.

Li X, Wang H, Xia C, et al., 2016. Fasciocutaneous sural nerve flap for lower extremity reconstruction: include or exclude the sural nerve? [J]. Int J Clin Exp Med, 9(11): 22289-22295.

Lin S D, Chou C K, Lin T M, et al., 1998. The distally based lateral adipofascial flap[J]. Br J Plast Surg, 51(2): 96-102.

Lin S D, Lai C S, Chou C K, et al., 1992. The distally based posterior tibial arterial adipofascial flap[J]. Br J Plast Surg, 45(4): 284-287.

Lin S D, Lai C S, Chou C K, et al., 1994. Reconstruction of soft tissue defects of the lower leg with the distally based medial adipofascial flap[J]. Br J Plast Surg, 47(2): 132-137.

Lin S D, Lai C S, Tsai C C, et al., 1995. Clinical application of the distally based medial adipofascial flap for soft tissue defects on the lower half of the leg[J]. J Trauma, 38(4): 623-629.

Lin S D, Wang H J, Chou C K, et al., 1998. Endoscopically-assisted adipofascial flap harvest for soft tissue defects of the lower leg[J]. Br J Plast Surg, 51(1): 38-42.

Liu L, Liu Y, Zou L, et al., 2013. The distally based superficial sural flap for reconstruction of the foot and ankle in pediatric patients[J]. J Reconstr Microsurg, 29(3): 199-204.

Liu L, Zou L, Li Z, et al., 2014. The extended distally based sural neurocutaneous flap for foot and ankle reconstruction[J]. Ann Plast Surg, 72(6): 689-694.

Luo Z, Lv G, Wei J, et al., 2020. Comparison between distally based peroneal and posterior tibial artery perforator-plus fasciocutaneous flap for reconstruction of the lower extremity[J]. Burns, 46(1): 225-233.

Marchesi A, Parodi P C, Brioschi M, et al., 2016. Soft-tissue defects of the Achilles tendon region: Management and reconstructive ladder. Review of the literature[J]. Injury, 47(suppl 4): s147-s153.

Mojallal A, Shipkov C D, Braye F, et al., 2011. Distally based adipofascial sural flap for foot and ankle reconstruction[J]. J Am Podiatr Med Assoc, 101(1): 41-48.

Mok W L, Por Y C, Tan B K, 2014. Distally Based sural artery adipofascial flap based on a single sural nerve branch: anatomy and clinical applications[J]. Arch Plast Surg, 41(6): 709-715.

Nanda D, Sahu S A, Karki D, et al., 2018. Adipofascial perforator flaps: Its role in reconstruction of soft-tissue defects of lower leg and ankle[J]. Indian J Plast Surg, 51(2): 216-221.

Nguyen T, Rodriguez-Collazo E R, 2019. Healing heel ulcers in high-risk patients: distally based peroneus brevis muscle flap case series[J]. J Foot Ankle Surg, 58(2): 341-346.

Oberlin C, Azoulay B, Bhatia A, 1995. The posterolateral malleolar flap of the ankle: a distally based sural neurocutaneous flap--report of 14 cases[J]. Plast Reconstr Surg, 96(2): 400-405.

Ozer H, Selek H Y, Harput G, et al., 2016. Achilles tendon open repair augmented with distal turndown tendon flap and posterior crural fasciotomy[J]. The Journal of Foot and Ankle Surgery, 55(6): 1180-1184.

Parodi P C, De Biasio F, Rampino C E, et al., 2010. Distally-based superficial sural flap: advantages of the adipofascial over the fasciocutaneous flap[J]. Scand J Plast Reconstr Surg Hand Surg, 44(1): 37-43.

Parodi P C, Moretti L, Saggin G, et al., 2006. Soft tissue and tendon reconstruction after achilles tendon rupture: adipofascial sural turnover flap associated with cryopreserved gracilis tendon allograft for complicated soft tissue and achilles tendon losses. A case report and literature review[J]. Ann Ital Chir, 77(4): 361-367.

Pehde C E, Bennett J, Kingston M, 2020. Orthoplastic approach for surgical treatment of diabetic foot ulcers[J]. Clin Podiatr Med Surg, 37(2): 215-230.

Prasad J S R, Gunha-Gomes D, Chaudhari C, et al., 2002. The venoneurodipofascial pedicled distally based sural island myofasciocutaneous and muscle flaps: anatomical basis of a new concept[J]. Brit J Plast Surg, 55(3): 203-209.

Ramanujam C L, Zgonis T, 2019. Use of local flaps for soft-tissue closure in diabetic foot wounds: a systematic review[J]. Foot Ankle Spec, 12(3): 286-293.

Reyes S, Andrades P, Fix R J, et al., 2008. Distally based superficial sural fasciomusculocutaneous flap: a reliable solution for distal lower extremity reconstruction[J]. J Reconstr Microsurg, 24(5): 315-322.

Roberts H J, DeSilva G L, 2020. Can sural fasciocutaneous flaps be effective in patients older than 65? [J]. Clin Orthop Relat Res, 478(4): 734-738.

Rohmiller M T, Callahan B S, 2005. The reverse sural neurocutaneous flap for hindfoot and ankle coverage: experience and review of the literature[J]. Orthopedics, 28(12): 1449-1453.

Saaiq M, Zimri F U K, 2019. Reverse flow superficial sural artery fasciocutaneous flap: a comparison of outcome between interpolated flap design versus islanded flap design[J]. World J Plast Surg, 8(3): 316-323.

Sahu S, Gohil A J, Patil S, et al., 2019. Distally based peroneus brevis muscle flap: a single centre experience[J]. Chin J Traumatol, 22(2): 108-112.

Schaverien M V, Hamilton S A, Fairburn N, et al., 2010. Lower limb reconstruction using the islanded posterior tibial artery perforator flap[J]. Plast Reconstr Surg, 125(6): 1735-1743.

Schaverien M, Saint-Cyr M, 2008. Perforators of the lower leg: analysis of perforator locations and clinical application for pedicled perforator flaps[J]. Plast Reconstr Surg, 122(1): 161-170.

Schmidt K, Jakubietz M, Djalek S, et al., 2012. The distally based adipofascial sural artery flap: faster, safer, and easier? A long-term comparison of the fasciocutaneous and adipofascial method in a multimorbid patient population[J]. Plast Reconstr Surg, 130(2): 360-368.

Seker A, Kara A, Armagan R, et al., 2016. Reconstruction of neglected Achilles tendon ruptures with gastrocnemius flaps: excellent results in long-term follow-up[J]. Arch Orthop Trauma Surg, 136(10): 1417-1423.

Shen L, Liu Y, Zhang C, et al., 2017. Peroneal perforator pedicle propeller flap for lower leg soft tissue defect reconstruction: Clinical applications and treatment of venous congestion[J]. J Int Med Res, 45(3): 1074-1089.

Shimpo A, Kumiko T, Itaru I, et al., 2008. Clinical and vascular anatomical study of distally based sural flap[J]. Annals of Plast Surg, 61(1): 73-78.

Stevanovic G R, Dakovic-Bjelakovic M Z, Paravina J M, et al., 2020. Reliability and versatility of reverse sural island neurofasciocutaneous leg flaps [published online ahead of print[J]. Ann Plast Surg, 10: 1097.

Suliman M T, 2007. Distally based adipofascial flaps for dorsal foot and ankle soft tissue defects[J]. J Foot Ankle Surg, 46(6): 464-469.

Tajsic N, Winkel R, Husum H, 2014. Distally based perforator flaps for reconstruction of post-traumatic defects of the lower leg and foot. A review of the anatomy and clinical outcomes[J]. Injury, 45(3): 469-477.

Takao M, Ochi M, Naito K, et al., 2003. Repair of neglected Achilles tendon rupture using gastrocnemius fascial flaps[J]. Arch Orthop Trauma Surg, 123(9): 471-474.

Thatte RL, Yelikar AD, Chhajlani P, et al., 1986. Successful detachment of cross-leg fasciocutaneous flaps on the tenth day: a report of 10 cases[J]. Br J Plast Surg, 39(4): 491-497.

Tosun Z, Ozkan A, Karaçor Z, et al., 2005. Delaying the reverse sural flap provides predictable results for complicated wounds in diabetic foot[J]. Ann Plast Surg, 55(2): 169-173.

Touam C, Rostoucher P, Bhatia A, et al., 2001. Comparative study of two series of distally based fasciocutaneous flaps for coverage of the lower one-fourth of the leg, the ankle, and the foot[J]. PlastReconstr Surg, 107(2): 383-392.

Troisi L, Wright T, Khan U, et al., 2018. The distally based peroneus brevis flap: the 5-step technique[J]. Ann Plast Surg, 80(3): 272-276.

Vaienti L, Calori G M, Leone F, et al., 2014. Posterior tibial artery perforator flaps for coverage of Achilles region defects[J]. Injury, 45(suppl 6): s133-s137.

Vaienti L, Di Matteo A, Gazzola R, et al., 2012. Distally based sural fasciomusculocutaneous flap for treatment of wounds of the distal third of the leg and ankle with exposed internal hardware[J]. J OrthopTraumatol, 13(1): 35-39.

Vaienti L, Di Matteo A, Gazzola R, et al., 2012. First results with the immediate reconstructive strategy for internal hardware exposure in non-united fractures of the distal third of the leg: case series and literature review[J]. J Orthop Surg Res, 7: 30.

Vazales R, Rodriguez-Collazo E, Thione A, 2018. Cadaveric atlas: reverse sural flap delayed technique, a novelty approach to stepwise algorithm utilizing skin substitute bilayer[J]. Int J Orthoplast Surg, 1(3): 88-93.

Wei J W, Dong Z G, Ni J D, et al., 2012. Influence of flap factors on partial necrosis of reverse sural artery flap: a study of 179 consecutive flaps[J]. J Trauma Acute Care Surg, 72(3): 744-750.

Wei J W, Ni J D, Dong Z G, et al., 2012. Distally based perforator-plus sural fasciocutaneous flap for reconstruction of complex soft tissue defects caused by motorcycle spoke injury in children[J]. J Trauma Acute Care Surg, 73(4): 1024-1027.

Wei J W, Ni J D, Dong Z G, et al., 2016. A modified technique to improve reliability of distally-based sural fasciocutaneous flap for reconstruction of soft-tissue defects longitudinal in distal pretibial region or transverse in heel and ankle[J]. The Journal of Foot & Ankle Surgery, 55(4): 753-758.

Wen G, Wang C Y, Chai Y M, et al., 2013. Distally based saphenous neurocutaneous perforator flap combined with vac therapy for soft tissue reconstruction and hardware salvage in the lower extremities[J]. Microsurgery, 33(8): 625-630.

Worseg A P, Kuzbari R, Alt A J, et al., 1997. The vertically based deep fascia turnover flap of the leg: anatomic studies and clinical applications[J]. Plast Reconstr Surg, 100(7): 1746-1761.

Xu G, Lai-Jin L, 2008. The coverage of skin defects over the foot and ankle using the distally based sural neurocutaneous flaps: experience of 21 cases[J]. J Plast Reconstr Aesthet Surg, 61(5): 575-577.

Yang Y L, Lin T M, Lee S S, et al., 2005. The distally pedicled peroneus brevis muscle flap anatomic studies and clinical applications[J]. J Foot Ankle Surg, 44(4): 259-264.

Yu A X, Deng K, Tao S, et al., 2007. Anatomic study and clinical application of distally-based neuro-myocutaneous compound flaps in the leg[J]. Microsurgery, 27(6): 528-532.

Zhang F, Zhang C C, Lin S, et al., 2009. Distally based saphenous nerve-great saphenous veno-fasciocutaneous compound flap with nutrient vessels: microdissection and clinical application[J]. Ann Plast Surg, 63(1): 81-88.

Zheng H, Liu J, Dai X, et al., 2016. The distally based sural flap for reconstruction of soft tissue defects of ankle and foot in pediatric patients[J]. Ann Plast Surg, 77(1): 97-101.

Zheng L, Zhang X S, Dong Z G, et al., 2011. One-staged reconstruction of Achilles tendon and overlying skin defects with suppuration: using peroneus brevis tendon transfer and reversed sural neurofasciocutaneous flap[J]. Arch Orthop Trauma Surg, 131(9): 1267-1272.

Zhong W, Lu S, Chai Y M, et al., 2015. One-Stage Reconstruction of Complex Lower Extremity Deformity Combining Ilizarov External Fixation and Sural Neurocutaneous Flap[J]. Ann Plast Surg, 74(4): 479-489.

Zhong W, Lu S, Chai Y, 2016. Distally based saphenous neurocutaneous perforator flap: a versatile donor site for reconstruction of soft tissue defects of the medial malleolar region[J]. J Foot Ankle Surg, 55(2): 391-396.

第四章
小腿穿支蒂螺旋桨皮瓣的临床应用

穿支蒂螺旋桨皮瓣，作为穿支皮瓣带蒂转位的一种特殊形式，其突出优点是：旋转平滑，没有隆起畸形；供区损伤小，组织浪费少；兼顾供受区，修复效率高。

目前，小腿穿支蒂螺旋桨皮瓣（蒂部为细窄的穿支血管束）的临床应用，似有超过传统“穿支筋膜蒂”皮瓣（蒂部为宽厚的穿支筋膜皮下组织）之势。但实施穿支蒂螺旋桨皮瓣的技术难度，远超过传统的腓肠神经营养血管筋膜皮瓣，只有全面考虑各种因素并恰当的处理，才能取得优秀的修复效果。小腿穿支蒂螺旋桨皮瓣多取自小腿的后内侧，以胫后动脉穿支血管束供血。

第一部分　小腿穿支蒂螺旋桨皮瓣的衍化与技术改进

穿支蒂螺旋桨皮瓣，是指由穿支血管供应的螺旋桨皮瓣，含大、小两桨，皮瓣以穿支血管为轴点旋转，大桨是手术的目的所在，用于修复创面；小桨是皮瓣的特色所在，用于缓解蒂部张力，并修复供区创面（或部分创面）（图 4-1）。这个小桨是螺旋桨皮瓣的特征所在，是与其他带蒂皮瓣或带蒂岛状皮瓣的主要区别（图 4-2）。

如果所设计的皮瓣形式是只有大桨用于修复受区、而无小桨用于修复供区，虽然也属于穿支蒂皮瓣或穿支蒂岛状皮瓣的范畴，但严格来说，不应称为穿支蒂螺旋桨皮瓣。

穿支蒂螺旋桨皮瓣作为穿支皮瓣带蒂转位的一种特殊形式，其突出优点是：①供受区组织相似度高，修复效果更佳；②供区损伤小，组织浪费少；③旋转平滑，没有猫耳隆起畸形，④兼顾供受区，修复效率高。穿支蒂螺旋桨皮瓣在临床上日渐普及，成为创

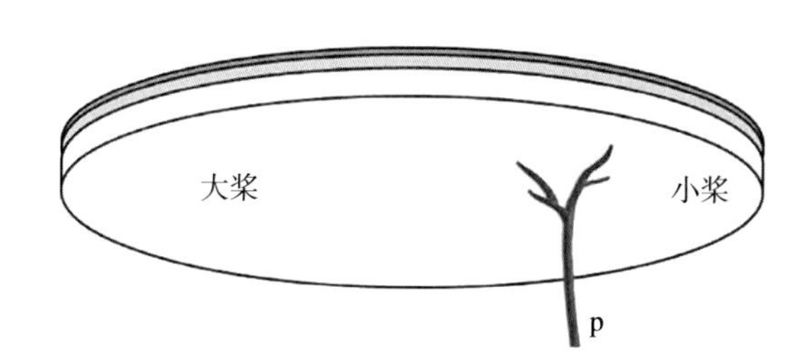

图 4-1　穿支蒂螺旋桨皮瓣示意图

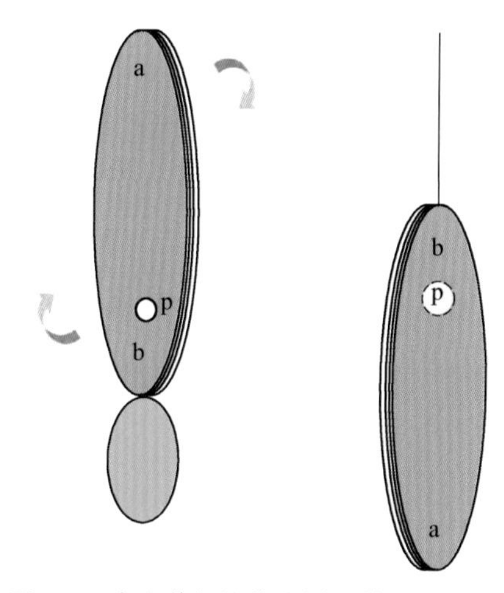

图 4-2　穿支蒂螺旋桨皮瓣旋转 180° 移位
a. 大桨，用于覆盖创面；b. 小桨，用于修复部分供区；p. 穿支轴点

面修复的一种重要方法，并出现了不少技术改进与衍化方法（表 4-1）。早期的腓动脉穿支蒂螺旋桨皮瓣，仍保留后外侧肌间隔，认为坚韧的肌间隔夹持着穿动脉，对穿支血管有保护作用，能防止皮瓣旋转对穿支血管的牵拉。随着研究的深入，越来越多的学者认识到对穿支血管裸化、去除一切筋膜束缚的重要性。

表 4-1 小腿穿支蒂螺旋桨皮瓣的衍化与技术改进

项　目	技术改进与衍化
旋转轴点	外侧腓动脉穿支；内侧胫后动脉穿支 ①中部肌间隔穿支，踝上 10 cm 左右； ②最远侧肌间隔穿支，踝上 5 cm 左右； ③踝后穿支，踝上 2 cm 左右
蒂部结构衍化	①穿支蒂，保留肌间隔； ②穿支血管蒂，裸化； ③穿支 + 筋膜皮下蒂（小桨为真皮下血管网皮瓣）
瓣部结构衍化	①筋膜皮瓣； ②皮神经和（或浅静脉）筋膜皮瓣（腓肠神经，隐神经）； ③筋膜肌皮瓣（深筋膜下腓肠肌肉）； ④筋膜皮下瓣； ⑤皮下组织皮瓣，在深筋膜上掀起
减少供区损害	①在深筋膜上掀起； ②保留皮神经主干（腓肠神经、隐神经）； ③保留大的皮下浅静脉干（小隐静脉，大隐静脉）； ④设计第二皮瓣（接力皮瓣，腓肠外侧动脉穿支），修复第一供区
提高血液循环	①在皮瓣末端进行动脉吻合，增加灌注，动脉外增压； ②在皮瓣末端进行静脉吻合，增加流出通道，静脉超回流

然而，穿支蒂螺旋桨皮瓣的技术难度并不低，国外有学者认为其难度与吻合血管的游离皮瓣相当。在实际应用过程中，有关皮瓣设计、手术技巧、穿支质量判断、围手术期处理及并发症防治等方面仍存在争议。在 2018 年召开的中华医学会第十二届全国显微外科学术会议上，《中华显微外科杂志》编辑部组织专家讨论拟定了《穿支螺旋桨皮瓣专家共识》，于 2019 年发表在《中华显微外科杂志》上。

一、穿支血管术前定位

术前定位常用的方法有 HDMS、CDFI、CTA 和 MRA。手持多普勒操作简单，临床最为常用，但假阳性和假阴性均较高。CDFI 和 CTA 两者更为准确，但对口径 0.5 mm 以下的穿支显影不佳。彩色多普勒对超声科医生依赖较大，结合微泡造影能显影更小的穿支。CTA 检查辐射量较大，且需要造影剂，优点是能更全面的呈现源动脉及穿支的解剖学信息，且后期可进行数字化重建。MRA 的优点是无辐射，近期文献则显示 MRA 与 CTA 效果相当。

二、单个穿支血管的供养范围

一个穿支血管最大能供养多大皮瓣面积？如何减少皮瓣血液循环并发症？这是每一个开展穿支蒂螺旋桨皮瓣的手术医生都十分关心的问题。穿支皮瓣的成活面积，除了其解剖界限外，还受其血流动力学界限的影响，即皮瓣切取后在血流动力学灌注下的扩展。

考察一个穿支血管的最大供养范围，笔者认为需要考虑下列因素。

（1）穿支血管的口径：最好起始部位口径 >1 mm。

（2）穿支动脉的搏动性：反映了血管的质量和灌注压力。

（3）穿支血管是否有潜在的损伤：包括术前病变累及和术中操作误伤。

（4）伴行静脉的数量：两根伴行静脉在大角度的旋转中，容易相互交叉绞榨（尤其两根静脉相距较宽时），有时反而不如一根静脉好。

（5）穿支血管的蒂长与旋转角度：蒂部越长越好，旋转角度越小越好，较长的蒂部能分担 180° 的旋转。

（6）穿支血管是否裸化：是否完全解除了筋膜组织束带的压迫，是否结扎电凝了其他分支而使穿支血流集中灌注皮肤。

（7）穿支皮瓣的长轴：是否与局部的体被组织血管网轴向一致，是否包含了皮神经纵向血管链。

（8）皮瓣的厚度（体积，重量）：这一指标比皮瓣的面积更重要，反映了需要穿支血管供养的组织量。大部分穿支蒂螺旋桨皮瓣可以不包含深筋膜，除非在受区需要这种结构。

（9）该供区的浅静脉系统与深静脉系统：考虑哪一个系统更为重要。

（10）身体的解剖部位：面部的穿支蒂螺旋桨皮瓣皮瓣，即使短蒂大角度旋转，也容易成活，而小腿的穿支蒂螺旋桨皮瓣，即使长蒂中等角度旋转，也有一定的失败率。

三、穿支蒂螺旋桨皮瓣的设计

既要遵守带蒂穿支皮瓣点、线、面、弧的特点，又要符合螺旋桨皮瓣的特色。皮瓣供区尽力避免皮包骨部位（胫前）、跟腱部位、重要的皮神经主干（腓肠、腓浅、隐神经）。

（1）皮瓣设计：在穿支血管近端设计螺旋桨皮瓣的大桨，旋转后覆盖受区软组织缺损；将穿支远端至受区创面的皮肤设计为螺旋桨皮瓣的小桨，旋转后覆盖部分供区创面。

（2）皮瓣大小：穿支蒂螺旋桨皮瓣的大小由创面大小和穿支血管轴点的位置共同决定。皮瓣长度等于大桨与小桨之和，小桨长度为穿支轴点到创面的距离，大桨长度略大于创面长轴与小桨长度之和（+20%）；皮瓣宽度略大于创面宽度。需要特别强调：皮瓣在穿支血管轴点处的远近侧应宽度一致，防止旋转后因宽度不一而造成蒂部血管压迫；大桨和小桨的长度及长宽比均以带蒂穿支皮瓣为参考，不能超出切取范围。

（3）皮瓣轴线：相邻两个穿支血管的连线，遵循筋膜皮肤血管链，或皮神经营养血管皮瓣的轴线。在肢体一般均为纵向切取，但可以根据创面的形状有部分倾斜和偏转。

（4）皮瓣形状：根据创面形状，对大桨的形状进行逆向设计，多为椭圆形的皮岛，也可以是分叉状或锯齿状。

四、穿支蒂螺旋桨皮瓣的手术方法

（1）抬高患肢 2~3 min，不驱血，上气囊止血带。如此则能在穿支静脉血管中仍保留足够的静脉血，方便术中观察、辨认穿支血管束的位置。

（2）根据超声或 CTA 进行术前穿支定位及皮瓣设计，先沿皮瓣一侧切开皮肤，在深筋膜表面或深面分离，探查拟定的穿支血管。

（3）先保留观察到的所有穿支，最后再选择最好的穿支作为血管蒂。

（4）手术的策略是留有后路，如果术中不能切取穿支蒂螺旋桨皮瓣，可转变为切取宽基底的筋膜蒂皮瓣。

（5）根据术中发现的穿支实际位置，重新调整皮瓣设计的长度与位置。

（6）游离穿支血管至一定长度（多要求 2 cm），在显微镜或放大镜下，松解穿支血管周围的筋膜纤维束（尤其静脉周围），结扎电凝从穿支血管主干发出的营养其他结构的分支。

（7）继续切开皮瓣另一侧，将皮岛完全游离，仅剩穿支血管束相连。

（8）将其松弛的放回原位，放松止血带，观察皮瓣血液循环，通过充足的血液灌注，至少 10 分钟，扩张手术操作中可能造成的血管痉挛。

（9）彻底止血，试行旋转皮瓣（顺时针，逆时针），一般选择最小的旋转角度，最多不超过 180°。观察血管蒂是否有卡压、扭转和牵拉，如有则需要继续松解。查看皮瓣渗血情况。

(10) 皮瓣在受区就位后，首先缝合固定血管蒂两侧的 2 针，保证穿支血管不受牵拉张力。缝合皮瓣。

(11) 在远离血管蒂的部位，放置引流管。局部制动。

(12) 供区关闭，必要时植皮。不要强行在张力下直接缝合，容易造成止血带效应，一是影响皮瓣血循，二是影响远侧肢体静脉回流。

五、术中穿支血管处理的几个关键细节

穿支血管的通畅程度是穿支蒂螺旋桨皮瓣成活的关键。影响穿支蒂螺旋桨皮瓣血管蒂通畅程度的因素有穿支血管的弹性、管径、长度，管腔内的压力，旋转弧度，局部是否卡压，旋转过程中管腔是否充盈，血管的张力以及外部的压力，牵拉等。

(1) 穿支血管的选择：需要综合考虑穿支血管的质量、管径、长度、位置及穿支的类型。①穿支质量，穿支形态正常，搏动良好；不受炎症、肿瘤影响，既往未接受过放疗，穿支周围组织无损伤、粘连等。②穿支血管口径，穿支管径越粗越好，但不同部位、不同大小的皮瓣对穿支管径的要求存在差别。在躯干、大腿、小腿、上臂和前臂等部位，动脉管径 >0.5 mm 的穿支可视为可靠穿支；在四肢末端，穿支管径可更小。③穿支血管长度，理论上穿支血管越长越好，但有 180° 旋转要求的穿支血管蒂长度至少要达到 1 cm 以上。④穿支血管位置，穿支不能靠创面太近，因为创面的炎症、创伤等均会影响穿支；穿支也不能离创面太远，否则会增加无效距离。

(2) 穿支血管类型：肌间隙穿支周围组织疏松，分离容易；而肌皮穿支在肌肉内走行，分离困难，且分支较多。术中如同时存在肌间隙穿支和肌皮穿支，优先选择肌间隙穿支。

(3) 穿支血管的处理：①是否裸化，裸化的目的是去除穿支周围的筋膜组织，延长穿支的扭转距离，避免螺旋桨皮瓣旋转时出现血管蒂的卡压或局部扭转。因此，是否裸化需要考虑：穿支的长度和穿支的动、静脉伴行情况。对于躯干、大腿、小腿、上臂和前臂等部位的穿支，动、静脉伴行紧密，且能分离一定长度，建议彻底裸化。对于四肢末端动、静脉不伴行或伴行不紧密的部位，则不建议裸化，需要保留穿支周围 2~5 mm 组织，以利于静脉回流。对于较长的穿支（>3 cm），其扭转距离长，卡压风险不大，可不进行彻底裸化。②裸化长度，目前仍缺乏权威数据证明最佳的裸化长度。对于躯干、大腿、小腿、上臂和前臂等部位的穿支，穿支的裸化长度越长越好，建议分离的长度以 >1 cm 为佳。而对于四肢末端等动、静脉不伴行或伴行不紧密的部位，血管蒂越长，皮瓣的静脉回流可能更困难。因此，需要综合考虑血管蒂长度与静脉回流的问题，最佳的裸化长度仍需要进一步观察。

(4) 其他分支处理：穿支血管在走行过程中，常会发出一些分支营养其他组织，在分离穿支时均需要结扎并切断这些分支。这既有利于增加皮瓣灌注，又有利于延长穿支的长度。结扎分支时，需要与穿支保留数毫米距离，防止损伤穿支和影响穿支血流。

(5) 利用放大器械进行精细操作：穿支血管大多较细小，直视下操作有时较为困难，建议在手术放大镜或显微镜下，利用显微器械进行穿支的分离与裸化。

(6) 皮瓣切取平面，在深筋膜深面或浅面分离穿支血管均可：①在深筋膜下间隙切取，组织间隙清晰，分离相对容易，安全性更高，大部分学者主张在深筋膜深面分离。②在深筋膜浅面切取则相对复杂，但有利于保护肌腱和神经，可以保留供区的皮神经和浅静脉；有利于皮瓣供区植皮等。

(7) 皮瓣旋转，皮瓣旋转时需要考虑旋转弧度、张力和时机：①旋转弧度，术中尽量减少旋转弧度，但也有研究表明并发症和旋转弧度无关；②张力，皮瓣旋转后穿支应无明显张力，也无明显局部扭曲；③时机，在四肢，如果切取皮瓣时使用止血带，旋转皮瓣前应放松止血带，让穿支血管灌注 5~10 min，如此则能使痉挛的血管完全松弛充盈，后再旋转皮瓣。

六、穿支蒂螺旋桨皮瓣的术后处理

(1) 术后护理：除常规皮瓣护理外，应疏松包扎皮瓣，防止出现外部压力加；抬高患肢，促进静脉回流。明确特殊护理要求：重点观察大小桨皮瓣末端；告知护理人员旋转点位置，在体位摆放时防止旋

转点受压；患肢或手术部位制动2周，避免穿支与周围肌肉组织相对移动，防止穿支损伤等。

（2）术后体位：正确的体位是侧卧或俯卧，术后一般需要坚持10天左右。保持正确的体位是术后护理的关键之一，因此在术前就应进行相应的指导和训练，重点讲解术后保持正确体位的重要性，理解保持正确体位的要点。在腰后臀部用一体位垫，可使患者躯干略向后倾倒，介于仰卧和侧卧之间，比较舒适。对慢性创面的患者，让其术前练习侧卧位睡眠。

（3）心理护理：术前根据对伤病认知的心理反应特点，将患者分为敏感型和迟钝型，分别进行心理护理。①对伤病认知反应敏感的患者，他们最担心的是“皮瓣不成活”，时刻对“自己的皮瓣”充满了担心、焦虑、恐惧，这种精神紧张状态对皮瓣的血液循环不利。对这类患者，应尽量在术前满足他们对医疗信息的需求，利用示意图讲解远端蒂穿支皮瓣的手术方案，共同分析手术的优缺点，告知需要患者本人配合的内容；强调病室戒烟的重要性，并鼓励病友共同协助；指导体位训练、床上大小便训练等；在术后观察皮瓣时，尽量满足患者的安全需求，经常告知皮瓣的成活情况，耐心解释皮瓣的血液循环变化，消除其担心、焦虑，防止因恐惧导致静脉血管痉挛而导致皮瓣的静脉血逆向回流障碍。②对伤病认知反应迟钝的患者，他们对采取何种修复治疗方法并不太关注，把希望和工作都寄托在医护人员身上，没有认识到“医－护－患”三者相互配合的重要性。对这类“粗心大意”、不够精细的患者，我们术前反复强调术后体位、床上大小便、戒烟等的重要性，并动员家属、陪同人员等，积极做好宣传教育。这类患者的自我随意性强，手术后由于疼痛、绝对卧床、体位受限、烟瘾发作等导致身体不适时，容易显得情绪烦躁，往往随意更换体位，容易压迫血管蒂而增加发生血液循环障碍的危险。

（4）术后抗凝：穿支蒂螺旋桨皮瓣术后是否抗凝存在较大分歧，国内大部分文献提倡术后常规抗凝，而国外只有少数学者建议抗凝。理论上，血管蒂扭转后，术后3天是静脉血栓的高峰期，因此，有学者认为术后3天行预防性的抗凝治疗。但抗凝可能增加皮瓣下及创面出血，形成血肿，有压迫血管蒂及增加感染的风险。

七、适应证与危险因素

穿支蒂螺旋桨皮瓣主要用于修复中、小创面，但也有用于较大创面的报道。其适应证需要满足：穿支蒂螺旋桨皮瓣设计的基本要求：创面周围有可用的穿支、切取的大桨略大于小桨加创面的长度、切取的大桨范围不超过传统穿支皮瓣的切取范围。

穿支螺旋桨皮瓣切取的相关危险因素有：老年（>60岁）、糖尿病、周围血管病变、局部放疗病史、吸烟等，以及高血压等还未证实的其他因素。

八、并发症及处理

穿支蒂螺旋桨皮瓣的并发症发生率，与其他带蒂皮瓣或游离皮瓣等相似。常见的并发症有：静脉回流障碍、局部坏死、完全坏死、表皮坏死和感染等。

静脉回流障碍最为常见，大部分发生在皮瓣远端，整个皮瓣发生静脉危象较少。静脉回流障碍有静脉本身的因素：静脉管壁薄、弹性差及腔内压力低、对扭转和卡压更为敏感。也有静脉以外的因素：动脉灌注不足、皮瓣超长、血管受损、血管蒂周围筋膜组织卡压及血管蒂局部扭转、皮瓣太小缝合后存在牵拉张力等。

减少静脉回流障碍的方法有：①携带皮神经，应用链式吻合改善皮瓣远端血供；②术中外增压（或称为超回流），吻合皮瓣远端静脉；③术中螺旋桨皮瓣复位，延迟3~5天后再行旋转；④术中蒂部疏松缝合，3~5天后再加强缝合；⑤术后抬高患肢，但需防止降低动脉灌注压力，⑥术后进行放血，包括小切口放血、水蛭吸血等；⑦局部皮下肝素化；⑧术后按摩、促进静脉回流等。

（张世民　陈雪松　何晓清）

第二部分 腓动脉穿支蒂螺旋桨皮瓣

虽然学者们很早就认识到，皮支是主干血管轴型皮瓣成活的根本原因，但直到 Koshima（1989 年）首先报道了穿支皮瓣的概念后，皮瓣外科的解剖研究和临床应用才逐渐进入到了以皮穿支为独立单位的崭新时代。1991 年，Hyakusoku 描述了螺旋桨皮瓣，2007 年又提出了穿支蒂螺旋桨皮瓣的概念。180° 旋转的穿支蒂螺旋桨皮瓣是除穿支游离皮瓣外，最为高效、准确的创面修复方法。

穿支蒂螺旋桨皮瓣血供的影响因素包括穿支口径、蒂长、血管体区和跨区吻合；其手术适应证（旋转修复范围）和临床实用度还取决于穿支分布和数量。腓动脉沿途于小腿后肌间隔附近发出 3~8 条穿支血管（平均 4.2~4.8 条），其中平均每侧有较为粗大者（根部口径 ≥ 1.0 mm）3.3 条，多分布于小腿第 2~9 段，蒂长 2~8.5 cm，均适合用作切取穿支蒂螺旋桨皮瓣。

【皮瓣设计】

皮瓣设计在遵循“点、线、面、角”原则的同时，亦有其鲜明的特点。

点：即旋转轴点和穿支血管蒂。按彩超测得根部口径 ≥ 1.0 mm 且末端穿深筋膜前口径 ≥ 0.5 mm 为适用穿支的筛选条件；可以结合 CTA，标记出旋转弧满足要求的所有适用腓动脉穿支体表定位点。原则上选择距离创面最近一条穿支设计皮瓣，但须在穿支质量和旋转点位置间进行恰当的取舍。以较粗大穿支经低阻力链式血管丛供血，以皮瓣安全切取长度弥补旋转点偏远或偏高之不足是本皮瓣的重要特点。旋转 180° 修复踝周创面时，利用转移通道皮肤制成小桨，较高的旋转点相当于把创面交换到皮肤较为松弛的小腿中上段，利于直接缝合。当创面偏大时，仅需在最宽处携带有限的筋膜瓣补偿切取面积后，供区仍有望直接闭合。

线：即皮瓣的轴心线，一般与腓肠神经和 / 或其组成部分（腓肠内、外侧皮神经及腓肠神经交通支）走向一致。大体为，远端在跟腱与外踝连线中点，近端在腘窝中点偏外。对切取平面较高的小面积皮瓣，可以后肌间隔为轴心线。

面：指皮瓣的最大切取范围和外科界面。皮瓣供区位于小腿后外侧，外科界面在深筋膜下。临床经验表明，按 CDFI 测得根部口径 ≥ 1.0 mm 且末端穿深筋膜前口径 ≥ 0.5 mm 筛选出的穿支，其经低阻力链式血管丛的安全供血距离为 15 cm；当末端穿深筋膜前口径 ≥ 0.7 mm 时，则不受此限制，其潜在动态范围可达整个供区，安全血供范围仅取决于链式血管丛分布。由此可判定旋转修复范围。

角：即以穿支蒂为轴的旋转角度。本皮瓣要求将穿支血管彻底解剖分离至根部，此时血管蒂长一般均在 3 cm 以上，可确保松弛旋转 180°，不影响动脉血供和静脉回流。彻底解剖穿支，结扎所有无关分支的目的还在于获得最大的末端皮支“增压”效应，扩大血供动态范围，提高皮瓣的成活率。

虽然所有旋转修复创面的穿支蒂岛状皮瓣均可称为螺旋桨皮瓣，但典型的螺旋桨皮瓣是由以穿支蒂为界的大、小 2 个“桨”所构成，其初衷是利用小桨覆盖部分供区，以提高利用率，避免皮肤堆积。原则上，小桨的轴线由大桨的旋转方向和旋转角度决定，宽度和长度则取决于皮肤松弛度和穿支血供范围；大桨则大致等于转移道 + 创面，考虑到皮肤自然回缩和容积效应，可以稍长、稍宽。利用皮瓣供血穿支，甚至临近穿支恒定发出的肌支、腓骨支，可制成嵌合皮瓣修复重建相应组织。

【手术方法】

取患侧在上、45° 半俯卧位；如创面偏内侧，则取类似髋臼前后联合入路的“漂浮”侧卧位。抬高肢体或适度驱血后，在气囊止血带的控制下切取皮瓣。先于体表定位点平面，切开皮瓣前缘，在皮下向前适当游离后，在小腿后肌间隔前方约 2 cm 处纵行切开深筋膜，向后翻开，于肌间隔表面确认穿支血管。肌间隔表面看不到血管时有两种可能，一是肌皮穿支，二是假阳性。术前明确者可直接切开皮瓣轮廓，自后向前翻瓣很容易看到肌皮穿支，但不明确者采用此法一旦发现为假阳性则难以更改皮瓣设计，因此，应力求体表定位准确（详见第二章第二部分）。少数确为假阳性或血管实际外径细小则向远近端延长切口，选择最近一条符合要求者为皮瓣血管蒂。

穿支伴行静脉远较动脉显眼，止血带下较大的清创可能导致肢体容量血大量丢失，令穿支血管看起来相当细小甚至不可辨，儿童患者尤为明显。清创时应注意止血，视情况亦可先探查血管，或探查血管前松弛止血带令血管再次充盈。

切开皮瓣周缘，深筋膜下向穿支方向掀起皮瓣。如皮瓣设计位置较高、面积较大或相当狭长，均需切开皮瓣近端，了解腓肠神经的解剖构成特点，分析血管网走行、分布，据此修正皮瓣轴线。将穿支蒂彻底解剖分离至根部。

皮瓣切取完毕并彻底止血后，以穿支蒂为轴，顺时针或逆时针旋转移位修复创面，瓣下放置引流管。因血管蒂较长，要防止误旋 2 次。为减少容积，改善外形，需将皮瓣边缘修薄，但要保留所有肉眼可见的血管网。皮瓣皮肤松紧度并不能反映血管蒂张力；缝合皮瓣时可先做四或八定点缝合，原则是使穿支点不发生大的位移。由于深筋膜张力易直接作用于穿支及供血渠道，因此，皮瓣侧缝合层次仅至真皮下或皮下浅层（例外的情况是筋膜瓣，此时切取面积应常规放大约 10%）。在上述前提下，即使皮瓣在适度张力下缝合，血管蒂仍可保持在松弛状态。修复踝周创面时，旋转点附近的皮瓣前、后缘距离供血穿支穿皮点距离应相等，以确保倒转后可封闭创面，且张力一致；建议用可吸收线约束跟腱，以减少皮瓣缝合张力并恢复局部正常轮廓形态；必要时用石膏限制足踝。携带筋膜瓣者，表面一期 VSD 覆盖植皮或油纱、生物敷料保护 10 天后二期打包植皮均可。包扎时蒂部及皮瓣全长均不能受压。

【典型病例】

·病例 1· 修复足跟

患者，男性，23 岁，右跟腱开放伤术后 27 天，合并感染及皮肤软组织坏死，外院转入。创面特点：横向分布于跟腱后侧及跟外侧，同时需修复跟腱，感染风险偏大。要求皮瓣有一定的宽度，循环丰富，不破坏踝部轮廓外形。CDFI 探测腓动脉最低位适用穿支位于外踝上 7 cm，CTA 未能显示该血管。扩创并探查确认血管后，以外踝、跟腱间中点与腘窝腓肠内、外侧皮神经间的中点连线为轴线，设计切取腓动脉穿支蒂螺旋桨腓肠皮瓣，面积 18 cm × 9 cm。腓肠肌腱腹联合部 V-Y 延长后锚钉止点重建修复跟腱。皮瓣以穿支蒂为轴，旋转 180° 修复创面，供区缝合后残留小创面，可进一步拉拢但影响小腿轮廓外形，故予全厚植皮。术后皮瓣完全成活，创面一期愈合。术后 11 个月复查，皮瓣质地外观优良，足踝功能满意（图 4-3）。

·病例 2· 修复跟骨钢板外露

患者，男性，46 岁，跟骨骨折内固定术后跟外侧区皮肤软组织坏死，钢板外露。这是常见的手术并发症，创面较小。术前 CDFI 测定腓动脉最低位适用穿支位于外踝上 9 cm；以该穿支为蒂设计腓动脉穿支蒂螺旋桨皮瓣修复。术中发现腓肠外侧皮神经及小腿后外侧肌间隔血管吻合链粗大，腓肠内侧皮神经走行在腓肠肌内，据此以腓肠外侧皮神经为轴线，皮瓣面积 22 cm × 4 cm。皮瓣切取完毕后，以穿支蒂为轴，旋转 180° 覆盖受区及部分供区，剩余供区创面直接缝合。术后未观察到皮瓣缺血或淤血，创面一期愈合，修复效果美观、平整。术后 9 个月复查，皮瓣质地优良，外观满意，跟骨骨性愈合，足踝功能恢复良好，可正常穿鞋行走。该例提示，本皮瓣以长度弥补旋转点偏高之不足；当旋转 180° 时，尽管切取范围较大，但可充分利用全部皮肤，并且血供相当可靠，仍属高效修复（图 4-4）。

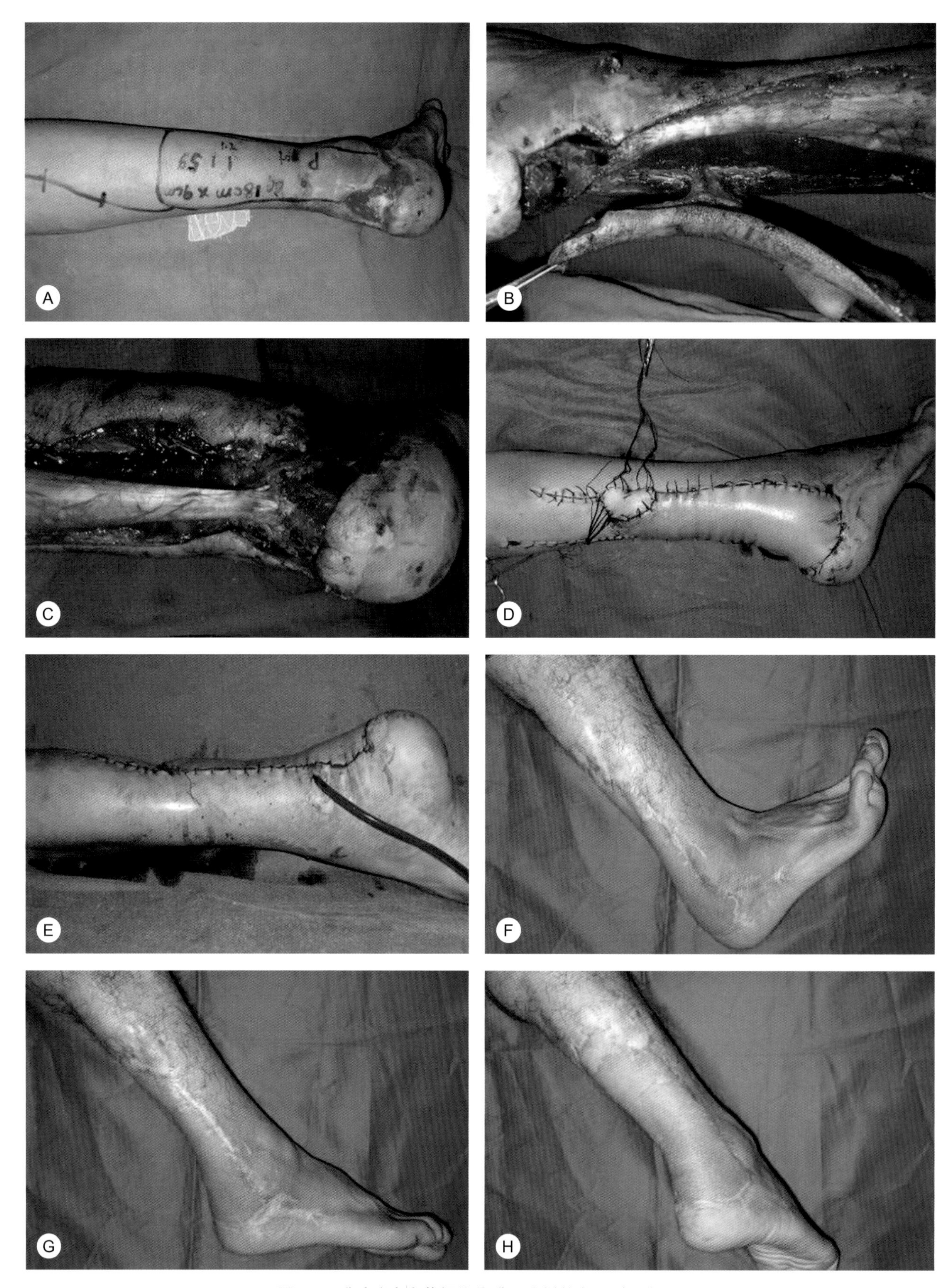

图 4-3 腓动脉穿支蒂螺旋桨腓肠皮瓣修复跟腱区创面

A. 跟腱区创面及皮瓣设计；B. 形成腓动脉穿支蒂螺旋桨皮瓣；C. 修复跟腱；D. 皮瓣旋转 180°，远近端交换修复创面，供区残留小创面全厚植皮；E. 内侧观，修复外形平整美观；F. 术后 11 个月，展示足踝背屈功能及外形；G. 后外侧观，足踝及小腿外形满意；H. 后侧观

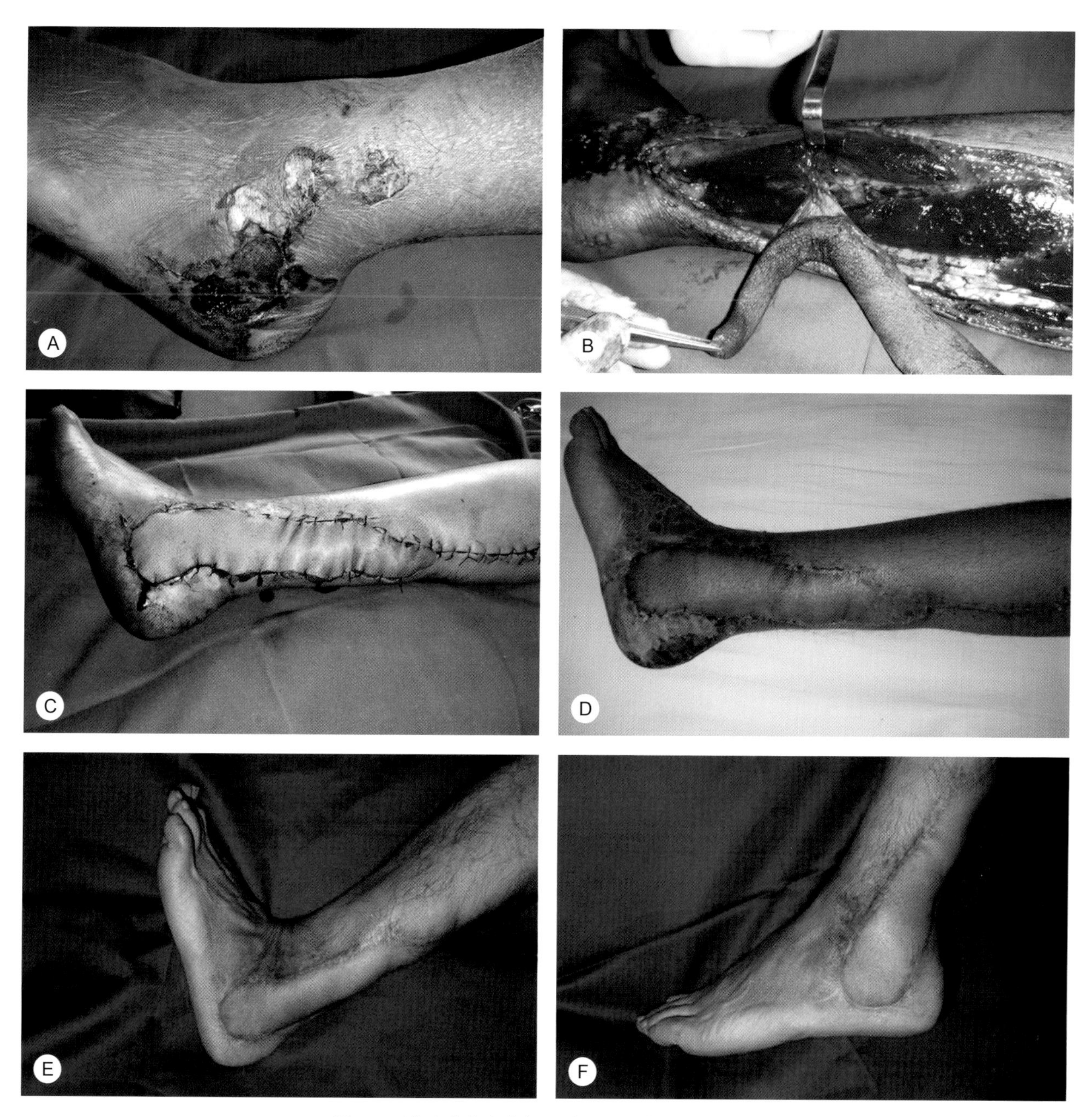

图 4-4 腓动脉穿支蒂螺旋桨皮瓣修复跟外侧创面

A. 跟骨骨折术后跟外侧区皮肤软组织坏死；B. 形成最低位适用腓动脉穿支蒂腓肠皮瓣；C. 旋转 180°，远近端交换修复创面，修复效果平整美观，供区直接缝合；D. 术后 4 周，皮瓣高质量成活；E. 术后 8 个月，皮瓣质地、外形好，可正常穿鞋行走，足踝背伸功能满意；F. 跖屈功能

·病例 3· 修复足踝外侧创面

患者，男性，32 岁，外伤后感染并软组织缺损。外踝周围创面面积较大，未累及前足，力求修复创面的同时直接闭合供区。设计最低位适用腓动脉穿支蒂皮肤筋膜瓣，按供区松弛程度，仅需最宽处携带有限筋膜瓣。皮瓣数据：总面积 25 cm × 12 cm（全厚切取部分宽度 8 cm）；供血穿支位于健侧外踝上 10.5 cm，末端穿深筋膜前口径 0.6 mm，根部口径 1.3 mm，供血距离 14.5 cm。形成穿支蒂皮瓣后旋转 180° 修复创面，筋膜瓣部分覆盖次要创面，表面一期植皮（利用供区猫耳），供区直接缝合。术后皮瓣高质量成活，筋膜瓣表面植皮均成活，外形、功能满意（图 4-5）。

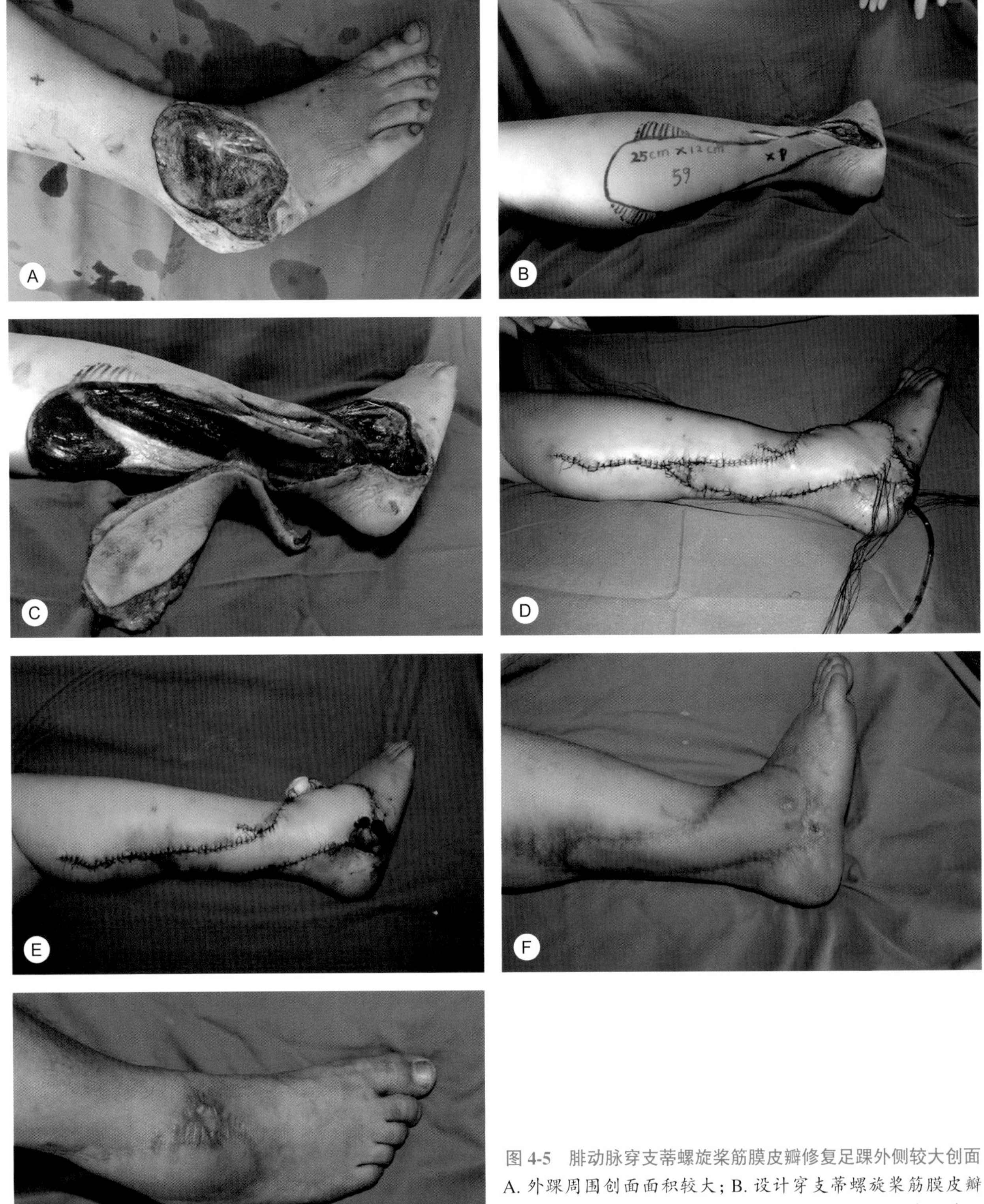

图 4-5 腓动脉穿支蒂螺旋桨筋膜皮瓣修复足踝外侧较大创面
A. 外踝周围创面面积较大；B. 设计穿支蒂螺旋桨筋膜皮瓣修复，阴影部分仅切取皮下组织和深筋膜；C. 形成穿支蒂皮瓣；D. 远近端交换修复创面，供区直接闭合，猫耳皮肤游离植于覆盖次要浅表创面的筋膜瓣表面；E. 皮瓣高质量成活，外形满意；F、G. 术后 1 年，踝部软组织无明显增宽

· 病例 4 · 修复小腿下段及内踝创面

患者，女性，56 岁，高处坠落伤致胫骨干骺端开放性骨折并软组织缺损，清创，外固定支架固定术后。创面特点：局限于小腿下段内侧及内踝的较大面积创面，按穿支蒂螺旋桨皮瓣设计需要兼顾旋转角度，小桨充分利用转移道皮肤，皮瓣轴线及安全切取范围，属较为别扭的类型。皮瓣数据：总面积 30 cm × 7.5 cm；供血穿支位于健侧外踝上 16 cm，末端穿深筋膜前口径 0.9 mm，根部口径 2 mm，供血距离 18.3 cm。形成穿支蒂皮瓣后旋转 180°，大桨修复创面，小桨修复部分供区；残留供区创面游离植皮。术后皮瓣高质量成活，外形满意，按带蒂皮瓣已属高效修复（图 4-6）。该例展示了腓动脉穿支蒂螺旋桨腓肠皮瓣可靠的血供、灵活的轴线设计及修复效率。

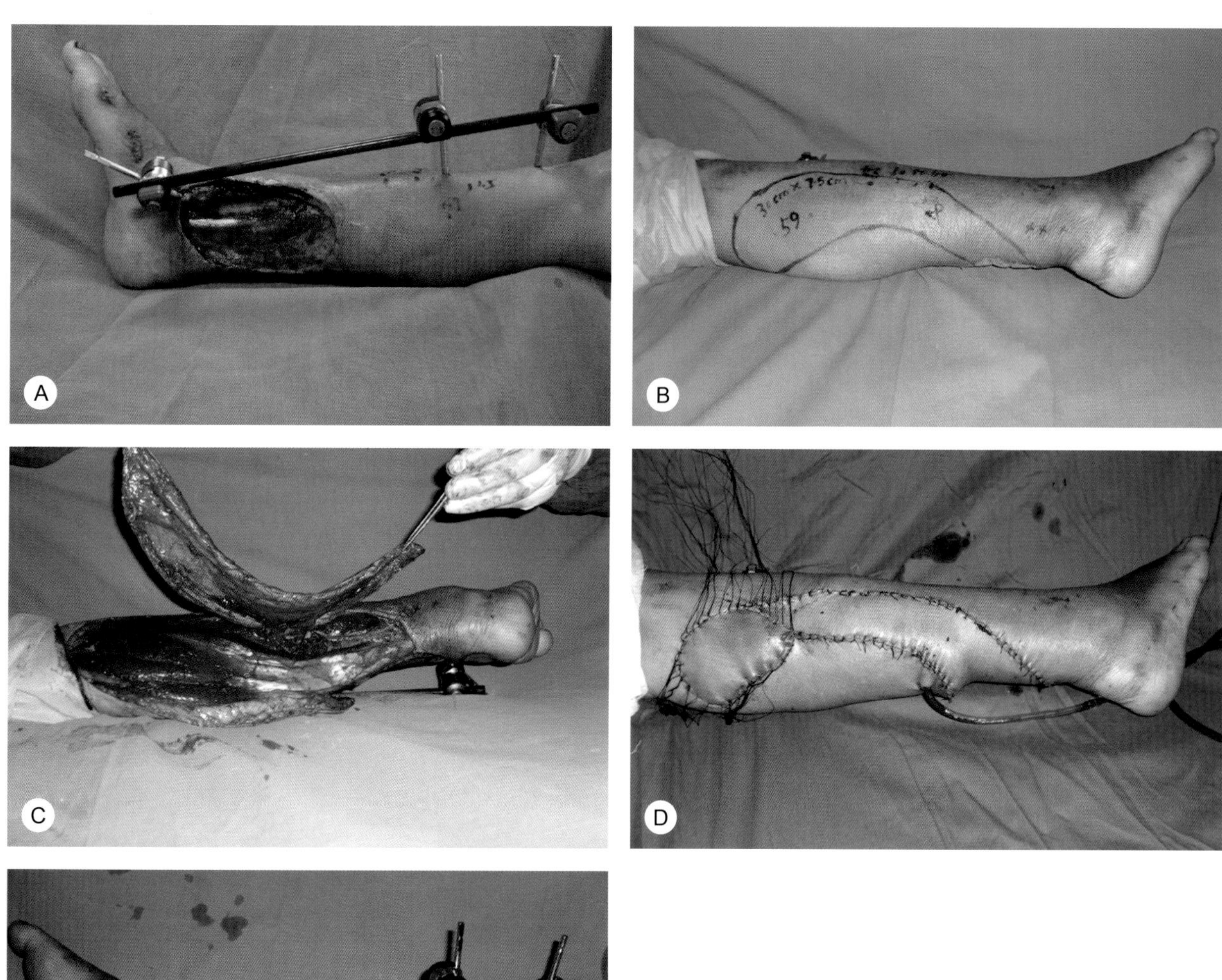

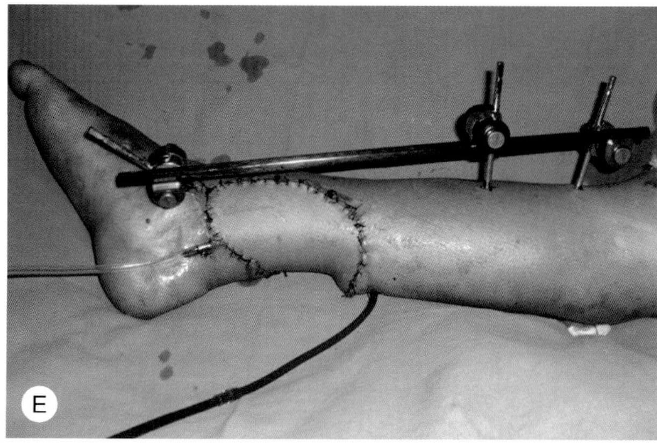

图 4-6 腓动脉穿支蒂螺旋桨腓肠皮瓣修复小腿下段及内踝较大面积创面

A. 位于小腿下段内侧及内踝的较大面积创面；B. 皮瓣设计；C. 形成穿支蒂皮瓣；D. 皮瓣远近端交换修复创面，残留供区游离植皮；E. 大桨的瓣体修复创面

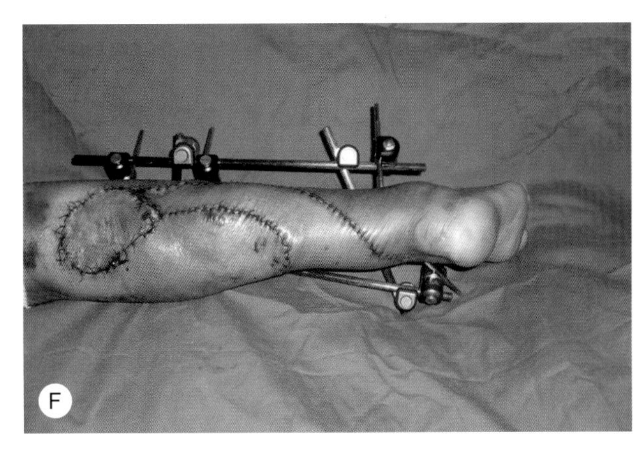
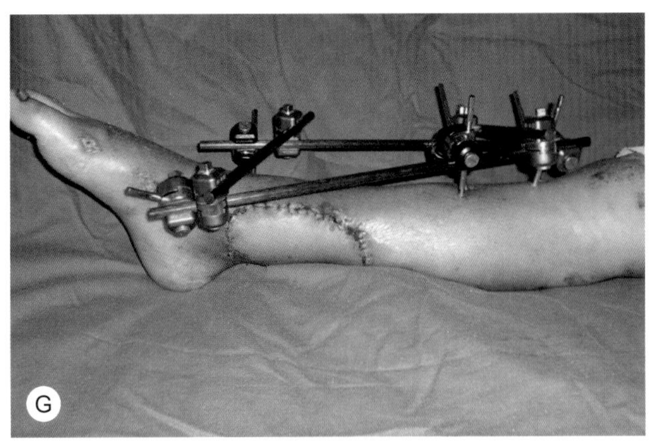

图 4-6 腓动脉穿支蒂螺旋桨腓肠皮瓣修复小腿下段及内踝较大面积创面（续）
F. 术后皮瓣高质量成活，充分利用转移道皮肤的同时外形平整美观；G. 创面修复效果

·病例 5· 修复踝部足背创面，保留腓肠神经

患者，男性，48 岁，因“左踝关节疼痛、出血伴活动受限 2 小时”入院。完善检查，急诊行清创、左胫腓骨远端骨折切复内固定 + 外固定支架固定、1~5 趾伸肌腱修复、VSD 引流术。术后 1 个月左踝关节背侧皮肤坏死、缺损伴肌腱外露。在腰麻下行清创、腓动脉穿支蒂螺旋桨皮瓣修复左踝皮肤缺损、小腿取皮游离植皮术”。术中皮肤缺损大小约 8 cm × 6 cm，肌腱外露。以术前多普勒超声探测仪探测，并标记靠近创面的腓动脉穿支穿出点为旋转点，以腓肠神经的体表投影为轴心线，即腘窝中点至外踝与跟腱中点的连线，设计腓动脉穿支蒂螺旋桨皮瓣，大小约 15 cm × 7 cm。先切开皮瓣一侧缘，在外踝上约 5 cm 水平找到一腓动脉穿支，根据腓肠神经体表投影找到腓肠神经及小隐静脉，保护好小隐静脉与腓肠神经周围的营养血管，游离腓肠神经及小隐静脉并将其保留于供区，以腓动脉穿支为皮瓣旋转点，将皮瓣旋转约 120°，大桨覆盖受区皮肤缺损创面，小桨覆盖部分供区创面，供区遗留约 7 cm × 5 cm 创面，予以小腿取皮游离植皮。术后常规“三抗”治疗，皮瓣顺利存活。术后 9 个月随访，见皮瓣蒂部平整，供、受区外形满意，行走恢复正常，足部静脉回流无影响，足外侧感觉无影响(图 4-7)。

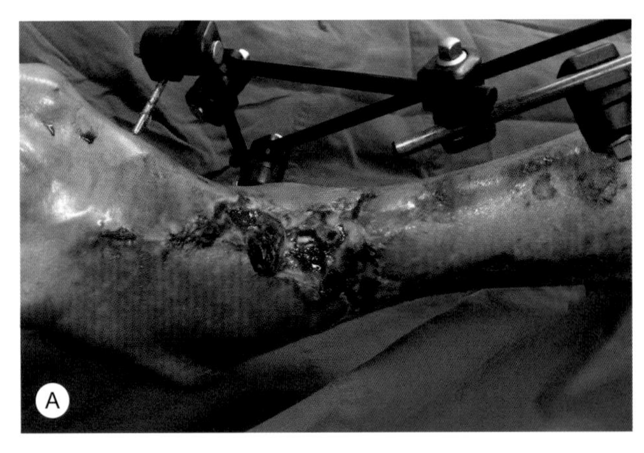
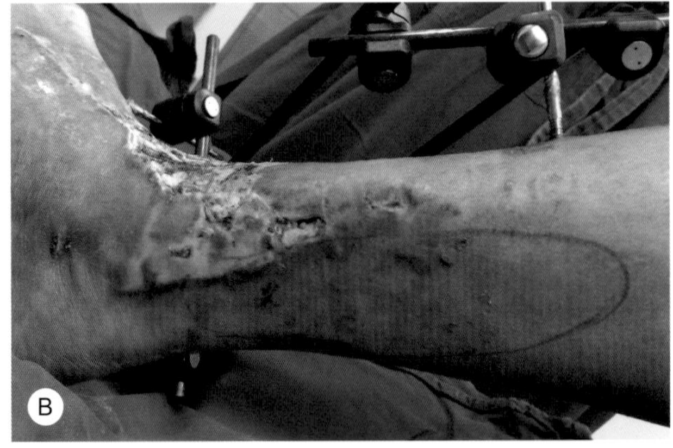

图 4-7 保留腓肠神经小隐静脉的腓动脉穿支螺旋桨皮瓣修复踝部足背创面
(胡浩良提供)
A. 受区创面情况；B. 皮瓣设计

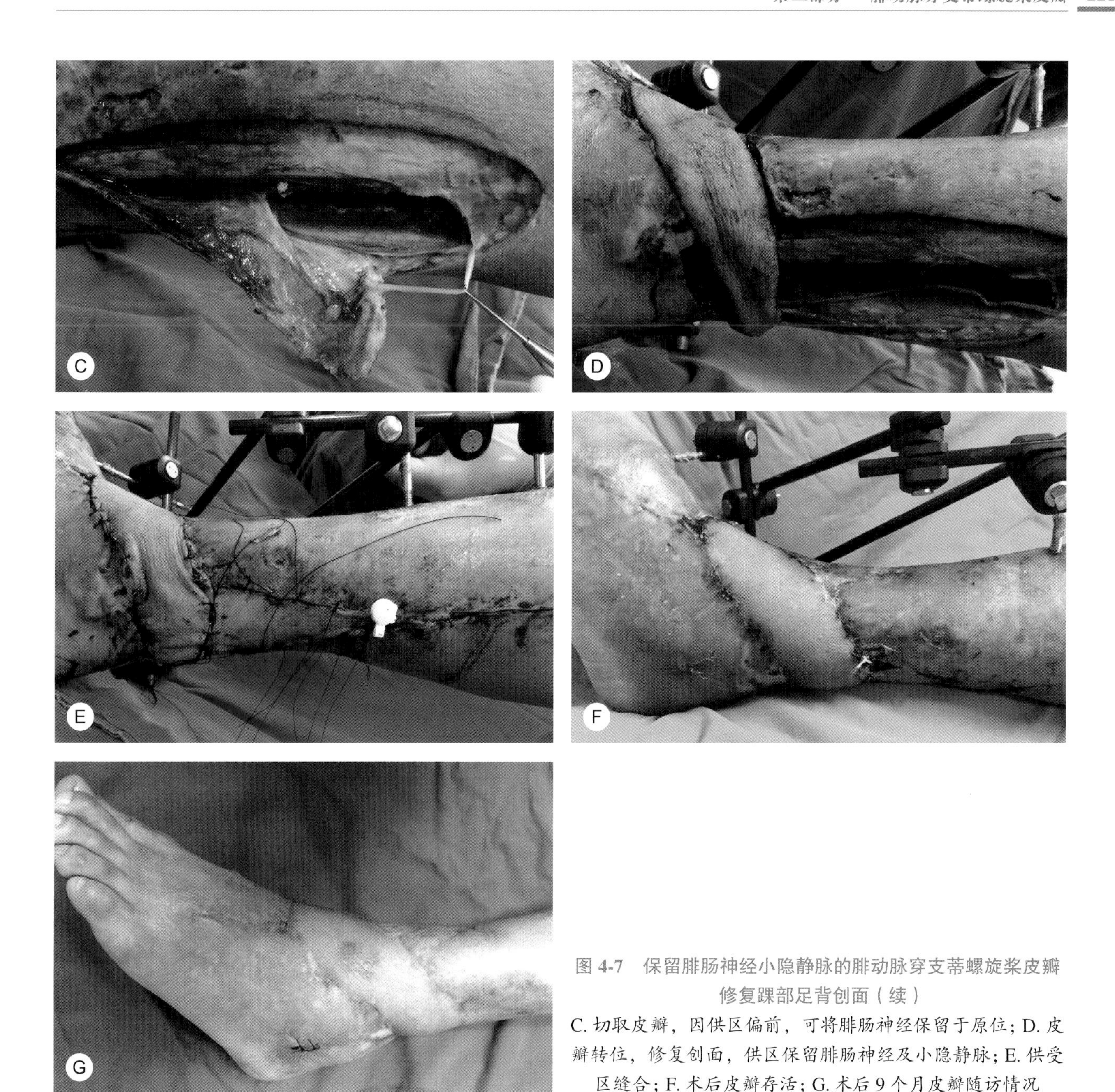

图 4-7 保留腓肠神经小隐静脉的腓动脉穿支蒂螺旋桨皮瓣修复踝部足背创面（续）
C. 切取皮瓣，因供区偏前，可将腓肠神经保留于原位；D. 皮瓣转位，修复创面，供区保留腓肠神经及小隐静脉；E. 供受区缝合；F. 术后皮瓣存活；G. 术后 9 个月皮瓣随访情况

·病例 6· 修复踝前创面

患者，男性，71 岁，右踝关节外侧创面大小为 12 cm × 5 cm，清创后第 7 天，在腰麻下行右腓动脉穿支蒂螺旋桨皮瓣修复右踝缺损。皮瓣切取前，先用酒精擦拭的方式给右小腿降温，然后应用便携式红外探测器观察右小腿外侧皮肤的复温过程，发现共有 4 处复温最快的热区（穿支入皮点）。因第一穿支距离创缘过近，故选择第二个穿支为血管蒂，设计穿支蒂螺旋桨皮瓣，大小为 23 cm × 5 cm，术中确认穿支入皮位置与热点区域一致，术后皮瓣存活，供区直接缝合关闭（图 4-8）。

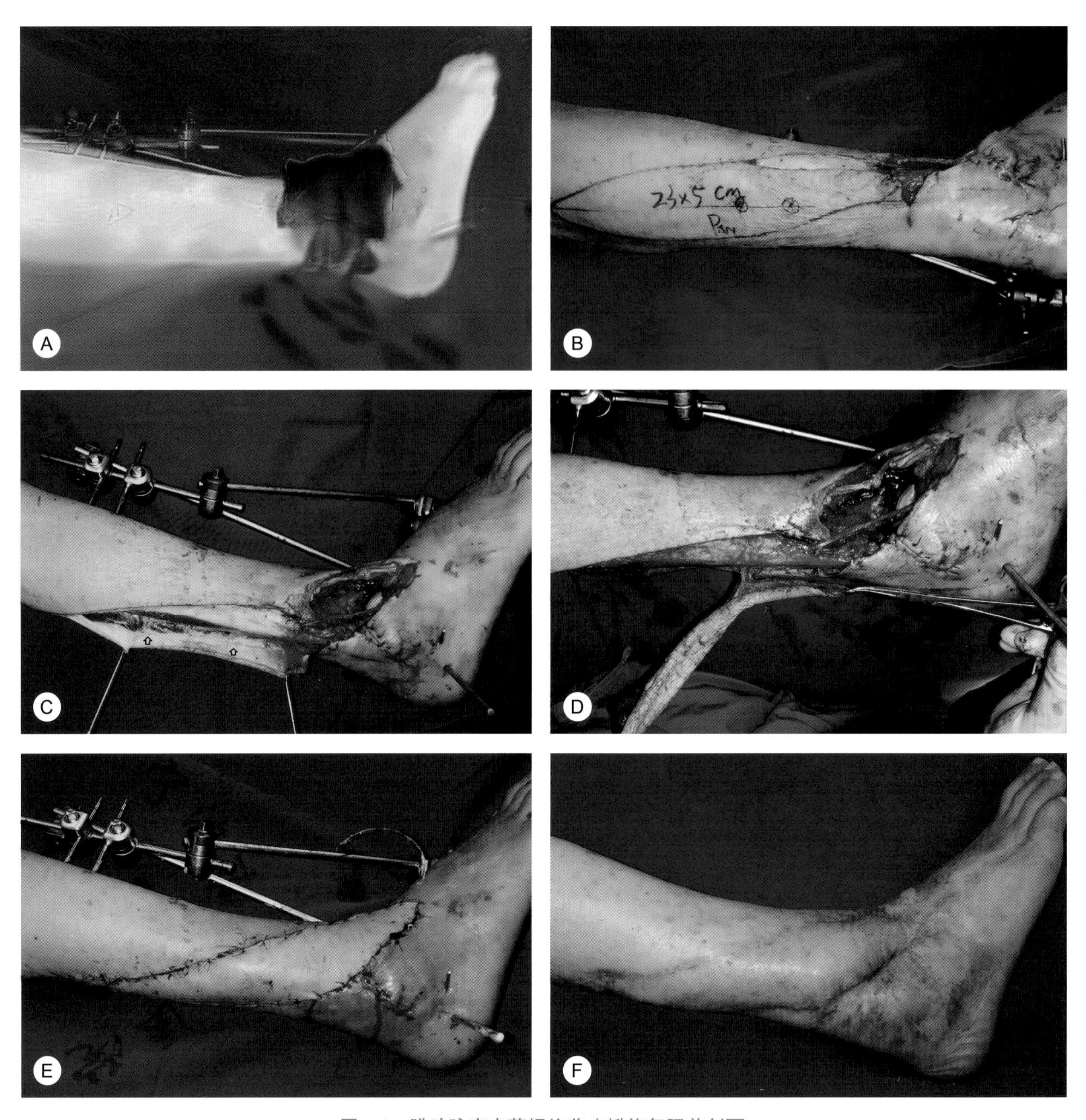

图 4-8 腓动脉穿支蒂螺旋桨皮瓣修复踝前创面

（潘佳栋提供）

A. 红外热成像显示穿支动脉热点；B. 皮瓣设计；C. 皮瓣从前方掀起，观察穿支血管与术前热点定位一致；D. 皮瓣掀起；E. 皮瓣转位；F. 术后 12 个月随访，踝关节功能良好

· 病例 7 · 修复胫前骨外露创面

患者，男性，38 岁，车祸致右胫腓骨开放性骨折，经外固定架固定后，小腿中下段皮肤缺损、骨外露。经多次 VSD 治疗，创面清洁后，采用腓动脉穿支腓肠神经营养血管皮瓣转位修复。术后过程顺利，皮瓣完全成活，创面覆盖成功（图 4-9）。

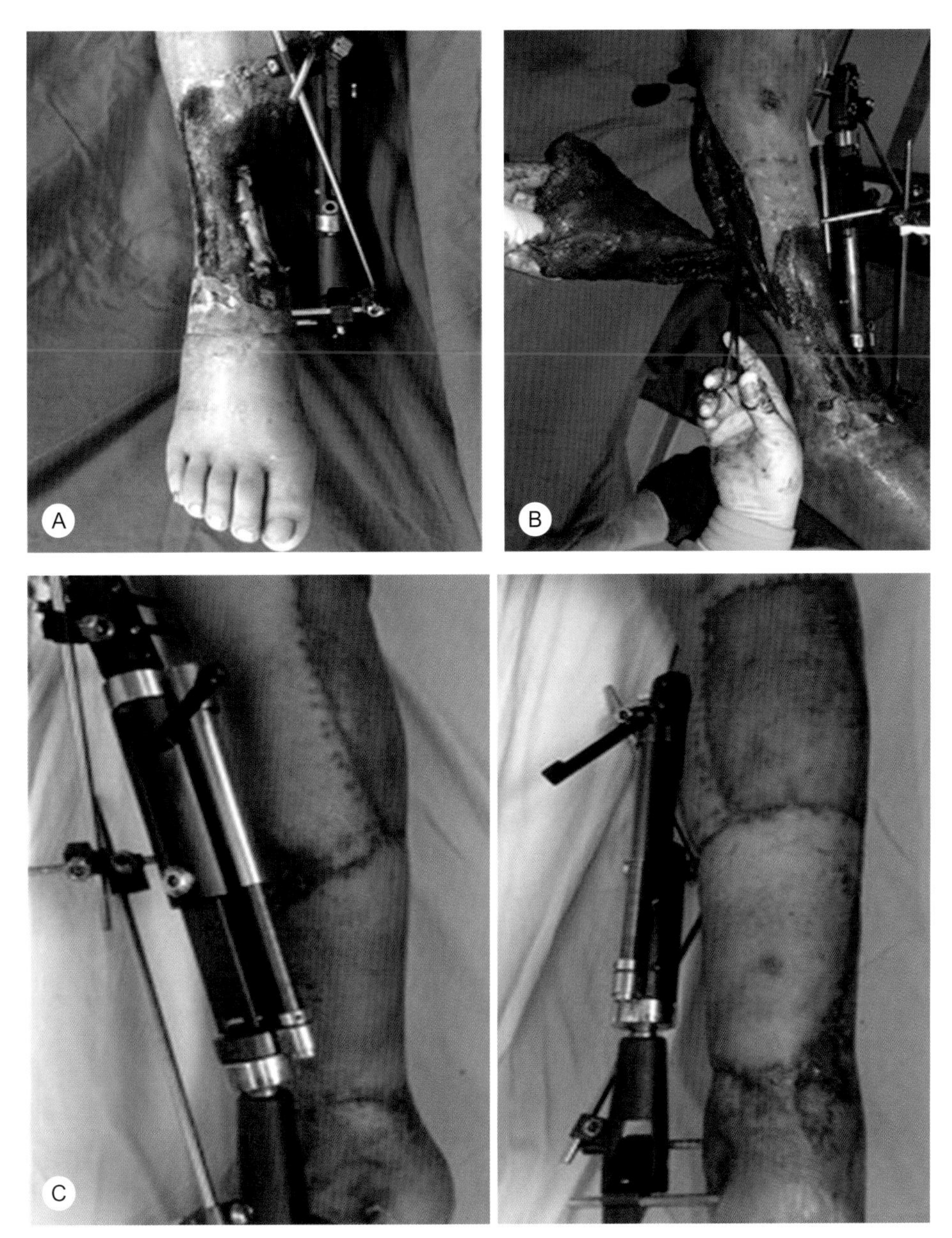

图 4-9 腓动脉穿支皮瓣修复胫前骨外露创面
(李志杰提供)
A. 胫前骨外露创面；B. 腓动脉穿支腓肠神经筋膜皮瓣；C. 术后皮瓣顺利成活，创面覆盖成功

【皮瓣评价】

传统腓动脉穿支皮瓣以后肌间隔为轴线，在小腿外侧切取皮瓣，本皮瓣则是以腓肠神经及其组成部位为轴线，在小腿后外侧（腓肠供区）切取皮瓣，优势包括：①纳入了丰富的链式血管丛，可供养巨长皮瓣；②皮肤软组织较为松弛，利于直接闭合。选择不同节段腓动脉穿支蒂螺旋桨腓肠皮瓣可修复整个小腿各平面创面；基于最低 1 条适用穿支可修复踝周创面，但无法用于前足，修复跟腱区创面是其最佳适应证。局限于内侧的偏小创面，选择胫后动脉穿支皮瓣更为恰当。

（陈雪松　李小松　张泽龙　胡浩良　潘佳栋　李志杰）

第三部分 外踝后穿支腓肠筋膜皮瓣

远端蒂腓肠神经筋膜皮瓣的出现，使吻合血管的游离皮瓣在小腿和足部的使用率减少了约一半以上。但该皮瓣的缺点是旋转轴点的位置较高（外踝上 5 cm），表现在临床上，一是不能满足修复足踝远侧创面的需要，二是“无效”折叠的筋膜蒂部太长，皮瓣切取位置高，对小腿供区的损害较大。

张世民等（2002 年）曾对外踝后部血管网与小腿远端蒂筋膜皮瓣的关系做过解剖学观察。张发惠等（2005 年）亦对腓肠神经营养血管皮瓣的远端蒂部血管进行过研究。这些血管解剖学研究均发现，腓动脉在发出最远侧肌间隔穿支之后，在外踝后方的疏松结缔组织中，仍有细小的皮肤穿支存在，可以该穿支血管形成远端蒂皮瓣修复足踝缺损，其优点是可将皮瓣的旋转轴点下移，在满足了修复足踝部中小创面需要的同时，又减少了对小腿供区的损害。

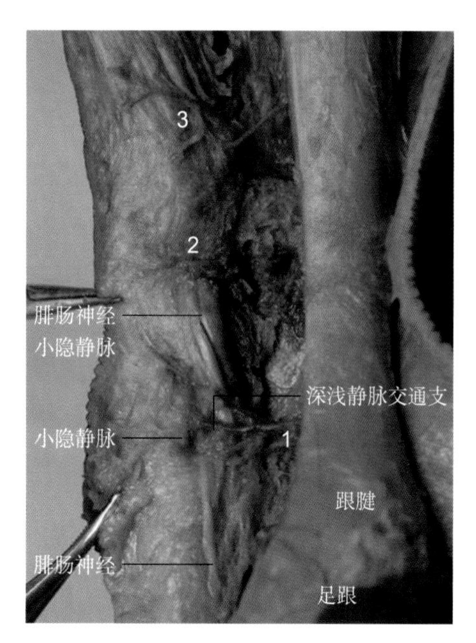

图 4-10 腓动脉终末支在外踝后间隙内发出的外踝后筋膜皮肤穿支血管
1、2. 外踝后穿支（2~3 条）；3. 最远侧肌间隔穿支

外踝后间隙长约 4 cm，前界为外踝及腓骨长短肌腱，后方为跟腱，表面为深筋膜覆盖，内部充满疏松脂肪组织。在外踝后间隙内走行的腓动脉终末支及其延续的跟外侧动脉，共发出 2~3 条皮肤穿支动脉，直径为 0.1~0.8 mm，一般至少有 1 条直径在 0.5 mm 以上（图 4-10）。该穿支动脉与上方的腓动脉最远侧肌间隔穿支血管间，遵循“压力平衡”规律，以保证该区域血供的稳定，即如果上方的腓动脉最远侧肌间隔穿支位置较高且口径细小，则下方的外踝后穿支则口径代偿性增大；相反，如果上方腓动脉最远侧肌间隔穿支位置较低且口径较大，则下方的外踝后穿支则相应细小。外踝后穿支血管的定位：外踝尖平面至其上 4 cm，多在 1~2 cm 之间；前后在跟腱与腓骨肌腱鞘之间，多在腓肠神经小隐静脉的正下方或略前方，靠腓骨肌腱鞘近些。

外踝后穿支动脉多有 1~2 条口径相当的伴行静脉。有时外踝后间隙中尚有连接小隐静脉与深层腓静脉的直接交通支出现。

【皮瓣设计】

点：皮瓣的旋转轴点在外踝后上方 0~4 cm 的范围内。术前可用多普勒超声帮助定位，但更重要的是在术中仔细观察后再对皮瓣的上下界进行适当调整。

线：轴心线即腓肠神经的走行线，位于腘窝中点至跟腱与外踝连线的中点上。轴心线是链式血管吻合的方向，是皮瓣血供的生命线。因腓肠神经与小隐静脉有良好的伴行关系，可以小隐静脉走向帮忙确定。

面：一指切取面积，以缺损创面的长度再加上 2 cm 确定皮瓣的面积；二指切取平面在深筋膜下间隙，此为肢体皮瓣掀起的“外科平面”。

弧：根据旋转轴点至缺损远端的距离再加上 2 cm，在轴心线上反向画出，即为皮瓣的旋转弧。

【手术方法】

患肢不驱血，抬高 3~5 min 后在大腿气囊止血带控制下手术。按设计画线先从跟腱一侧切开皮肤直至深筋膜，将两者固定几针后向前掀起。首先观察腓动脉最远侧肌间隔穿支血管的位置（外踝上 4~7 cm）和外径大小（1.2 mm 左右）。保留该穿支为切取皮瓣的后备血管，如远侧没有合适的皮肤穿支，则以该血管为蒂在同一供区设计切取外踝后上肌间隔穿支皮瓣（腓动脉），而不必改变手术方案。向下在外踝后间隙的脂肪组织中仔细解剖，注意观察由深向浅走行的皮肤穿支血管，完全看清后，再决定血管蒂的取舍。根据术中所确定的旋转轴点，再对皮瓣的切取范围做适当调整。一般外踝后穿支血管的外径应在 0.5 mm 左右，太细则供血能力有限，并不可靠。该皮瓣是以远端为蒂向足踝转移的，蒂部有重叠，皮瓣旋转轴点（P1 → P2）每下降 2 cm，在小腿近侧切取的皮瓣长度（F1 → F2）就可减少 4 cm（图 4-11），因此，最好选用下方的穿支血管为蒂，以减少对小腿供区的损害。但下方的外踝后穿支血管的外径一般均较腓动脉最远侧的肌间隔穿支为细，供血量不如后者。

旋转轴点确定之后，再将皮瓣从四周切开，将腓肠神经和小隐静脉包含在皮瓣内，远近两端均切断。在深筋膜下间隙将皮瓣由近及远向蒂部掀起，仅需电凝遇到的一些穿支血管。注意随时将皮肤与深筋膜缝合固定几针，防止两者脱离。一般 30~45 min 即可将皮瓣游离。放松止血带，观察血液循环情况，1 min 内皮瓣末端即有鲜红渗血。因小隐静脉两端均切断结扎，故不会发生足部静脉血倒灌入皮瓣的现象。将穿支蒂部的筋膜组织作显微分离，切断紧张的纤维束带，仅保留 1 条穿支动脉及其伴行的 2 条穿支静脉为蒂。修整受区创面后，将岛状皮瓣无张力下转移至受区。小腿供区创面拉拢缝合；如直接闭合有困难，则两端拉拢缝合后，中间行断层植皮覆盖。

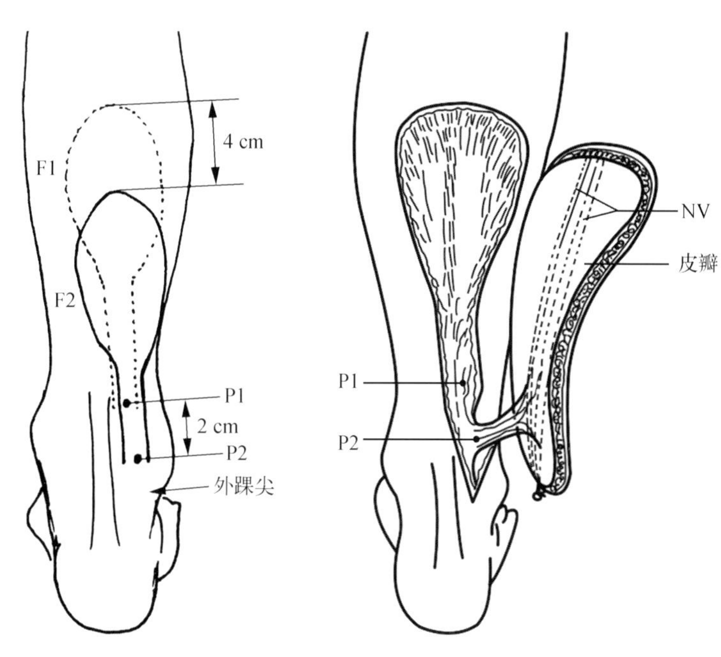

图 4-11 外踝后穿支腓肠皮瓣示意图
P1，最远侧肌间隔穿支；P2，外踝后穿支；NV，腓肠神经小隐静脉
A. 皮瓣旋转轴点下移，每下移 2 cm，小腿供区可减少切取 4 cm；B. 皮瓣示意图

【典型病例】

·病例 1· 修复后跟

患者，男性，78 岁，因右足跟外侧皮肤增生、破溃 7 个月入院。硬膜外麻醉下将病灶扩大切除，测量缺损面积为 5 cm × 6 cm。按前述方法设计切取外踝后穿支皮瓣，穿支动脉外径 0.7 mm，有 2 条略粗的伴行静脉，位于外踝尖上 1 cm 平面。皮瓣轴点至末端长 10 cm，宽 5 cm。将岛状皮瓣围绕穿支轴点旋转 180° 到达足跟受区，无张力下将其就位缝合。小腿供区大部拉拢缝合，中间部分植皮。术后皮瓣血供良好，颜色红润，无肿胀淤血发生，皮瓣完全成活。术后病理报告：恶性黑色素瘤。随访 6 个月无复发（图 4-12）。

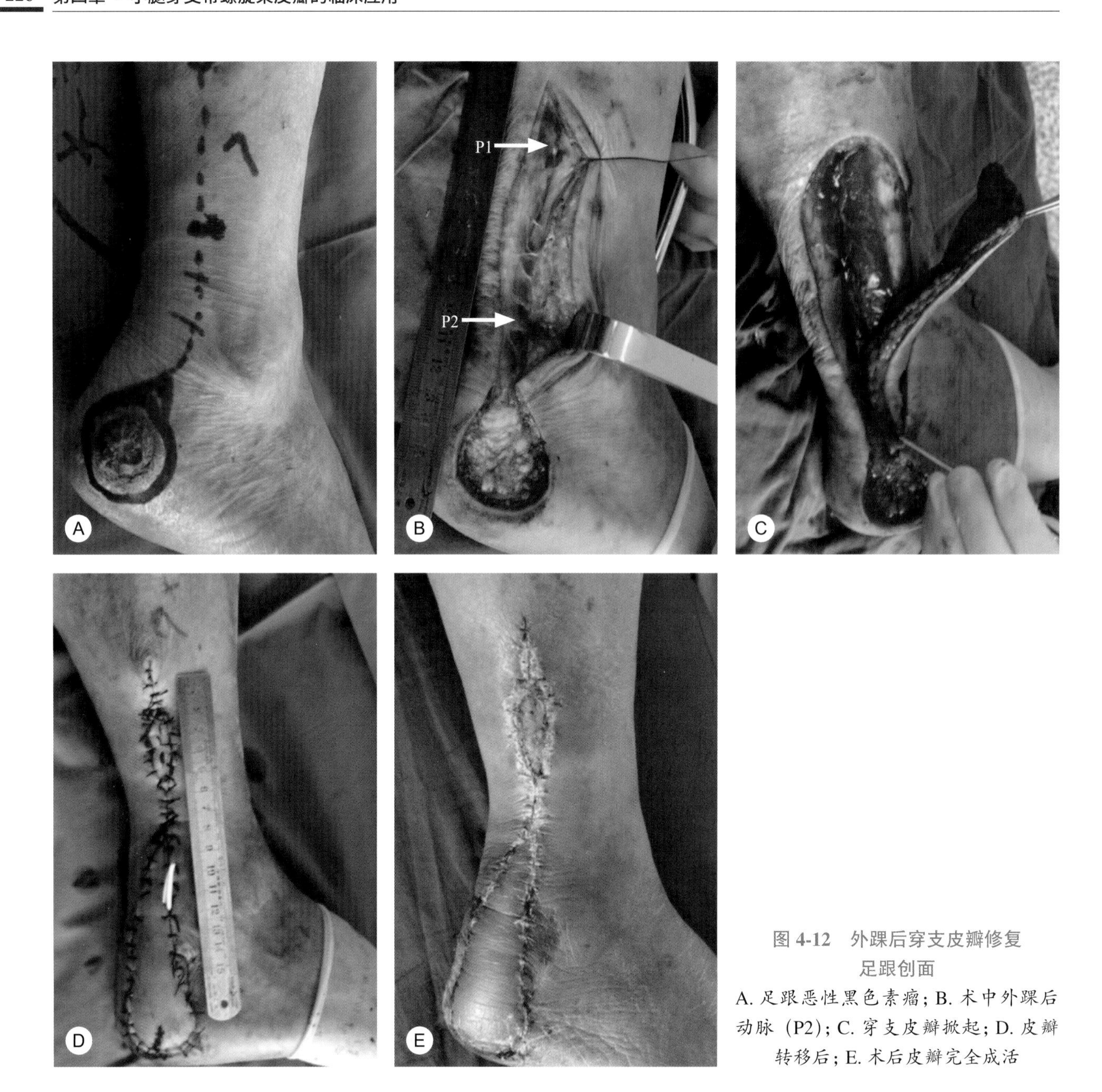

图 4-12 外踝后穿支皮瓣修复足跟创面
A. 足跟恶性黑色素瘤；B. 术中外踝后动脉（P2）；C. 穿支皮瓣掀起；D. 皮瓣转移后；E. 术后皮瓣完全成活

·病例 2· 修复跟骨外侧创面

患者，男性，46 岁，跟骨骨折保守治疗 3 个月，跟骨外侧皮肤坏死。准备同时进行跟骨矫形和创面修复。设计腓动脉外踝后穿支血管筋膜蒂螺旋桨皮瓣，近侧大桨从深筋膜下间隙掀起，为筋膜皮瓣，远侧小桨从真皮下掀起，形成真皮下血管网皮瓣。皮瓣转移之后，蒂部平滑无隆起。术后恢复顺利，皮瓣完全成活（图 4-13）。

【皮瓣评价】

与腓动脉最远侧肌间隔穿支相比，外踝后穿支将同一部位的远端蒂腓肠神经筋膜皮瓣的旋转轴点下移，其优点是减少了“无效”的蒂部折叠长度，从而减少了对小腿供区的损害。

外踝后穿支一般均没有腓动脉最远侧肌间隔穿支粗大，供血能力不如后者，其所能营养的皮瓣面积亦相应的较后者为小。所以，外踝后穿支皮瓣的切取面积并不大，如需切取大面积的皮瓣，仍应以上方的腓动脉肌间隔穿支血管为蒂。

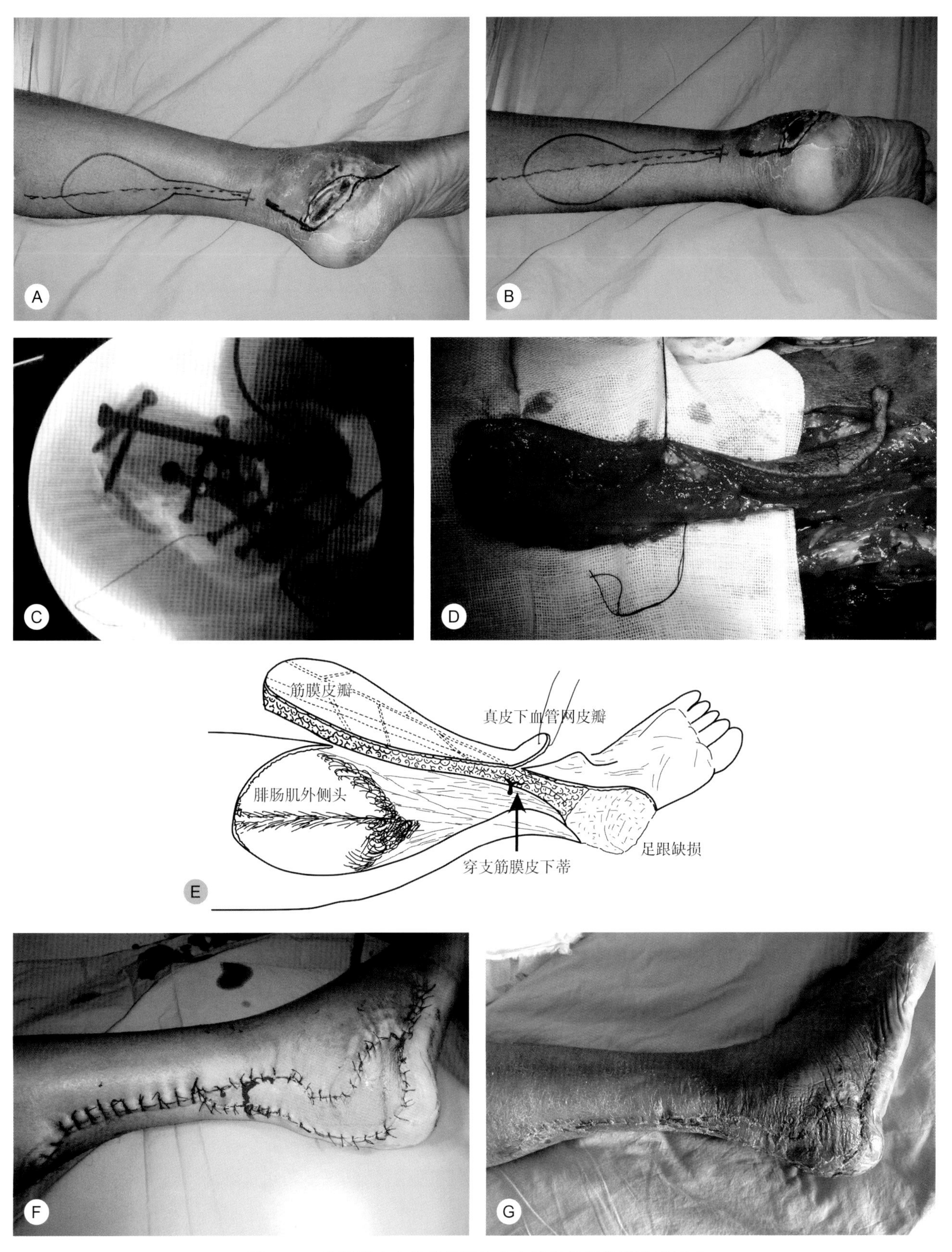

图 4-13 外踝后穿支筋膜蒂螺旋桨皮瓣修复跟骨矫形后创面

A. 跟骨皮肤坏死与皮瓣设计，外侧面观；B. 后侧面观；C. 跟骨矫形内固定；D. 穿支筋膜蒂螺旋桨皮瓣掀起；E. 示意图；F. 皮瓣转位，蒂部平滑；G. 术后皮瓣完全成活

（张世民 袁 锋 张 凯）

第四部分　腓动脉穿支筋膜肌皮瓣

为了使远端蒂腓肠筋膜皮瓣的技术更加适用于伴有骨髓炎感染或较大死腔的深部创面，Fourn 等（2001 年）通过解剖学研究，发现深层的腓肠肌血管与腓肠神经营养血管轴之间亦有交通吻合，成功地切取带肌肉的远端蒂腓肠肌筋膜皮瓣，充分利用了肌肉代谢率高、抗感染能力强的优点。Prasad 等（2002 年）在解剖学研究的基础上，提出了“皮神经肌瓣”（neuro-muscular flap）概念，并应用以远端腓肠神经小隐静脉筋膜皮下组织为蒂的腓肠肌筋膜皮瓣，修复足踝部肿瘤切除后的巨大创面，皮瓣面积（8 × 7) cm~(13 × 8) cm，携带的肌瓣面积（6 × 5) cm~(8 × 6) cm，手术完全成功。Chen 等（2005 年）报道在糖尿病足跟溃疡且伴有跟骨骨髓炎感染的病例，以远端蒂腓肠神经筋膜肌皮瓣修复，完全成活，经 6~12 个月随访，骨髓炎完全治愈。

国内张世民等在 2005 年介绍了远端腓肠神经筋膜蒂腓肠肌皮瓣（distally sural neuroadipofascial pedicled gastrocnemius myocutaneous flap）逆向修复小腿下 1/3 和足踝创面的经验，但宽厚的腓肠神经筋膜蒂旋转移位不方便，容易发生扭曲卡压。2007 年，张世民等又将其改进为细小的腓动脉穿支蒂，旋转移位十分方便（图 4-14)。

【皮瓣设计】

在小腿中段切取筋膜肌皮瓣，利用深层的腓肠肌肉与深筋膜上段的腓肠神经的重叠部分而设计，肌肉的营养来自该部位的肌皮穿支的逆向血供。

根据“点、线、面、弧”的原则设计皮瓣。

旋转轴点：外踝上 5 cm 的腓动脉最远侧肌间隔穿支。

蒂部：腓肠神经小隐静脉筋膜皮下蒂，宽 3~4 cm，中间带宽 1 cm 的皮桥，方便转移后缝合。蒂部长度根据轴点与受区创面的距离而定，一般 6~9 cm。

瓣部：根据创面大小确定其面积，筋膜皮瓣长 10~12 cm，宽 5~6 cm；其深层的肌肉长 6~8 cm，宽 4~6 cm。

【手术方法】

先做皮瓣后侧切口，直达深筋膜下间隙。术中应首先确定远端旋转轴点的穿支血管，可根据其起始的高低对皮瓣设计做适当调整。

切取带肌肉的远端蒂腓肠神经筋膜肌皮瓣，与切取传统的远端蒂腓肠神经筋膜皮瓣相似，但应特别注意以下几点：①首先在近端切口于腓肠肌二头肌间沟中找到腓肠神经（深筋膜下段），小隐静脉与其邻近，但走行于深筋膜浅层，可据此帮助定位。将腓肠神经和小隐静脉向近侧多切取 1 cm，结扎。②牵拉腓肠神经，定出其走向后，在腓肠神经轴线两侧按设计大小切取腓肠肌肉，一般外侧头与腓肠神经血管轴联系紧密，可多切取一些。③切取肌肉应使用剪刀而不是电刀，这样做的目的一是避免肌肉遇电收缩，二是电刀有可能损害细小血管的交通联系。遇有出血点以双极电凝止血。④腓肠肌肉可根据需要全层切取（全厚度），亦可切取其浅层（部分厚度），肌肉血供不受影响。⑤注意随时将肌肉与浅层的深筋膜和皮下脂肪缝合几针固定，防止脱离。⑥不必去解剖寻找血管吻合支，防止损伤。一般带上小腿中段的肌肉即能保证包含了肌肉吻合支，成活无虞。⑦肌肉切取后的中间缺损，可通过拉拢缝合两侧的腓肠肌而闭合。⑧通过内翻缝合，将线结埋在肌肉之中。如供区需植皮覆盖，则不影响植皮成活。⑨在远端旋转轴点，可保留穿支血管周围的筋膜皮下组织，或将轴心穿支血管（1 动脉 2 静脉）以外的一切结构均游离切断，形成穿支皮瓣（图 4-14)，方便转移。⑩结扎两端小隐静脉，防止足部静脉血倒灌，去除浅静脉干的不良影响。

【典型病例】

患者，男性，45 岁，右足跟被石头砸伤，跟骨粉碎骨折伴皮肤软组织挫灭，在外院初期处理后 4 个月，以跟骨暴露、骨髓炎转入我院。跟骨软组织缺损面积 11 cm × 8 cm。创面细菌培养为铜绿假单胞杆菌。

设计切取以腓动脉穿支为蒂的腓肠神经岛状筋膜肌皮瓣，旋转轴点在外踝上 5 cm，筋膜皮瓣面积 17 cm × 9 cm。在小腿中点的近侧，于深面携带部分腓肠肌外侧头，肌肉面积 9 cm × 5 cm。腓肠肌筋膜皮瓣由近及远掀起后，放松止血带，约 1 min 即看到筋膜皮瓣的远端部分（小腿近侧）充盈出血，然后肌肉部分也有鲜红出血。说明深层的腓肠肌可从浅层腓肠神经筋膜血管轴逆向获得血供。将岛状腓肠神经筋膜肌皮瓣旋转 180°，腓肠肌肌肉覆盖在裸露的跟骨表面，皮瓣近端的腓肠神经与足底内侧神经分支做端侧吻合。术后 2 天皮瓣血循良好，第 3 天开始出现肿胀，但无张力水泡发生，恢复顺利。2 周后拆线，皮瓣完全成活（图 4-15）。

随访 6 个月，嘱患者单足站立将足跟提起（提踵），感患侧小腿肌力无明显降低。足跟恢复部分保护性感觉。

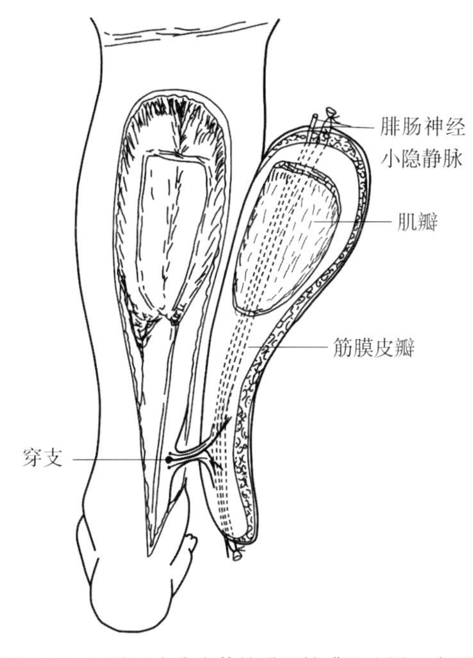

图 4-14　远端细小穿支蒂的腓肠筋膜肌皮瓣示意图

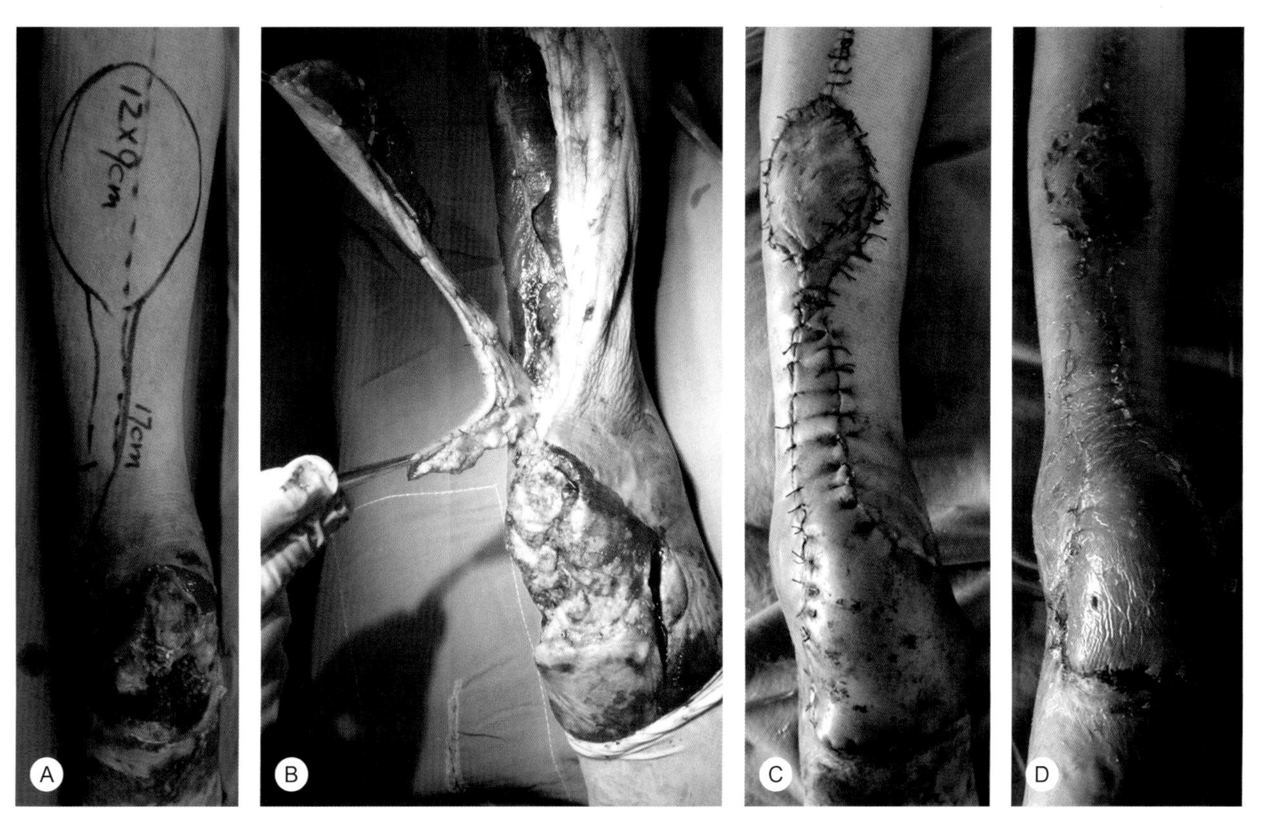

图 4-15　腓动脉穿支蒂腓肠神经岛状筋膜肌皮瓣逆向修复跟骨骨髓炎创面

A. 术前创面与皮瓣设计；B. 穿支蒂岛状筋膜肌皮瓣掀起；C. 术后 3 天，皮瓣血液循环良好；D. 术后 3 周，皮瓣完全愈合

【皮瓣评价】

腓动脉穿支远端蒂腓肠神经岛状筋膜肌皮瓣，能以远侧为蒂，将近侧的腓肠肌肉向足踝部转移。其突出优点是：①特别适用于伴有较大死腔和（或）骨髓炎的感染创面，充分利用肌肉组织体积大（填塞死腔），和代谢率高、抗感染力强的特点；②血供可靠，成活有保障；③不损失肢体的主干血管，对伤肢血循干扰少；④属局部皮瓣，就近取材，在同一肢体手术，麻醉、消毒、铺巾一次完成；⑤不需显微外科技术，操作简单，容易开展；⑥手术一次完成，耗时短；⑦不固定肢体，利于早期活动和功能康复，患者痛苦少；⑧供区损失少，切取部分腓肠肌肉对提踵肌力并无影响；⑨皮瓣旋转弧大，基本可满足修复小腿下 1/3 段和足踝复杂创面的需要；⑩因携带的腓肠肌肉失去了运动神经支配，不久就会萎缩，隆起的皮瓣即会逐渐平坦，受区外形亦较满意，但其厚度（1.5 cm 左右）亦能满足足跟负重的需要；⑪为穿支血管蒂轴型皮瓣，旋转方便，蒂部扭曲压迫小；⑫携带腓肠神经，可经吻合制成感觉皮瓣。

该远端穿支蒂皮瓣的动脉血供可靠，但静脉回流并不充分，术后在创面渗血停止后（2~3 天之后），皮瓣静脉性肿胀较为明显。结扎蒂部小隐静脉是去除远端静脉血倒灌的简便方法。进行血管吻合建立静脉超回流通道则更为安全。

（张世民　李海丰　王　欣）

第五部分　腓动脉穿支蒂螺旋桨皮瓣携带扩展的筋膜瓣

在筋膜皮瓣的概念出现之后，外科医生就发现，在切取筋膜皮瓣时，可以于其周缘携带部分扩展的筋膜瓣，或在其末端携带延伸的筋膜瓣。

【手术方法】

采用全麻或连续硬膜外麻醉，根据创面位置取仰卧或侧卧位。彻底清除创面感染和坏死组织，严格止血。感染严重的病例，先一期清创并 VSD 冲洗引流 1 周，感染控制后二期行皮瓣修复。

切取时从皮瓣旋转点和小桨的后缘开始，切开皮肤至深筋膜浅层，向前游离皮瓣，探查并显露穿支血管，确定穿支可靠后依次切开大桨后缘和整个皮瓣前缘，会师于穿支血管。再沿穿支血管边缘切开深筋膜，向深层解剖游离 1~2 cm。筋膜瓣切取时，先切开皮肤至浅筋膜浅层，锐性分离皮肤与浅筋膜，保留约 2 mm 薄脂肪层于皮肤，然后将筋膜瓣连同皮瓣一并游离。

松止血带，将皮瓣放回原位，观察皮瓣及筋膜瓣远端渗血情况，确认皮瓣与筋膜瓣血运良好后，将皮瓣旋转 180°，以携带的筋膜瓣填塞死腔，皮瓣覆盖浅表创面。死腔内放置负压引流管，间断缝合皮瓣与创缘皮肤。

供区创面直接拉拢缝合，放置硅胶半管引流。皮瓣面积较大时应携带小隐静脉和腓肠神经；皮瓣切取面积较小时，可保留小隐静脉和腓肠神经于供区原位。

术后患者卧床 1 周，抬高患肢，密切观测皮瓣的颜色、肿胀程度，毛细血管反应及皮温等，进行抗凝、抗痉挛治疗，并根据细菌培养和药敏结果选用敏感抗生素治疗。

【典型病例】

· 病例 1 ·　携带延伸的筋膜瓣填塞死腔

患者，女性，57 岁，左跟骨创伤后骨髓炎伴窦道形成 1 年余，创口分泌物细菌培养为金黄色葡萄球菌。术中切除足跟外侧贴骨瘢痕及窦道，行病灶清除术。经多普勒超声血流探测仪检测，腓动脉穿支位于外踝尖上方 4 cm，穿支血管外径约 0.6 mm。设计带延伸筋膜瓣的腓动脉穿支蒂螺旋桨皮瓣修复创面，皮瓣大桨面积 13 cm × 3.5 cm，小桨面积 5 cm × 3.5 cm，筋膜瓣设计于大桨末端，面积 5 cm × 7 cm。切取后皮瓣覆盖浅表创面，筋膜瓣填塞跟骨死腔。术后感染控制，创面愈合良好，供区遗留瘢痕，行走功能恢复正常。术后 6 个月随访，皮瓣外形满意，感染无复发（图 4-16）。

· 病例 2 ·　携带扩展的筋膜瓣填塞跟骨骨髓炎

患者，男性，32 岁，因左跟骨骨髓炎破溃伴流脓 1 个月，创口分泌物细菌培养为木糖氧化无色杆菌。行左距骨坏死病灶清除，创面持续负压封闭冲洗引流 1 周，以带筋膜瓣腓动脉穿支蒂螺旋桨皮瓣进行修复。经多普勒超声血流探测仪定位，腓动脉穿支位于外踝尖上方 5.5 cm，穿支血管外径约 0.7 mm，切取皮瓣大桨面积为 5.5 cm × 12 cm，小桨面积为 2.5 cm × 5 cm，筋膜瓣设计于皮瓣的前侧，面积为 4 cm × 4 cm，皮瓣及筋膜瓣游离后旋转 180°，皮瓣覆盖创面，筋膜瓣填塞跟骨死腔。术后感染得到控制，创面愈合良好，行走无障碍。术后 4 个月随访，皮瓣外形满意，感染无复发（图 4-17）。

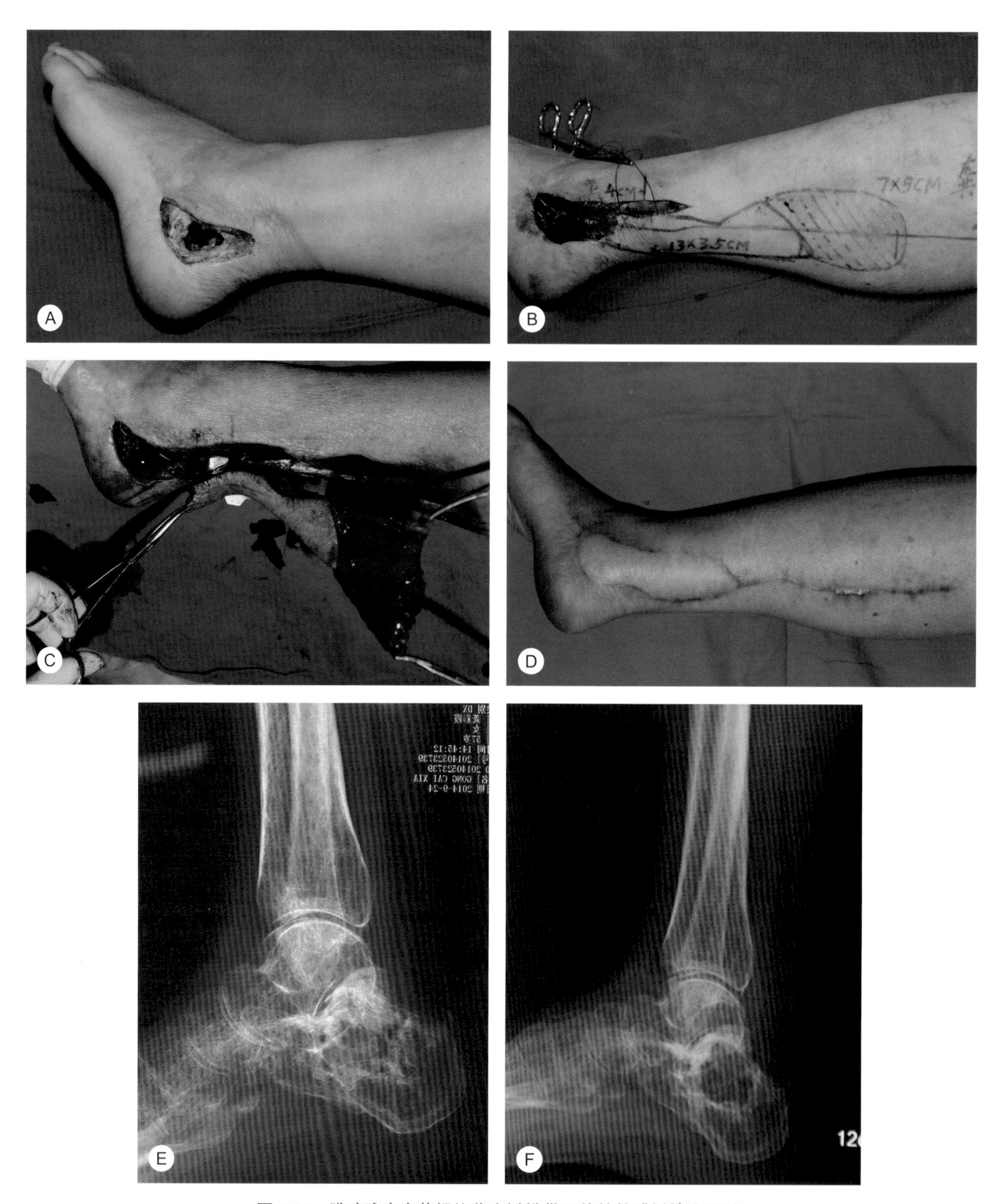

图 4-16 腓动脉穿支蒂螺旋桨皮瓣携带延伸的筋膜瓣填塞死腔

A. 左跟骨创伤后骨髓炎，彻底清除窦道及骨髓炎病灶，遗留合并跟骨深部死腔的跟外侧创面；B. 设计在皮瓣末端携带延伸筋膜瓣的腓动脉穿支蒂螺旋桨皮瓣；C. 皮瓣切取；D. 术后 6 个月，皮瓣外形良好，供区遗留瘢痕；E. 术前跟骨 X 线片示骨质破坏；F. 术后 7 个月跟骨 X 线片，未见骨质进一步破坏

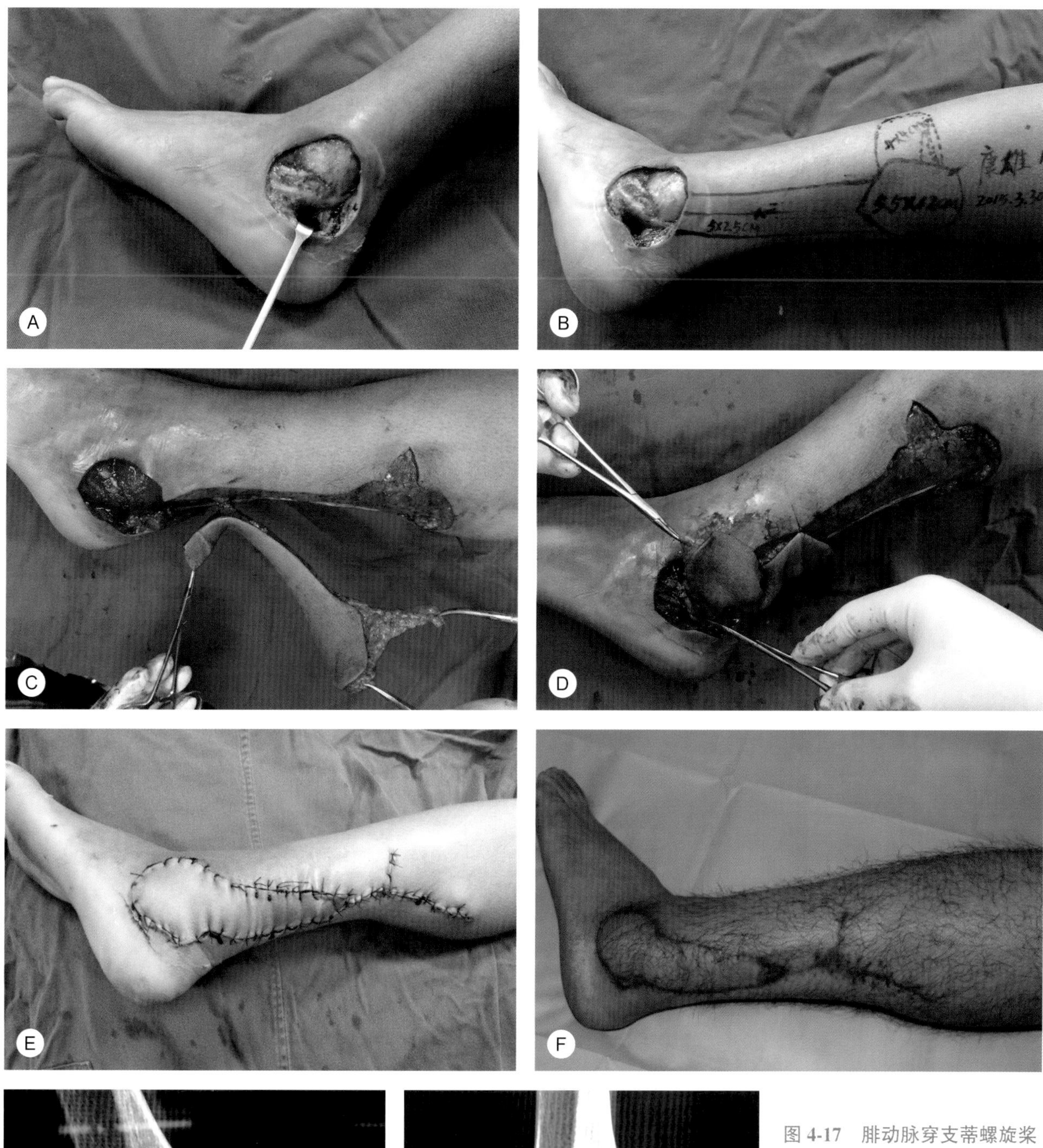

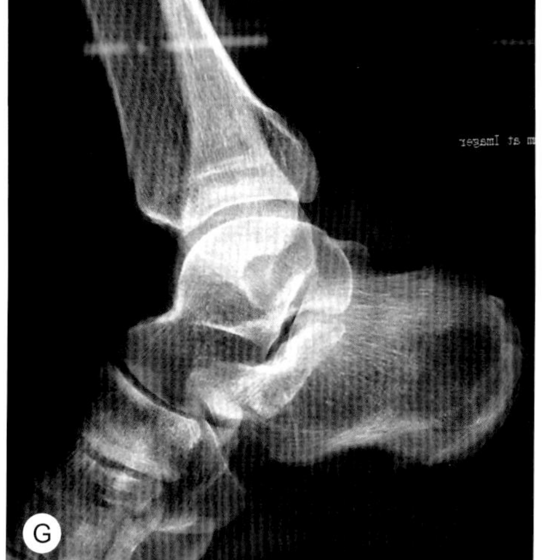

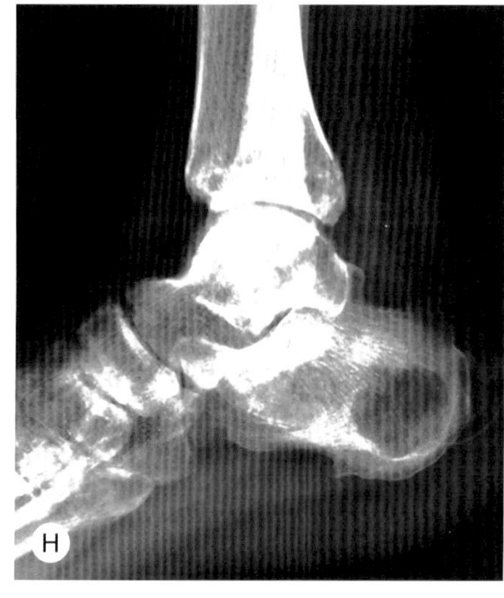

图 4-17 腓动脉穿支蒂螺旋桨皮瓣携带扩展的筋膜瓣

A. 清创后创面情况；B. 皮瓣设计，在螺旋桨皮瓣的侧方设计扩展的筋膜瓣；C. 皮瓣切取，穿支蒂游离 2 cm；D. 筋膜瓣填塞跟骨死腔；E. 皮瓣旋转 180° 覆盖创面，供区直接闭合；F. 术后 4 个月随访，皮瓣外形良好，感染无复发；G. 跟骨术前 X 线片示骨质破坏；H. 术后 4 个月跟骨 X 线片，未见骨质进一步破坏

【皮瓣评价】

这种超出皮岛面积的扩展筋膜瓣，有以下优点：①将扩展的筋膜瓣嵌入受区皮下，有利于快速再血管化，加快皮瓣与受区健康组织的血液循环建立过程；②延展的筋膜瓣有丰富的血供，能够像肌瓣一样起到抗感染的作用；③延展的筋膜瓣具有体积，能够填塞死腔；④延展的筋膜瓣能够折叠起来，增加厚度，适用于修复需要厚度的创面（如足跟）。

术前以多普勒超声血流探测仪定位腓动脉远端穿支位置，以穿支靠近创面穿出深筋膜的点为皮瓣的旋转点，在腓骨后缘探测，确定毗邻旋转点的另一腓动脉穿支穿出小腿深筋膜的位置，以两穿支穿出点的连线为皮瓣的轴线设计螺旋桨皮瓣。

皮瓣近端大桨长度较旋转点至创面远端的距离长 0.5~1.0 cm，皮瓣宽度较创面宽 0.5 cm，小桨设计于旋转点至创缘近端之间。根据死腔的大小及位置于皮瓣近端或侧方设计不同面积的筋膜瓣。

【注意事项】

（1）皮瓣旋转点的选择：旋转点离创缘近有利于缩短皮瓣的切取长度，但距创缘太近，局部穿支血管有可能受到创伤或炎性刺激而降低血管质量，影响皮瓣存活。旋转点远离创缘则会增加创伤面积，旋转点上移 1 cm，则皮瓣向近端延长 2 cm，增加皮瓣切取范围。因此，术前应常规以多普勒超声血流探测仪，确定靠近创缘的腓动脉穿支穿出深筋膜的位置，最好采用彩色多普勒超声血流探测仪检查，可精确测量穿支外径、流速，判定穿支质量。

（2）皮瓣轴线的选择：皮瓣切取面积较小（皮瓣上缘位于小腿中下 1/3）时，可选择以旋转点与毗邻腓动脉穿支穿出深筋膜点的连线为轴线设计皮瓣，低位穿支的上行支与高位穿支的下行支构成吻合，可保证皮瓣血供。如皮瓣切取面积较大或旋转点高，皮瓣上缘到达小腿上 1/3 时，皮瓣轴线选取小隐静脉体表投影线，切取时携带小隐静脉、腓肠神经及腓肠内侧皮神经，其营养血管和周围的链式血供会为皮瓣远端提供充足的血运，有利于皮瓣存活。

（3）筋膜瓣的设计：按照创面死腔的具体位置，于皮瓣相应一侧或末端设计筋膜瓣，根据死腔容积和筋膜的厚度设计相应大小筋膜组织瓣，筋膜瓣的组织量要稍大于预填塞死腔，以防修剪后出现填充不足的情况。筋膜瓣与皮瓣的结合部需在皮下做适当游离，有助于筋膜瓣的有效填充和局部皮缘对合。

（4）皮瓣切取：先切开旋转点一侧皮缘，确认穿支血管与术前检查结果相符后，再自近端向远端逆行切取，如术中发现穿支纤细或质量不好，应向近端寻找可靠穿支，确定穿支后重新设计皮瓣。

（5）皮瓣解剖至穿支蒂部时，切开深筋膜，游离穿支蒂 1~2 cm，可避免皮瓣旋转后血管蒂在深筋膜平面的折叠卡压。

（周征兵　俞　芳）

第六部分 胫后动脉穿支蒂螺旋桨皮瓣

在小腿内侧切取皮瓣最早是由我国张善才等在1983年报道，其依据是携带胫后动脉形成“动脉干网状皮瓣”。钟世镇等（1983年）提出“肌间隔血管”与“肌间隔皮瓣”的概念之后，以胫后动脉肌间隔穿支血管为蒂的局部皮瓣逐渐应用于临床。

Koshima等（1989年）提出穿支皮瓣的概念。Koshima等（1991年）首先报道胫后动脉穿支皮瓣游离移植获得成功。2008年Schaverien等描述，胫后动脉穿支分别间隔5 cm，有3个相对集中的分布区，即踝间连线上4~9 cm、13~18 cm、和21~26 cm。2010年Schaverien等又报道了106例以胫后动脉的单个穿支为蒂切取的小腿后内侧岛状皮瓣的临床经验。唐举玉等（2009年）报道了胫后动脉穿支皮瓣的应用解剖研究与临床应用。

将皮瓣形状设计成螺旋桨样进行局部转位，最早是由日本Hyakusoku（百束）于1991年提出。临床上将穿支皮瓣的理念与带蒂转位的皮神经营养血管皮瓣相结合，开发出了小腿穿支蒂皮神经营养血管皮瓣，旋转更加方便，可达180°至足踝创面，覆盖范围广，临床使用灵活。据Hallock记述，他在1994年发表采用超声血流仪探测小腿穿支血管时，就采用了以内踝上穿支为蒂、设计包含近侧大桨和远侧小桨的岛状皮瓣（即螺旋桨样），旋转180°修复足跟内侧创面，但当时并未称为螺旋桨皮瓣。Hallock在论文中采用螺旋桨皮瓣的名称是在2006年。

Bekara等（2016年）纳入了40篇文献共428例小腿穿支蒂螺旋桨皮瓣，发现以胫后动脉穿支供血的最多，占全部小腿穿支蒂螺旋桨皮瓣的58%。Teo（2006年）和Pignatti等（2008年）认为，皮瓣旋转后导致的穿支血管蒂扭曲，是引起皮瓣静脉回流障碍的主要原因，因此，充分游离血管蒂至足够的长度来分担扭转应力，是改善其静脉回流的关键。

【皮瓣设计】

穿支蒂螺旋桨皮瓣有3个特点：①仅穿支血管为蒂，穿支血管即为螺旋桨的旋转轴杆；②皮瓣为岛状，以穿支血管为界分为较大的皮瓣头部（大桨，用于覆盖受区创面）和较小的皮瓣尾部（小桨，用于帮助闭合供区）；③皮瓣旋转可达180°。

术前皮瓣设计遵循“点、线、面、角”四原则（图4-18）。

点：即旋转轴点，为穿支血管蒂的体表投影位置，皮瓣切取后围绕轴点旋转到达受区。术前可采用多普勒超声血流探测仪、CDFI、CTA等方法，试着确定穿支血管的位置和大小。但最主要的是，根据穿支血管的解剖学知识，在术中进行有目的的观察。对修复足踝、后跟创面而言，下列6组穿支血管最有价值：①胫后动脉有3组，分别在内踝上大约10 cm、5 cm（内踝上穿支）和1 cm（内踝后穿支）；②腓动脉有3组，分别在外踝尖上大约10 cm、5 cm（外踝后上穿支）和2 cm（外踝后穿支），可根据创面的具体部位进行选用。

线：即皮瓣的轴心线，一般与肢体的纵轴方向一致。对面积较小的皮瓣，亦可偏离轴心线。

面：有二层含义，一指皮瓣的最大切取面积。需注意：①皮瓣的大桨长度（a），应大于轴点至缺损末端的长度（小桨+创面的长度），即$a>b+c$，一般增加2~3 cm，以抵消皮瓣切取后的组织皱缩；②皮瓣大桨的宽度可等同于创面的宽度或略大一些；③穿支血管蒂轴点上下的皮瓣宽度（大、小桨）要相等，避免旋转缝合后蒂部有侧向张力压迫穿支。二指皮瓣的解剖平面，一般为深筋膜下间隙，此为掀起皮瓣的“外科平面”；但对经验丰富者，亦可在深筋膜上切取，皮瓣较薄。

角：即旋转角度，为皮瓣轴心线与创面中轴线在旋转轴点处的夹角。旋转角度越大，对血管蒂的扭转就越大，对皮瓣的血供干扰（尤其静脉）也就越大。穿支蒂螺旋桨皮瓣最大只需旋转180°（顺时针或逆时针）。

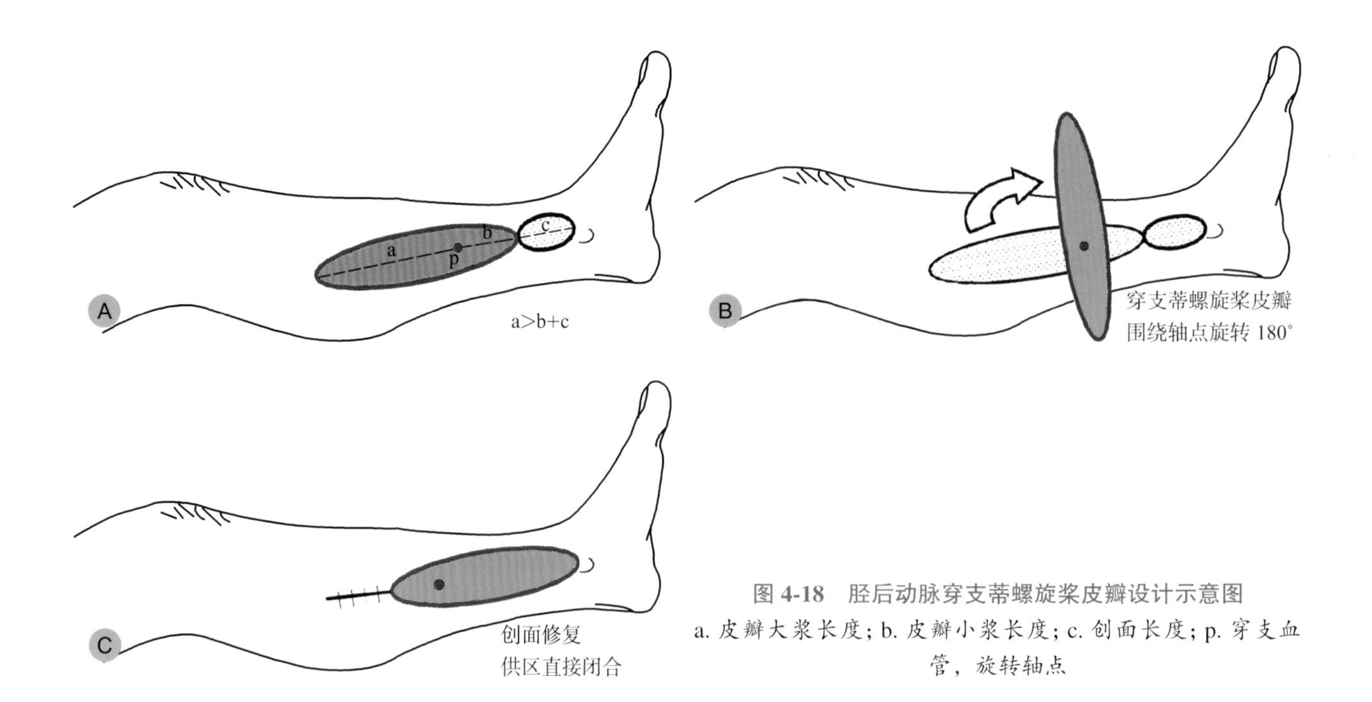

图 4-18 胫后动脉穿支蒂螺旋桨皮瓣设计示意图

a. 皮瓣大浆长度；b. 皮瓣小浆长度；c. 创面长度；p. 穿支血管，旋转轴点

【手术方法】

不驱血，抬高肢体 2~3 min 后在大腿上气囊止血带。此时穿支血管内仍有血液充盈，便于术中发现。

从创面的近侧缘，沿设计皮瓣的跟腱一侧做 5~7 cm 的探查切口，直达深筋膜下。将深筋膜与皮肤缝合固定几针，防止两者脱离。在深筋膜下钝性分离，将皮瓣向另一侧掀起，观察穿支血管的部位、质量与术前探测是否一致。先保留看到的所有穿支血管，包括肌皮穿支和肌间隔穿支。依据术中选用的穿支血管，再对皮瓣设计做出适当的调整。

术中穿支血管蒂的选择主要参考以下 5 个指标：穿动脉的部位、口径、长度、搏动和伴行静脉。

（1）部位：对新鲜创面，选择离缺损 1~2 cm 的穿支血管，不要离创面太远，否则旋转 180° 后，无效重叠的部分太长，不仅增加皮瓣的长度而容易发生缺血，也增加了对供区的损害；对慢性创面，穿支血管需离创面 2~3 cm 以上，以免慢性炎症侵润、水肿、纤维组织增生等影响穿支血管的质量。

（2）口径：止血带条件下的穿支血管口径是个相对概念，一般直径需 0.5~1 mm，当然，小面积皮瓣所需的穿支动脉口径可再细些。

（3）长度：穿支血管需有一定的长度，一般为 2~3 cm，才能平滑地分担 180° 扭转，而不致造成血管的急性扭曲、折角、内皮细胞损伤、管腔狭窄、血流缓慢以至慢性闭塞等。穿支血管蒂越长，抗扭转能力越强。对于肌皮穿支血管，可在显微镜下向肌肉内追踪分离，切除穿支血管周围的筋膜纤维束，电凝、切断细小的肌肉分支以获得较长的血管蒂；穿支静脉壁薄、内压低、抗扭曲能力更弱，因此需对穿支静脉进行更仔细的游离，但谨防损伤。对肌间隔穿支血管，肌间隔的深度即为穿支血管的长度，一般 2~3 cm，切除肌间隔即完成了对穿支血管的游离、松解。

（4）穿动脉的搏动：反映了穿支血管有无潜在损伤，比口径更能说明穿支血管的质量。穿动脉的搏动仅在放松了止血带后才能观察。如果穿动脉搏动不理想，说明该血管发生了硬化或受到了损伤，会影响对皮瓣的灌注。

（5）伴行静脉：首选有两根伴行静脉的穿支动脉，且动、静脉穿支血管伴行紧凑，相互间距离不大。如果穿支血管间的分隔距离较大，则扭转 180° 后，将相互绞扎在一起，极易造成静脉血管的折角、闭塞。

在确定穿支血管蒂并适当松解之后，重新调整皮瓣的设计大小。将皮瓣四周切开形成岛状，仅穿支血管蒂与深部主干血管相连。

将皮瓣放回原位，处于自然的松弛状态，放松止血带，可使因手术操作而发生痉挛的穿支血管，在正常血压的灌注下，自我松弛。等待 5~10 min，观察皮瓣的颜色、毛细血管返流及周边渗血情况。

皮瓣的旋转会造成穿支血管蒂的扭曲，因此，要选择最小的旋转角度（顺时针或者逆时针）。一般最多旋转 180°。将皮瓣提起，试行旋转，观察蒂部是否仍有紧张的筋膜纤维索带卡压穿支血管，如有则进一步予以松解。

皮瓣旋转至受区就位后，首先缝合固定穿支血管蒂两侧的 2 针，保证穿支血管不受牵拉，无张力。放置引流管要远离血管蒂，防止压迫、刺激。

供区拉拢缝合，必要时植皮覆盖，不要强行在张力下缝合，防止“止血带效应”：①对于皮瓣，影响动脉灌注、静脉回流及微循环；②对于远侧肢体，主要影响静脉血从远向近的回流，造成肿胀。

术后石膏托固定关节，避免活动时牵拉皮瓣及穿支血管。术后远侧肢体均有反应性肿胀，因此应松松包扎，避免影响皮瓣和肢体的循环。

通过预留的敷料窗口，监测皮瓣的颜色、温度、毛细血管返流和肿胀程度。

注意使患者舒适，避免精神过分紧张。进行体位护理，避免皮瓣受压；建立体位引流，防止皮下血肿形成。

【典型病例】

· 病例 1 · 修复内踝钛板外露

患者，女性，60 岁，开放性胫骨 pilon 骨折，微创插入锁定钛板内固定，术后发生内踝上方局部皮肤坏死。清创后缺损面积 4 cm × 5 cm，有内固定钛板外露。在小腿内侧设计胫后动脉穿支蒂螺旋桨皮瓣，穿支血管蒂位于内踝上 9 cm，由 1 条动脉 2 条静脉组成，穿动脉外径 1 mm，有两根伴行静脉，略粗，血管束宽度为 1.5 cm；皮瓣大桨长 10 cm，宽 4 cm；小桨长 4 cm，宽 2 cm。皮瓣逆时针旋转 180° 到达受区，血液循环良好，颜色红润。术后第 2 天，皮瓣远侧 1/3 部逐渐出现肿胀、淤血发紫，至第 3 天出现张力水疱。经皮瓣表面多个 0.5 cm 全层皮肤切开放血、外敷肝素盐水棉球促进渗血等措施，皮瓣逐渐恢复正常而完全成活。术后 2 周拆线，创面治愈。随访 2 年，骨折愈合，行走功能良好（图 4-19）。

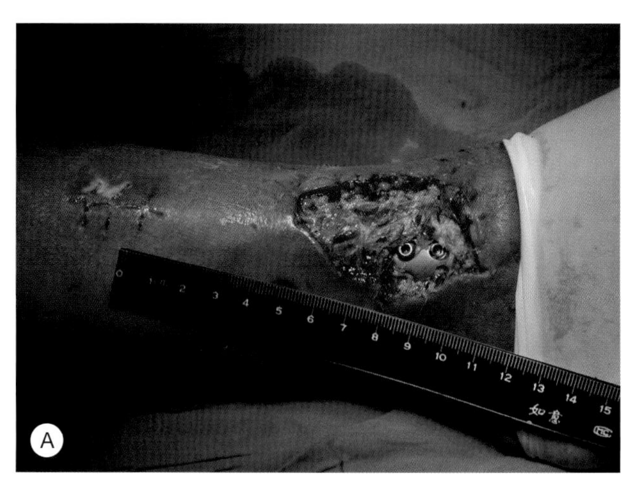

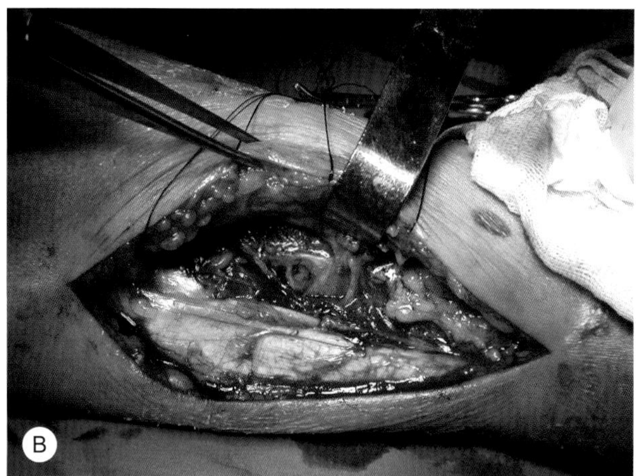

图 4-19 胫后动脉穿支蒂螺旋桨皮瓣修复内踝钛板外露创面

A. 开放 pilon 骨折内固定术后，钛板外露；B. 显露胫后动脉穿支血管，位于内踝上 9 cm 处

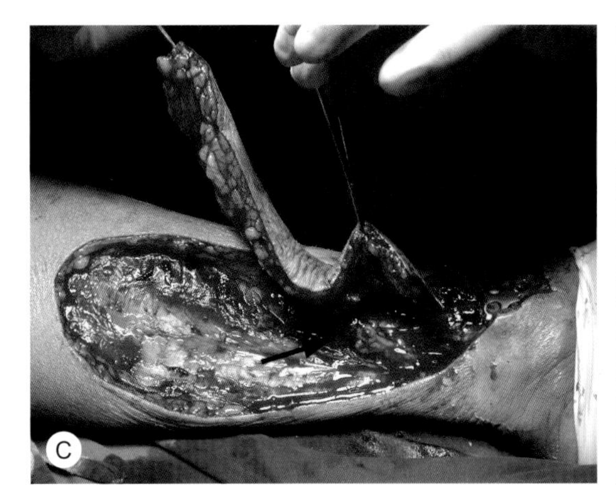

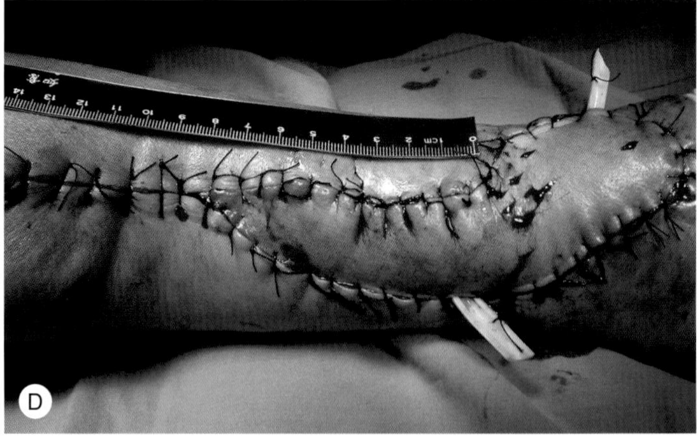

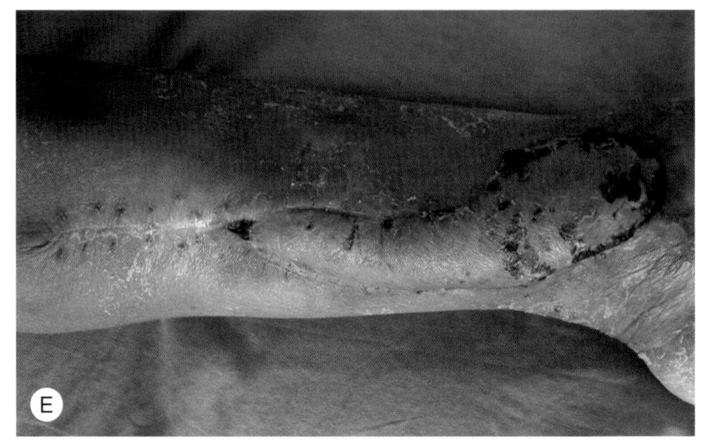

图 4-19 胫后动脉穿支蒂螺旋桨皮瓣修复内踝钛板外露创面（续）

C. 螺旋桨皮瓣已掀起，肌间隔切除，仅穿支血管蒂相连（箭头）; D. 皮瓣旋转 180°，皮瓣头部（大桨）覆盖创面，皮瓣尾部（小桨）帮助供区缝合; E. 术后 2 周，皮瓣完全成活

·病例 2· 修复跟腱创面

患者，男性，28 岁，左足跟腱断裂缝合后，皮肤坏死。进行清创，去除坏死组织，重新缝合跟腱。将切口向近侧延长，在小腿后内侧肌间隔中寻找胫后动脉发出的穿支血管，位于内踝上 10 cm。以此为皮瓣的旋转轴点，调整螺旋桨皮瓣的设计，皮瓣面积 12 cm × 4 cm。皮瓣切取后，放松止血带，皮瓣血供良好。将其旋转 130° 覆盖裸露的跟腱，供区直接拉拢缝合。术后过程顺利，皮瓣完全成活(图 4-20)。

·病例 3· 修复足跟

患者，男性，13 岁，车祸致足踝部软组织缺损。足背创面游离植皮修复，足跟部软组织缺损用胫后动脉穿支蒂螺旋桨皮瓣修复。皮瓣原位缝合固定在供区，松止血带后观察皮瓣血运，见其远端毛细血管反应缓慢，皮瓣边缘渗血不明显，但近端毛细血管反应良好，遂改行皮瓣延迟术，原位缝合，待皮瓣稳定后再行旋转。术后常规“三抗”治疗，皮瓣远端逐渐出现淤紫，最大范围达皮瓣中部，5 天后皮瓣逐渐稳定，淤紫面积局限于远端 2~3 cm 范围。

再次手术，切除远端因静脉淤血导致的皮瓣末端坏死组织，皮瓣旋转 180° 覆盖创面，皮瓣供区游离植皮。同时，行环形外固定支架固定保持踝关节于跖屈位，减小皮瓣张力。皮瓣成活后缓慢牵伸外固定架使足踝背伸。踝关节背伸 90° 时停止牵伸，1 个月后拆除外固定。皮瓣成活，创面愈合良好，外观满意，无须行皮瓣修整。6 年后复查，患者足跟部创面愈合良好，无破溃，踝关节屈伸功能佳(图 4-21)。

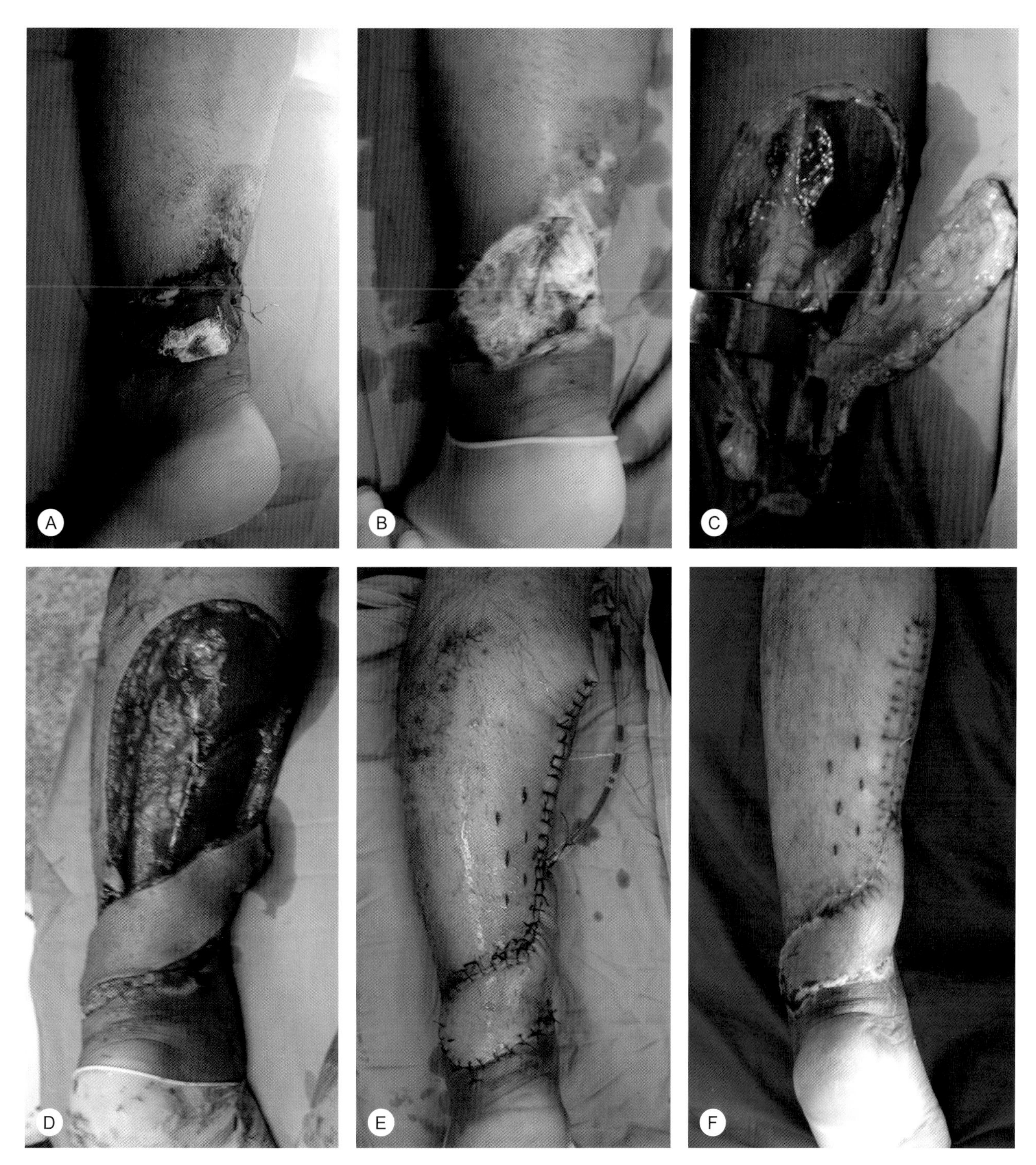

图 4-20 胫后动脉穿支蒂螺旋桨皮瓣修复跟腱皮肤缺损

A. 跟腱断裂修复后皮肤坏死；B. 清创后创面；C. 胫后动脉穿支蒂螺旋桨皮瓣；D. 皮瓣旋转 130°；E. 皮瓣覆盖受区，供区直接缝合；F. 术后 3 周

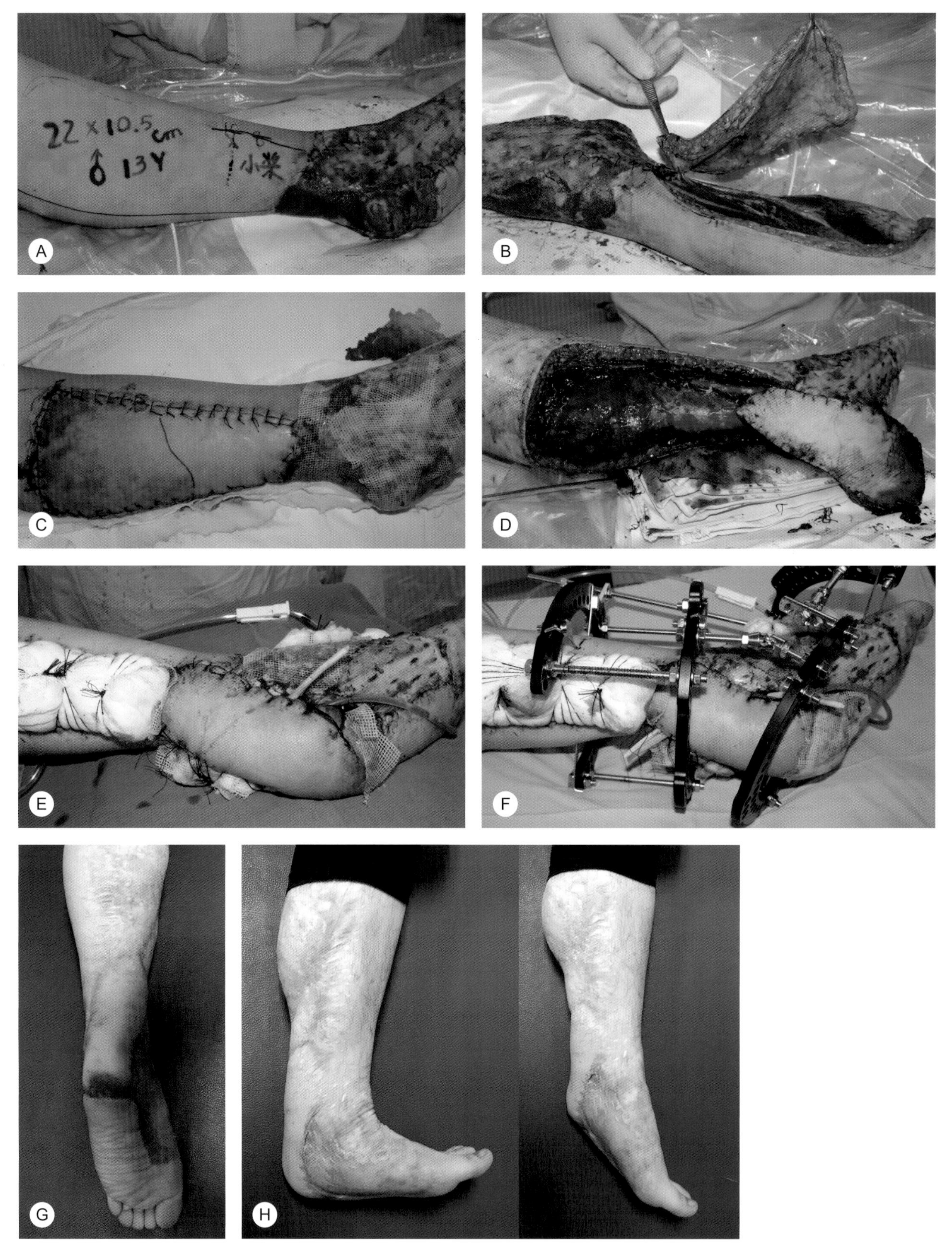

图 4-21 胫后动脉穿支蒂螺旋桨皮瓣修复足跟缺损（儿童）

（沈立锋提供）

A. 足跟大面积缺损；B. 切取胫后动脉穿支蒂螺旋桨皮瓣；C. 皮瓣原位缝合延迟术，仍有部分血液循环不佳；D. 二期掀起皮瓣；E. 切除末端坏死部分，皮瓣转位；F. 用外固定架维持踝关节跖屈位，缓解皮瓣张力；G. 皮瓣完全成活；H. 术后 6 年随访，踝关节屈伸功能良好

·病例4· 修复跟腱

患者，男性，64岁，因左足跟腱术后皮肤坏死缺损，行胫后动脉穿支蒂螺旋桨皮瓣转移修复术。术中清创后，左足跟腱区皮肤软组织缺损大小为5 cm×3.5 cm，跟腱外露。以胫骨内髁与内踝顶连线为皮瓣轴心线，以内踝上方约5 cm处、多普勒超声探及的穿支为关键点，设计皮瓣大小为12 cm×4 cm。先切开皮瓣后侧缘，在深筋膜深层分离，在距离创缘约3.5 cm水平找到胫后动脉穿支。切开皮瓣另一侧，游离皮瓣至仅以血管蒂及其周围少许筋膜组织相连。松止血带，见皮瓣创缘渗血良好，将皮瓣旋转约160°，大桨覆盖受区皮肤缺损创面，小桨覆盖供区部分创面，供区尚有约1.5 cm×1.5 cm的创面无法关闭，予以取皮游离植皮。术后皮瓣、植皮顺利成活，随访6个月，皮瓣色泽、质地优良，蒂部平整，供区仅留1条线性瘢痕（图4-22）。

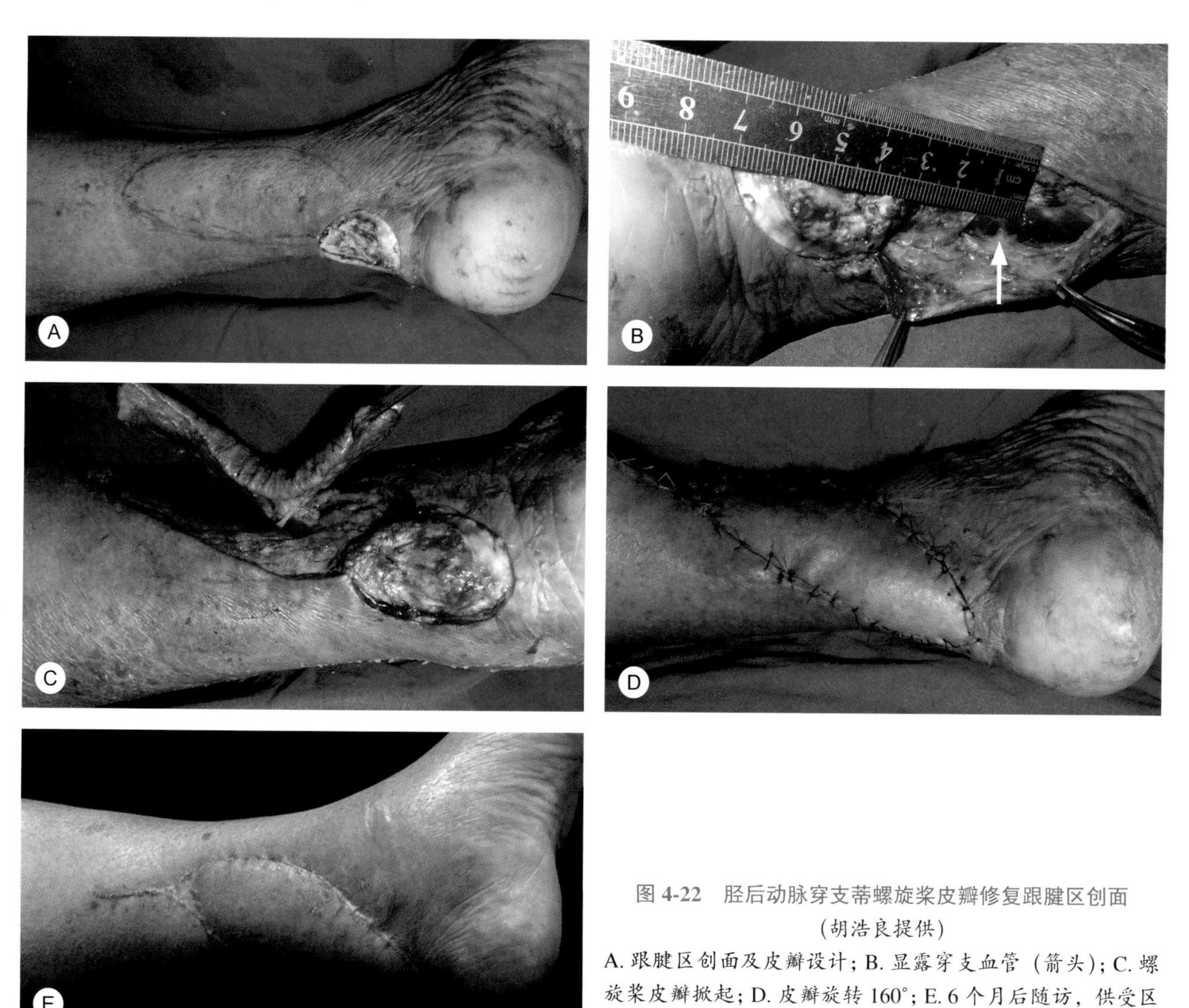

图4-22 胫后动脉穿支蒂螺旋桨皮瓣修复跟腱区创面
（胡浩良提供）
A. 跟腱区创面及皮瓣设计；B. 显露穿支血管（箭头）；C. 螺旋桨皮瓣掀起；D. 皮瓣旋转160°；E. 6个月后随访，供受区均满意

·病例5· 修复足跟内侧

患者，男性，27岁，车祸至右足跟内侧软组织缺损。创面大小约5.5 cm×5 cm，深部可见骨折的跟骨。术前下肢CTA显示内踝顶点上方5 cm处有一穿支，长度约1.5 cm。以此穿支设计胫后动脉穿支蒂螺旋桨皮瓣，皮瓣大小为25 cm×5.5 cm。

大腿根部安放止血带，取俯卧位，彻底清创创面。沿皮瓣前缘做一纵行切口，切开皮肤、皮下组织和深筋膜。在深筋膜下向后钝性分离，在外踝上方 5 cm、胫骨后方，证实术前穿支穿出。放大镜下裸化穿支前方组织。再次确认皮瓣切取长度：测量穿支点到创面远端的距离为 12 cm，穿支点到皮瓣近端的长度设为 13 cm，和术前相当。切开皮瓣剩余皮肤、皮下组织和深筋膜，用 4-0 丝线结扎明显出血点。放大镜下继续裸化穿支后方组织，穿支裸化距离约 1.5 cm。松开止血带，彻底止血，皮瓣及穿支周围禁用电刀，用 4-0 丝线结扎止血。待穿支静脉充盈后，旋转皮瓣 180°，确认穿支无卡压、牵拉和缠绕。缝合穿支血管两侧皮肤，确认皮瓣末端渗血无明显变化。伤口内放置 1 根万古霉素骨水泥棒，从对侧穿出。缝合剩余创面，供区直接缝合。术后保温保暖，密切观察皮瓣，行抗感染治疗，未行抗凝、解痉治疗。踝关节石膏固定 3 周，拔除骨水泥棒后开始踝关节功能锻炼。术后皮瓣顺利成活，15 个月复查皮瓣外形良好，踝关节功能良好（图 4-23）。

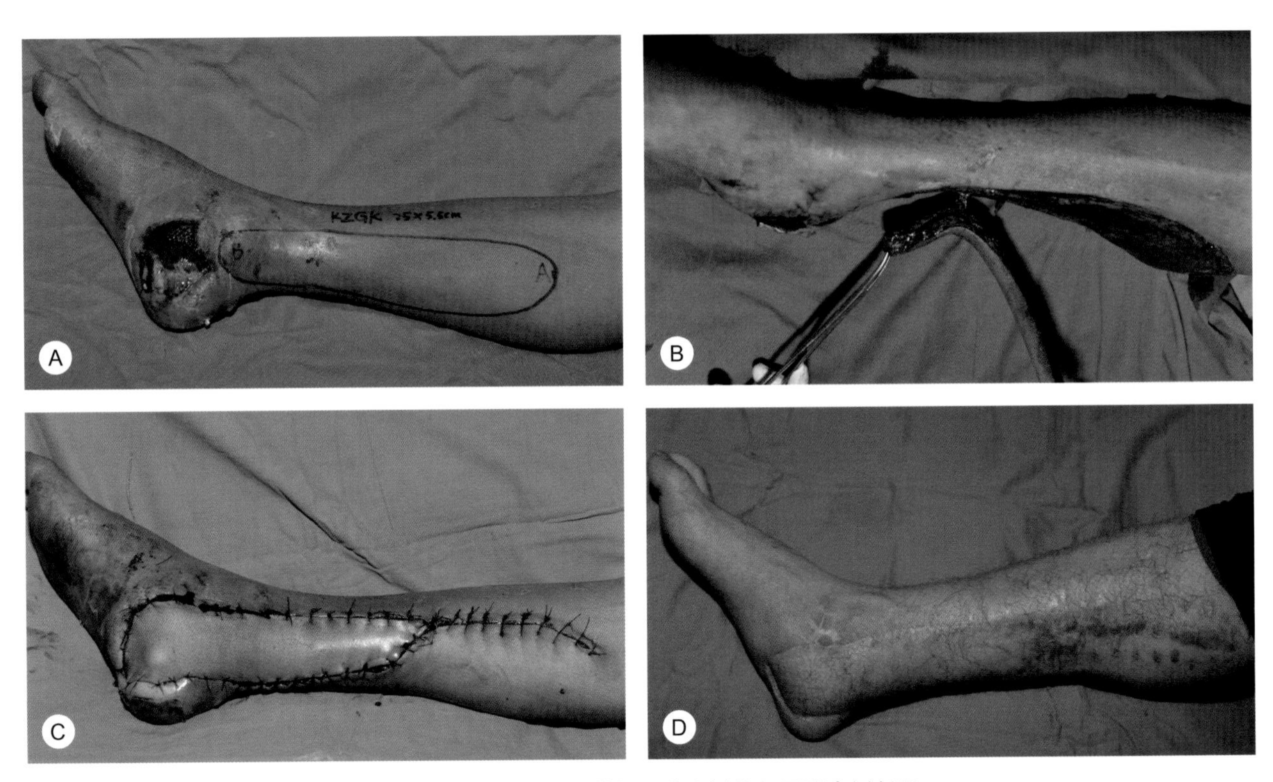

图 4-23 胫后动脉穿支蒂螺旋桨皮瓣修复足跟内侧创面
（何晓清提供）
A. 右足跟内侧创面及螺旋桨皮瓣设计；B. 皮瓣掀起；C. 螺旋桨皮瓣旋转 180° 转位；D. 术后随访功能良好

· 病例 6 · 修复足跟

患者，男性，18 岁，因车祸导致左足跟部开放伤，在外院处理后出现皮肤坏死并感染，创面裸露，转入我院。经清创感染坏死组织，坏死及缺损部分跟骨填充抗生素骨水泥。设计内踝上穿支蒂螺旋桨皮瓣，局部旋转 180° 覆盖软组织缺损创面。术后 1 年随访外形及功能满意（图 4-24）。

· 病例 7 · 内、外踝上双翼穿支蒂螺旋桨皮瓣

患者，男性，27 岁，左小腿开放性骨折伴皮肤软组织损伤入院（Gustilo- Ⅲ型），急诊行清创内固定术，术后内、外踝皮肤出现黑痂。2 周后行二次清创，切除内、外踝坏死皮肤软组织，内外踝外露，遗留两个梭形创面（4 × 7 cm，4 × 5 cm）。分别在小腿内外侧设计两个穿支蒂螺旋桨皮瓣：内踝上穿支皮瓣、外踝上穿支皮瓣，局部转位同时覆盖内踝和外踝两个创面。因皮瓣切取后展开外观如一对翅膀，故称之“双翼皮瓣”。供区大部分可以直接缝合，部分紧张区域植全厚皮，术后皮瓣完全成活，供受区外观功能满意（图 4-25）。

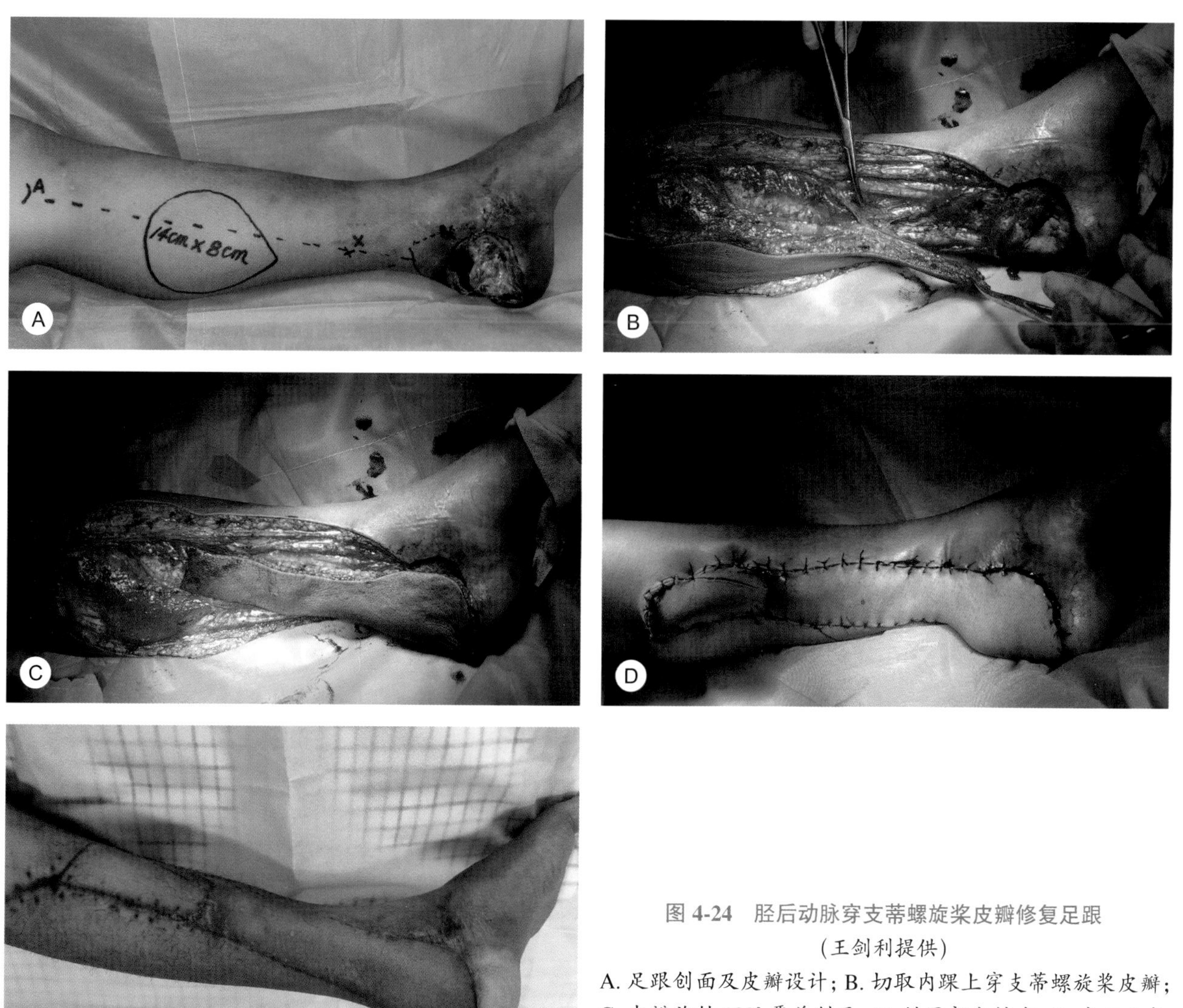

图 4-24 胫后动脉穿支蒂螺旋桨皮瓣修复足跟
（王剑利提供）
A. 足跟创面及皮瓣设计；B. 切取内踝上穿支蒂螺旋桨皮瓣；C. 皮瓣旋转 180° 覆盖创面；D. 供区部分植皮；E. 术后 1 年外观

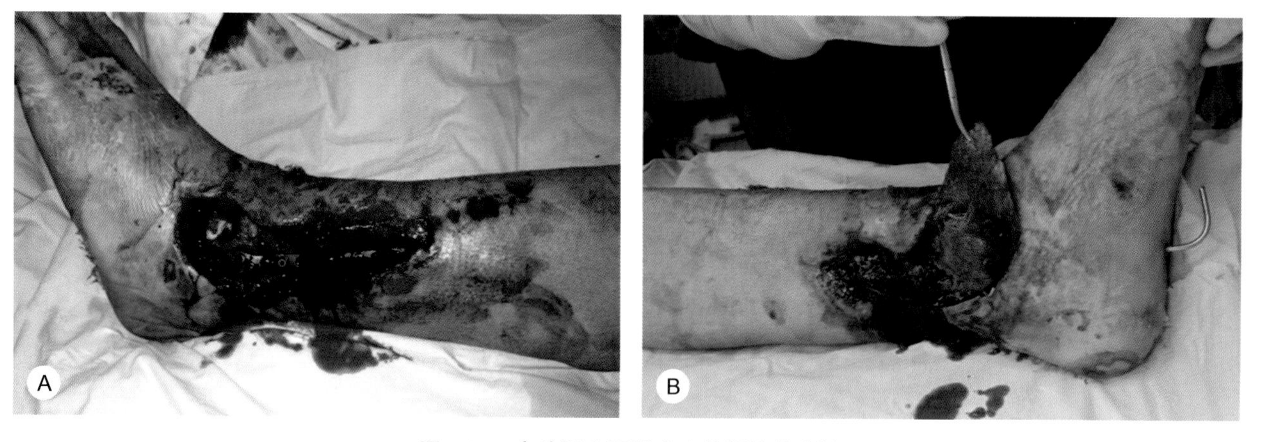

图 4-25 内外踝上双翼穿支蒂螺旋桨皮瓣
（王剑利提供）
A. 外踝创面，钛板外露；B. 内踝创面

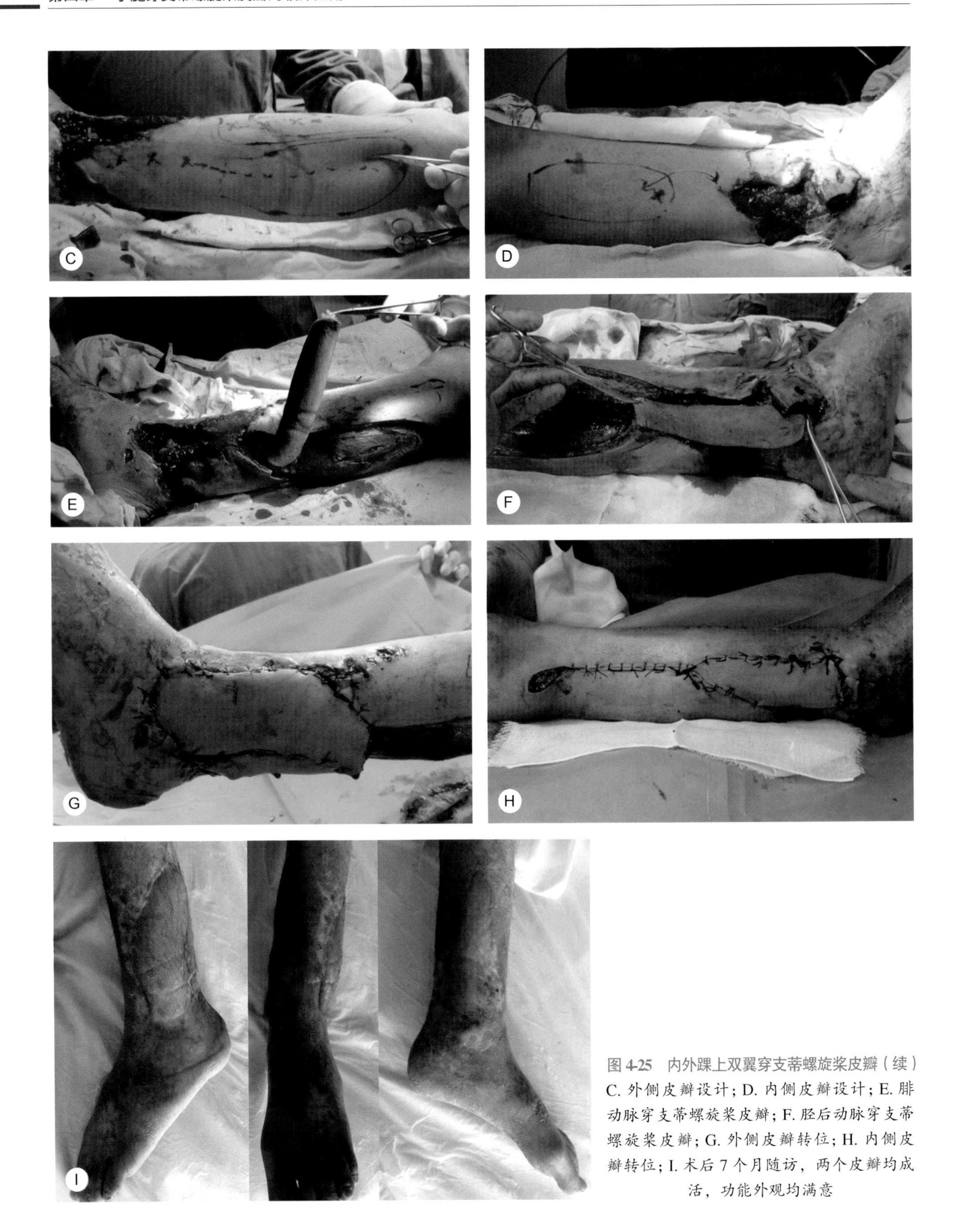

图 4-25 内外踝上双翼穿支蒂螺旋桨皮瓣（续）
C. 外侧皮瓣设计；D. 内侧皮瓣设计；E. 腓动脉穿支蒂螺旋桨皮瓣；F. 胫后动脉穿支蒂螺旋桨皮瓣；G. 外侧皮瓣转位；H. 内侧皮瓣转位；I. 术后 7 个月随访，两个皮瓣均成活，功能外观均满意

（张世民　王剑利　何晓清　沈立峰　胡浩良）

本章参考文献

柴益民，林崇正，陈彦堃，等，2001. 腓动脉终末穿支蒂腓肠神经营养血管皮瓣的临床应用 [J]. 中华显微外科杂志，24(3)：167-169.

陈雪松，徐永清，肖茂明，2010. 腓动脉主穿支彩超定位对穿支腓肠神经营养血管皮瓣的临床意义 [J]. 中华整形外科杂志，26(4)：417-421.

邓呈亮，魏再荣，孙广峰，等，2015. 接力逆行穿支皮瓣修复足部及供瓣区缺损 7 例 [J]. 中华烧伤杂志，31(3)：221-222.

邝艺臻，黄东，兰万利，等，2017. 胫后动脉穿支皮瓣设计的应用解剖 [J]. 中国临床解剖学杂志，35(3)：250-255.

李匡文，唐举玉，2009. 以腓动脉穿支皮瓣为蒂的相关皮瓣的研究进展 [J]. 中国现代医生，47(7)：37-39.

李匡文，唐举玉，刘昌雄，等，2011. 腓动脉穿支皮瓣的应用解剖 [J]. 中国临床解剖学杂志，29(4)：382-385.

刘勇，马进宁，穆广态，等，2012. 小腿穿支血管蒂螺旋桨皮瓣修复足踝部软组织缺损 [J]. 中华显微外科杂志，35(4)：323-325.

刘勇，穆广态，俞玮，2013. 小腿穿支血管蒂螺旋桨皮瓣修复足踝部创面的应用 [J]. 宁夏医学杂志，35(4)：347-349.

刘勇，王剑利，隋志强，等，2020. 接力穿支皮瓣修复小腿中下段软组织缺损 13 例 [J]. 中华显微外科杂志，43(2)：185-187.

潘朝晖，王剑利，蒋萍萍，等，2010. 应用穿支皮瓣治疗下肢远端慢性骨髓炎并皮肤缺损 [J]. 中华显微外科杂志，33(5)：353-356.

沈立锋，刘亦杨，饶利兵，等，2016. 小腿部穿支螺旋桨皮瓣的显微解剖和临床应用 [J]. 中华显微外科杂志，39(3)：269-275.

宋达疆，李赞，周晓，等，2017. 接力腓肠外侧动脉穿支螺旋桨皮瓣修复逆行腓肠神经皮瓣供区 [J]. 中国修复重建外科杂志，31(11)：1363-1366.

宋达疆，章一新，周鑫，等，2018. 改良螺旋桨腓动脉穿支皮瓣与腓肠外侧动脉穿支皮瓣在足踝缺损修复中的应用 [J]. 中华整形外科杂志，34(1)：41-45.

宋修军，邵旭建，曲永明，等，2006. 小腿外侧腓动脉皮支皮瓣的解剖与临床应用 [J]. 中华整形外科杂志，26(4)：252-255.

唐举玉，卿黎明，吴攀峰，等，2015. 改良腓动脉穿支螺旋桨皮瓣修复足踝部皮肤软组织缺损 [J]. 中华显微外科杂志，38(4)：338-341.

陶友伦，张世民，2011. 穿支血管蒂螺旋桨皮瓣 [J]. 中国临床解剖学杂志，29(6)：606-608

王剑利，赵刚，王根，等，2015.“双翼”带蒂穿支皮瓣修复踝周多创面的设计与临床应用 [J]. 中华显微外科杂志，38(2)：111-115.

吴攀峰，唐举玉，刘建书，等，2009. 逆行胫后动脉穿支皮瓣修复足跟皮肤软组织缺损 [J]. 中华显微外科杂志，32(4)：284-286.

徐永清，柴益民，张世民，等，2019. 穿支螺旋桨皮瓣专家共识 [J]. 中华显微外科杂志，42(5)：417-422.

徐永清，范新宇，2013. 小腿穿支皮瓣的临床应用 [J]. 中显微外科杂志，36(3)：308-311.

尤春芳，沈花，2011. 远端穿支蒂腓肠神经营养血管皮瓣修复足踝创面的围手术期护理 [J]. 中华现代护理杂志，17(16)：1914-1916.

俞芳，唐举玉，吴攀峰，等，2017. 胫后动脉穿支蒂螺旋桨皮瓣修复小腿及足踝部皮肤软组织缺损 [J]. 中华显微外科杂志，40(5)：419-423.

张世民，王欣，陶友伦，等，2012. 小腿远端蒂穿支皮瓣修复足踝创面的蒂部改进 [J]. 中华显微外科杂志，35(1)：23-26.

张世民，徐达传，张发惠，等，2005. 外踝后穿支皮瓣 [J]. 中国临床解剖学杂志，23(4)：345-348.

张世民，袁锋，俞光荣，等，2007. 腓动脉穿支远端蒂腓肠神经岛状筋膜肌皮瓣修复足踝骨髓炎创面 [J]. 中华骨科杂志，27(6)：426-429.

张世民，张凯，李海丰，等，2005. 远端蒂腓肠神经筋膜肌皮瓣的解剖基础与临床应用 [J]. 中国临床解剖学杂志，23(4)：352-356.

周晓，薛明宇，芮永军，等，2015. 以小腿后侧穿支蒂接力皮瓣修复小儿跟后区皮肤软组织缺损 [J]. 中华医学杂志，95(7)：544-546.

周征兵，唐举玉，梁捷予，等，2016. 带筋膜瓣的腓动脉穿支螺旋桨皮瓣修复合并死腔的足踝部创面 [J]. 中华整形外科杂志，32(5)：328-332.

Al Mugaren F M, Pak C J, Suh H P, et al., 2020. Best local flaps for lower extremity reconstruction[J]. Plast Reconstr Surg Glob Open, 8(4): e2774.

Al-Qattan M M, 2001. A modified technique for harvesting the reverse sural artery flap from the upper part of the leg: inclusion of a gastrocnemius muscle cuff around the sural pedicle[J]. Ann Plast Surg, 47(3): 269-278.

Al-Qattan M M, 2005. Lower-limb reconstruction utilizing the reverse sural artery flap-gastrocnemius muscle cuff technique[J]. Ann Plast Surg, 55(2): 174-178.

Al-Qattan M M, 2007. The reverse sural artery fasciomusculocutaneous flap for small lower-limb defects: the use of the gastrocnemius muscle cuff as a plug for small bony defects following debridement of infected/necrotic bone[J]. Ann Plast Surg, 59(3): 307-310.

Baechler M F, Groth A T, Nesti L J, et al., 2010. Soft tissue management of war wounds to the foot and ankle[J]. Foot Ankle Clin, 15(1): 113-138.

Batchelor J S, Moss A L, 1995. The relationship between fasciocutaneous perforators and their fascial branches: an anatomical study in human cadaver lower legs[J]. Plast Reconstr Surg, 95(4): 629-633

Bhattacharya V, Watts R K, Reddy G R, 2005. Live demonstration of microcirculation in the deep fascia and its implication[J]. Plast Reconstr Surg, 115(2): 458-463.

Blondeel P N, Morris S F, Neligan P, et al., 2006. Perforator Flaps: Anatomy, Technique and Clinical Applications[M]. St. Louis: Quality Medical.

Blondeel P N, Morris S F, Neligan P, et al., 2013. Perforator Flaps: Anatomy, Technique and Clinical Applications[M]. 2nd Ed. St. Louis: Quality Medical.

Bravo F G, Schwarze H P, 2009. Free-style local perforator flaps: concept and classification system[J]. J Plast Reconstr Aesthet Surg, 62(5): 602-609.

Bullocks J M, Hickey R M, Basu C B, et al., 2008. Single-stage reconstruction of achilles tendon injuries and distal lower extremity soft tissue defects with the reverse sural fasciocutaneous flap[J]. J Plast Reconstr Aesthet Surg, 61(5): 566-572.

Chang S M, Tao Y L, Zhang Y Q, 2011. The distally perforator pedicled propeller flap[J]. Plast Reconstr Surg, 128(5): 575e-577e.

Chang S M, Wang X, Huang Y G, et al., 2014. Distally based perforator propeller sural flap for foot and ankle reconstruction: a modified flap dissection technique[J]. Ann Plast Surg, 72(3): 340-345.

Chang S M, Zhang F, Xu D C, et al., 2007. Lateral retromalleolar perforator-based flap: anatomic study and preliminary clinical report for heel coverage[J]. Plast Reconstr Surg, 120(3): 697-704.

Chang S M, Zhang F, Yu G R, et al., 2004. Modified distally based peroneal artery perforator flap for reconstruction of foot and ankle[J]. Microsurgery, 24(6): 430-436.

Chang S M, Zhang K, Li H F, et al., 2009. Distally based sural fasciomyocutaneous flap: anatomic study and modified technique for complicated wounds of the lower third leg and weight bearing heel[J]. Microsurgery, 29(3): 205-213.

Chen S L, Chen T M, Chou T D, et al., 2005. Distally based sural fasciomusculocutaneous flap for chronic calcaneal osteomyelitis in diabetic patients[J]. Ann Plast Surg, 54(1): 44-48.

D'Arpa S, Cordova A, Pignatti M, et al., 2011. Freestyle pedicled perforator flaps: safety, prevention of complications, and management based on 85 consecutive cases[J]. Plast Reconstr Surg, 128(4): 892-906.

Demirtas Y, Ozturk N, Kelahmetoglu O, et al., 2009. Pedicled perforator flaps[J]. Ann Plast Surg, 63(2): 179-83.

Geddes C R, Morris S F, Neligan P C, 2003. Perforator flaps: evolution, classification and application[J]. Ann Plast Surg, 50(1): 90-99.

Georgescu A V, 2012. propeller perforator flaps in distal lower leg: evolution and clinical applications[J]. Arch Plast Surg, 39(2): 94-105.

Gu Y D, Wu M M, Li H R, 1985. Lateral lower leg skin flap[J]. Ann Plast Surg, 15(4): 319-324.

Hallock G G, 1994. Evaluation of fasciocutaneous perforators using color duplex imaging[J]. Plast Reconstr Surg, 94(5): 644-

651.
Hallock G G, 2010. Perforasomes, venosomes, and perfusion zones of the DIEAP Flap[J]. Plast Reconstr Surg, 126(6): 2282-2284.
He X Q, Zhu Y L, Duan J Z, et al., 2016. Post traumatic reconstruction of the pediatric heel and achilles tendon: a review of pedicle flap options in 31 motorcycle spoke trauma patients[J]. Ann Plast Surg, 77(6): 653-661.
Hyakusoku H, Yamamoto Y, Fumiiri M, 1991. The propeller flap method[J]. Brit J Plast Surg, 44(1): 53-54.
Jakubietz R G, Jakubietz M G, Gruenert J G, et al., 2007. The 180-degree perforator-based propeller flap for soft tissue coverage of the distal, lower extremity: a new method to achieve reliable coverage of the distal lower extremity with a local, fasciocutaneous perforator flap[J]. Ann Plast Surg, 59(6): 667-671.
Le Fourn, Caye N, Pannier M, 2001. Distally based sural fasciomuscular flap: anatomic study and application for filling leg or foot defects[J]. Plast Reconstr Surg, 107(1): 67-72.
Lee H J, Lim S Y, Pyon J K, et al., 2011. The influence of pedicle tension and twist on perforator flap viability in rats[J]. J Reconstr Microsurg, 27(7): 433-438.
Levin L S, 2006. New developments in flap techniques[J]. J Am Acad Orthop Surg, 14(10): s90-s93.
Low O W, Sebastin S J, Cheah A E J, 2019. A review of pedicled perforator flaps for reconstruction of the soft tissue defects of the leg and foot[J]. Indian J Plast Surg, 52(1): 26-36.
Marchesi A, Parodi P C, Brioschi M, et al., 2016. Soft-tissue defects of the Achilles tendon region: management and reconstructive ladder. Review of the literature[J]. Injury, 47(suppl 4): s147-s153.
Nelson J A, Fischer J P, Brazio P S, et al., 2013. A review of propeller flaps for distal lower extremity soft tissue reconstruction: Is flap loss too high?[J]. Microsurgery, 33(7): 578-586.
Niranjan N S, Price R D, Govilkar P, 2000. Fascial feeder and perforator-based V-Y advancement flaps in the reconstruction of lower limb defects[J]. Br J Plast Surg, 53(8): 679-689.
Onishi K, Maruyama Y, Iwahira Y, 1986. Cutaneous and fascial vasculature of the leg: anatomic study of fasciocutaneous vessels[J]. J Reconstr Microsurg, 2(3): 181-189.
Ono S, Ogawa R, Hayashi H, et al., 2012. How large can a pedicled perforator flap be? [J]. Plast Reconstr Surg, 130(1): 195e-198e.
Ozdemir R, Kocer U, Sahin B, et al., 2006. Examination of the skin perforators of the posterior tibial artery on the leg and the ankle region and their clinical use[J]. Plast Reconstr Surg, 117(5): 1619-1630.
Pignatti M, Ogawa R, Hallock G, et al., 2010. The "Tokyo" consensus on propeller flaps[J]. Plast Reconstr Surg, 127(2): 716-722.
Pignatti M, Pasqualini M, Governa M, et al., 2008. Propeller flaps for leg reconstruction[J]. J Plast Reconstr Aesthet Surg, 61(7): 777-783.
Rezende M R, Rabelo N T, Wei T H, et al., 2010. Skin coverage of the middle-distal segment of the leg with a pedicled perforator flap[J]. J Orthop Trauma, 24(4): 236-243.
Robotti E, Carminati M, Bonfirraro P P, et al., 2010. "On Demand" Posterior tibial artery perforator flaps: a versatile surgical procedure for reconstruction of soft tissue defects of the leg after tumor excision[J]. Ann Plast Surg, 64(2): 202-209.
Saint-Cyr M, 2011. Assessing perforator architecture[J]. Clin Plast Surg, 38(2): 175-202.
Saint-Cyr M, Wong C, Schaverien M, et al., 2009. The perforasome theory: vascular anatomy and clinical implications[J]. Plast Reconstr Surg, 124(5): 1529-1544.
Schaverien M V, Hamilton S A, Fairburn N, et al., 2010. Lower limb reconstruction using the islanded posterior tibial artery perforator flap[J]. Plast Reconstr Surg, 125(6): 1735-1743.
Shen L, Liu Y, Zhang C, et al., 2017. Peroneal perforator pedicle propeller flap for lower leg soft tissue defect reconstruction: Clinical applications and treatment of venous congestion[J]. J Int Med Res, 45(3): 1074-1089.
Teo T C, 2006. Perforator local flaps in lower limb reconstruction[J]. Cir PlastIberlatinamer, 32(1): 15-17.
Teo T C, 2010. The propeller flap concept[J]. Clin Plast Surg, 37(4): 615-626. .
Vaienti L, Calori G M, Leone F, et al., 2014. Posterior tibial artery perforator flaps for coverage of achilles region defects[J]. Injury, 45(Suppl 6): s133-s137.
Vaienti L, Di Matteo A, Gazzola R, et al., 2012. Distally based sural fasciomusculocutaneous flap for treatment of wounds of the

distal third of the leg and ankle with exposed internal hardware[J]. J Orthop Traumatol, 13(1): 35-39.

Vaienti L, Di Matteo A, Gazzola R, et al., 2012. First results with the immediate reconstructive strategy for internal hardware exposure in non-united fractures of the distal third of the leg: case series and literature review[J]. J Orthop Surg Res, 7: 30.

Wong C H, Cui F, Tan B K, et al., 2007. Nonlinear finite element simulations to elucidate the determinants of perforator patency in propeller flaps[J]. Ann Plast Surg, 59(6): 672-678.

Yoshimura M, Imura S, Shimamura K, et al., 1984. Peroneal flap for reconstruction in the extremity: preliminary report[J]. Plast Reconstr Surg, 74(3): 402-409.

Yoshimura M, Shimada T, Hosokawa M, 1990. The vasculature of the peroneal tissue transfer[J]. Plast Reconstr Surg, 85(6): 917-921.

Zhang Y Q, Chang S M, Wang X, 2011. Perforasomes[J]. Plast Reconstr Surg, 127(2): 1015-1016.

Zhou Z B, Pan D, Tang J Y, 2017. Adipofascial extension of the propeller perforator flap: Achieve two things at one stroke[J]. J Plast Reconstr Aesthet Surg, 70(4): 542-543.

第五章
远端蒂腓肠皮瓣的循证医学

文献计量学是指用数学和统计学的方法，定量化地研究知识载体的交叉科学。其计量对象主要是文献量（各种出版物，尤以期刊论文和引文居多）、作者数（个人、集体或团体）、词汇数（各种文献标识，其中以叙词居多）。

网络科技文献数据库的建立，为文献检索和计量学分析提供了便利的条件。在同济大学图书馆 Web of Science（WOS）数据库平台，与医学相关的数据库主要有 3 个：科学引文检索扩展版（Science Citation Index Expanded，SCIE）、Medline 数据库、中国科学引文数据库（Chinese Science Citation Database，CSCD)，能分别检索其收录杂志的发表与引用情况。前两者（尤其第一个 WOS）代表了文献的世界影响力，后者代表了文献的国内影响力。

由于学者们采用的关键词不同，文献检索难以做到完全的符合与准确。但从大数据的文献分析，仍能看出小腿腓肠皮瓣的发展脉络、传播路径、走向趋势，以及核心文献及其利用率等，为临床和科研工作提供一定的借鉴参考。

本章分别对远端蒂腓肠筋膜皮瓣和穿支蒂螺旋桨皮瓣，进行了文献的系统回顾和 Meta 分析，从大数据的角度，分析归纳了其临床应用特点和危险因素。

第一部分　小腿腓肠皮瓣的文献计量学研究

小腿后侧筋膜皮瓣的临床应用，首先由瑞典 Ponten 在 1981 年介绍，随后欧美学者对其进行了血管解剖、动物实验和临床应用研究。1983 年 Donski 和 Fogdestam 首先将其逆向使用，提出了小腿远端蒂筋膜皮瓣的概念。法国 Masquelet 等（1994 年）介绍了小腿“浅感觉神经营养血管轴皮瓣”的概念，以远端为蒂的皮神经营养血管皮瓣开始广泛应用于临床。日本 Koshima（1989 年）提出穿支皮瓣的概念，小腿穿支皮瓣的带蒂转位修复足踝创面，方法简单，效果优良，临床应用广泛。

虽然这些皮瓣均取自小腿后侧的腓肠供区且向远侧逆向转位，但皮瓣类型（筋膜皮瓣、神经皮瓣、穿支皮瓣）、转移方法（远端蒂、逆行）、轴点高低（旋转点）各异，不同的学者采用的命名方法也不尽相同，且临床技术改良方法众多，致使这类皮瓣名称繁杂，用网络数据库进行文献检索和计量学分析，难以做到完全的符合与准确。

科技论文的影响力，也遵循着 80/20 定律，即 20% 的论文数占据了 80% 的引用量，这 20% 的论文即是该领域的高影响力论文。为了探讨小腿后侧腓肠皮瓣的高影响力论文及我国学者的贡献，2020 年

5 月 6 日，笔者在同济大学图书馆 WOS 数据平台，从 4 个方面进行了小腿腓肠皮瓣的文献计量学分析：①在 SCIE 中检索远端蒂腓肠皮瓣；②在 SCIE 中检索小腿穿支螺旋桨皮瓣；③在 3 个数据库（SCIE、Medline 数据库和 CSCD）中检索我国学者对远端蒂腓肠皮瓣的贡献；④在 3 个数据库（SCIE、Medline 数据库和 CSCD）中检索我国学者对小腿穿支蒂螺旋桨皮瓣的贡献。

一、远端蒂腓肠皮瓣 WOS 文献分析

笔者在 SCIE 中以“distally based sural flap”或“reverse sural flap”作为主题检索词，时间范围为 1981 年 ~2020 年，共检出文献 302 篇。

从论文产出的国家分布看，由高到低依次是中国（49 篇）、美国（47 篇）、土耳其（30 篇）、印度（22 篇）、德国（19 篇）、法国（18 篇）、日本（17 篇）。

在论文发表方面（图 5-1），第一篇文献由 Donski 和 Fogdestam 发表于 1983 年。从 1994 年开始发表文献逐渐增多，在 2008 年达到第一个高峰（23 篇），2016 年、2017 年为第二个高峰（均 22 篇），其他多数年份保持在 15 篇左右。

在论文被引用方面（图 5-2），总被引用 4670 次，1998 年之后逐渐增多，2005 年达到 196 次，2007 年达到 310 次，2013 年为 351 次，以后长期维持在每年 300 次左右。

表 5-1 列出了数据库软件自动生成的前 50 篇高被引论文，按总被引频次由高到低排列，同时也列出了每篇文章的年均被引频次。可以看出，除了原始创新的文献以外，教程讲座类、文献综述类、Meta 分析类的文献引用率较高。由于检索词的局限性，笔者又用“neurocutaneous flap”作为主题检索词，将前者没有涵盖的几篇重要的高引论文，补充在表格的最后。早期的“神经皮瓣”多是筋膜皮瓣的特殊范

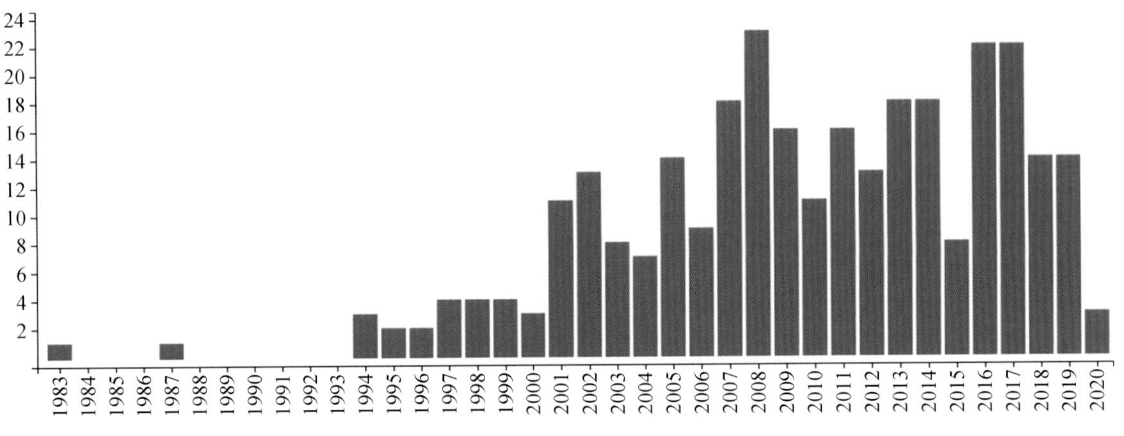

图 5-1 远端蒂腓肠皮瓣的发表年份分布

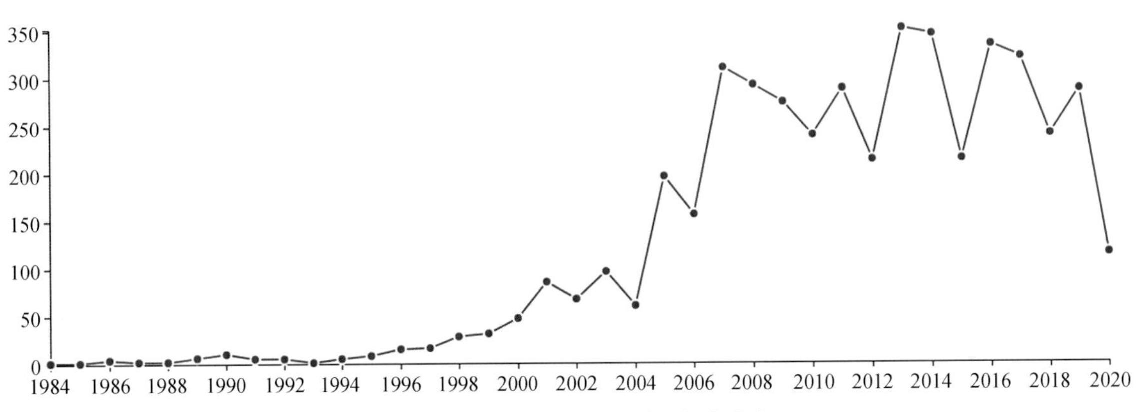

图 5-2 远端蒂腓肠皮瓣的被引频次分布

例，往往均具有一个宽厚的包含皮神经浅静脉的筋膜皮下组织蒂（neuro-veno-adipofascial pedicle）。

我国大陆学者有6篇进入前50篇高被引论文，分别是张世民2篇，张发惠、柴益民、杨大平、魏建伟等各1篇。

表 5-1 远端蒂腓肠皮瓣的高被引论文（前50篇）

序号	题目，作者，期刊，卷，期，页码，发表年月	总被引频次	平均每年引用次数
1	The distally based superficial sural artery flap 作者：Hasegawa M, Torii S H, Katoh H 等 PLASTIC AND RECONSTRUCTIVE SURGERY 卷：93 期：5 页码：1012-1020 出版年：APR 1994	211	7.81
2	Distally based fasciocutaneous flap from the sural region - a preliminary-report 作者：Donski, P K, Fogdestam I SCANDINAVIAN JOURNAL OF PLASTIC AND RECONSTRUCTIVE SURGERY AND HAND SURGERY 卷：17 期：3 页码：191-196 出版年：1983	174	4.58
3	A realistic complication analysis of 70 sural artery flaps in a multimorbid patient group 作者：Baumeister S P, Spierer R, Erdmann D 等 PLASTIC AND RECONSTRUCTIVE SURGERY 卷：112 期：1 页码：129-140 出版年：JUL 2003	171	9.50
4	Distally based sural island flap for foot and ankle reconstruction 作者：Jeng S F, Wei, F C PLASTIC AND RECONSTRUCTIVE SURGERY 卷：99 期：3 页码：744-750 出版年：MAR 1997	130	5.42
5	The distally based superficial sural artery island flap: Clinical experiences and modifications 作者：Yilmaz M, Karatas O, Barutcu A PLASTIC AND RECONSTRUCTIVE SURGERY 卷：102 期：7 页码：2358-2367 出版年：DEC 1998	128	5.57
6	Reverse-flow island sural flap 作者：Almeida M F, da Costa P R, Okawa R Y PLASTIC AND RECONSTRUCTIVE SURGERY 卷：109 期：2 页码：583-591 出版年：FEB 2002	121	6.37
7	The distally based superficial sural flap for reconstruction of the lower leg and foot 作者：Rajacic N, Darweesh M, Jayakrishnan K 等 BRITISH JOURNAL OF PLASTIC SURGERY 卷：49 期：6 页码：383-389 出版年：SEP 1996	100	4.00
8	Comparative study of two series of distally based fasciocutaneous flaps for coverage of the lower one-fourth of the leg, the ankle, and the foot 作者：Touam C, Rostoucher P, Bhatia A 等 PLASTIC AND RECONSTRUCTIVE SURGERY 卷：107 期：2 页码：383-392 出版年：FEB 2001	98	4.90
9	The distally based sural flap 作者：Follmar Keith E, Baccarani A, Baumeister S P 等 PLASTIC AND RECONSTRUCTIVE SURGERY 卷：119 期：6 页码：138E-148E 出版年：MAY 2007	89	6.36
10	Delayed reverse sural flap for staged reconstruction of the foot and lower leg 作者：Kneser U, Bach A D, Polykandriotis E 等 PLASTIC AND RECONSTRUCTIVE SURGERY 卷：116 期：7 页码：1910-1917 出版年：DEC 2005	81	5.06
11	Heel coverage with a t-shaped distally based sural island fasciocutaneous flap 作者：Hyakusoku H, Tonegawa H, Fumiiri M PLASTIC AND RECONSTRUCTIVE SURGERY 卷：93 期：4 页码：872-876 出版年：APR 1994	77	2.85
12	Super sural neurofasciocutaneous flaps in acute traumatic heel reconstructions 作者：Ayyappan T, Chadha A PLASTIC AND RECONSTRUCTIVE SURGERY 卷：109 期：7 页码：2307-2313 出版年：JUN 2002	76	4.00
13	Versatility of the sural fasciocutaneous flap in the coverage of lower extremity wounds 作者：Hollier L, Sharma S, Babigumira E 等 PLASTIC AND RECONSTRUCTIVE SURGERY 卷：110 期：7 页码：1673-1679 出版年：DEC 2002	69	3.63

（续表）

序号	题目，作者，期刊，卷，期，页码，发表年月	总被引频次	平均每年引用次数
14	Versatility of the sural fasciocutaneous flap in the coverage of lower third leg and hind foot defects 作者：Akhtar Shaheen, Hameed A JOURNAL OF PLASTIC RECONSTRUCTIVE AND AESTHETIC SURGERY 卷：59 期：8 页码：839-845 出版年：2006	67	4.47
15	A modified technique for harvesting the reverse sural artery flap from the upper part of the leg：Inclusion of a gastrocnemius muscle "cuff" around the sural pedicle 作者：Al-Qattan M M ANNALS OF PLASTIC SURGERY 卷：47 期：3 页码：269-274 出版年：SEP 2001	67	3.35
16	Distally based sural fasciomuscular flap：Anatomic study and application for filling leg or foot defects 作者：Le Fourn B, Caye N, Pannier M PLASTIC AND RECONSTRUCTIVE SURGERY 卷：107 期：1 页码：67-72 出版年：JAN 2001	58	2.90
17	The posterolateral malleolar flap of the ankle - a distally based sural neurocutaneous flap - report of 14 cases 作者：Oberlin C, Azoulay B, Bhatia A PLASTIC AND RECONSTRUCTIVE SURGERY 卷：96 期：2 页码：400-405 出版年：AUG 1995	58	2.23
18	Supercharged reverse-flow sural flap：A new modification increasing the reliability of the flap 作者：Tan O, Atik B, Bekerecioglu M MICROSURGERY 卷：25 期：1 页码：36-43 出版年：2005	56	3.50
19	Venous drainage of the distally based lesser saphenous-sural veno-neuroadipofascial pedicled fasciocutaneous flap：A radiographic perfusion study 作者：Imanishi N, Nakajima H, Fukuzumi S 等 PLASTIC AND RECONSTRUCTIVE SURGERY 卷：103 期：2 页码：494-498 出版年：FEB 1999	56	2.55
20	Distally based sural fasciomusculocutaneous flap for chronic calcaneal osteomyelitis in diabetic patients 作者：Chen S L, Chen T M, Chou T D 等 ANNALS OF PLASTIC SURGERY 卷：54 期：1 页码：44-48 出版年：JAN 2005	54	3.38
21	The distally based sural artery flap 作者：Huisinga R L, Houpt P, Dijkstra R 等 ANNALS OF PLASTIC SURGERY 卷：41 期：1 页码：58-65 出版年：JUL 1998	54	2.35
22	Reverse sural artery flap: Caveats for success 作者：Price M F, Capizzi P J, Watterson P A 等 ANNALS OF PLASTIC SURGERY 卷：48 期：5 页码：496-504 出版年：MAY 2002	53	2.79
23	Modified distally based sural neuro-veno-fasciocutaneous flap：Anatomical study and clinical applications 作者：Zhang F H, Chang S M, Lin S Q 等 MICROSURGERY 卷：25 期：7 页码：543-550 出版年：2005	49	3.06
24	Modified distally based peroneal artery perforator flap for reconstruction of foot and ankle 作者：Chang S M, Zhang F, Yu G R 等 MICROSURGERY 卷：24 期：6 页：430-436 出版年：2004	49	2.88
25	The versatility of the distally based peroneus brevis muscle flap in reconstructive surgery of the foot and lower leg 作者：Bach Alexander D, Leffler M, Kneser U 等 ANNALS OF PLASTIC SURGERY 卷：58 期：4 页码：397-404 出版年：APR 2007	45	3.21
26	Reconstruction of soft-tissue defects of the heel with local fasciocutaneous flaps 作者：Benito-Ruiz J, Yoon T, Guisantes-Pintos E 等 ANNALS OF PLASTIC SURGERY 卷：52 期：4 页码：380-384 出版年：APR 2004	44	2.59
27	Risk analysis for the reverse sural fasciocutaneous flap in distal leg reconstruction 作者：Parrett Brian M, Pribaz J J, Matros E 等 PLASTIC AND RECONSTRUCTIVE SURGERY 卷：123 期：5 页码：1499-1504 出版年：MAY 2009	43	3.58

（续表）

序号	题目，作者，期刊，卷，期，页码，发表年月	总被引频次	平均每年引用次数
28	Experience with the distally based sural neurofasciocutaneous flap supplied by the terminal perforator of peroneal vessels for ankle and foot reconstruction 作者：Chai Y M, Zeng B G, Zhang F 等 ANNALS OF PLASTIC SURGERY 卷：59 期：5 页码：526-531 出版年：NOV 2007	43	3.07
29	The distally based lesser saphenous venofasciocutaneous flap for ankle and heel reconstruction 作者：Chen S L, Chen T M, Chou T D 等 PLASTIC AND RECONSTRUCTIVE SURGERY 卷：110 期：7 页码：1664-1672 出版年：DEC 2002	42	2.21
30	Medial and lateral malleolar perforator flaps for repair of defects around the ankle 作者：Koshima I, Itoh S, Nanba Y 等 ANNALS OF PLASTIC SURGERY 卷：51 期：6 页码：579-583 出版年：DEC 2003	41	2.28
31	The distally based island superficial sural artery flap: clinical experience with 36 flaps 作者：Costa-Ferreira A, Reis J, Pinho C 等 ANNALS OF PLASTIC SURGERY 卷：46 期：3 页码：308-313 出版年：MAR 2001	41	2.05
32	Delaying the reverse sural flap provides predictable results for complicated wounds in diabetic foot 作者：Tosun Z, Ozkan A, Karacor Z 等 ANNALS OF PLASTIC SURGERY 卷：55 期：2 页码：169-173 出版年：AUG 2005	39	2.44
33	True and "Choke" anastomoses between perforator angiosomes: part I. anatomical location 作者：Taylor G I, Chubb D P, Ashton M W PLASTIC AND RECONSTRUCTIVE SURGERY 卷：132 期：6 页码：1447-1456 出版年：DEC 2013	38	4.75
34	The distally based superficial sural flap: our experience in reconstructing the lower leg and foot 作者：Fraccalvieri M, Verna G, Dolcet M 等 ANNALS OF PLASTIC SURGERY 卷：45 期：2 页码：132-139 出版年：AUG 2000	38	1.81
35	Salvage of the distal foot using the distally based sural island flap 作者：Jeng S F, Wei F C, Kuo Y R ANNALS OF PLASTIC SURGERY 卷：43 期：5 页码：499-505 出版年：NOV 1999	38	1.73
36	Reversed sural island flap supplied by the lower septocutaneous perforator of the peroneal artery 作者：Yang D P, Morris S F ANNALS OF PLASTIC SURGERY 卷：49 期：4 页码：375-378 出版年：OCT 2002	36	1.89
37	The simple and effective choice for treatment of chronic calcaneal osteomyelitis: Neurocutaneous flaps 作者：Yildirim S, Gideroglu K, Akoz T PLASTIC AND RECONSTRUCTIVE SURGERY 卷：111 期：2 页码：753-760 出版年：FEB 2003	35	1.94
38	Reverse fasciosubcutaneous flap versus distally pedicled sural island flap: two elective methods for distal-third leg reconstruction 作者：Bocchi A, Merelli S, Morellini A 等 ANNALS OF PLASTIC SURGERY 卷：45 期：3 页码：284-291 出版年：SEP 2000	34	1.62
39	Soft-tissue reconstruction of the foot with distally based neurocutaneous flaps in diabetic patients 作者：Yildirim S, Akan M, Akoz T ANNALS OF PLASTIC SURGERY 卷：48 期：3 页码：258-264 出版年：MAR 2002	33	1.74
40	Versatility of the sural fasciocutaneous flap in coverage defects of the lower limb 作者：Rios-Luna A, Villanueva-Martinez M, Fahandezh-Saddi Homid 等 INJURY-INTERNATIONAL JOURNAL OF THE CARE OF THE INJURED 卷：38 期：7 页码：824-831 出版年：JUL 2007	32	2.29
41	Increasing the success of reverse sural flap from proximal part of posterior calf for traumatic foot and ankle reconstruction: Patient selection and surgical refinement 作者：Tsai J, Liao H T, Wang P F 等 MICROSURGERY 卷：33 期：5 页码：342-349 出版年：JUL 2013	30	3.75

（续表）

序号	题目，作者，期刊，卷，期，页码，发表年月	总被引频次	平均每年引用次数
42	Lateral retromalleolar perforator-based flap: anatomical study and preliminary clinical report for heel coverage 作者：Chang S M, Zhang F, Xu D C 等 PLASTIC AND RECONSTRUCTIVE SURGERY 卷：120 期：3 页码：697-704 出版年：SEP 2007	30	2.14
43	Influence of flap factors on partial necrosis of reverse sural artery flap: a study of 179 consecutive flaps 作者：Wei J W, Dong Z G, Ni J D 等 JOURNAL OF TRAUMA AND ACUTE CARE SURGERY 卷：72 期：3 页码：744-750 出版年：MAR 2012	29	3.22
44	Vascular supply of the distally based superficial sural artery flap: surgical safe zones based on component analysis using three-dimensional computed tomographic angiography 作者：Mojallal A, Wong C, Shipkov C 等 PLASTIC AND RECONSTRUCTIVE SURGERY 卷：126 期：4 页码：1240-1252 出版年：OCT 2010	28	2.55
45	Distally based fasciocutaneous sural flap for foot reconstruction: a retrospective review of 10 years experience 作者：Fraccalvieri M, Bogetti P, Verna G 等 FOOT & ANKLE INTERNATIONAL 卷：29 期：2 页码：191-198 出版年：FEB 2008	28	2.15
46	Enhanced survival using the distally based sural artery interpolation flap 作者：Maffi T R, Knoetgen J, Turner N S 等 ANNALS OF PLASTIC SURGERY 卷：54 期：3 页码：302-305 出版年：MAR 2005	28	1.75
47	Superficial sural artery flap - a study in 40 cases 作者：Raveendran S S, Perera D, Happuharachchi T 等 BRITISH JOURNAL OF PLASTIC SURGERY 卷：57 期：3 页码：266-269 出版年：APR 2004	28	1.65
48	Use of distally based superficial sural island artery flaps in acute open fractures of the lower leg 作者：Singh S, Naasan A ANNALS OF PLASTIC SURGERY 卷：47 期：5 页码：505-510 出版年：NOV 2001	28	1.40
49	Reverse neurofasciocutaneous flaps for soft-tissue coverage of the lower leg 作者：Coskunfirat O K, Velidedeoglu H V, Sahin U 等 ANNALS OF PLASTIC SURGERY 卷：43 期：1 页码：14-20 出版年：JUL 1999	28	1.27
50	Reconstruction of ankle and heel defects by a modified wide-base reverse sural flap 作者：Tu Y K, Ueng S W N, Yeh W L 等 JOURNAL OF TRAUMA-INJURY INFECTION AND CRITICAL CARE 卷：47 期：1 页码：82-88 出版年：JUL 1999	28	1.27
	补充有关腓肠神经营养血管皮瓣的高被引论文		
1	Skin island flaps supplied by the vascular axis of the sensitive superficial nerves - anatomic study and clinical-experience in the leg 作者：Masquelet A C, Romana M C, Wolf G PLASTIC AND RECONSTRUCTIVE SURGERY 卷：89 期：6 页码：1115-1121 出版年：JUN 1992	393	13.55
2	Accompanying arteries of the lesser saphenous vein and sural nerve: anatomic study and its clinical applications 作者：Nakajima, H; Imanishi, N; Fukuzumi, S; 等 . PLASTIC AND RECONSTRUCTIVE SURGERY 卷：103 期：1 页：104-120 出版年：JAN 1999	114	5.18
3	Accompanying arteries of the cutaneous veins and cutaneous nerves in the extremities: anatomical study and a concept of the venoadipofascial and/or neuroadipofascial pedicled fasciocutaneous flap 作者：Nakajima H, Imanishi N, Fukuzumi S 等 PLASTIC AND RECONSTRUCTIVE SURGERY 卷：102 期：3 页码：779-791 出版年：SEP 1998	109	4.74
4	Reversed saphenous neurocutaneous island flap: clinical experience 作者：Cavadas P C PLASTIC AND RECONSTRUCTIVE SURGERY 卷：99 期：7 页码：1940-1946 出版年：JUN 1997	45	1.88
5	Foot and ankle reconstruction: an experience on the use of 14 different flaps in 226 cases 作者：Zhu Y L, Wang Y, He X Q 等 MICROSURGERY 卷：33 期：8 页码：600-604 出版年：NOV 2013	40	5.00

二、小腿穿支蒂螺旋桨皮瓣 WOS 文献分析

笔者在 SCIE 中以“perforator propeller leg flap”作为主题检索词，时间范围为 1981~2020 年，共检出文献 77 篇。

从论文来源的地域分布看，意大利产出论文最多（17 篇），其次为美国（15 篇），我国大陆位列第三（13 篇）。

从文献的发表年份看（图 5-3），第一篇文献由 Moscatiello 等发表于 2007 年。从 2007 年开始逐渐增多，在 2014 年和 2017 年达到高峰均为 11 篇，其他年份均在 5~10 篇。

从论文的被引年份看（图 5-4），2011 年达到 64 次，2016 年达到 148 次，以后均维持在年被引 100 次以上。

按总被引用次数，由高至低，数据库软件自动生成了前 20 篇高被引论文（表 5-2），可以看出，我国大陆学者论文仅有 1 篇列入，由张世民于 2014 年发表。

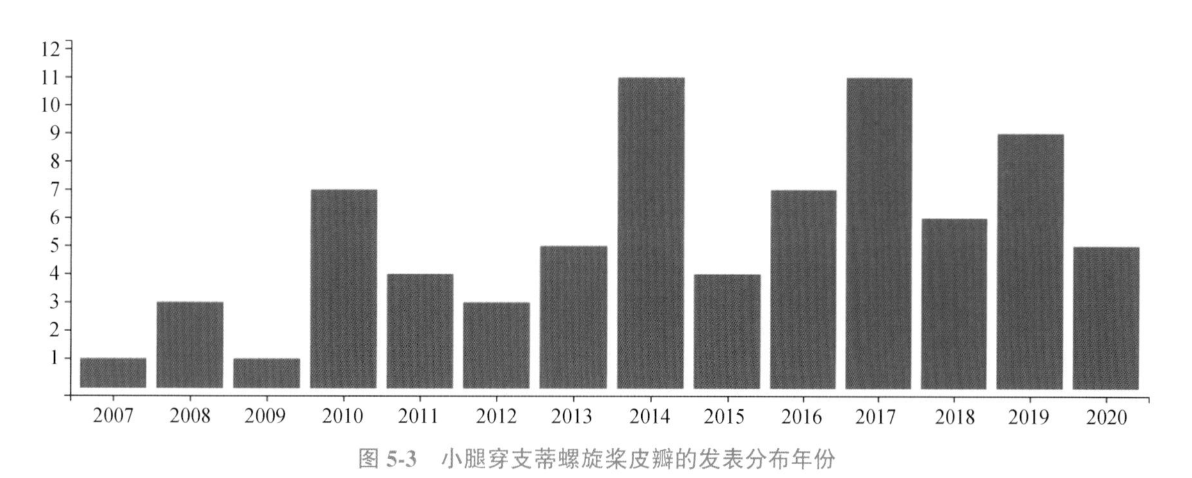

图 5-3 小腿穿支蒂螺旋桨皮瓣的发表分布年份

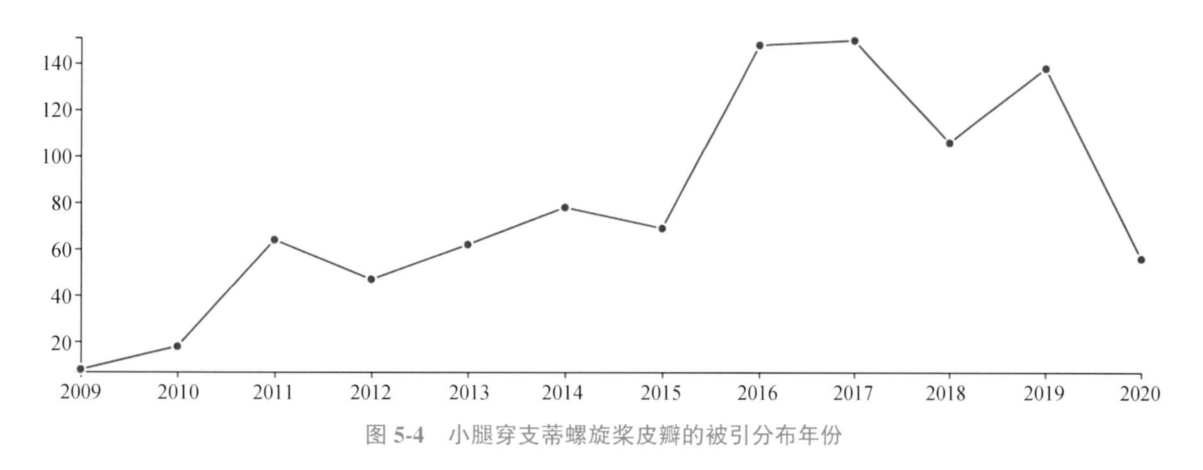

图 5-4 小腿穿支蒂螺旋桨皮瓣的被引分布年份

表 5-2 小腿穿支蒂螺旋桨皮瓣的高被引论文（前 20 篇）

序号	题目，作者，期刊，卷，期，页码，发表年月	被引次数合计	平均引用次数 / 年
1	The propeller flap concept 作者：Teo T C CLINICS IN PLASTIC SURGERY 卷：37 期：4 页码：615-626 出版年：OCT 2010	81	7.36
2	Versatility of the pedicled peroneal artery perforator flaps for soft-tissue coverage of the lower leg and foot defects 作者：Lu T C, Lin C H, Lin C H 等 JOURNAL OF PLASTIC RECONSTRUCTIVE AND AESTHETIC SURGERY 卷：64 期：3 页码：386-393 出版年：MAR 2011	60	6.00

(续表)

序号	题目，作者，期刊，卷，期，页码，发表年月	被引次数合计	平均引用次数/年
3	Pedicled-perforator (propeller) flaps in lower extremity defects: a systematic review 作者: Gir P, Cheng A, Oni G 等 JOURNAL OF RECONSTRUCTIVE MICROSURGERY 卷: 28 期: 9 页码: 595-601 出版年: NOV 2012	58	6.44
4	Propeller flaps for leg reconstruction 作者: Pignatti M, Pasqualini M, Governa M 等 JOURNAL OF PLASTIC RECONSTRUCTIVE AND AESTHETIC SURGERY 卷: 61 期: 7 页码: 777-783 出版年: 2008	58	4.46
5	Lower Limb Reconstruction Using the Islanded Posterior Tibial Artery Perforator Flap 作者: Schaverien M V, Hamilton S A, Fairburn N 等 PLASTIC AND RECONSTRUCTIVE SURGERY 卷: 125 期: 6 页码: 1735-1743 出版年: JUN 2010	54	4.91
6	A Systematic Review and Meta-Analysis of Perforator-Pedicled Propeller Flaps in Lower Extremity Defects: Identification of Risk Factors for Complications 作者: Bekara F, Herlin C, Mojallal A 等 PLASTIC AND RECONSTRUCTIVE SURGERY 卷: 137 期: 1 页码: 314-331 出版年: JAN 2016	46	9.20
7	The 'propeller' distal anteromedial thigh perforator flap. Anatomic study and clinical applications 作者: Moscatiello F, Masia J, Carrera A 等 JOURNAL OF PLASTIC RECONSTRUCTIVE AND AESTHETIC SURGERY 卷: 60 期: 12 页码: 1323-1330 出版年: 2007	42	3.00
8	Peroneal artery perforator-based propeller flap reconstruction of the lateral distal lower extremity after tumor extirpation: case report and literature review 作者: Rad A N, Singh N K, Rosson G D MICROSURGERY 卷: 28 期: 8 页码: 663-670 出版年: 2008	43	3.31
9	A review of propeller flaps for distal lower extremity soft tissue reconstruction: is flap loss too high? 作者: Nelson J A, Fischer J P, Brazio P S 等 MICROSURGERY 卷: 33 期: 7 页码: 578-586 出版年: OCT 2013	37	4.63
10	A paradigm shift in flap selection protocols for zones of the lower extremity using perforator flaps 作者: Hallock G G. JOURNAL OF RECONSTRUCTIVE MICROSURGERY 卷: 29 期: 4 页码: 233-240 出版年: MAY 2013	35	4.38
11	Are there risk factors for complications of perforator-based propeller flaps for lower-extremity reconstruction? 作者: Innocenti M, Menichini G, Baldrighi C 等 CLINICAL ORTHOPAEDICS AND RELATED RESEARCH 卷: 472 期: 7 页码: 2276-2286 出版年: JUL 2014	32	4.57
12	The propeller flap for chronic osteomyelitis of the lower extremities: a case report 作者: Rubino C, Figus A, Mazzocchi M 等 JOURNAL OF PLASTIC RECONSTRUCTIVE AND AESTHETIC SURGERY 卷: 62 期: 10 页码: e401-e404 出版年: OCT 2009	29	2.42
13	Reconstruction of soft tissue defects of the achilles tendon with rotation flaps, pedicled propeller flaps and free perforator flaps 作者: Jakubietz R G, Jakubietz D F, Gruenert J G 等 MICROSURGERY 卷: 30 期: 8 页码: 608-613 出版年: 2010	27	2.45
14	Free versus perforator-pedicled propeller flaps in lower extremity reconstruction: what is the safest coverage? a meta-analysis 作者: Bekara F, Herlin C, Somda S 等 MICROSURGERY 卷: 38 期: 1 页码: 109-119 出版年: JAN 2018	24	8.00

（续表）

序号	题目，作者，期刊，卷，期，页码，发表年月	被引次数合计	平均引用次数 / 年
15	The versatility of propeller flaps for lower limb reconstruction in patients with peripheral arterial obstructive disease initial experience 作者：Jiga L P, Barac S, Taranu G 等 ANNALS OF PLASTIC SURGERY 卷：64 期：2 页码：193-197 出版年：FEB 2010	24	2.18
16	Distally based perforator flaps for reconstruction of post-traumatic defects of the lower leg and foot. A review of the anatomy and clinical outcomes 作者：Tajsic N, Winkel R, Husum H INJURY-INTERNATIONAL JOURNAL OF THE CARE OF THE INJURED 卷：45 期：3 页码：469-477 出版年：MAR 2014	18	2.57
17	Distally based perforator propeller sural flap for foot and ankle reconstruction 作者：Chang S M, Wang X, Huang Y G 等 ANNALS OF PLASTIC SURGERY 卷：72 期：3 页码：340-345 出版年：MAR 2014	18	2.57
18	Skin coverage of the middle-distal segment of the leg with a pedicled perforator flap 作者：Rezende M R, Rabelo N T A, Wei T H 等 JOURNAL OF ORTHOPAEDIC TRAUMA 卷：24 期：4 页码：236-243 出版年：APR 2010	17	1.55
19	Reconstruction of soft tissue defects in the extremities with a pedicled perforator flap: series of 25 patients 作者：Mateev M A, Kuokkanen H O M JOURNAL OF PLASTIC SURGERY AND HAND SURGERY 卷：46 期：1 页码：32-36 出版年：2012	14	1.56
20	Vascular anatomy of the integument of the lateral lower leg: an anatomical study focused on cutaneous perforators and their clinical importance 作者：Lykoudis E G, Koutsouris M, Lykissas M G PLASTIC AND RECONSTRUCTIVE SURGERY 卷：128 期：1 页码：188-198 出版年：JUL 2011	14	1.40

三、我国学者发表的腓肠皮瓣中英文文献分析

为了研究中国内地学者在“远端蒂腓肠皮瓣”的发表论文及其被引用情况，笔者在 SCIE、Medline 数据库和 CSCD 共 3 个常用数据库中，以“distally based sural flap”或“reverse sural flap”作为主题检索词，同时在两组检索词中均添加“China”作为地域限制，时间范围为 1981 年 ~2020 年，共检出文献 164 篇，其中在 SCIE 中检出 52 篇，在 Medline 数据库检出 93 篇，在 CSCD 中检出 95 篇（数据库之间有收录重叠）。检出的最早文献是由河北省邯郸市峰峰矿务局总医院骨科的张增方等于 1997 年发表在《中国修复重建外科杂志》上。

从文献的发表年份看（图 5-5），2004 年增加最为明显，达到 12 篇，2005 年和 2009 年达到高峰均为 17 篇，以后长期维持在每年 10 篇，近年来又有所减少，估计与采用穿支蒂螺旋桨皮瓣增多有关。

从论文的被引用情况看（图 5-6），我国学者的这些论文总共被引 1292 次，2009 年最高达 143 次，以后年均被引在 100 次左右。

通过 WOS 数据库自带的作者分析功能，可以发现在我国学者中，张世民、柴益民、张发惠、杨大平、李军、魏建伟、宫旭、徐永清、沈余明、喻爱喜、董忠根、付小宽、王培吉、刘力锋、陶圣祥等发表的论文被引次数较多。

表 5-3 列出了数据库软件自动生成的 50 篇高被引论文，按被引次数由高到低排列。表格的最后补充了该检索词没有检出、但与腓肠皮瓣研究有关的其他 8 篇高被引论文。唐茂林教授（2008 年，2009 年）对小腿穿支血管的解剖学研究，获得极高的国际关注，具有很高的引用量。

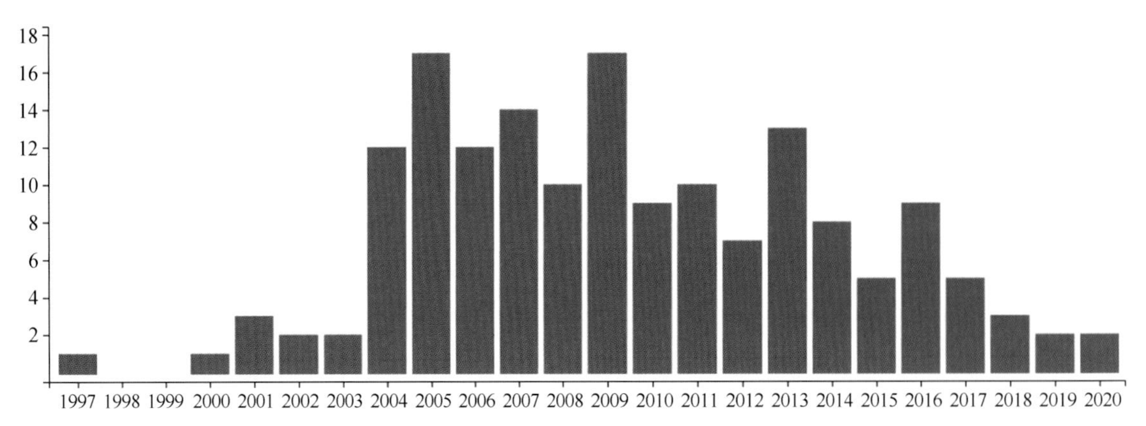

图 5-5 我国学者发表的远端蒂腓肠皮瓣年份分布

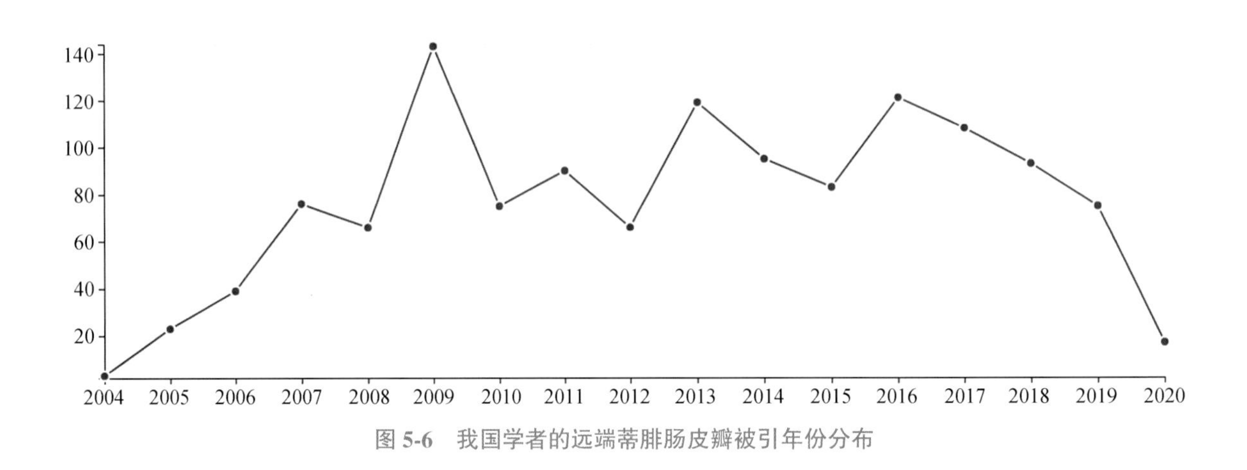

图 5-6 我国学者的远端蒂腓肠皮瓣被引年份分布

表 5-3 我国学者在远端蒂腓肠皮瓣的高被引论文（前 50 篇）

序号	题目，作者，期刊，卷，期，页码，出版年月	被引次数合计	平均引用次数 / 年
1	Modified distally based peroneal artery perforator flap for reconstruction of foot and ankle* 作者：Chang S M, Zhang F, Yu G R 等 MICROSURGERY 卷：24 期：6 页码：430-436 出版年：2004	74	4.35
2	Experience with the distally based sural neurofasciocutaneous flap supplied by the terminal perforator of peroneal vessels for ankle and foot reconstruction* 作者：Chai Y M, Zeng B G, Zhang Feng 等 ANNALS OF PLASTIC SURGERY 卷：59 期：5 页码：526-531 出版年：NOV 2007	62	4.43
3	Modified distally based sural neuro-veno-fasciocutaneous flap: anatomical study and clinical applications* 作者：Zhang F H, Chang S M, Lin S Q 等 MICROSURGERY 卷：25 期：7 页码：543-550 出版年：2005	60	3.75
4	Lateral retromalleolar perforator-based flap: Anatomical study and preliminary clinical report for heel coverage* 作者：Chang S M, Zhang F, Xu D C 等 PLASTIC AND RECONSTRUCTIVE SURGERY 卷：120 期：3 页码：697-704 出版年：SEP 1 2007	43	3.07
5	Reversed sural island flap supplied by the lower septocutaneous perforator of the peroneal artery* 作者：Yang D P, Morris S F ANNALS OF PLASTIC SURGERY 卷：49 期：4 页码：375-378 出版年：OCT 2002	43	2.26
6	逆行腓肠神经营养血管筋膜皮瓣修复足踝部软组织缺损 *** Reversed sural neurovascular fascio-cutaneous flap for reconstruction of soft-tisse defects in ankle and foot 作者：李军，徐永清，徐小山，等 中国修复重建外科杂志 卷：18 期：3 页码：189-191 出版年：2004	39	2.29

（续表）

序号	题目，作者，期刊，卷，期，页码，出版年月	被引次数合计	平均引用次数 / 年
7	Clinical applications of the neurocutaneous axial flap pedicled with perforating vessels** 作者: Chai Y M, Lin C Z, Qiu X Y 等 Zhonghua zhengxing waike zazhi=Chinese journal of plastic surgery 卷: 22 期: 1 页: 34-37 出版年: JAN 2006	38	2.53
8	Influence of flap factors on partial necrosis of reverse sural artery flap: a study of 179 consecutive flaps* 作者: Wei J W, Dong Z G, Ni J D 等 JOURNAL OF TRAUMA AND ACUTE CARE SURGERY 卷: 72 期: 3 页码: 744-750 出版年: MAR 2012	36	4.00
9	Applied anatomy of the perforating branches artery and its distally-based flap of sural nerve nutrient vessels** 作者: Zhang F H, Xie Q Y, Zheng H P Zhongguo xiufu chongjian waike zazhi=Chinese journal of reparative and reconstructive surgery 卷: 19 期: 7 页码: 501-504 出版年: JUL 2005	29	1.81
10	Applied anatomy of small saphenous vein and its distally-based sural nerve nutrient** 作者: Zhang F H, Lin S Q, Zheng H P Zhongguo xiufu chongjian waike zazhi=Chinese journal of reparative and reconstructive surgery 卷: 19 期: 7 页码: 505-507 出版年: JUL 2005	29	1.81
11	Distally based perforator propeller sural flap for foot and ankle reconstruction* 作者: Chang S M, Wang X, Huang, Y G 等 ANNALS OF PLASTIC SURGERY 卷: 72 期: 3 页码: 340-345 出版年: MAR 2014	28	4.00
12	Comparison of different managements of large superficial veins in distally based fasciocutaneous flaps with a veno-neuro-adipofascial pedicle: an experimental study using a rabbit model* 作者: Chang S M, Gu Y D, Li J F MICROSURGERY 卷: 23 期: 6 页码: 555-560 出版年: 2003	25	1.39
13	腓肠神经－小隐静脉营养血管远端蒂复合瓣的解剖学研究 *** Anatomic study of the distally based compound flap of sural nerve pedicled with small saphenous vein 作者: 张发惠, 郑和平, 宋一平, 等 中国临床解剖学杂志 卷: 23 期: 4 页码: 357-360 出版年: 2005	24	1.50
14	The coverage of skin defects over the foot and ankle using the distally based sural neurocutaneous flaps: experience of 21 cases* 作者: Xu G, La L J JOURNAL OF PLASTIC RECONSTRUCTIVE AND AESTHETIC SURGERY 卷: 61 期: 5 页码: 575-577 出版年: 2008	23	1.77
15	Distally based sural fasciomyocutaneous flap: anatomic study and modified technique for complicated wounds of the lower third leg and weight bearing heel* 作者: Chang S M, Zhang K, Li H F 等 MICROSURGERY 卷: 29 期: 3 页码: 205-213 出版年: 2009	22	1.83
16	外踝后穿支皮瓣 *** Lateral retromalleolar perforator flap 作者: 张世民, 徐达传, 张发惠, 等 中国临床解剖学杂志 卷: 23 期: 4 页码: 345-348, 356 出版年: 2005	22	1.38
17	小隐静脉腓肠神经营养血管皮瓣的临床研究 *** Chlnical study ofdistally and proximally based lesser saphenous-sural nerve vascular island flap 作者: 傅小宽, 庄永青, 林博文, 等 中华显微外科杂志 卷: 27 期: 2 页码: 101-103 出版年: 2004	20	1.18
18	不同皮神经营养血管皮瓣的临床应用 *** Clinical application of different neurocutaneous vascular flaps 作者: 徐永清, 李军, 丁晶, 等 中华显微外科杂志 卷: 30 期: 1 页码: 17-20 出版年: 2007	19	1.36

（续表）

序号	题目，作者，期刊，卷，期，页码，出版年月	被引次数合计	平均引用次数 / 年
19	Clinical application of the distally based sural island flap and myofasciocutaneous flap** 作者: Shen Y M, Xiang D, Wang N 等 Zhongguo xiufu chongjian waike zazhi=Chinese journal of reparative and reconstructive surgery 卷: 20 期: 3 页码: 256-258 出版年: MAR 2006	18	1.20
20	Vascular anatomy and clinical applications of the distally based superficial sural artery island flap** 作者: Yang D P, Fang D Y, Guo T F 等 Zhonghua zhengxing waike zazhi=Chinese journal of plastic surgery 卷: 20 期: 1 页码: 24-26 出版年: JAN 2004	18	1.06
21	Anterograde-retrograde method for harvest of distally based sural fasciocutaneous flap: report of results from 154 patients* 作者: Dong Z G, Wei J W, Ni J D 等 MICROSURGERY 卷: 32 期: 8 页码: 611-616 出版年: NOV 2012	17	1.89
22	The role of the large superficial vein in survival of proximally based versus distally based sural veno-neuro-fasciocutaneous flaps in a rabbit model* 作者: Chang S M, Gu Y D, Li J F PLASTIC AND RECONSTRUCTIVE SURGERY 卷: 115 期: 1 页码: 213-218 出版年: JAN 2005	17	1.06
23	逆行岛状皮瓣或远端蒂皮瓣坏死的原因探讨及防治措施 *** Cause investigation and management of necrosis in reversed island flap or distally-pedicled flap 作者: 王培吉; 周忠良 中华显微外科杂志 卷: 33 期: 2 页码: 118-121 出版年: 2010	16	1.45
24	浅静脉干在远端蒂皮瓣中作用的逆向造影研究 *** Aretrograde venography study on the role of large superficial veins in distally-based flaps 作者: 张世民，顾玉东，李继峰 中国临床解剖学杂志 卷: 22 期: 1 页码: 8-9 出版年: 2004	16	0.94
25	The extended distally based sural neurocutaneous flap for foot and ankle reconstruction a retrospective review of 10 years of experience* 作者: Liu L F, Zou L, Li Z Y 等 ANNALS OF PLASTIC SURGERY 卷: 72 期: 6 页码: 689-694 出版年: JUN 2014	15	2.14
26	Comparative study of two types of distally based sural neurocutaneous flap for reconstruction of lower leg, ankle, and heel* 作者: Dai J Z, Chai Y M, Wang C Y 等 JOURNAL OF RECONSTRUCTIVE MICROSURGERY 卷: 29 期: 2 页码: 125-130 出版年: FEB 2013	15	1.88
27	远端蒂腓肠神经营养血管肌皮瓣的临床应用 *** Clinical application of distally based sural fasciomusculocutaneous flap 作者: 张春，郭峭峰，沈立锋等 作者: Zhang C, Guo Q F, Shen L F 等 中华显微外科杂志 卷: 29 期: 5 页码: 338-340 出版年: 2006	14	0.93
28	远端蒂腓肠神经筋膜肌皮瓣的血管解剖与临床应用 *** Distally based sural neuro-fascio-myocutaneous flap: vascular basis and clinical applications 作者: 张世民，张凯，李海丰等 中国临床解剖学杂志 卷: 23 期: 4 页码: 352-356 出版年: 2005	14	0.88
29	Distally based perforator sural flaps for foot and ankle reconstruction* 作者: Chang S M, Li X H; Gu Y D WORLD JOURNAL OF ORTHOPEDICS 卷: 6 期: 3 页码: 322-330 出版年: APR 18 2015	13	2.17
30	The distally based lateral sural neuro-lesser saphenous veno-fasciocutaneous flap: anatomical basis and clinical applications* 作者: Wang C, Xiong Z Y, Xu J 等 JOURNAL OF ORTHOPAEDICS AND TRAUMATOLOGY 卷: 15 期: 3 页码: 215-223 出版年: SEP 2014	13	1.86

（续表）

序号	题目，作者，期刊，卷，期，页码，出版年月	被引次数合计	平均引用次数 / 年
31	Distally based sural neuro-lesser saphenous veno-fasciocutaneous compound flap with a low rotation point microdissection and clinical application* 作者: Zhang F H, Lin S Q; Song Y P 等 ANNALS OF PLASTIC SURGERY 卷: 62 期: 4 页码: 395-404 出版年: APR 2009	13	1.08
32	Distally-based sural musculocutaneous flap for chronic calcaneal osteomyelitis** 作者: Shen, Y M, Xiang D, Wang H Zhongguo xiufu chongjian waike zazhi=Chinese journal of reparative and reconstructive surgery 卷: 21 期: 4 页码: 360-362 出版年: APR 2007	13	0.93
33	Distally based perforator-plus sural fasciocutaneous flap for soft-tissue reconstruction of the distal lower leg, ankle, and foot: comparison between pediatric and adult patients* 作者: Wei J W, Ni J D, Dong Z G 等 JOURNAL OF RECONSTRUCTIVE MICROSURGERY 卷: 30 期: 4 页码: 249-254 出版年: MAY 2014	12	1.71
34	小腿远端蒂穿支皮瓣修复足踝创面的蒂部改进 *** Distally based sural perforator propeller flap for foot and ankle reconstruction: technical pedicle evolution 作者: 张世民，王欣，陶友伦，等 中华显微外科杂志 卷: 35 期: 1 页码: 23-26 出版年: 2012	12	1.33
35	One-staged reconstruction of Achilles tendon and overlying skin defects with suppuration: using peroneus brevis tendon transfer and reversed sural neurofasciocutaneous flap* 作者: Zheng L, Zhang X S, Dong Z G 等 ARCHIVES OF ORTHOPAEDIC AND TRAUMA SURGERY 卷: 131 期: 9 页码: 1267-1272 出版年: SEP 2011	11	1.10
36	腓肠神经营养血管逆行皮瓣修复小腿下段及足部组织缺损 *** Repair of tissue defect of lower leg and toot with reverse island skin flaps with sural nerve and blood supplying vessels 作者: 胡骁骅，沈余明，王志永等 中华烧伤杂志 卷: 25 期: 1 页码: 25-27 出版年: 2009	11	0.92
37	Anatomic study and clinical application of distally-based neuro-myocutaneous compound flaps in the leg* 作者: Yu A X, Deng K, Tao S X 等 MICROSURGERY 卷: 27 期: 6 页码: 528-532 出版年: 2007	11	0.79
38	带蒂皮瓣治疗小腿和足踝部皮肤软组织缺损 *** The operative treatment of the lower leg, ankle and foot soft tissue defects 作者: 舒衡生，张铁良，马宝通等 中华骨科杂志 卷: 26 期: 6 页码: 386-389 出版年: 2006	11	0.73
39	远端蒂腓肠神经营养血管皮瓣的基础与临床研究进展 *** Progress in basic study and clinical applications of distally-based sural neurocutaueous flap 作者: 徐达传，张世民，钟世镇 中国临床解剖学杂志 卷: 23 期: 4 页码: 343-344 出版年: 2005	10	0.63
40	The distally based sural flap for the reconstruction of ankle and foot defects in pediatric patients* 作者: Zheng H Y, Liu J, Dai X Y 等 ANNALS OF PLASTIC SURGERY 卷: 77 期: 1 页码: 97-101 出版年: JUL 2016	9	1.80
41	Distally based perforator-plus sural fasciocutaneous flap for reconstruction of complex soft tissue defects caused by motorcycle spoke injury in children* 作者: Wei J W, Ni J D, Dong Z G 等 JOURNAL OF TRAUMA AND ACUTE CARE SURGERY 卷: 73 期: 4 页码: 1024-1027 出版年: OCT 2012	9	1.00
42	逆行岛状皮瓣修复肢体远端皮肤软组织缺损 *** Application of reverse-flow island flap to repair defect of the soft tissue in the distal limb 作者: 王华柱，赵建勇，田文等 中华显微外科杂志 卷: 30 期: 3 页码: 179-181 出版年: 2007	9	0.64

（续表）

序号	题目，作者，期刊，卷，期，页码，出版年月	被引次数合计	平均引用次数/年
43	Anatomic study and clinical application of sural neuro-myocutaneous compound flap transposition** 作者：Tao S X, Yu A X, Yu G R 等 Zhonghua zhengxing waike zazhi=Chinese journal of plastic surgery 卷：24 期：1 页码：16-9 出版年：Jan 2008	8	0.62
44	腓肠神经－小隐静脉营养血管远端蒂皮瓣临床应用的改进 *** Clinical application of the distally based sural nerve-saphenous vein flap 作者：宋一平，张发惠，刘宏滨等 中国临床解剖学杂志 卷：23 期：4 页码：361-364 出版年：2005	8	0.50
45	皮神经浅静脉岛状筋膜皮瓣模型建立及浅静脉干作用的对比研究 *** A rabbit model of island neuro-veno-fasciocutaneous flap and the role of large superficial veins in proximally and distally-based flaps 作者：张世民，顾玉东，李继峰 中国临床解剖学杂志 卷：22 期：1 页码：10-12 出版年：2004	8	0.47
46	A Minimally Invasive Modified Reverse Sural Adipofascial Flap for Treating Posttraumatic Distal Tibial and Calcaneal Osteomyelitis* 作者：Yang C L, Geng S, Fu C J 等 INTERNATIONAL JOURNAL OF LOWER EXTREMITY WOUNDS 卷：12 期：4 页码：279-285 出版年：DEC 2013	7	0.88
47	Distally based saphenous neurocutaneous perforator flap for reconstructive surgery in the lower leg and the foot：a long-term follow-up study of 70 patients* 作者：Dai J Z, Chai Y M, Wang C Y 等 JOURNAL OF RECONSTRUCTIVE MICROSURGERY 卷：29 期：7 页码：481-486 出版年：SEP 2013	7	0.88
48	The distally based superficial sural flap for reconstruction of the foot and ankle in pediatric patients* 作者：Liu L F, Liu Y N, Zou L 等 JOURNAL OF RECONSTRUCTIVE MICROSURGERY 卷：29 期：3 页码：199-204 出版年：MAR 2013	7	0.88
49	Distally-based sural neurocutaneous flap for repair of a defect in the ankle tissue* 作者：Peng F, Wu H, Yu G R JOURNAL OF PLASTIC SURGERY AND HAND SURGERY 卷：45 期：2 页码：77-82 出版年：APR 2011	7	0.70
50	逆行腓肠神经营养血管皮瓣的感觉重建 *** The study on the sensory reconstruction in denervation areas after the operation of reversed island pedicled sural flap 作者：刘鸣江，唐举玉，吴攀峰等 中华显微外科杂志 卷：34 期：3 页码：194-197 出版年：2011	7	0.70
	其他与腓肠皮瓣有关的研究论文		
1	A pilot study on three-dimensional visualization of perforator flaps by using angiography in cadavers* 作者：Tang ML, Yin Z X, Morris S F PLASTIC AND RECONSTRUCTIVE SURGERY 卷：122 期：2 页码：429-437 出版年：AUG 2008	70	5.38
2	The economy in autologous tissue transfer：part 1. the kiss flap technique* 作者：Zhang Y X, Hayakawa T J, Levin L S 等 PLASTIC AND RECONSTRUCTIVE SURGERY 卷：137 期：3 页码：1018-1030 出版年：MAR 2016	41	8.20

（续表）

序号	题目，作者，期刊，卷，期，页码，出版年月	被引次数合计	平均引用次数 / 年
3	Reconstruction of distal limb defects with the free medial sural artery perforator flap* 作者：Wang X, Mei J, Pan J D 等 PLASTIC AND RECONSTRUCTIVE SURGERY 卷：131 期：1 页码：95-105 出版年：JAN 2013	41	5.13
4	Three-dimensional analysis of perforators of the posterior leg* 作者：Tang M L, Mao Y H, Almutairi K 等 PLASTIC AND RECONSTRUCTIVE SURGERY 卷：123 期：6 页码：1729-1738 出版年：JUN 2009	40	3.33
5	Medial sural artery perforator flap* 作者：Xie X T, Chai Y M ANNALS OF PLASTIC SURGERY 卷：68 期：1 页码：105-110 出版年：JAN 2012	30	3.33
6	The extended peroneal artery perforator flap for lower extremity reconstruction* 作者：Ruan H J, Cai P H, Schleich A R 等 ANNALS OF PLASTIC SURGERY 卷：64 期：4 页码：451-457 出版年：APR 2010	29	2.64
7	Distally based sural fasciomyocutaneous flap: anatomic study and modified technique for complicated wounds of the lower third leg and weight bearing heel* 作者：Chang S M, Zhang K, Li H F 等 MICROSURGERY 卷：29 期：3 页码：205-213 出版年：2009	22	1.83
8	A prospective head-to-head comparison of color doppler ultrasound and computed tomographic angiography in the preoperative planning of lower extremity perforator flaps* 作者：Feng S Q, Min P R, Grassetti L 等 PLASTIC AND RECONSTRUCTIVE SURGERY 卷：137 期：1 页码：335-347 出版年：JAN 2016	20	4.00

* 论文来自 SCIE；** 论文来自 Medline 数据库；*** 论文来自 CSCD。

四、我国学者发表的小腿穿支蒂螺旋桨皮瓣中英文文献分析

在 WOS 数据库中的 SCIE、Medline 数据库和 CSCD 共 3 个常用数据库中，用“perforator propeller leg flap”作为主题检索词，再加上“China”作为地域限制，共得到 27 篇论文，其中 SCIE 中 13 篇，Medline 数据库中 18 篇，CSCD 中 12 篇。表 5-4 列出了前 5 篇高被引论文。

五、总结

在国际重要的科学文献数据库中进行主题词检索，能够纵观“远端蒂腓肠皮瓣”和“小腿穿支蒂螺旋桨皮瓣”的发展脉络，横览世界各国对皮瓣发展的贡献，预判该皮瓣的发展趋势和走向。

远端蒂腓肠神经筋膜皮瓣（蒂部宽厚）和穿支蒂螺旋桨皮瓣（蒂部细窄）是目前小腿后侧腓肠皮瓣最常用的两种形式。可以看出，在远端蒂腓肠筋膜皮瓣近 40 年的发展历程中，我国学者奋起直追，在后 20 年做出了突出的贡献。而在小腿穿支蒂螺旋桨皮瓣近 20 年的发展历程中，我国学者从一开始就处于领先的位置，只是对英文语言能力的掌握，阻碍了影响力的发挥。

表 5-4 我国学者在小腿穿支蒂螺旋桨皮瓣的高被引论文（前 5 篇）

序号	题目，作者，期刊，卷期页码，出版年月份	被引次数合计	平均引用次数 / 年
1	Distally based perforator propeller sural flap for foot and ankle reconstruction* 作者：Chang S M，Wang X，Huang Y G 等 ANNALS OF PLASTIC SURGERY 卷：72 期：3 页码：340-345 出版年：MAR 2014	28	4.00
2	穿支蒂螺旋桨皮瓣修复足踝部软组织缺损 25 例临床分析 ** Application of perforator pedicled propeller flaps for soft-tissue coverage of the lower leg and foot defects:25 cases report 作者：沈立锋，郭峭峰，张晓文等 中华显微外科杂志 卷：35 期：6 页码：447-449 出版年：2012	19	2.11
3	穿支血管蒂螺旋桨皮瓣修复足踝部软组织缺损 ** Perforator pedicled propeller flaps for soft tissue coverage of the lower leg and foot defects 作者：董凯旋，徐永清，范新宇等 中华骨科杂志 卷：33 期：10 页码：1048-1052 出版年：2013	15	1.88
4	Distally based perforator sural flaps for foot and ankle reconstruction* 作者：Chang S M，Li X H，Gu Y D WORLD JOURNAL OF ORTHOPEDICS 卷：6 期：3 页码：322-330 出版年：APR 18 2015	13	2.17
5	Perforator pedicled propeller flaps for soft tissue coverage of lower leg and foot defects* 作者：Dong K X，Xu Y Q，Fan X Y 等 ORTHOPAEDIC SURGERY 卷：6 期：1 页码：42-46 出版年：FEB 2014	13	1.86

* 论文来自 SCIE；** 论文来自 CSCD。

（张世民）

第二部分 远端蒂腓肠筋膜皮瓣的系统回顾与 Meta 分析

1983 年 Donski 和 Fogdestam 首先介绍了远端蒂腓肠筋膜皮瓣修复小腿远段和足踝创面的经验；1992 年 Masquelet 等提出了小腿浅感觉神经营养血管轴皮瓣，同样以远侧为蒂、逆转修复下方的足踝创面；1994 年 Hasegawa 等报道了腓肠浅动脉皮瓣逆转移位的临床经验；1998 年 Nakajima 等进一步提出了远端蒂皮神经浅静脉筋膜皮瓣的概念。这些取自小腿后侧腓肠供区、以远端宽厚的筋膜皮下组织为蒂的筋膜皮瓣，通过逆向转位，逐渐在小腿下段和足踝创伤的修复重建上，获得了成功，由于无须显微外科吻合血管，手术技术相对简单，属于容易推广的适宜技术，在基层医院和条件有限的情况下也容易开展，临床应用逐渐增多。远端蒂腓肠筋膜皮瓣的出现，也彻底改变了小腿远段和足踝创面仅能依靠吻合血管的游离皮瓣进行修复的局面。

这类以远端宽厚筋膜组织为蒂、取自小腿后侧腓肠供区、向下逆转移位、用于修复足踝创面的皮瓣，临床命名并不统一，主要有以下几个方面。

（1）表示以远端为蒂逆转移位：distally based，distal pedicled，reversed。

（2）表示皮瓣结构：fasciocutaneous flap，adipofascial flap，neurocutaneous flap，venocutaneous flap，neurovenocutaneous flap。

（3）表示供区为小腿后方内外侧：medial sural，lateral sural。

（4）指明皮瓣血管：superficial sural artery flap，sural artery flap。

但文献中最常用的名称有两个：远端蒂腓肠皮瓣（distally based sural flap）和逆转腓肠动脉皮瓣（reversed sural artery flap）。

远端蒂腓肠筋膜皮瓣手术操作相对简单，临床开展较多，国内外不少学者曾对该皮瓣进行过文献综述。Follmar 等（2007 年）在总结 79 篇英文文献的基础上，撰写了该皮瓣的临床教程，包括其血管解剖、手术技术、在健康人和具有多种合并症患者的常见并发症、皮瓣切取技术的改良（包括筋膜皮瓣、筋膜皮下瓣、携带肌袖、远端辅助血液循环如静脉超回流）以满足不同缺损的需要等。Follmar 等（2007 年）对早期的 50 篇文献进行了系统回顾与 Meta 分析，共 720 块皮瓣。结果 587 块皮瓣（82%）完全成活，没有任何坏死和其他并发症，有 24 块皮瓣完全坏死（3.3%）。部分或边缘坏死的发生率为 11%（76 块皮瓣）。其他并发症如静脉充血、水肿、感染、骨髓炎复发等的发生率为 4.6%。

de Blacam 等（2014 年）回顾性分析了 61 篇文献，综合分析了 907 块远端蒂腓肠皮瓣，皮瓣受区以足跟（28.2%）、踝部（25.8%）和足部（14.4%）为最常见。在病因方面，由高到低依次为创伤、慢性溃疡和开放性骨折。总的皮瓣并发症发生率为 26.4%，其中皮瓣坏死发生率为 3.2%。经多因素分析发现，静脉回流不足和老年是出现并发症的两个独立危险因素。出现静脉回流不畅的皮瓣，其并发症发生率是无静脉回流问题者的 9 倍。

Daar 等（2020 年）对远端蒂腓肠皮瓣（图 5-7）* 进行了文献的系统回顾和 Meta 分析，目的是找出该皮瓣并发症的危险因素，以引起临床重视。本部分重点对 Daar 等（2020 年）发表的相关 Meta 分析做一介绍。

---

* 作者称逆转腓肠动脉皮瓣（reverse sural artery flap，RSAF）。

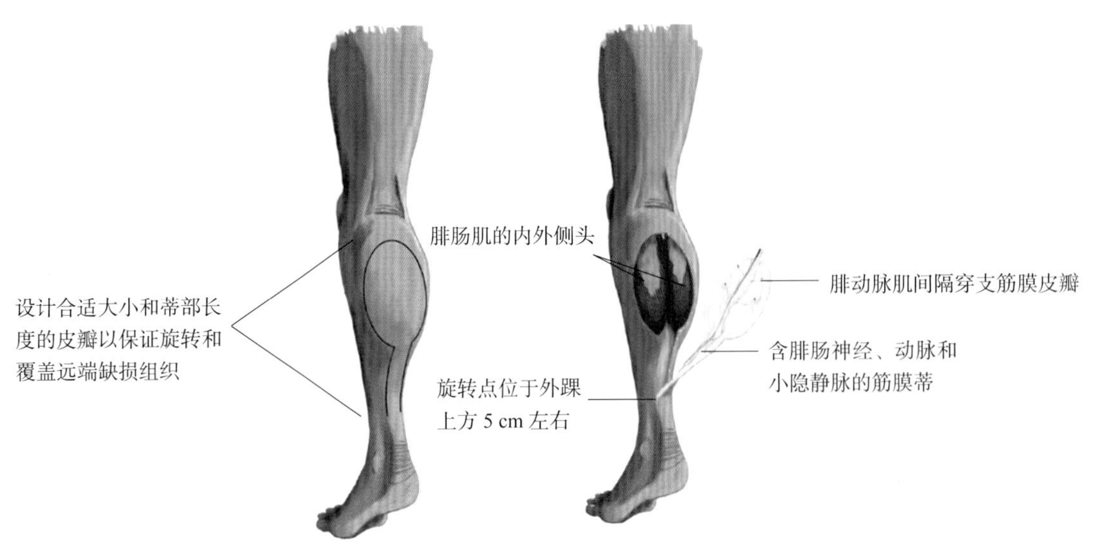

图 5-7 逆转腓肠动脉皮瓣示意图
（引自 Daar，2020）
筋膜蒂部包含腓肠神经、动脉和小隐静脉；逆转腓肠动脉皮瓣蒂部位于外踝上方 5 cm 处，宽度至少达 2 cm

一、文献筛选与统计方法

（一）检索策略

根据系统评价和 Meta 分析（PRISMA）的首选报告规则进行系统性回顾。搜索以下电子数据库：PubMed、Ovid Medline 和 Cochrane 图书馆。

在数据库中搜索关键词“reverse sural”（逆转腓肠）。搜索得到的文献由两名独立评审员进一步筛选。

（二）纳入与排除标准

纳入标准：已发表的关于逆转腓肠动脉皮瓣修复重建结果的研究和相关手术技术研究。

排除标准：①儿科病例（≤ 18 岁）；②无随访结果的文章；③非英语文章；④尸体研究；⑤技术文章；⑥个案报告；⑦其他形式的出版物（如摘要、会议报告、视频）。如果不能单独从摘要中确定相关性，则检索全文。

（三）数据提取

收集的数据如下：文献来源、病例 / 皮瓣数量、患者基本资料、合并症、缺损原因（如创伤、肿瘤学）、缺损位置（如足跟 / 跟腱、踝部 / 踝关节）、皮瓣面积、皮瓣技术改良和皮瓣延迟技术的应用。

（四）统计分析

结果分别用分类变量、连续变量的 x^2 检验和受试者工作特征 ROC 曲线进行汇总分析，$P<0.05$ 则认为有统计学差异。

所有分析均使用 SPSS 24.0（IBM，Armonk，NY）和 GraphPad Prism 7（GraphPad Software，La Jolla，CA）。

二、结果

（一）检索结果

通过 PubMed、Ovid Medline 和 Cochrane 图书馆分别检索到 226、78 和 11 篇相关文献。删除重复文献后，得到 294 篇文献。通过标题和摘要进一步筛选出 87 篇文献供全文阅读后将其中 45 篇排除在外。

回顾剩余的 42 篇文献的参考文献，筛选出额外的 1 篇文献。

最终纳入符合入选标准的文献共有 43 篇（479 例患者，481 例皮瓣），用于汇总分析（表 5-5）。文献筛选流程见图 5-8。所有文献均为病例系列报告（case series，Ⅳ证据），78.2% 的文献来自美国之外，包括中南大学湘雅二医院骨科董忠根教授团队文献 1 篇。

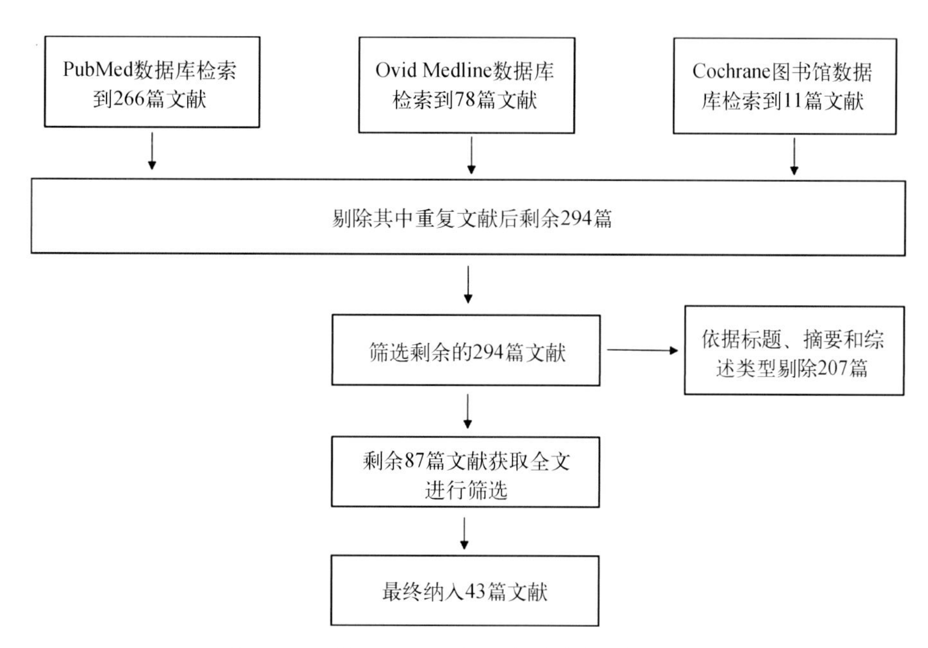

图 5-8 根据 PRISMA 指南文献检索筛选流程图

表 5-5 纳入研究分析的文献概要

文 献	皮瓣数（例）	技术改进	皮瓣部分坏死（%）	皮瓣全部坏死（%）
Ahmed, et al.（2008）	10	—	0（0%）	0（0%）
Al-Qattan（2001）	15	蒂周携带腓肠肌袖	2（13.3%）	0（0%）
Almeida, et al.（2002）	71	—	15（21.1%）	3（4.2%）
Benito-Ruiz, et al.（2003）	5	—	1（20%）	0（0%）
Bista, et al.（2015）	11	筋膜皮下脂肪瓣	0（0%）	1（9.1%）
Bocchi, et al.（2000）	11	—	1（9.1%）	0（0%）
Bullocks, et al.（2008）	4	—	1（25%）	0（0%）
Buluc, et al.（2006）	10	经组织扩张器辅助，皮下隧道转位	3（30%）	0（0%）
Coskunfirat, et al.（1999）	5	—	0（0%）	0（0%）
El-Diwany, et al.（2015）	15	静脉超引流	0（0%）	0（0%）
Fathi, et al.（2013）	6	—	0（0%）	0（0%）
Huisinga, et al.（1998）	15	—	2（13.3%）	1（6.7%）
Ignatiadis, et al.（2011）	16	—	6（37.5%）	0（0%）
Ince, et al.（2014）	11	—	1（9.1%）	0（0%）
Ismail, et al.（2017）	9	—	2（22.2%）	0（0%）
Kalam, et al.（2005）	30	筋膜皮下脂肪瓣	5（16.7%）	0（0%）
Khainga, et al.（2007）	9	—	2（22.2%）	0（0%）
Khoshnevis, et al.（2017）	10	—	0（0%）	1（10%）

（续表）

文 献	皮瓣数（例）	技术改进	皮瓣部分坏死（%）	皮瓣全部坏死（%）
Kneser, et al.（2005）	11	—	3（27.3%）	0（0%）
Köse, et al.（2011）	10	组织扩张和皮瓣延迟	1（10%）	1（10%）
Kt, et al.（2014）	18	皮瓣延伸到小腿上 1/3	2（11.1%）	0（0%）
Larrañaga, et al.（2017）	4	—	0（0%）	0（0%）
Lo, et al.（1997）	4	明道转位，不通过皮下隧道	0（0%）	0（0%）
Maffi, et al.（2005）	7	皮瓣明道插植，不通过皮下隧道	1（14.3%）	0（0%）
Mileto, et al.（2007）	11	—	1（9.1%）	0（0%）
Morgan, et al.（2006）	15	—	2（13.3%）	3（20%）
Olawoye, et al.（2014）	20	—	5（25%）	3（15%）
Orr, et al.（2010）	10	—	2（20%）	0（0%）
Pontell, et al.（2017）	8	筋膜皮下脂肪瓣	0（0%）	0（0%）
Price, et al.（2001）	11	—	3（27.2%）	0（0%）
Rajacic, et al.（1996）	21	—	0（0%）	1（11.1%）
Rios Luna, et al.（2006）	14	—	2（14.3%）	1（7.1%）
Rohmiller, Callahan（2005）	11	—	3（27.3%）	0（0%）
Savk, et al.（2006）	7	—	1（14.3%）	0（0%）
Singh, et al.（2001）	7	—	3（42.9%）	0（0%）
Steffner, et al.（2012）	9	—	4（44.4%）	0（0%）
Tan, et al.（2005）	3	静脉外增压	0（0%）	0（0%）
Tan（2008）	7	—	0（0%）	0（0%）
Tosun, et al.（2005）	37	—	4（10.8%）	0（0%）
Tsai, et al.（2013）	11	蒂周带腓肠肌袖	0（0%）	0（0%）
Uygur, et al.（2008）	4	—	2（16.7%）	0（0%）
Zheng, et al.（2016）	36	携带扩展的筋膜皮下瓣	3（8.3%）	0（0%）

注：只有 18 岁以上的患者才被纳入分析。

（二）病例资料

患者多数为男性[329 例，70.3%；42 篇文献（468 例）]，平均年龄为（46.9 ± 16.7）岁[19~92 岁；43 篇文献（479 例）]（表 5-6）。患者合并吸烟、糖尿病及周围血管病变（peripheral vascular disease，PVD）的文献分别有 15 篇（136 例）、29 篇（318 例）和 19 篇（180 例）。其中，吸烟率 34.6%（45 例），糖尿病率 35.4%（113 例），周围血管病变率 12.3%（22 例）。皮瓣平均面积 58.9 cm^2（2.5~320 cm^2）。缺损原因以外伤为主（261 例，60.4%）。最常见的缺损部位是足跟（194 例，40.8%）和小腿远段（109 例，22.9%）。

（三）并发症和合并症

逆转腓肠动脉皮瓣皮瓣部分坏死（远端坏死）发生率 15.4%（74/481），静脉回流不畅发生率 8.1%（39/481）。皮瓣全部坏死发生率 3.1%（15/481）。

按患者的合并症，进一步将皮瓣部分坏死或全部坏死的发生率进行分层分析。糖尿病患者和非糖尿病患者及是否伴有 PVD 患者之间的皮瓣部分坏死率均无明显差异（17.3% vs. 14.4%，P=0.448；19.0% vs. 15.1%，P=0.639）。吸烟者的皮瓣部分坏死率明显增加（吸烟 vs. 非吸烟，28.9% vs. 12.2%，

表 5-6 患者资料与皮瓣特征

患者 / 皮瓣变量	文献数	皮瓣数
年龄（平均值 ± 标准差）	43 篇（479 例）	
46.9±16.7		
性别	42 篇（468 例）	
男		329（70.3%）
女		139（29.7%）
合并症		
糖尿病	29（318 例）	
外周血管疾病	19（180 例）	
吸烟	15（136 例）	
缺损原因	41（432 例）	
创伤		261（60.4%）
压疮		31（7.2%）
骨髓炎		18（4.2%）
糖尿病性溃疡		18（4.2%）
黑色素瘤		12（2.8%）
血管功能不全		5（1.2%）
马氏溃疡		4（0.9%）
其他		83（19.2%）
缺损部位	43（475 例）	
后跟 / 跟腱		193（40.8%）
小腿远段		109（22.8%）
足踝（未特别指明）		90（18.9%）
踝关节		81（17.1%）

P=0.0195)，吸烟使皮瓣部分坏死率增加了 2.4 倍（95%CI 1.4~4.9）。糖尿病患者和非糖尿病患者、是否伴有 PVD 患者及有无吸烟者之间的皮瓣完全坏死率均没有显著差异（4.5% vs. 2.5%，P=0.951；9.5% vs. 4.4%，P=0.245；2.2% vs. 6.02%，P=0.331）。

患者年龄、皮瓣面积与皮瓣部分或全部坏死之间无显著相关性（表 5-7）。

（四）手术技术改良

17 篇文献（123 例，25.6%）和 11 篇文献（148 例，30.8%）分别报道了手术技术改良和皮瓣延迟术（表 5-8）。

表 5-7 逆转合并症分析

合并症	文献数	皮瓣数	皮瓣部分坏死		皮瓣全部坏死	
			例数（%）	P 值	例数（%）	P 值
糖尿病	29	110	19（17.3%）	0.448	5（4.5%）	0.951
外周血管疾病	19	21	4（19.0%）	0.639	2（9.5%）	0.245
吸烟	15	45	13（28.9%）	0.0195*	1（2.2%）	0.331

注：与无特异性合并症的患者相比，经 χ^2 检验，P<0.05 有统计学意义。

最常见的技术改良是携带扩展的筋膜皮下瓣（20.3%），其次是放置组织扩张器（15.4%）。与传统的 RSAF 相比，手术技术改良使皮瓣部分坏死率降低了近 3 倍 [7.2% vs. 17.9%；优势比为 2.8（1.4~5.8）；*P*=0.0035；表 5-9）]。

非延迟和延迟手术的皮瓣部分坏死率和全部坏死率均没有显著性差异（15.8% vs. 12.5%，*P*=0.5268；3.2% vs. 1.0%，*P*=0.4872）。

表 5-8 RSAF 相关技术改良

技术改良	文献例数	皮瓣例数	皮瓣部分坏死（%）	皮瓣全部坏死（%）
扩展的筋膜皮下瓣	1	25（20.3%）	2（8.0%）	1（4.0%）
组织扩张器放置	2	19（15.4%）	1（4.0%）	1（4.0%）
筋膜皮下瓣	2	16（13.0%）	0（0%）	0（0%）
静脉外增压	2	16（13.0%）	0（0%）	0（0%）
带腓肠肌袖	2	18（14.6%）	0（0%）	0（0%）
皮瓣插植，不经过皮下隧道（避免压迫）	3	10（8.1%）	4（40%）	0（0%）
皮瓣延伸到小腿上 1/3 段	3	14（11.4%）	1（7.1%）	0（0%）
其他改进	2	5（4.1%）	1（20%）	0（0%）

表 5-9 相关技术改良对皮瓣坏死影响

皮瓣改良技术	文献数	皮瓣例数	皮瓣部分坏死		皮瓣全部坏死	
			例数（%）	*P* 值	例数（%）	*P* 值
皮瓣延迟术	11	148	23（15.8%）	0.527	2（1.0%）	0.487
技术改进	17	123	9（7.2%）	0.004*	2（1.6%）	0.536

注：与未经改良的 RSAF 相比，经 χ^2 检验，$P<0.05$ 有统计学意义。

三、讨论

由于局部皮瓣选择和软组织的可利用性有限，吻合血管的游离皮瓣被认为是下肢远段和足踝创面修复重建的主要方法；然而，并非所有患者都适合接受游离皮瓣移植。游离皮瓣存在供区并发症、破坏主要血管、增加手术时间和需术后监测等缺点。而带蒂穿支皮瓣具有手术时间较短，提供与局部软组织相似的颜色、纹理和厚度等优点。

RSAF 常用于下肢远段缺损创面的修复重建。但遗憾的是，大多数关于这方面的研究都是由单一机构案例构成。因此，Daar 等对 RSAF 进行了系统性的回顾，以明确其适应证及影响预后的因素。

（一）足踝创面的修复方法

在这篇系统回顾中，大多数 RSAF 用于修复足跟和跟腱区域（40%）。恰当的切取 RSAF，既能充分暴露跟腱区有利于进行肌腱的修复重建，又能覆盖由此产生的软组织缺损。文献报道，跟腱区域的创面修复，术后并发症发生率在 0~11%。术后伤口相关的并发症比其他手术部位更常见，这可能是由于小腿后部远端皮肤薄而脆弱的缘故。另外，长期的肌腱暴露可能导致其干燥，感染甚至断裂。为减少跟腱部位手术并发症的风险，应确保有健康的软组织覆盖，而不是尝试一次性缝合或使用真皮替代物的植皮术。

由于足跟部功能的要求高，包括负重、足底感觉、耐用、无毛皮肤和适合穿鞋等特点，足跟部创面的修复显得尤其具有挑战性。

另一个常见的修复足跟部创面的方法为足底内侧动脉筋膜皮瓣。与足底内侧动脉筋膜皮瓣相比，RSAF 覆盖范围大，手术时间短。其他小的足部带蒂皮瓣包括小趾展肌瓣（外侧）、踇短展肌瓣（内侧）和趾短屈肌瓣（足底）结合植皮等。

（二）远端蒂腓肠筋膜皮瓣的并发症

在 RSAF 术后并发症的发生率方面，文献报导差异很大，一些作者认为没有并发症，这些文献中大多数的病例是年轻患者因外伤导致的下肢远段皮肤缺损。而在一个明显的老年和具有多个内科合并症的患者群体中，皮瓣总的并发症可以达到 50%。同样，关于皮瓣部分和全部坏死发生率的差异也很大（0~44% 和 0~20%）。这些单个文献的差异，强调了进行汇总分析的必要性。根据目前的相关文献数据，RSAF 的总体并发症发生率为 33.7%。

远端蒂腓肠筋膜皮瓣术后皮瓣部分坏死发生率为 15.4%。Kneser 等（2005 年）的 Meta 分析，比较了游离和带蒂穿支螺旋桨皮瓣治疗下肢远端皮肤缺损，发现其总并发症发生率相当，但是在带蒂螺旋桨皮瓣中部分坏死率有增加，坏死通常发生在皮瓣末端，而这通常是最需要皮瓣覆盖的关键部位。Al-Qattan（2005 年）认为 RSAF 末端坏死是由于蒂部血管轴与皮瓣的筋膜组织间，缺乏一个类似“肠系膜”的血管连接所致。Al-Qattan 改良了切取皮瓣的技巧，即在皮瓣的末端包含一个腓肠肌“袖套”，通过腓肠肌两头之间的交通静脉，为皮瓣末端增加了静脉回流的另一途径，从而改善了皮瓣末端坏死率。但总体来说，皮瓣末端坏死仍是所有皮瓣，尤其是带蒂皮瓣所面临的问题。

（三）皮瓣并发症的危险因素

在临床上，RSAF 常用于那些由于存在内科合并症而不适合进行游离皮瓣移植的患者，即是作为游离皮瓣的替代方案而使用的。该系统回顾发现，RSAF 患者的吸烟率（35.4%）、糖尿病患病率（34.6%）很高，并且有 12.3% 的患者存在记录在案的 PVD。

吸烟对伤口愈合的影响已有深入研究。事实证明，抽一根烟可以使指末血液流量减少 24%~42%。同时，研究发现吸烟使皮瓣部分坏死的风险增加了近 2.5 倍，而对皮瓣全部坏死率没有显著影响。这与之前的研究相一致，即在游离皮瓣和带蒂皮瓣中，吸烟会增加感染率和伤口愈合的并发症，而仅在游离皮瓣中出现皮瓣坏死。术前吸烟已被证实会增加随意型皮瓣（包括轴型皮瓣的随意型扩展部分）的坏死率。RSAF 具有轴向血供，但大型皮瓣末端的血管供养是随意型的，血管痉挛可导致带蒂皮瓣末端坏死，尤其是需要 180° 旋转的 RSAF。静脉淤血伴血管痉挛可能进一步损害组织氧合，增加皮瓣远端坏死的风险。虽然吸烟引起的血管痉挛是暂时的现象，但由旋转造成的静脉扭曲随之引起血供的低流量状态却是持续性的。对于术前或术后最佳的戒烟时间尚无明确指南。有一级证据表明，术前戒烟超过 4 周，手术并发症的风险降低，此研究结论在之后的整形外科文献中被广泛推荐。同时建议患者戒掉电子烟，尽管很少有证据表明电子烟对皮瓣成活或伤口愈合的影响，但使用电子烟的人群仍在增加。

与以往的研究相比，该系统综述发现，糖尿病和 PVD 并不是 RSAF 术后皮瓣坏死的重要危险因素。尽管具有这些合并症的患者其并发症的发生率在增加，但没有达到显著性差异的程度。目前文献对于糖尿病和 PVD 在 RSAF 术后的作用也存在争议。Parrett 等（2009 年）发现，糖尿病和 PVD 等合并症与术后并发症的增加有关，但只有吸烟是独立相关的。Baumeister 等（2003 年）对 70 例接受 RSAF 手术的患者进行的单独分析中发现，与健康患者相比，糖尿病、PVD 或静脉功能不全患者总的并发症增加了 3 倍。该系统性回顾中纳入的几篇文献仅在糖尿病患者中出现皮瓣坏死率增加，但由于样本量小而无法达到显著性差异。在 PVD 患者中进行 RSAF 手术时，外科医生必须考虑腓动静脉系统的通畅性，必要时还要考虑同期或术前进行血管重建手术。虽然这些合并症因素和下肢远端血管径流状态并未纳入该系统性回顾中，但这些因素在皮瓣选择时均应综合考虑到。总而言之，目前的证据表明，在伴有糖尿病和 PVD 的患者可以进行 RSAF 手术，但应该考虑皮瓣改良或相关替代方案。

（四）远端蒂腓肠筋膜皮瓣的技术改进

为了降低发生并发症的风险，国内外学者对 RSAF 进行了不少技术改良，包括皮瓣延迟术。但 Daar 的系统回顾表明，与即刻一期手术相比，延迟手术二期转移对皮瓣的预后并没有显著差异，这与 de Blacam 等（2014 年）的 Mate 分析是一致的。而个别研究证实，皮瓣延迟术可以减少具有合并症患者的皮瓣缺血性并发症。皮瓣延迟术允许在最终皮瓣覆盖创面前，通过打开阻塞性血管而增加动脉流入，并且可多次行延迟术。对于软组织缺损范围广需要较大皮瓣覆盖者，以及能够耐受多轮麻醉的健壮患者，应考虑采纳皮瓣延迟术。在需要较大面积皮瓣的患者，或是怀疑有动脉供血不足的患者，可以在术前即决定施行皮瓣延迟术；如术中发现皮瓣血流灌注不足，也可以在术中决定施行皮瓣延迟术。作者没有提出术前或术中具体哪些病例（状况）需要施行皮瓣延迟术，因此，对于延迟术的效果分析应谨慎看待。2020 年 Roberts 和 DeSilva 报告了美国一个医疗中心 16 例患者回顾性研究，患者平均年龄 71.5 岁（64~87），创面大小平均 30 cm^2（范围 12~64 cm^2），均采用远端蒂腓肠筋膜皮瓣修复，在皮瓣逆向转位前，先在原位延迟 2~7 天，结果 15 例皮瓣完全成活（94%）。虽然后续有 5 例患者进行了 5 次补充手术，包括一位 87 岁老者的膝下截肢，但可以看出，皮瓣延迟术显著提高了远端蒂腓肠筋膜皮瓣在老年患者（≥ 65 岁）中应用的可靠性。然而，在该系统回顾综述中，有几项研究指出，静脉回流不畅是皮瓣并发症的最常见原因，而通过延迟术改善皮瓣的动脉血流（不是静脉回流），对减少皮瓣并发症并没有明显的好处。

RSAF 的静脉回流途径是由小隐静脉、腓肠静脉和腓静脉肌间隔穿支等组成的深筋膜上静脉网。由于旋转角度接近 180°，RSAF 容易发生静脉回流不畅，而通过皮下隧道转位会越发加剧皮瓣的静脉回流不畅。静脉回流问题已被证明，会增加带蒂皮瓣部分坏死的风险。在本系统回顾中，RSAF 合并静脉淤血的发生率 8.1%，而 Hassanpour 等（2008 年）报道可高达 21.3%。实际上，静脉功能不全的真实发生率可能更高，因为大多数文献并没有报道皮瓣坏死的原因，并且静脉回流不畅的判断标准也并不一致。值得注意的是，有不少学者观察到，大部分或所有的 RSAF 在术后早期都表现出短暂的静脉回流不畅，而这种回流不畅是可以自行缓解的。RSAF 的筋膜皮瓣性质，允许其比肌皮瓣更容易在早期识别出静脉回流不畅问题，同时皮瓣的技术改良也改善了静脉回流，这些均有助于降低皮瓣完全坏死的发生率，因为医生可以在更早期采取干预措施，如重新手术、探查皮瓣。

经过近 40 年的发展，外科医生对 RSAF 提出了众多的技术改良，但该皮瓣的最佳手术方法和切取技术，仍有待澄清。改良后的皮瓣，其部分坏死发生率要降低近 3 倍。对传统 RSAF 改良主要有以下方法：增加皮瓣体积，蒂部向远侧移动，蒂部减压技术。

最常见的改良方法，是在皮瓣末端携带一扩展的筋膜皮下瓣，以增加在受区血管化皮瓣组织的体积。放置软组织扩张器，用来扩大皮下隧道，RSAF 可以通过宽松的皮下隧道来减少蒂部压迫。切开蒂部与创面的皮肤组织，进行明道插植转位，则完全避免了隧道压迫，但可能需要在蒂部植皮。这些改良技术也能减少血管的扭曲，使动脉和静脉的血流更顺畅。此外，进行额外的静脉血管吻合（静脉外增压，静脉超回流）可减轻蒂部的静脉回流负荷，改善皮瓣的逆向静脉回流。虽然，RSAF 的静脉回流主要依靠腓肠静脉和小隐静脉，但包括腓静脉穿支血管显然也能增加回流途径。

另一种常见改良方式是将 RSAF 制成不带皮肤的筋膜皮下瓣。筋膜皮下瓣通过垂直的 180° 翻转移位（而不是平面的旋转移位），从而能显著地改善蒂部扭转和静脉回流不畅。筋膜皮下瓣改良术的支持者认为，它能降低对供区的损害，并保留良好的外形。此外，将皮肤保留下来可以为将来可能需要截肢的胫骨提供覆盖，能进一步减轻该皮瓣对供区的额外损害。

该系统回顾尚无法确定各种改良方式降低皮瓣坏死率的确切机制，但首次证明了对 RSAF 进行手术技术改良，确实可以降低皮瓣发生部分坏死的风险。作者鼓励继续开展进一步的研究和技术改良，同时应正视 RSAF 的局限性。

（五）系统回顾的局限性

该系统回顾和 Meta 分析有以下几个局限性。

(1) 尽管文献检索是有系统地进行，但也可能遗漏了一些符合条件的文献，特别是那些无法在 PubMed、Ovid Medline 和 Cochrane 图书馆检索到的研究。

(2) 系统性回顾依赖于现有文献的质量，这些文献主要是回顾性单机构病例的Ⅳ级证据。该系统回顾主要关注的结果是皮瓣部分和完全坏死的发生率。但是，无法纳入其他并发症，如感染，伤口愈合延迟和伤口裂开，因为大多数研究并未常规报告这些并发症。因此，该系统回顾无法报告所有的并发症类型。

(3) 无法对皮瓣选择的过程进行分析。对 RSAF 主要关注的是静脉回流不畅的发生率，在所纳入的文献中，有许多结果的报告是不可靠和不清楚的。因此，无法进行准确的静脉淤血发生率的分析。El-Diwany 等（2015 年）的综述也强调了这个局限性。同样，文献中对下肢远端修复重建的两个最终指标的介绍（即最终的功能状态和膝下截肢率），也少有报道。

(4) 纳入的研究存在报告偏倚的风险，因为作者都不太愿意报告不良的结果，例如皮瓣部分坏死，从而低估其真实的发生率。尽管如此，我们认为，该系统回顾与 Meta 分析仍能为下肢修复重建外科医生提供丰富的数据和深入的理解，否则，仅基于现有的分散的文献，很难阐明逆转腓肠筋膜皮瓣的临床价值。

四、结论

对下肢远段和足踝创面的修复重建，尽管其主要手段仍然是吻合血管的游离皮瓣移植，但区域性的带蒂皮瓣仍是某些患者治疗创面缺损的实用技术。RSAF 的特点：旋转弧度大，血管解剖恒定，皮瓣切取相对容易，无需显微外科吻合血管，供区损害很小，而且下肢创伤骨折很少累及小腿后侧，供区的完整性基本保留。

该系统回顾和 Meta 分析强调了皮瓣术前戒烟的重要性，以减少皮瓣部分失败的风险。相比之下，糖尿病和 PVD 患者在接受 RSAF 术后皮瓣的成功率似乎相当。对于游离皮瓣和 RSAF，修复重建外科医生应该考虑在潜在的高危患者，进行手术技术改良，因为已报道的这些技术改良可以显著降低皮瓣部分坏死的发生率。

大多数关于 RSAF 的文献都是Ⅳ级证据（即回顾性病例组报告），应该进行更高质量的临床研究，并对静脉回流不畅和膝下截肢等终极结果进行报道。总体而言，该系统回顾和 Meta 分析证明，在下肢远段和足踝创面的修复重建中，RSAF 仍是一个安全可靠的临床技术方法。

（陈时益　张世民）

第三部分　小腿穿支蒂螺旋桨皮瓣的系统回顾与 Meta 分析

近 20 年来，从事创面修复的外科医生，对开展穿支蒂螺旋桨皮瓣有很高的热情，但目前看来，这种皮瓣仍然是一个非常复杂、技术要求很高的手术，需要有与开展游离皮瓣相类似的术者经验和团队管理。

穿支蒂螺旋桨皮瓣有许多优点，包括“相似性”原则和较低的供区并发症。这些皮瓣在小腿缺损的修复重建上已经很普遍，可以说小腿是开展穿支蒂螺旋桨皮瓣最广泛最深入的部位，但其可靠性还没有得到广泛深入的研究。

大数据分析的特点是能尽力消除单个文献偏倚的影响，从更广的视角获得关于该皮瓣的整体印象。国内外不少学者曾对小腿的穿支蒂螺旋桨皮瓣进行过文献综述。2012 年 Gir 等分析了 15 篇病例组报告共 186 个皮瓣，主要为腓动脉穿支和胫后动脉穿支蒂螺旋桨皮瓣。结果发现，总体并发症发生率为 25.8%，失败率为 1.1%。最常见的并发症是皮瓣部分坏死（11.3%）和静脉淤血（8.1%）。2013 年 Nelson 等分析了 21 篇文献共 310 个皮瓣用于小腿远段及足踝创面修复，发现皮瓣全部坏死的发生率为 5.5%，部分坏死的发生率为 11.6%。

法国学者 Bekara 等 2016 年和 2018 年发表了 2 篇有关小腿穿支蒂螺旋桨皮瓣的系统回顾与 Meta 分析，对所有发表的文献数据进行综述，以确定哪些患者容易出现皮瓣并发症或失败风险，提出了皮瓣适应证和患者选择的原则，以期在临床工作中更好的应用这类皮瓣。我们利用其 2016 年发表于 PRS 的文献，对此做一介绍。

一、文献筛选与统计方法

根据《Cochrane 干预措施系统评价手册（5.1.0. 版）》中规定的建议，本次评价符合 AMSTAR（评估系统综述的测量工具）标准，并根据系统评价和 Meta 分析报告的首选报告规则，在 PROSPERO 美国国立卫生研究院制定、发布并公开提供操作流程。

（一）纳入与排除标准

纳入标准：包括已发表的描述小腿缺损穿支蒂螺旋桨皮瓣的原始研究。排除标准：①重复研究被排除在外；②以下研究排除在外，如评论文章、纯粹的技术描述、社论、讨论、评论和信件或观点；③对于同一作者的文章，我们验证数据是否相同，如果存在任何疑问，则排除数据。

（二）搜索策略

从 1991 年 1 月（第一次技术描述）到 2014 年 5 月，搜索以下电子数据库：MEDLINE、PubMed Central、Embase 和 Cochrane 图书馆。本次搜索使用关键词，并结合布尔逻辑运算符，如下所示：“螺旋桨皮瓣”或“带蒂穿支皮瓣”[标题 / 摘要 /MeSH 词]、“螺旋桨皮瓣”和（“游离皮瓣”或“小腿”）[标题 / 摘要 /MeSH 词]、“穿支皮瓣”和（“游离皮瓣”）。“小腿”或“胫前动脉”或“胫后动脉”或“腓动脉”或“隐动脉”或“腓动脉”）[标题 / 摘要 /MeSH 词]。搜索不受限制；如果检索到英文文献，则最大努力获取英文原文或翻译该文献。通过电子和手动搜索文献，使用 Microsoft Excel 2011 列出关键信息。

（三）数据提取与研究评价

数据提取由两名研究人员（F.B. 和 C.H.）独立完成，并且通过协商解决分歧。如果分歧不能解决，一位资深作者（B.C.）做最终决定。

收集的数据如下：年龄、合并症、缺损的位置和原因、皮瓣类型和面积、筋膜下或筋膜上切取、蒂部旋转、供区闭合、并发症和随访。对于每一项研究，根据循证医学授予证据级别（表5-10）。

（四）统计分析

使用Metafor包[50]（R 3.0.2）[51]进行固定效应Meta分析，使用指定固定效应模型分析合并相对风险度（pooled relative risk，PRR）。

使用I^2估计统计异质性。I^2值的30%至50%表示中度异质性。

使用漏斗图和Egger回归不对称检验（P=0.05）评估发表偏倚。

Meta分析用森林图表示。水平线代表置信区间，平方代表相对危险度，它的大小代表研究权重。

漏斗图验证出版偏倚。漏斗图呈现出与所有研究真实值和平均值最接近的结果。样本量较大的研究分布在图顶部，样本量较小的研究分布在图底部，对称漏斗形状代表无发表偏倚，非对称代表存在发表偏倚或不同研究之间存在系统差异。

表5-10　病例研究和病例数据

第一作者，年	证据水平	病例数	皮瓣类型	外科技术			并发症	随访时间（月）
				术前	切取方式	带骨		
Koshima，2003	4	10	PTAP（n=9），PAP（n=1）	多普勒超声	不确定	是	20%（n=2），部分坏死（n=2）	不确定
Umemoto，2005	4	4	MSAP（n=3），LSAP（n=1）	多普勒超声	深筋膜下	不确定	无明显并发症	3
Hallock，2006	5	1	LCFAP（n=1）	多普勒超声	深筋膜下	不确定	无明显并发症	3
Chai，2007	4	13	PAP（n=13）	多普勒超声	深筋膜下	是	15%（n=2），部分坏死（n=2）	11
Chang，2007	4	5	LRMAP（n=5）	多普勒超声	深筋膜下	否	无明显并发症	8
Jakubietz，2007	4	8	PAP（n=5），PTAP（n=3）	多普勒超声	深筋膜上	不确定	25%（n=2），部分坏死（n-=1），表皮坏死（n=1）	6
Moscatiello，2007	4	4	GAP（n=3），SFAP（n=1）	多普勒超声	深筋膜下	是	25%（n=1），部分坏死（n=1）	不确定
Mun，2008	4	4	PTAP（n=1），PAP（n=1） ATAP（n=1），LCFAP（n=1）	多普勒超声	深筋膜上	是	无明显并发症	10
Pinatti，2008	4	6	MSAP（n=3），PTAP（n=1） PAP（n=1），ATAP（n=1）	多普勒超声	深筋膜下	不确定	33%（n=2），短暂性静脉充血（n=1），表皮坏死（n=1）	不确定
Rad，2008	5	1	PAP（n=1）	多普勒超声	深筋膜下	是	无明显并发症	24
Sananpanich，2008	5	25	PAP（n=21），PTAP（n=4）	多普勒超声	不确定	否	12.5%（n=3），完全坏死（n=1），表皮坏死（n=1），短暂性静脉充血（n=1）	不确定
Bhat，2009	4	5	PTAP（n=3），PAP（n=1），DFAP（n=1）	多普勒超声	不确定	是	20%（n=1），部分坏死（n=1）	8
Bravo，2009	4	3	PTAP（n=2），SGAP（n=1）	多普勒超声	深筋膜下	是	33%（n=1），伤口裂开（n=1）	不确定
Rubino，2009	5	1	PAP（n=1）	多普勒超声	深筋膜下	不确定	无明显并发症	12
Bous，2011	5	2	PTAP（n=2）	多普勒超声	深筋膜下	是	无明显并发症	12
Jakubietz，2010	4	5	PAP（n=3），PTAP（n=2）	多普勒超声	深筋膜下	是	28%（n=2），完全坏死（n=1），部分坏死（n=1）	不确定

（续表）

第一作者，年	证据水平	病例数	皮瓣类型	外科技术			并发症	随访时间（月）
				术前	切取方式	带骨		
Lecours，2010	4	17	PTAP（n=10），PAP（n=3），LSGAP（n=2），ATAP（n=2）	多普勒超声	深筋膜下	是	18%（n=3），完全坏死（n=3），部分坏死（n=1），短暂性静脉充血（n=1）	不确定
Rad，2010	4	4	ATAP（n=2），MSAP（n=1），LSAP（n=1）	多普勒超声	深筋膜下	是	50%（n=2），表皮坏死（n=1），感染（n=1）	12
Rezende，2010	4	21	PTAP（n=9），PAP（n=7），ATAP（n=5）	多普勒超声	深筋膜下	是	24%（n=5），部分坏死（n=5）	不确定
Robotti，2010	4	24	PTAP（n=24）	多普勒超声	深筋膜下	不确定	12.5%（n=3），部分坏死（n=2），血肿（n=1）	13
Schaverien，2010	4	100	PTAP（n=100）	多普勒超声	深筋膜下	不确定	34%（n=34），部分坏死（n=12）	6
D'Arpa，2011	4	11	PTAP（n=7），PAP（n=4）	多普勒超声	深筋膜下	不确定	18%（n=2），部分坏死（n=2）	不确定
Gobel，2011	4	3	SFAP（n=3）	多普勒超声	深筋膜下	是	17%（n=2），短暂性静脉充血（n=1），部分坏死（n=1）	3
Higueras sune，2011	4	16	PAP（n=7），MSAP（n=4），LSAP（n=2），LCFAP（n=1），PTAP（n=1）	计算机断层扫描/多普勒超声	深筋膜下	是	19%（n=3），部分坏死（n=3）	不确定
Ignatiadis，2011	4	5	PTAP（n=5）	多普勒超声	不确定	是	20%（n=1），表皮坏死（n=1）	不确定
Lu，2011	4	11	PAP（n=11）	多普勒超声	深筋膜下	不确定	36%（n=4），暂时性静脉充血（n=3），部分坏死（n=1）	不确定
Ono，2011	4	5	PTAP（n=3），PAP（n=2）	计算机断层扫描	不确定	是	无明显并发症	不确定
Tos，2011	4	22	PTAP（n=13），PAP（n=7），GAP（n=1），LCFAP（n=1）	多普勒超声	深筋膜下	是	41%（n=9），表皮坏死（n=4），部分坏死（n=2）	6
Georgescu，2012	4	24	PAP（n=14），PTAP（n=10）	多普勒超声	不确定	是	25%（n=6），表皮坏死（n=5），部分坏死（n=1）	34
Demiralp，2012	5	1	PAP（n=1）	多普勒超声	深筋膜下	否	无明显并发症	12
Hsu，2012	5	2	LCFAP（n=2）	多普勒超声	不确定	是	无明显并发症	不确定
Karki，2012	4	20	PTAP（n=14），PAP（n=6）	多普勒超声	深筋膜下	否	20%（n=4），短暂性静脉充血（n=2），部分坏死（n=1），伤口裂开（n=1）	11
Mateev，2012	4	11	PTAP（n=4），PAP（n=4），LRMAP（n=2），DPAP（n=1）	多普勒超声	不确定	是	27%（n=3）完全坏死（n=1）部分坏死（n=1），感染（n=1）	不确定
Shin，2012	4	8	PTAP（n=5），PAP（n=3）	多普勒超声	深筋膜下	不确定	50%（n=4），短暂性静脉充血（n=2），部分坏死（n=1），表皮坏死（n=1）	6

（续表）

第一作者，年	证据水平	病例数	皮瓣类型	外科技术			并发症	随访时间（月）
				术前	切取方式	带骨		
Purushothaman，2013	5	1	PAP（*n*=1）	多普勒超声	不确定	是	无明显并发症	不确定
Sharma，2013	4	10	PTAP（*n*=10）	计算机断层扫描	深筋膜下	是	20%（*n*=2），完全坏死（*n*=1），部分坏死（*n*=1）	不确定
Wong，2013	5	1	LCFAP（*n*=1）	多普勒超声	不确定	是	100%（*n*=1），部分坏死（*n*=1）	12
Chang，2014	4	12	PTAP（*n*=7），PAP（*n*=5）	多普勒超声	深筋膜下	不确定	17%（*n*=2），部分坏死（*n*=1），伤口裂开（*n*=1）	14
Innocenti，2014	5	1	MSAP（*n*=1）	多普勒超声	深筋膜下	是	无明显并发症	3
Kneser，2014	5	1	IGAP（*n*=1）	多普勒超声	不确定	是	无明显并发症	不确定

注：GAP，臀动脉穿支；LCFAP，股外侧环外动脉穿支；LRMAP，外踝后动脉穿支；LSAP，腓肠外侧动脉穿支；MSAP，腓肠内侧动脉穿支；PAP，腓肠动脉穿支；PTAP，胫骨后动脉穿支；SFAP，股浅动脉穿支；ATAP，胫前动脉穿支；DFAP，股深动脉穿支；SGAP，臀上动脉穿支；LSGAP，膝上外侧动脉穿支；DPAP，足背动脉穿支；IGAP，臀下动脉穿支。

表 5-11 皮肤缺损的部位

皮肤缺损的部位	病例数（%）
大腿	4（0.9）
膝关节	25（5.8）
小腿	
上 1/3	24（5.6）
中 1/3	74（17.3）
下 1/3	195（45.6）
跟部	71（16.6）
踝部	18（4.2）
足部	17（4.0）

二、结果

（一）检索结果

使用检索策略共检索到相关文献835篇，经逐层筛选后，最终纳入符合入选标准的文献40篇，其中包括我国学者3篇：张世民教授团队2篇，柴益民教授团队1篇。文献筛选流程见图5-9。

这40篇研究包括小腿皮肤缺损患者共428例，穿支蒂螺旋桨皮瓣428例（表5-11）。平均年龄（49.4±6.7）岁（范围1~89岁），平均随访（10.4±8.8）月。

（二）Meta分析结果

1. 缺损原因

根据缺损原因（*n*=428）分为两组：急性和慢性（图5-10）。

急性创面：创伤后（55.2%），肿瘤切除术后（14.1%），术后并发症（6.1%），烧伤（2.8%），供区创面闭合（2.3%）。

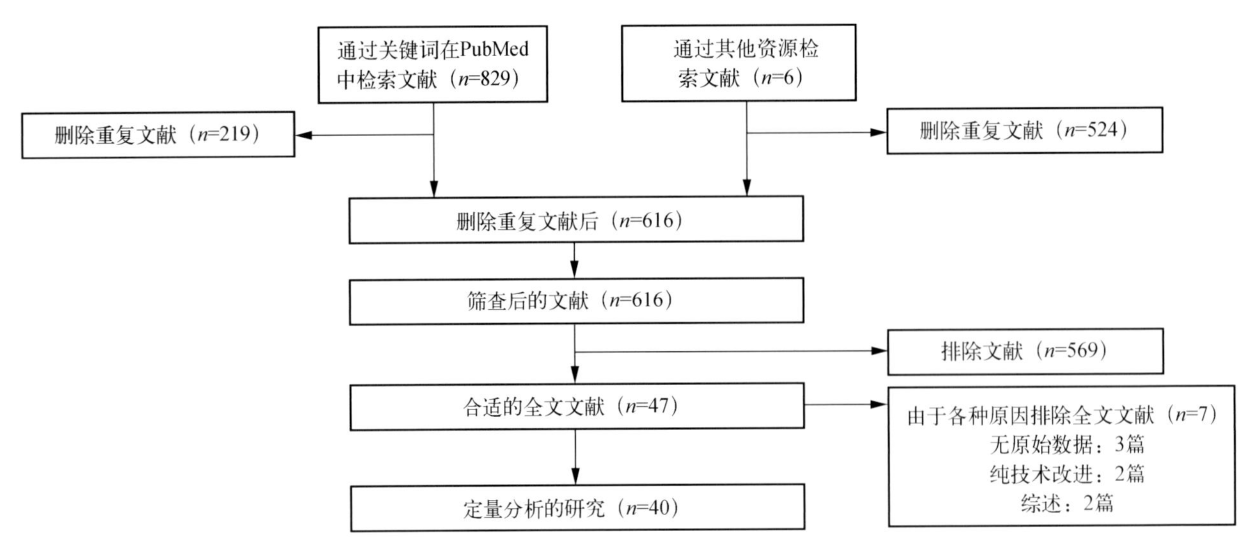

图 5-9 系统回顾和 Meta 分析、文献检索及筛选文献流程图

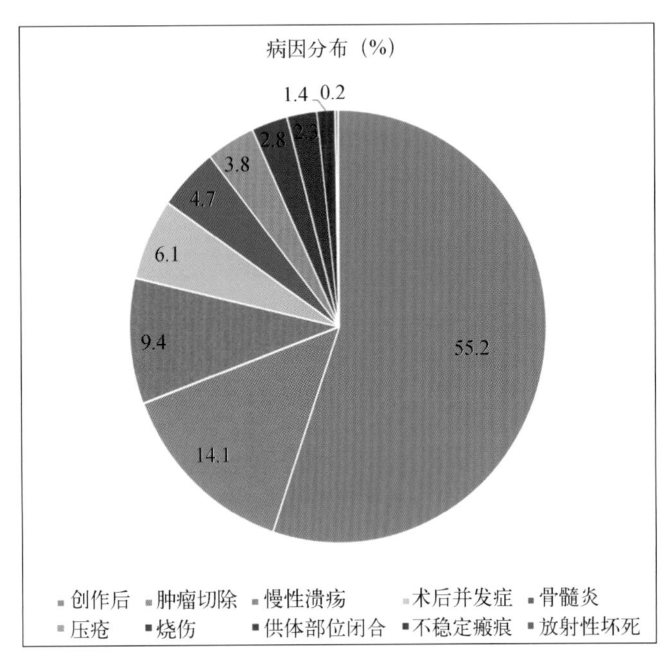

图 5-10 病因分布

慢性创面：慢性溃疡（9.4%），骨髓炎（4.7%），压疮（3.8%），不稳定疤痕（1.4%）和放射性坏死（0.2%）。

2. 缺损位置

大部分缺损累及小腿远侧 1/3 段 [n=195（45.6%）]，其次是小腿中部 1/3[n=74（17.3%）]（表 5-12）。

3. 皮瓣类型

5 种最常用的皮瓣（图 5-11）分别是胫后动脉穿支皮瓣 58%。(n=248)，腓动脉穿支皮瓣 25.7%（n=110），腓肠内侧动脉穿支 6.3%（n=27），胫前动脉穿支皮瓣 2.6%（n=11），外踝后动脉穿支皮瓣 1.4%（n=6）。

可见，胫后动脉系统的穿支蒂螺旋桨皮瓣占比超过一半，腓动脉系统的穿支蒂螺旋桨皮瓣占比不足 1/3。

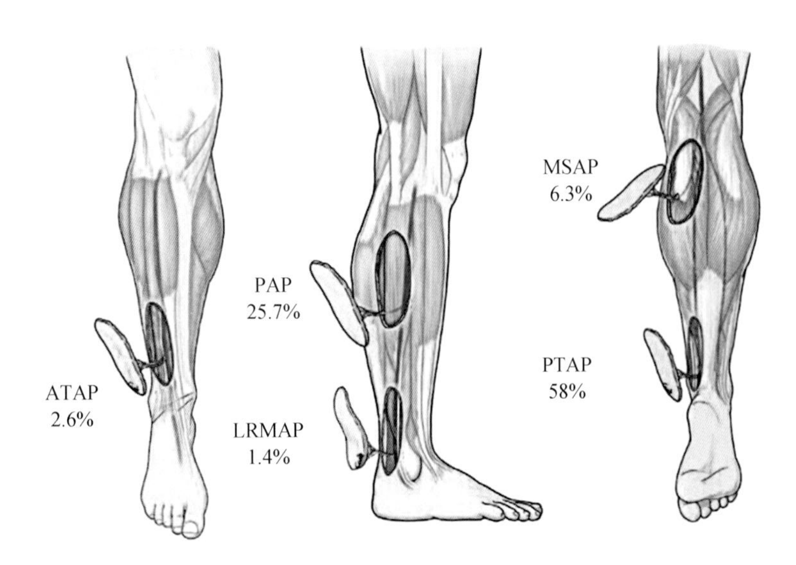

图 5-11 小腿重建不同穿支螺旋桨皮瓣比例（前面、外面和后面观）

ATAP，胫前动脉穿支；PAP，腓肠动脉穿支；LRMAP，外踝后动脉穿支；PTAP，胫骨后动脉穿支；MSAP，腓肠内侧动脉穿支

4. 缺损面积

5% 的病例皮瓣面积小于 10 cm^2，41.2% 的病例（*n*=301）皮瓣面积在 10~50 cm^2 之间，26.9% 的病例皮瓣面积在 50~100 cm^2 之间（表 5-12）。

表 5-12　301 例穿支蒂螺旋桨皮瓣的平均面积

平均面积（cm^2）	病例数（%）
<10	15（5.0）
10~50	124（41.2）
50~100	81（26.9）
100~150	37（12.3）
150~200	17（5.6）
200~250	10（3.4）
>250	17（5.6）

5. 术前定位

在 40 篇文献中，有 39 项使用了 HDNS 定位术前穿支血管（表 5-10）。有 2 项研究使用超声血流扫描仪。

6. 解剖平面

在 89% 的患者，皮瓣从深筋膜下掀起（表 5-10）。在 29 个医疗小组中，25 个采用穿支血管裸化的方法。

7. 旋转弧

202 例皮瓣报告了旋转弧，占 47.2%（表 5-13），最常见旋转弧为 180°[*n*=147（72.8%）]，平均旋转弧为 161°（*n*=202）。

8. 供区闭合方法

供区直接缝合占 69.7%（表 5-11）（154/221），需植皮占 30.3%（67/221）。

9. 并发症

所有皮瓣的并发症（表 5-14）。25.2% 的患者（*n*=108）存在并发症。最常见的并发症是皮瓣部分坏死，占 10.2%（*n*=44），完全坏死 3.5%（*n*=15），表皮松脱 3.5%（*n*=15），短暂性静脉淤血 3%（*n*=13）。皮瓣完全存活 84.3%（361/423）。

表 5-13　428 例穿支蒂螺旋桨皮瓣旋转弧度频率表

旋转弧度	病例数（%）
60°~70°	4（0.9）
80°~90°	24（5.6）
100°~110°	10（2.4）
120°~130°	3（0.7）
140°~150°	4（0.9）
160°~170°	10（2.4）
180°	147（34.3）
未报告旋转弧	226（52.8）

表 5-14　108 例并发症的类型及频率

并发症的类型	病例数（%）
皮瓣部分坏死	44（10.2）
皮瓣完全坏死	15（3.5）
皮瓣表皮坏死	15（3.5）
短暂性静脉淤血	13（3）
感染	11（2.7）
血肿	6（1.4）
伤口不愈合	4（0.9）

（三）风险因素分析

共报告了老年、糖尿病、周围血管病变、吸烟、高血压、急慢性创面、缺损部位、皮瓣是否带有深筋膜、蒂部旋转角度、皮瓣面积大小等因素对皮瓣成活的影响。

1. 老年

在 40 篇纳入的文献中，有 24 篇研究报道年龄大于 60 岁的患者接受穿支蒂螺旋桨皮瓣，其并发症风险明显增加（PRR 1.61；*95%CI* 1.04~2.48；*P*=0.03），文献无异质性（I^2=0）（图 5-12）。

2. 糖尿病

在 40 篇纳入的文献中，有 11 项研究显示糖尿病与并发症风险增加相关（PRR 2.00；*95%CI* 1.12~3.59；*P*=0.02），文献无异质性（I^2=0）（图 5-13）。

Study
Age>60
Age<60
Cp+ Cp- Cp+ Cp-
Relative Risk [95%CI]
Koshima et al. 2003 1 6 0 3 1.50 [0.08 , 29.15]
Unemoto et al. 2005 0 2 1 1 0.33 [0.02 , 5.33]
Chai et al. 2007 0 3 1 11 1.08 [0.05 , 21.72]
Jabubietz et al. 2007 1 3 1 3 1.00 [0.09 , 11.03]
Moscatiello et al. 2007 1 1 0 2 3.00 [0.19 , 47.96]
Mun et al. 2008 0 2 1 1 0.33 [0.02 , 5.33]
Pignatti et al. 2008 1 2 0 3 3.00 [0.17 , 53.71]
Sananpanich et al. 2008 1 3 1 20 5.25 [0.41 , 67.73]
Bravo et al. 2009 1 0 1 1 1.50 [0.38 , 6.00]
Jabubietz et al. 2010 1 0 1 3 2.50 [0.53 , 11.89]
Lecours et al. 2010 1 3 2 11 1.62 [0.19 , 13.58]
Rad et al. 2010 0 1 1 2 0.67 [0.04 , 10.05]
Rezende et al. 2010 2 5 2 12 2.00 [0.35 , 11.36]
Robotti et al. 2010 1 8 1 14 1.67 [0.12 , 23.49]
Gobel et al. 2011 2 0 0 1 3.33 [0.29 , 38.75]
Higueras et al. 2011 1 5 2 8 0.83 [0.09 , 7.35]
Lu et al. 2011 0 4 4 3 0.18 [0.01 , 2.64]
Ono et al. 2011 1 3 0 1 1.20 [0.08 , 18.75]
Tos et al. 2011 7 4 1 10 7.00 [1.02 , 47.81]
Alexandru et al. 2012 4 9 3 8 1.13 [0.32 , 3.99]
Karki et al. 2012 0 1 4 15 1.11 [0.09 , 14.01]
Mateev et al. 2012 0 1 4 6 0.61 [0.05 , 7.47]
Shin et al. 2012 2 0 1 5 3.89 [0.86 , 17.54]
Chang et al. 2014 1 2 1 8 3.00 [0.26 , 34.57]
FE Model ; Test for overall effect: Z=2,1 (P=0,032)
Heterogeneity: Chi2=13 df=23 (P=0,96) ; I2=0%
1.61 [1.04 , 2.48]
0,05 0,25 2,00 200,00
Relative Risk (log scale)

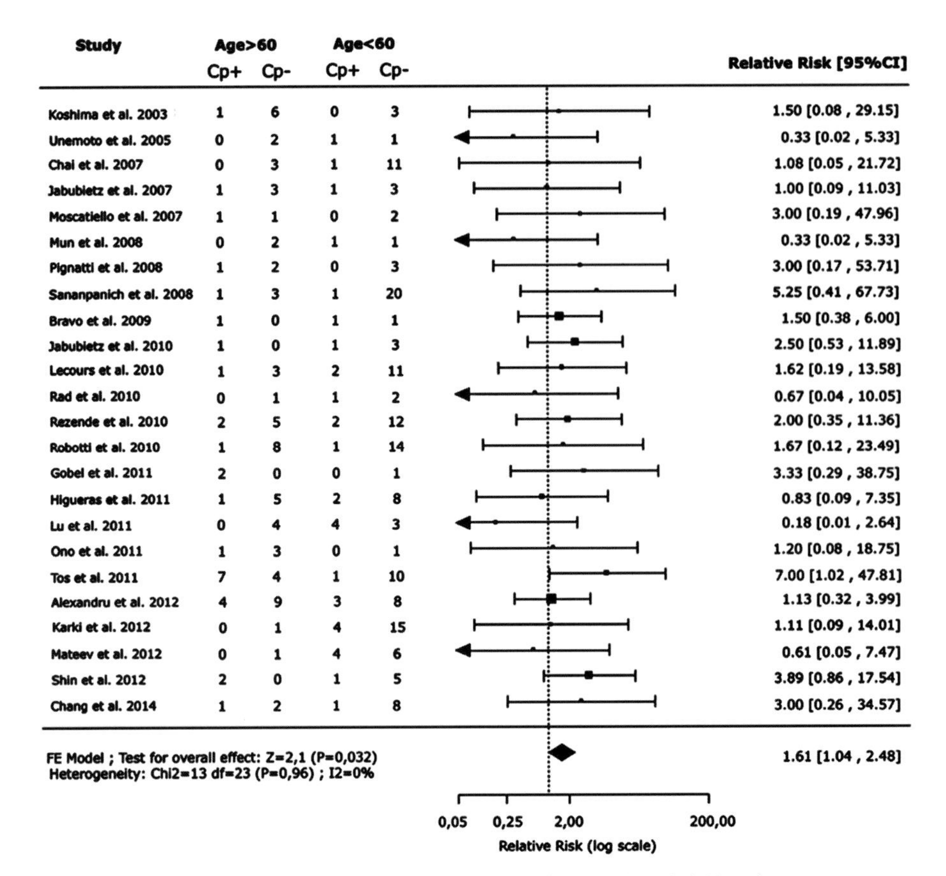

图 5-12 关于年龄与并发症的合并危险度分析（森林图）

Cp，并发症；FE，固定效应

Study
Diabetic
No Diabetic
Cp+ Cp- Cp+ Cp-
Relative Risk [95%CI]
Jakubietz et al. 2007 0 1 2 5 0.80 [0.06 , 10.89]
Pignatti et al. 2008 1 1 0 3 4.00 [0.24 , 67.71]
Lecours et al. 2010 0 1 3 10 1.00 [0.08 , 13.02]
Rad et al. 2010 0 2 1 1 0.33 [0.02 , 5.33]
Ioannis et al. 2011 1 1 0 3 4.00 [0.24 , 67.71]
Lu et al. 2011 0 2 4 4 0.33 [0.02 , 4.55]
Tos et al. 2011 3 1 5 13 2.70 [1.06 , 6.88]
Alexandru et al. 2012 7 16 0 1 1.25 [0.11 , 14.82]
Karki et al. 2012 1 0 2 14 5.10 [1.26 , 20.61]
Mateev et al. 2012 0 2 4 5 0.37 [0.03 , 5.09]
Chang et al. 2014 1 2 1 8 3.00 [0.26 , 34.57]
FE Model ; Test for overall effect: Z=2,3 (P=0,019)
Heterogeneity: Chi2=8,6 df=10 (P=0,57) ; I2=0%
2.00 [1.12 , 3.59]
0,05 0,25 2,00 200,00
Relative Risk (log scale)

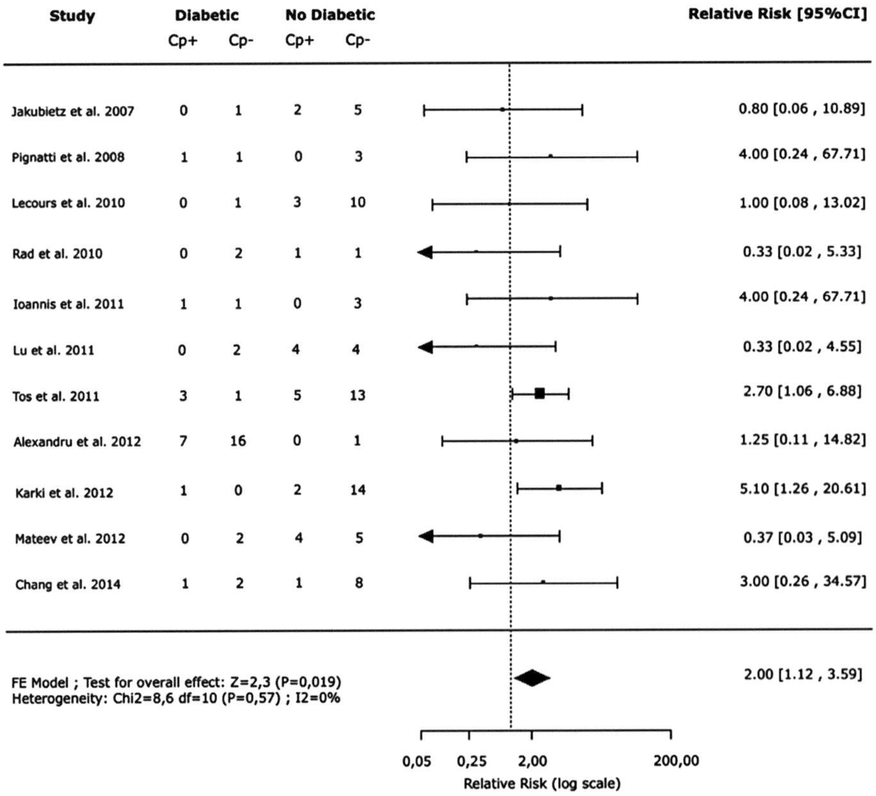

图 5-13 关于糖尿病与并发症的合并危险度分析（森林图）

Cp，并发症；FE，固定效应

3. 动脉疾病

在 40 篇纳入的文献中，有 4 项研究评估并证明了小腿动脉病变与并发症风险增加有关（PRR 3.12；*95%C* 1.26~7.70；*P*=0.01），文献无异质性（I^2=0）（图 5-14）。

4. 吸烟

在 40 篇纳入的文献中，9 项研究评估了吸烟和并发症的关系。在固定效应模型中，两组之间无显著性差异，但有统计学差异的趋势（PRR 1.96；*95%CI* 0.99~3.90；*P*=0.06），文献无异质性（I^2=19.40%）（图 5-15）。

Study
Arteriopathy
No Arteriopathy
Cp+ Cp- Cp+ Cp-
Relative Risk [95%CI]
Jakubietz et al. 2007 1 1 1 5 3.00 [0.31 , 28.84]
Moscatiello et al. 2007 1 0 0 3 6.00 [0.40 , 90.49]
Lecours et al. 2010 2 1 1 10 7.33 [0.96 , 56.00]
Alexandru et al. 2012 2 2 5 15 2.00 [0.58 , 6.91]
FE Model ; Test for overall effect: Z=2,5 (P=0,014)
Heterogeneity: Chi2=1,4 df=3 (P=0,71) ; I2=0%
3.12 [1.26 , 7.70]
0,05 0,25 2,00 200,00
Relative Risk (log scale)

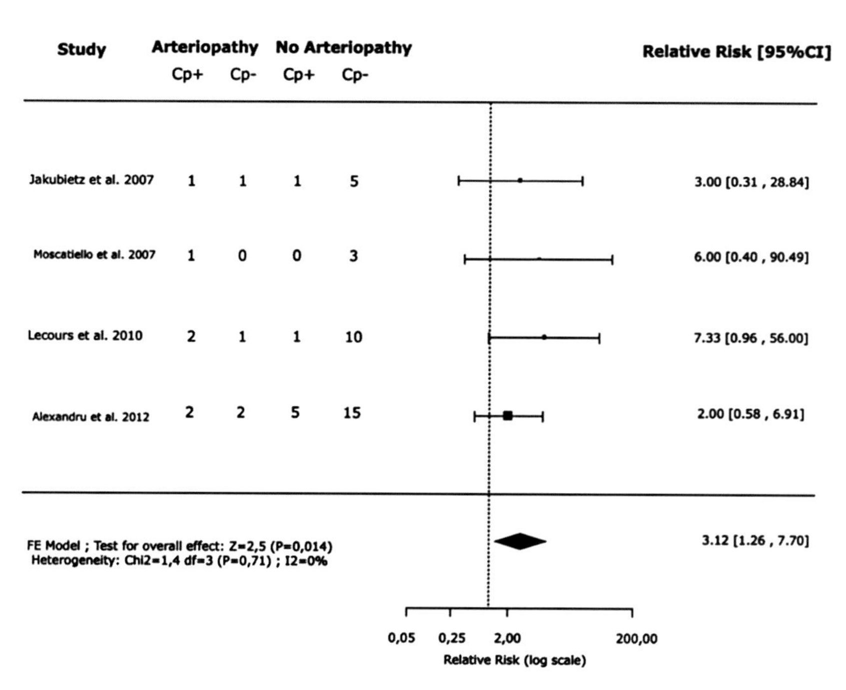

图 5-14 关于动脉病变与并发症的合并危险度分析（森林图）

Cp，并发症；FE，固定效应

Study
Smoker
No Smoker
Cp+ Cp- Cp+ Cp-
Relative Risk [95%CI]
Jakubietz et al. 2007 1 4 1 2 0.60 [0.06 , 6.44]
Moscatiello et al. 2007 1 2 0 1 1.50 [0.10 , 22.62]
Pignatti et al. 2008 0 1 1 3 0.83 [0.05 , 13.02]
Jakubietz et al. 2010 0 1 2 2 0.50 [0.04 , 6.44]
Lecours et al. 2010 2 0 1 11 7.22 [1.48 , 35.34]
Loannis et al. 2011 1 1 0 3 4.00 [0.24 , 67.71]
Lu et al. 2011 0 1 4 5 0.56 [0.05 , 6.74]
Mateev et al. 2012 2 0 2 7 3.33 [1.02 , 10.92]
Chang et al. 20124 0 4 2 6 0.36 [0.02 , 6.12]
FE Model ; Test for overall effect: Z=1,9 (P=0,055)
Heterogeneity: Chi2=8,4 df=8 (P=0,39) ; I2=19%
1.96 [0.99 , 3.90]
0,05 0,25 2,00 200,00
Relative Risk (log scale)

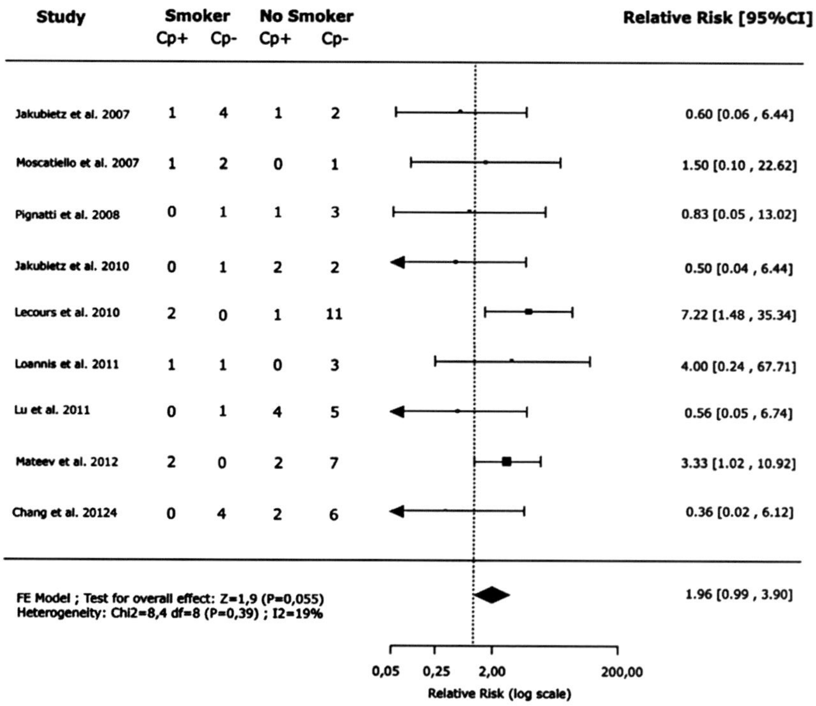

图 5-15 关于吸烟与并发症的合并危险度分析（森林图）

Cp，并发症；FE，固定效应

5. 高血压

缺乏数据（n=6），不能进行 Meta 分析。

6. 创面急性原因

在 40 篇纳入的文献中，11 项研究评估创面原因与并发症的关系。在固定效应模型中，急、慢性两组之间无显著性差异（PRR 0.86；*95%CI* 0.49~1.50；P=0.59），文献无异质性（I^2=0）（表 5-15）。

表 5-15　风险因素的统计分析（合并 PRR）

分析因素	研究数目	参与者	PRR	*95%CI*	*P*
糖尿病	11	96	2.00	1.12~3.59	<0.05
动脉疾病	4	37	3.12	1.26~7.70	<0.05
吸烟	9	54	1.96	0.99~3.90	NS
创面急性原因	11	207	0.86	0.67~2.03	NS
创伤后原因	18	208	0.99	0.61~1.61	NS
伴有骨折	4	16	0.67	0.23~1.94	NS
小腿远段 1/3	24	274	1.09	0.64~1.32	NS
皮瓣面积 >100 cm^2	14	114	1.18	0.71~1.96	NS
皮瓣包含深筋膜	2	22	1.45	0.22~9.41	NS
蒂部旋转弧 >120°	10	82	1.29	0.70~2.36	NS

注：NS，无统计学差异。

7. 创伤后原因

在 40 篇纳入的文献中，18 项研究评估了创伤后病因和并发症的关系，在创伤后病因与其他病因之间，两组无显著性差异（PRR 0.99；*95%CI* 0.61~1.61；P=0.97），文献无异质性（I^2=0）（表 5-15）。

8. 伴有骨折

在 40 篇纳入的文献中，4 项研究评估骨折和并发症的关系。在固定效应模型中，有无伴发骨折对皮瓣并发症的影响并无显著性差异（PRR 0.67；*95%CI* 0.23~1.94；P=0.46），文献无异质性（I^2=0）（表 5-16）。

9. 缺损部位：小腿下 1/3 段与小腿其他部位比较

在 40 篇纳入的文献中，24 项研究评估了缺损部位和并发症的关系。在固定效应模型中，两组之间无显著性差异（PRR 1.09；*95%CI* 0.76~1.56；P=0.66），文献无异质性（I^2=0）（表 5-15）。

10. 缺损面积 >100 cm^2

在 40 篇纳入的文献中，14 项研究评估了缺损面积和并发症的关系。在固定效应模型中，两组之间无显著性差异（PRR 1.18；*95%CI* 0.71~1.96；P=0.53），文献无异质性（I^2=0）（表 5-15）。

11. 皮瓣包含深筋膜

在 40 篇纳入的文献中，2 项研究评估了皮瓣包含深筋膜和并发症的关系。在固定效应模型下，两组之间无显著性差异（PRR 1.45；*95%CI* 0.22~9.41；P=0.70），文献无异质性（I^2=0）（表 5-15）。因为只有两项研究，笔者未执行漏斗图分析或 Egger 定量分析。

12. 蒂部旋转弧 >120°

在 40 篇纳入的文献中，10 项研究报告了蒂部旋转角度。在固定效应模型中，两者之间没有显著差异（PRR 1.29；*95%CI* 0.70~2.36；P=0.41），文献无异质性（I^2=0）（表 5-15）。

（四）发表偏倚

漏斗图（图 5-16~ 图 5-19）检测发表偏倚。除了吸烟状况和并发症相关之外，无发表偏倚。漏斗图显示吸烟状况有一定程度的不对称性（Egger 检验，P=0.04）。后者可能归因于不同的样本含量。与几个较小样本的研究相比，两项较大样本的研究具有较小的变异性，表明大样本具有明显的阳性结果。

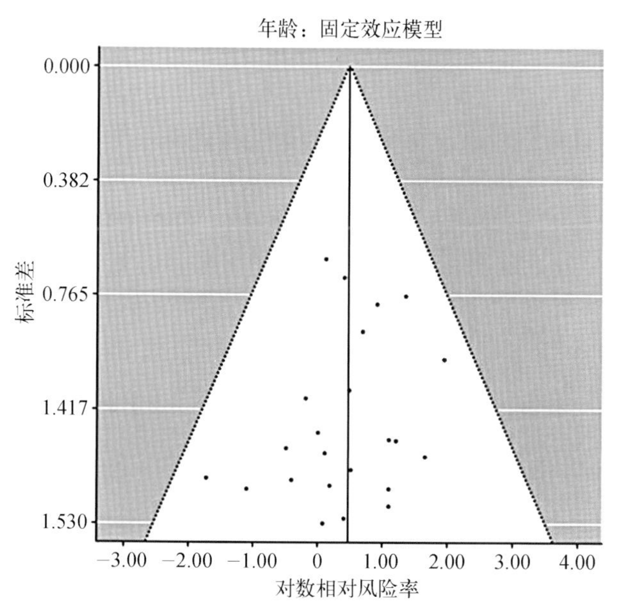

图 5-16 60 岁以上患者和并发症之间的发表偏倚

漏斗图和 Egger 回归不对称检验，拒绝面积 P=0. 05

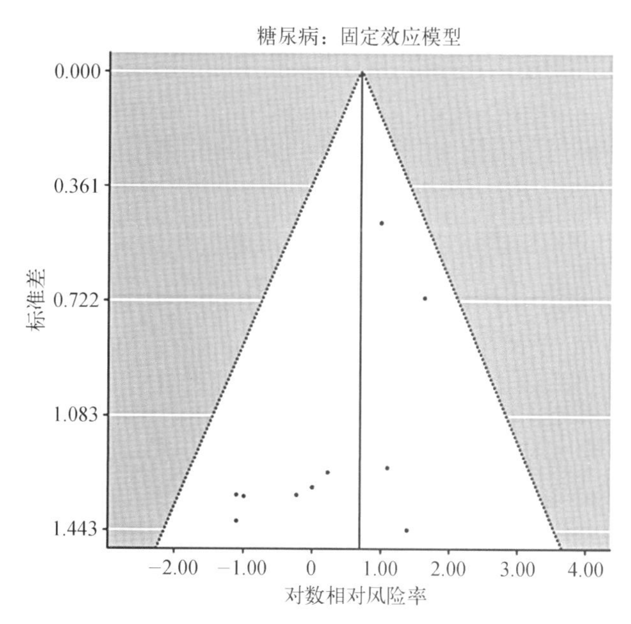

图 5-17 糖尿病和并发症之间的发表偏倚

漏斗图和 Egger 回归不对称检验，拒绝面积 P=0. 05

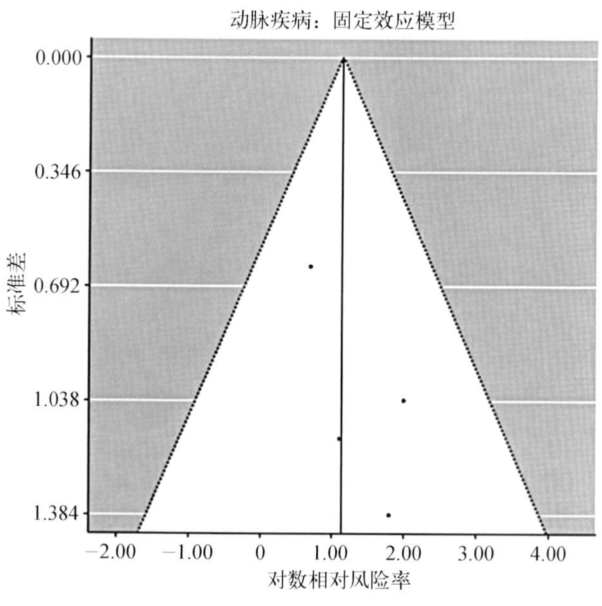

图 5-18 动脉疾病和并发症之间的发表偏倚

漏斗图和 Egger 回归不对称检验，拒绝面积 P=0. 05

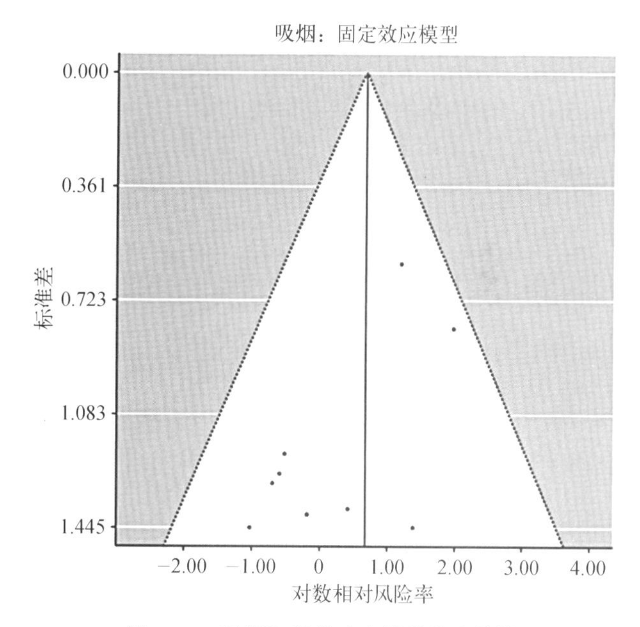

图 5-19 吸烟和并发症之间的发表偏倚

漏斗图和 Egger 回归不对称检验，拒绝面积 P=0. 05

三、讨论

Pontén 等 1981 年首次提出筋膜皮瓣用于四肢软组织缺损修复。Palmer 和 Taylor（1986 年）通过解剖研究，更好地阐述每个源血管及其穿支的静态分布界限（血管体区）。Saint-Cyr 等（2008 年）提出“穿支体区”（perforasome）这一概念，Kroll 和 Rosenfeld 等（1988 年）首次提出“穿支蒂皮瓣”（perforator-based flap）这一概念，Hyakusoku 等（1991 年）首次提出“螺旋桨皮瓣技术”。2009 年的东京螺旋桨皮瓣共识会议，首次对螺旋桨皮瓣进行了分类和命名。螺旋桨皮瓣是旋转角度超过 90° 的岛状带蒂皮瓣。两年后，Aystaray 等（2011 年）提出螺旋桨皮瓣完整解剖分类。

（一）穿支蒂螺旋桨皮瓣的优点

小腿皮肤缺损对重建外科医生来说是一个挑战。其解剖特点和骨外露使大多数外科医生首选游离皮瓣。肌瓣由于体积臃肿和蒂部较长，逐渐被游离穿支皮瓣所取代。穿支皮瓣具有恢复完整解剖结构、供区损害降低等优点。穿支血管带蒂皮瓣，具有组织相似替代、保留神经肌肉、保留血管主干、减少手术和住院时间等优点。穿支蒂螺旋桨皮瓣不需要使用显微外科血管吻合技术，而游离皮瓣因需血管吻合，使手术耗时很长，且对外科医生压力很大（精神、体力）。然而，穿支血管蒂皮瓣的缺点是，在小腿远段 1/3 缺乏足够的软组织，致使部分患者的供区不能一期直接缝合关闭。

在 Bekara 等进行该 Meta 分析之前，有两篇综述分析了应用穿支蒂螺旋桨皮瓣进行小腿重建时的并发症发生率。Gir 等（2012 年）报道了 15 项研究的 186 例皮瓣，Nelson 等（2013 年）报道了 21 项研究的 310 例皮瓣。然而，没有进行 Meta 分析。两项研究的结果显示皮瓣存活率类似，皮瓣部分坏死率为 11%，皮瓣完全坏死率分别为 1% 和 5%。Bekara 等也观察到类似的结果：皮瓣部分坏死率为 10.2%，完全坏死率为 3.5%。6.5% 皮瓣发生轻微并发症：表皮坏死为 3.5% 和暂时性静脉淤血为 3%。

本研究发现，大多数医生在术前使用手持多普勒超声仪器。术前多普勒超声是必做检查，因为它提供了有关穿支血管数量和形态等信息，其定位穿支血管的成功率约为 80%。仅两项研究中使用超声显像。事实上，通过 CTA 可以更精确地跟踪穿支血管。Higueras 等（2011 年）推荐在缺损重建术前，应用超声血管扫描仪对小腿血管进行成像，这在外伤和外周血管疾病的患者尤为重要。我们发现，约 5% 的皮瓣面积 $<10\ cm^2$，因此推断，利用这一穿支血管，采用更简单的推进移位的方法如拱顶石皮瓣（keystone flap）或 V-Y 推进皮瓣，也能解决问题。

（二）穿支蒂螺旋桨皮瓣的危险因素分析

Bekara 观察到 89% 的皮瓣解剖平面位于深筋膜下间隙，这是传统的掀起皮瓣的外科平面。在穿支蒂筋膜皮瓣和穿支蒂筋膜皮下脂肪瓣之间，是否包含筋膜对于术后并发症的发生率没有明显差异。不同的解剖平面还是有很大差异的。在关于螺旋桨皮瓣的文献中，解剖平面通常是在深筋膜下，因为筋膜下切取皮瓣更快，更容易显露、游离穿支血管，而在深筋膜上切取皮瓣，供区的损害更小、更容易处理，并且易于在肌间隔与肌筋膜接合处进行皮瓣解剖。

在 29 个医疗团队中，有 25 个对穿支血管蒂进行完全的、系统的裸化（systematically skeletonized the pedicle）。Bekara 小组认为，需要特别准确地游离穿支动脉和静脉周围的所有筋膜束缚组织。因为，在血管蒂旋转之后，这些坚韧的筋膜条索会阻碍血流，尤其是静脉回流。然而，如果不需要 180° 旋转穿支，似乎也不需要完全彻底的解剖以完全裸化穿支血管，毕竟该操作是在显微镜下进行，费力耗时且有损伤的危险。

Bilgin 等（2003 年）实验研究表明，血管长度（L）与临界扭转角（Δt）：$\Delta t=[L\times(1/\Delta t)]$ 成反比。Wong 等（2007 年）采用非线性有限元模拟，来阐明螺旋桨皮瓣旋转趋势的决定因素，并建议所选穿支血管直径应 >1 mm，长度 >30 mm。陶友伦等（2014 年）采用有限元的方法，研究了穿支血管扭转与张力对血管通畅性的影响。然而，皮瓣血流灌注和回流之间的确切关系目前仍不明确，尚需进一步的研究。韩国 Song 等（2019 年）研究螺旋桨皮瓣旋转方向与皮瓣流速和血流量之间的关系，蒂部以中立位作为对照，逆时针 180° 和顺时针 180° 分别旋转，研究发现，皮瓣的旋转方向显著影响皮瓣的血流速度和血流量，调整皮瓣旋转方向可以增加螺旋桨皮瓣的整体效果。本研究纳入了 10 项评估蒂部旋转对皮瓣存活的研究，发现在低于 120° 和超过 120° 的两组间并无显著差异。

Saint- Cyr 等（2008 年）描述的穿支体区，是基于临近穿支血管结扎后，促使其“连接血管 linking vessel”重新开放而扩大潜在供养区域的观点。然而，在尸体模型中研究皮瓣的安全成活范围比较困难，因为相邻穿支血管的募集扩展是一种动态现象，应用活体实验才能评估。因此，单个穿支所供养的皮瓣表面面积，不可能确切的进行预测。然而，该 Meta 分析发现，皮瓣面积 $>100\ cm^2$ 似乎并不是出现并发症的危险因素。

我们对11项研究进行分析，评估缺损病因与皮瓣并发症之间的关系。发现急性和慢性病因之间无显著性差异，但创伤后血管病变必须考虑。创伤后血管病变包括在血管本身和血管周围组织中发生的持续变化，主要包括血管周围正常疏松组织的丢失、滋养血管的丢失、手术解剖血管时容易出现血管痉挛和血管损伤的倾向等。创伤后血管病变中缺乏像正常血管那样的抗血栓特性的内膜。55.2%的皮瓣存在该病因。其他原因无显著性差异（PRR 0.99；*P*=0.97）。我们在四项研究中更准确地分析了骨折后并发症的发生。尽管大家普遍认为与骨折有关的水肿是一种导致皮瓣失败或出现并发症的危险因素，但在该Meta分析中，它不是一个重要因素风险（PRR 0.67；*P*=0.46）。由于缺少相关的文章数据，无法评估创伤至修复的时间间隔与并发症之间的关系。但是，因为血管病变始于创伤后一周，因此，临床医生应该估计在此期间进行手术，发生皮瓣并发症的危险度降低。在伴发骨折的病例中，如果先前的游离皮瓣或局部皮瓣失败，再进行穿支蒂螺旋桨皮瓣手术就可能是一种禁忌证，主要是因为创伤后易合并血管疾病，失败风险显著增加。

穿支蒂螺旋桨皮瓣尤其适用于修复小腿远段1/3缺损（本研究为45.3%）。在分析中，我们总结了24项研究，评估缺损部位与皮瓣并发症的关系，发现皮瓣并发症在修复小腿远段1/3与下肢其他部位之间并无显著差异。虽然游离皮瓣是修复缺损的好方法，但显微外科血管吻合非常耗时，在有合并症的患者中应避免该类手术，然而对于修复大面积创面、需要复杂的复合组织或功能重建的患者，该技术仍然是第一首选。Wettstein等（2008年）报道连续开展的197例小腿游离皮瓣，其皮瓣完全坏死率为4.1%。Fischer等（2013年）在一项回顾性的小腿复杂重建研究中，发现游离皮瓣的全部坏死发生率为5.9%。Marco等（2019年）回顾性分析游离穿支皮瓣和穿支蒂螺旋桨皮瓣，修复下肢软组织缺损179例，其皮瓣坏死率分别为6%和3.7%。本研究分析发现螺旋桨皮瓣的完全坏死率为3.5%，这个数值略低于游离皮瓣。

我们明确了引起皮瓣并发症的3个重要危险因素：年龄>60岁，糖尿病和周围血管病变。24项研究发现，接受穿支蒂螺旋桨皮瓣手术的老年患者，其并发症风险显著增加，PRR为1.61（*P*=0.03）。年龄>60岁，血管状况恶化的患者，包括动脉病变和糖尿病，其相对危险度分别为3.12（*P*=0.01）和2.0（*P*=0.02）。即使Meta分析显示年龄>60岁和动脉病变作为独立的风险因素，但这两个参数与老年患者人群密切相关。因此，这两个参数之间的相互关系需要与他们的独立性相鉴别。Efterpi等（2020年）报道穿支蒂螺旋桨皮瓣修复糖尿病足皮肤缺损20例，其中12例皮瓣存活良好，1例皮瓣完全坏死，7例皮瓣部分坏死，作者得出结论，穿支蒂螺旋桨皮瓣在修复糖尿病患者的小腿远端较大面积时，发生皮瓣并发症的风险将显著增加。

我们发现吸烟对皮瓣并发症危险度的增加幅度较小，其PRR为1.96。然而，因为烟草消费很少被报道，缺乏相关数据。吸烟几乎很少作为独立的危险因素进行统计学分析（PRR 1.96；*95%CI* 0.99~3.90；*P*=0.06）；考虑到非对称漏斗图，缺乏统计学意义应谨慎解释。

许多研究团队认为，对于具有合并症的老年患者，如果缺损区域相对较小，显微外科游离皮瓣移植则是一种过度治疗。另外，如果不能使用局部皮瓣，人造真皮也可能是一种较好的替代方法，有助于减少手术损害，特别是在病情严重的病例和虚弱的失能老年人更加适合。纳入的研究很少评估供区美观和损害之间的关系，但是当涉及小腿创面的修复指征时，在选择穿支蒂螺旋桨皮瓣或游离皮瓣时，则变得非常重要。事实上，对于一位老年患者，其皮肤松弛，穿支蒂螺旋桨皮瓣的供区美观效果很好；但是对于一个年轻患者，小腿的大面积穿支皮瓣所遗留的供区常常很难看。此时，一个面积不大的游离肌肉瓣（muscle free flap）可能是更好的选择。

针对目前所得到的Meta分析结果，Bekara等尝试能够为使用这种技术的外科医生提供一些实用性的建议，虽然这些建议在任何手术前都必须认真考虑，但作者的研究是第一个从科学的角度证明了其效度：①年龄>60岁、糖尿病和动脉病变是发生手术并发症或皮瓣失败的重要危险因素；②具有这些风险因素的患者，应推荐其选择其他外科技术，或先做穿支蒂螺旋桨皮瓣延迟术，在皮瓣旋转之前提高其稳定性。

（三）该 Meta 分析的局限性

作者也指出了该 Meta 分析中存在的几个局限。

第一，作为系统回顾，目前收集的这些总结各种外科技术的研究，质量参差不齐，没有提供固定的研究标准。考虑到这些皮瓣解剖学上的差异，特别是穿支血管的长度（考虑到旋转可能性），放在一起分析可能具有潜在的局限性。更细的研究则需要更大的样本，按照皮瓣类型予以统计学分层。

第二，存在与合并症、定位、皮瓣大小、病因和蒂部旋转有关的数据缺失。

第三，发表的病例系列报告（case series report），不能代表连续的、同质的小腿创伤患者（指患者不同），但有时可以代表一系列适合做穿支蒂螺旋桨皮瓣的创面（指缺损相同）。对于更严重或更大的损伤，严重的创伤后血管疾病，或严重的吸烟者，游离皮瓣可能是首选。

第四，该 Meta 分析纳入的都是观察性研究，确切的结论需要开展随机对照临床试验；然而，任何这种类型的研究，在临床上都是十分困难的。

四、结论

在过去的 20 年，远端蒂穿支螺旋桨皮瓣技术在小腿和足踝缺损的治疗上，迈出了一大步，取得了巨大进展。然而，对其功能和切取的全方位理解仍然有待于澄清。作者认为穿支蒂螺旋桨皮瓣像游离皮瓣一样复杂，技术要求高，并分析了穿支蒂螺旋桨皮瓣出现失败或并发症的危险因素。术前需认真评估三种危险因素，即年龄 60 岁以上、糖尿病和动脉病变。对于吸烟状况，也有统计学差异的趋势。

这项有关穿支蒂螺旋桨皮瓣的系统回顾与 Meta 分析，对临床实践提出了建议，有助于把握适应证，提高疗效，减少并发症和失败率。

（李 波 张世民）

第四部分 远端蒂腓肠皮瓣的术后功能评价

临床开展皮瓣手术的目的多种多样，但均可归于修复创面、功能重建和改善外形的范畴内。皮肤作为屏障与外界接触，有保护、美观、调节体温、分散压力、吸收振荡和感觉、物质代谢及合成等多种功能。

皮瓣移植后的效果如何，可从皮瓣是否成活、皮瓣成活质量、手术目的是否达到、皮瓣是否具有特别功能（感觉、运动）、对生活质量的影响、患者是否满意等方面进行评价。

一、皮瓣术后的客观性评价

皮瓣移植技术成熟，术后成活率很高。皮瓣移植的100%成活，是外科医生的不懈追求。游离移植的皮瓣成活率，主要与血管的吻合质量有关，目前已达到98%以上。游离皮瓣一旦发生坏死，则常为全部坏死。带蒂转移的皮瓣成活率，主要与血管蒂扭曲、牵拉、静脉回流障碍、血管蒂变异等有关。带蒂皮瓣转位很少发生全部坏死，对筋膜皮瓣而言，常是远端的部分皮肤坏死而深面的筋膜组织仍成活。

皮瓣在受区成活后，会根据受区的环境逐渐适应，如移植到足底的皮瓣会出现厚的角化层，亦会逐渐与深面的结构发生联系而逐渐稳定，减少负重时的滑动。当然，皮瓣仍会保留某些其供区的特性，如移植到足部的腹部皮瓣，会随着人的腹部肥胖而出现皮瓣肥胖，这可能与特定部位的脂肪细胞的遗传特性或受体有关。

皮瓣的成活质量，可从质地、弹性、感觉、色泽、稳定性、柔软度、厚薄、毛发、美观与周围皮肤的匹配性等，以及供区损害、手术失血量、手术时间等方面考虑。

皮瓣的功能评价，可从其稳定性、滑动性、柔软性、保护性感觉功能、两点辨别觉（two-point discrimination，2-PD）、与受区部位的匹配性等方面考虑。

二、患者的主观性评价

传统的结果评价方法都是医务工作者评定的，诸如皮瓣成活率、关节活动度、行走步态等等。但现代的“生物－心理－社会医学模式”认为，这些方法并不能准确的反映患者对治疗结果的满意程度，因此功能效果的评定应该更强调患者而不是医生的感受。患者作为完整的个体，其功能效果包括：精神健康、社会功能、角色功能（如工作角色、夫妻角色、父母角色）、身体功能、日常生活活动等。

当前的功能效果评价以患者为主导，大量使用各种评价量表。量表可分为两类，一是整体功能评价量表，如医学效果研究会的简表36（Medical Outcome Study Short Form 36，SF-36，有36个项目；SF-12有12个项目），另一类是针对各个具体解剖部位的，如上肢的臂－肩－手残疾评分（Disabilities Of The Arm，Shoulder and Hand，DASH），下肢的肌骨功能评价简表（Short Musculoskeletal Function Assessments，SMFA，有46个项目）。SMFA包括功能评价（dysfunction index）的34个项目以及由于功能障碍所导致烦恼评价（bother index）的12个项目，其中功能评价的34项又包括问题出现的严重程度以及频度2大类。这种功能效果评分量表，能从深层次反映出患者恢复日常生活活动能力、娱乐或职业追求的能力水平。

在临床实际应用中，最好是将1或2个特定部位量表和1个整体健康量表结合使用，这样可从深层次体现出患者治疗后的整体的功能恢复状况。

三、带蒂腓肠皮瓣与游离股前外侧皮瓣在足踝修复重建的效果对比

德国Schmidt等（2019年）采用评价患者生活质量（Patient Quality of Life，QOL）的方法，用4个

公认的评分量表，对比研究了远端蒂腓肠皮瓣与游离股前外侧皮瓣在小腿远段和足踝创面的修复效果。作者的目的，是评价更加复杂高级的修复重建手段（即显微外科游离皮瓣移植）是否能取得更好的临床功能效果和更高的生活质量评分。

在作者单位（德国维尔茨堡大学），远端蒂腓肠皮瓣与游离股前外侧皮瓣均是常用的下肢修复重建方法，两种皮瓣的成功率都达到95%，即医生的手术技术均达到了熟练可靠的程度，具有可比性。作者选用了4种已在临床上广泛使用的问卷评分量表，即健康调查简表12（Short Form Health Survey-12，SF-12）、德累斯顿形体评分量表（Dresden Body Image Score-35，DKB-35），更注重形体的自我接受程度和活力；③患者健康问卷（Patient Health Questionnaire-4，PHQ-4，更注重心理方面的抑郁和焦虑）；④ SMFA-46，更关注骨关节功能。

在2009~2012年的4年间，作者单位对小腿远段及足踝创面的患者，采用游离股前外侧皮瓣的方法治疗了55例，采用远端蒂腓肠筋膜皮瓣的方法治疗了77例。排除心理障碍和对理解问卷有言语障碍的患者后，最终共有37例远端蒂腓肠皮瓣和34例游离股前外侧皮瓣的患者纳入研究（表5-16）。所有患者的随访期均≥ 9个月。

表5-16　远端蒂腓肠筋膜皮瓣与游离股前外侧皮瓣两组资料对比

	远端蒂腓肠筋膜皮瓣组	游离股前外侧皮瓣组	说　明
病例数	37	34	—
平均年龄	57岁，手术时47%已退休	44岁，手术时21%已退休	两组有显著统计学差异
男性占比	85%	85%	—
创面面积	42 cm^2（±24 cm^2）	134 cm^2（±116 cm^2）	两组有显著统计学差异
创面原因			—
原始创伤	39%	52%	
切口愈合不良	44%	37%	
切口感染	17%	5%	
肿瘤切出术后	0%	6%	
手术时间（分钟）	86（±39）	248（±57）	两组有显著统计学差异
皮瓣并发症	20%有部分坏死，但均无需二次手术，保守换药愈合	1例皮瓣完全坏死，再行同侧股前外侧皮瓣游离移植而愈合	—
皮瓣二次改型	均无需二次手术	26%进行了二次减薄手术	—
在公共场合（如泳池）感到丑陋	25%	37%	—
SF-12躯体评分	37	33	—
SF-12精神评分	46	50	—
SMFA失能评分	24	32	评分越低，说明功能越好
SMFA残障评分	32	40	评分越低，说明功能越好
DKB-35机体活力评分	2.98	2.93	最高5分。评分越高，说明自我感知越好
DKB-35自我认同评分	3.43	3.33	最高5分。评分越高，说明自我感知越好
PHQ-4精神评分	1.44	2.16	最高12分。评分越高，抑郁和焦虑越重

注：DKB-35，Dresden Body Image Score；PHQ-4，Patient Health Questionnaire-4。

术前，两组患者在创面类型（创伤、肿瘤切除术后遗留、感染后遗留、慢性溃疡）、解剖部位（内踝、外踝、小腿下1/3、足部）、创面深度、合并症、骨髓炎、住院时间等方面，均无统计学差异。

在术后的生活质量方面，作者采用半定量的0~5分等级法（0为非常满意，5为非常不满意）比较了手术的应激压力、是否需要特别的矫形鞋、业余时间活动能力、是否影响假期休闲、公众场合（如在泳池）是否感到皮瓣不雅丑陋、疤痕对美观和生活质量的影响、对自己的形体接纳程度和身体活力，精神抑郁和焦虑程度等众多方面，两组之间均无明显的统计学差异。

但在股前外侧皮瓣治疗组，患者恢复至重新工作的时间间隔更长一些，也更频繁的更换其工作岗位；同时，股前外侧皮瓣的患者在心理抑郁和焦虑方面，也较腓肠皮瓣组更频繁和更严重一些。但在长期随访中，两组患者的总体满意度没有统计学差别，但股前外侧皮瓣组在术后早期，满意度更高一些。

该研究尽管病例数不多，两组患者在年龄、创面大小上也有明显的差别，但作者总结认为，对小腿远段和足踝创面，尽管许多医生认为最佳的治疗方法是显微外科游离皮瓣，但在患者看来，并发症少且成活可靠的其他皮瓣（或方法）并不意味着治疗效果就差。作者从患者的生活质量问卷评分方面，证明更加复杂精细的显微外科重建方法，并不一定就能获得更好的功能效果和更高的生活质量。远端蒂腓肠皮瓣修复足踝创面的效果，并不比吻合血管的游离皮瓣为差，二者均可在临床上推广应用。

（张世民　袁　锋）

本章参考文献

侯春林，2020. 中国学者对世界显微外科的贡献 [J]. 中华显微外科杂志，43(3)：215-226.

侯春林，顾玉东，2019. 皮瓣外科学 [M]. 第 3 版 . 上海：上海科学技术出版社 .

刘元波，王欣，张世民，等，2017.“带蒂穿支皮瓣常见并发症原因分析与防治”专家共识 [J]. 中华显微外科杂志，40(2)：105-108.

唐举玉，汪华侨，Hallock G G，等，2018. 关注皮瓣供区问题——减少皮瓣供区损害专家共识 [J]. 中华显微外科杂志，41(1)：3-5.

唐举玉，魏在荣，张世民，等，2016. 穿支皮瓣的临床应用原则专家共识 [J]. 中华显微外科杂志，39(2)：105-106.

唐茂林，徐永清，张世民，2013. 穿支皮瓣的应用解剖与临床 [M]. 北京：科学出版社 .

张世民，2016. 远端蒂腓肠筋膜皮瓣的发现历史与启示 [J]. 中华显微外科杂志，39(2)：107-109.

张世民，侯春林，顾玉东，2004. 我国学者对外科皮瓣发展的贡献及几点思考 [J]. 中华显微外科杂志，27(1)：6-7.

张世民，宋达疆，2017. 穿支皮瓣的发现历史与启示 [J]. 中国修复重建外科杂志，31(7)：769-772.

张世民，唐茂林，穆广态，等，2010. 穿支皮瓣及相关术语的专家共识 [J]. 中国临床解剖学杂志，28(5)：475-477.

张世民，唐茂林，章伟文，等，2011. 穿支皮瓣的名词术语与临床应用原则 [J]. 中国临床解剖学杂志，29(6)：599-601.

张世民，唐茂林，章伟文，等，2012. 中国穿支皮瓣的名词术语与临床应用原则共识（暂定稿）[J]. 中华显微外科杂志，35(2)：89-92.

张世民，王欣，唐茂林，等，2014. 穿支皮瓣的争论与当前共识 [J]. 中华显微外科杂志，37(1)：3-4.

郑和平，徐永清，张世民，2006. 皮神经营养血管皮瓣 [M]. 天津：天津科学技术出版社 .

Ahmed S K, Fung B K, Ip W Y, et al., 2008. The versatile reverse flow sural artery neurocutaneous flap: a case series and review of literature[J]. J Orthop Surg Res, 3(1): 15.

Baumeister S P, Spierer R, Erdmann D, et al., 2003. A realistic complication analysis of 70 sural artery flaps in a multimorbid patient group[J]. Plast Reconstr Surg, 112(1): 129-142.

Bekara F, Herlin C, Mojallal A, et al., 2016. A systematic review and Meta-analysis of perforator-pedicled propeller flaps in lower extremity defects: identification of risk factors for complications[J]. Plast Reconstr Surg, 137(1): 314-331.

Bekara F, Herlin C, Somda S, et al., 2018. Free versus perforator-pedicled propeller flaps in lower extremity reconstruction: What is the safest coverage?[J]. A meta-analysis. Microsurgery, 38(1): 109-119.

Burusapat C, 2019. Perforator flap reconstruction for the distal third of lower extremity defects: clinical application and guideline recommendation[J]. Int J Low Extrem Wounds, 18(4): 376-388.

Chang S M, Hou C L, Xu D C, 2009. An overview of skin flap surgery in the mainland China: 20 years achievements (1981-2000)” [J]. J Reconstr Microsurg, 25(6): 361-368.

Chang S M, Tao Y L, Zhang Y Q, 2011. The distally perforator-pedicled propeller flap[J]. Plast Reconstr Surg, 128(5): 575e-577e.

Daar D A, Abdou S A, David J A, et al., 2020. Revisiting the reverse sural artery flap in distal lower extremity reconstruction: a systematic review and risk analysis[J]. Ann Plast Surg, 84(4): 463-470.

de Blacam C, Colakoglu S, Ogunleye A A, et al., 2014. Risk factors associated with complications in lower-extremity reconstruction with the distally based sural flap: a systematic review and pooled analysis[J]. J Plast Reconstr Aesthet Surg, 67(5): 607-616.

El-Diwany M, Karunanayake M, Al-Mutari S, et al., 2015. Super-drained distally based neurofasciocutaneous sural flap: a case series and review of literature[J]. Eplasty, 15: e16.

Follmar K E, Baccarani A, Baumeister S P, et al., 2007. The distally based sural flap[J]. Plast Reconstr Surg, 119(6): 138e-148e.

Franchi A, Fritsche E, Scaglioni MF, 2020. Sequential propeller flaps in the treatment of post-traumatic soft tissue defects of the lower limb - a case series[J]. Injury, 15: S0020-1383(20)30106-6.

Georgescu A V, 2012. Propeller perforator flaps in distal lower leg: evolution and clinical applications[J]. Arch Plast Surg, 39(2): 94-105.

Gir P, Cheng A, Oni G, et al., 2012. Pedicled-perforator (propeller) flaps in lower extremity defects: a systematic review[J]. J ReconstrMicrosurg, 28(9): 595-601.

Hassanpour S E, Mohammadkhah N, Arasteh E, 2008. Is it safe to extract the reverse sural artery flap from the proximal third of the leg?[J]. Arch Iran Med, 11(2): 179-185.

Hou C L, Chang S M, 2008. History of Chinese society and state of practice in China[J]. Microsurgery, 28(1): 2-3.

Innocenti M, Dell'Acqua I, Famiglietti M, et al., 2019. Free perforator flaps vs propeller flaps in lower limb reconstruction: A cost/effectiveness analysis on a series of 179 cases[J]. Injury, 50(suppl 5): s11-s16.

Kneser U, Bach A D, Polykandriotis E, et al., 2005. Delayed reverse sural flap for staged reconstruction of the foot and lower leg[J]. Plast Reconstr Surg, 116(7): 1910-1917.

Lakhiani C, DeFazio M V, Han K, et al., 2016. Donor-site morbidity following free tissue harvest from the thigh: a systematic review and pooled analysis of complications[J]. J Reconstr Microsurg, 32(5): 342-57.

Low O W, Sebastin S J, Cheah AEJ, 2019. A review of pedicled perforator flaps for reconstruction of the soft tissue defects of the leg and foot[J]. Indian J Plast Surg, 52(1): 26-36.

Marchesi A, Parodi P C, Brioschi M, et al., 2016. Soft-tissue defects of the Achilles tendon region: Management and reconstructive ladder. Review of the literature[J]. Injury, 47(suppl 4): s147-s153.

Mohan A T, Sur Y J, Zhu L, et al., 2016. The concepts of propeller, perforator, keystone, and other local flaps and their role in the evolution of reconstruction[J]. Plast Reconstr Surg, 138(4): 710e-29e.

Nelson J A, Fischer J P, Brazio P S, et al., 2013. A review of propeller flaps for distal lower extremity soft tissue reconstruction: Is flap loss too high?[J]. Microsurgery, 33(7): 578-586.

Persaud S, Chesser A, Pereira R, et al., 2017. Sural flap use for the treatment of wounds with underlying osteomyelitis: graft size a predictor in outcome, a systematic review[J]. Foot Ankle Spec, 10(6): 560-566.

Roberts H J, DeSilva G L, 2020. Can sural fasciocutaneous flaps be effective in patients older than 65?[J]. Clin Orthop Relat Res, 478(4): 734-738.

Schmidt K, Jakubietz M G, Gilbert F, et al., 2019. Quality of life after flap reconstruction of the distal lower extremity: is there a difference between a pedicled suralis flap and a free anterior lateral thigh flap?[J]. Plast Reconstr Surg Glob Open, 7(4): e2114.

Sisti A, D'Aniello C, Fortezza L, et al., 2016. Propeller flaps: a literature review[J]. In Vivo, 30(4): 351-373.

Song S, Jeong H H, Lee Y, et al., 2019. Direction of flap rotation in propeller flaps: does it really matter?[J]. J Reconstr Microsurg, 35(8): 549-556.

Tajsic N, Winkel R, Husum H, 2014. Distally based perforator flaps for reconstruction of post-traumatic defects of the lower leg and foot. a review of the anatomy and clinical outcomes[J]. Injury, 45(3): 469-477.

Wei J W, Ni J D, Dong Z G, et al., 2016. Comment on: a systematic review and Meta-analysis of perforator-pedicled propeller flaps in lower extremity defects: identification of risk factors for complications[J]. Plast Reconstr Surg, 138(2): 382e-383e.

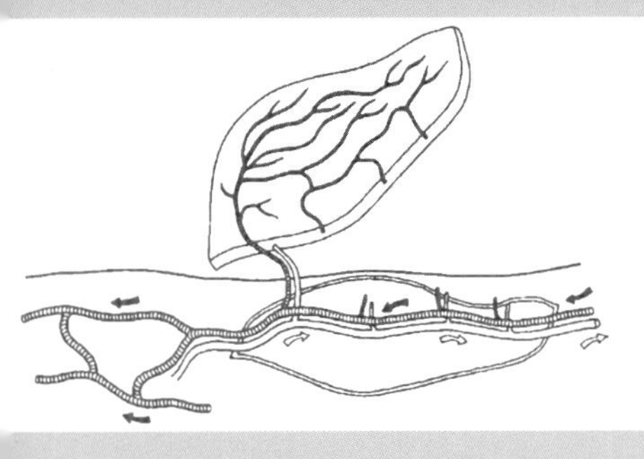

远端蒂腓肠皮瓣

DISTALLY BASED SURAL FLAP

第六章
腓动脉穿支皮瓣游离移植

临床上，大部分腓肠皮瓣是以远端筋膜蒂的形式，用于修复足踝创面。虽然简单实用，但宽厚的“无效”蒂部所导致的不必要供区牺牲和外形臃肿是其固有缺点。此外，有限的解剖及临床资料所报道的旋转点不完全可靠，当切取面积过大，修复距离过远，或一味降低旋转点时，皮瓣局部坏死较为常见。

穿支蒂螺旋桨腓肠皮瓣血供确切，修复效能显著提高，但旋转弧仅能抵达小腿及踝周。因此，游离移植必然是扩大其手术适应证的最终解决方案及不可或缺的重要方法。蔡培华等（2008 年）报道了吻合腓动脉主干的腓肠神经营养血管游离皮瓣；陈雪松等（2008 年，2009 年）报道了吻合腓动脉穿支的游离腓肠神经营养血管腓骨皮瓣和皮瓣（当时仍称为腓肠神经营养血管皮瓣）。

第一部分　皮瓣设计及手术方法

腓动脉穿支血管口径较大，吻合难度不高，其沿后肌间隔呈节段性规律分布，且易于在体表定位的特点，令手术设计相当灵活。吻合腓动脉穿支的腓肠皮瓣结合了穿支蒂皮瓣、皮神经营养血管皮瓣和游离皮瓣的各自优点：①切取简单，最大程度保留了肌肉及肢体主要血管的完整性；②创面修复准确美观，部位不受限制；③血供相对符合生理，切取面积可大可小，感觉重建方便。如果进一步结合超薄皮瓣、组合皮瓣、分叶皮瓣、筋膜皮肤瓣、复合组织瓣，以及 flow-through 等技术，则可准确修复全身各部位复杂创面，使该皮瓣的临床应用步入“自由王国”，成为真正的高效“万能”皮瓣。

一、皮瓣设计原则

典型的腓动脉穿支皮瓣供区在小腿外侧，以相应穿支的血管体区为中心设计切取皮瓣。本皮瓣是相对粗大腓动脉穿支经链式血管丛跨区供血的特殊类型穿支皮瓣；皮瓣设计取决于链式血管丛走向及分布，与相应穿支血管体区关系不大。按血管吻合方式大致可建立两套完整皮瓣血液循环系统：①穿支动脉→链式血管丛→相应皮瓣→皮下静脉网 / 链式血管丛伴行静脉→穿支伴行静脉；②穿支动脉→链式血管丛→相应皮瓣→皮下静脉网→小隐静脉。

腓肠供区上 1/2 有 4 条较为明显的纵向链式血管丛，分别为：小腿后肌间隔血管链（腓动脉穿支间吻合构成）；腓肠外侧皮神经营养血管；腓肠神经交通支营养血管；腓肠内侧皮神经营养血管。小腿后肌间隔血管链与腓肠外侧皮神经营养血管位置邻近，方向一致，存在此消彼长的补偿规律，可共同视为外侧链；腓肠神经交通支营养血管及腓肠内侧皮神经营养血管分别为中央链和内侧链。三者向远端走行过程中逐渐聚拢，一般在小腿下 1/3 融合为腓肠神经营养血管链。这些血管链和各节段腓动脉穿支相互吻合，构成位于小腿后外侧、密度远超其他供区的双向低阻力血管网，作用类似直接皮动脉皮瓣的轴心血管，其意义在于：①轴线全长存在链式血管丛是巨长皮瓣成活的必要条件，在本供区较易实现；②大体顺应邻近的多条链式血管丛走行，可设计与创面形状匹配的不规则皮瓣；③可切取包含完整供血渠道的皮肤筋膜带，补偿所缺带长，解决受区血管距离偏远问题；④由于低阻力供血渠道的存在，穿支血管的动态界限（实际皮瓣成活面积）由其供血能力，即灌注距离决定。综合出现频率、灌注能力和吻合需要，供血穿支筛选条件是根部口径≥ 1.0 mm，且末端穿深筋膜前口径≥ 0.5 mm；与穿支蒂螺旋桨皮瓣一致。按笔者经验，如末端穿深筋膜前口径≥ 0.7 mm，其动态界限仅取决于链式血管丛分布，最大可达整个小腿后外侧区。

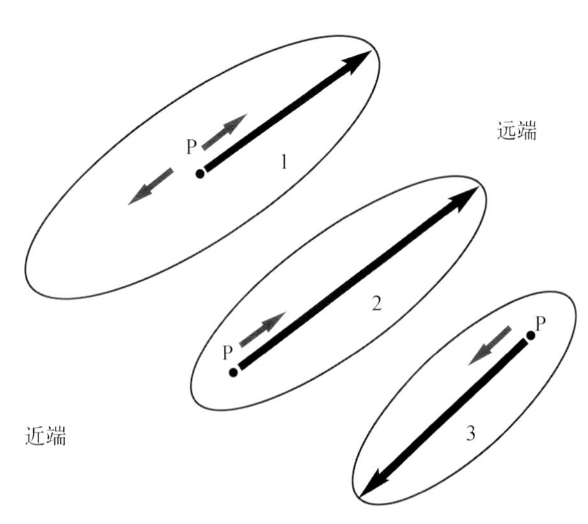

图 6-1　皮瓣成活面积不是衡量安全切取范围的可靠指标
1. 双向供血皮瓣；2. 顺行供血皮瓣；3. 逆行供血皮瓣
P，穿皮点
供血方向（红色箭头）；供血距离（黑色箭头，15 cm 内是安全的）；皮瓣 1 面积最大但供血距离反而最短

按穿支血管在皮瓣中的位置可分为：逆行供血皮瓣（穿支位于远 1/3）；顺行供血皮瓣（穿支位于近 1/3）；双向供血皮瓣（穿支位于中 1/3）。相同面积，供血距离最短的是双向供血皮瓣，而极限灌注距离一致时，前两者的安全切取长度仅为双向供血皮瓣的一半（图 6-1）。可见，真实反映皮瓣供血、成活能力的是“最大供血距离”（穿皮点与皮瓣一端的最大距离），临床报道中常见的“皮瓣最大切取面积”并不能完全说明问题。切取狭长、巨大皮瓣或不规则瓣时，尽可能缩短供血距离是重要原则之一。我们的临床经验表明，将供血距离控制在 15 cm 以内是安全的。虽然供血穿支在皮瓣中的位置受制于受区血管吻合点与创面间的相对位置，但由于该皮瓣一般吻合小血管重建循环，因此有较大的选择余地。创面内或周围临近的知名小血管、主干分支、主干末端均可，也可以切取一小段腓动脉，以 flow-through 的形式桥接主干动脉。

本皮瓣多为逆行设计，导致皮神经和供血穿支位置相背。此时，可以在皮瓣远端游离切取皮神经“逆行”吻合重建感觉功能（大部分情况下是腓肠神经）。腓肠供区皮神经有向远端聚合为腓肠神经的趋势，即吻合远端后，神经纤维向近端发散长入，分布区域理应大于吻合近端，最终通过长入的神经纤维沿神经干再生游离神经末梢与毛囊感受器的机制恢复感觉功能。

小腿外形的破坏对于患者的生活影响较大，年轻女性患者甚至无法穿着裙装，此为本皮瓣的主要缺点。临床上须设法直接闭合供区或减少植皮面积，基本思路包括以下几点。

（1）切取能够满足修复要求的最小面积皮瓣：某些创面虽大，但其中仅无法植皮，或对手术方案选择、疗效产生显著影响的部分需应用皮瓣或其他组织瓣修复；陈雪松等（2014 年）称之为关键创面。仅修复关键创面具有以下优点：①减小皮瓣切取面积；②避免外形过度臃肿；③有利于液化组织及炎性渗出自然引流；④提供感染信息及肌肉活力的直接观察窗口。存在严重感染、软组织肿胀时，创面面积可能远大于实际缺损，应待急性感染控制、消肿后再行修复。此外，当皮瓣足够薄时，不存在容积效应，无需刻意放大切取面积。

（2）在皮肤松弛的节段及方向设计皮瓣：一般选择小腿中下段穿支，逆行设计切取皮瓣；双向供血的长皮瓣则令宽大端位于小腿中上段。皮瓣外形不规则时，通过提捏皮肤松弛度的方法确定方向；只要确保皮瓣位于小腿后外侧区，近端大体指向腘窝中点或稍偏外，远端指向腓肠神经走行，内侧不超过小腿后内侧面交界即可。

（3）按皮肤筋膜瓣切取：修复中等面积创面时，仅需在最宽处携带有限的皮下筋膜瓣，即可达到直接缝合供区的目的；切取大面积皮瓣时，用该法可显著减少供区植皮面积；也可以筋膜皮下瓣为主，按受区功能要求，仅在必要位置保留表面的皮肤。因腓肠供区链式血管丛紧贴深筋膜浅面，切取筋膜瓣时只要不完全剔除脂肪就无破坏血供之虞。

二、腓动脉穿支血管的定位及选择

穿支血管在解剖上具有易变形和不确定性，准确的体表定位和形态学预估对皮瓣的设计和安全、快速切取均至关重要（详见第二章第二部分）。穿支蒂皮瓣受制于旋转限制，术前血管体表探测的目的是获得口径、旋转弧符合要求的邻近穿支定位点，选择余地不大。游离皮瓣不受此限制，术前应尽可能多地获取双侧小腿的腓动脉穿支定位点及解剖形态信息，而后依据创面特点（面积、形状、修复要求等），邻近软组织条件，以及受区可供吻合的血管位置等选择一条穿支作为皮瓣供血血管，力求以最优方案准确、高效修复。原则是：①口径足够粗大；②轴线方向能纳入临近链式血管丛供血渠道；③供血距离较短；④利于供区收拢缝合。究竟在哪一侧小腿切取皮瓣，除了权衡血管条件、出现节段及有利于供、受区同时操作或减少术中体位变换外，应当注意到，两者血管链（轴线）方向互为镜像，可能仅有一侧符合要求。

大部分术者倾向选择最粗的穿支，但这种血管穿肌较深，走形及分支均复杂，属典型的肌皮穿支（I型穿支，详见第一章第二部分）解剖起来费时费力。因此，本着够用原则，适合皮瓣面积及血管搭配吻合条件即可。临床上有一定的规律可循：①首选小腿中下段发出的腓动脉穿支，这一节段的穿支血管口径、蒂长比较适宜，解剖相对容易，大部分符合Ⅱ型穿支。在这一节段逆行设计皮瓣还可使其最宽大的部分位于表面积最大、皮肤松弛的小腿中上段，利于供区创面闭合。②一般不选择低位穿支。邻近踝关节的穿支大部分属较典型的肌间隔穿支（Ⅲ型穿支），不仅较为短小，而且用作皮瓣的供血血管会导致供区位于小腿下 1/3，皮肤张力较大，难以拉拢缝合，并会干扰小腿三头肌腱性部分，影响足踝功能。

少数患者小腿全长腓动脉穿支穿皮点口径均偏小，但存在以下特征时仍可选择：腓动脉穿支在穿皮点较为细小但根部粗大，血管长而分支多，根部与腓动脉夹角较小。这种血管根部与供区相应口径血管吻合后皮穿支血流速度增加最为显著，足可确保大面积皮瓣成活。

有的腓动脉分支十分粗大，沿途发支营养邻近肌肉、骨骼，皮穿支可以是其终末支或二级甚至三级分支，仅从实践角度仍可视为腓动脉穿支。这种血管分离解剖较为困难，一般不作首选，但却为应用高级皮瓣技术准确修复创面提供了极为有利的条件，例如：①可携带腓骨、肌肉、腓肠肌腱膜制成嵌合皮瓣，这些组织块仅通过各自营养支与穿支血管相连，在受区安装时具有一定的空间自由度；②利用穿支血管发出的粗大分支按需吻合装配不同组织瓣，制成组合瓣；③共干发出两个皮穿支者可制成分叶皮瓣（图 6-2）。

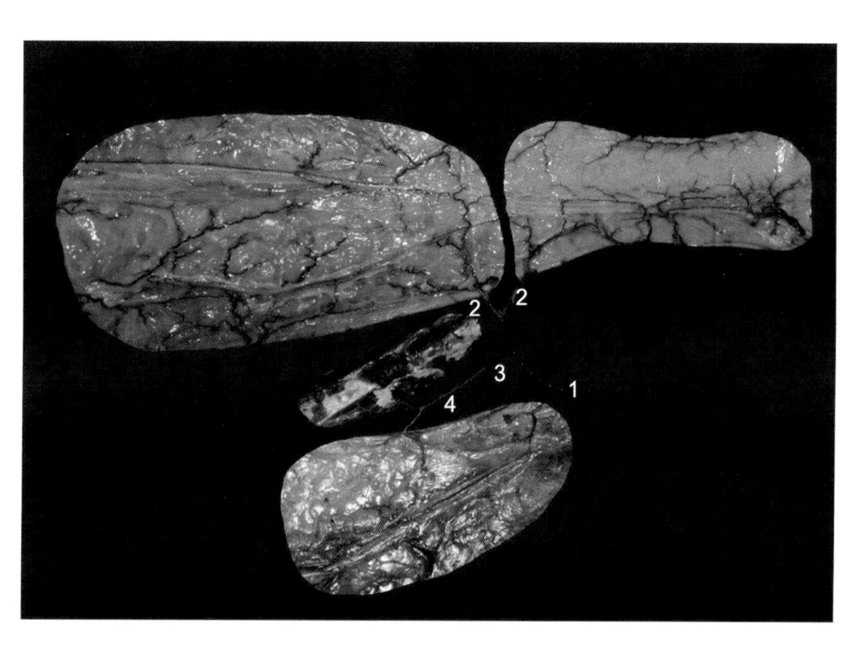

图 6-2　利用穿支形态及链式血管丛供血渠道可自由设计、组合皮瓣，精确修复不同类型复杂创面

1. 供血穿支；2. 该穿支形成的两条肌间隔筋膜皮肤支（制成双叶皮瓣）；3. 该穿支的粗大分支（与另一条穿支吻合制成组合复合组织瓣）；4. 另一块腓动脉穿支骨皮瓣的血管蒂（与 3 吻合）

邻近穿支的距离和质量对于皮瓣设计也有重要意义。切取两条腓动脉穿支供血的分叶皮瓣时，首选位于中段且距离较近的适合穿支，按顺、逆方向分别设计皮瓣，同时尽可能短地截取腓动脉主干。穿支间距较远时则宁可选择组合皮瓣，甚至在双腿切取以满足面积等要求。设计腓骨皮瓣时，首选骨瓣位置存在另一条穿支，详见手术要点，骨皮瓣的切取。

三、腓动脉穿支皮瓣的手术方法

（一）基本切取技术

为提高手术效率，应力求供、受区同时操作或减少体位变换。例如修复手、足部创面时，首选患侧在下的“漂浮”侧卧位（可向腹侧及背侧推动45°)，于健侧切取皮瓣。但可能受制于血管条件或轴线方向，仅能在同侧切取。依据创面面积、形状及供区链式血管丛走行，结合受区用于吻合的血管与创面间的相对位置设计皮瓣（后者决定供血穿支蒂在皮瓣中所处位置)。皮瓣前缘位于后肌间隔前约1.5~2.0 cm，于血管蒂位置设计一指向前方的三角形皮带，用于嵌入受区血管吻合处以减轻局部张力，防止血管受压，减少突兀感，改善缝合外形。因皮瓣本身较薄，按清创后皮缘自然回缩后的创面面积切取即可，无需刻意放大。

适度驱血后气囊止血带下切取皮瓣。切开皮瓣前缘，深筋膜下向后翻开，显露后肌间隔，确认穿支血管体表定位点及口径形态是否与术前预计一致。自前方探查的缺点是容易遗漏肌皮穿支（节段较高时这个问题相对突出一些)。凡术前定位肯定准确者，如CDFI、CTA一致判定选择的穿支，或术者与有经验的彩超医生共同完成的CDFI定位，则可直接沿皮瓣轮廓切取，自后向前翻瓣很容易看到穿支血管。长皮瓣需切开近端，根据皮神经走行对轴线作出必要调整。顺行供血的皮瓣，近端应携带足够长度的皮神经（一般为腓肠外侧皮神经或腓肠内侧皮神经，也可以是腓肠神经交通支)、小隐静脉。逆行供血的皮瓣远端携带足够长度的皮神经（一般是腓肠神经）以备吻合。双向供血皮瓣视情况选择吻合远端或近端皮神经建立感觉。在深筋膜下向供血穿支方向掀起皮瓣，轮廓内的肌间隔外侧缘一并切取在皮瓣中，沿途其他腓动脉穿支于发出“T”形分支前结扎切断。将血管蒂向深部细致解剖至根部，切断结扎所有与皮瓣无关的腓骨和肌肉营养支，以获得最粗的吻合端口径及最大的穿支动态界限（详见第二章第二部分)。解剖穿支血管时注意尽可能锐性分离并以利多卡因生理盐水保持湿润，以避免机械刺激及干燥导致血管持续痉挛。放松止血带，检视血供满意并通血15 min后，自根部结扎切断穿支，取下皮瓣。

皮瓣移位至受区后，穿支动脉与预先规划好的邻近小动脉、动脉主干分支或主干终末段吻合。逆行设计的皮瓣，吻合穿支伴行静脉建立皮瓣回流，吻合皮瓣远端预留的腓肠神经建立感觉功能。顺行设计的皮瓣，既可吻合穿支伴行静脉也可吻合近端预留的浅静脉或两者建立皮瓣回流，吻合近端预留的皮神经建立皮瓣感觉。

因穿支血管较为短小，优先在受区创面内或邻近寻找口径适合的血管吻合供血皮瓣。修复足踝常选择跗内、外侧血管或足背血管踝前分支，或足背动脉。修复手背常选用桡动脉腕背分支，偶尔也用桡动脉深支。决定皮瓣灌注量的是受区血管射血能力，其口径最好大于穿支动脉，以1.5~2倍最为适宜。穿支动脉做鱼嘴状切开后外翻吻合难度不大。我们的临床研究表明，由于选择了较粗的受区动脉，游离移植组术后于穿深筋膜点测到的供血穿支峰值血流速度均值较术前增加达130%，远高于穿支蒂组，其效应不仅仅是皮瓣的存活，对提高皮瓣成活质量、改善局部血运、控制创面感染及促进骨折愈合均有重要意义。吻合端的支撑作用及射血压力、流速增加也可能会减少痉挛、血栓形成的发生。可以推理，同等口径受区血管，端端吻合的皮瓣供血量大于端侧或flow-through吻合。

参照供区血管位置确定供血穿支在皮瓣中相对位置，设计合理时通常不存在血管蒂过短的问题，特殊情况，可在穿支血管与皮瓣间增加一宽约2~3 cm含皮神经营养血管供血渠道的筋膜皮带以相对延长血管蒂，作用相当于穿支蒂皮瓣跨过转移距离抵达创面的部分，其血供模式为穿支→“T”形分支→链式血管丛→相应皮瓣。

与主干血管供血的游离皮瓣不同，本皮瓣短小的穿支，可能部分、甚至完全被皮瓣掩盖，因此，移位到受区后，先固定皮瓣对侧数针，沿轴线向对侧翻开皮瓣，缝合血管后再最终调整缝合皮瓣。为改善外形，允许适度张力下严密缝合皮瓣，要点为：①彻底止血，瓣下放置引流；②缝合深度在真皮下或皮下浅层，且各向张力均匀，以避免结扎效应和牵拉深筋膜干扰供血主渠道。确实需要切取腓动脉主干时，除遵循最短原则外，尽可能不取主干静脉，用穿支伴行静脉建立回流，腓动脉段桥接于受区主干动脉。例如，修复足跟偏内侧创面时，仅分离切取发出皮瓣穿支的一小段腓动脉桥接胫后动脉，穿支静脉与胫后动脉伴行静脉吻合，此可减少供、受区损害的同时明显简化操作。

新鲜创面解剖层次清晰，血管条件好，力争尽早修复创面可降低手术难度，减少并发症。

（二）切取皮肤筋膜瓣

腓肠供区的链式血管丛紧贴走行在深筋膜浅面，于真皮下血管网深面，甚至皮下脂肪浅层掀起皮肤不会破坏该供血主渠道。临床切取筋膜瓣的目的，一是解决外形肥厚的问题，二是避免供区植皮瘢痕，或在带蒂瓣中翻转移位，偶尔也用于修复相应结构。在小腿供区一般没有切取游离筋膜瓣的必要，但从寻求供区直接缝合的角度来看，可以携带筋膜瓣补偿皮瓣切取面积，或按受区功能要求在筋膜瓣部分区域保留皮肤。由于该瓣在结构上包含了筋膜皮瓣、筋膜皮下瓣，由同一腓动脉穿支供血，结合供区名称，笔者称之为腓动脉穿支腓肠皮肤筋膜瓣。

穿支选择，感觉功能重建，供、受区血管搭配等基本方法同前，但由于缝合筋膜瓣张力过大会影响循环，通常设计面积需较实际创面放大10%~15%。在轴线方向纳入邻近皮神经及其营养血管链，按切取面积和所处平面，可为腓肠神经，腓肠内、外侧皮神经及腓肠神经交通支中的一条或几条。按供区皮肤松弛程度确定全厚部分的切取宽度，并令其覆盖在重要功能部位，例如，穿鞋时主要受压、摩擦处，其余部分仅切取皮下组织和深筋膜，分别用实线和虚线标出（图 6-3）。修复中等面积创面时，通常在皮瓣最宽处携带有限的筋膜瓣即可确保供区直接收拢缝合。供区缝合张力不可过大，否则有肌肉缺血坏死的风险。

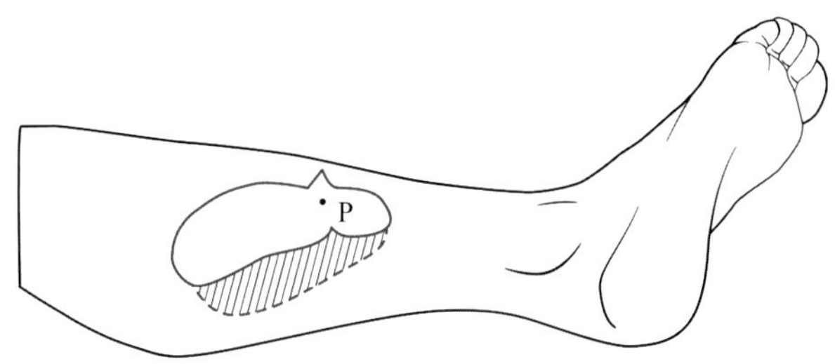

图 6-3 筋膜皮肤瓣设计示意图
P，穿支体表定位点
按供区皮肤松弛程度决定全厚切取部分宽度（实线轮廓区域），并令其可覆盖主要的穿鞋挤压、摩擦部位，其余部分仅切取皮下组织和深筋膜（阴影部分）

沿实线轮廓切开皮肤，于真皮下血管网深面潜行游离至虚线轮廓，切开深筋膜，于其深面向穿支血管方向掀起整个筋膜皮瓣。将穿支血管解剖至根部，放松止血带，观察血供满意并通血 15 min。皮瓣移植到受区后，筋膜表面可用 VSD 技术或打包适度加压法进行一期游离植皮，或用生物敷料、VSD、凡士林纱布等覆盖保护 10 天后二期植皮修复。皮瓣所携带的筋膜瓣虽然循环丰富，但一期植皮无法足够加压，难以完全成活。二期植皮则延长治疗周期，一旦创面保护不当易发生感染、干燥导致表面坏死，加重瘢痕。我们倾向应用猪皮脱细胞真皮基质等生物敷料缝合覆盖筋膜瓣表面，只要不发生感染，10 天后掀开均可获得理想植皮床，此时皮瓣深面与基底部已经形成毛细血管联系，进行断层或全厚加压植皮，外形及功能均较满意。

（三）切取超薄皮瓣

本皮瓣的重要特点是深筋膜浅面存在多条纵向链式血管丛，腓动脉穿支以“T”形分支和横支的形式参与吻合到其中，构成类似“网格状”供血枢纽，血管充盈状态下于深筋膜深面清晰可见，其中皮神经营养血管链则与相应皮神经走行一致，更加容易判断。上述供血枢纽发支在皮下脂肪中短暂穿行即浅出至真皮下形成真皮下血管网，在对皮瓣做超薄修剪时，仅需要保留三个关键部位的完整性即不会破坏其循环系统：①腓动脉穿支形成终末筋膜皮肤支处的肌间隔；②肌间隔外侧缘及邻近的深筋膜；③皮瓣背面所有可见的血管及皮神经沿途两侧一定宽度的深筋膜。保留下来的深筋膜很好地保护和标示了其浅面

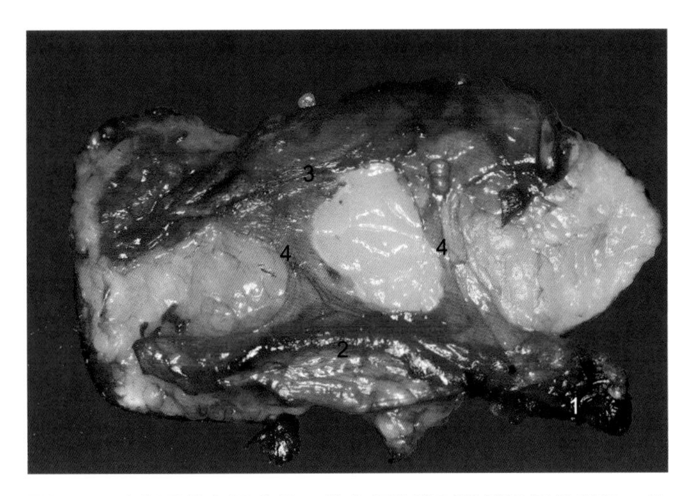

图 6-4 除主要供血渠道处，其余部位的深筋膜已经被剔除，保留下的深筋膜和其浅面的供血渠道呈网格状

1. 供血穿支；2. 后肌间隔血管链；3. 中央血管链；4. 节段性皮神经营养血管

核心供血网络的走行，两侧裸露的皮下脂肪按渐薄原则修剪至所需厚度即可（图 6-4）。小腿皮下脂肪相对不厚，大多适当修薄即可达到明显的美观效果，不必拘泥于超薄皮瓣定义；仅在用小皮瓣修复菲薄受区时需达真皮下血管网。从应用解剖角度，剔除整个深筋膜是可行的，但明显增加了操作时间和误伤血管网机会，临床上无此必要。操作简单快捷，安全切取面积与全厚皮神经营养血管皮瓣差别不大是其突出优点，具体方法如下。

皮瓣掀起后将血管蒂解剖至根部，放松止血带检视血供满意并通血 15 min 后彻底止血，于穿支根部显微结扎两道，从中间切断，取下皮瓣。深筋膜除皮神经两侧各保留 1~1.5 cm，节段性皮神经营养血管两侧各保留 0.25~0.5 cm 外，其余部分用整形镊提起后剔除。切取范围内的肌间隔外侧缘也需保持完整。此时皮瓣背面残留的深筋膜代表了供血主渠道的分布及走向，多呈网格状，格外的皮下脂肪以血管网为中心，按中央至外侧渐薄的原则用弯剪修剪皮下脂肪至真皮下血管网，格内的脂肪球用整形镊提起，显微剪逐个剪除。皮瓣修薄后，剪开穿支蒂结扎端，移植到受区。对于较小的皮瓣，皮神经营养血管主要作为供血渠道起到延长血管蒂的作用，体部不必携带皮神经，此有利于获得更薄的皮瓣，且最终均能获得保护性痛觉和不同程度的浅触觉；亦可考虑利用供区已损伤的皮神经，切取后植入皮瓣下方，有望获得更好的感觉功能恢复。

（四）切取腓骨皮瓣

切取腓骨皮瓣时有四种方式保持腓骨瓣血供。

第一种方式：通过邻近的另一条腓动脉穿支（第二穿支）沟通皮瓣与腓骨间的循环（图 6-5）。该法切取简单，血供确切，特别是允许骨瓣以第二穿支为蒂自由旋转和一定的空间位移，应作为首选，其血供模式最具腓肠供区特色。由于创面与骨缺损之间的位置可以明显偏离，或两者的空间关系不平行或不同向，这种装配上的灵活性显然更有利于灵活准确地在受区放置骨皮瓣。以这种供血模式设计骨皮瓣，要求骨瓣区域存在第二条较粗大腓动脉穿支，可位于骨瓣中央或偏向一端。受制于腓动脉穿支体表定位水平和解剖条件，该法的使用比例约为 36%。

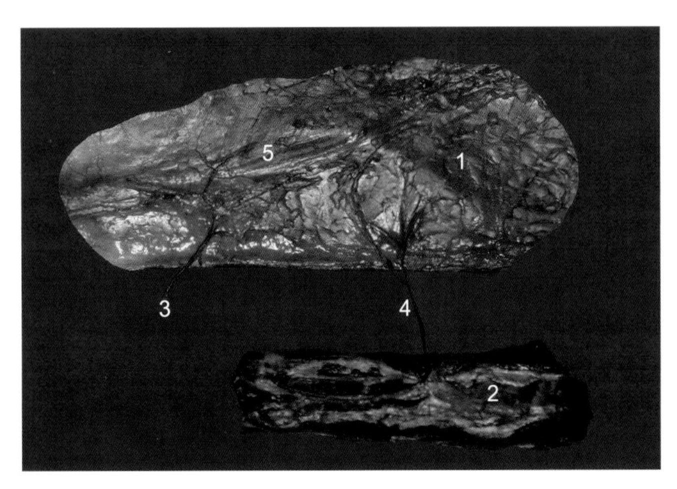

图 6-5 通过第二穿支沟通皮瓣与腓骨间的循环

1. 皮瓣；2. 腓骨瓣；3. 骨皮瓣供血穿支；4. 营养腓骨瓣的第二穿支；5. 沟通两条穿支的链式吻合血管丛

切取要点为（图 6-6）：①向两条穿支方向，从深筋膜下掀起皮瓣；②向前牵开腓骨肌，于腓骨后缘可清晰看到起于第二穿支的腓骨肌骨支，结扎肌支，保留薄层肌袖，自腓骨表面锐性剥离腓骨肌，直至骨间膜；③沿第二穿支两侧及腓骨后缘旁开一点切开肌间隔，穿支皮瓣端及腓骨端切开间距应稍宽；④于拟截取腓骨瓣的两端横向切断骨膜，分别向头侧及尾侧推开 2 cm，严格骨膜下全周剥离，插入骨橇充分保护，电钻钻孔后微型摆锯截断腓骨；⑤将骨瓣稍向后外侧翻转，张力下纵向切断骨间膜，

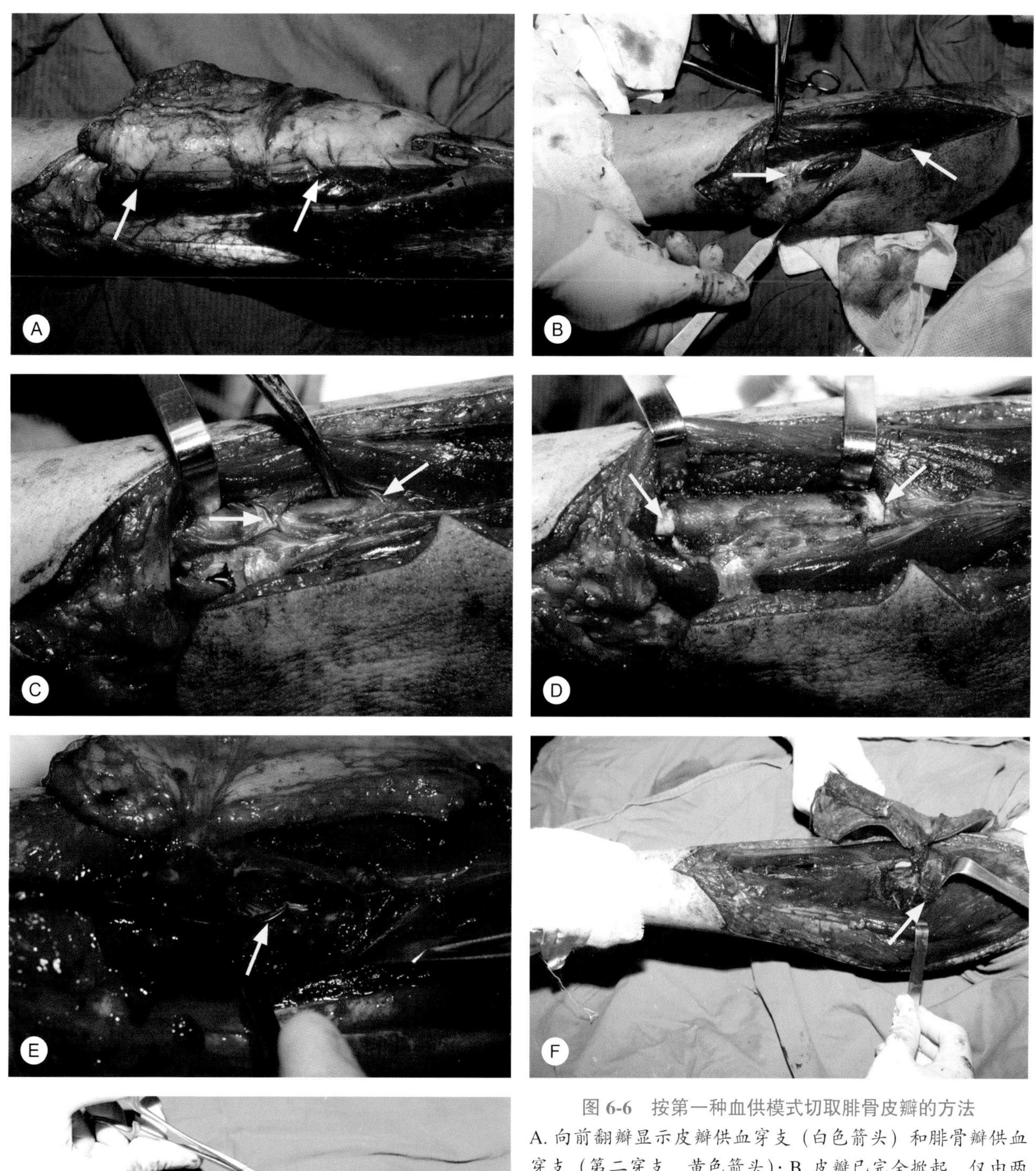

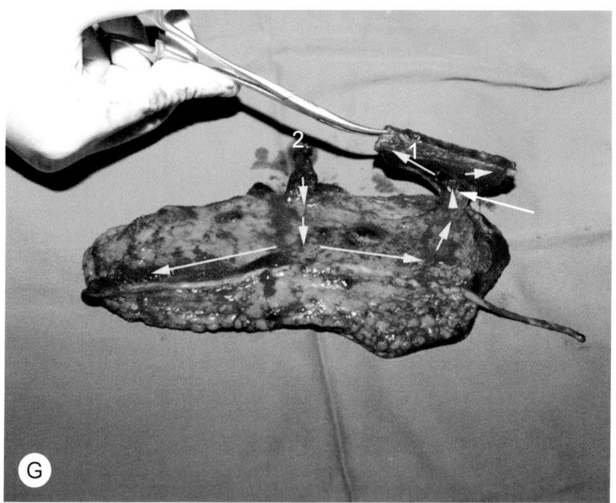

图 6-6 按第一种血供模式切取腓骨皮瓣的方法

A. 向前翻瓣显示皮瓣供血穿支（白色箭头）和腓骨瓣供血穿支（第二穿支，黄色箭头）；B. 皮瓣已完全掀起，仅由两条解剖至肌间隔段的穿支（黄色箭头）与肢体相连；C. 保留腓骨骨膜及薄层肌袖附着，向前牵开腓骨肌，可清晰看到第二穿支发出的腓骨肌骨支；D. 无关腓骨肌支已被结扎；腓骨肌自腓骨表面骨膜外锐性剥离至骨间膜；拟截取腓骨段两端骨膜已被横向切开、剥离（黄色箭头），从此处截断腓骨；E. 第二穿支无关分支已结扎，腓骨瓣后方的肌肉已剔除，自根部结扎切断第二穿支（黄色箭头），此时骨皮瓣仅以供血穿支与肢体相连，腓骨瓣仅以第二穿支与皮瓣相连；F. 将骨皮瓣供血穿支继续解剖至根部（黄色箭头）；G. 自供血穿支根部结扎切断，取下腓骨皮瓣（1. 腓骨瓣；2. 骨皮瓣供血穿支）；第二穿支（白色箭头）；循环通路（黄色箭头）

此时腓骨瓣已较为松弛，便于解剖正常情况下被其掩盖的穿支肌内走行段；⑥前后方交替操作，结扎切断第二穿支发出的无关肌支，同时剔除腓骨瓣后方附着的肌肉（除与穿支紧邻部分，仅需保留薄层肌袖），将第二穿支其解剖至根部结扎切断，注意严格保护其发出的所有腓骨支，此时腓骨瓣仅以该穿支为蒂与皮瓣相连；⑦按前述方法将皮瓣供血穿支解剖至根部结扎切断，取下骨皮瓣。骨瓣血供模式为：皮瓣供血穿支→链式血管（后肌间隔血管链、皮神经营养血管）→第二穿支“T”形分支→第二穿支→第二穿支腓骨支→骨瓣。为了保留腓骨干的连续性，应力争仅截取后半腓骨，相关要点为（图 6-7）：①骨瓣边界打孔时严格控制钻头长度并喷洒生理盐水降温；②截断骨瓣后向后外侧翻开，适度张力下沿边界切断后侧及两端骨膜、肌间隔；③向远近端及内侧充分剥离、松解不相关腓骨骨膜，再继续解剖穿支血管。

第二种方式：通过皮瓣供血穿支的腓骨支营养腓骨，可以切断或不切断肌间隔（图 6-8）。这种供血模式比较容易实现，选择Ⅰ型或较粗大的Ⅱ型穿支即可，这些穿支恒定发出数条腓骨支和 / 或肌骨支，切取时仅需保留穿支血管发出的腓骨营养支与腓骨瓣的连续即可，截下腓骨瓣后将穿支继续游离至根部切断取下骨皮瓣，仍然首选半腓骨瓣（图 6-9）。缺点是即使切断骨间膜也仅允许骨瓣以腓骨营养支为轴的一定角度旋转活动，且由于皮瓣与骨瓣限制在同一血管蒂上，难以解决血管蒂过短的问题。该法的使用比例为 41%。

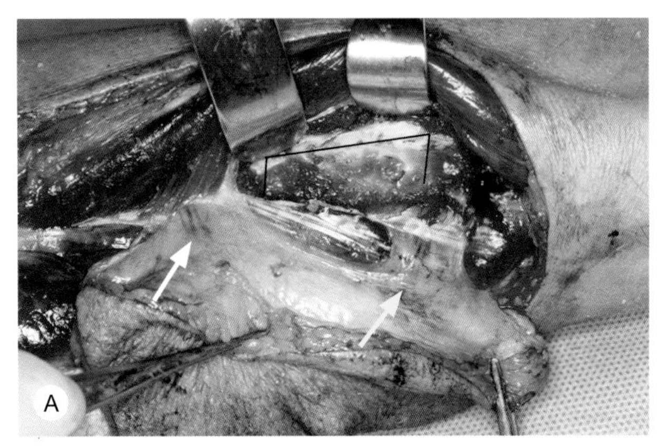

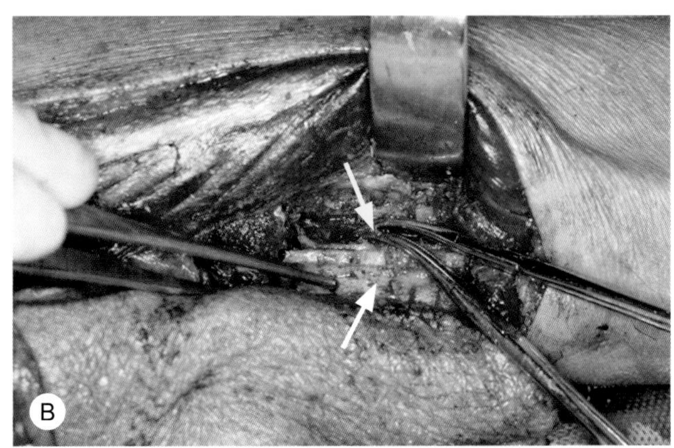

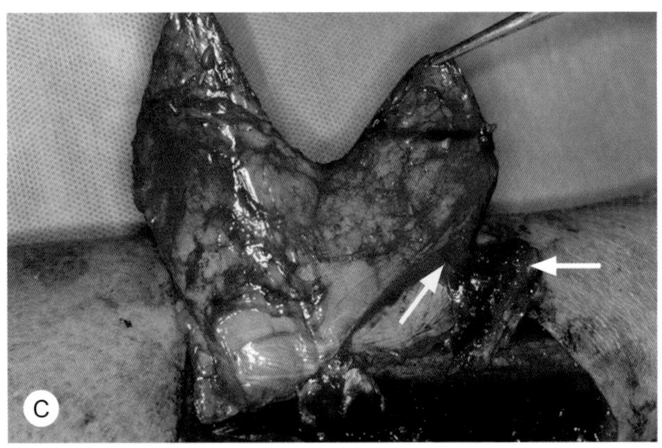

图 6-7 按第一种血供模式切取半腓骨皮瓣的方法

A. 皮瓣已掀起：供血穿支（白色箭头）；供养腓骨瓣的第二穿支（黄色箭头）；后半腓骨截骨线（黑色箭头）；B. 腓骨瓣已截断（白色箭头），翻开剪断后侧及两端骨膜（黄色箭头）；C. 将第二穿支解剖至根部，结扎切断，此时腓骨瓣（白色箭头）仅通过第二穿支（黄色）与皮瓣相连

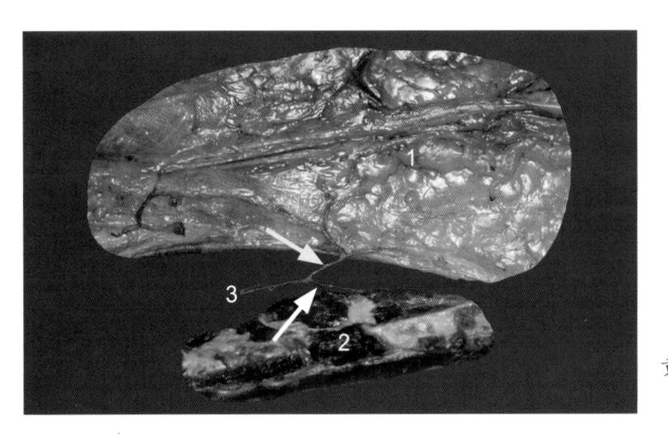

图 6-8 血供模式图

1. 皮瓣；2. 腓骨瓣；3. 骨皮瓣的供血穿支

黄色箭头示该穿支发出的皮支；白色箭头示该穿支恒定发出的腓骨营养支

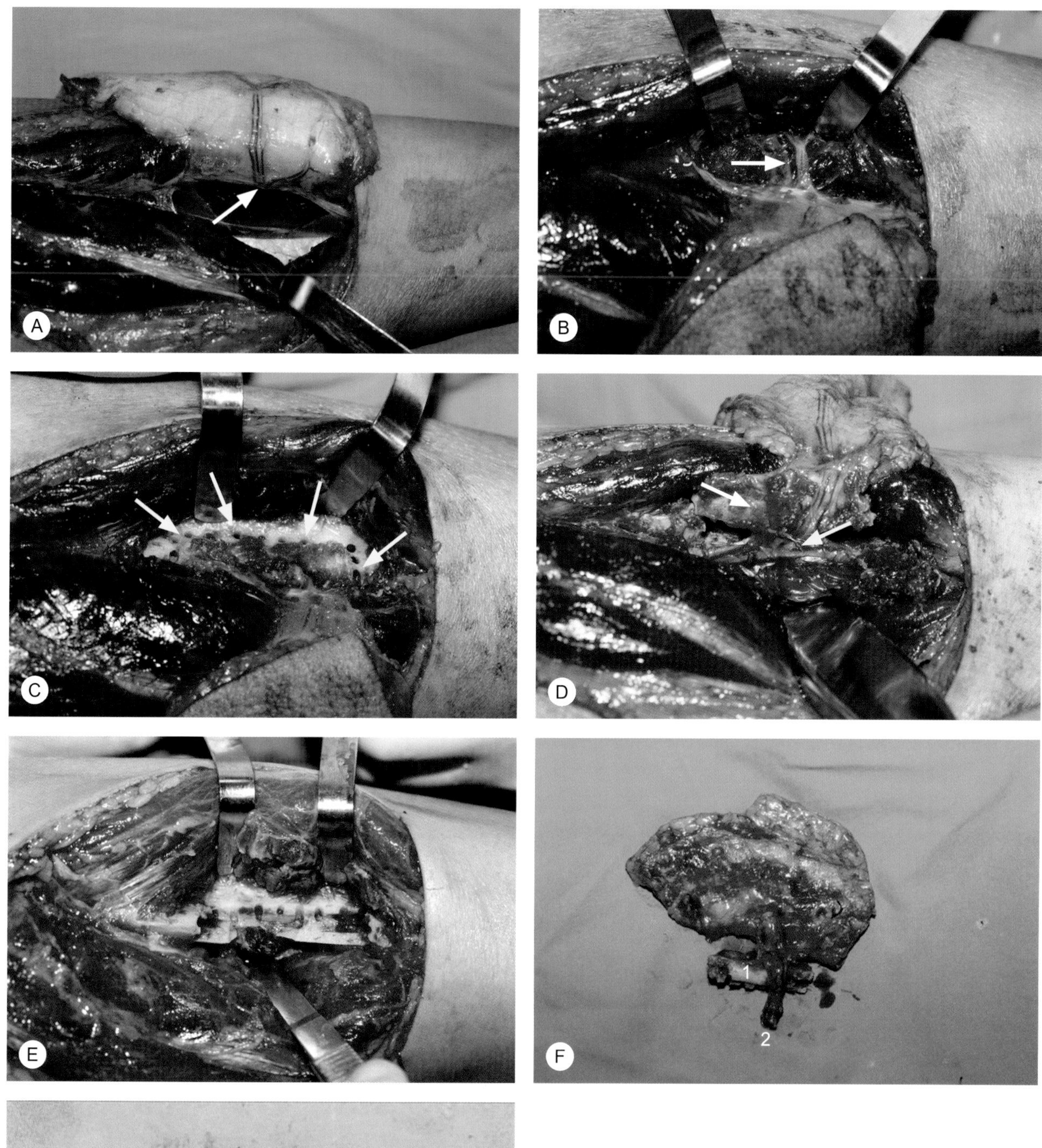

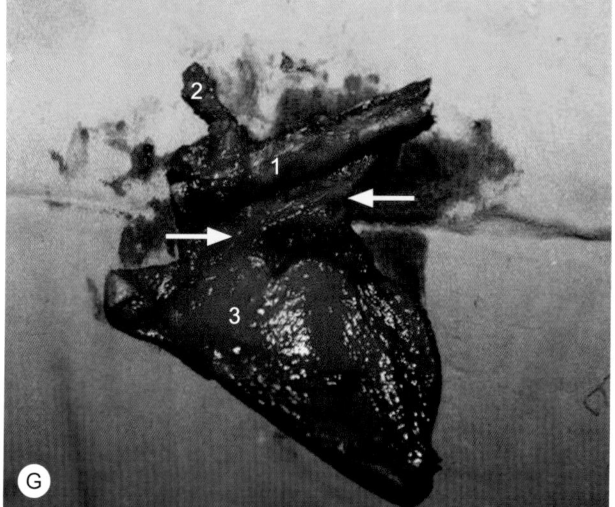

图 6-9 按第二种血供模式切取半腓骨皮瓣的方法

A. 向前翻瓣显示腓骨皮瓣供血穿支（白色箭头）；B. 向前牵开腓骨肌，可清晰看到该穿支发出的腓骨肌骨支（白色箭头）；C. 拟截取的后半腓骨瓣边缘已钻孔（黄色箭头），从此处截断腓骨；D. 腓骨瓣（白色箭头）已截断，将供血穿支解剖至根部（黄色箭头），自此处结扎切断；E. 腓骨供区，纵向完整性得以保留；F. 取下的腓骨皮瓣（1. 腓骨瓣；2. 骨皮瓣供血穿支；3. 皮瓣）；G. 较长段的腓骨瓣亦可保留肌间隔与皮瓣相连，但牺牲旋转自由度 [1. 腓骨瓣；2. 骨皮瓣供血穿支；3. 皮瓣；肌间隔（黄色箭头）]

第三种方式：完整保留整段腓骨瓣与皮瓣间的肌间隔，通过肌间隔上随机存在的细小血管营养腓骨（图 6-10）。该法最为简单易行，但血供不够确切，而且皮瓣与腓骨间缺乏活动度，容易出现皮瓣的堆积、扭转，影响修复效率和外形，一般不作为首选。该法的使用比例为 6%。

第四种方式：切取一段腓动脉主干营养腓骨，切断或不切断肌间隔，吻合腓动脉主干建立骨皮瓣循环（图 6-11）。与传统腓动脉腓骨皮瓣的不同之处在于，皮瓣是以穿支皮瓣的形式携带在所切取的腓动脉主干上。该法血供确切，设计灵活，易于实现，甚至允许折叠腓骨，但多需费时费力解剖截取较长一段腓血管，破坏较大，也造成受区主干血管牺牲。该法的使用比例占 17%，仍属颇具临床意义的备选方案。

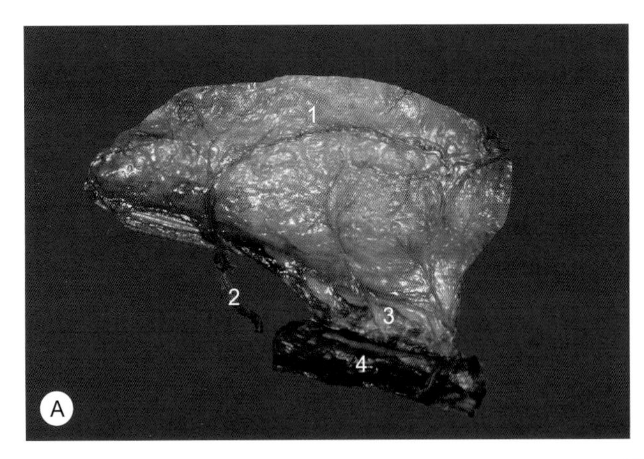

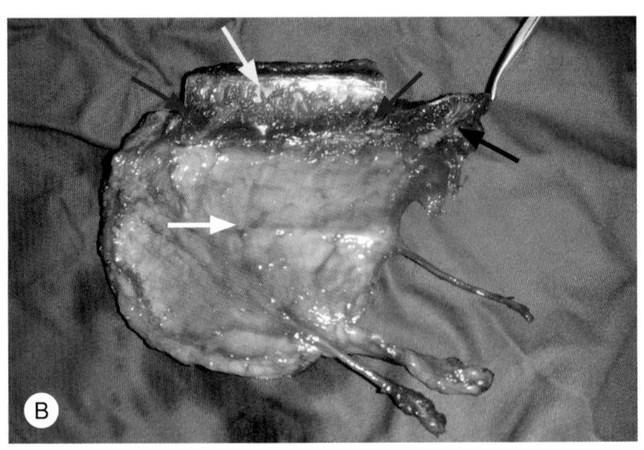

图 6-10　通过肌间隔营养腓骨

A. 腓骨瓣通过肌间隔上随机存在的细小血管从皮瓣获得血液循环（1. 皮瓣；2. 供血穿支；3. 肌间隔；4. 腓骨瓣）；B. 腓骨瓣与皮瓣间的位置、方向均较为固定，无法灵活装配在创面中，且血供不确切［腓骨瓣（黄色箭头）；皮瓣（白色箭头）；骨间膜（蓝色箭头）；供血穿支（黑色箭头）］

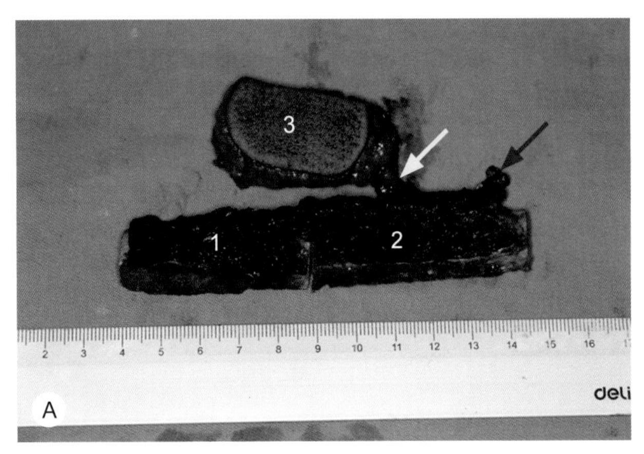

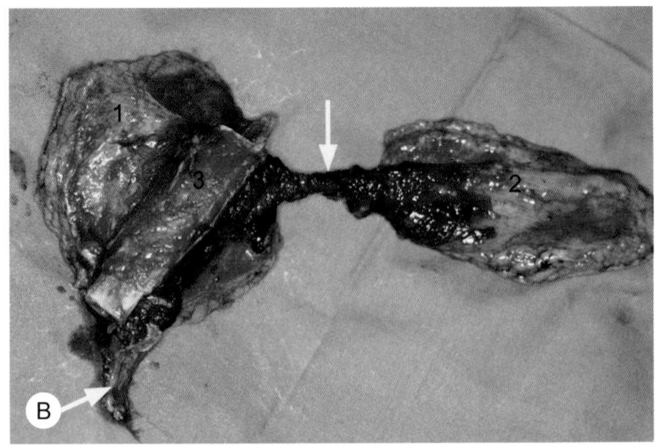

图 6-11　带腓动脉主干营养腓骨

A. 折叠腓骨皮瓣（1. 腓骨瓣；2. 腓骨瓣；3. 皮瓣；蓝色箭头示腓动脉主干；黄色箭头示皮瓣供血穿支）；B. 带腓动脉主干的分叶腓骨皮瓣（1. 皮瓣；2. 皮瓣；3. 腓骨瓣；黄色箭头示腓动脉主干）

第二部分 腓动脉穿支皮瓣游离移植的临床应用

腓动脉穿支皮瓣游离移植的优点众多，临床应用中既可以做成减薄、超薄皮瓣修复手足创面，也可以做成穿支分叶皮瓣，同时修复相邻的多个创面或洞穿性缺损，或采用化宽度为长度的方法，拼装后修复宽大的创面且获得供区的直接缝合；腓动脉穿支皮瓣还能够联合切取腓骨、肌腱等，做成嵌合皮瓣，同时修复受区的多元组织缺损。

一、超薄皮瓣修复手足创面

手足部软组织缺损创面是骨科和修复重建外科医师经常面临的问题，外科皮瓣仍是现阶段的标准修复方法。手足有其特殊性：①较薄的软组织套和复杂的骨关节系统共同构成与其功能相适应的独特外形轮廓；②皮肤需有较强的耐磨能力；③手是社交器官，足踝裸露机会也较多，患者对美观要求较高。选择具有一定感觉功能的薄皮瓣进行修复是获得满意疗效的基本前提。按传统“阶梯”重建原则，首选邻近带蒂皮瓣，如以骨间后血管为蒂的前臂背侧皮瓣、远端蒂腓肠神经营养血管皮瓣、足背皮神经营养血管皮瓣等，但存在适应证有限、修复效能低下、蒂部臃肿，破坏前臂外形等诸多不足，盲目切取长皮瓣、大皮瓣或因解剖差异导致的手术失败在临床上也并不少见。随着皮瓣外科的发展，越来越多的学者尝试应用新型游离皮瓣技术修复手足创面，希望解决传统方法外形肥厚、供区牺牲大等问题。

股前外侧穿支皮瓣优点颇多，是临床使用量最大的皮瓣之一：设计灵活，穿支源血管粗大、恒定，供区相对隐蔽，有一定的直接闭合机会。但由于股部皮下脂肪较多（尤其女性），直接修复手、足创面时外形肥厚，影响握持及穿鞋行走的问题较为突出。虽然显微修薄可将皮瓣厚度降至 3~6 mm，但操作费时费力，破坏循环的风险亦较大。我们还观察到肥胖女性的皮瓣皮下脂肪，后期有明显增厚的现象。预扩技术可以获得相当薄的皮瓣，有作者报道用于股前外侧等游离穿支皮瓣，但需要分期手术。传统腓动脉穿支皮瓣质地优良，皮下脂肪相对较薄，但除男性瘦者外，用于修复手背、足背中小创面时仍显突兀，而且血管蒂较为短小，安全切取面积有限。

腓动脉穿支腓肠皮瓣特别适合制成超薄皮瓣来修复手、足创面：①技术简单可靠，容易推广。修剪皮下组织时无须刻意解剖分离细小的皮动脉，也可按具体轮廓要求仅做局部修剪。②血管搭配容易。修复手、足创面时理想的受区血管多位于腕背、踝周及足背近端；距离创面较远时，可以携带一条含链式血管丛的皮肤筋膜蒂，通过在安全范围内延长血供距离的方式补偿蒂长。③感觉功能恢复满意。皮瓣内皮神经不仅通过其营养血管丛供养皮瓣，也可用于逆行或顺行吻合建立感觉。实际上，手足部创面神经末梢本身较为丰富，即使不吻合神经，移植去除大部分深筋膜的薄皮瓣后，也可通过基底神经长入恢复较满意的感觉功能。缺点包括：①用于修复足底、手掌时颜色、质地和皮纹差异较大；②用于指背修复时，即使完全剔除皮下脂肪仍稍显臃肿（这种情况下，剔除皮肤以筋膜瓣形式修复后，一期或二期全厚植皮可能是更为理想的选择）；③牺牲皮神经，对供区感觉功能有损害并存在痛性神经瘤风险，小腿留有瘢痕，影响年轻女性着装。但总体来说，皮瓣移植的供、受区得失比仍较理想。

（一）修复足背创面的典型病例

·病例1·

患者，男性，36岁。创面特点：不稳定瘢痕切除后软组织缺损，创面局限于足背，面积中等。皮瓣数据：面积13 cm×8 cm，逆行供血；所选供血穿支位于健侧外踝上14 cm，末端穿深筋膜前口径0.7 mm，根部口径1.6 mm，供血距离12 cm。皮瓣切取完毕后，剪除除供血主渠道沿途外的深筋膜及大部分皮下脂肪。穿支动静脉分别与已损伤的足背动、静脉残端吻合建立循环，未重建感觉。术后皮瓣完全成活，创面一期愈合，修复外形明显优于全厚皮瓣。1年后复查，皮瓣质地优良，厚度与足背皮肤一致，行走步态正常（图6-12）。

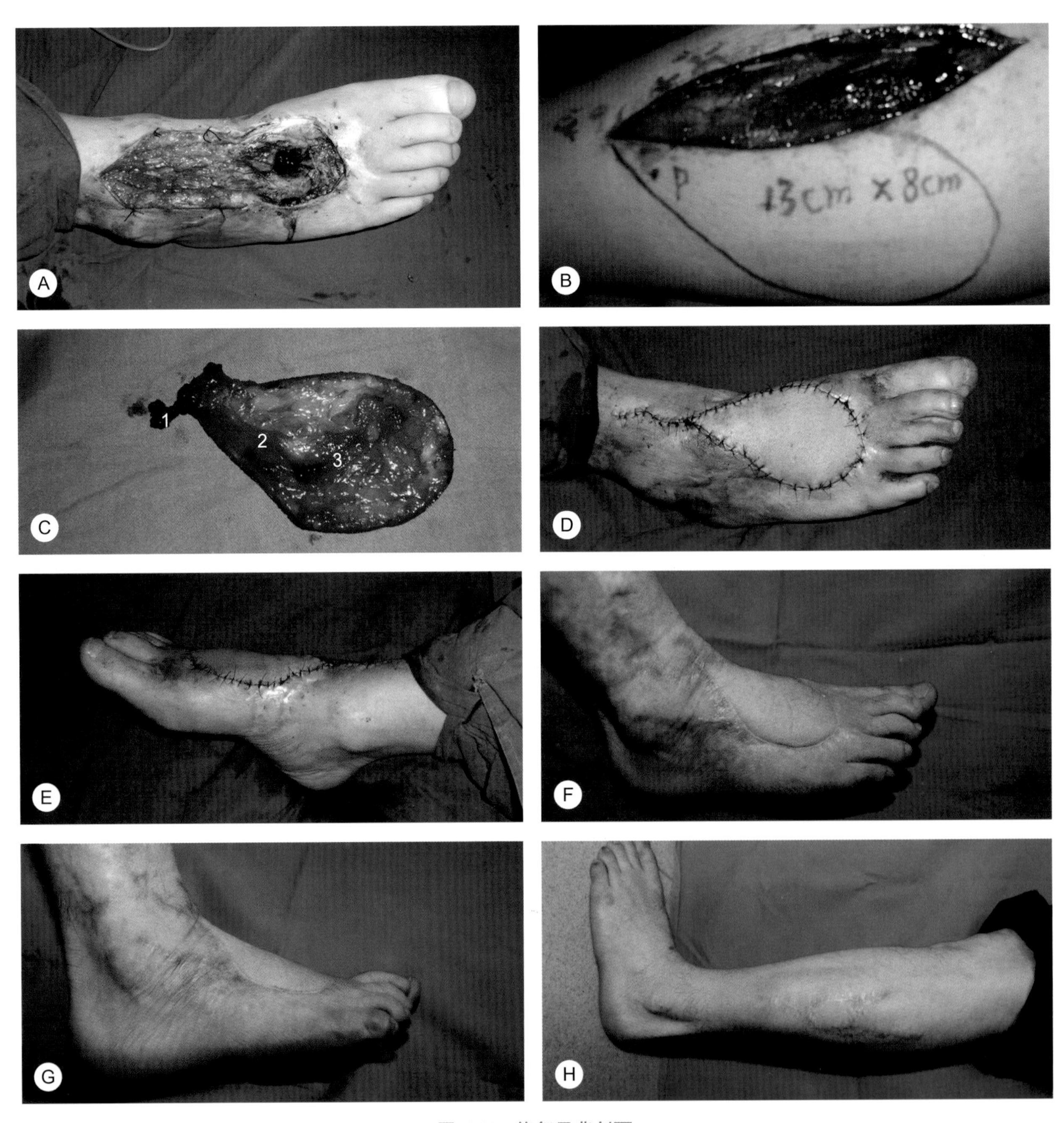

图 6-12 修复足背创面

A. 溃疡及贴骨瘢痕切除后的足背创面；B. 皮瓣设计；C. 皮瓣切取及修薄完毕，除供血主渠道位置外，深筋膜及大部分皮下脂肪已切除（1. 供血穿支；2. 肌间隔血管链；3. 与肌间隔血管链吻合的横向血管）；D. 术毕；E. 内侧观，皮瓣厚度与原有足背皮肤一致；F. 术后1年；G. 术后1年侧面观；H. 供区外形

· 病例 2 ·

患者，男性，28 岁。创面特点：左足压榨伤后皮肤坏死，局限于前足背，横向，面积较小。受区血管拟用足背动脉，需携带含供血渠道的皮肤筋膜条补偿所欠血管蒂长，并改善缝合外形。皮瓣数据：面积 11.5 cm × 7 cm，逆行供血；所选供血穿支位于同侧外踝上 16 cm，末端穿深筋膜前口径 0.6 mm，根部口径 1.4 mm，供血距离 10 cm。皮瓣切取完毕后，剪除除供血主渠道沿途外的深筋膜及大部分皮下脂肪。穿支动静脉分别与足背动静脉远端吻合建立循环，未重建感觉。术后皮瓣完全成活，创面一期愈合，修复外形优于全厚皮瓣。皮瓣成活质量，修复效率显著高于远端带皮瓣（图 6-13）。

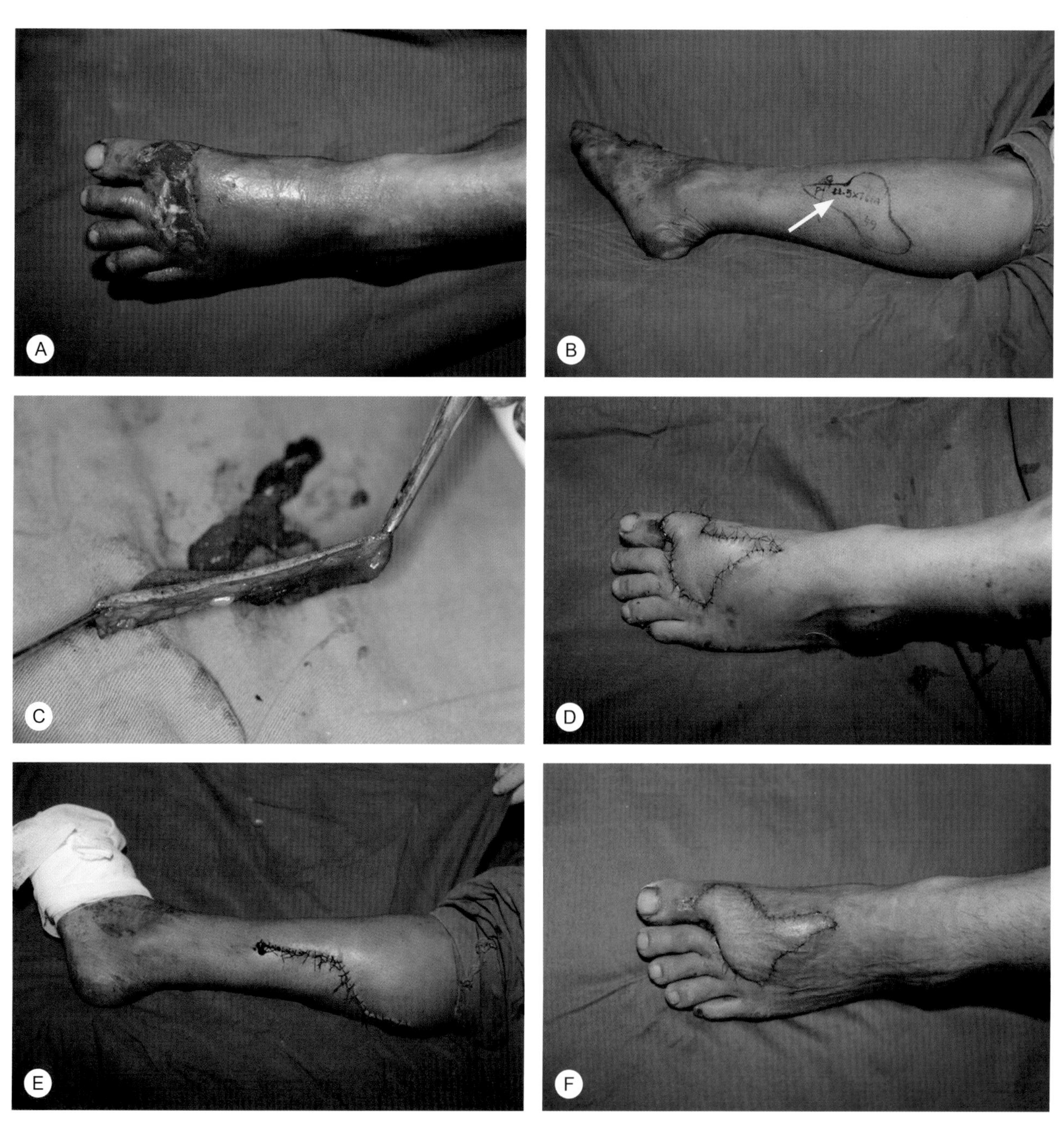

图 6-13　修复前足横向小创面

A. 局限于前足的横向较小创面，距离足背动脉有一定距离；B. 皮瓣设计，需携带含外侧肌间隔血管链供血渠道的皮肤筋膜带（黄色箭头）补偿血管蒂长；C. 皮瓣切取完毕，剪除大部分深筋膜及皮下脂肪；D. 术毕；E. 供区直接缝合；F. 皮瓣成活质量高，外形满意

（二）修复前足残端创面的典型病例

·病例1·

患者，男性，45岁。创面特点：右足1~3趾毁损并皮肤软组织缺损，创面较小，局限于足内侧前端。拟用足背动脉为受区供血血管，需携带含供血渠道的皮肤筋膜条补偿所欠血管蒂长。皮瓣数据：面积11 cm×8.5 cm，逆行供血；所选供血穿支位于同侧外踝上14 cm，末端穿深筋膜前口径0.8 mm，根部口径1.3 mm，供血距离10 cm。本例供血渠道为后肌间隔血管链及腓肠外侧皮神经营养血管。术中发现腓肠外侧皮神经较为粗大且走行较远，于皮瓣远端截取4 cm供逆行吻合重建感觉用。皮瓣切取后剪去除供血渠道沿途外的深筋膜，适当修剪皮下组织。试覆盖创面，发现仅内侧端需进一步修薄即可获得满意的外形。穿支动静脉与足背动静脉吻合建立循环，腓肠外侧皮神经远端与腓深神经感觉支吻合重建感觉功能，供区直接缝合。术后皮瓣完全成活，供受区均一期愈合，修复外形美观，可正常穿鞋，供区仅遗留线状缝合瘢痕（图6-14）。

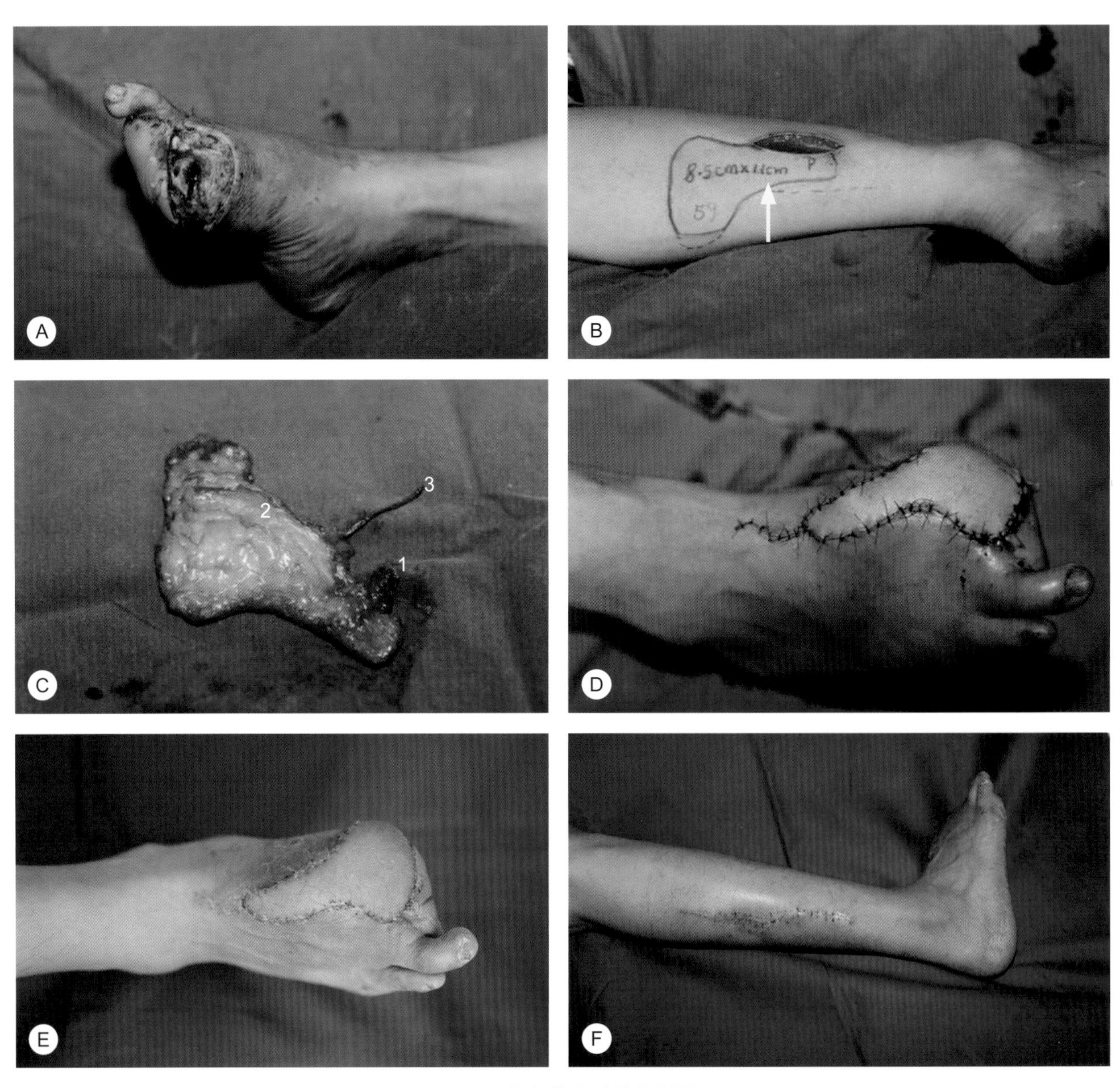

图6-14 修复前足残端小创面

A. 1~3趾毁损离断后残端创面；B. 皮瓣设计，通过含供血渠道的皮肤筋膜带（黄色箭头）补偿所欠血管蒂长；C. 皮瓣切取完毕（1. 供血穿支；2. 腓肠外侧皮神经及其营养血管；3. 皮瓣远端携带的腓肠外侧皮神经）；D. 术毕；E. 皮瓣完全成活，创面一期愈合，外形美观；F. 供区仅遗留线状瘢痕

· 病例 2 ·

患者，男性，36 岁。创面特点：右足全足趾毁损并皮肤软组织缺损，创面较大，位于前足背及残端；内踝前下方有另一创面，较表浅，可以植皮修复。皮瓣数据：面积 12.5 cm × 7.5 cm，顺行供血；所选供血穿支位于健侧外踝上 22 cm，末端穿深筋膜前口径 0.6 mm，根部口径 1.7 mm，供血距离 11.5 cm。皮瓣切取完毕后，剪除除供血主渠道沿途外的大部分深筋膜，适当修剪皮下组织。穿支动静脉与足背动静脉残端吻合建立循环，未重建感觉。术后皮瓣完全成活，修复外形美观，可正常穿鞋（图 6-15）。

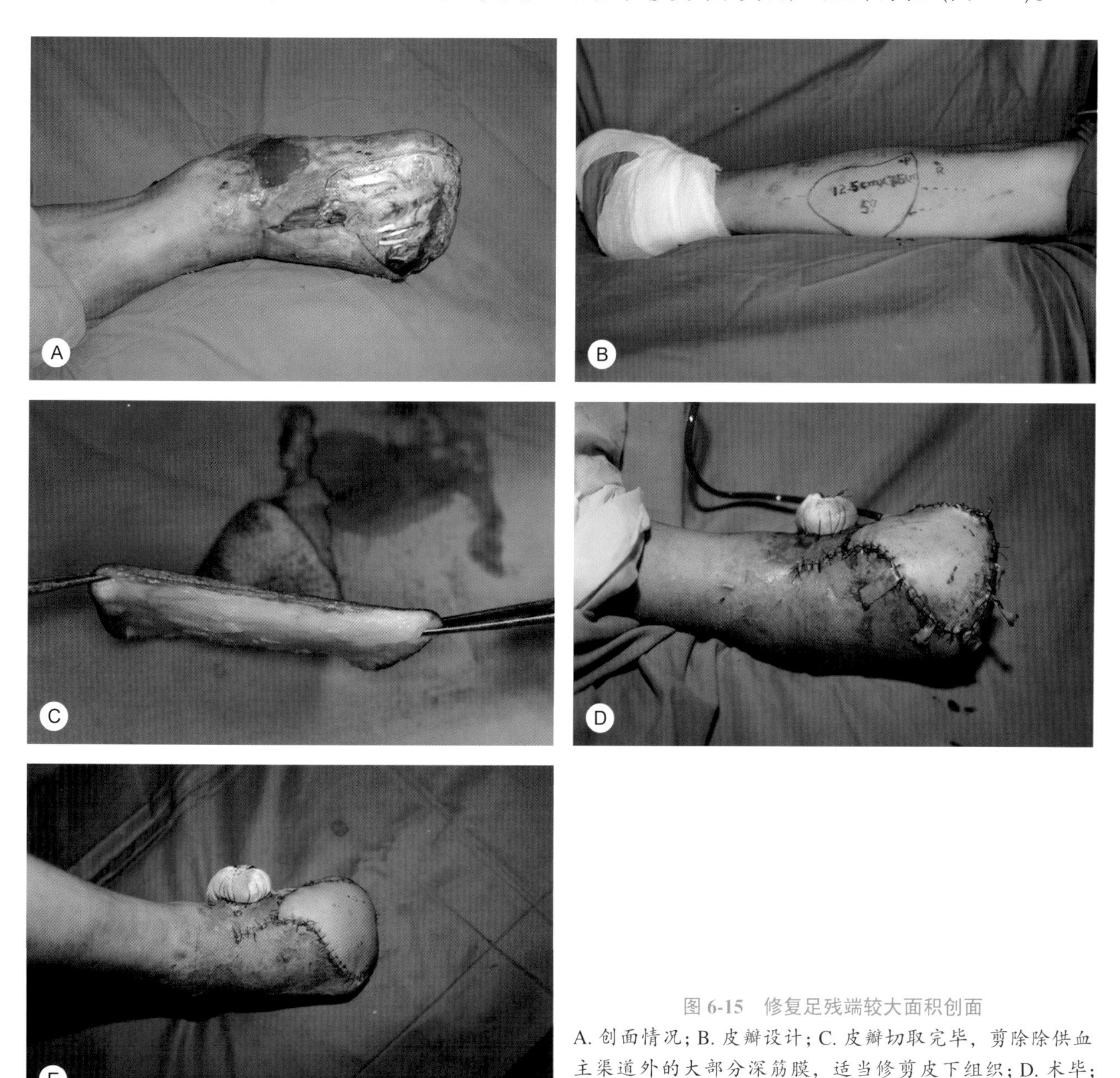

图 6-15　修复足残端较大面积创面

A. 创面情况；B. 皮瓣设计；C. 皮瓣切取完毕，剪除除供血主渠道外的大部分深筋膜，适当修剪皮下组织；D. 术毕；E. 皮瓣高质量成活，无臃肿肥厚

（三）修复手部创面的典型病例

· 病例 1 ·

患者，男性，46 岁。创面特点：机器伤致右手拇指及大鱼际远端桡侧皮肤软组织缺损，创面较小，纵向分布；受区血管拟用桡动脉深支，需通过携带含供血渠道的皮肤筋膜条补偿所欠血管蒂长。皮瓣数

据：面积 13.5 cm × 10 cm，逆行供血；所选供血穿支位于左侧小腿外踝上 15.5 cm，末端穿深筋膜前口径 0.6 mm，根部口径 1.6 mm。皮瓣切取下来后做超薄修剪，除蒂部供血渠道外，剪除其他部分深筋膜及大部分皮下组织，瓣体部未保留皮神经，未重建感觉。皮瓣移位到受区后穿支动静脉与桡动脉深支动静脉吻合，建立皮瓣循环，供区创面直接缝合。术后皮瓣完全成活，创面一期愈合，皮瓣质地优良，外形满意，手功能基本正常（图 6-16）。

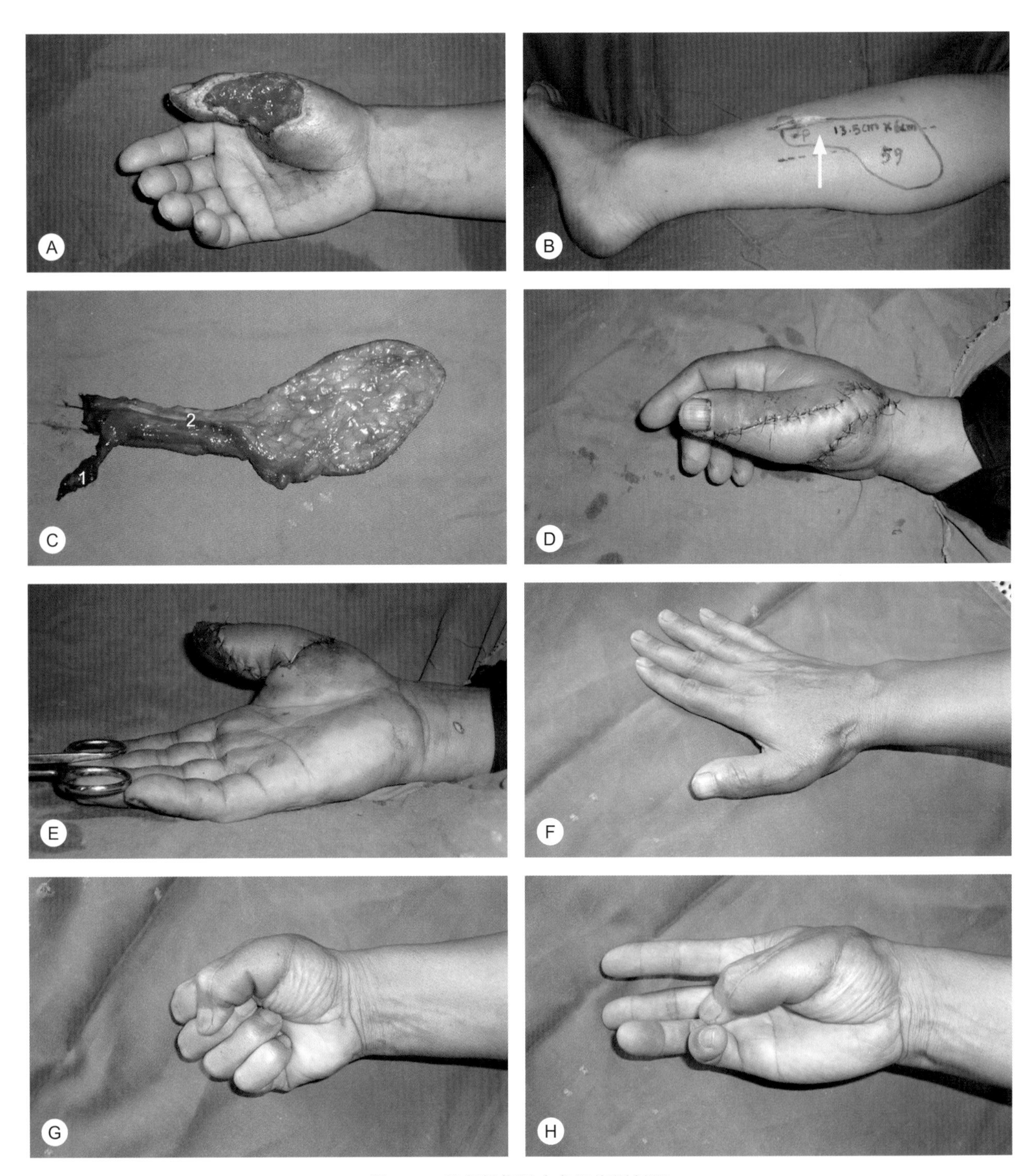

图 6-16 修复拇指及大鱼际桡侧创面

A. 创面情况；B. 皮瓣设计，通过携带含供血渠道皮肤筋膜蒂（黄色箭头）补偿所欠蒂长；C. 皮瓣切取并修薄完毕（1. 供血穿支；2. 含后肌间隔血管链的皮肤筋膜蒂）；D. 皮瓣移植术毕，外形无明显臃肿；E. 掌侧面观；F. 术后 5 个月修复效果；G. 握拳功能；H. 拇指对指功能

·病例2·

患者，女性，34岁。创面特点：交通伤致左手第2、3掌骨开放粉碎性骨折，合并示、中指指伸肌腱损伤、皮肤软组织缺损；创面面积中等，局限于桡侧手背。该例为年轻女性，美容要求高，供区皮下脂肪较厚。计算机辅助设计超薄游离腓动脉穿支腓肠皮瓣修复创面，皮瓣数据：面积10 cm × 7 cm，逆行供血；所选供血穿支位于右足外踝上16 cm，末端穿深筋膜前口径0.6 mm，根部口径1.44 mm，供血距离7.5 cm，以外侧血管链为皮瓣轴线。皮瓣切取完毕后按直视下观察到的深筋膜层血管网分布剪除大部分深筋膜和皮下脂肪。移位到受区后，穿支动静脉与桡动脉腕背支动静脉吻合建立循环，供区收紧后断层植皮修复剩余创面。术后皮瓣成活，缝合口一期愈合，患者对修复外形较为满意，手指功能恢复良好（图6-17）。

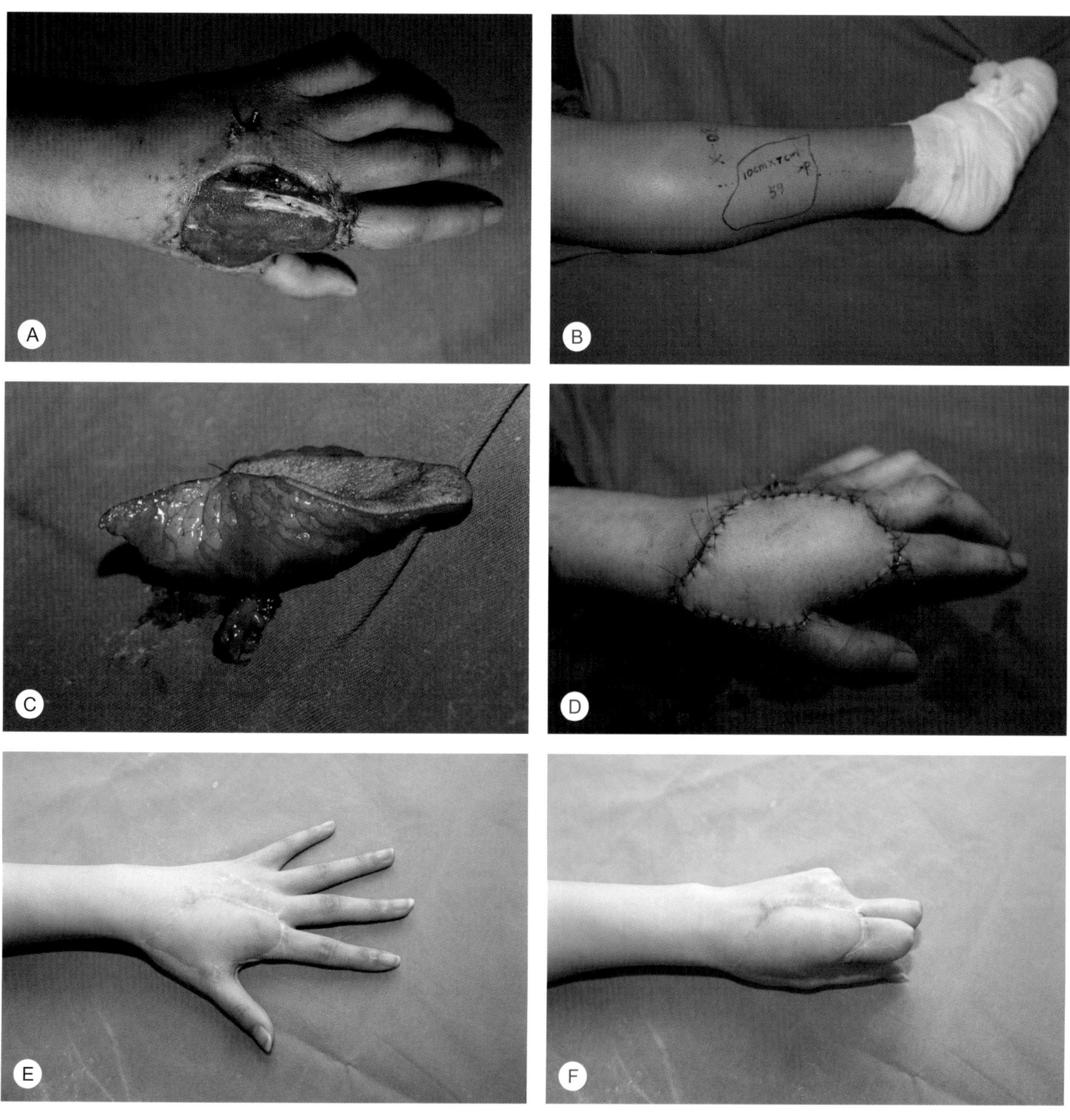

图6-17 修复手背创面

A. 创面情况；B. 皮瓣设计；C. 皮瓣取下后，女性下脂肪较厚，剪除除供血主渠道沿途外的深筋膜，剪掉大部分脂肪，对折皮瓣，露出穿支血管以利于吻合；D. 皮瓣移植术毕，外形无明显臃肿；E. 术后832天，无皮下组织增生；F. 第2、3掌指关节僵硬，指间关节屈曲功能良好

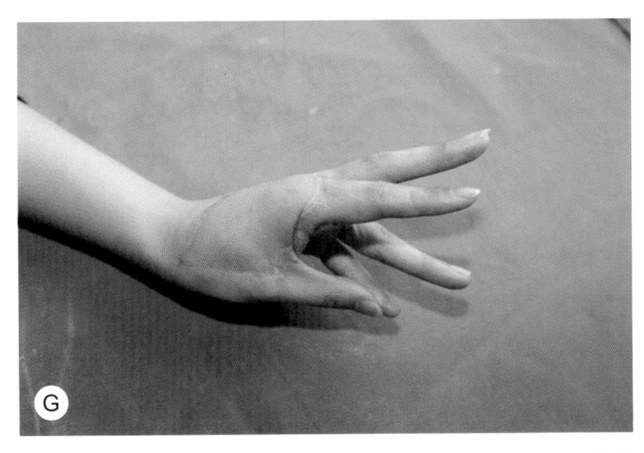

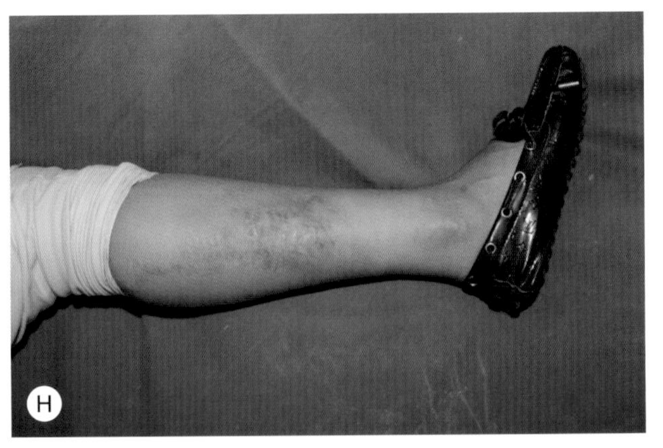

图 6-17　修复手背创面（续）

G. 伸指及拇指对指功能；H. 供区瘢痕尚可接受

· 病例 3 ·

患者，男性，32 岁。创面特点：拇指近节皮肤软组织环状缺损，末节已缺失。清创后根据创面面积、形状及供区血管位置于左侧小腿设计皮瓣，根据术前 CDFI 探测结果，所选穿支位于外踝上 21 cm。术中探查发现为假阳性，遂向远端延长切口至小腿中下段，于外踝上 12 cm 观察到 1 条腓动脉穿支，符合手术要求。皮瓣数据面积 11 cm × 5 cm，以后间隔血管链为轴线，双向供血。皮瓣切取下来后做超薄化处理，除肌间隔供血渠道外，剪除其他部分深筋膜及大部分皮下组织。皮瓣移位到受区后穿支动静脉分别与拇指桡侧固有动脉和指背静脉吻合建立循环，供区创面直接缝合。术后皮瓣完全成活，创面一期愈合，外形稍显臃肿，显示了该皮瓣固有厚度在修复手指创面的局限性（图 6-18）。

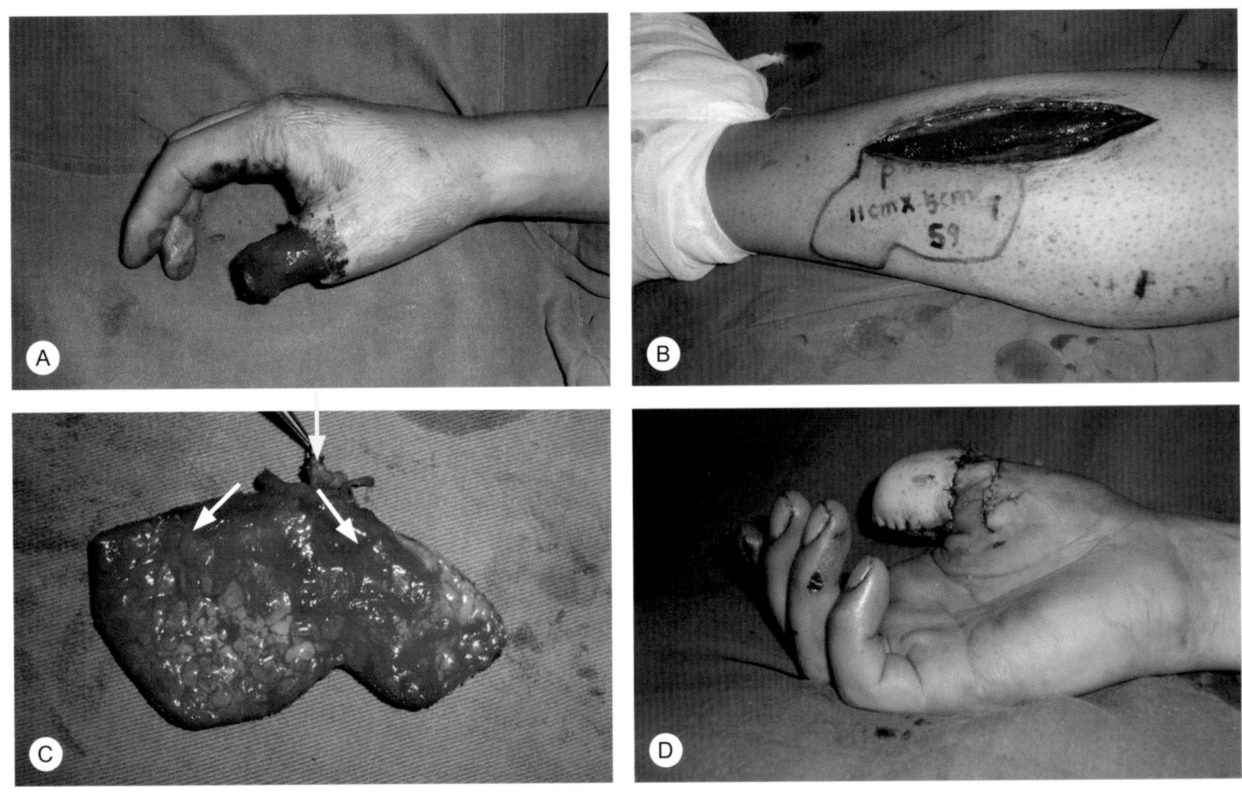

图 6-18　修复拇指脱套创面

A. 拇指近节脱套创面；B. 设计经后肌间隔血管链双向供血皮瓣；C. 除小腿后肌间隔供血渠道外，切除其余部位深筋膜及大部分皮下脂肪（黄色箭头示供血穿支，白色箭头示供血渠道）；D. 术毕

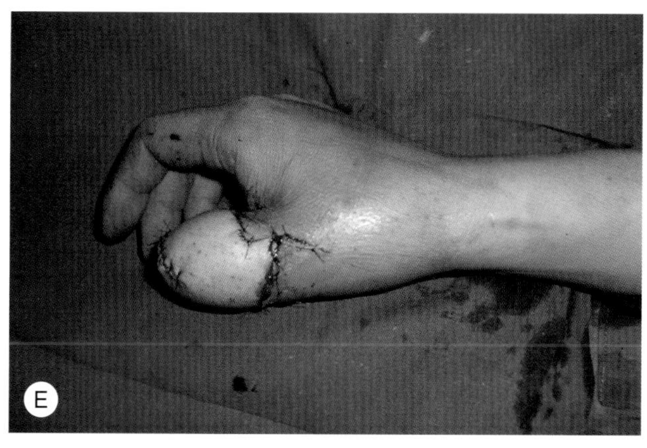

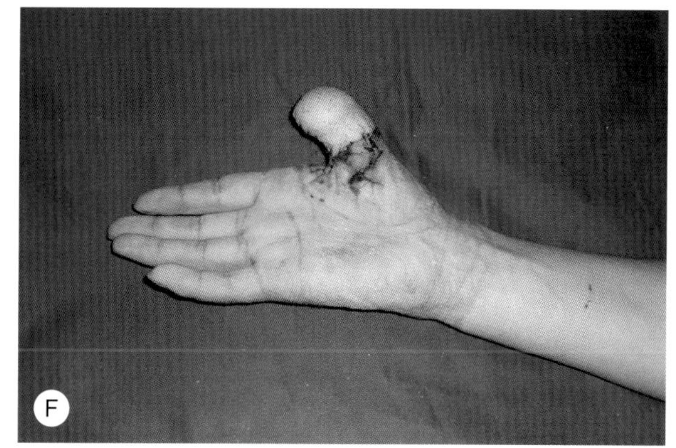

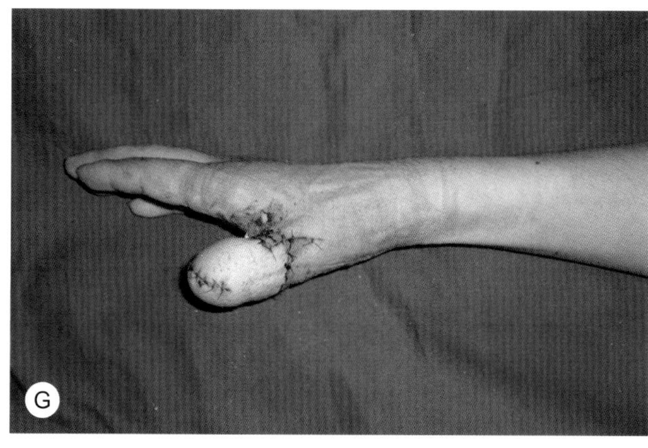

图 6-18 修复拇指脱套创面（续）

E. 桡背侧观，外形稍显臃肿；F. 术后 3 周，创面一期愈合，皮瓣完全成活；G. 桡背侧观

二、皮肤筋膜瓣修复前足创面

累及前足创面或残足前端创面在临床上相当常见，耐磨及正常穿鞋是患者最基本的治疗要求，目前尚缺乏理想的修复方法。国内最常用于修复足踝创面的是腓肠神经营养血管皮瓣，除效率低下、外形臃肿、供区留有较大植皮瘢痕外，其安全修复距离也难以到达前足，切取过长导致主体部分坏死是临床上常犯的错误。游离皮瓣可自由修复任何区域，但需解决好肥厚臃肿和供区牺牲的问题。游离腓动脉穿支腓肠皮瓣是很好的选择，特别是制成超薄皮瓣后效果较为满意，缺点是切取面积稍大时供区无法直接闭合。以明显破坏小腿外形的代价修复相对隐蔽的足部创面，有悖于皮瓣修复的最大得失比原则。

Lee 和 Chung 应用外踝上皮下筋膜瓣修复足踝创面，供区可直接闭合，但切取面积及旋转修复距离有限。筋膜瓣尚存在诸多固有问题：真皮下掀起皮肤面积较大时易发生缺血坏死；无法一期打包加压植皮；易并发感染、坏死；术后血液循环观察不便，目前一般用于带蒂修复小创面。陈雪松等（2013 年）曾设计了以外踝上穿支为蒂，经腓浅神经营养血管跨区供血的皮肤筋膜瓣，特点是按皮肤松弛度切取皮瓣，携带筋膜瓣获得足够的创面覆盖面积。在直接闭合供区的同时，很大程度上减少了单纯筋膜瓣的问题，而且血供可靠，旋转距离可达前足，缺点是仅适用于腓浅神经支配区已破坏的足背较大创面，体型较瘦者皮下组织偏薄，外踝上穿支不恒定。按此思路改进的游离腓动脉穿支腓肠皮肤筋膜瓣则结合了穿支皮瓣、游离皮瓣、皮神经营养血管皮瓣及筋膜瓣各自的优点，兼顾了供、受区的美观和功能，特别适用于累及前足的中等以上面积创面，也可替代远端蒂皮瓣修复踝周创面，其优势为：①避免或减少供区植皮瘢痕，显著减少供区真皮下潜行游离面积；②皮瓣区域可用于覆盖穿鞋摩擦最突出处并监测血液循环，筋膜瓣区域表面植皮后与原有足背皮肤厚度接近；③粗大的链式血管丛对筋膜瓣皮下组织构成额外的循环支持，选择一期植皮时可耐受轻微加压或 VSD 封闭，选择二期植皮时有较强抗感染能力，皮下脂肪坏死相对较少；④供区位于小腿后外侧，皮下组织较前外侧及胫前丰富，表面植皮后皮下滑动性和耐磨度更好；⑤供血主渠道位于深筋膜及其表面的浅筋膜内，就解剖特征及血供范围而言，是否切取皮肤及真皮下血管网并无明显区别，因此，本皮瓣具备腓动脉穿支腓肠皮瓣的所有优点。但由于筋膜瓣相对较为脆弱，应避免用于覆盖严重的开放性骨折或感染难以控制的创面。此外，筋膜瓣表面植皮成活后色泽、厚度与全厚切取部分及周围正常皮肤有一定的差异，应慎用于面部、手部。

· 病例 1 ·

患者，男性，45 岁。创面特点：左足第 1、2 趾毁损合并皮肤软组织缺损，创面局限在足背胫侧前端，面积中等。皮瓣数据：面积 13.5 cm × 9 cm（其中皮肤切取宽度为 5 cm），逆行供血；所选供血穿支位于同侧外踝上 19 cm，末端穿深筋膜前口径 0.6 mm，根部口径 1.5 mm，供血距离 12.5 cm。远端预留足够长度的腓肠神经，采用逆行法重建皮瓣感觉。皮瓣切取完毕后移植到受区，穿支动静脉与已损伤足背动脉终末断端吻合建立循环，腓肠神经与腓浅神经足背分支吻合重建感觉功能，在皮肤筋膜瓣脂肪层表面断层植皮 VSD 封闭，供区直接缝合。术后皮肤筋膜瓣及表面的植皮完全成活，供区缝合口一期愈合，修复外形满意。术后 8 个月复查，足踝功能好，皮瓣无臃肿，痛觉良好，恢复部分浅感觉，可以正常穿鞋行走，供区仅遗留线状缝合瘢痕，无不适感（图 6-19）。

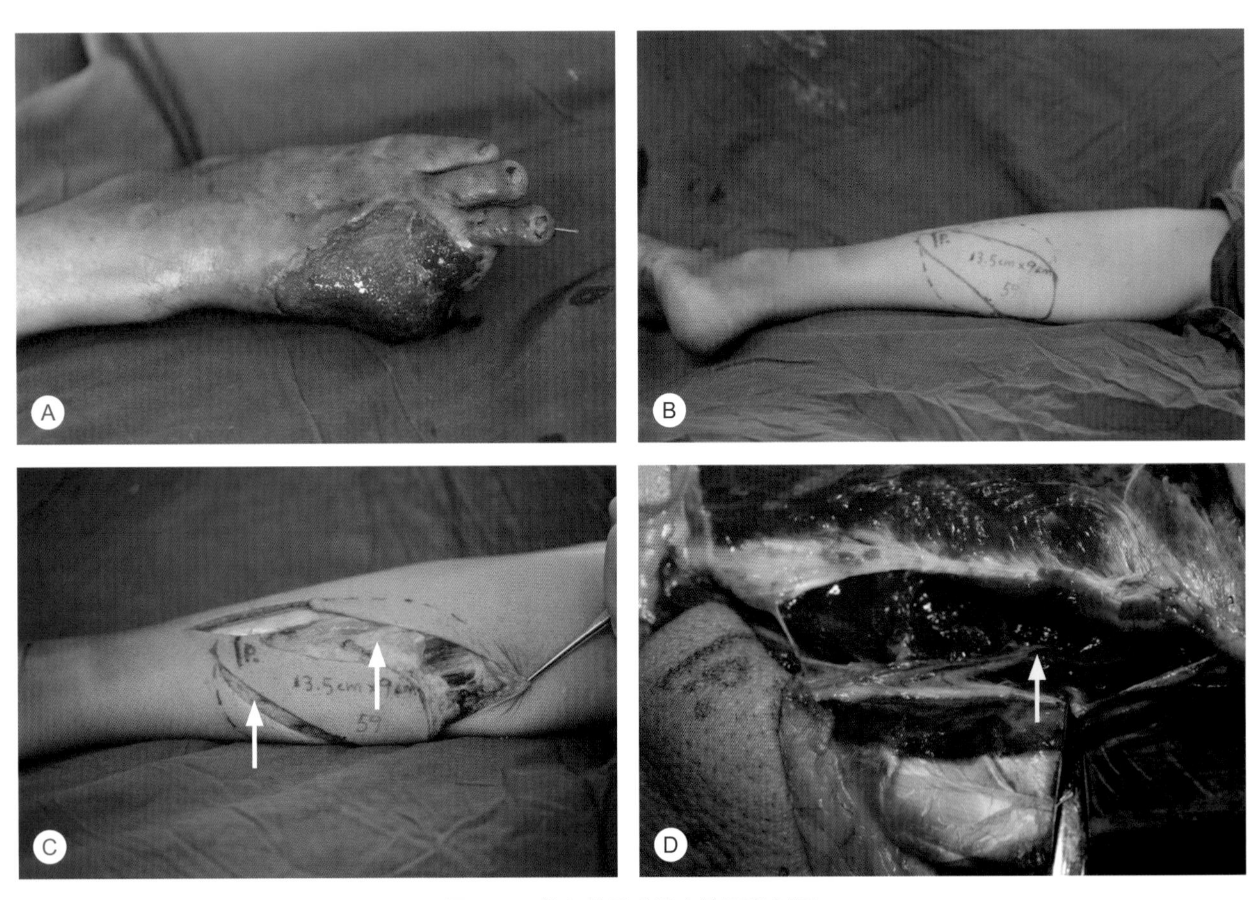

图 6-19 修复前足残端中等面积创面

A. 创面情况；B. 皮肤筋膜瓣设计，实线轮廓为全厚切取部分，虚线标示皮下筋膜瓣切取范围；C. 潜行切取皮下筋膜组织（白色箭头）；D. 将该皮瓣供血穿支游离至根部切断（黄色箭头）

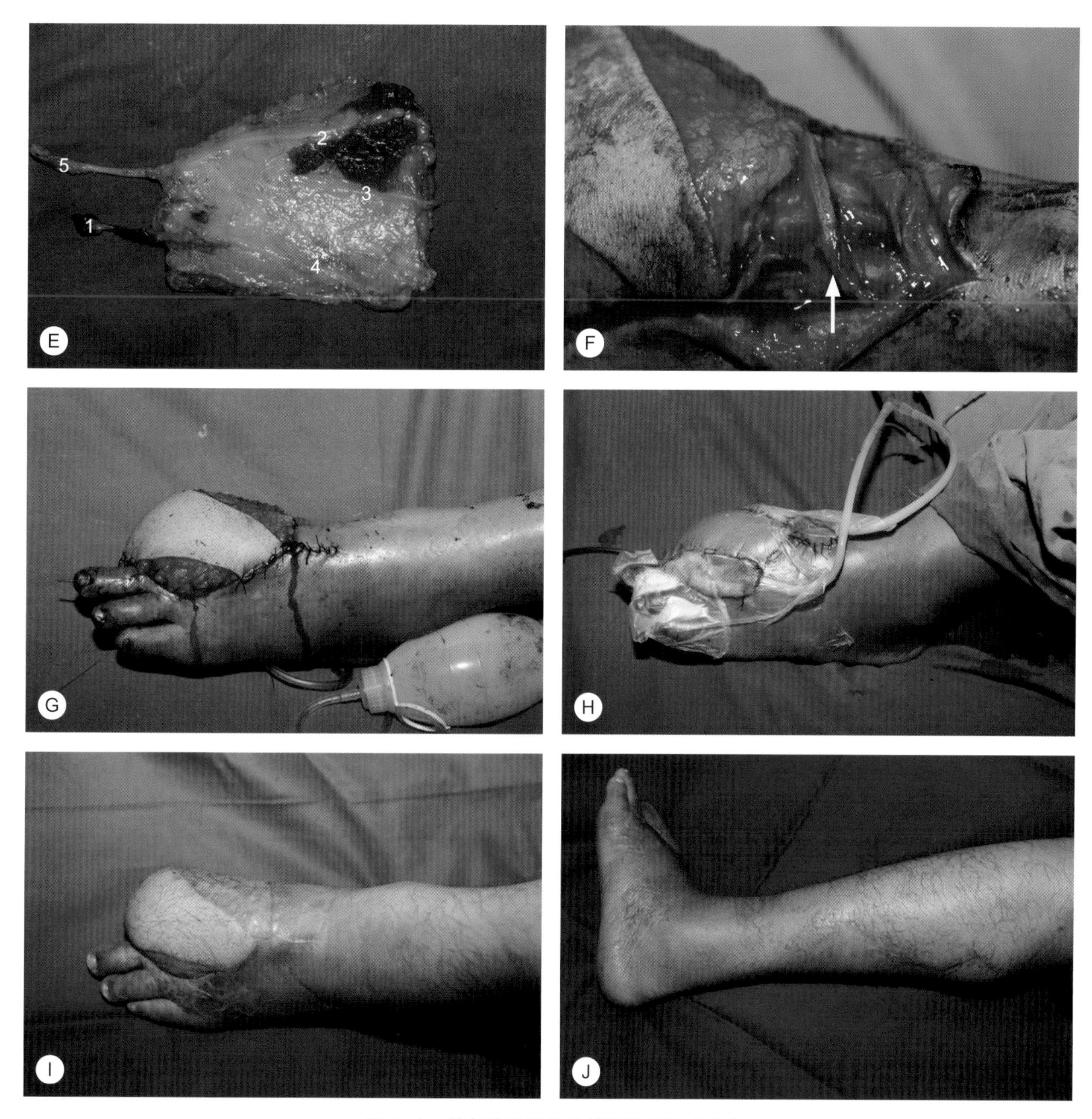

图 6-19 修复前足残端中等面积创面（续）

E. 皮肤筋膜瓣切取完毕（1. 供血穿支；2. 腓肠内侧皮神经；3. 腓肠神经交通支；4. 后肌间隔外侧缘；5. 远端携带的腓肠神经）；F. 皮瓣移植到受区后腓肠神经逆行与腓浅神经吻合建立皮瓣感觉（黄色箭头）；G. 皮瓣移植术毕；H. 皮下筋膜层表面一期植皮，VSD 覆盖；I. 术后 3 个月修复效果，皮瓣及植皮均完全成活，外形无臃肿；J. 后外侧观，供区仅遗留线状瘢痕

· 病例 2 ·

患者，男性，49 岁。创面特点：左足毁损，残端较大面积创面，其中腓侧前端残留少量皮肤，胫侧前端为穿鞋摩擦部位需重点修复。皮瓣数据：面积 12 cm × 11 cm（其中皮肤切取宽度为 6 cm），逆行供血；所选供血穿支位于同侧外踝上 20 cm，末端穿深筋膜前口径 0.5 mm，根部口径 1.9 mm，供血距离 11.5 cm。远端预留足够长度的腓肠神经，采用逆行法重建皮瓣感觉。皮瓣切取完毕后移植到受区，穿支动静脉与已损伤足背动脉终末断端吻合建立循环，腓肠神经与腓浅神经足背分支吻合重建感觉功能，筋膜瓣表面 VSD 封闭 10 天后打包植皮，供区收拢后残留创面植皮。术后皮肤筋膜瓣及表面的植皮完全成活，残足形态满意。供区植皮少许坏死，换药后自愈（图 6-20）。

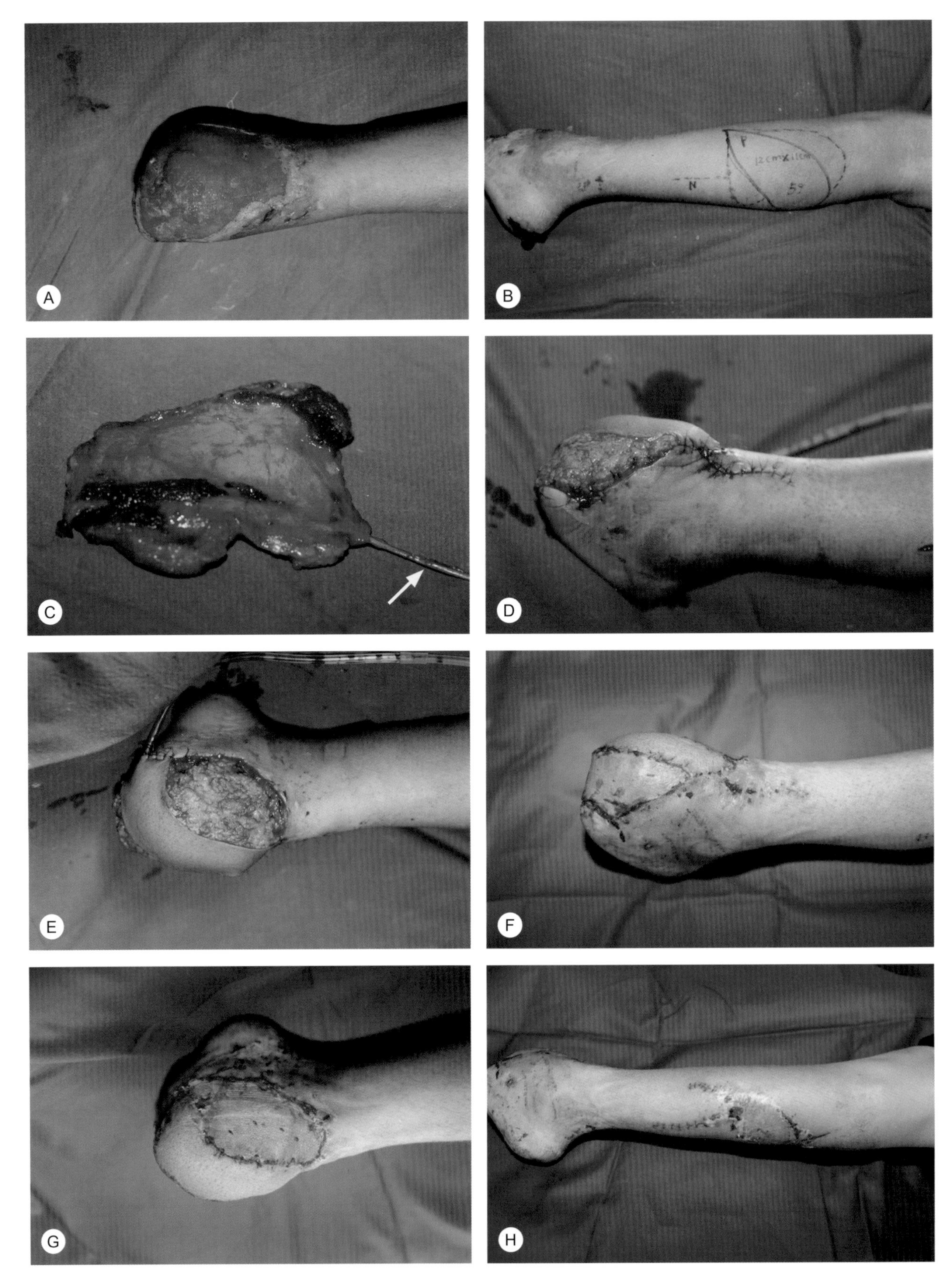

图 6-20 修复足残端较大创面

A. 创面情况；B. 皮肤筋膜瓣设计；C. 切取完毕，远端预留腓肠神经重建感觉（黄色箭头）；D. 术毕（内侧观）；E. 背外侧观，筋膜瓣覆盖次要创面；F. 皮瓣及筋膜瓣表面植皮均成活，外形满意，无臃肿（背外侧观）；G. 内侧观，穿鞋摩擦及负重部位均有皮瓣覆盖；H. 供区植皮面积有限

· 病例 3 ·

患者，男性，40 岁。创面特点：足背较大面积创面，远端到前足，如果用超薄皮瓣修复供区将留有较大面积植皮瘢痕。皮瓣数据：面积 12.5 cm × 9.5 cm（其中皮肤切取宽度为 5 cm），逆行供血；所选供血穿支位于同侧外踝上 18 cm，末端穿深筋膜前口径 0.6 mm，根部口径 1.7 mm，供血距离 12 cm。远端预留足够长度的腓肠神经，采用逆行法重建皮瓣感觉。皮瓣切取完毕后移植到受区，穿支动静脉与已损伤足背动脉终末断端吻合建立循环，腓肠神经与腓浅神经足背分支吻合重建感觉功能，筋膜瓣表面湿敷保护 12 天后打包植皮，供区直接拉拢缝合。术后皮肤筋膜瓣及表面的植皮完全成活，外形满意，全厚部分反显稍厚，可以正常穿鞋行走（图 6-21）。

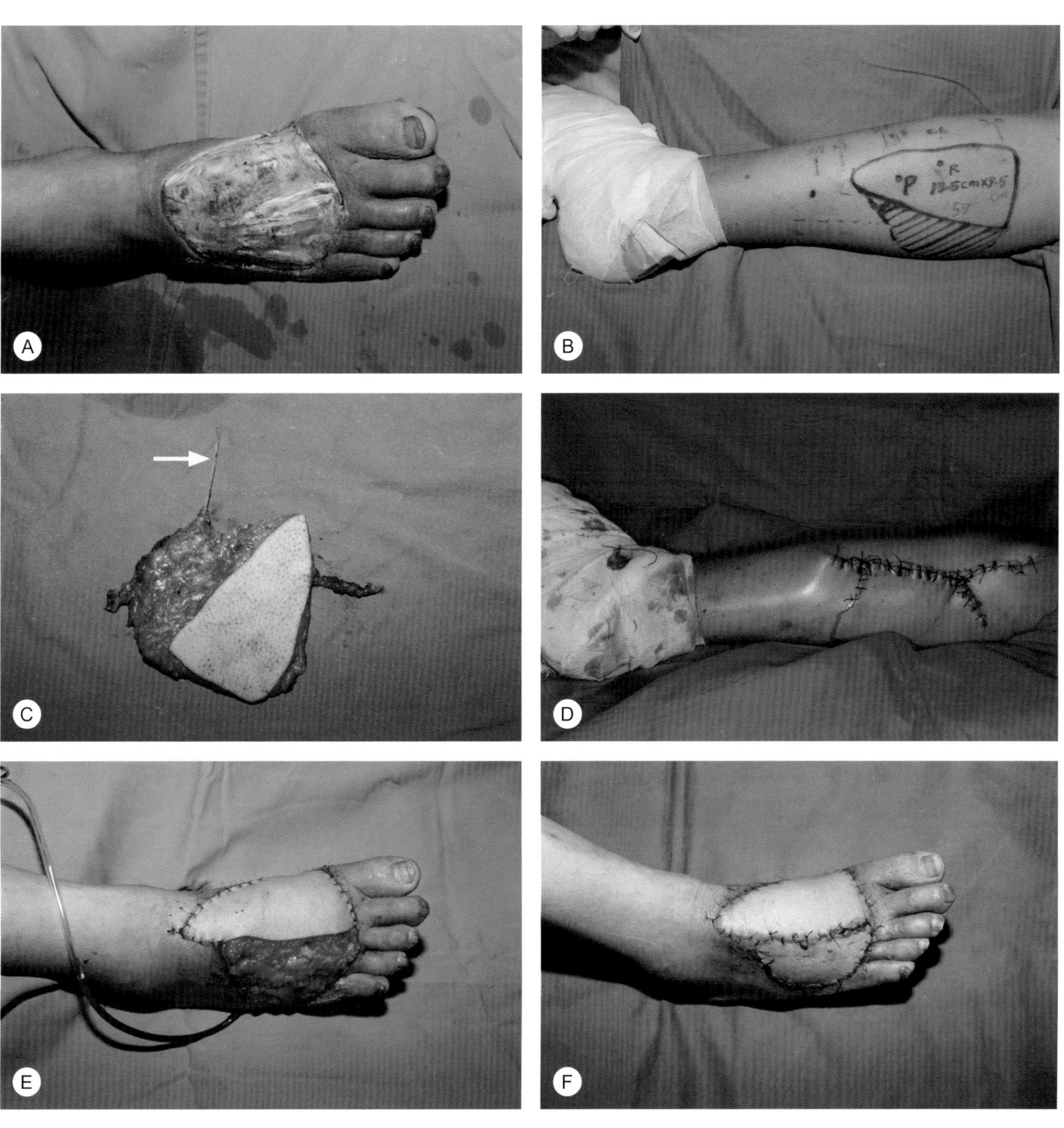

图 6-21　修复累及前足的足背较大创面

A. 创面情况；B. 皮肤筋膜瓣设计；C. 切取完毕，远端预留腓肠神经重建感觉（黄色箭头）；D. 供区仅遗留线状缝合瘢痕；E. 术毕，筋膜瓣覆盖次要创面；F. 皮瓣及筋膜瓣表面植皮均成活，无臃肿

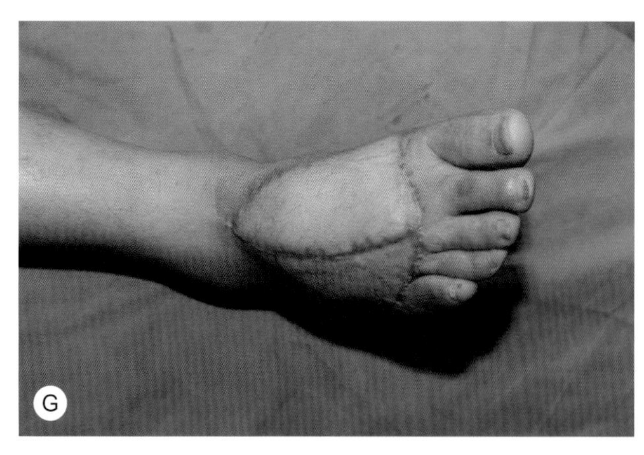
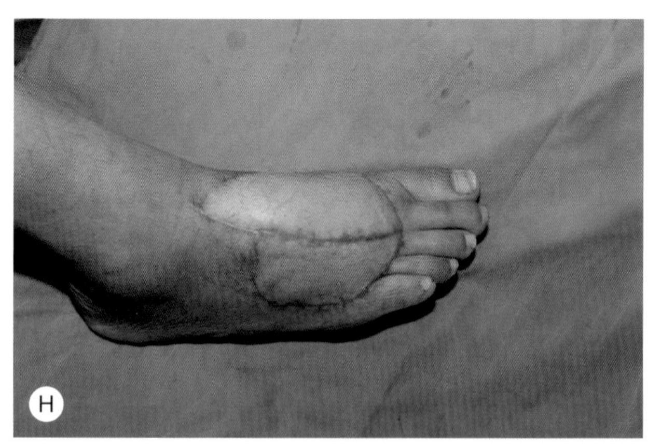

图 6-21 修复累及前足的足背较大创面（续）

G. 术后 7 个月，外形满意，能正常穿鞋行走；H. 全厚切取的皮瓣部分反而略显肥厚

三、代替穿支蒂螺旋桨皮瓣修复踝周及小腿创面

进入穿支皮瓣时代后，临床工作重点从力保皮瓣成活、创面得以覆盖，逐步转移到追求功能、外形和供区微创的完美统一上，传统的皮瓣阶梯选择原则已不能完全适用于当代皮瓣外科。不累及前足的踝周及小腿创面可以应用穿支蒂螺旋桨腓肠皮瓣修复，但修复效能受制于供血穿支位置、旋转角度和轴线方向等因素。在微血管吻合技术成熟、成活率已不是问题的前提下，对于某些创面（或因其位置、面积、形状、方向，或因存在特殊修复需要），用更为直接、灵活的游离移植方式可以明显提高修复效果，减少供区损害。

· 病例 1 ·

患者，男性，28 岁。创面特点：胫骨、踝部严重开放骨折合并踝周软组织缺损；创面位于踝前，呈横向分布，两侧延伸达内、外踝；穿支蒂螺旋桨皮瓣难以完美覆盖创面，供区植皮面积较大。纵向设计皮瓣以适应链式血管丛（本例为外侧血管链）走行。皮瓣数据：面积 15 cm × 9.5 cm（仅在最宽处携带有限的筋膜瓣），双向供血；所选供血穿支位于健侧外踝上 20.5 cm，末端穿深筋膜前口径 0.5 mm，根部口径 2.1 mm，供血距离 8.5 cm。皮瓣切取完毕后移植到受区，穿支动脉与胫前动脉端侧吻合，穿支伴行静脉与胫前动脉伴行静脉端 – 端吻合建立循环，未重建感觉功能，筋膜瓣表面湿敷换药 10 天后打包植皮，供区收拢后残留创面植皮。术后皮肤筋膜瓣及表面的植皮完全成活，修复效果满意，供区牺牲较小（图 6-22）。

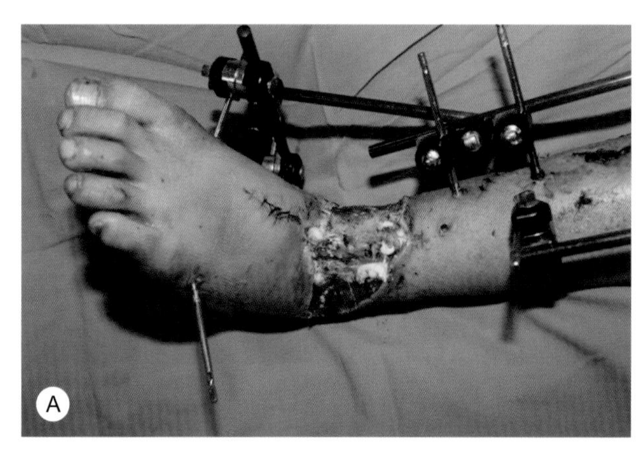
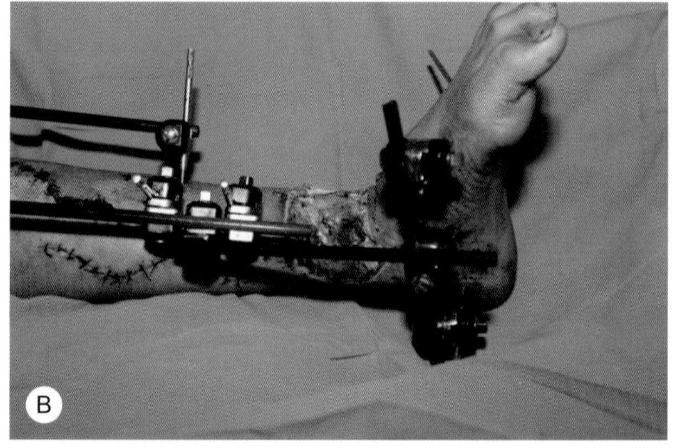

图 6-22 修复踝部横向较大创面

A. 创面情况，外侧达外踝；B. 创面情况，内侧达内踝

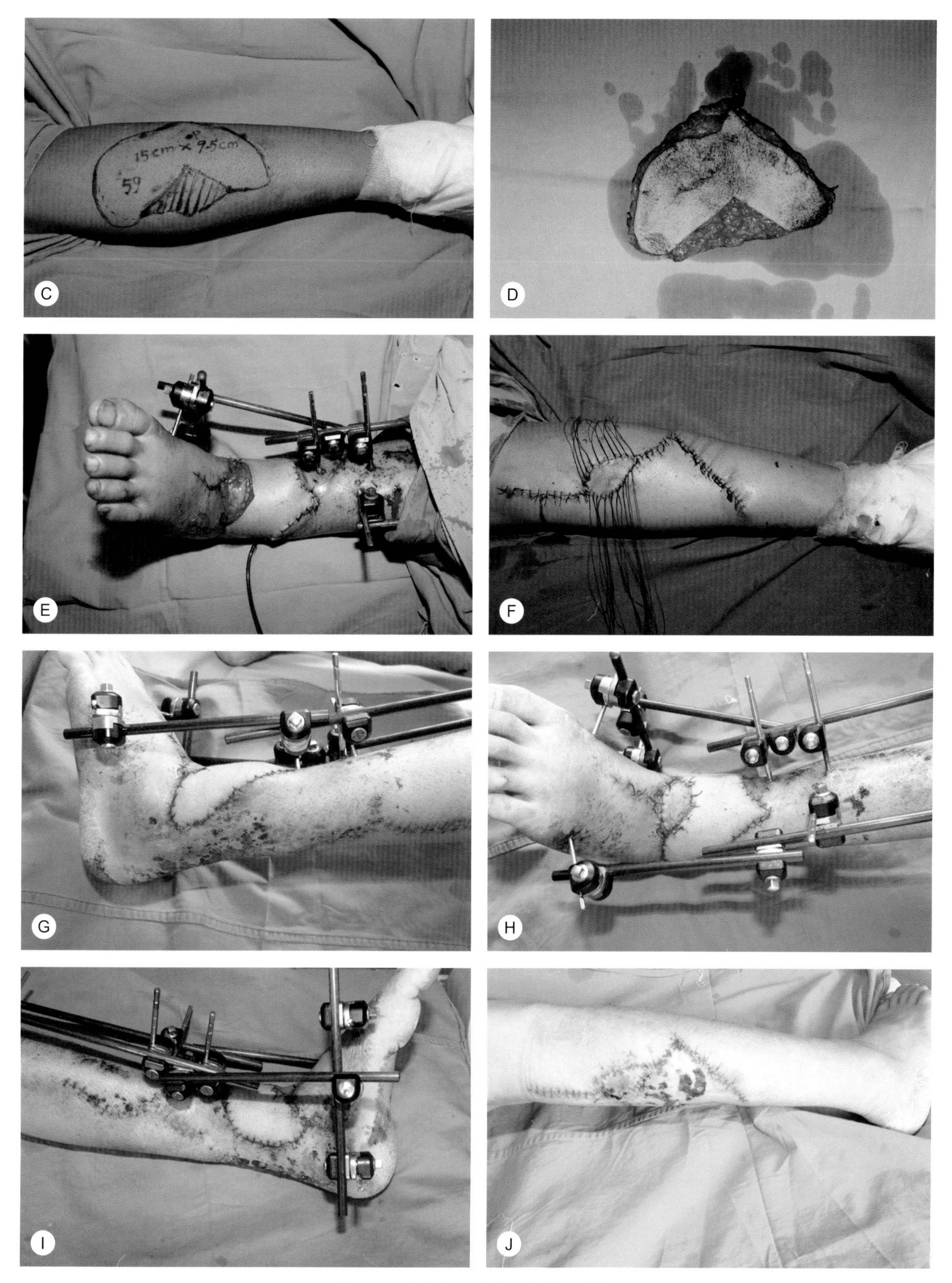

图 6-22 修复踝部横向较大创面（续）

C. 皮肤筋膜瓣设计，阴影部分仅切取深筋膜及皮下组织；D. 皮瓣切取完毕；E. 术毕，筋膜瓣部分覆盖相对次要创面；F. 供区收拢缝合后小面积植皮；G. 皮瓣及筋膜瓣表面植皮均成活，修复效果满意（外侧观）；H. 前侧；I. 内侧；J. 供区牺牲较小

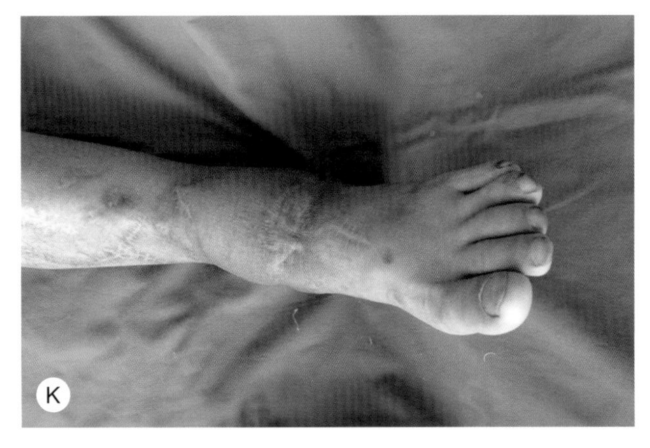

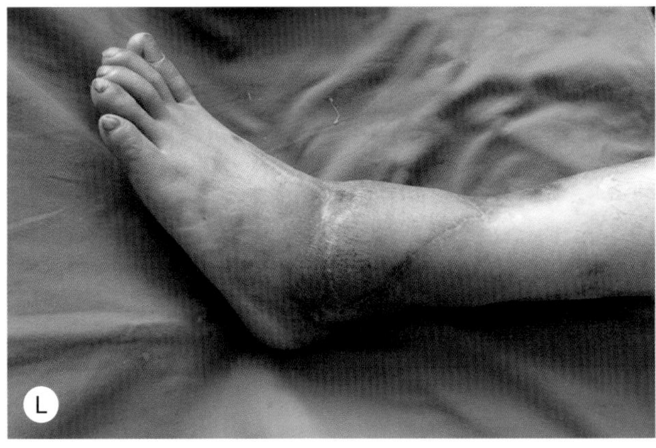

图 6-22 修复踝部横向较大创面（续）
K. 术后 2 年；L. 无臃肿肥厚，可正常穿鞋行走

· 病例 2 ·

患者，男性，36 岁。创面特点：位于足踝前外侧，面积较大；可以尝试远端蒂皮瓣修复，但不是最优选择。皮瓣数据：面积 19 cm × 8 cm（其中皮肤切取宽度约为 3 cm），双向供血（以后肌间隔血管链和腓肠神经营养血管为供血主渠道）；所选供血穿支位于同侧外踝上 19 cm，末端穿深筋膜前口径 0.6 mm，根部口径 1.4 mm，供血距离 15 cm，携带发出该穿支的一段腓动脉主干，长度为 2 cm。远端预留足够长度的腓肠神经，采用逆行法重建皮瓣感觉。腓动脉与胫前动脉末端桥接吻合，腓动脉穿支伴行静脉与胫前动脉末端伴行静脉吻合建立回流，腓肠神经与腓浅神经断端吻合重建感觉功能。供区直接缝合，皮肤筋膜瓣裸露的皮下脂肪筋膜表面用猪皮脱细胞真皮基质生物敷料缝合覆盖 12 天后，断层皮片打包加压植皮。术后皮瓣及筋膜瓣表面植皮均完全成活，供区有局灶性皮肤坏死，换药治疗后自愈。术后 14 个月复查，足踝功能良好，皮瓣无臃肿，保护性痛觉良好，两侧及近端边缘区域恢复浅感觉，可以正常穿鞋行走，供区外形良好，无不适感（图 6-23）。

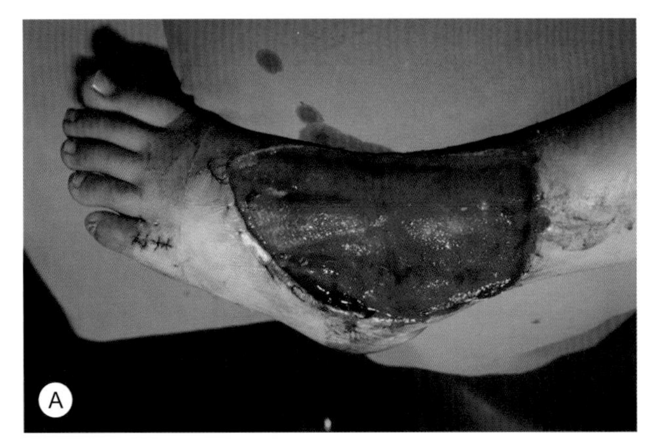

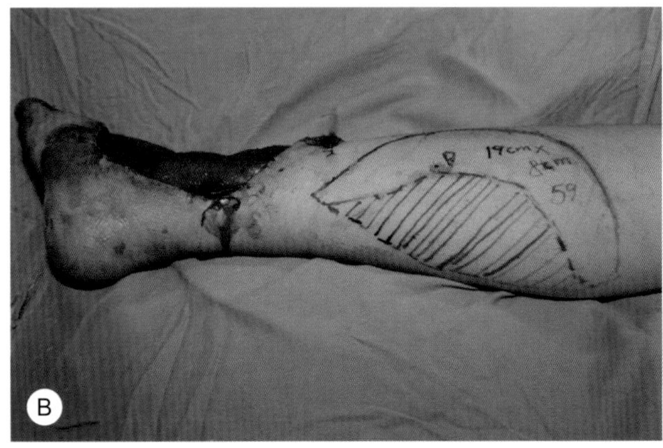

图 6-23 修复足踝部前外侧较大创面
A. 创面情况；B. 皮肤筋膜瓣设计

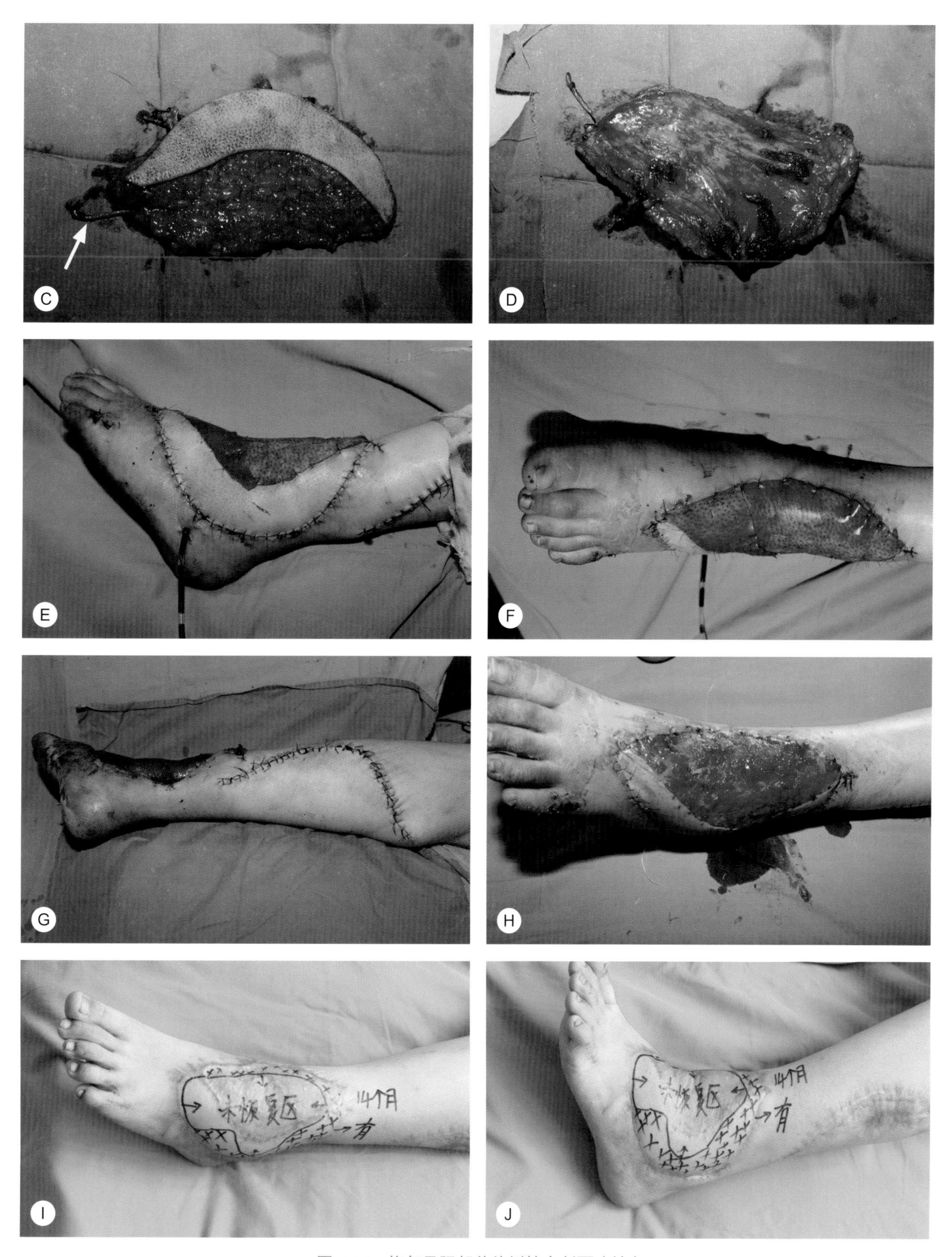

图 6-23 修复足踝部前外侧较大创面（续）

C. 皮肤筋膜瓣切取完毕，远端携带腓肠神经（黄色箭头）用于重建感觉；D. 可以清晰看到肌间隔外侧缘、皮神经在瓣内分布；E. 术毕，筋膜瓣部分生物敷料保护，二期植皮；F. 前侧观；G. 供区直接收拢缝合；H. 皮瓣顺利成活，术后 12 天筋膜瓣成活，区域表面肉芽稍水肿，切除后打包植皮；I. 术后 14 个月，外形满意，可正常穿鞋行走；J. 皮瓣保护性感觉已恢复，两侧及近端恢复浅感觉，供区外形良好

· 病例 3 ·

患者，女性，15 岁。创面特点：足踝前外侧中等面积创面；可用腓动脉穿支蒂螺旋桨皮瓣修复，但该例为 15 岁女性，应避免小腿下段裸露区较多缝合瘢痕。皮瓣数据：面积 11 cm × 6.5 cm，逆行供血；所选供血穿支位于同侧外踝上 16.5 cm，末端穿深筋膜前口径 0.7 mm，根部口径 1.3 mm，供血距离 9.5 cm。移位到受区后腓动脉穿支及伴行静脉与足背动静脉吻合建立循环，供区直接缝合，未重建感觉。术后皮瓣高质量成活，外形满意。1 年后皮瓣仅边缘有外周途径部分浅感觉恢复，后遗足踝内翻畸形，行 Ilizarov 技术矫正（图 6-24）。

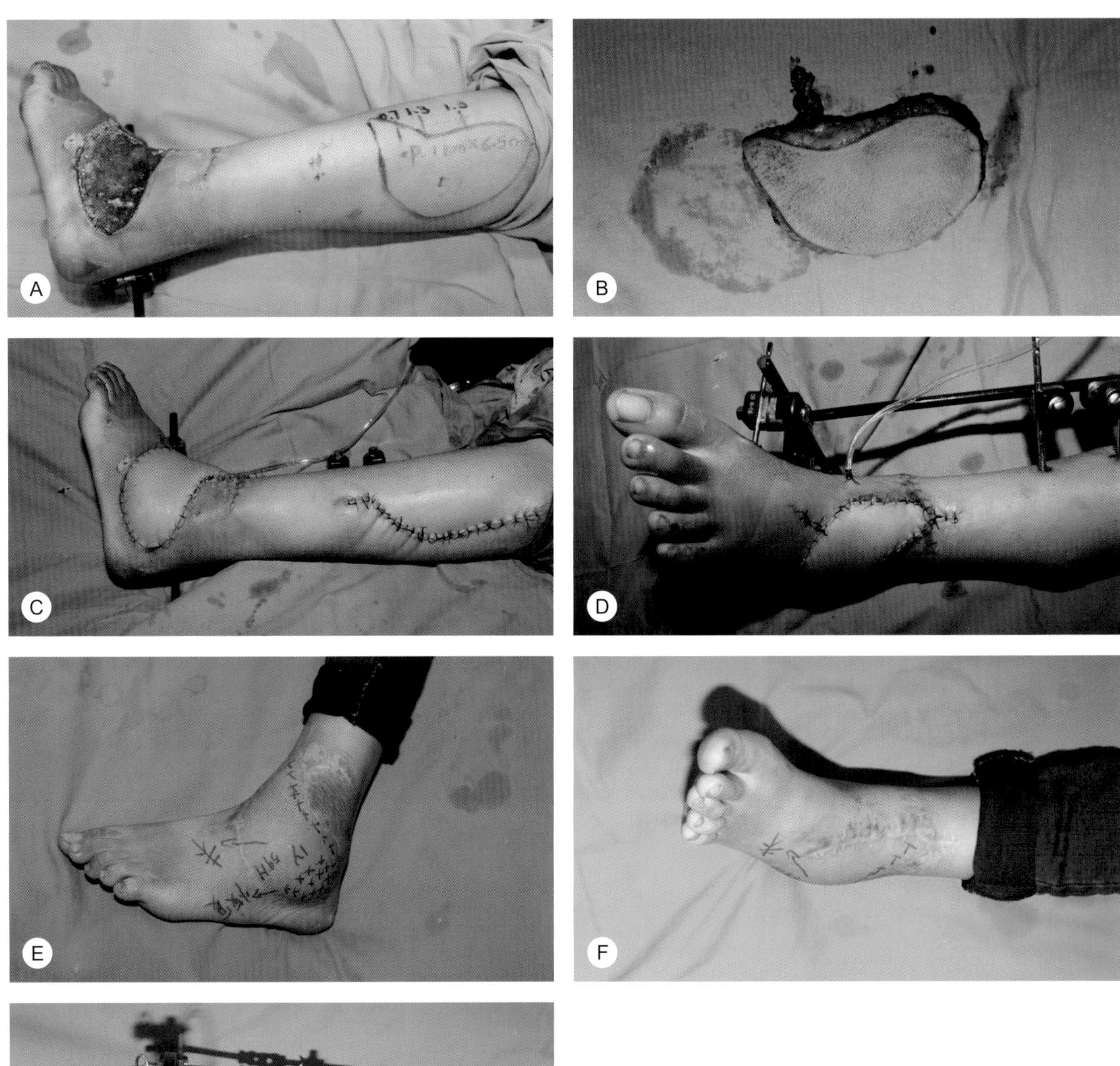

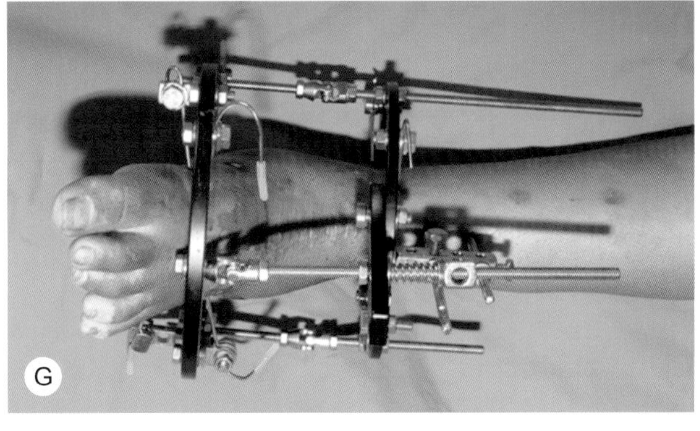

图 6-24　修复足踝前外侧中等面积创面

A. 创面情况，呈横向分布，选择皮肤松弛节段纵向设计皮瓣；B. 切取完毕；C. 术毕，供区直接缝合；D. 前外侧观，外形满意；E. 皮瓣高质量成活，术后 1 年仅边缘有部分浅感觉恢复；F. 足踝内翻畸形；G. Ilizarov 技术矫正

· 病例 4 ·

患者，男性，42 岁。创面特点：胫骨开放骨折术后骨感染并软组织缺损，创面位于小腿下段内侧，面积较大；如用腓动脉穿支带螺旋桨皮瓣修复旋转角度较为别扭，难以完美修复创面，也难以恰好在相应位置携带血供丰富的腓肠肌瓣覆盖骨感染部位。皮瓣数据：面积 14 cm × 9 cm，双向供血；所选供血穿支位于健侧外踝上 17.5 cm，末端穿深筋膜前口径 0.7 mm，根部口径 1.4 mm，供血距离 7.5 cm，利用穿支发出的腓肠肌支携带腓肠肌瓣覆盖骨感染表面。形成穿支蒂皮瓣后切取一段供血穿支根部附近长约 2.5 cm 的腓动脉，取下皮瓣。移位到受区后腓动脉与胫后动脉桥接吻合，穿支伴行静脉与胫后静脉吻合重建皮瓣循环。皮瓣顺利成活，外形满意，术后 20 天因感染行再次扩创，二期缝合。15 个月后复查，外形满意，骨折感染控制，已愈合（图 6-25）。

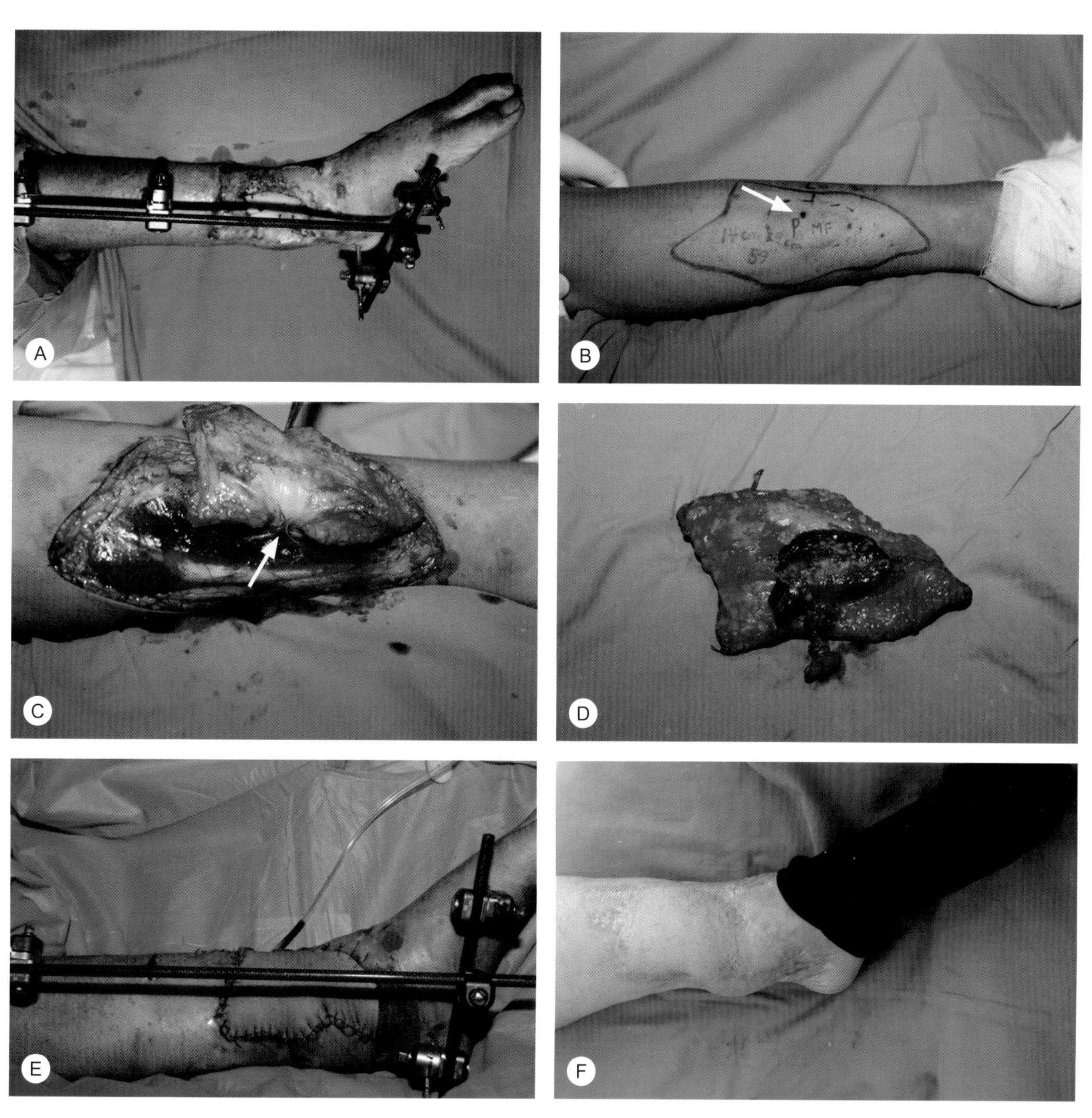

图 6-25　修复开放骨折后骨感染创面

A. 创面情况；B. 设计携带腓肠肌瓣（黄色箭头）的游离腓动脉穿支腓肠皮瓣修复；C. 供血穿支发出的较为恒定的腓肠肌支（黄色箭头）；D. 皮瓣切取完毕；E. 术毕；F. 术后 15 个月

· 病例 5 ·

患者，男性，36 岁。创面特点：踝后侧横向分布的较大面积创面，合并跟腱缺损；腓动脉穿支蒂螺旋桨皮瓣修复旋转角度较理想，但难以完全覆盖过宽的横向创面，更难以恰好在相应位置携带腱性组织装配修复跟腱。皮瓣数据：面积 19 cm × 8.5 cm，双向供血；所选供血穿支位于健侧外踝上 12 cm，末端穿深筋膜前口径 0.7 mm，根部口径 1.8 mm，供血距离 13 cm；携带含腱性组织的腓肠肌瓣的第二穿支位于外踝上 9.5 cm。形成穿支蒂皮瓣后切取一段供血穿支根部附近长约 2.5 cm 的腓动脉，取下皮瓣。移位到受区后腓肠肌瓣修复跟腱缺损，腓动脉与胫后动脉桥接吻合，穿支伴行静脉与胫后静脉吻合重建皮瓣循环。术后皮瓣高质量成活，外形满意，供区植皮瘢痕对于男性患者可以接受（图 6-26）。

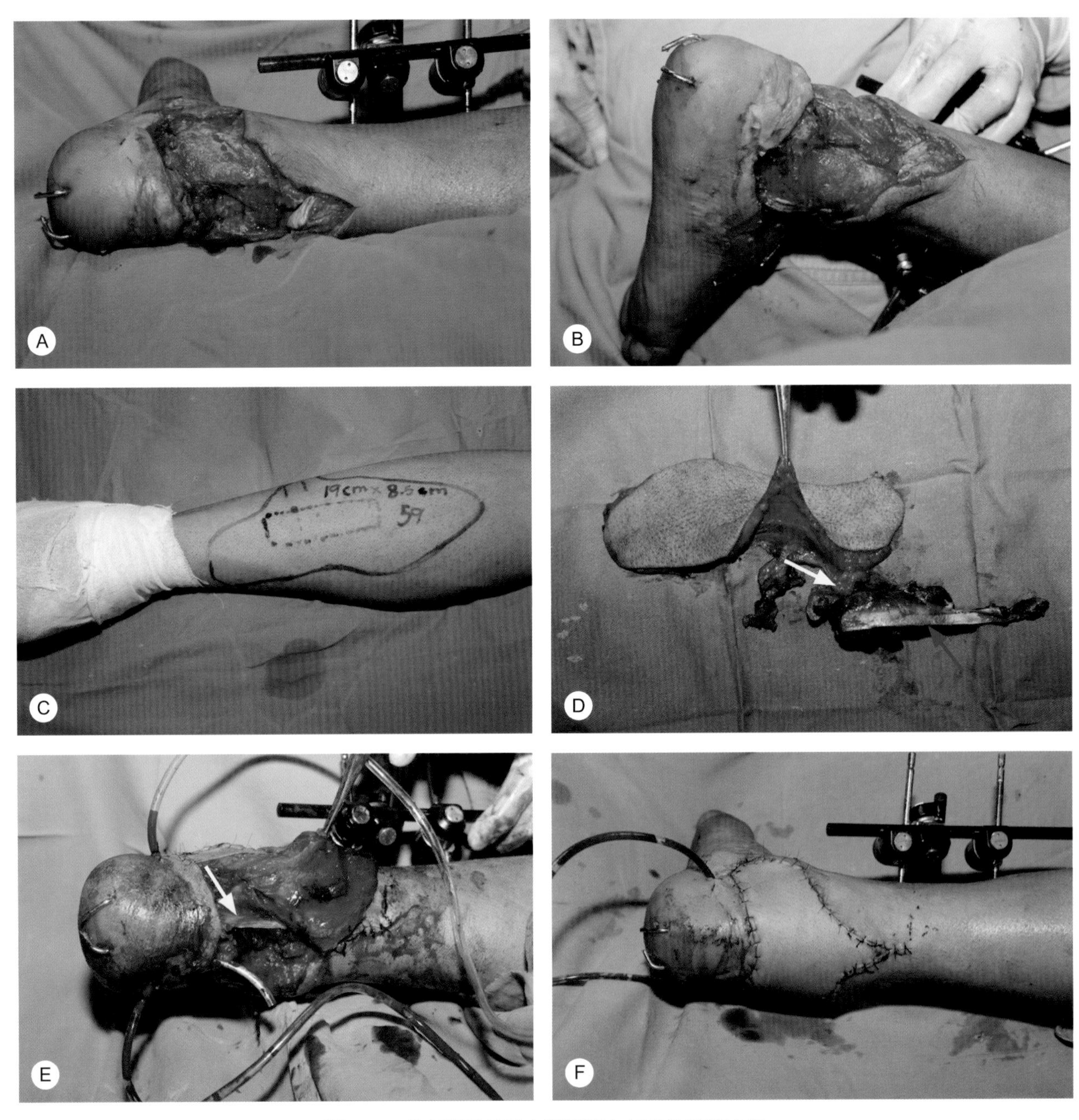

图 6-26 修复踝后侧较大面积横向创面并跟腱缺损

A. 创面情况；B. 后外侧观；C. 皮瓣设计；D. 皮瓣切取完毕，第二穿支（黄色箭头）携带含腱性组织的腓肠肌瓣（蓝色箭头），肌瓣可按装配要求以穿支为轴自由旋转；E. 肌瓣修复跟腱缺损（黄色箭头）；F. 术毕，外形理想；

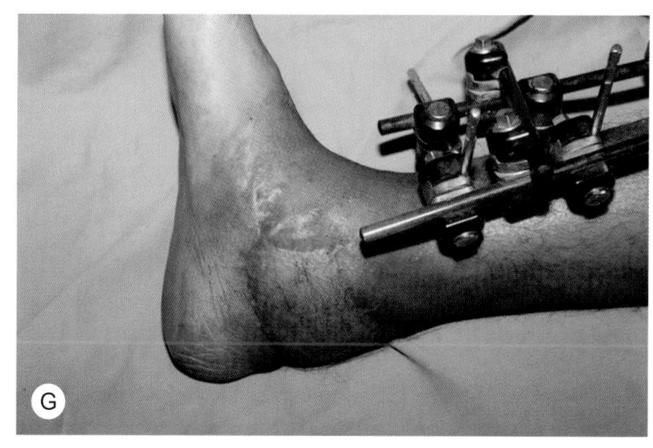

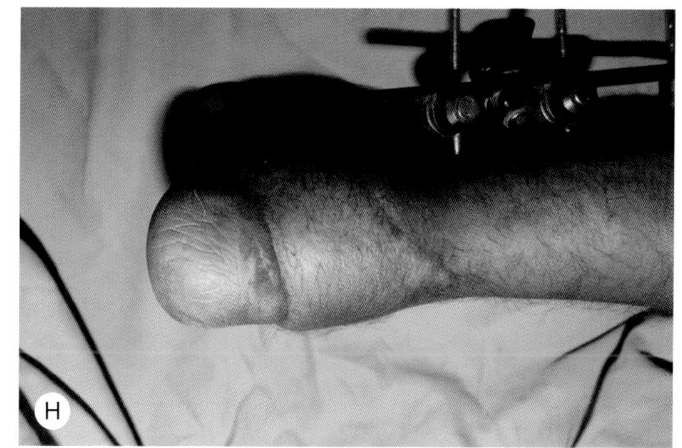

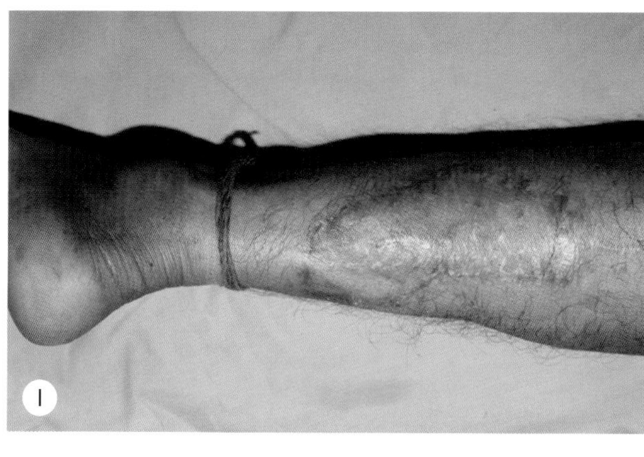

图 6-26 修复踝后侧较大面积横向创面并跟腱缺损（续）
G. 术后 7 个月；H. 后侧观；I. 供区瘢痕对于男性患者可以接受

四、腓骨皮瓣修复骨皮联合缺损

吻合血管的骨移植本身有生长能力，在受区以骨折愈合的形式重建所需的骨骼结构，临床特点为疗程短、具有抗感染能力等。由于来源有限、供区破坏较重等无法解决的问题，近年来，在治疗大段负重骨缺损时，吻合血管的骨瓣移植有被 Ilizarov 牵张成骨和 Masquelet 膜诱导技术替代的趋势。但对于皮肤软组织合并小范围或较局限的骨缺损，骨皮瓣移植仍是最高效的重建方法。

Taylor（1975 年）报告了吻合血管的腓骨游离移植。腓骨不是下肢的主要负重骨，一般认为切取其上 3/4 对负重和踝关节的稳定性影响不大，因此，腓骨至今仍是吻合血管骨移植的首选供体。腓动脉供血的腓骨瓣及腓骨皮瓣已有较丰富的解剖研究资料和成熟的临床应用。进入穿支皮瓣时代后，腓骨皮瓣的改进也仅是在腓动脉上携带一个穿支皮瓣，仍存在需牺牲主干血管、操作费时费力的缺点。

骨外膜动脉是腓骨瓣最重要的营养血管。正常情况下骨膜供血仅占到 10%~20%，但有很强的代偿能力，而且由于骨的新陈代谢不是很旺盛，只要保证骨膜供血来源，就能保证骨的成活。临床上所谓的腓动脉穿支，完整形态实际上是腓动脉发出的分支，除了形成皮支营养皮肤外，也发出腓骨骨膜支、肌骨支。仅需将穿支解剖游离至根部并保护好与腓骨相关的分支即可确保局部腓骨供血途径的完整（皮瓣供血穿支直接供血，或经链式血管丛沟通第二穿支供血腓骨瓣），并无切取腓动脉主干的必要，例外的情况包括：①截取腓骨节段较长；②供受区血管搭配需要；③受制于解剖条件或为满足特殊修复需要。确定需切取腓动脉主干时，应遵循最短原则。游离腓动脉穿支腓肠皮瓣经常用于手足创面。合并跖骨、掌骨缺损时，按本法携带腓骨瓣修复代价较低，手术简化，效果满意。掌骨、2~4 跖骨较为细小，应首选仅切取后侧 1/2 或 2/3 腓骨重建，以完整保留原有结构。儿童切取一整段腓骨后有可能导致远端骺板上移，影响踝关节功能。实际上，截取一半腓骨反而减少了深部解剖操作。多根掌骨、跖骨缺损时可考虑选择性重建，或结合 Masquelet 膜诱导成骨技术二期游离植骨，没有必要把手术做得很复杂。

骨膜有很强的成骨作用，是骨缺损或骨折愈合过程中成骨细胞的主要来源；切取骨膜后，对骨的形态、强度和血供不会产生不良影响。由于彻底解剖分离腓动脉穿支本身就需要剥离切开相应节段腓骨骨膜，以获得足够的血管蒂解剖空间，因此，顺便切取骨膜并无明显增加操作风险和难度，可以考虑以骨膜瓣替代骨瓣，缺点是无支撑作用，临床实用性有待进一步研究。此外，也可应用更高级的组合皮瓣技术自由装配骨皮瓣。

· 病例 1 ·

患者，男性，28 岁。创面特点：左足 4、5 趾毁损残端创面，并跖骨头缺损，足内侧有另一创面；需修复两个创面的同时重建第 5 跖骨头负重行走。骨皮瓣设计数据：以第一种血供模式切取后半腓骨瓣，皮瓣面积 13.5 cm × 7.5 cm，双向供血；骨皮瓣供血穿支位于健侧外踝上 21 cm，末端穿深筋膜前口径 0.6 mm，根部口径 1.6 mm，供血距离 7.5 cm；腓骨瓣供血的第二穿支位于外踝上 16 cm。受区二个创面间皮肤切取为近端带皮瓣向内侧转移合并为一个创面。骨皮瓣移位到受区后穿支动静脉与足背动静脉吻合建立循环。骨皮瓣高质量成活，外形满意，术后 35 天骨皮瓣已有明确愈合征象（图 6-27）。

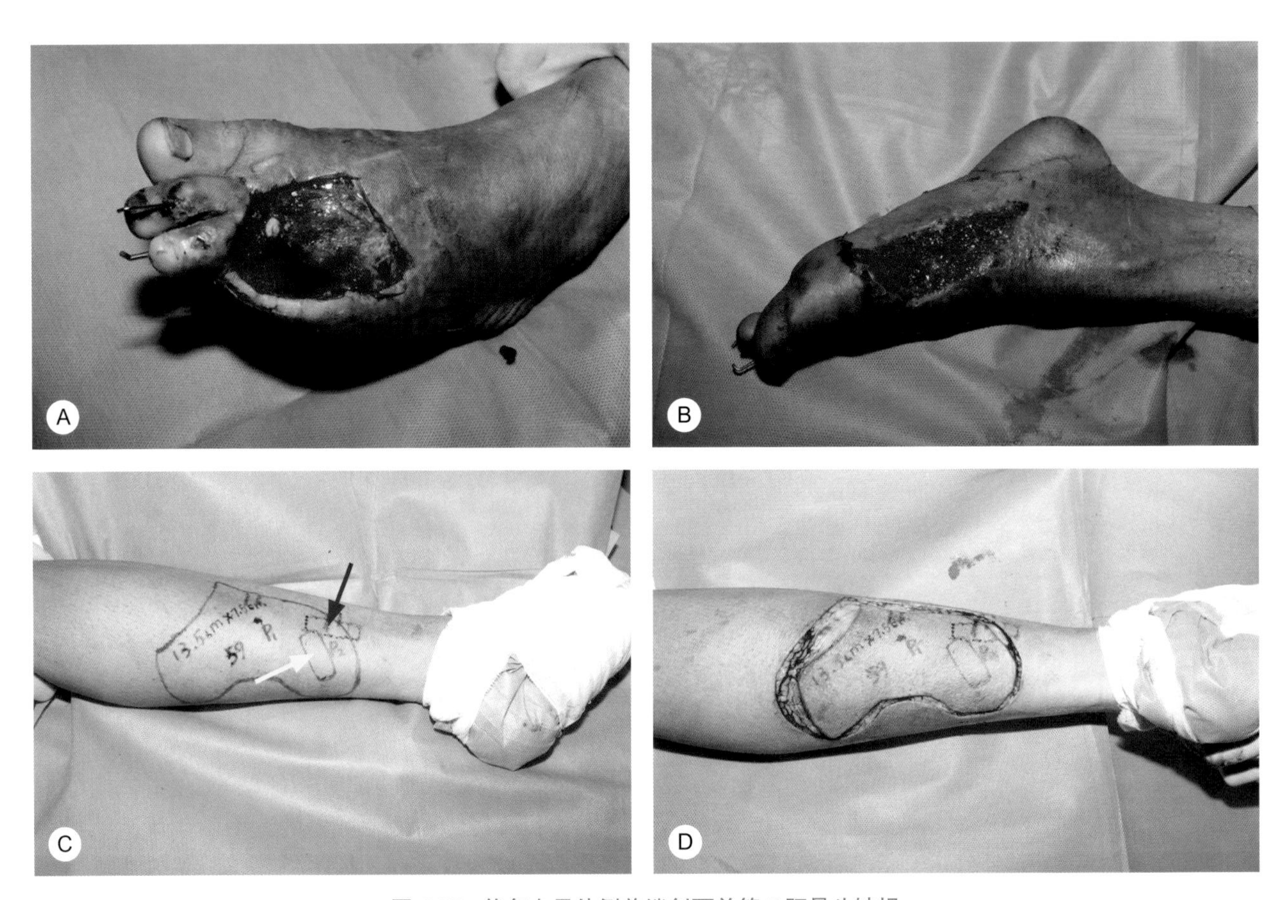

图 6-27　修复左足外侧前端创面并第 5 跖骨头缺损

A. 骨皮联合缺损创面；B. 内侧另一处独立创面；C. 按第一种血供模式设计腓动脉穿支供血的腓肠及半腓骨皮瓣：原有腓骨瓣位置（蓝色箭头）；移植到创面后装配位置（黄色箭头）；D. 直接切取骨皮瓣

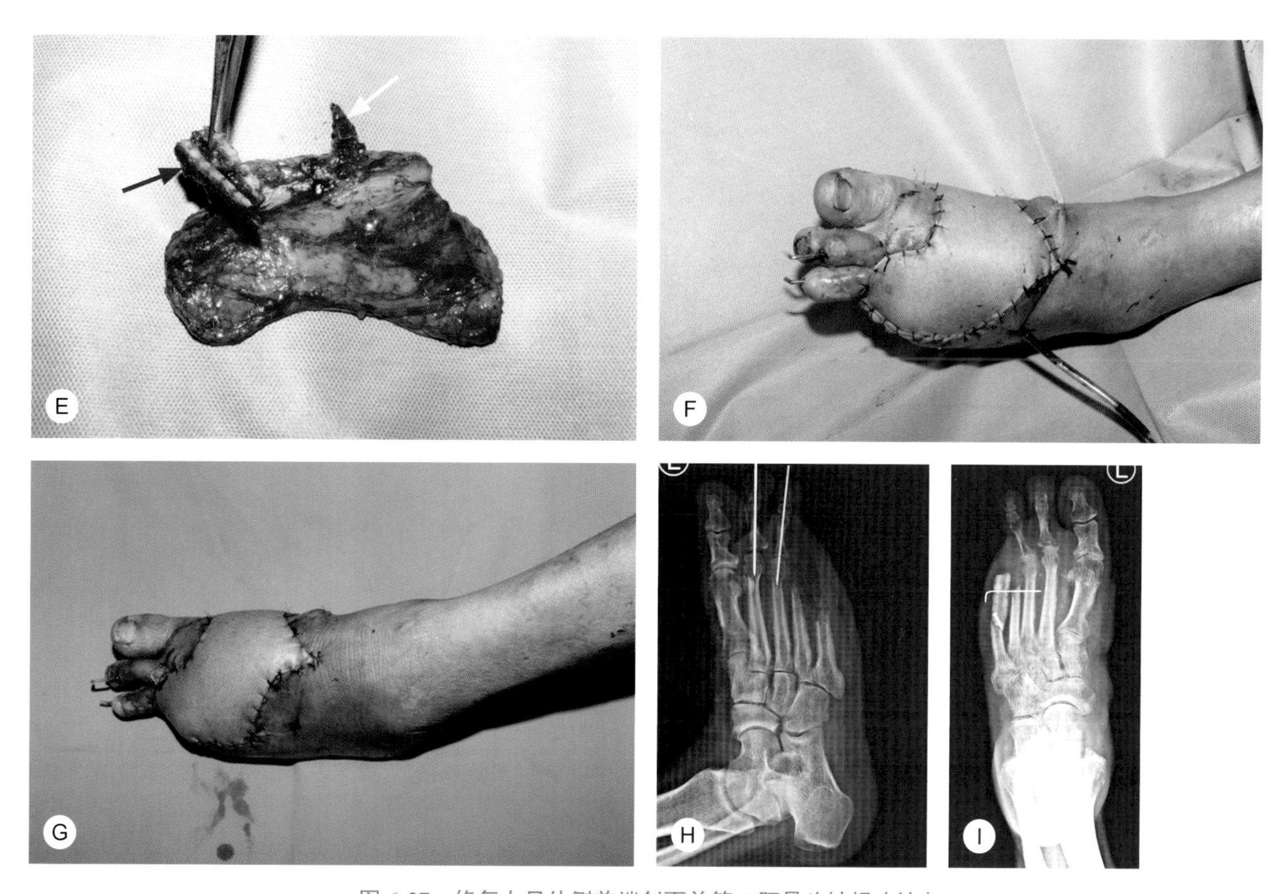

图 6-27 修复左足外侧前端创面并第 5 跖骨头缺损（续）

E. 骨皮瓣切取完毕［骨皮瓣供血穿支（黄色箭头）：第二穿支供血的半腓骨皮瓣（蓝色箭头）］；F. 术毕；G. 骨皮瓣高质量成活，外形理想；H. 术前 X 线片；I. 术后 35 天，骨皮瓣已有明显愈合迹象

· 病例 2 ·

患者，男性，36 岁。创面特点：右足内侧皮肤软组织缺损，并内侧楔骨缺损。骨缺损更靠近端但与软组织缺损几乎在同一平面且同向。骨皮瓣设计数据：以第二种血供模式切取后半腓骨瓣，皮瓣面积 12.5 cm × 8.5 cm，逆行供血；骨皮瓣供血穿支位于患侧外踝上 19.5 cm，末端穿深筋膜前口径 0.7 mm，根部口径 1.5 mm，供血距离 11.5 cm。骨皮瓣移位到受区后穿支动静脉与足背动静脉吻合建立循环。骨皮瓣高质量成活，外形满意（图 6-28）。

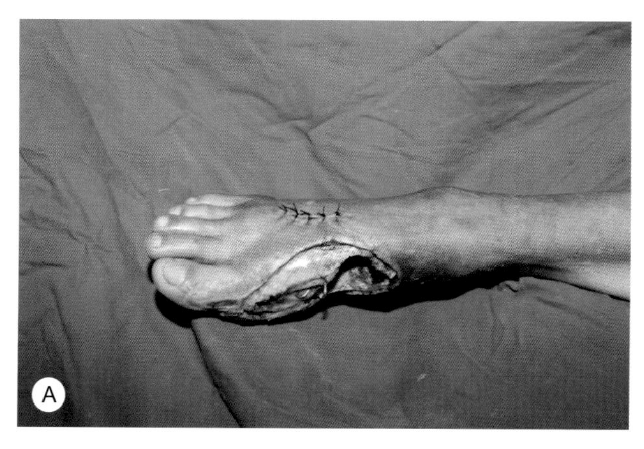

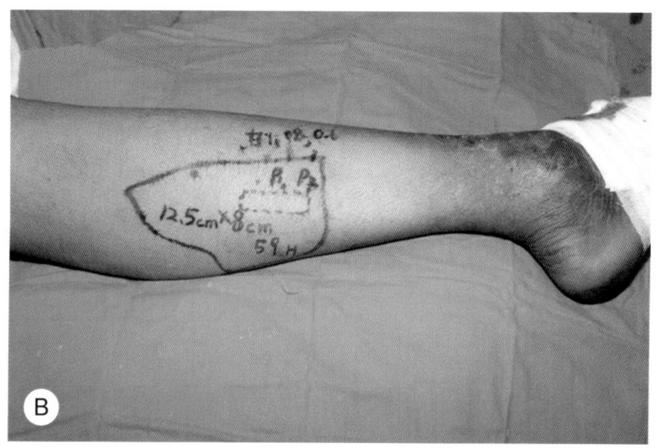

图 6-28 修复足内侧骨皮联合缺损

A. 创面情况；B. 骨皮瓣设计

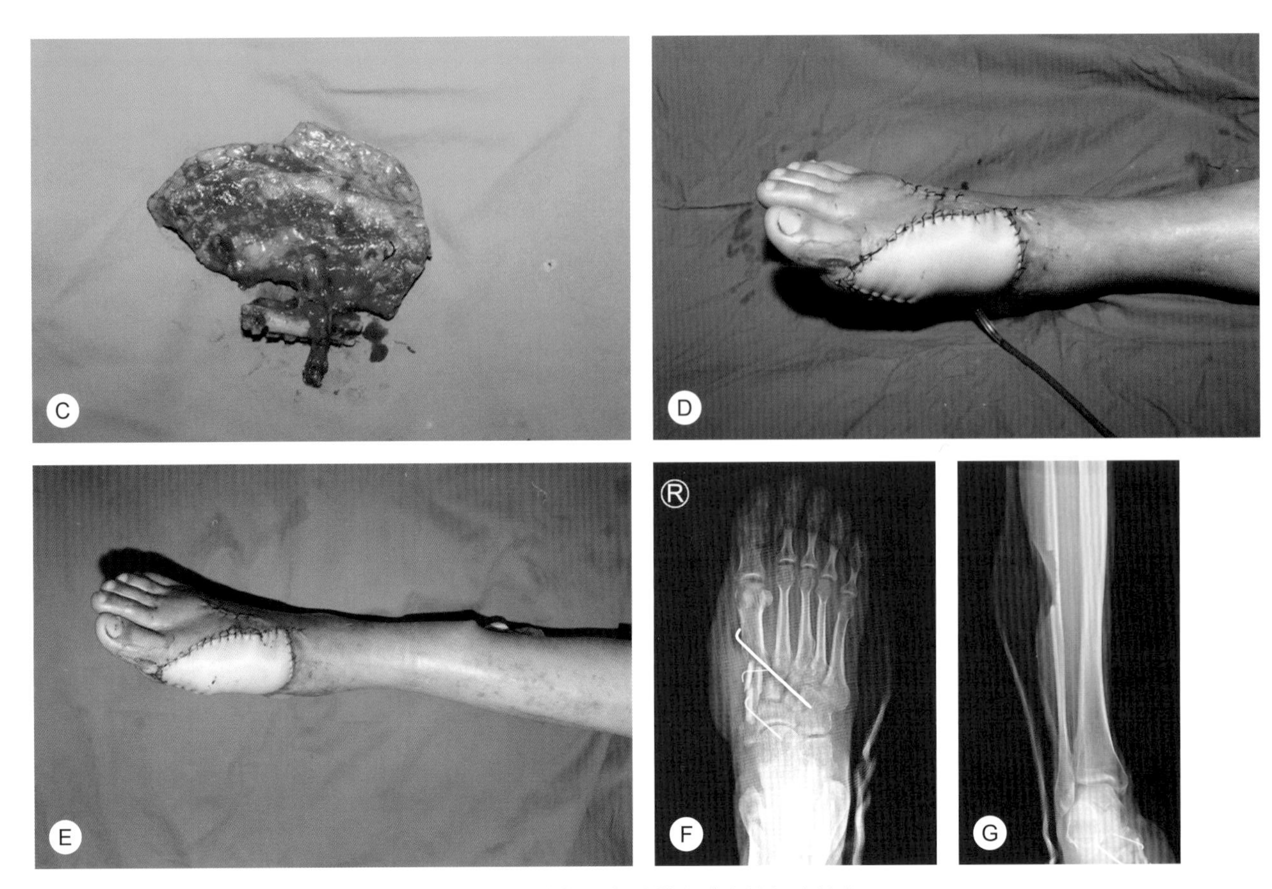

图 6-28 修复足内侧骨皮联合缺损（续）

C. 按第二种血供模式骨皮瓣切取完毕；D. 术毕；E. 骨皮瓣高质量成活；F. 术后 X 线片；G. 腓骨纵向完整性保留

· 病例 3 ·

患者，男性，42 岁。创面特点：左足前端横向创面并第 2~4 跖骨头缺损；横向创面按纵行设计骨皮瓣即可令骨瓣与创面同向。骨皮瓣设计数据：以第二种血供模式切取全腓骨瓣，皮瓣面积 16 cm × 6 cm，双向供血；骨皮瓣供血穿支位于健侧外踝上 16.5 cm，末端穿深筋膜前口径 0.7 mm，根部口径 1.4 mm，供血距离 9 cm。骨皮瓣移位到受区后穿支动静脉与足背动静脉吻合建立循环。骨皮瓣高质量成活，外形满意，术后 9 个月复查骨皮瓣愈合满意（图 6-29）。

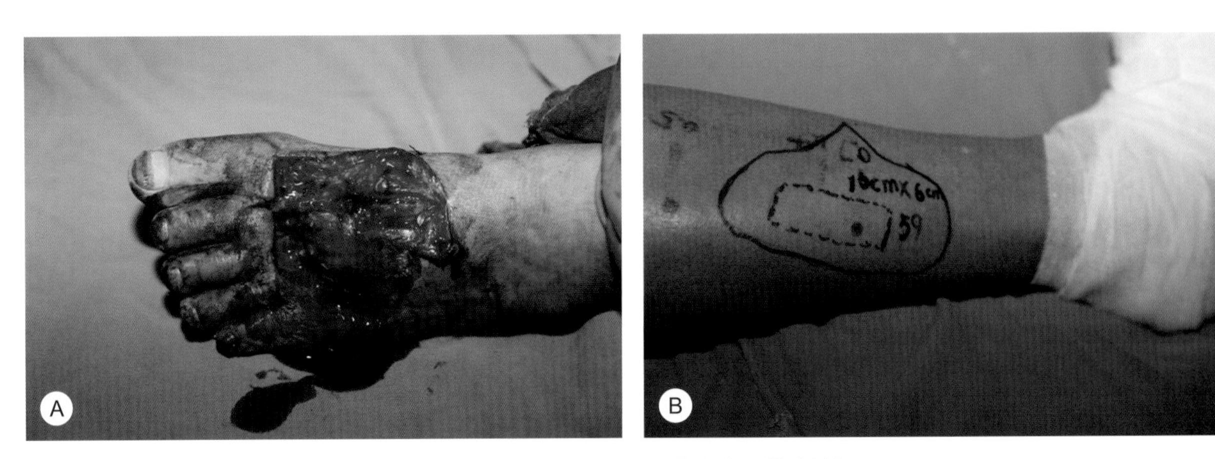

图 6-29 修复前足背创面并多个跖骨头缺损

A. 骨皮联合缺损创面情况；B. 骨皮瓣设计

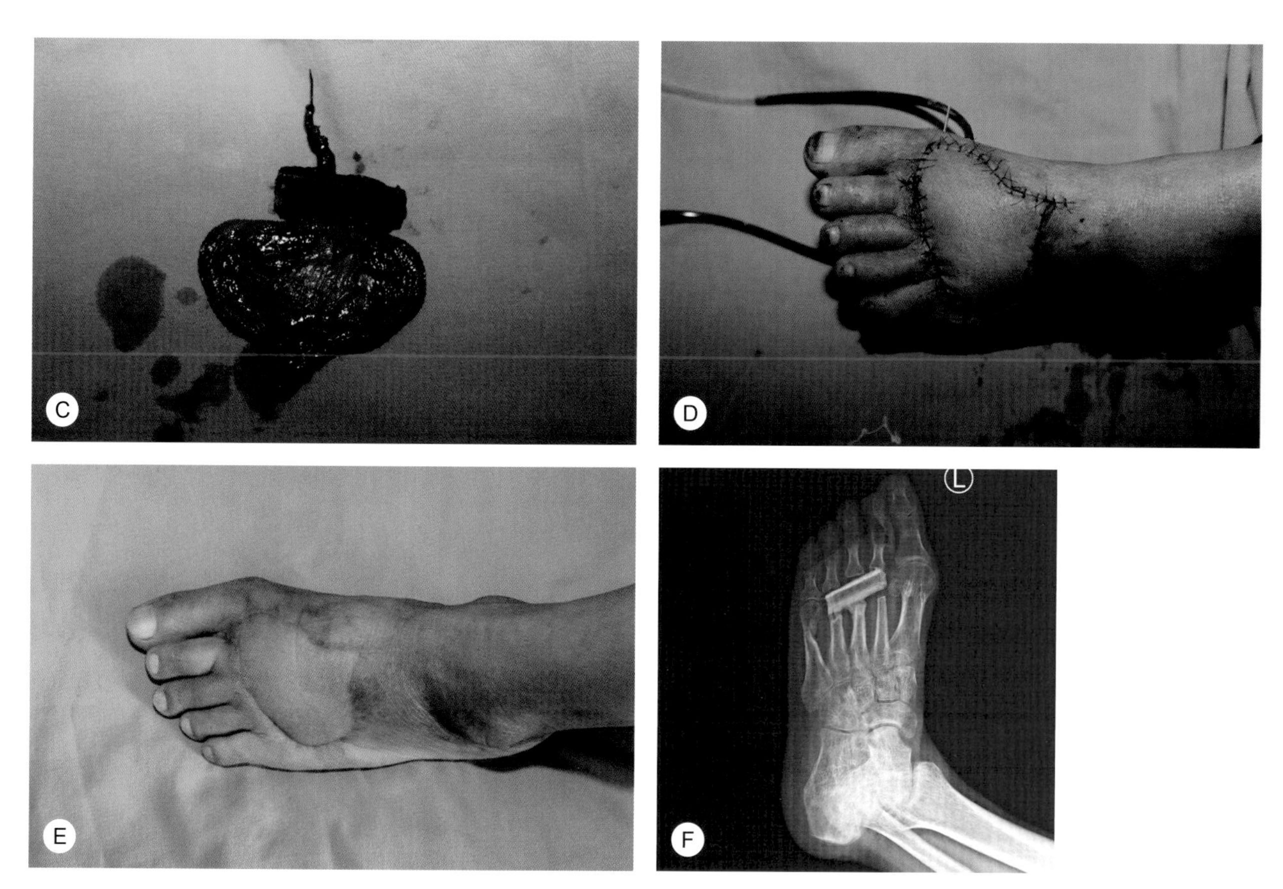

图 6-29 修复前足背创面并多个跖骨头缺损（续）

C. 按第二种血供模式切取全腓骨皮瓣；D. 术毕；E. 骨皮瓣高质量成活；F. 术后 X 线片，骨皮瓣已骨性愈合

· 病例 4 ·

患者，男性，36 岁。创面特点：右足背软组织并第 2 跖骨缺损；创面与骨缺损同向，基本在同一平面，但距离拟吻合的足背动脉较远。骨皮瓣设计数据：以第 1 种血供模式切取后半腓骨瓣，皮瓣按筋膜皮肤瓣切取，以减少供区植皮瘢痕，皮瓣面积 13.5 cm × 7.5 cm，逆向供血，远端携带腓肠神经重建感觉；骨皮瓣供血穿支位于同侧外踝上 12.5 cm，末端穿深筋膜前口径 0.6 mm，根部口径 1.2 mm，携带一小段腓动脉主干，供血距离 12 cm；第二穿支位于外踝上 16 cm。骨皮瓣移位到受区后腓动脉与足背动脉吻合，穿支伴行静脉与足背静脉吻合建立循环，腓肠神经与腓浅神经足背分支吻合建立感觉。骨皮瓣顺利成活，外形稍隆起，术后 1 年复查骨皮瓣愈合满意，皮瓣表面已有部分浅感觉恢复（图 6-30）。

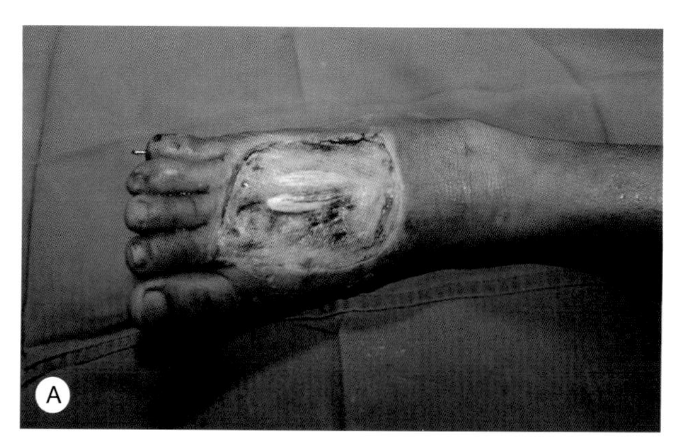

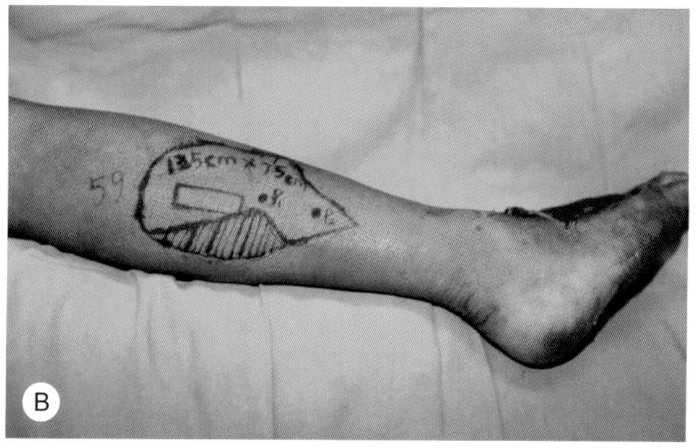

图 6-30 修复足背较大面积创面并第 2 跖骨缺损

A. 创面情况；B. 骨皮瓣设计，阴影部分仅切取筋膜瓣

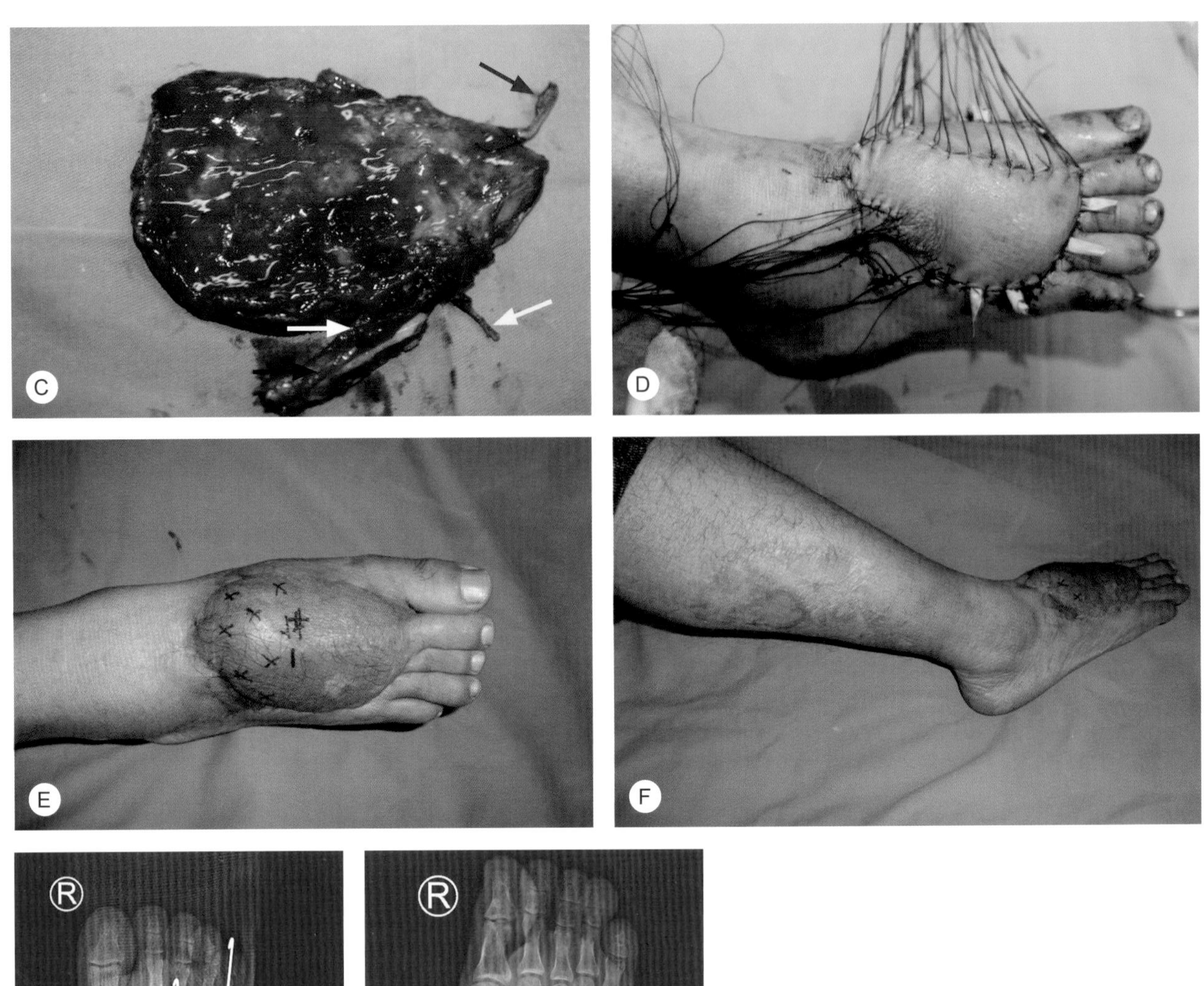

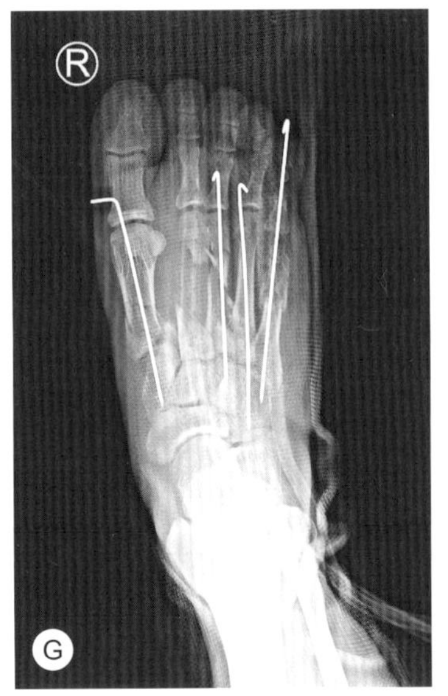

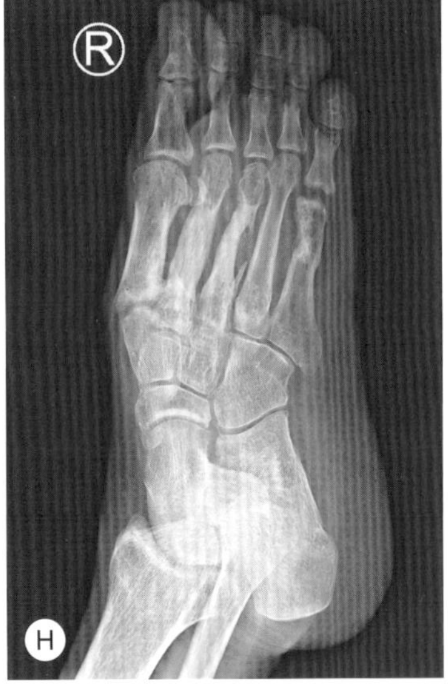

图 6-30 修复足背较大面积创面并第 2 跖骨缺损（续）
C. 按第一种血供模式腓骨皮瓣切取完毕［骨皮瓣供血穿支（黄色箭头）；第二穿支（白色箭头）；半腓骨瓣（黑色箭头）；腓肠神经（红色箭头）］；D. 术毕，筋膜瓣表面一期植皮；E. 术后 1 年外形稍隆起，皮瓣已有部分浅感觉恢复；F. 供区外形损失不大；G. 术前 X 线片，第 2 跖骨缺损；H. 术后 1 年骨皮瓣愈合理想

· 病例 5 ·

患者，男性，13 岁。创面特点：右手背皮肤软组织缺损并第 3 掌骨骨缺损；创面长轴与骨缺损不同向，骨感染较为严重；对于青少年患者，需保持腓骨长度完整。骨皮瓣设计数据：以第一种血供模式切取后半腓骨瓣，骨瓣位置同时携带肌瓣用于填塞感染腔，皮瓣面积 12 cm × 6 cm，逆向供血；骨皮瓣供血穿支位于同侧外踝上 17 cm，末端穿深筋膜前口径 0.6 mm，根部口径 1.6 mm，供血距离 10.5 cm；第二穿支位于外踝上 21 cm，并利用该穿支恒定发出的腓肠肌支携带肌瓣。骨皮瓣移位到受区后，腓动脉穿支及伴行静脉与桡动脉深支及伴行静脉吻合建立循环。骨皮瓣顺利成活，外形满意，术后 69 天复查骨皮瓣已有明显愈合迹象（图 6-31）。

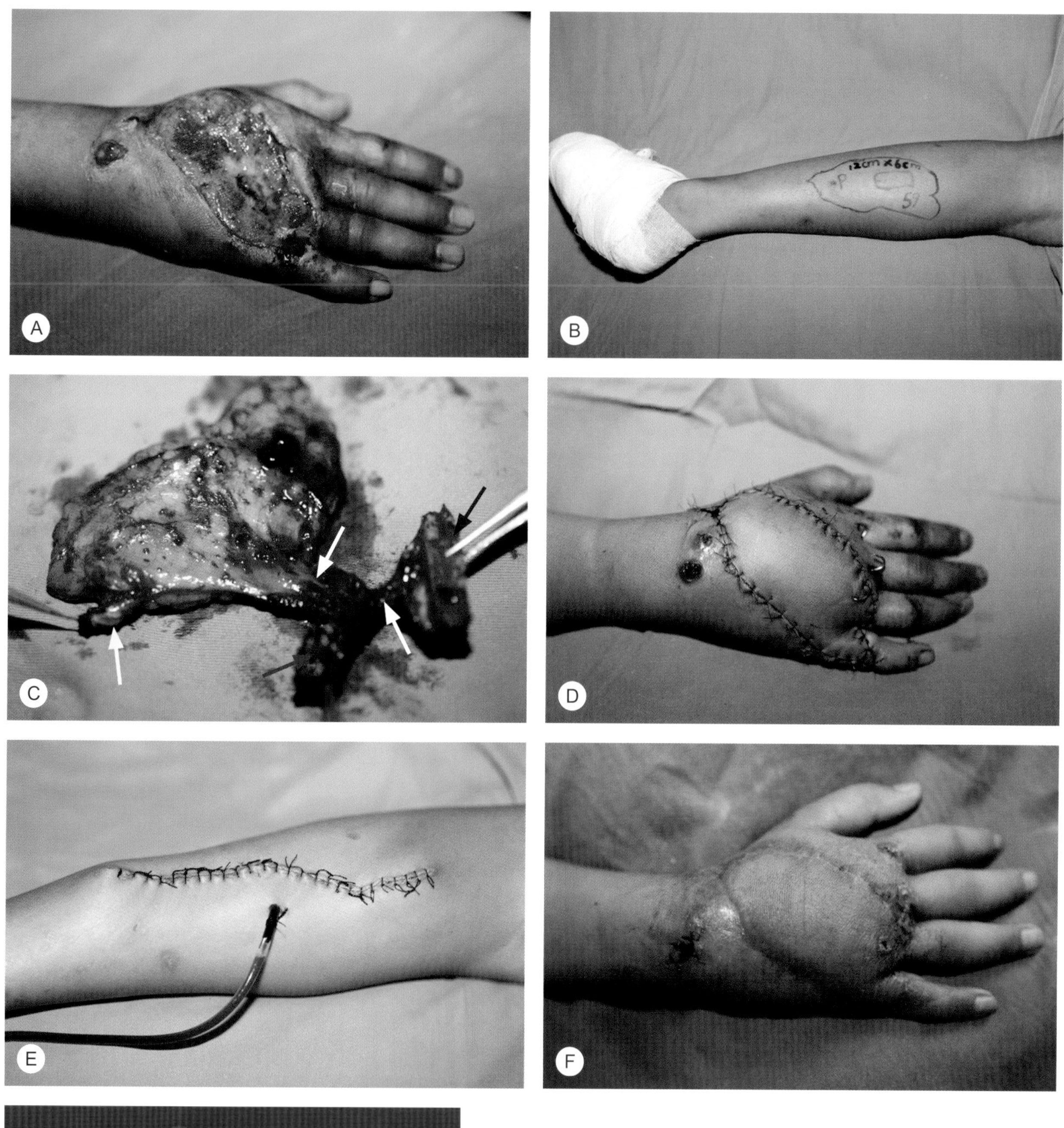

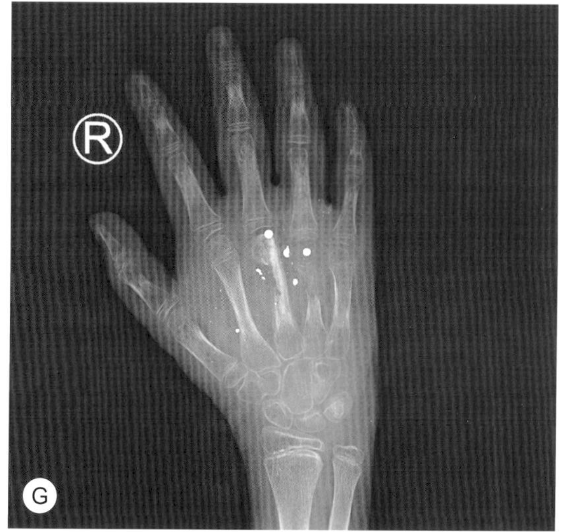

图 6-31　修复未成年人掌背骨皮联合缺损感染创面

A. 创面情况，第 3 掌骨感染性骨缺损；B. 骨皮瓣设计；C. 按第一种血供模式腓骨皮瓣切取完毕，骨皮瓣可自由调整角度、方向［骨皮瓣供血穿支（黄色箭头）；第二穿支（白色箭头）；半腓骨皮瓣（黑色箭头）；第二穿支发出的腓肠肌支携带的肌瓣（红色箭头）］；D. 术毕；E. 供区直接缝合；F. 骨皮瓣成活，外形及感染控制满意；G. 术后 69 天，骨皮瓣已有明显愈合迹象

五、较特殊创面的修复策略

（一）足踝部巨大创面

足踝部较为巨大的创面在临床上并不鲜见。除面积较大以外，因位于不同平面，甚至是环周缺损，单个皮瓣很难重建出满意的轮廓。加之原有皮肤软组织较薄，足底需负重行走等，均对皮瓣的选择和修复方法提出了很高的要求。常见的错误是用一块大型皮瓣包裹整个创面，造成外观丑陋、面团滑动感、压疮溃疡、无法正常穿鞋等问题，显著影响患者生活质量。

本皮瓣质地优良，厚度适中，安全切取面积相当可观，结合皮肤筋膜瓣、超薄皮瓣、分叶皮瓣、逆行吻合皮神经重建感觉等特色技术，适合用于修复足踝部巨大创面，在尽可能降低供区牺牲的同时可获得较为满意的临床效果。具体需遵循以下原则：①仅修复关键创面，凡非负重区或穿鞋摩擦突出的区域，能植皮不用皮瓣覆盖，不能植皮首选携带皮下筋膜瓣修复；②位于不同平面的复杂形状创面首选分叶皮瓣或组合皮瓣，大致分区修复；③皮瓣形状尽可能契合创面轮廓，按需修薄，彻底止血，瓣下通畅引流，适度张力下缝合；④必要时外固定支架维持足踝负重功能位。

・病例 1・

患者，男性，28 岁。创面特点：巨大的残足环周创面，所幸跟底负重区皮肤尚存；需用皮瓣修复的关键部位为足前端及前足负重区、内踝。皮瓣数据：面积 27 cm × 12 cm，双向供血；供血穿支位于健侧外踝上 19 cm，末端穿深筋膜前口径 0.6 mm，根部口径 1.6 mm，供血距离 17.5 cm。皮瓣移位到受区全厚部分覆盖足背、足前端及足底前端，筋膜瓣部分覆盖足内侧。穿支动静脉与足背动静脉残端吻合建立循环，供区创面收紧后断层植皮修复，外固定支架固定足踝于功能位。术后皮瓣完全成活，12 天后皮瓣筋膜表面及残留的非负重区肉芽创面植皮修复。术后 3 个月复查，残足外形较满意，主要负重区、穿鞋摩擦区具有满意的软组织垫（图 6-32）。

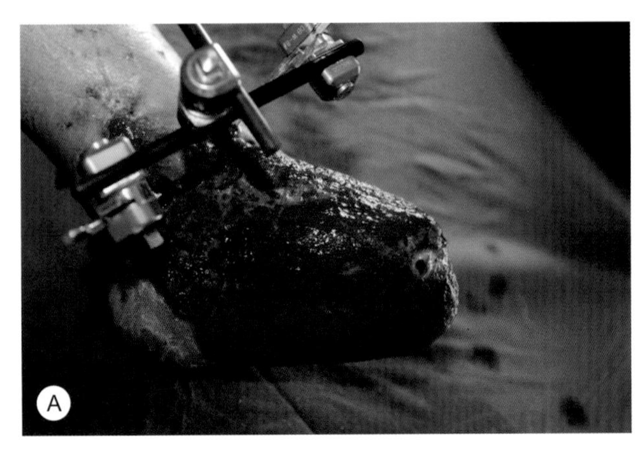

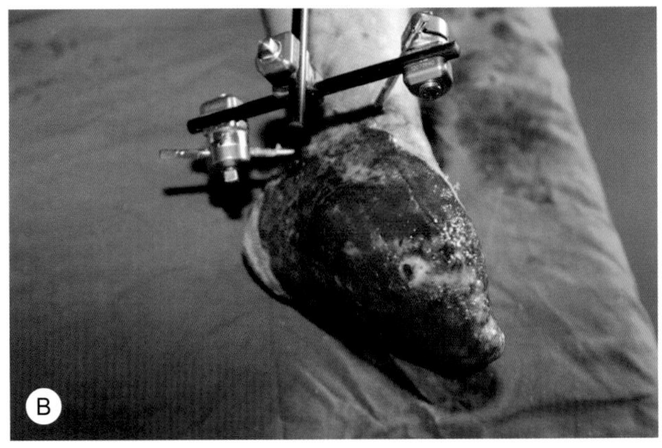

图 6-32　修复巨大的残足环周创面

A. 创面情况；B. 前内侧观

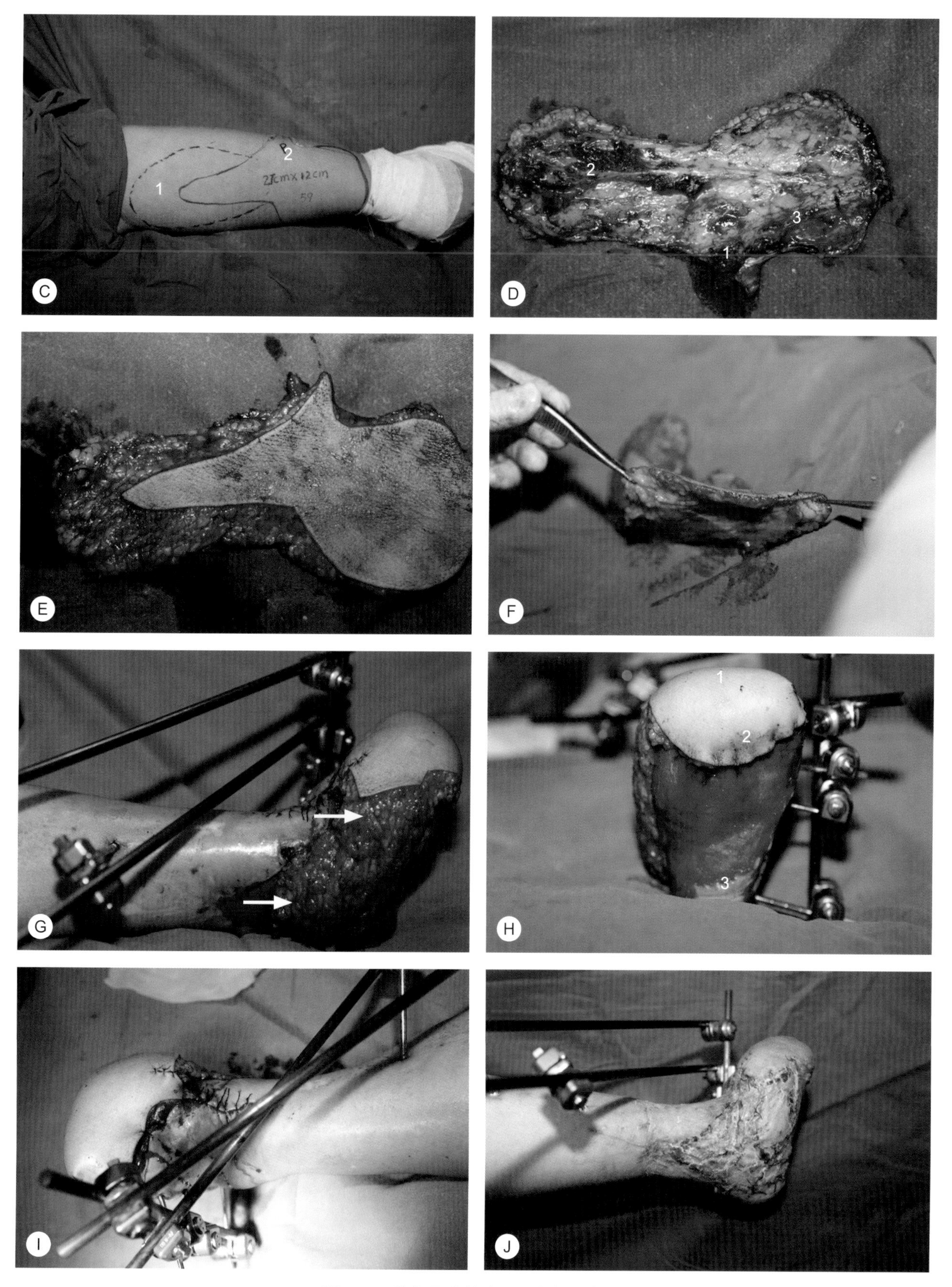

图 6-32 修复巨大的残足环周创面（续）

C. 皮肤筋膜瓣设计（1. 仅切取深筋膜和皮下组织的位置；2. 血管蒂位置）；D. 皮肤筋膜瓣切取完毕，深筋膜面观（1. 供血穿支；2. 内侧链；3. 外侧链）；E. 皮肤面观；F. 局部修薄皮瓣；G. 皮瓣移植术毕；覆盖内踝的皮下筋膜瓣表面（黄色箭头），残留的浅表非负重区创面二期植皮；H. 足底观，有皮肤覆盖的位置（1. 残足前端；2. 跖骨头负重区；3. 跟底负重区）；I. 足背观；J. 术后 8 周的修复效果：皮瓣完全成活，无明显臃肿，植皮均成活，足踝位于功能位

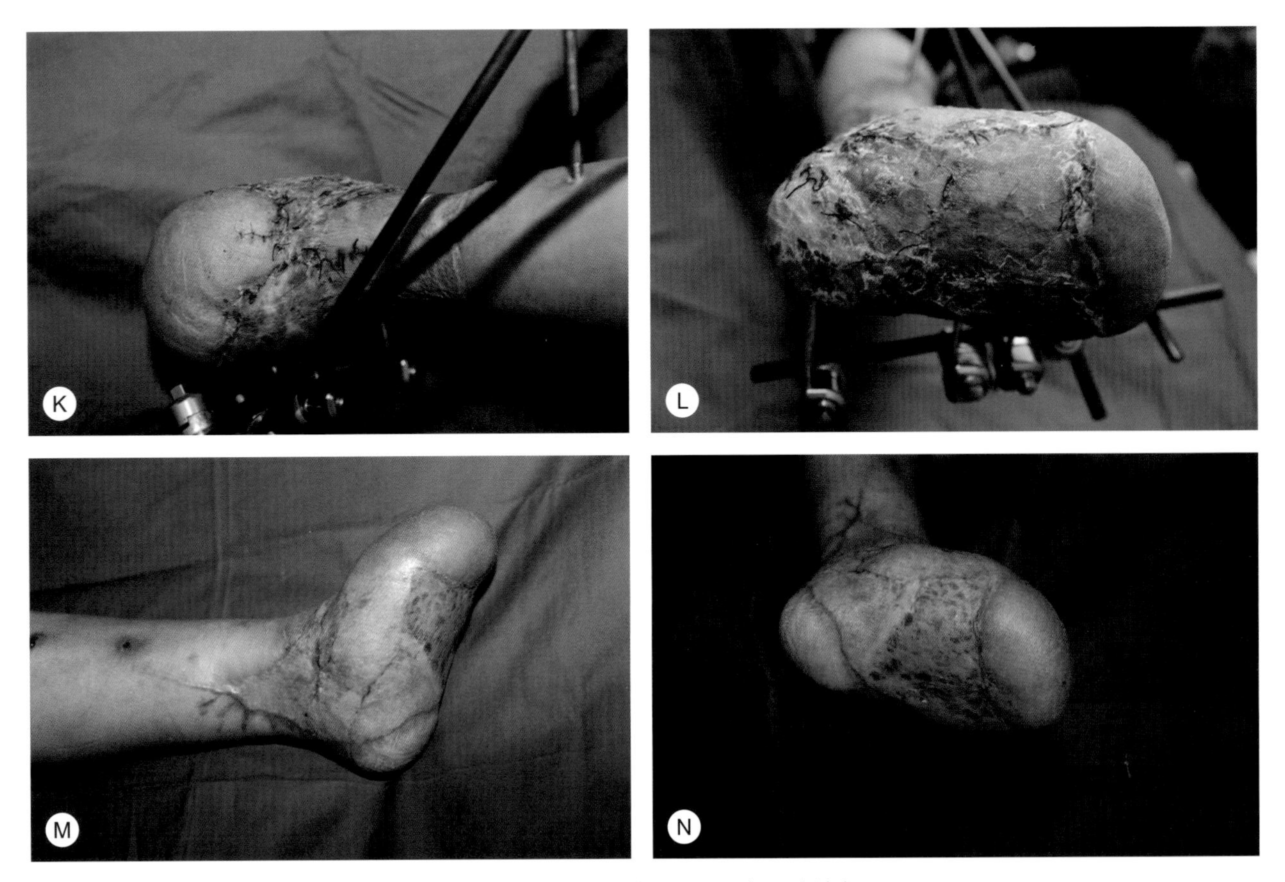

图 6-32 修复巨大的残足环周创面（续）

K. 足背观；L. 足底观；M. 术后 3 个月，足踝外形满意；N. 足底观

· 病例 2 ·

患者，男性，33 岁。创面特点：环绕全周的足部巨大创面，跟底、第 1 跖骨头负重区均缺损，但第 5 跖骨头负重区幸存，单一皮瓣难以完全覆盖关键区域，特别是无法获得良好的足踝轮廓。本例利用健侧邻近的两个穿支设计分叶皮瓣分二个区修复。皮瓣数据：皮瓣 1（近侧）以 P1 为供血穿支，面积 10.5 cm × 15 cm，逆行供血；皮瓣 2（远侧）以 P2 为供血穿支，面积 17.5 cm × 15 cm，顺行供血；P1 位于健侧外踝上 22 cm，穿皮点口径 0.7 mm，根部口径 1.8 mm，供血距离 10 cm；P2 位于外踝上 18 cm，穿皮点口径 0.5 mm，根部口径 1.3 mm，供血距离 12.5 cm。携带一段发出两条穿支的腓血管主干，长度 5.5 cm，取下皮瓣，按设计调整方向拼接后移位到受区。皮瓣 1 覆盖跟底负重区及跟内侧，近端携带腓肠外侧皮神经与腓肠神经吻合重建皮瓣感觉；皮瓣 2 覆盖第 1 跖骨头负重区及足内侧、足背；腓动静脉与胫后动静脉吻合建立两块皮瓣循环。皮瓣顺利成活，剩余肉芽生长良好的次要创面二期植皮修复。术后 12 个月复查，皮瓣成活质量高，足踝轮廓满意，负重区、穿鞋摩擦区均有软组织垫，足跟获得部分浅感觉，正常穿鞋行走，未发生压疮（图 6-33）。

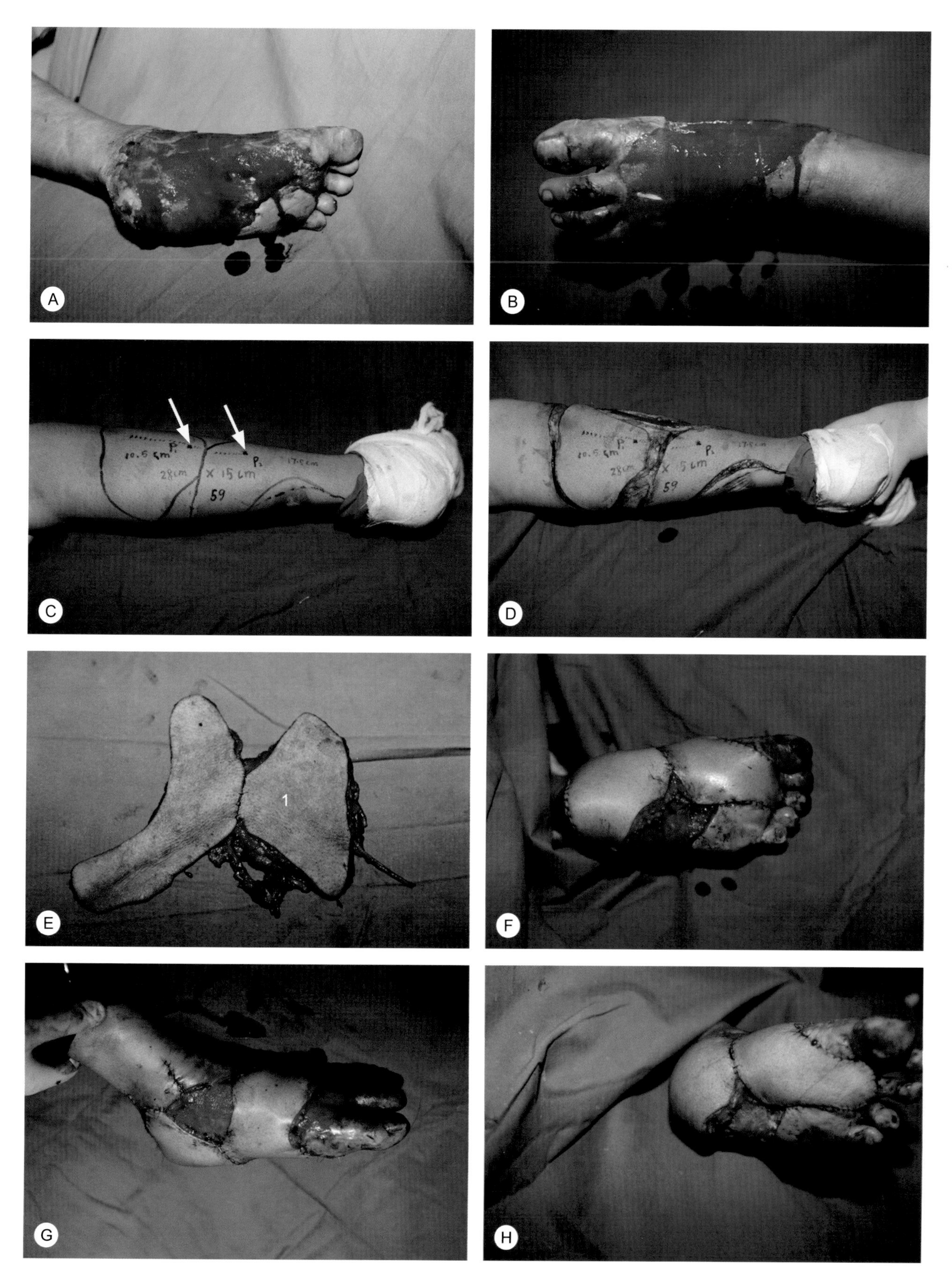

图 6-33 分叶瓣修复环绕全周的足部巨大创面

A. 创面内侧观；B. 背面观；C. 皮瓣设计，两条穿支（黄色箭头）各带一块皮瓣；D. 按设计直接切取皮瓣；E. 拼接完毕，皮瓣 1 近端携带腓肠外侧皮神经重建感觉；F. 术毕，足底观，负重区均有皮瓣覆盖，残留次要创面二期植皮修复；G. 内侧观；H. 皮瓣高质量成活

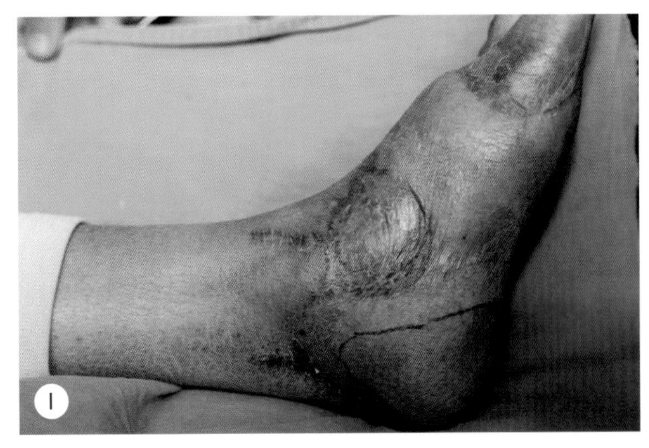
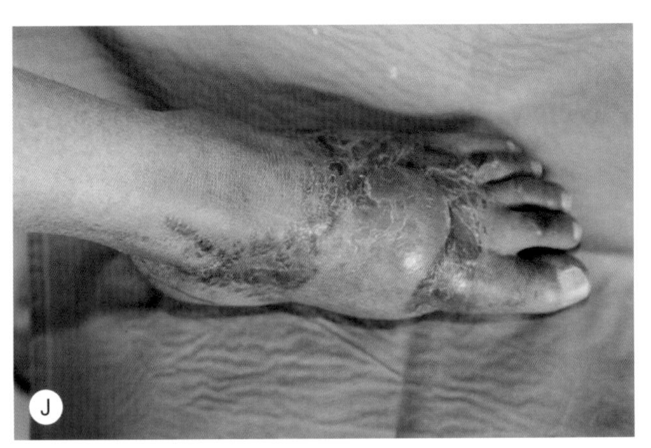
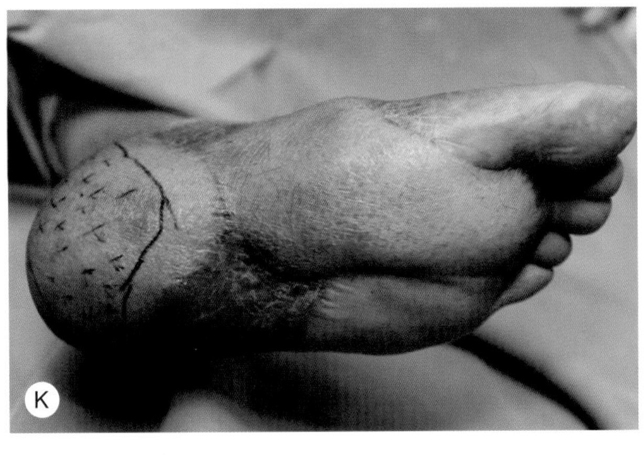

图 6-33 分叶瓣修复环绕全周的足部巨大创面（续）
I. 术后 12 个月，修复外形轮廓满意，已能正常穿鞋行走；J. 足背内侧观；K. 足底观，无压疮形成，跟底负重区有浅感觉恢复

· 病例 3 ·

患者，男性，38 岁。创面特点：最困难的类型，踝周、全足脱套创面。至少应分两个区修复，但无法恢复满意的轮廓形态，且供区破坏等问题在所难免。本例从双侧小腿各取一块皮瓣拼接，分两个区修复。皮瓣数据：皮瓣 1，面积 25 cm × 11 cm，逆行供血；皮瓣 2，面积 19 cm × 13.5 cm，逆行供血；皮瓣 1 供血穿支位于健侧外踝上 12 cm，穿皮点口径 0.7 mm，根部口径 1.4 mm，供血距离 21 cm；皮瓣 2 供血穿支位于患侧外踝上 19 cm，穿皮点口径 0.6 mm，根部口径 1.6 mm，供血距离 15 cm。各携带一小段腓血管主干用于拼接组合，远端携带腓肠神经供逆行吻合重建感觉。取下皮瓣，拼接后移位到受区。皮瓣 1 覆盖足底、足跟，皮瓣 2 覆盖足内侧、足前端及足背内侧半；皮瓣 1 腓动静脉与胫后动静脉吻合建立循环；皮瓣 1 腓肠神经与胫后神经感觉支，皮瓣 2 腓肠神经与隐神经吻合建立皮瓣感觉。皮瓣顺利成活，肉芽生长良好的残留次要创面二期植皮修复。术后 13 个月复查，外形尚可，由于过早负重行走，跟底有轻微压疮，无明显渗液（图 6-34）。

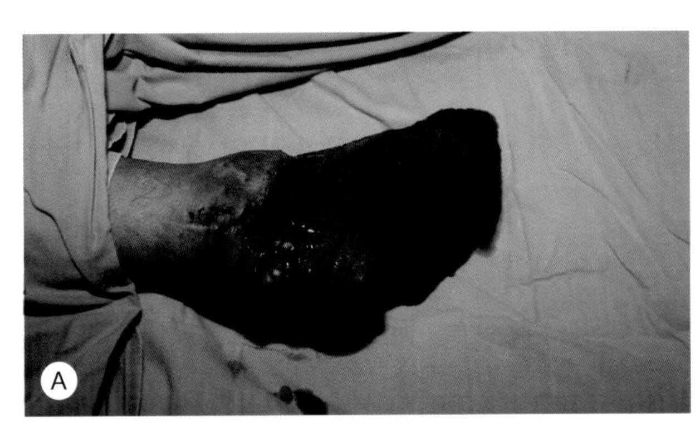
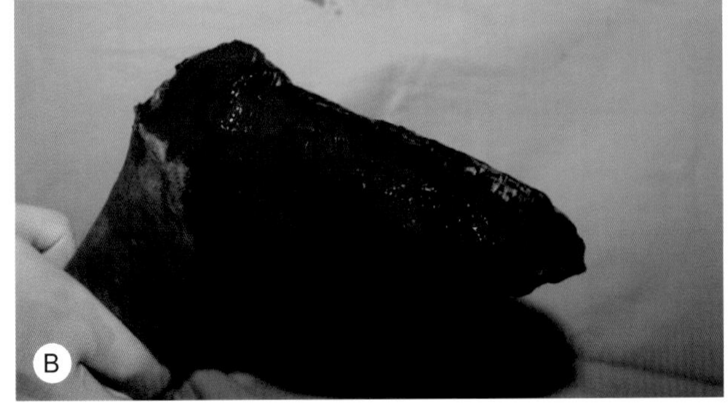

图 6-34 修复全足踝脱套巨大创面
A. 创面情况（跖内侧观）；B. 前外侧观

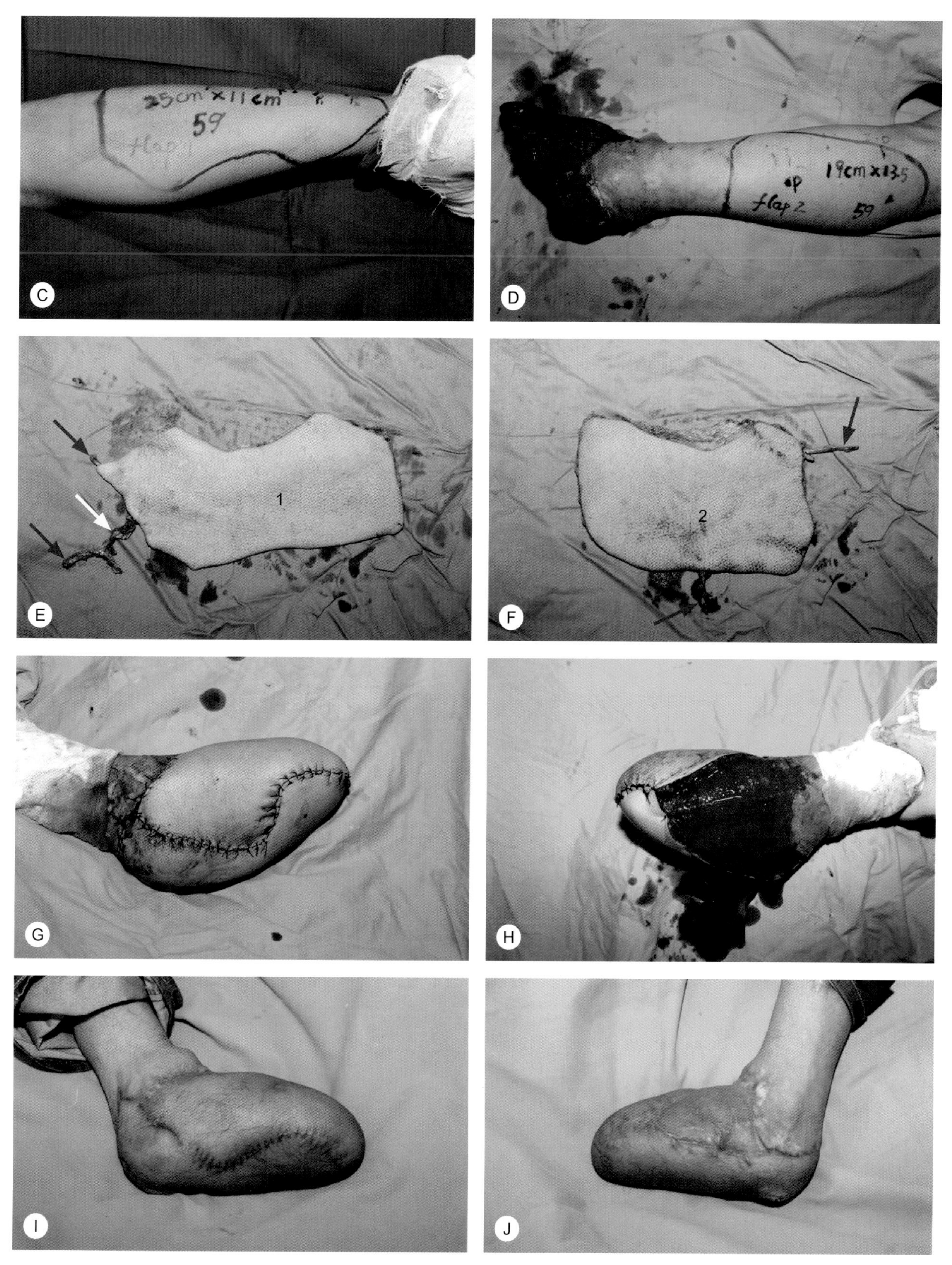

图 6-34 修复全足踝脱套巨大创面（续）

C. 健侧皮瓣 1 设计；D. 患侧皮瓣 2 设计；E. 皮瓣 1[腓肠神经（蓝色箭头）；供血穿支（黄色箭头）；腓血管主干（红色箭头）]；F. 皮瓣 2[腓肠神经（蓝色箭头）；血管蒂（红色箭头）]；G. 术毕，皮瓣 1 覆盖足跟、足底，皮瓣 2 覆盖足内侧、足前端及足背内侧半；H. 遗留非关键区肉芽创面二期植皮修复；I. 术后 13 个月，修复外形轮廓基本满意；J. 外侧观，由于过早负重行走，跟底有轻微压疮，无明显渗液

· 病例 4 ·

患者，男性，30 岁。创面特点：前半足脱套，面积较大。需避免肥厚、面团滑动感，并有良好的感觉功能；皮瓣简单包绕必然造成肥厚感。本例大致顺应链式血管丛走行设计为不规则花瓣状，上下偶合覆盖创面。皮瓣数据：面积 22.5 cm × 11 cm，双向供血；所选供血穿支位于健侧外踝上 21.5 cm，穿皮点口径 0.5 mm，根部口径 1.7 mm，供血距离 15 cm。局限于供区范围限制及受区血管位置，需携带一段腓血管主干，长度 5 cm。皮瓣移位到受区后腓动静脉与足背动静脉吻合建立循环，腓肠神经与腓浅神经分支吻合建立感觉。皮瓣顺利成活，术后 13 个月复查，外形轮廓好，质地优良，全瓣恢复部分浅感觉，能正常穿鞋行走（图 6-35）。

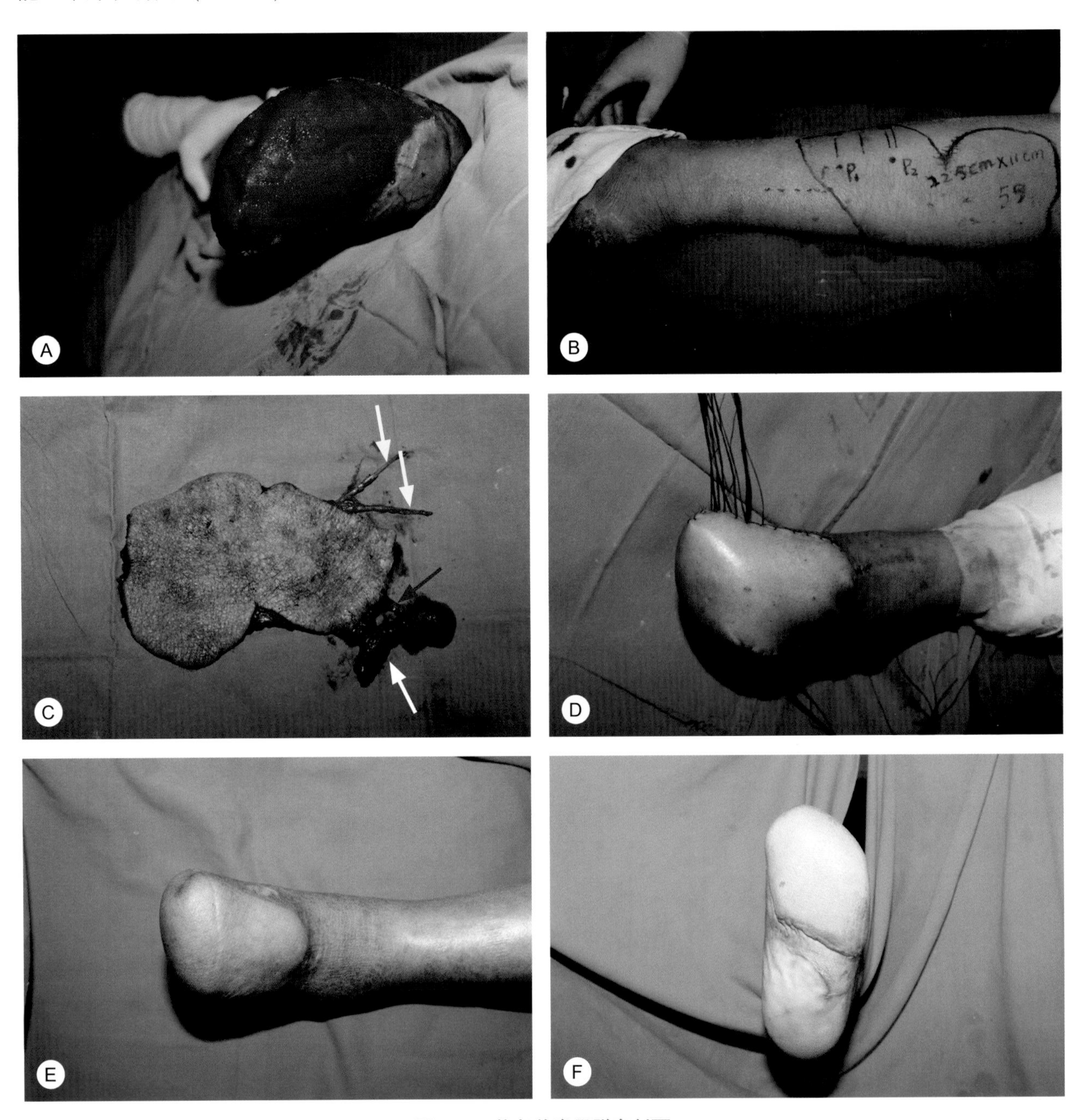

图 6-35 修复前半足脱套创面

A. 创面情况；B. 皮瓣设计，远端携带腓肠神经重建感觉；C. 皮瓣切取完毕 [双腓肠神经（黄色箭头）；供血穿支（红色箭头）；腓动静脉（白色箭头）]；D. 自前端合拢，两瓣分别拢覆足背、足底覆盖创面；E. 术后 13 个月，皮瓣质地外观满意，已能正常穿鞋行走；F. 足底观，无压疮，全瓣恢复部分浅感觉

（二）累及或不累及跟底的足跟区软组织缺损

临床上经常碰到因外伤、肿瘤切除、手术并发症等造成的，累及或不累及跟底的足跟区皮肤软组织缺损。跟底（plantor heel）有独特的软组织缓冲垫：皮肤致密，角质层丰富；皮下组织结实并有脂肪垫；垂直走形的纤维可有效地限制皮肤过度移动。唯一与之接近的是足底内侧皮瓣，但切取面积有限，对足底结构也有一定的破坏。足跟区外形呈明显的结节状突起，创面稍大时即不大可能局限在一个平面上，欲恢复原有形态并可正常穿鞋行走，则需重建出与局部轮廓较为一致的软组织套，这也是该区的修复难点。腓动脉穿支腓肠皮瓣质地优良，厚度适宜，感觉恢复较好；由于安全切取面积大、轴线方向灵活，皮瓣形状可与足跟区创面轮廓较为契合，是相对理想的选择，仅需在保护性感觉获得前避免受损及控制行走量。

当代皮瓣外科力求避免牺牲主干血管，但在这里可能是一个例外。足跟区创面总是邻近胫后血管(除非局限于跟外侧的小创面)，但距离其他知名血管可能较远。从简化手术，建立模式化治疗方法的角度，笔者设计了有限牺牲胫后血管的重建方案：携带一小段腓动脉主干，于踝管区桥接胫后动脉，建立皮瓣动脉血供；穿支伴行静脉与胫后静脉吻合建立皮瓣静脉回流。该法较好地平衡了得失比，修复效率和确定性高，不太会受到未知因素干扰，也可用于替代远端蒂皮瓣修复偏内侧的踝周创面：①游离截取一小段腓动脉远比切取一整段腓动静脉简单，由于胫后动脉与腓动脉间存在吻合，对肢体血供破坏可忽略不计；②穿支伴行静脉根部与胫后静脉口径相仿；③较粗大的动脉吻合口径确保了吻合成功率；④维持了原有胫后动脉连续性；⑤胫前、足背血管和绝大部分浅静脉系统完整，牺牲胫后静脉不会造成肢体回流障碍。

· 病例 1 ·

患者，男性，35 岁。创面特点：呈“C”形环跟后区及跟两侧，跟底负重区大部分幸存。皮瓣数据：面积 13 cm × 4.5 cm，所选逆行供血；供血穿支位于健侧外踝上 14 cm，穿皮点口径 0.6 mm，根部口径 1.2 mm。皮瓣以后肌间隔血管链为供血主渠道，轮廓契合扩创后创面形状，携带少许皮下筋膜瓣用于填充跟底空腔，以获得饱满的外形及负重行走垫，远端预留足够长度的腓肠神经，以逆行法重建感觉功能。移位到受区后腓动脉主干桥接胫后动脉建立动脉血供，穿支伴行静脉与胫后动脉伴行静脉吻合建立皮瓣静脉回流，腓肠神经与胫神经端侧吻合建立皮瓣感觉，供区收拢后断层植皮修复。该例供血穿支偏低，轴线未足够斜向腓肠供区，导致供区仍需植皮。术后皮瓣完成成活，外形满意（图 6-36）。

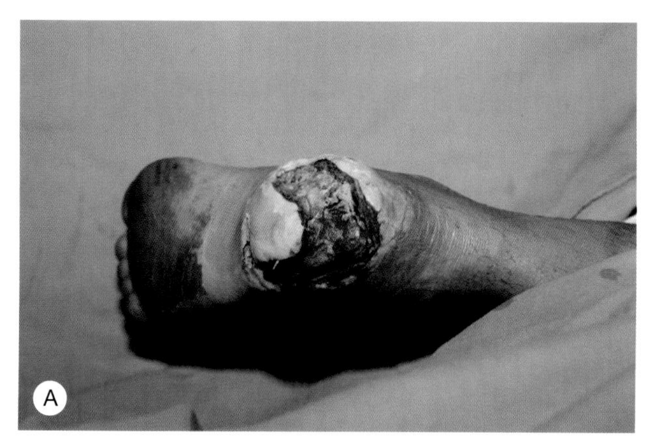

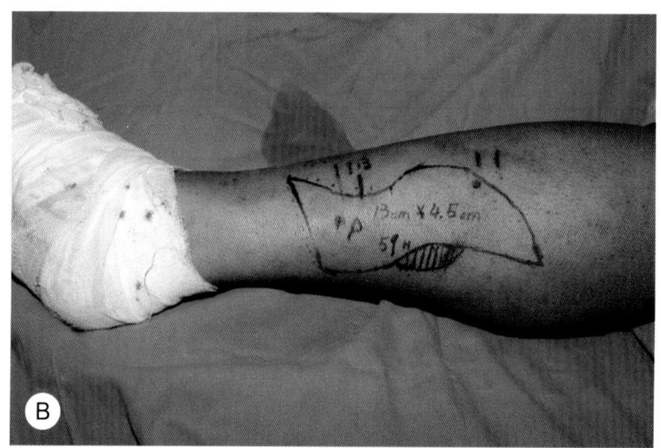

图 6-36　修复位于跟后及两侧的“C”形创面

A. 创面情况；B. 皮瓣设计，携带筋膜瓣（阴影部分）填塞跟底以获得饱满感；

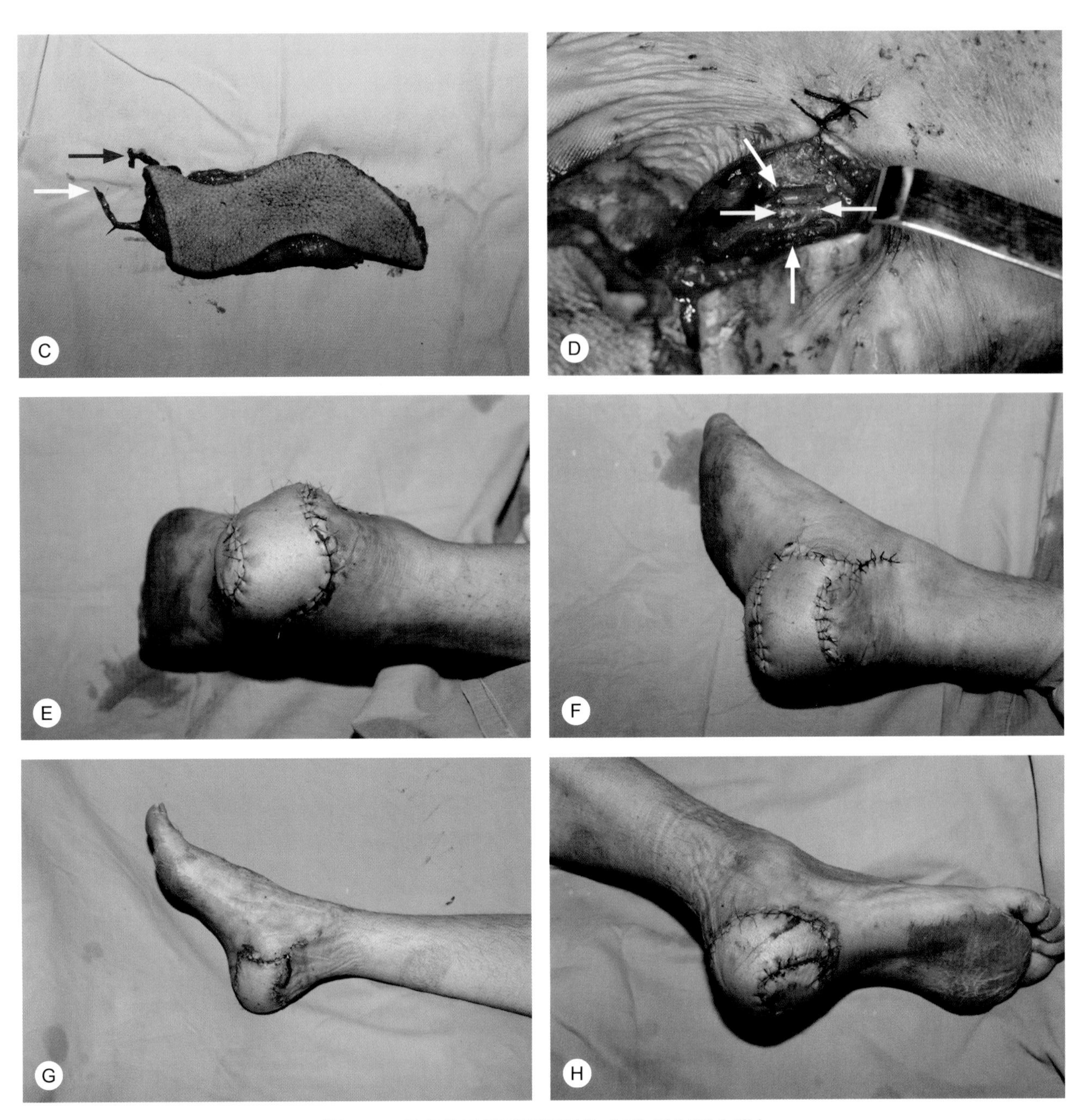

图 6-36 修复位于跟后及两侧的“C”形创面（续）

C. 皮瓣切取完毕 [血管蒂（红色箭头）；远端携带的腓肠神经（黄色箭头）] ；D. 血管吻合完毕 [腓动脉桥接胫后动脉（黄色箭头）；穿支伴行静脉与胫后静脉吻合（白色箭头）] ；E. 术毕；F. 内侧观；G. 皮瓣高质量成活，跟部外形轮廓满意；H. 后外侧观

·病例 2·

患者，男性，36 岁。创面特点：贴骨瘢痕并慢性溃疡切除后形成的足跟区软组织套状缺损，修复难点在于恢复足跟形态及负重行走能力。皮瓣数据：面积 13.5 cm × 9.5 cm，逆行供血；所选供血穿支位于患侧外踝上 16.0 cm，穿皮点口径 0.6 mm，根部口径 1.5 mm。皮瓣设计为不规则瓣状，以契合足跟形态；远端预留足够长度腓肠神经重建感觉功能。移位到受区后腓动脉主干桥接胫后动脉建立动脉血供，穿支伴行静脉与胫后动脉伴行静脉吻合建立静脉回流，腓肠神经与胫神经分离出的皮支吻合建立感觉，供区收拢后断层植皮修复。皮瓣完成成活，外形满意，术后 6 个月 15 天时复查，足跟轮廓较好，皮瓣质地优良，已恢复部分浅感觉，可正常穿鞋行走（图 6-37）。

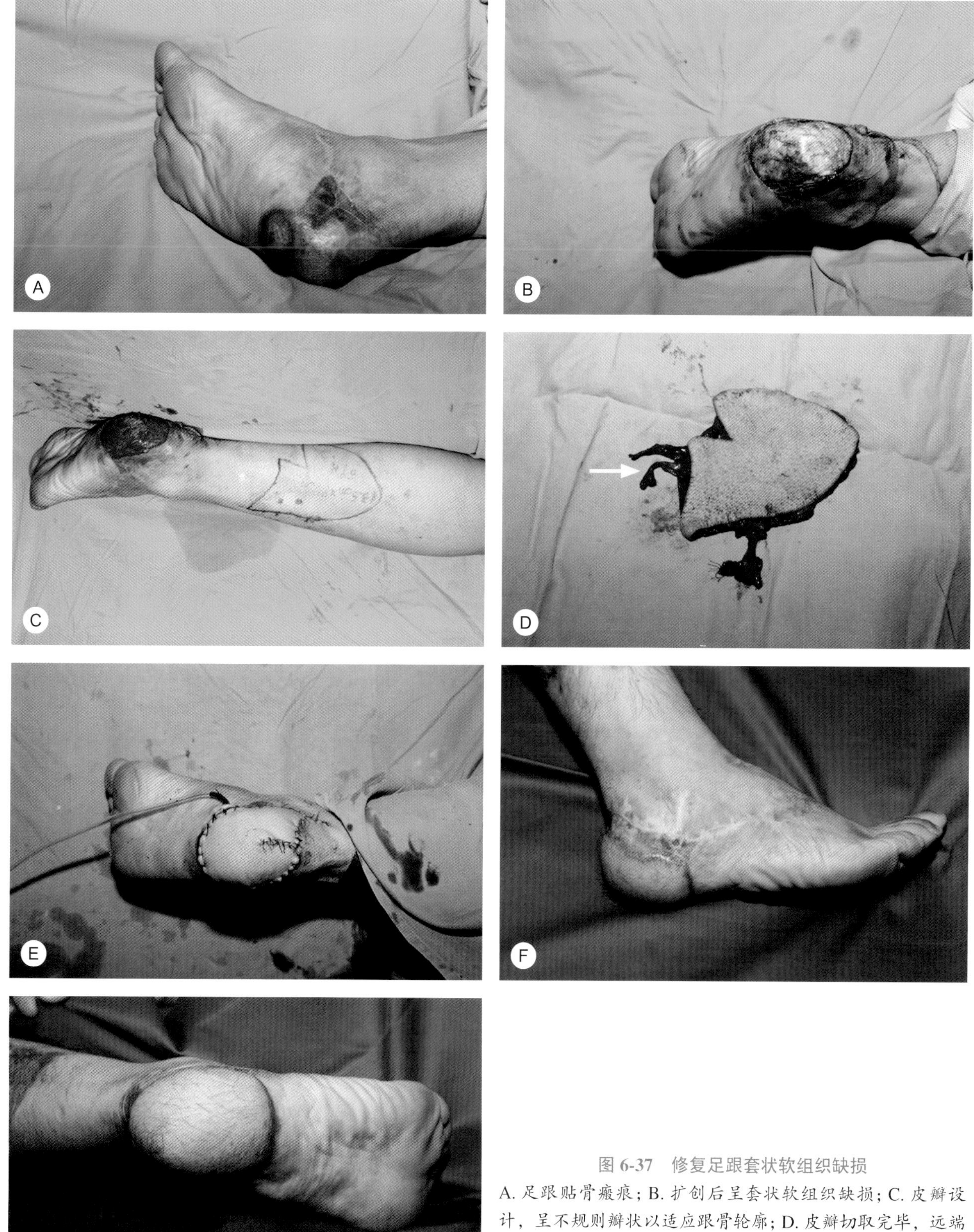

图 6-37 修复足跟套状软组织缺损

A. 足跟贴骨瘢痕；B. 扩创后呈套状软组织缺损；C. 皮瓣设计，呈不规则瓣状以适应跟骨轮廓；D. 皮瓣切取完毕，远端预留腓肠神经重建感觉功能（黄色箭头，本例为双腓肠神经）；E. 术毕；F. 术后 6 个月 15 天，外形轮廓好；G. 已恢复保护性感觉和部分浅感觉，可正常穿鞋行走，无压疮

· 病例 3 ·

患者，男性，42 岁。创面特点：累及足跟内后外侧及部分跟底负重区的较大面积创面。难点在于需重建足跟软组织套，恢复原有轮廓，允许负重行走并最大程度保护供区。皮瓣数据：按皮肤筋膜瓣切取，面积 13.5 cm × 7.5 cm，逆行供血；呈不规则瓣状以适应跟骨轮廓，远端携带腓肠神经重建感觉功能；供血穿支位于健侧外踝上 16 cm，穿皮点口径 0.7 mm，根部口径 1.5 mm。移位到受区后腓动脉主干桥接胫后动脉建立动脉血供，穿支伴行静脉与胫后动脉伴行静脉吻合建立静脉回流，腓肠神经与胫神经分离出的皮支吻合建立感觉，供区收拢后小面积植皮；筋膜瓣部分覆盖次要受区，生物敷料保护，二期植皮修复。皮瓣完成成活，外形满意。术后 65 天复查，足跟轮廓好，皮瓣质地优良，已着软鞋逐步行走(图 6-38)。

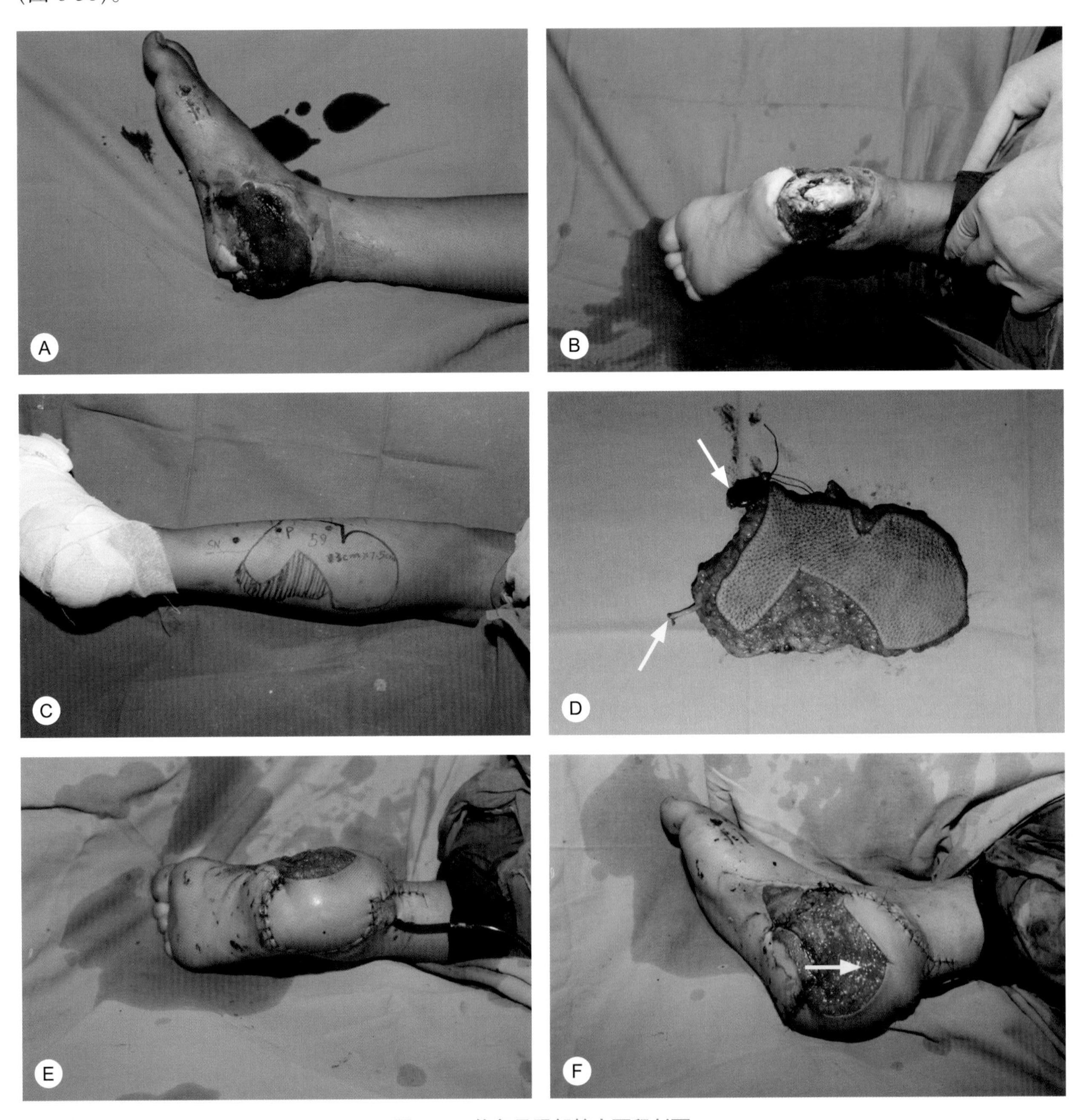

图 6-38　修复足跟部较大面积创面

A. 创面情况（内侧观）；B. 延伸到跟后区、跟两侧及部分负重区；C. 皮肤筋膜瓣设计；D. 皮瓣切取完毕：远端携带的腓肠神经（黄色箭头）；携带一小段腓动脉的血管蒂（白色箭头）；E. 术毕（后侧观）；F. 筋膜瓣覆盖次要创面内侧观（黄色箭头）

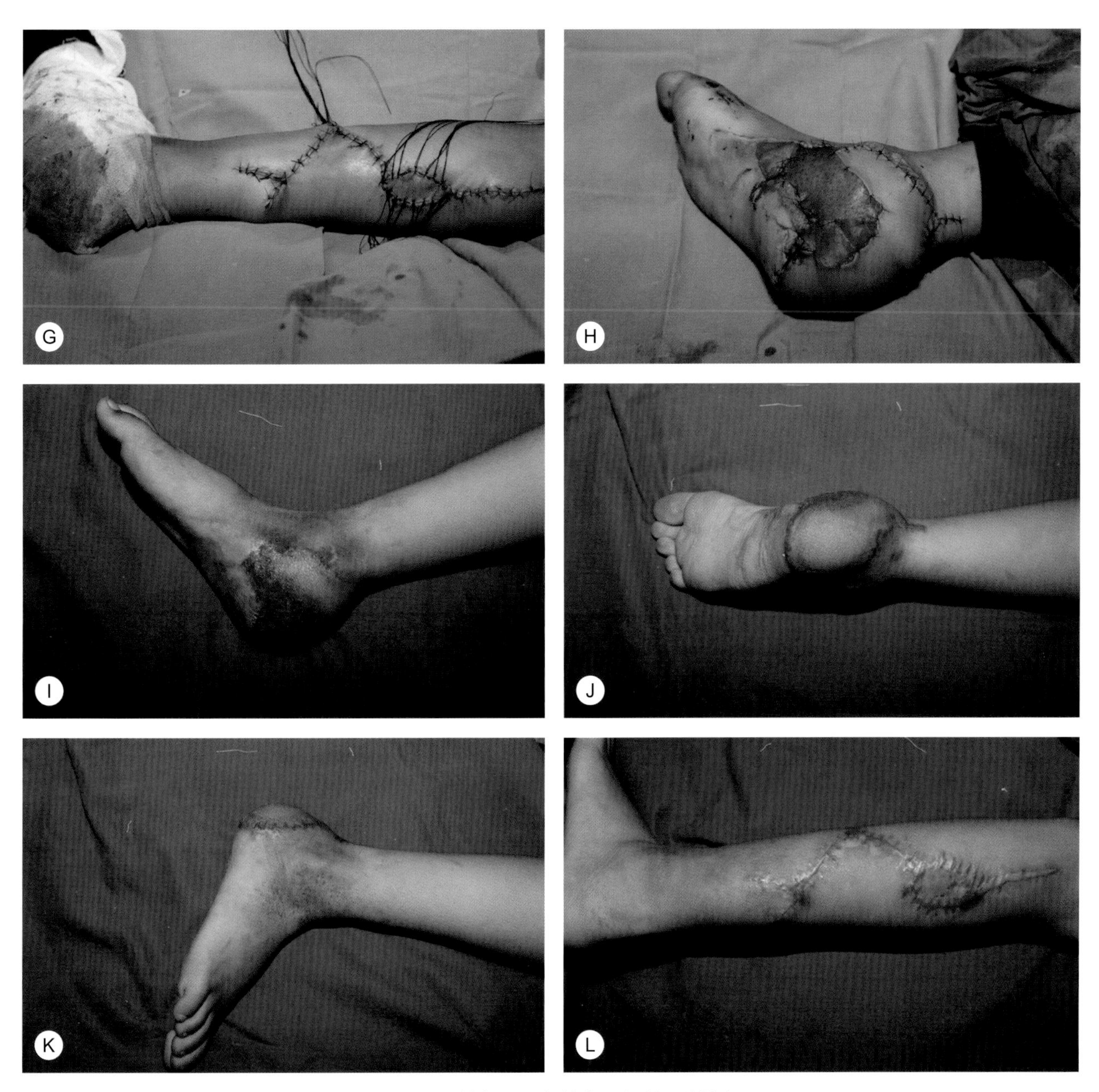

图 6-38 修复足跟部较大面积创面（续）

G. 供区收拢后小面积植皮；H. 术后 2 周筋膜瓣成活满意，二期打包植皮；I. 术后 65 天，皮瓣高质量成活，筋膜瓣表面植皮少许色素沉着，足跟外形轮廓好；J. 跟底负重区；K. 外侧观，显示足跟轮廓；I. 供区瘢痕对于男性患者可以接受

六、数字化技术的临床应用

腓动脉穿支呈节段性发出，数量及分布有一定规律可循。用 CDFI，甚至便携多普勒超声等常规定位方法，结合术中探查，一般均能找到可用的穿支设计切取皮瓣修复创面。数字化临床应用探索的原则是准确设计的“精制”皮瓣高效修复创面，强调最大得失比，属更高层次的要求。术前尽可能预知全部适用腓动脉穿支的完整解剖信息是获得最优手术方案的基本前提。

笔者的方法（2013 年）是将小腿 CTA 资料导入 Mimics 软件平台，分割、着色相关的解剖结构，显示三维图像。重点观察腓动脉穿支出现的节段及解剖形态，而后权衡创面特点及供区要素，优选出皮瓣供血穿支，预判手术要点。当然，也可在虚拟环境中预先设计切取皮瓣。临床应用结果表明，数字技术确实可降低对术者临床经验的过度依赖和皮瓣设计的随意性，提高手术完成度，使创面修复变得更加准确、高效、安全，也有利于技术的学习和推广应用。

笔者认为，现阶段 CTA 对腓动脉穿支的显影不足是本皮瓣临床数字化程度的唯一制约因素，亦是未来继续研究的重点。提高 CTA 对穿支血管显示水平的研究前景还在于，易于获得足够的样本资料，建立基于真实活体的可视解剖数据库，进而替代标本解剖用于科研及临床训练。

· 病例 1 ·

患者，男性，38 岁。创面特点：局限于前足内侧及足底，第一跖骨头负重区幸存。受区吻合血管定位于足背动静脉末端。拟按皮肤筋膜瓣切取，直接闭合供区创面，并重建感觉功能。术前将患者腓动脉穿支 CTA 资料导入 Mimics 软件平台，显示穿支出现的节段及解剖形态，经 CDFI 进一步确认后在软件平台上完成皮瓣设计。需满足以下条件：①轴线顺应邻近链式血管丛走行，不超过供区范围；②皮瓣覆盖穿鞋摩擦的足内侧，筋膜瓣修复非关键创面；③皮瓣的形态、方向及所处节段利于直接闭合供区；④携带含供血渠道（链式血管丛）的皮肤筋膜蒂补偿所欠血管蒂长。所选穿支位于健侧外踝上 14.5 cm，末端穿深筋膜前口径 0.88 mm，根部口径 1.7 mm，属 I 型穿支，预计穿肌较深。术中按设计绘出并切取皮瓣，皮肤筋膜瓣总面积 14 cm × 12 cm，呈多瓣状，逆行供血，供血距离 13 cm，与术前规划一致，并证实该供血穿支确为肌皮穿支，无法从肌间隔表面观察到；远端预留腓肠神经用于逆行吻合重建皮瓣感觉。皮瓣切取完毕后移位到受区，穿支动静脉与足背动静脉远端吻合建立循环，腓肠神经与腓深神经感觉支吻合建立感觉。供区直接闭合，筋膜瓣湿敷保护 8 天后打包植皮修复。筋膜皮瓣顺利成活，供区仅遗留线状缝合瘢痕。术后 154 天复查，外形功能满意，已恢复部分浅感觉，可正常穿鞋行走(图 6-39)。

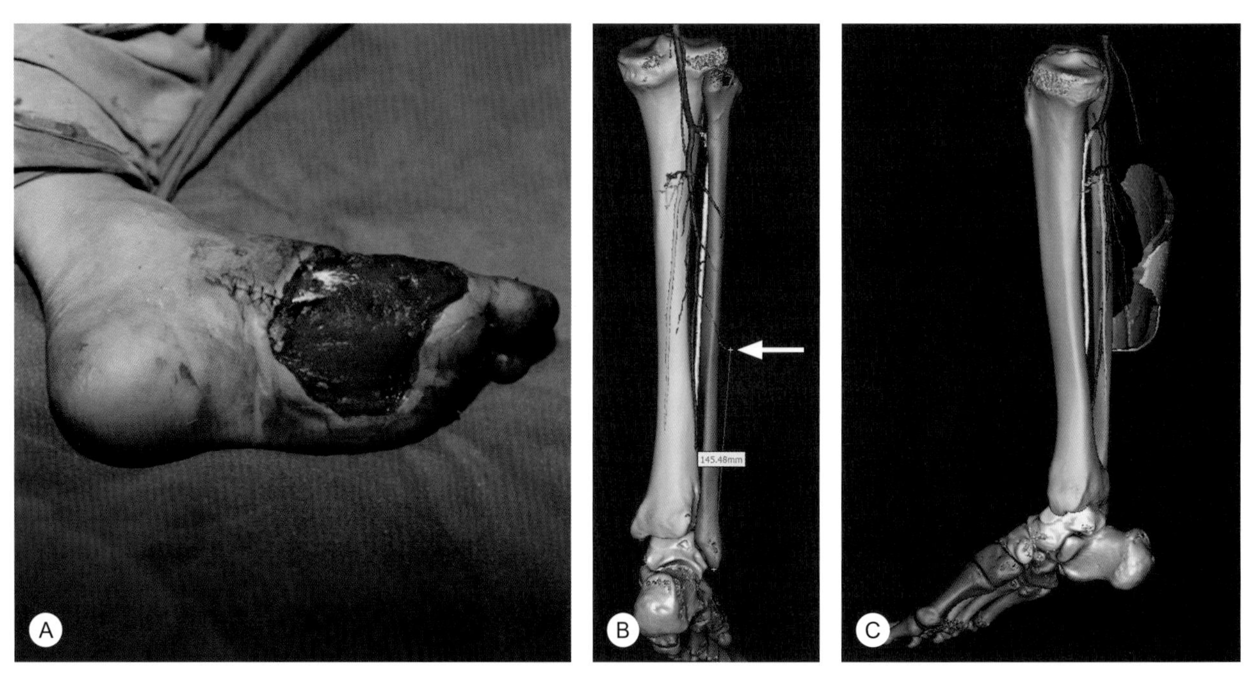

图 6-39 修复前足内侧及足底创面

A. 创面情况，第 1 跖骨头负重区幸存；B. Mimics 软件平台重建出的腓动脉及所发穿支（红色），按创面特点及设计原则确定皮瓣供血穿支（白色箭头）；C. 加入皮肤，虚拟皮肤筋膜瓣设计、切取（黄色为全厚切取部分，紫色为皮下筋膜瓣）

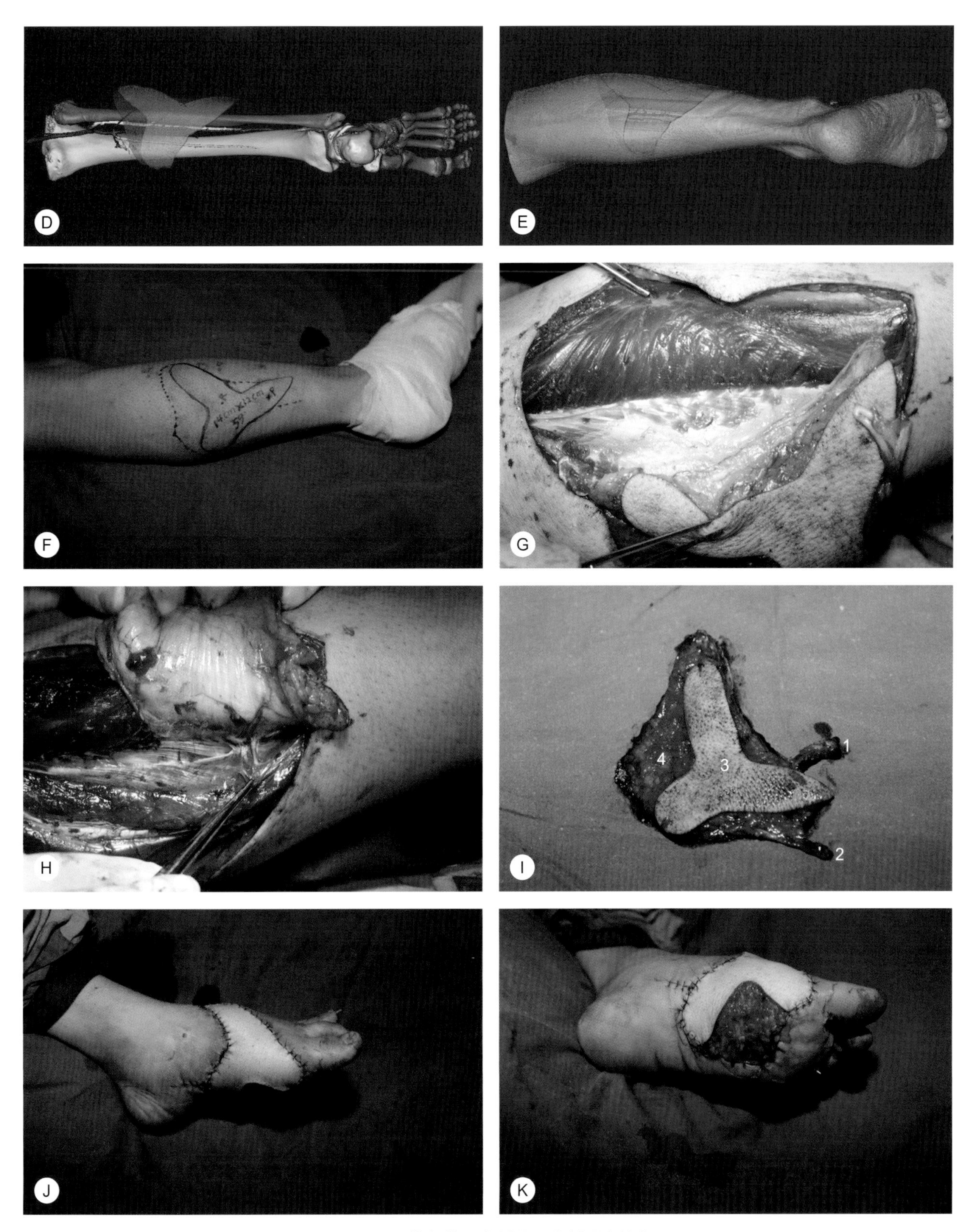

图 6-39 修复前足内侧及足底创面（续）

D. 显示皮瓣全貌（为看清血管位置，半透明处理）；E. 完整的体表设计虚拟图；F. 术中真实皮瓣设计，实线范围为全厚切取部分，虚线为筋膜瓣轮廓；G. 直接切取皮瓣，与术前预计一致，所选供血穿支为肌皮穿支，后肌间隔表面无法看到血管；H. 向前掀起皮瓣后可清晰看到供血穿支穿过肌肉后发出的皮支；I. 取下的皮肤筋膜瓣（1. 穿支蒂；2. 腓肠神经；3. 全厚切取区域；4. 仅切取深筋膜及皮下组织的区域）；J. 皮瓣移植完毕；K. 筋膜瓣覆盖相对次要创面

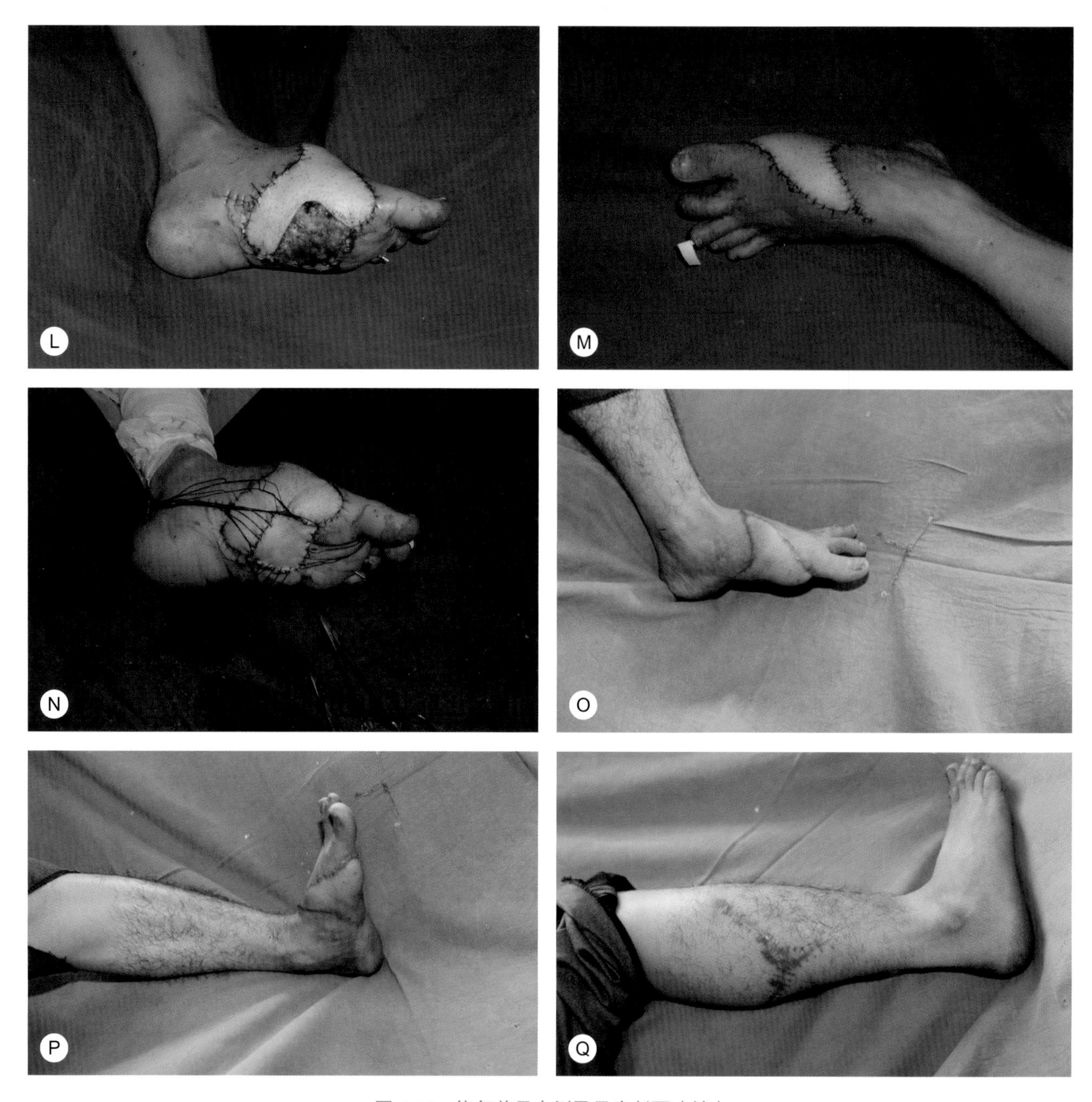

图 6-39 修复前足内侧及足底创面（续）
L. 皮肤筋膜瓣成活满意；M. 背侧观；N. 术后 8 天筋膜瓣表面加压植皮修复；O. 术后 154 天外形功能满意；P. 足踝背伸功能；Q. 供区仅留缝合瘢痕

·病例 2·

患者，男性，38 岁。创面特点：局限于手背桡侧及虎口，受区吻合血管定于腕背桡动脉深支。拟按超薄皮瓣切取，并重建感觉，直接闭合供区创面。术前将患者腓动脉穿支 CTA 资料导入 Mimics 软件平台，显示穿支出现的节段及解剖形态，经 CDFI 进一步确认后虚拟完成皮瓣设计切取。所选穿支位于右侧外踝上 21.5 cm，末端穿深筋膜前口径 0.6 mm，根部口径 1.9 mm，属腓动脉发出的腓肠肌肌皮穿支，血管蒂足够长。术中按设计绘出并切取皮瓣，面积 13.5 cm × 7.5 cm，逆行供血，供血距离 12.5 cm，与术前规划一致。以外侧血管链为轴线，远端预留腓肠外侧皮神经用于逆行吻合重建皮瓣感觉。皮瓣切取完毕后移位到受区，穿支动静脉与桡动脉深支及伴行静脉吻合建立循环，腓肠外侧皮神经桡神经浅支吻合建立感觉，供区直接闭合。皮瓣精确覆盖创面，成活质量高，外形理想，缝合口一期愈合（图 6-40）。

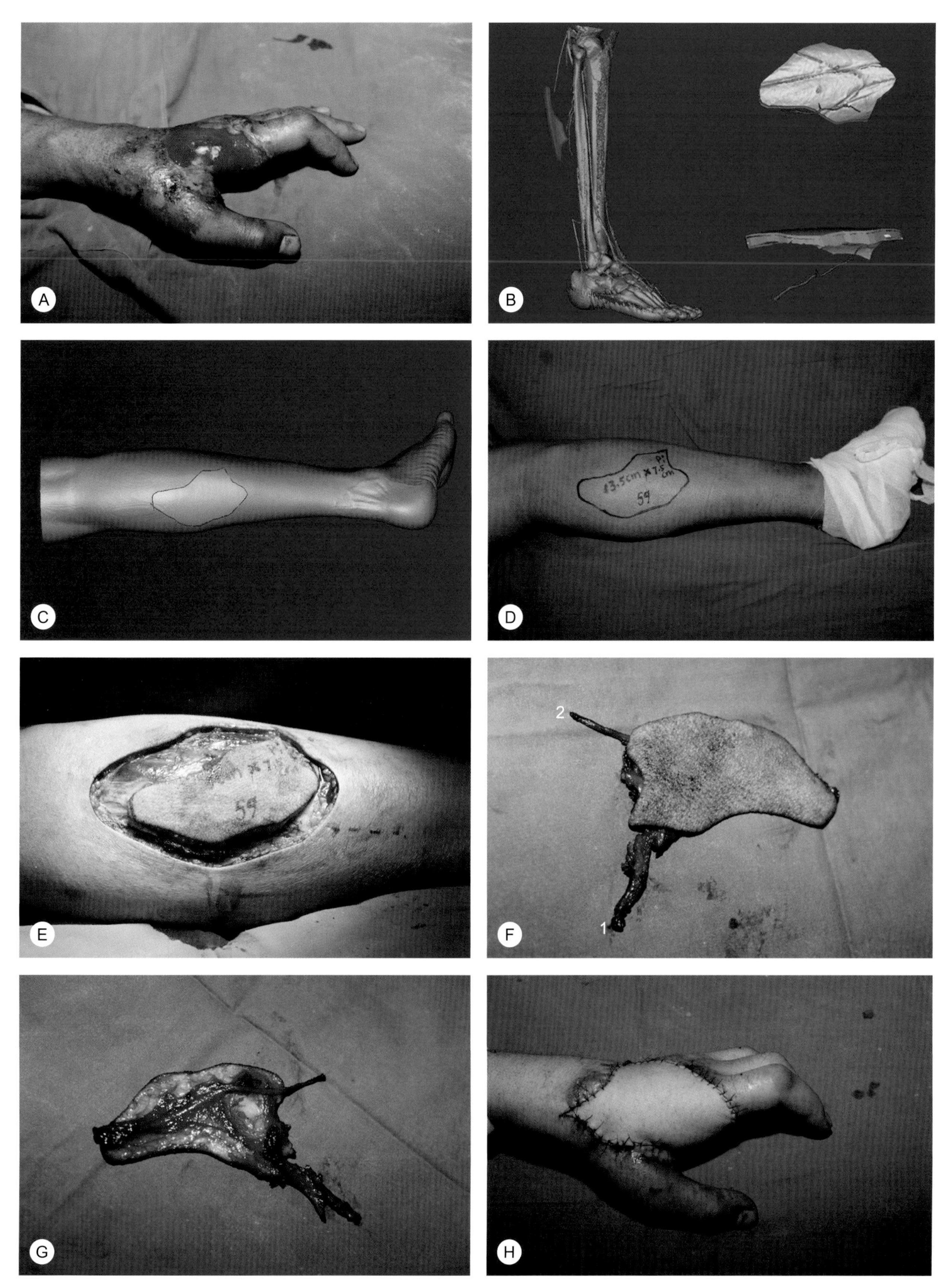

图 6-40 修复手背桡侧及虎口创面

A. 创面情况；B. Mimics 软件完成皮瓣的设计、切取；C. 虚拟皮瓣设计图；D. 术中皮瓣设计；E. 直接按轮廓切取皮瓣；F. 取下的皮瓣（1. 腓动脉腓肠肌肌皮穿支；2. 皮瓣远端携带的腓肠外侧皮神经）；G. 剪去除供血主渠道外的深筋膜及大部分皮下组织；H. 补丁般精确修复

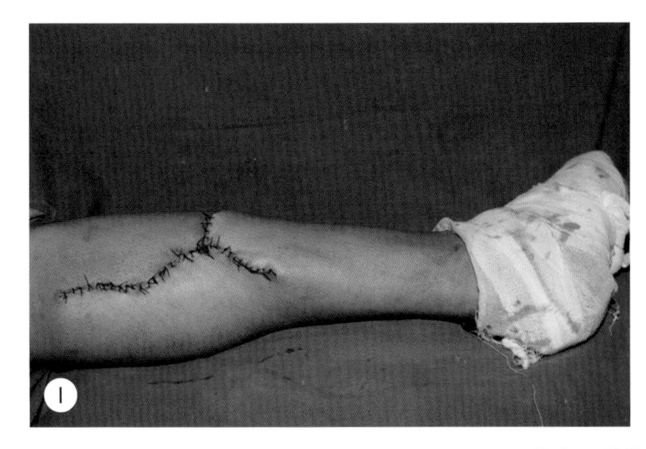
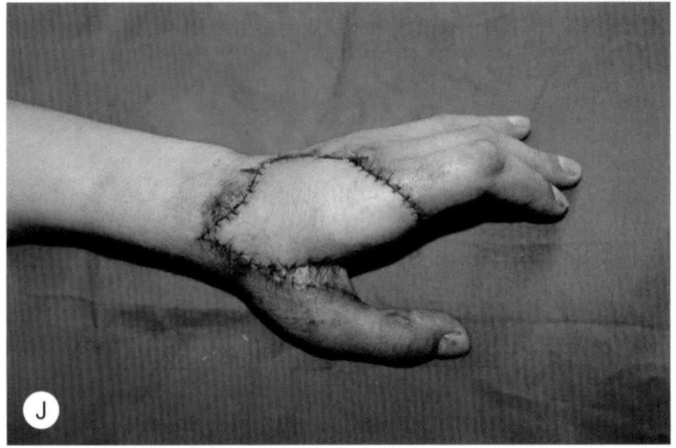

图 6-40 修复手背桡侧及虎口创面（续）
I. 该节段皮肤松弛，利于供区直接缝合；J. 皮瓣高质量成活，外形理想

· 病例 3 ·

患者，男性，40 岁。创面特点：手背较大面积创面，拟按超薄皮瓣切取，受区吻合血管定位于腕背桡动脉深支。术前将患者腓动脉穿支 CTA 资料导入 Mimics 软件平台，显示穿支出现的节段及解剖形态，经 CDFI 进一步确认后在软件平台上完成皮瓣设计切取。所选穿支位于左侧外踝上 18 cm，形成 2 个细小皮支，末端穿深筋膜前口径分别为 0.4 mm、0.5 mm，根部口径 2 mm，血管蒂足够长。术中按设计绘出并切取皮瓣，皮肤筋膜瓣总面积 12 cm × 8 cm，供血距离 11 cm，与术前规划一致。皮瓣切取完毕后移位到受区，穿支动静脉与桡动脉深支及伴行静脉吻合建立循环。皮瓣精确覆盖创面，成活质量高，外形理想，缝合口一期愈合（图 6-41）。

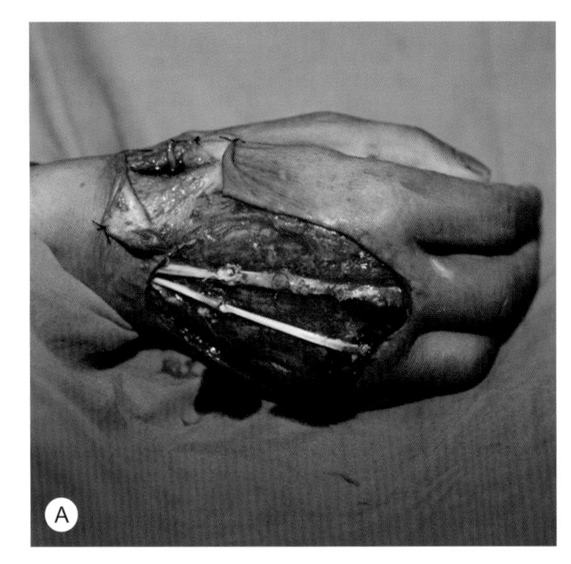
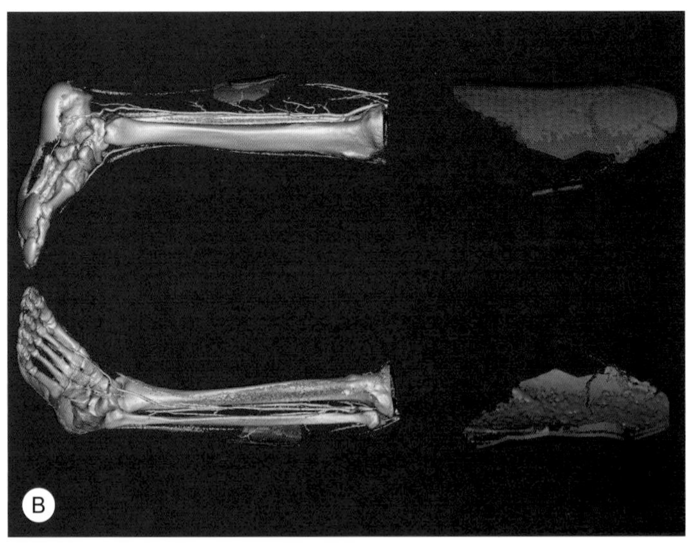

图 6-41 修复手背创面
A. 创面情况；B. Mimics 软件完成皮瓣的设计切取

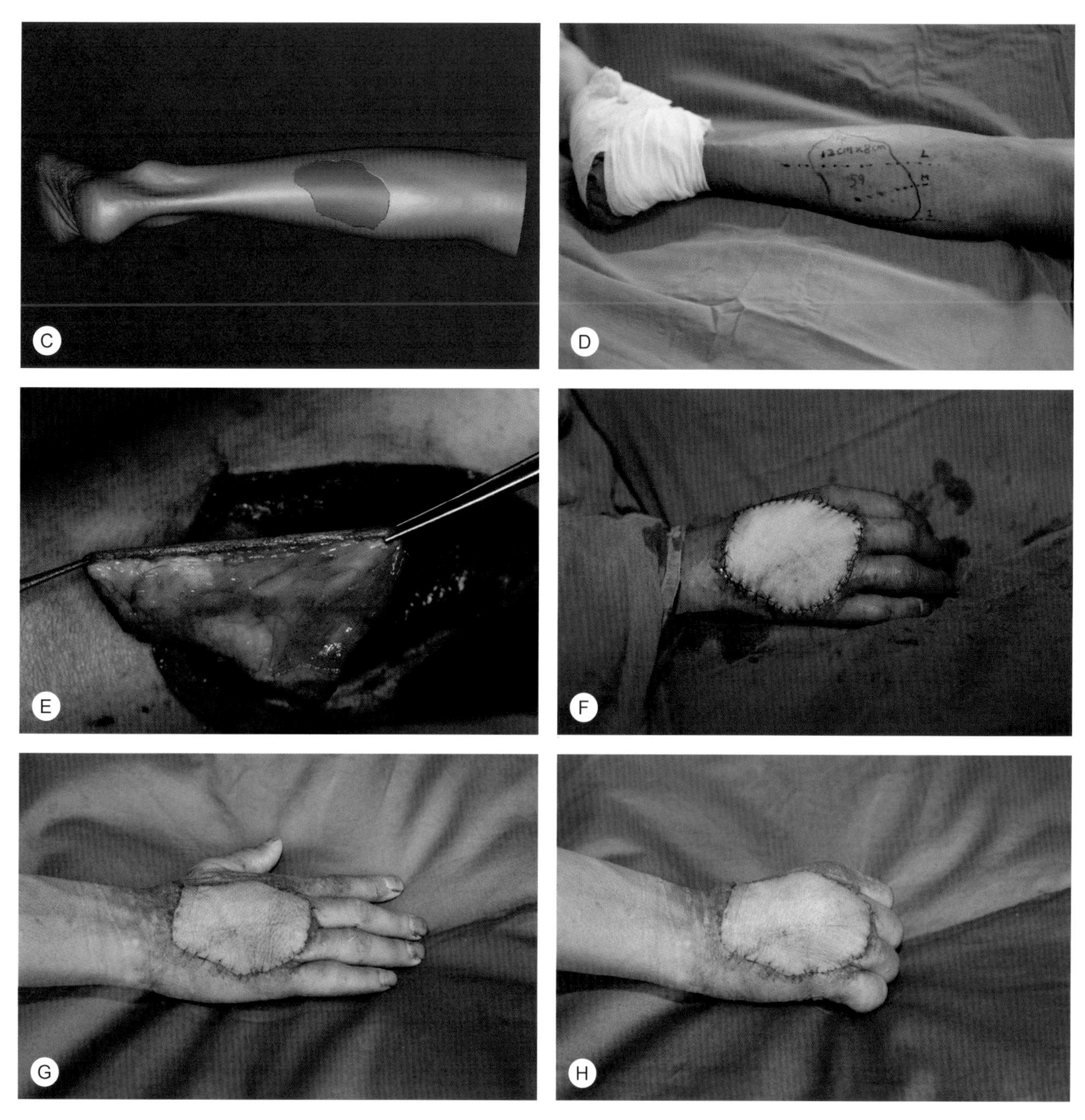

图 6-41 修复手背创面（续）
C. 虚拟皮瓣设计图；D. 术中皮瓣设计；E. 断蒂前血管充盈状态下修薄皮瓣；F. 补丁般精确修复；G. 皮瓣高质量成活，外形理想；H. 握拳

· 病例 4 ·

患者，女性，42 岁。创面特点：下颌骨肿瘤切除后下颌骨及口底软组织缺损，需同时重建骨性结构和软组织。拟按腓骨皮瓣切取，受区吻合血管定位于面动脉。术前将患者下颌骨 CT 及腓动脉穿支 CTA 资料导入 Mimics 软件平台。呈现出肿瘤切除后造成的下颌部骨缺损范围、形态；显示穿支出现的节段及解剖形态，经 CDFI 进一步确认后虚拟完成骨皮瓣设计：①明确穿支皮瓣血管蒂位置及腓骨截取范围，腓骨瓣的血供来源；②确定切取腓动脉主干与面动脉吻合供血，利用其发出的 2 条穿支分别供养皮瓣及骨瓣；③模拟腓骨瓣折叠修复下颌骨的效果及供、受区血管搭配。携带皮瓣，同时供养上半腓骨瓣的穿支位于健侧外踝上 20 cm，末端穿深筋膜前口径 0.7 mm，根部口径 1.6 mm；供养下半腓骨瓣的穿支根部

位于外踝上 15 cm。按设计切取腓骨皮瓣。皮瓣切取完毕后移位到受区，腓骨瓣折叠修复下颌骨，皮瓣修复口底，腓动静脉主干与面动静脉吻合吻合建立循环，供区直接闭合。术后腓骨皮瓣顺利成活，外形及下颌骨修复均满意（图 6-42）。

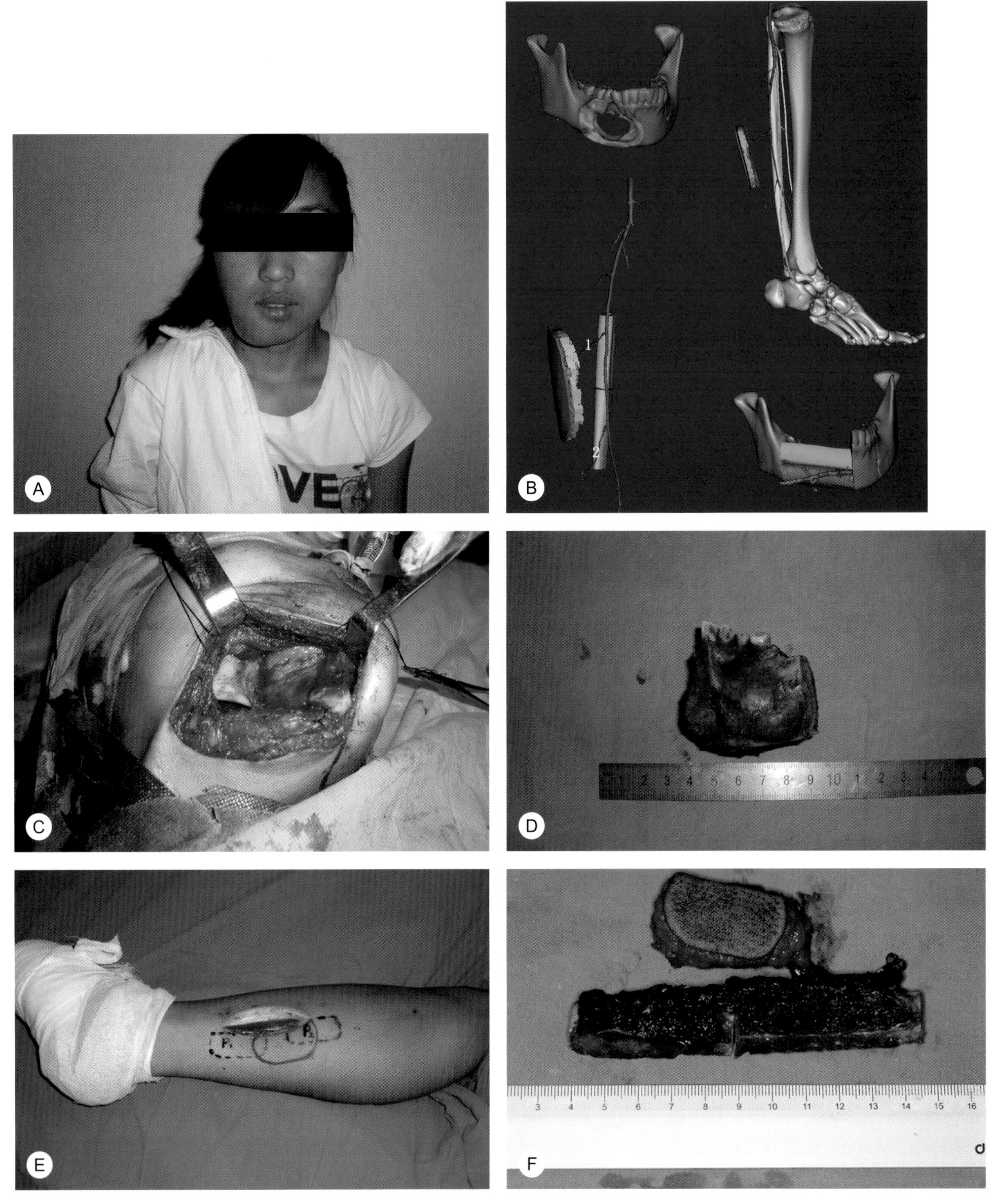

图 6-42 修复下颌骨肿瘤切除后下颌骨及口底软组织缺损

A. 右侧下颌骨肿瘤；B. Mimics 软件重建出肿瘤范围、预判切除后骨缺损形态；确定腓骨皮瓣的设计、切取方式（腓动脉主干发出的穿支 1 携带皮瓣并营养上半腓骨瓣，穿支 2 营养下半腓骨瓣）；模拟折叠腓骨瓣修复下颌部效果及供受区血管搭配；C. 术中肿瘤切除后造成的缺损与预判一致；D. 完整切下的肿瘤及邻近软组织；E. 术中设计；F. 腓骨皮瓣切取完毕

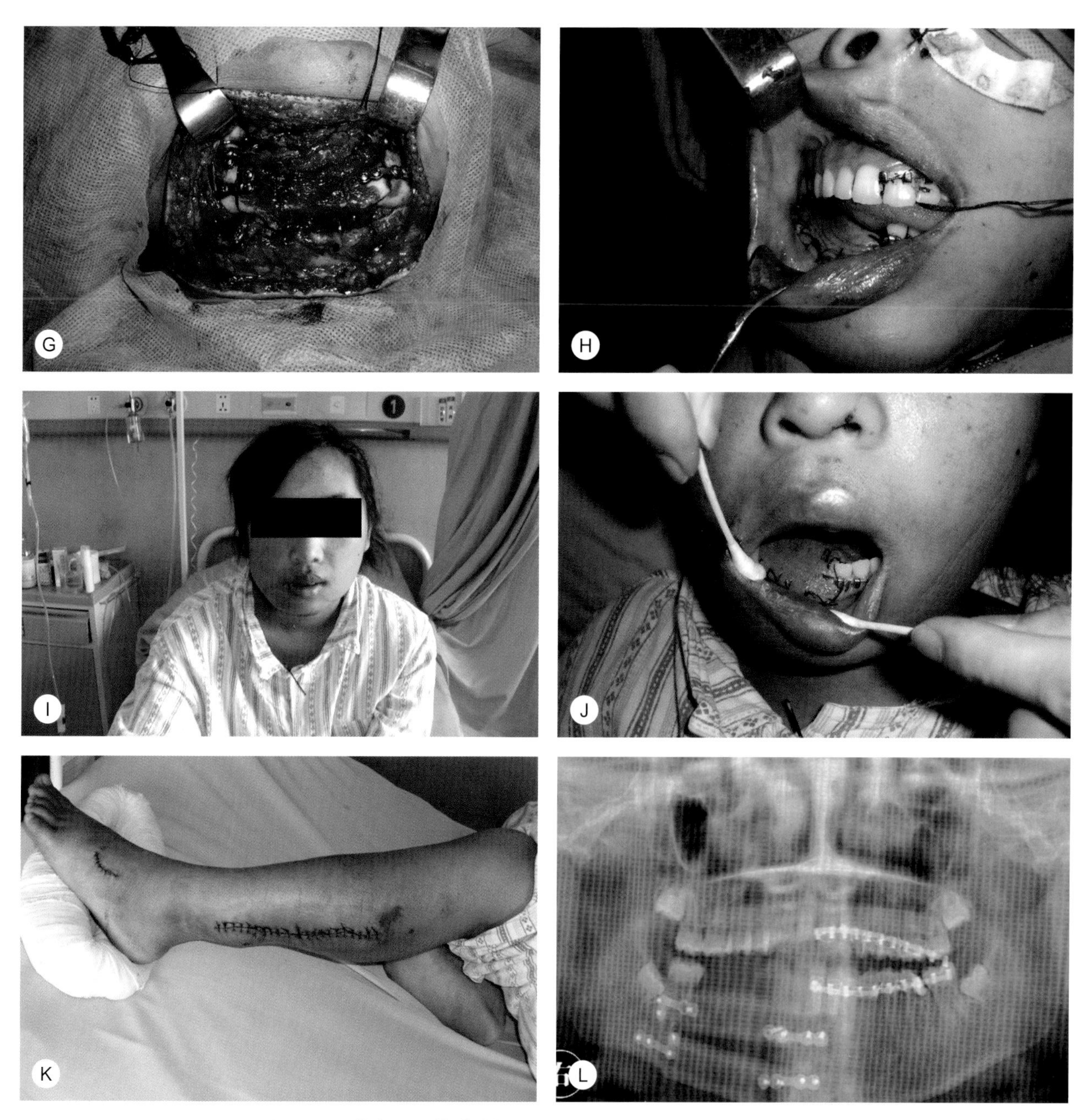

图 6-42　修复下颌骨肿瘤切除后下颌骨及口底软组织缺损（续）

G. 腓骨瓣折叠修复下颌骨缺损；H. 皮瓣修复口底缺损；I. 术后尚未消肿，面部轮廓已显著改善；J. 骨皮瓣成活；K. 供区直接缝合；L. 下颌骨重建效果理想

（陈雪松　管　力　张黎明）

本章参考文献

蔡培华，刘生和，王海明，等，2008. 游离移植腓动脉穿支蒂腓肠神经营养血管皮瓣的临床运用 [J]. 中国修复重建外科杂志，22 (6): 724-727.

陈雪松，王晓凤，徐永清，等，2017. 超薄游离腓动脉穿支皮神经营养血管皮瓣修复手、足皮肤软组织缺损 [J]. 中华创伤杂志，33 (4): 355-361.

陈雪松，肖茂明，王元山，等，2008. 吻合穿支游离腓肠神经营养血管腓骨皮瓣的临床运用 [J]. 西南国防医药，18 (6): 827-829.

陈雪松，肖茂明，王元山，等，2009. 腓动脉穿支腓肠神经营养血管游离皮瓣修复手足软组织缺损 [J]. 中华整形外科杂志，25 (4): 262-265.

陈雪松，肖茂明，王元山，等，2009. 以骨间后血管为蒂的前臂后侧皮神经营养血管皮瓣在手部创伤修复中的应用 [J]. 中华手外科杂志，25 (1): 40-42.

陈雪松，徐永清，陈建明，等，2013. 外踝上穿支蒂腓浅神经营养血管皮肤筋膜瓣修复足背皮瓣供区 [J]. 中华整形外科杂志，29 (5): 345-348.

陈雪松，徐永清，陈建明，等，2013. 主穿支皮神经营养血管皮瓣一期修复小腿及足踝部高能损伤创面 [J]. 中华整形外科杂志，29 (2): 81-87.

陈雪松，徐永清，陈建明，等，2014. Gustilo Ⅲ B、Ⅲ C 型小腿及足踝部开放性骨折的一期修复与重建 [J]. 中华创伤骨科杂志，16 (11): 939-945.

陈雪松，徐永清，杨黎，等，2017. 游离腓动脉穿支小腿后外侧皮神经营养血管筋膜皮瓣修复足背远端创面 [J]. 中华整形外科杂志 (3): 191-195.

芮永军，唐举玉，2018. 股前外侧皮瓣 [M]. 北京：科学出版社.

Abdelkhalek M, El-Alfy B, Ali A M, 2016. Ilizarov bone transport versus fibular graft for reconstruction of tibial bone defects in children[J]. Journal of Pediatric Orthopaedics B, 25(6): 556-560.

Aktuglu K, Erol K, Vahabi A, 2019. Ilizarov bone transport and treatment of critical-sized tibial bone defects: a narrative review[J]. Journal of Orthopaedics and Traumatology, 20(1): 22-35.

Borzunov D Y, Chevardin A V, 2013. Ilizarov non-free bone plasty for extensive tibial defects[J]. Int Orthop, 37(4): 709-714.

Cai P H, Liu S H, Chai Y M, et al., 2009. Free peroneal perforator-based sural neurofasciocutaneous flaps for reconstruction of hand and forearm[J]. Chin Med J(Engl), 122(14): 1621-1624.

Chadayammuri V, Hake M, Mauffrey C, 2015. Innovative strategies for the management of long bone infection: a review of the Masquelet technique[J]. Patient Safety in Surgery, 9(1): 32-41.

Georgescu A V, 2012. Propeller perforator flaps in distal lower leg: evolution and clinical applications[J]. Arch Plast Surg, 39(2): 94-105.

Gholami M, Hedjazi A, Kiamarz Milani A, 2019. Evaluation of anatomic variations of fibula free flap in human fresh cadavers[J]. World J Plast Surg, 8(2): 229-236.

Ha Y, Yeo K K, Piao Y, et al., 2017. Peroneal flap: clinical application and cadaveric study[J]. Arch Plast Surg, 44(2): 136-143.

Landuyt K V, 2006. The anterolateral thigh flap for lower extremity reconstruction[J]. Semin Plast Surg, 20(2): 127-132.

Lee J H, Chung D W, 2010. Reverse lateral supramalleolaradipofascial flap and skin grafting for one-stage soft tissue reconstruction of foot and ankle joint[J]. Microsurgery, 30(6): 423-429.

Marchesi A, Parodi P C, Brioschi M, et al., 2016. Soft-tissue defects of the achilles tendon region: management and reconstructive ladder. Review of the literature[J]. Injury, 47(Suppl 4): s147-s153.

Trinh B B, French B, Khechoyan D Y, et al., 2017. Designing a fibular flow-through flap with a proximal peroneal perforator-free flap for maxillary reconstruction[J]. Plast Reconstr Surg Glob Open, 5(11): e1543.

van Gemert J T M, Abbink J H, van Es R J J, et al., 2018. Early and late complications in the reconstructed mandible with free fibula flaps[J]. J Surg Oncol, 117(4): 773-780.

Wang C Y, Chai Y M, Wen G, et al., 2011. The free peroneal perforator-based sural neurofasciocutaneous flap: a novel tool for reconstruction of large soft-tissue defects in the upper limb[J]. Plast Reconstr Surg, 127(1): 293-302.

Wang W, Zhu J, Xu B, et al., 2019. Reconstruction of mandibular defects using vascularized fibular osteomyocutaneous flap combined with nonvascularized fibular flap[J]. Med Oral Patol Oral Cir Bucal, 24(5): e691-e697.

Wang X, Mei J, Pan J, et al., 2013. Reconstruction of distal limb defects with the free medial sural artery perforator flap[J]. Plast Reconstr Surg, 131(1): 95-105.

Xie X T, Chai Y M, 2012. Medial sural artery perforator flap[J]. Ann Plast Surg, 68(1): 105-110.

Xu Y Q, Lin Y Q, Li J, et al., 2006. Repair and reconstruction of severe leg injuries: retrospective review of eighty-five patients[J]. Chin J Traumatol, 9(3): 131-137.

后 记

从1981年考入第二军医大学开始，我的学医从医之路至2020年已有40年了。大学毕业后，我选择了骨科作为自己的临床职业方向，先后经历了硕士、博士、博士后的学习培训与临床科研历练，在老师的指导和自己的努力下，积极进取。刻苦钻研，勇于创新，勤于思考，善于总结，笔耕不坠，在显微外科、修复重建外科、创伤骨科等方面取得了一些成绩，如四肢远端蒂皮瓣、脊髓损伤后功能重建、老年髋部骨折、胫骨平台骨折、肘关节恐怖三联征等。

回顾我的从医历程和科研方向，最早是与显微外科结缘的，尤其四肢远端蒂皮瓣。我的皮瓣外科职业之路，非常荣幸地得到了多位著名前辈的指导，如我的硕士研究生导师陈中伟院士，博士研究生导师侯春林教授，博士后导师顾玉东院士。

一、我的皮瓣外科历程

我于1986年从第二军医大学毕业之后，当年即考入了上海医科大学研究生院，导师为原上海医科大学附属中山医院骨科的陈中伟院士（当时称为学部委员）。1988年的一天，陈老师与我谈论研究课题，他介绍说，杨果凡教授于1981年发明的桡动脉皮瓣，被国外学者誉为“中国皮瓣”（Chinese flap），为我国的显微外科在世界上争得了巨大荣誉。杨果凡教授随后在1982年开发出了桡动脉逆行岛状皮瓣（reverse-flow island flap），当时在国内外的使用非常广泛，甚至有的医院达到了滥用的程度。陈老师接着说，国外专家曾向他询问：在中国，目前有没有不切取桡动脉的方法？那么，能否在不损伤桡动脉的情况下，同样切取这个前臂桡侧皮瓣（radial forearm flap）？陈老师把这个问题交给了我。

接受了陈老师交给我的这个题目之后，我就从头开始学习皮瓣外科的基础理论和研究方法，追踪桡动脉皮瓣的发展脉络和最新进展，学习到了当时皮瓣外科的最新进展——筋膜皮瓣（fasciocutaneous flap）。通过对前臂标本的灌注与显微解剖，我观察到，桡动脉的细小皮肤分支（即穿支动脉）在穿过深筋膜后，在深筋膜表面形成环环相扣的纵向链式吻合血管，以远侧的桡骨茎突部为皮瓣基底，依靠细小的穿支动脉与前臂深筋膜血管网的链式吻合，同样能在近侧的前臂切取一个远端蒂的筋膜皮瓣或筋膜瓣，逆转修复手部的创伤缺损。陈老师听取了我的汇报并亲自察看了研究标本之后，1989年6月与我共同完成了第一例手术，切取了远端蒂前臂桡侧筋膜瓣（不带桡动脉和表面皮肤），进行手部虎口开大，术后筋膜瓣与游离植皮完全成活，手术获得了成功。这个解剖与临床研究，于1990年发表在*Plastic and Reconstructive Surgery*、《中华显微外科杂志》和《中国临床解剖学杂志》上。

在第一例远端蒂前臂桡侧筋膜瓣的手术过程中，筋膜瓣被掀起之后，放松上臂止血带，观察筋膜瓣的血液循环。在筋膜瓣末端尚未充盈之前，筋膜瓣中的头静脉很快就充盈、怒张，有明显的倒灌，即将手部的静脉血导入远端蒂筋膜瓣中。我与陈老师在手术台上经过了短暂的讨论之后，决定在筋膜瓣的基底部将头静脉挑出结扎，阻断倒灌，而远端蒂前臂桡侧筋膜瓣的血供不受影响。我继续研究了前臂解剖标本的静脉回流，发现穿动脉的伴行静脉（穿静脉）是远端蒂皮瓣的主要回流途径，头静脉等浅静脉干由于瓣膜的阻挡，不能帮助静脉血的逆向回流，于是，我提出了浅静脉干在远端蒂皮瓣中有害无益的观点。这一研究成果于 1991 年发表在 *Plastic and Reconstructive Surgery*，1992 年发表在《中华手外科杂志》。浅静脉干对远端蒂皮瓣的作用，国内外学术界曾有激烈的争论，临床上直到穿支蒂螺旋桨皮瓣出现之后，这一争论才宣告结束，也证明了浅静脉干有害无益观点的正确性。

在研究生学习积累的基础上，我多年来持续跟踪皮瓣外科的前沿研究进展，广泛阅读文献，并与自己的临床工作实践相结合。1994 年在国内首先介绍了皮神经营养血管皮瓣的概念，并报道了应用腓浅神经营养血管筋膜瓣翻转修复足背创面的经验。2004 年在国内介绍了穿支皮瓣的概念，并报道了穿支蒂岛状皮瓣的临床经验（实为穿支蒂螺旋桨皮瓣）。2011 年在国内介绍了穿支蒂螺旋桨皮瓣的概念。在侯春林教授（中华医学会显微外科学分会主任委员）、徐达传教授（中国解剖学会临床解剖学分会主任委员）的领导和支持下，多次参与、组织国内专家举办皮瓣外科专题研讨会，在新式皮瓣方面，逐步形成了我国的专家共识，规范了皮瓣名称，引领着我国皮瓣外科的发展。

我们团队曾在中国博士后科学基金（编号：2002031176）、上海市卫生局科研基金（编号：044102）、国家自然科学基金（编号：C03030306、30571896、81271993）等的资助下，对远端蒂皮瓣进行了系列研究，共发表学术论文 80 余篇，其中近 30 篇以英文发表于国际期刊。我共合作主编出版专著 4 部：《筋膜皮瓣与筋膜蒂组织瓣》（侯春林、张世民，2000），《皮神经营养血管皮瓣》（郑和平、徐永清、张世民，2006），《穿支皮瓣的应用解剖与临床》（唐茂林、徐永清、张世民，2013），*Surgical Atlas of perforator flaps*（Hou C L，Chang S M，Lin J，Song D J，2015）。作为主要参加者协助主编编写专著 3 部：《皮瓣外科学》[侯春林、顾玉东，2006（第一版），2013（第二版），2019（第三版）]，《中国医学百科全书：显微外科学卷》（侯春林，2016），《显微外科学名词》（侯春林，2016）。以第一完成人获得省部级科技成果二等奖 2 项。

总结一下我们在皮瓣外科取得的成绩：①筋膜皮肤链式血供及链型筋膜皮瓣；②浅静脉干在远端蒂皮瓣中的不良作用；③桡动脉茎突部穿支筋膜瓣；④腓动脉穿支蒂螺旋桨皮瓣；⑤腓动脉外踝后穿支皮瓣。

二、对临床创新的几点感想

我是临床医师，为患者服务是我义不容辞的职责；我也是大学教师，承担着教书育人、授业解惑的责任；我治疗了大量的患者，在临床中，发现问题，解决问题；总结经验，吸取教训；回顾、反思、提高、升华，是积累、传播医学知识、更好地为患者服务的必由之路。这为我的职业梦想——做一个医、教、研三栖的临床医学科学家（clinical physician-scientist）——提供了便利的条件。

显微外科是我国医学领域的“金刚钻”，犹如体育比赛中的“乒乓球”，是我国对世界医学的重要贡献。皮瓣移植是显微外科的主要内容之一，其临床工作量约占显微外科手术的一半以上。我国学者治疗了大量的患者，具有丰富、宝贵的实践经验。但我国学者在显微外科国际学术组织里的影响力和话语权，却远远落后于我们所开展的工作。以前，常归结于学术交流不畅、经费不足、英文不好等。现在，这些阻碍和短板已经获得了根本性的改善。国际学术交流畅通无阻，网上医学资源畅享无限，年轻医生的英文交流和写作能力也有突飞猛进的提高。

因此，我们需要从更深的层次思考影响力不足的原因。鄙人认为，创新不够是主要原因。创新是一种用充满想象力的方法来解决实际问题的能力。创新可以是概念理论上的，也可以是技术操作上的，甚至是名词术语上的。创新只讲第一，不讲第二。在医学领域，临床创新是提高国际学术影响力和赢得话语权的根本途径。

我曾在国内期刊撰文，介绍过 Ponten（1981 年）提出筋膜皮瓣、Donski 和 Fogdestam（1983 年）提出远端蒂腓肠皮瓣、Koshima（1989 年）提出穿支皮瓣的创新过程，并结合自己的体会，总结归纳了在皮瓣外科方面，进行临床科研创新与争取国际学术话语权的感想，归纳为以下几条。

（1）首先是强烈的事业进取心，对当前的治疗方法不满足、不满意，有志于寻求更好、更优的技术方法。全身心的投入，大脑一直在为寻找改善临床治疗效果的方法而长期思索着，即“有个悬而未决的问题萦绕于心”。

（2）阅读掌握大量的文献资料，具有扎实的基础知识，站在前人的肩膀上，对皮瓣外科的发展历史有系统的了解，所谓“博古才能通今”“机遇只偏爱有准备的头脑”。

（3）临床工作日积月累，千变万化，保持科学的“好奇心”和灵敏的“嗅觉”，善于从失败、困难中，发现问题、思考问题、解决问题，从大量的“日常重复”中发现“变异”，从“变异”中探索规律。

（4）深刻理解本专业基础研究结果的潜在含义，对皮瓣成活与血管解剖的关系有深刻的理解，所谓“同读一篇文，各人领其奥；同观一幅画，各人悟其妙”。

（5）具有批判的头脑和独立思考的精神，站在学术发展的最前沿，将历史文献资料与最新发现相结合，并进行逻辑推理分析，得出创新性的结论。

（6）勇于提出新观点、新概念，哪怕是不同的新名称、新词汇。这些新认识，总是从某一个或某几个方面、角度，反映了事物特别突出的特征，加深了认识。有尝试新方法、新技术的勇气和条件，并获得成功。

（7）在科学领域具有竞争精神，具有勇争第一、获取发明权的意识，及时撰写、发表国际学术论文，参与国际学术舞台并发言交流，抢占先机，赢得话语权。

（8）具有良好的英文素养，深刻理解英语是国际第一科技语言的重要性，能将第一手资料用英文在国际专业杂志上发表，为国家争取科技荣誉。

（9）皮瓣外科，离不开艺术，“一图胜千言”，要做到论文图文并茂，精美的示意图往往可起到画龙点睛的作用。

（10）对原创性的新式皮瓣而言，只要有可靠的基础理论（如血管解剖），配以 2~3 个成功的临床病例，并随访 2~3 个月，即已足够。再积累更多的病例，需要更长的时间，往往耽误论文的发表。

就本书的内容而言，小腿后侧腓肠区域的筋膜皮肤，在创伤骨折中很少累及、破坏，是“天然”保留下来用于修复小腿远段和足踝创面的组织库，也是下肢最常用的带蒂皮瓣供区。近 40 年来，远端蒂腓肠皮瓣及其衍化类型的开发利用，显著改变了小腿下段和足踝创面必须采用吻合血管的游离组织移植才能修复的状况，采取简单的带蒂逆向转位方式，也能圆满地解决问题。这其中包含着我国学者的大量贡献，但多属后期的“添砖加瓦”，而非原始创新的“奠基者”。

经过近 40 年的发展，小腿腓肠供区皮瓣似乎已经开发完毕了。但临床对功能和美观的需求永无止境，皮瓣外科的创新发展也永无止境。近年来，国内外学者从更高更深的层次上，仍在对这一供区进行着持续的研究（Saint-Cyr，2016 年；Taylor，2017 年）。如何将这些最新的基础研究成果应用到临床，时常考验着外科医生的想象力和创造力。

三、致谢

我的皮瓣外科之路，得到了许多前辈大师、同辈挚友和青年才俊的帮助与鼓励。

首先要感谢我的硕士研究生导师陈中伟院士，是他把我从一个懵懂青年带入了显微外科的广阔天地；是他高瞻远瞩，把一个刚刚处于萌芽和朝阳时期的皮瓣外科课题交给了我，奠定了我的皮瓣外科研究方向。

感谢我的博士研究生导师侯春林教授，在侯教授担任中华医学会显微外科学分会和中国修复重建外科学会主任委员期间，聘我为秘书长，一路提携，亦师亦友，为我国的显微外科发展壮大作出了应有的贡献。

感谢我的博士后导师顾玉东院士，顾院士对游离皮瓣的静脉回流问题有非常高深的认识。在顾院士的指导下，我详细研究了远端蒂皮瓣的静脉回流，尤其是浅静脉干的不良作用，提出了浅静脉干有害无益的观点，得到学术界的认可。

感谢徐达传教授，我的大部分皮瓣外科学术论文，都是发表在徐教授担任主编的《中国临床解剖学杂志》上，包括在国内最早介绍的皮神经营养血管皮瓣、穿支皮瓣和穿支蒂螺旋桨皮瓣。徐达传教授与侯春林教授分别从基础和临床两方面，相得益彰，共同组织了多次皮瓣外科专题研讨会，对这些新概念、新术语、新术式进行了讨论规范、推广普及，取得了多项国内专家共识。

感谢皮瓣外科前辈、专家的帮助与指导：穆广态院长、张春主任、田万成主任、李崇杰主任、章伟文院长、唐茂林教授、张发惠教授、刘小林教授等。

感谢皮瓣外科同辈挚友的合作与支持：徐永清教授、唐举玉教授、顾立强教授、柴益民教授、张峰教授、陆芸教授、喻爱喜教授、章一新教授、刘元波教授、王剑利主任、丁小珩主任、林松庆主任、王增涛教授、魏再荣教授、芮永军教授、崔树森教授、郑和平教授、王欣教授、张树明教授等。

感谢皮瓣外科青年新秀的鼎力相助：陈雪松主任、池征璘主任、魏建伟主任、何晓清教授、李志杰教授、宋达疆教授、张文龙教授、周征兵教授、刘勇主任、林涧教授、李宏烨教授、沈立峰教授等。

特别感谢与我合作本书的三位主编：陈雪松主任、池征璘主任、魏建伟主任，他们都是显微外科的新星才俊，尤其对小腿后侧腓肠筋膜皮瓣有着丰富的经验和深入的研究，发表了许多有影响力的学术论文，作出了科学贡献。

感谢本书的参编人员，感谢大家的辛勤付出和愉快合作。

感谢所有为本书付出辛劳的工作人员。

2020 年 11 月 5 日